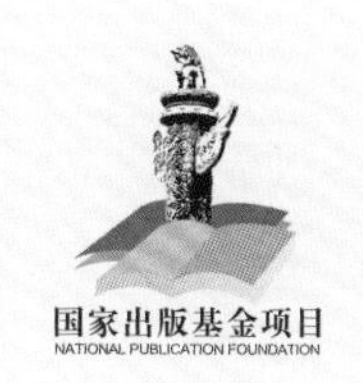

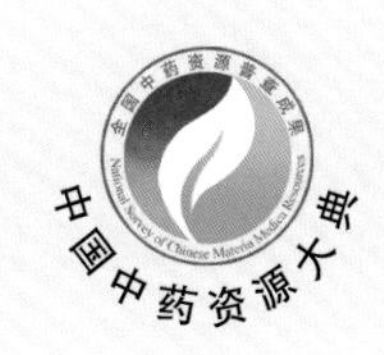

中国中药资源大典

——中药材系列

新编中国药材学

（第八卷）

总主编　黄璐琦

主　编　李军德　张志杰

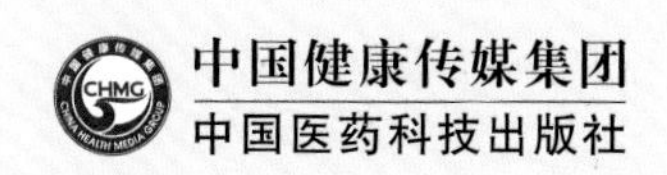

内容提要

本书为《新编中国药材学》分卷之一，分为上、下篇，上篇为“动物药材”，共收录82种动物药；下篇为“矿物药材”，共收录37种矿物药。本书系统介绍了动物药材学和矿物药材学有关理论知识及新技术、新方法，每种药材的内容主要包括药名（中文名及其汉语拼音、拉丁学名、别名）、来源、本草考证、原动物（矿物）、主产地、养殖要点（成因及产状）、采收与加工、商品规格、药材鉴别、质量评价、化学成分、性味归经、功能主治、药理作用、用药警戒或禁忌、分子生药、附注等。内容丰富，图文并茂，具有较强的科学性、实用性和可读性，可供中药生产、经营、检验及相关行业的广大医药工作者参考使用。

图书在版编目（CIP）数据

新编中国药材学 . 第八卷 / 李军德，张志杰主编 . —北京：中国医药科技出版社，2020.7
（中国中药资源大典 . 中药材系列）
ISBN 978-7-5214-1927-6

Ⅰ . ①新… Ⅱ . ①李… ②张… Ⅲ . ①中药材—介绍—中国 Ⅳ . ① R282

中国版本图书馆 CIP 数据核字（2020）第 137022 号

责任编辑 刘丽英
美术编辑 陈君杞
版式设计 锋尚设计

出版 **中国健康传媒集团 | 中国医药科技出版社**
地址 北京市海淀区文慧园北路甲 22 号
邮编 100082
电话 发行：010-62227427 邮购：010-62236938
网址 www.cmstp.com
规格 889 × 1194mm 1/16
印张 27 3/4
字数 924 千字
版次 2020 年 7 月第 1 版
印次 2020 年 7 月第 1 次印刷
印刷 北京盛通印刷股份有限公司
经销 全国各地新华书店
书号 ISBN 978-7-5214-1927-6
定价 280.00 元

获取新书信息、投稿、为图书纠错，请扫码联系我们。

新编中国药材学

编　委　会

总主编　黄璐琦

主　编　（以姓氏笔画为序）

匡海学（黑龙江中医药大学）
李　萍（中国药科大学）
李军德（中国中医科学院）
杨　全（广东药科大学）
吴和珍（湖北中医药大学）
吴啟南（南京中医药大学）
张文生（北京师范大学）
张志杰（中国中医科学院）
陈万生（上海中医药大学）
孟祥才（黑龙江中医药大学）
姚　霞（中国医学科学院药用植物研究所）
屠鹏飞（北京大学药学院）
彭　成（成都中医药大学）
詹亚华（湖北中医药大学）
潘超美（广州中医药大学）

编　委　（以姓氏笔画为序）

马云桐（成都中医药大学）
王　炜（湖南中医药大学）
匡海学（黑龙江中医药大学）
刘圣金（南京中医药大学）
刘塔斯（湖南中医药大学）
江维克（贵州中医药大学）
孙连娜（上海中医药大学）
李　萍（中国药科大学）
李伟东（南京中医药大学）
李军德（中国中医科学院）
李旻辉（内蒙古自治区中医药研究所）
李晓瑾（新疆维吾尔自治区中药民族药研究所）
杨　全（广东药科大学）
杨　华（中国药科大学）
杨炳友（黑龙江中医药大学）
吴和珍（湖北中医药大学）
吴啟南（南京中医药大学）
余丽莹（广西壮族自治区药用植物园）
张　恬（中国中医科学院）
张　媛（北京中医药大学）
张小波（中国中医科学院）
张文生（北京师范大学）
张永清（山东中医药大学）
张志杰（中国中医科学院）
陈万生（上海中医药大学）
陈随清（河南中医药大学）
郑希龙（广东药科大学）
孟祥才（黑龙江中医药大学）
段金廒（南京中医药大学）

姜大成（长春中医药大学）
姚　霞（中国医学科学院药用植物研究所）
钱忠直（国家药典委员会）
高晓燕（北京中医药大学）
郭兰萍（中国中医科学院）
唐志书（陕西中医药大学）
屠鹏飞（北京大学药学院）
彭　成（成都中医药大学）
蒋以号（南昌大学资源环境与化工学院）
鲁增辉（重庆市中药研究院）
路金才（沈阳药科大学）
詹亚华（湖北中医药大学）
蔡少青（北京大学药学院）
裴　瑾（成都中医药大学）
潘超美（广州中医药大学）

新编中国药材学

（第八卷）

编 委 会

陈　凤（四川养麝研究所）
陈　强（重庆市中药研究院）
陈万生（上海中医药大学）
陈仕江（重庆市中药研究院）
陈晓颙（湖北省药品监督检验研究院）
范玉庆（泰和县泰和乌鸡产业办公室）
林永强（山东省食品药品检验研究院）
国锦琳（成都中医药大学）
明　晶（湖北中医药大学）
罗昌树（重庆市中药研究院）
周冠儒（武汉健民大鹏药业有限公司）
周倩倩（山东省食品药品检验研究院）
郑程莉（四川养麝研究所）
房　方（南京中医药大学）
赵海平（中国农业科学院）
胡志刚（湖北中医药大学）
侯俊杰（湖北省药品监督检验研究院）
费毅琴（湖北省药品监督检验研究院）
贺元川（重庆市中药研究院）
贺宗毅（重庆市中药研究院）
班永生（安徽省食品药品检验研究院）
聂　晶（湖北省药品监督检验研究院）
高　羽（江西汇仁药业股份有限公司）
郭　颖（海军军医大学）
郭景文（山西省食品药品检验所）
涂永勤（重庆市中药研究院）
陶　冶（安徽省食品药品检验研究院）
黄　勇（广西中医药大学）
黄宝康（海军军医大学）
黄璐琦（中国中医科学院）
曹　晖（暨南大学药学院）
曹　帅（上海市食品药品检验所）
曹　艳（湖北中医药大学）
康四和（湖北省药品监督检验研究院）
梁　鸿（北京大学药学院）
彭　伟（成都中医药大学）
蒋　超（中国中医科学院）
蒋以号（南昌大学资源环境与化工学院）
程益清（上海市食品药品检验所）
鲁增辉（重庆市中药研究院）
游华建（重庆市中药研究院）

本卷审稿人

组　长　李　峰　李伟东

成　员　李　峰（辽宁中医药大学）
李军德（中国中医科学院）
陈仕江（重庆市中药研究院）
李伟东（南京中医药大学）
张志杰（中国中医科学院）

序　言

中医药学是我国各族人民在几千年生产生活实践和与疾病作斗争中逐步形成并不断丰富发展的医学科学，为中华民族的繁衍昌盛作出了卓越贡献。中药材是中医药防病治病的物质基础，是中医药事业和中药产业可持续发展的重要保障。党中央、国务院高度重视中医药事业的发展和中药材资源的保护与可持续利用。在我国中医药事业进入新的历史发展时期，挖掘利用好中药材资源，在中医药事业发展的全局中具有重大现实和长远意义。

中药材来源于药用植物、药用动物和药用矿物，其中部分来源于野生资源，多数常用药材则已实现人工培育。中药材基原考证与质量研究、资源调查与可持续利用等，已成为当前药材学研究的重要课题，受到全国广大中医药科研、教学和中药材生产者等的广泛重视。

为及时总结交流和推广我国中药材研究的成果，中国工程院院士、中国中医科学院院长黄璐琦研究员在组织开展全国第四次中药资源普查工作的基础上，结合近年来我国中药材的相关研究工作，组织全国中药材教学、科研、生产等领域的500余位专家学者历时3年编撰了《新编中国药材学》。

该书内容包括总论和各论。总论主要介绍了中药材资源的调查与区划，中药材的生产与流通、品质评价、开发与利用等内容。各论主要收载具有重要药用价值和经济价值、临床比较常用的中药材共计882种，包括植物类药材、动物类药材和矿物类药材，其中大部分已收入《中国药典》或部颁标准及地方标准。各药材品种从名称、来源、本草考证、原植物（动物、矿物）、主产地、采收与加工、商品规格、药材鉴别（性状特征、显微鉴别、理化鉴别）、质量评价、化学成分、功能主治、药理作用等方面予以全面介绍，部分品种还记载有栽培（养殖）要点、用药警戒或禁忌、分子生药等内容。既体现了全国第四次中药资源普查的成果，又广泛吸纳了全国科研工作者大量的研究成果及作者的科研心得，并收载精美、直观、珍贵的原植物（动物、矿物）照片、药材（饮片）照片、组织和粉末显微照片以及薄层色谱图等。同时，值得提出的是，全书共8卷，除动物药、矿物药两部分合为一卷和总论与东北片区主产植物药材品种合为一卷外，其余按华北、西北、华东、华中、华南、西南片区主产植物药材（个别药材在其他片区也出产）原则遴选收载药材品种（东北片区同此原则），各自独立成卷，这既有利于体现全书所收载药材的道地性、区域性和地区习用性的特色，又为今后进一步开展药材品种资源的保护与可持续开发利用提供参考，其谋篇布局安排也具有一定的创新性。总之，全书充分反映了我国中药材的现代研究成果，内容丰富，体例新颖，图文并茂，科学实用，实为一部中药材研究和生产、销售的具有较高学术价值和实用价值的工具书。相信该书的出版，对于进一步开展中药材品质研究与评价、推进中药材学科发展以及推动中药材产业的健康和可持续发展，具有积极意义。

欣闻该书即将付梓，乐之为序。

中国工程院院士

中国医学科学院药用植物研究所名誉所长

肖培根

2020年盛夏

前　言

中医药是我国独特的卫生资源、潜力巨大的经济资源、具有原创优势的科技资源、优秀的文化资源、重要的生态资源，从神农尝百草开始，在几千年的发展中积累了大量的临床经验，为中华民族的繁衍生息和健康做出了巨大贡献。中医药在我国抗击新冠肺炎疫情中也显示出其独特优势，并得到广泛认同。中药资源是中医药事业传承和发展的物质基础，具有重大的利用价值和开发价值，关乎民生和社会稳定，关乎生态环境保护和新兴战略产业发展，是全球竞争中国家优势的体现，具有国家战略意义。

我国是中药资源最丰富的国家之一，全国第三次中药资源普查统计我国有12,807种药用资源。但在长期发展中也存在一些问题：一是类同品、代用品和民间用药不断出现，药材品种复杂、混乱，真伪优劣难辨，必须认真研究；二是野生资源锐减，大量常用中药材野生资源枯竭，市场上以栽培（养殖）中药材居多；三是栽培（养殖）中药材存在盲目引种驯化、滥施农药化肥和重金属超标等问题，导致栽培（养殖）中药材质量难以保证。因此，正确认识和客观评价我国中药材现状，为中药材真伪鉴别和品质评价提供新思路、新方法和新技术，有助于促进中医药事业的协调发展。

基于以上，我们在开展全国第四次中药资源普查工作的基础上，结合现代科研成果，组织全国近50所高校、科研院所、药检机构及企业的500余位专家学者编撰了《新编中国药材学》。编者们以药材基原品种鉴别、质量评价等内容为重点，从药材别名、来源、本草考证、原植物（动物、矿物）、主产地、栽培（养殖）要点、采收与加工、商品规格、药材鉴别、质量评价、化学成分、功能主治、药理作用、用药警戒或禁忌、分子生药等有关药材学知识与新技术、新方法及其现代研究成果进行系统梳理和全面介绍。

全书内容包括总论和各论。总论主要包括中药材资源调查与区划，中药材生产与流通、品质评价、开发与利用等内容。各论收载植物、动物、矿物药材共计882种，其中大多为常用中药材，少数为具有区域特色或有开发应用前景的品种。为更好地体现药材道地特色和便于组织编撰，经过集体多次讨论后形成共识：先将植物药材按其主产区大致划分为东北、华北、西北、华东、华中、华南、西南共7个片区，分别收录编撰；总论和动物药材、矿物药材分别编撰。再根据最后收录品种及内容篇幅，又将本书总论内容与东北片区收录药材合编为1卷（先总论、后药材的顺序），动物药材、矿物药材合编为1卷，其余6个片区收录药材各自成卷，全书共8卷。

本书历时三年编撰，数易其稿。在编写过程中，专家们结合自身经验，查阅大量文献资料，对编写品种、体例及内容反复推敲，书中涉及的原植物彩色照片、药材照片和组织、粉末显微照片均为作者科研一手资料，既丰富了书的内容，使其图文并茂，又增强了可读性，以突显本书的先进性、科学性和实用性。书稿编写完成后，我们又另组织审稿专家对书稿文字内容和图片进行全面系统审定，并提出修改意见以供编者修改完善，力求做到本书内容科学严谨、特色鲜明。

本书有幸被列为国家出版基金支持项目，以保证编写出版能够顺利进行。在此，对国家有关方面领导、专家及国家出版基金规划管理办公室的同志表示衷心感谢。同时，对各承担单位予以的大力支持以及编者和审稿专家严谨的科学态度和认真的工作作风，从而使本书最终付梓，表示感谢。希望本书的出版，能对从事中药材生产、经营、科研、教学、资源保护与开发等工作者具有较高的参考价值，对提升中药材质量和合理开发应用中药材资源产生积极作用。

石以砥焉，化钝为利。无论是中药资源普查工作，还是《新编中国药材学》的编纂工作，从来都不是容易的事，我们只有通过一往无前的努力，继承发扬中医药特色，提高中药材质量，为中医药事业发展做出我们的贡献。

总主编

黄璐琦

2020年7月

编写说明

《新编中国药材学》为一部系统介绍药材学有关理论知识及新技术、新方法和有关药材品种名称、来源、采收加工、商品规格、质量鉴定及其应用等现代研究成果的学术著作。全书充分体现了以药材鉴别、质量评价等内容为重点，集“科学性、先进性、实用性和可读性”为一体，重点突出、特色鲜明、图文并茂的特色和编写思想要求。

1. 全书共8卷，内容包括总论和各论，以及分卷索引与全书总索引等。总论主要包括中药材资源调查与区划，中药材生产与流通、品质评价、开发与利用等内容。各论收载植物、动物、矿物药材共882种，其中大多为常用中药材，少数为具有区域特色或有开发应用前景的品种。

2. 为更好地体现药材道地特色和便于组织编撰，经过集体多次讨论形成共识：先将植物药材按其主产区大致划分为东北、华北、西北、华东、华中、华南、西南共7个片区，分别收录编撰；总论、动物药材、矿物药材分别编撰。最后，根据收录品种及内容篇幅，又将本书总论内容与东北片区收录药材合编为1卷（先总论、后药材的顺序），动物药材、矿物药材合编为1卷，其余6个片区收录药材各自成卷，全书共8卷。除动物药材、矿物药材卷先按类别、再按药材名称笔画数顺序编排外，其余均按药材名称笔画数顺序编排。

3. 每种药材的内容均按以下顺序列项介绍：

（1）药名　介绍药材的常用中文名及其汉语拼音、药材拉丁名。

（2）别名　介绍药材主产区或地方标准收载的常见别名。

（3）来源　介绍药材来源的科属（种）、拉丁学名及其药用部分。

（4）本草考证　主要介绍本品始载于何主流本草以及与原植物形态描述有关的本草记载情况，并说明其与现今何品种基本一致；对于应用历史较短，经考证确无本草记载或仅有非本草文献记载的品种，则在该项注明“历代本草无记载”，“始载于何非本草文献”。

（5）原植物（动物、矿物）　描述其主要形态特征，以及主要分布区域。对于多来源品种，先较为详细介绍主流品种的主要形态特征，再对非主流品种逐一简述其与主流品种的区别特征。同时，配有多个品种或某一品种的原植物（动物、矿物）彩色照片或多部位组图。

（6）主产地　参考全国第四次中药资源普查的有关成果资料等，介绍本品的主产地及其道地产区。

（7）栽培（养殖）要点　对于目前有栽培（养殖）情况的品种，仅简单介绍其生物学特性和栽培（养殖）技术及病虫害防治要点。

（8）采收与加工　仅介绍其采收年限、采收期（季节、月份），以及产地药材加工。

（9）商品规格　参考全国第四次中药资源普查的有关成果资料，先介绍药材的商品规格。如不同商品规格再分商品等级，则再简要介绍其商品等级；如无商品等级，则说明其为统货。

（10）药材鉴别　介绍药材的主要性状特征及其组织、粉末主要显微鉴别特征，以及薄层色谱鉴别等内容。同时，分别配有药材照片及组织、粉末显微照片，以及部分配有薄层色谱图。

（11）质量评价　对于常见品种，先简要介绍其传统质量评价，再简要介绍所应用现代技术方法（或按照现行版《中国药典》收载的相关通用技术要求）测定其成分的含量指标。

（12）化学成分　按化学成分类别及化学成分主次顺序，有选择性地简要介绍与本品药理、功效有关的有效成分，以及指标性成分。

（13）性味归经　依据国家药品标准或地方药品标准等权威文献作简要介绍。

（14）功能主治　依据国家药品标准或地方药品标准等权威文献作简要介绍。

（15）药理作用　简要介绍其与功能主治或临床应用相关的药理作用，或新发现的药理作用（包括给药剂量、时间和结果等）。

（16）用药警戒或禁忌　对含有毒性成分的药材，明确介绍其安全性。

（17）分子生药　对已开展相关研究的药材，仅简要介绍其遗传标记或功能基因方面的内容。

（18）附注　主要介绍作者对本药材的品种资源、药材质量、鉴别技术方法、商品流通及使用情况等的认识和见地。

（19）主要参考文献　在各药材品种内容末尾，仅选择性列出供读者查阅以进一步了解相关内容的部分权威参考文献。对于参考较多的工具书，如《中国药典》《中国药材学》《中华本草》《中国植物志》《全国中草药汇编》等以及历代主要本草文献，不再一一列出，而在卷末集中列出本卷主要参考书目。

4. 上述药材内容列项中，视具体药材情况，其中“栽培（养殖）要点”“商品规格”“用药警戒或禁忌”“分子生药”“附注”等项目内容可阙如。

5. 对于来源相同，入药部位不同的不同药材（如杜仲、杜仲叶等），或《中国药典》已单列的药材品种（如马钱子粉等），或新鲜品、干燥品分用者（如生姜、干姜等），则只在最先收录的药材品种中予以全面介绍，而在后面收录药材品种的相同内容项下仅注明参见“某药材”，不再重复介绍。

6. 各卷末附有本卷收录的主要参考书目和所收录药材中文名（含别名）索引及拉丁学名索引（各词条后对应的为页码），以及全书收录药材中文名（含别名）总索引及拉丁学名总索引（各词条后对应的为卷次和品种序号）。

本卷为《新编中国药材学》第八卷，主要收载动物药材和矿物药材，其中动物药材共收录82种，矿物药材共收录37种。本卷按照全书的编写思想和总要求，分动物药材和矿物药材2部分，分别由李军德教授、张志杰教授负责组织，由全国36所高等院校、科研单位共87位专家学者共同编撰，并经李军德教授、李峰教授、张志杰教授、李伟东教授审阅和提出修改意见，编者们几经修改完善，最后由李军德教授、张志杰教授负责统稿、编排等工作。

目　录

上篇：动物药材

二　画

三　画

四　画

五　画

六　画

七　画

八　画

九　画

十九画

二十一画

下篇：矿物药材

三　画

四　画

五　画

六　画

七　画

八　画

九　画

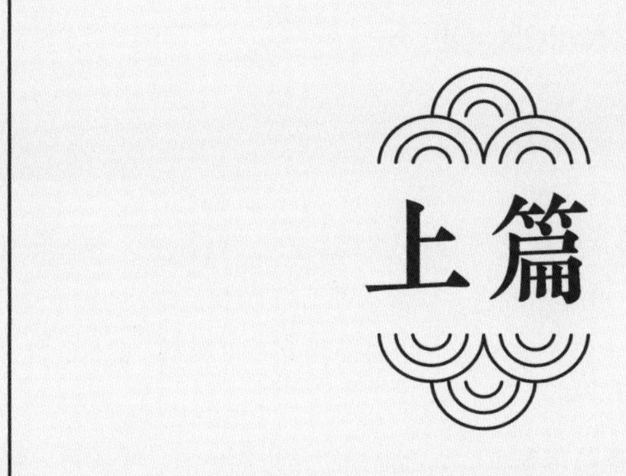

上篇

动物·药材

1. 九香虫

Jiuxiangchong

ASPONGOPUS

【别名】黑兜虫、瓜黑蝽、屁板虫、屁巴虫、打屁虫。

【来源】为蝽科昆虫九香虫*Aspongopus chinensis* Dallas干燥体。

【本草考证】本品始载于《本草纲目》，释名“黑兜虫”，列于虫部，曰：“九香虫，主产贵州永宁赤水河中。大如小指，状如水龟，身青黑色。至冬伏于石下，土人多取之，以充人事。至惊蛰后即飞出，不可用矣。气味，咸，温，无毒。主治膈脘滞气，脾肾亏损，壮元阳”。本草记载与今之蝽科动物九香虫相符。此外，九香虫还是一味苗药，别名“岗冲干”“格嘎度”“岗找绕”。

【原动物】全体椭圆形，体长约20mm。体紫黑色带铜色。头部略呈三角形而色黑。喙较短，触角5节，丝状黑色，第5节红黄色或暗红色，第2节长于第3节。前胸背板及小盾片均具不规则横皱纹，小盾片末端呈舌形，革质部现出紫色。翅2对，前翅为半鞘翅，棕红色；后翅膜质暗灰色。胸部腹面黑色。足3对，后足最长；足和基节均为紫黑色。雌虫后足胫节中间扩大，内侧有一长椭圆形的内凹，雄虫无。腹部背面红黄色。后胸腹板近前缘区有2个气孔，位于后足基节前外侧，由此放出臭气。雄虫第9节为生殖节，其端缘弧形，中央尤为弓凸。雄虫第8节分为4片，第9节为2节，第10节极小[1]。（图1-1-1）

栖息于土块、石块及石缝中越冬，每年3月飞出。

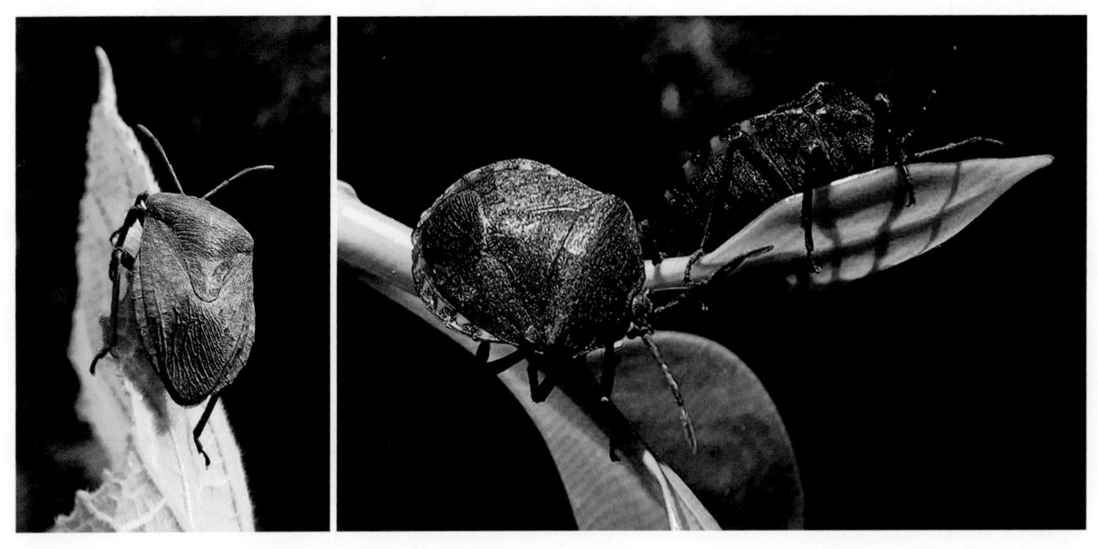

图1-1-1　九香虫

【主产地】主产于贵州。

【养殖要点】

1. 生物学特性　成虫及幼虫稍有群集性。多以寄主植物汁液为食，寄主主要为葫芦科南瓜、冬瓜、西瓜、丝瓜等。每年繁殖一代，成虫多蛰伏在土块、石块下以及瓜棚或墙缝中越冬。

2. 养殖技术　采用小笼养殖或田间网罩养殖。小笼养殖可用竹木或钢材等做成6m × 5m × 2.5m立方体笼架，用尼龙纱网封罩严密，笼内种植南瓜等葫芦科植物，供九香虫吸食其汁液。田间网罩养殖可在田间搭建大棚，并用尼龙纱网封罩严密，棚内种植葫芦科植物，供九香虫食用。

3. 病虫害　九香虫较少发生病害，但要保持地面清洁，在成虫冬眠出蛰前对养殖场地进行一次彻底的消毒。其天敌主要为蚂蚁和蜘蛛[1-2]。

【采收与加工】春、秋二季捕捉成体九香虫，实施安死术后，用沸水后，晒干或烘干。

【商品规格】九香虫为少用药材，其商品规格有九香虫、炒九香虫、九香虫超微饮片。

【药材鉴别】

（一）性状特征

1. 九香虫　本品略呈六角状扁椭圆形，长1.6～2cm，宽约1cm。表面棕褐色或棕黑色，略有光泽。头部小，与胸部略呈三角形，复眼突出，卵圆状，单眼1对，触角1对各5节多已脱落。背部有翅2对，外面的1对基部较硬，内部1对为膜质，透明。胸部有足3对，多已脱落。腹部棕红色至棕黑色，每节近边缘处有突起的小点。质脆，折断后腹内有浅棕色的内含物。气特异，味微咸。（图1-1-2）

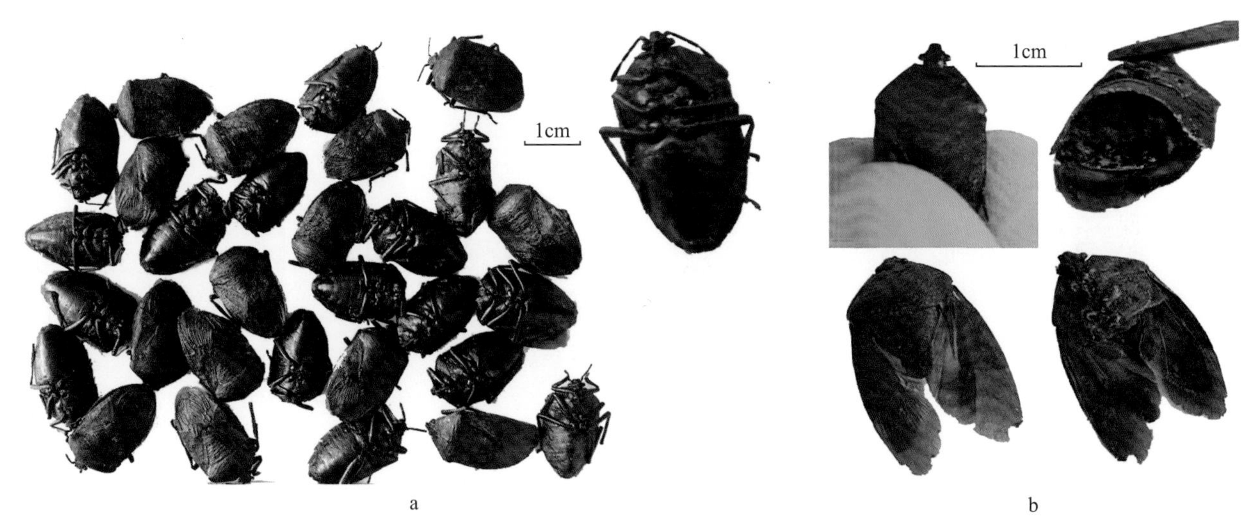

图1-1-2　九香虫药材图

a. 虫全体　b. 头、断面及内外翅

2. 炒九香虫　本品略呈六角状扁椭圆形，长1.2～2.3cm，宽0.7～1.4cm，厚0.4～0.7cm。背面棕黑色至黑色，腹面棕黑色至黑色，显油润光泽。头部较小，个别已脱落，与胸部略呈三角形，复眼1对突出，卵圆形，触角1对，已脱落。背部有翅2对，少数已脱落，棕褐色，外翅的1对基部较硬，内翅1对膜质，透明。胸部足3对，多已脱落。腹部分5～6节，每节近边缘处有凸起的小点。质脆，折断后腹腔内中空，有黄棕色的内含物。气微腥、略带焦香气，味微咸。（图1-1-3）

3. 九香虫超微饮片　本品为棕红色至棕褐色的颗粒或粉末；气特异，味微咸[3]。

（二）显微鉴别

粉末特征　粉末棕红色。体壁碎片多见，黄棕色或深棕色至红棕色，表面常有黄色毛窝散在或有短刚毛着生。体壁碎片表面结构较复杂，有的无纹理或具饰纹；有的具鱼鳞状突起或散布圆形小孔洞；少数密布疣状或短刺状突起。（图1-1-4a～c）

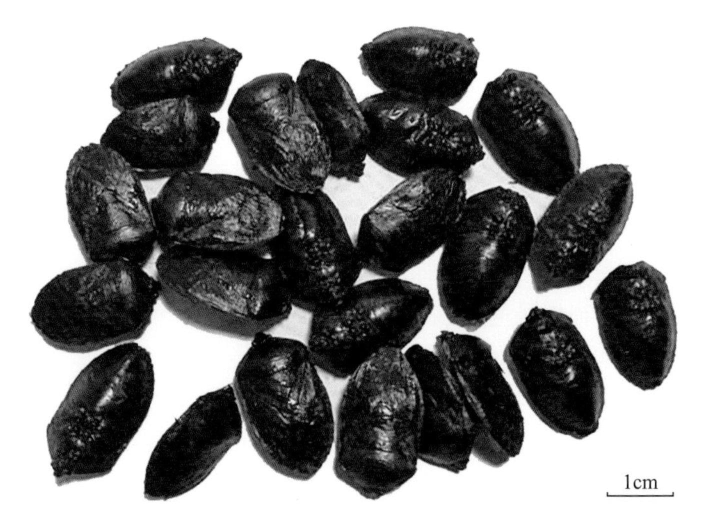

图1-1-3　炒九香虫药材图

横纹肌纤维多见，成束或单个，多碎断呈

薄片状，淡黄色、棕黄色或无色透明，有细密明暗相间横纹或呈波状纹理，有的呈垂直交错排列。（图1-1-4d）

刚毛常见，有粗、细2种。粗刚毛：为棕黄色或深棕黄色，基部膨，多平直或略弯曲，先端稍尖或钝圆，表面具纵直纹理，接近基部常先稍膨大，后缢缩，有较发达的髓腔，约占其基部直径的1/3（图1-1-4e）；细刚毛：无色或透明，先端较尖（图1-1-4f）。

复眼碎片少见，表面观为正六边形、圆形或类圆形。（图1-1-4g）

脂肪油滴可见，散在。（图1-1-4h）

（三）理化鉴别

1. 薄层色谱法　分别以九香虫对照药材与油酸对照品对照，按高效液相色谱法测定，供试品色谱中，在与对照药材色谱和对照品色谱相应的位置上，显相同颜色的斑点。

2. 超微饮片薄层色谱法　以九香虫对照药材对照，供试品色谱中，在与对照药材色谱相应的位置上，显相同颜色的斑点[2]。

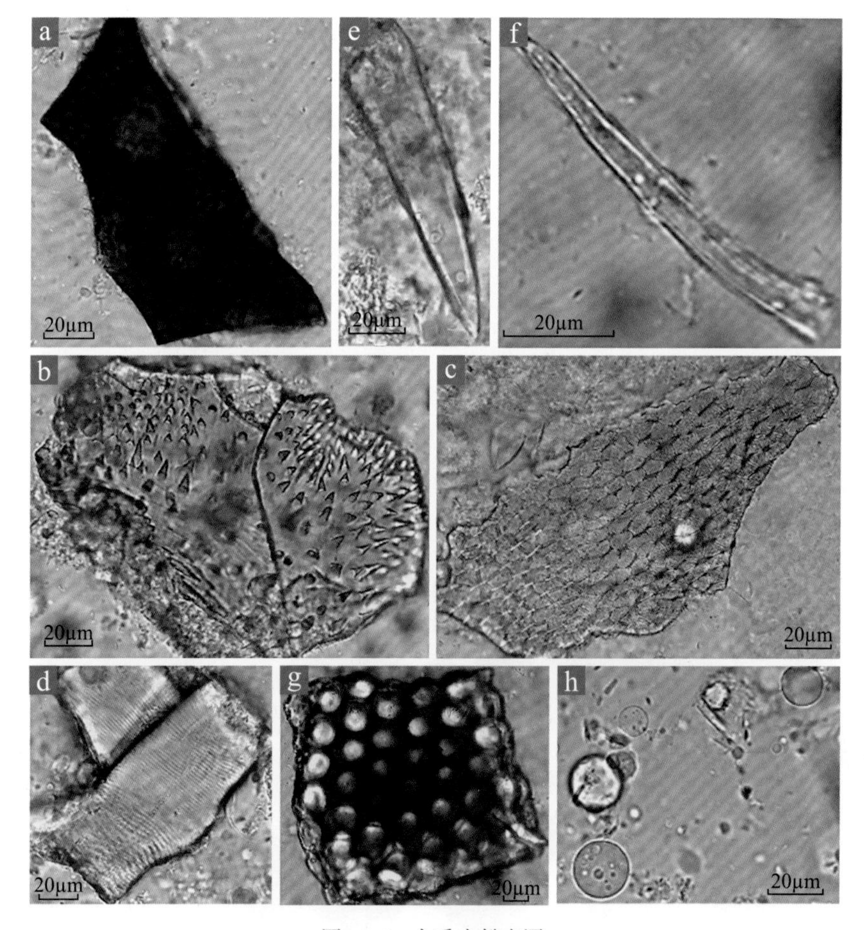

图1-1-4　九香虫粉末图

a. 皮肤碎片-示毛窝　b. 皮肤碎片-示短刺状突起　c. 皮肤碎片-示表面纹饰　d. 横纹肌纤维　e. 粗刚毛　f. 细刚毛　g. 复眼　h. 脂肪油滴

【质量评价】以干燥、个大、完整均匀、棕黑色微具光泽、未泛油者为佳。

总灰分均不得过6.0%[3]。

九香虫超微饮片水分不得过9.0%。

九香虫及九香虫超微饮片，照醇溶性浸出物测定法项下的热浸法测定，用稀乙醇作溶剂，醇溶性浸出物均不得少于10.0%。

【化学成分】主要含脂肪、蛋白质、氨基酸、维生素、尿嘧啶、黄嘌呤、抗菌肽以及多种微量元素等。臭气类成分主要为醛酮类，十三烷等低极性成分[4]。

其抗菌肽（CcAMP1）由17个氨基酸残基组成，分子量为1997.37u，带1个正电荷，表面有5个疏水氨基酸[5]。九香虫中还发现了结构新颖的多巴胺三聚体（±）-Aspongamide A（该化合物可防治慢性肾病）[6]。活体九香虫的气味中主要是烷烃类、烯烃和醛类化合物，其中含量较高的成分有3,4-二甲基-2-己烯、十三烷、反-2-癸烯基乙酸和反-2-己烯醛；而炮制九香虫的气味中主要是脂肪酸、酯类和烷烃类化合物，其中含量较高的成分为十三烷、2-辛烯酸和棕榈酸[4]。

【性味归经】咸，温。归肝、脾、肾经。

【功能主治】理气止痛，温中助阳。用于胃寒胀痛，肝胃气痛，肾虚阳痿，腰膝酸痛。

【药理作用】

1. 抗疲劳和补肾壮阳作用　九香虫提取物高剂量组能显著降低小鼠血清乳酸和尿素含量，延长力竭游泳时间，具有明显的抗疲劳作用；高剂量组还能显著增加肾阳虚小鼠的免疫器官、睾丸和附性器官的脏器系数，提高交配能力，具有明显的补肾壮阳作用[7]。

2. 抗菌、抗溃疡作用　九香虫血淋巴对金黄色葡萄球菌等革兰阳性菌和大肠杆菌等革兰阴性菌都有较好的抗菌活性，且对革兰阴性菌的抗菌活性更强[8]。九香虫脂肪油对应激性和无水乙醇诱发的溃疡大鼠具有抗实验性胃溃疡作用[9]。

3. 抗肿瘤作用　九香虫三氯甲烷浸提物能抑制SGC-7901细胞和HepG2细胞的体外增殖并呈明显的剂量依赖性[10-11]；九香虫水提取液能抑SGC 7901和HepG2细胞的体外增殖[11]。

【分子生药】

1. AFLP法　利用扩增片段长度多态性（AFLP）标记，建立了九香虫AFLP指纹图谱，4个引物组合共揭示了362个位点，其中293个位点具有多态性，多态性位点所占比例为80.94%。种群Nei′s基因多样性指数平均为0.2467，Shannon多态性信息指数为0.3687，种群间基因分化系数GST为0.1701，种群每代迁移数Nm为3.157，适合用于分析九香虫种群遗传多样性；九香虫种群内的遗传变异程度较高，种群具有丰富的DNA遗传多样性水平[12]。

2. DNA条形码　参考序列：JF700134～JF700136。种内序列变异：3条参考序列比对后长度为658bp，有5个变异位点，分别为184、631位点的A-G变异，379、646、647位点的T-C变异。参考序列JF700134与JF700136一致[13]。

【附注】九香虫常见混伪品均为性状相似的蝽科昆虫，分别为：小皱蝽*Cyclopelta perva* Distana、大皱蝽 *Cyclopelta obscura* Lepeleter-Serville、黑兜虫*Aspongopus nigriventris* Westwood、麻皮蝽*Erthesina fullo* Thunberg、细毛蝽 *Dolycoris baccarum* Linneus、荔蝽*Tessaratoma papillosa* Drury、无刺蝽*Megymenum inerme* H.-S.、锯齿蝽*Megymenum gracilicorne* Dallas等，其性状鉴定特征检索表如下[14]。

九香虫及其常见混伪品鉴别特征检索表

1 腹下所能看到的第1节，半被后胸片所覆盖，故其气孔亦不能露出
 2 小盾片短，不能越过腹部的中央；因此膜质部颇大
  3 触角5 节
   4 侧接缘和腹下侧接缘为纯黑色 …………………… 黑兜虫
   4 侧接缘和腹下侧接缘区，黄黑色的斑点相间，颇明显，但黄点常小于黑点……九香虫
  3 触角4 节
   5 头小，只有前盾片1/3 的长度，侧片稍长于中片
    6 体稍更大；雄者长达13.5mm，雌者可达15mm …………………… 大皱蝽
    6 体较小，雄者不超过12mm，雌者不超过13mm …………………… 小皱蝽
   5 头大，约前盾片长度之半，侧片颇长于中片
    7 复眼前有刺，前盾片前角与侧角之间凸出度很大，使前侧缘的前段有很深的内凹………… 锯齿蝽
    7 复眼前无刺，前盾片的前角与侧角的凸出度小，使前侧缘的前段只有很浅的内凹………… 无刺蝽
 2 小盾片较长，能越过腹部的中央；以致膜质部相应缩小
    8 体上有很多显而易见的细毛 …………………… 细毛蝽
    8 体上无毛，或有一些肉眼不易见的茸毛，腹下中间，有或长或短的纵沟 ………… 麻皮蝽
1 腹下所能见到的第1 节，其气孔显露 …………………… 荔蝽

主要参考文献

[1] 张颖，陈建伟，高源. 九香虫资源鉴定、化学、药理与药食应用研究[J]. 西南师范大学学报（自然科学版），2011，36(5)：151-155.

[2] 张笠，郭建军. 九香虫资源及其利用研究[J]. 亚太传统医药，2009，5(9)：44-47.

[3] 李峰，张振秋. 动物类药材品质评价研究 [M]. 沈阳：辽宁科学技术出版社，2014：109、124.

[4] 张成江，江艳，陈儒嘉. 固相微萃取-气相色谱-质谱联用分析九香虫气味成分[J]. 遵义医学院学报，2018，41(6)：751-757.

[5] 李尚伟，赵柏松，杜娟. 九香虫抗菌肽CcAMP1的分离纯化和抗菌活性检测[J]. 昆虫学报，2015，58(6)：610-616.

[6] Yan Y M, Ai J, Shi Y N, et al. (±)-Aspongamide A, anN-acetyldopamine trimer isolated from the insect Aspongopuschinensis, is an inhibitor of p-Smad3[J]. Org Lett, 2014, 16(2): 532-535.

[7] 李娟，张一唱，崔光红，等. 九香虫提取物的抗疲劳和补肾壮阳活性评价[J]. 中南民族大学学报（自然科学版），2018，37(2)：45-48.

[8] 赵柏松，杜娟，王金固，等. 九香虫血淋巴的抗菌活性初步研究[J]. 贵州农业科学，2011，39(6)：85- 89.

[9] 程生辉，祁晓鸣，李会芳. 九香虫不同提取部位抗实验性胃溃疡作用对比研究[J]. 山西中医学院学报，2019，20(1)：11-12、16.

[10] 侯晓晖，孙廷，李晓飞. 九香虫三氯甲烷浸提物对两种癌细胞增殖和周期的影响[J]. 中成药，2012，34(12)：2278-2281.

[11] 于声，段斯亮，李海叶，等. 九香虫水提液对两种癌细胞的作用研究[J]. 广西师范大学学报：自然科学版，2015，33(1)：104-108.

[12] 范钦，朱刚利，孙学刚，等. 药食昆虫九香虫AFLP遗传多样性研究[J]. 安徽农业科学，2011，39(8)：4732-4733，4767.

[13] 陈士林. 中药DNA条形码分子鉴定[M]. 北京：人民卫生出版社，2012：469.

[14] 李娟，李莎，张一唱，等. 中药九香虫混淆品的调查及鉴定[J]. 中国中医药信息杂志，2019，26(1)：13-17.

（辽宁中医药大学　李峰）

2. 干蟾

Ganchan

BUFO

【别名】癞蛤蟆。

【来源】为蟾蜍科动物中华蟾蜍*Bufo bufo gargarizans* Cantor或黑眶蟾蜍*Bufo melanostictus* Schneider的干燥全体。

【本草考证】本品始载于《名医别录》："五月五日取东行者，阴干用。"此处阴干可理解为蟾蜍全体的干燥品，与今之药材"干蟾"相同。蟾蜍始载于《名医别录》下品："蛤蟆有毒。主治阴蚀、疽疠，恶疮，猘犬伤疮，能合玉石。一名蟾蜍，一名去甫，一名苦蠪，生江湖池泽，五月五日取，阴干。东行者良。"《本草纲目》将其列入虫部第42卷。引苏颂曰："今处处有之。《别录》谓蛤蟆一名蟾蜍，以为一物，非也。"郭璞云："似蛤蟆居陆地，则非一物明矣。蟾蜍多在人家下湿处，形大，背上多痱磊，行极迟缓，不能跳跃，亦不解鸣。蛤蟆多在陂泽间，形小，皮上多黑斑点，能跳接百虫，举动极急，二物虽一类，而功用小别，亦当分别用之。"李时珍曰："古今诸方，所用蛤蟆，不甚分别，多是蟾蜍，读者当审用之，不可固名迷实也。"综上所述，其形态、生境、行为等特点，与现之中华蟾蜍、黑眶蟾蜍吻合。

【原动物】

1. 中华蟾蜍　背黑绿色、灰绿或黑褐色。头部无骨质棱，背面无显著花斑；雄性无声囊，从枕部至肛上方没有宽脊纹，颈部有1对大瘰粒即"耳后腺"；鼓膜大或小，腹面斑纹极显著，腹后部有1深色大斑块。（图1-2-1）

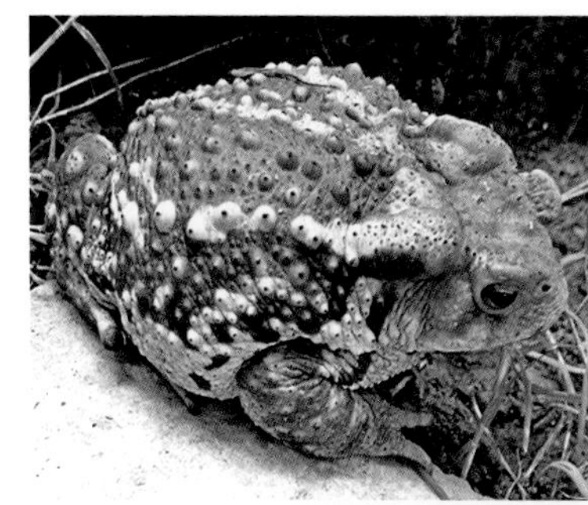
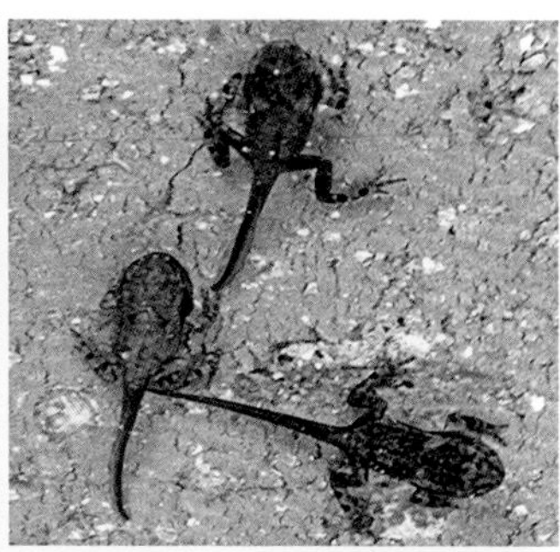
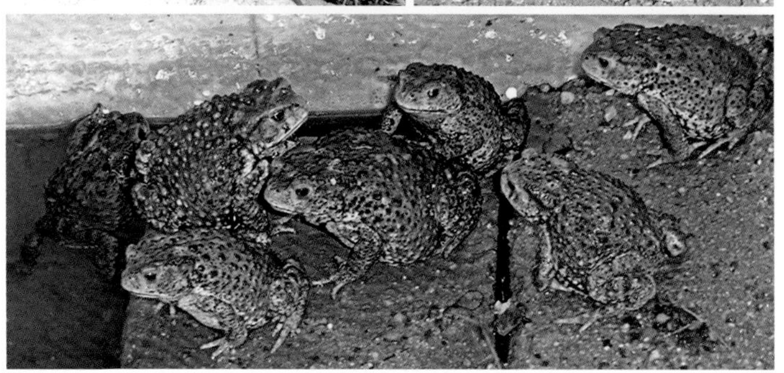

图1-2-1　中华蟾蜍

2. 黑眶蟾蜍　成体黄棕色，并有不规则棕红色花斑。头部具骨质棱，棱上多角质化，头棱呈黑色；眶上棱不呈"( )"形；鼓膜大而显著；眶上棱黑色；体背具角质瘰疣；耳后腺较小，不紧接眼后。（图1-2-2）

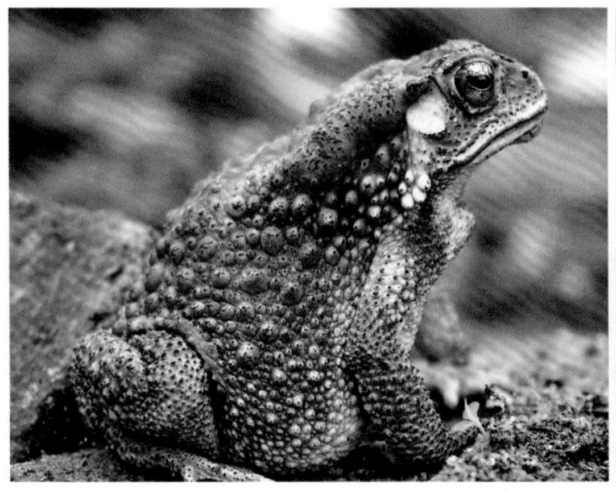
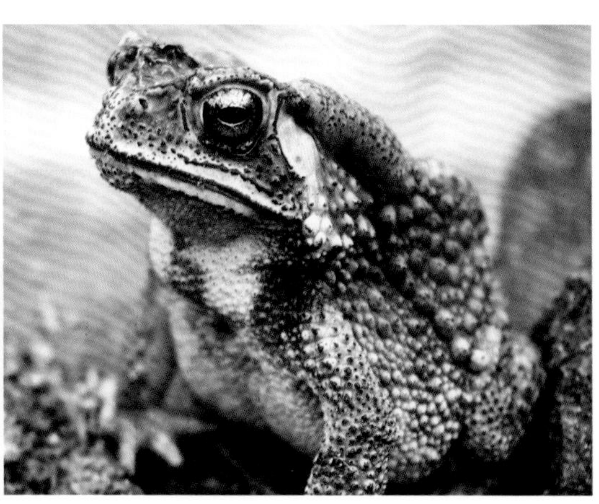

图1-2-2　黑眶蟾蜍（陈宏聪　摄）

【主产地】主产于河北、安徽、山东、四川、湖南、江苏、浙江等。

【养殖要点】

1. 生物学特性　对环境适应能力较弱，还具有许多野生特性。如喜静怕扰，一旦惊吓或转移至新环境，表现出烦躁不安，拒食、四处乱跳或钻洞潜水。代谢水平较低，自身体温调解能力弱，为冷血变温动物。生长发育、繁殖等各种活动明显受季节周期的影响。为水陆两栖动物。蟾蜍无交尾器，抱对、产卵、排精、受精、受精卵孵化及蝌蚪都必须在淡水中进行。变态后的蟾蜍（幼蟾、成蟾）才开始水陆两栖生活，但是更适应陆生生活。冬眠期间，蟾蜍主要靠体内积蓄的肝糖和脂肪来维持生命。

2. 养殖技术　蟾蜍长期处于野生状态下，属于野生动物，人工养殖时间较短，大多为半人工养殖或野生抚育类型。应注意保持环境安静，减少人为干扰，并架设防逃设施。根据不同生长期，投喂相应饲料。

3. 病虫害　出血病、车轮虫病、水霉病、气泡病、红腿病等。

【采收与加工】春至秋捕捉，实施安死术后，除去或不除去内脏，洗净，挂干燥通风处阴干即得。

【药材鉴别】

性状特征　呈干瘪状，四肢完整，有的屈曲，有的伸直，背面通体黑褐色，并带有瘰疣，腹面土褐色，并有黑斑，气腥，味咸而舌麻。（图1-2-3）

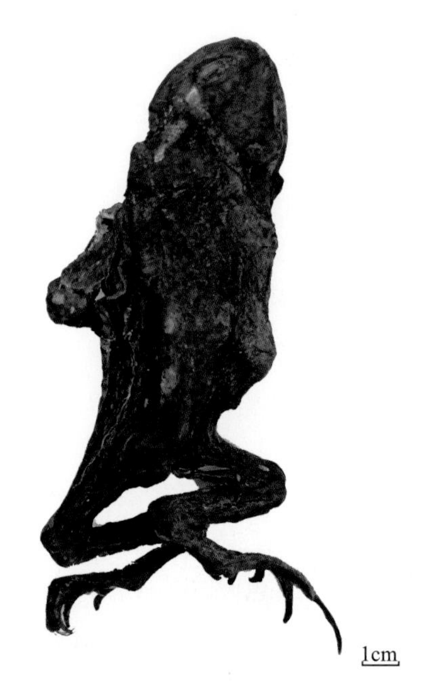

图1-2-3　干蟾药材图

【质量评价】无灰屑、泥土等杂质。以个大、完整、无虫蛀者为佳。

【化学成分】主要含胆甾醇、β-谷甾醇、脂蟾毒配基、华蟾毒精、蟾毒灵、日蟾毒它灵等蟾蜍二烯羟酸内酯类、吲哚类生物碱、环酰胺和小分子环肽类、甾醇及其他类[1-2]。

【性味归经】辛，凉；有毒。归心、肝、脾、肺经。

【功能主治】解毒散结、消肿利水、杀虫消疳。

【药理作用】干蟾水提物能显著抑制人结肠癌细胞SW480增殖，将细胞周期阻滞于S期，促进细胞凋亡[3-5]。

【用药警戒或禁忌】孕妇禁用。

【附注】干蟾与蟾皮在部分地方标准中有同物异名、同名异物现象存在。通过临床与应用实践调查，我们认为：干蟾应为除去内脏的干燥全体；蟾皮应为蟾蜍干燥外皮即皮肤而不是去除内脏的全体。应加强本草考证，明确药用部位历史渊源，加强干蟾与蟾皮异同研究，根据其特点分别加以利用。

主要参考文献

[1] 陈玉俊，项进，顾维，等. 干蟾化学成分的研究[J]. 中国中药杂志，1998(10)：45-46.

[2] 李伟，王元清，严建业，等. 均匀设计优选干蟾中吲哚类生物碱的水提工艺[J]. 中国中医药现代远程教育，2014，12(04)：144-146.

[3] 彭玉琴，施京红，丁辉，等. 烧干蟾水提物对结肠癌细胞SW480凋亡通路的调控机制研究[A]. 中国免疫学会. 第十一届全国免疫学学术大会摘要汇编[C]. 中国免疫学会，2016：2.

[4] 赵梦，施京红，曹蛟，等. 煨干蟾水提物诱导人结肠癌细胞凋亡的分子机制[A]. 中国免疫学会. 第十二届全国免疫学学术大会摘要汇编[C]. 中国免疫学会，2017：1.

[5] 岳育新，赵世谦，邓福仁，等. 联合应用全干蟾粉、紫金锭和强地松治疗嗜酸性粒细胞增多症13例临床观察[J]. 中西医结合杂志，1982(01)：35-36.

（中国中医科学院　张恬　李军德）

3. 土鳖虫

Tubiechong

EUPOLYPHAGA STELEOPHAGA

【别名】䗪虫、过街、簸萁虫、地乌龟、土元、蚂蚁虎。

【来源】为鳖蠊科昆虫地鳖*Eupolyphaga sinensis* Walker或冀地鳖*Steleophaga plancyi*（Boleny）的雌虫干燥体。

【本草考证】本品始载于《神农本草经》，列为中品。《名医别录》载："生河东川泽及沙中，人家墙壁下土中湿处，十月采，暴干。"《本草经集注》载："形边扁扁如鳖，故名土鳖。有甲不能飞，小有臭气。"《新修本草》载："此物好生鼠壤土中，及屋壁下，状似鼠妇，而大者寸余，形小似鳖，无甲而有鳞。"《本草纲目》载："处处有之，与灯蛾相牝牡。"从上述形态描述、生活习性分析，本草所载药用土鳖虫与今之药用来源一致。

【原动物】

1. 地鳖　雌雄异形，雄虫有翅，雌虫无翅。雌虫体长30～35mm，体宽25～30mm。雄虫体长28～34mm，体宽15～20mm。雌成虫胸腹部背板微隆起，背部赤褐色至黑褐色微有光泽，腹面及足深棕红色有光泽。雄成虫体淡褐色，无光泽，略小于雌虫。（图1-3-1）

栖息于地下或沙土间。多见于粮仓底下或油坊阴湿处。

2. 冀地鳖　雌虫体宽圆形，较地鳖宽大。虫体表面暗黑色，无光泽。体背较地鳖扁，前胸背板前缘及体周围具红棕色或黄棕色边缘，腹部各节背板两侧边缘各有一褐色小点。（图1-3-2）

栖息于厨房、灶脚及阴湿处。

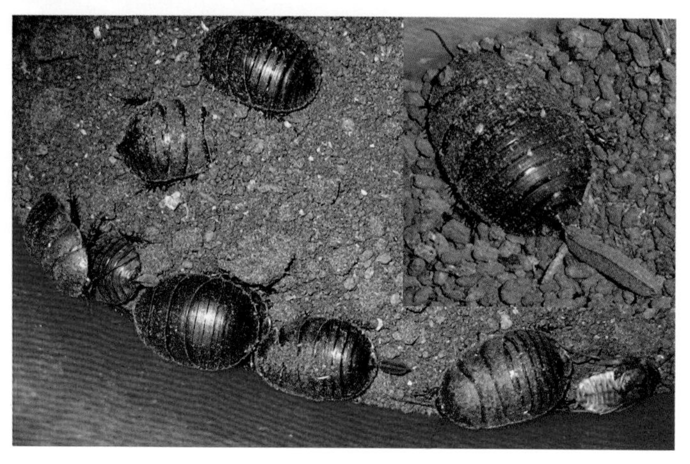

图1-3-1　地鳖

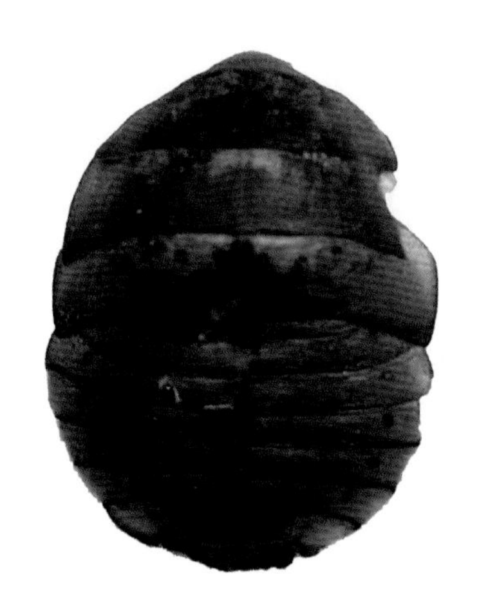

图1-3-2　冀地鳖

【主产地】冀地鳖主产于河北、陕西、甘肃、青海、河南、湖南等地。人工养殖主产于安徽、河南、河北、山东、江苏、四川等。

【养殖要点】

1. 生物学特性　地鳖为陆生昆虫。怕光，昼伏夜出。性喜温暖湿润，适宜生活于室内、外阴湿的松土中。每年4～11月为生命活动期，在15～35℃的温度下，能自由活动。在夏、秋季气温高、湿度大的情况下，繁殖能力最强。有冬眠的习性，气温低于12℃时，入土冬眠。土鳖虫食性较广，为杂生昆虫。可食粮食、瓜果、菜叶等。雌雄异体，异体受精、卵生，有孵卵和育子习性。雌性土鳖虫体形较小，无翅；雄性体形较大，具翅2对。

2. 养殖技术　选择虫体完整、无病害、体色新鲜光泽、活力强而健壮的个体作为种源引种。养殖方式有室内单层或立体多层池养。一般池面积为1～2m²。池中填以砂土、黏土或壤土，以含腐殖质较多并经冬季冻酥的菜园土最佳。

3. 病虫害　防止其天敌蛇、老鼠、蚂蚁、蛤蟆、家禽、鸟类、鼠妇等；螨也是土鳖虫的天敌，常寄生于虫体胸、腹、腿基节的薄膜处。防治方法是更换池土，并用30%三氯杀螨钒或20%螨卵脂，以1～400倍溶液掺拌于干燥坑土。土鳖虫的疾病主要有大肚子病、绿霉病、卵块曲霉病、裂皮病、线虫病等。

【采收与加工】野生者5～8月翻开松土捕捉；人工饲养的每月捕捉1次。实施安死术后，晒干或烘干。药材以完整、色紫褐、油润有光泽、表面无泥土、腹中无增重物者为佳。

【商品规格】当前药材市场上的土鳖虫药材多为地鳖，几乎无冀地鳖药材销售。土鳖虫规格分为选货、统货（具体规格等级划分依据见表1-3-1）及炒土鳖虫。

表1-3-1　土鳖虫商品规格等级划分

<table>
<tr><th rowspan="2">规格</th><th rowspan="2">等级</th><th colspan="2">性状描述</th></tr>
<tr><th>共同点</th><th>区别点</th></tr>
<tr><td rowspan="2">雌虫全体</td><td>选货</td><td rowspan="2">干货。前端较窄，后端较宽，背部紫褐色，具光泽，无翅。前胸背板较发达，盖住头部；腹背板9节，呈覆瓦状排列。腹面红棕色，头部较小，有丝状触角1对，常脱落，胸部有足3对，具细毛和刺。腹部有横环节。质松脆，易碎。气腥臭，味微咸</td><td>长2.4～3.0cm，宽1.8～2.2cm。大小均匀，无增重、掺伪、死虫、杂质、虫蛀、霉变</td></tr>
<tr><td>统货</td><td>大小不分。稍有杂质，无增重、掺伪、死虫、虫蛀、霉变</td></tr>
</table>

【药材鉴别】

（一）性状特征

1. 地鳖　呈扁平卵形，长1.3～3cm，宽1.2～2.4cm。前端较窄，后端较宽，背部紫褐色，具光泽，无翅。前胸背板较发达，盖住头部；腹背板9节，呈覆瓦状排列。腹面红棕色，头部较小，有丝状触角1对，常脱落，胸部有足3对，具细毛和刺。腹部有横环节。质松脆，易碎。气腥臭，味微咸。

2. 冀地鳖　长2.2～3.7cm，宽1.4～2.5cm。背部黑棕色，通常在边缘带有淡黄褐色斑块及黑色小点。（图1-3-3）

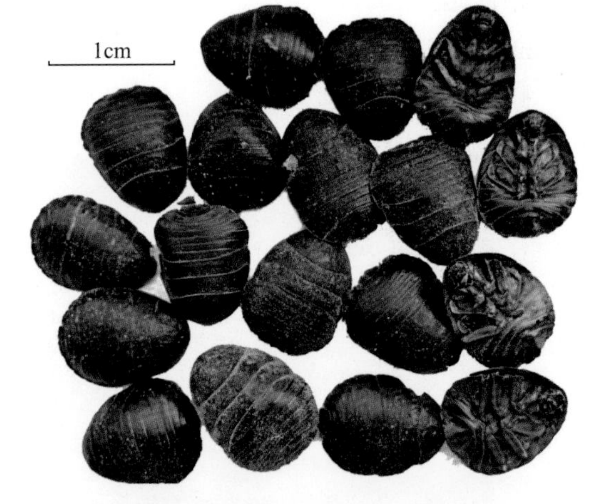

图1-3-3　土鳖虫药材图（地鳖）

（二）显微鉴别

粉末特征　粉末灰棕色。体壁碎片深棕色或黄色，表面有不规则纹理，其上着生短粗或细长刚毛，常可见刚毛脱落后的圆形毛窝，直径5～32μm；刚毛棕黄色或黄色，先端锐尖或钝圆，长12～270μm，直径10～32μm，有的具纵直纹理。横纹肌纤维无色或淡黄色，常碎断，有细密横纹，平直或呈微波状，明带较暗带为宽。（图1-3-4）

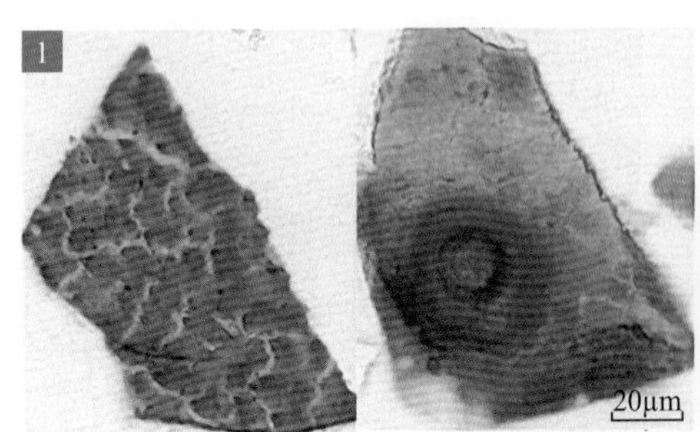

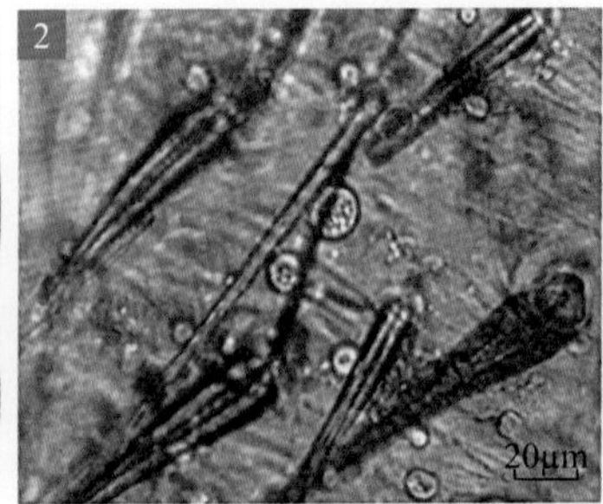

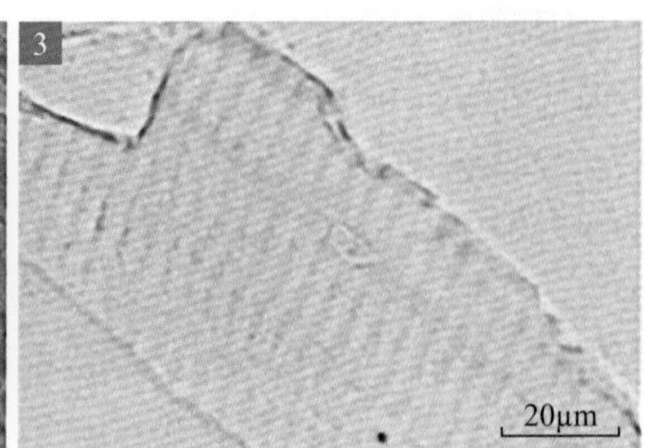

图1-3-4　土鳖虫粉末图

1. 体壁碎片　2. 刚毛　3. 横纹肌纤维

（三）理化鉴别

薄层色谱法 以土鳖虫对照药材对照，按高效液相色谱法测定，供试品色谱中，在与对照药材色谱相应的位置上，显相同颜色的荧光斑点；喷以香草醛硫酸试液，在105℃加热至斑点显色清晰，显相同颜色的斑点。

【质量评价】以完整、色紫褐、油润有光泽、表面无泥土、腹中无增重物者为佳。

杂质不得过5%。水分不得过10.0%。总灰分不得过13.0%。酸不溶性灰分不得过5.0%。

照水溶性浸出物测定法项下的热浸法测定，浸出物不得少于22.0%。

【化学成分】主含蛋白质（酶）、氨基酸（已检出18种）、脂肪酸（12种）、挥发油（检出33种化合物）、维生素（维生素E等4种）、无机元素（K、Fe 、Al等15种），以及尿嘧啶、β-谷甾醇、胆固醇、尿囊素等。其中，活性蛋白组分有纤溶酶、抗血栓纤维蛋白酶eupolytinl（分子量约为25kDa）[2-3]。

【性味归经】咸，寒；有小毒。归肝经。

【功能主治】破血逐瘀，续筋接骨。用于跌打损伤，筋伤骨折，血瘀经闭，产后瘀阻腹痛，癥瘕痞块。

【药理作用】

1. **抗凝血、抗血栓作用** 土鳖虫中纤维蛋白酶eupolytinl，既具有纤溶酶样活性又具有胰酶样活性，能够“直接地”完全水解纤维蛋白和纤维蛋白原，还能够通过激活纤溶酶原转化为纤溶酶，“间接地”水解纤维蛋白；同时，也能够激活血浆中的纤溶酶原，进而促进血凝块的溶解；并且与尿激酶相比，其具有更低的出血风险[3]。

2. **骨髓间充质干细胞成骨分化影响** 土鳖虫含药血清在抑制骨髓间充质干细胞成脂分化的同时也促进了成骨分化；此外，土鳖虫含药血清可逆转激素诱导下的骨髓间充质干细胞（BMSCs）内碱性磷酸酶含量，使骨钙素及Ⅰ型胶原mRNA表达降低，抑制激素诱导下的BMSCs成骨分化的减少[2]。

3. **镇痛作用** 土鳖虫镇痛作用与尿囊素和氯氮草的含量成正比关系；此外，土鳖虫酶解物能显著降低醋酸所致小鼠扭体反应次数，并与剂量呈一定的依赖关系，超高剂量、高剂量能显著提高大鼠压力痛阈[2]。

【分子生药】

1. **特异性PCR法** 采用蛋白酶K结合吸附柱法，提取活血止痛胶囊中土鳖虫基因组DNA，使用蜚蠊目昆虫通用引物扩增其线粒体16S rRNA片段并测序，土鳖虫能扩增出475bp左右的片段，并可成功从自制活血止痛胶囊中扩增出该片段[4]。

2. **DNA条形码** 参考序列：JF700134，JF700134，FJ830540，NC-014274。种内序列变异：4条参考序列比对后长度为658bp ，有11个变异位点，分别为22、205、616、653、658位点的T-C变异，127、310、403、484、631位点的A-G变异，526位点的G-C变异。参考序列FJ830540与NC-014274一致[5]。

主要参考文献

[1] 李峰，张振秋. 动物类药材品质评价研究 [M]. 沈阳：辽宁科学技术出版社，2014：109、124.

[2] 吴福林，周柏松，董庆海，等. 土鳖虫的药理、药化及其临床的研究进展[J]. 特产研究，2018(3)：67-74.

[3] 赖仞，安输. 常见药用动物的临床应用及药理学研究[M]. 北京：科学出版社，2016：36-240.

[4] 王云灵，濮存海，马毅敏，等. 活血止痛胶囊中土鳖虫的分子鉴定研究[J]. 中国药学杂志，2011，46(20)：1563-1564.

[5] 陈士林. 中药DNA条形码分子鉴定[M]. 北京：人民卫生出版社，2012：469-470.

（辽宁中医药大学　李峰）

4. 山羊角

Shanyangjiao

CAPRAE HIRCUS CORNU

【别名】羊角、羖羊角。

【来源】为牛科动物山羊*Capra hircus* Linnaeus的角。

【本草考证】羊角入药历史悠久，品种较多，存在同名异物现象，不同时期所指角来源不同。

山羊角之名，始载于《本草经集注》的羚羊角条，云："山羊角极长，惟一边有节，节亦疏大。"根据角的特征考证是藏羚羊。《日用本草》载："山羊似羚羊，色青，其角有挂痕者为羚羊，无者为山羊。"从角的特征判断，此羊为青羊（又名斑羚）。《本草新编》载："专活死血"，考证其亦为青羊。

根据部颁标准，现在山羊角指山羊*Capra hircus* Linnacus的角。本草中最早列为羖羊角。羖羊角始载于《神农本草经》，为牛科山羊属动物雄性山羊或绵羊属动物雄性绵羊的角，曰"味咸，温"。《本草经集注》称："羊有三、四种，入药以青色羖羊角为胜。"《图经本草》谓："羊之种类亦多，而羖羊亦有褐色、黑色、白色者。"

《本草纲目》收录："山羊有二种，一种角盘环，一种角细者。"根据角的特征分析，"角盘环"与盘羊相仿，"角细者"与今山羊相当。

【原动物】成体山羊的体重9～35kg，头面狭而略尖，颌下具须。雌雄一般都有角，角小且较直，向两侧开张。通体被毛直而不卷曲，长度适中，绒毛细短。毛色以白色居多，也有纯黑色或灰色。（图1-4-1）

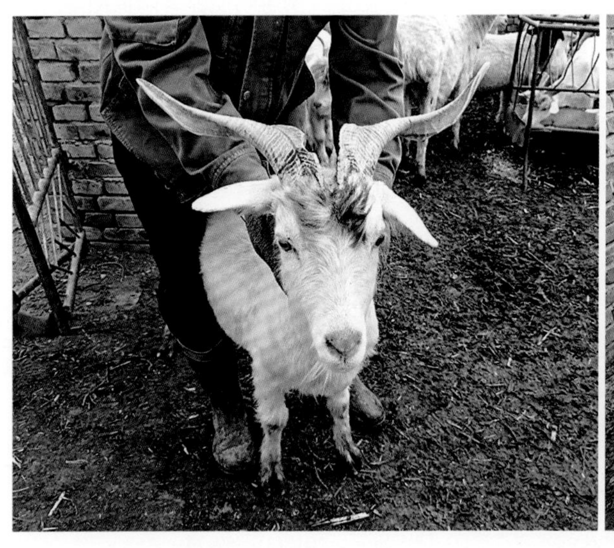
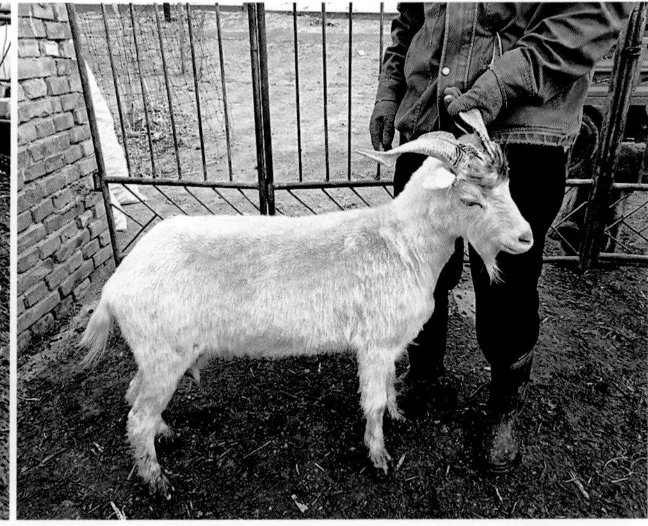

图1-4-1　山羊

【主产地】主产于内蒙古、新疆、河北等。

【养殖要点】

1. 生物学特性　山羊勇敢活泼，喜欢登高、爬坡，善于游走。每年基本繁殖1次，每次产仔1～2只。

2. 养殖技术　全国各地区均有山羊饲养，饲养方式主要有放牧饲养和舍饲圈养。放牧饲养可充分利用自然资源，节省饲料，养殖成本低，但受气候和季节的影响较大。舍饲圈养可使羊均衡发育，合理利用饲料，易形成养殖规模，提高商品率。

3. 病虫害　寄生虫病：捻转胃虫病、钩虫病、结节虫病、鞭虫病、肺线虫病、肝片吸虫病、疥癣病、羊鼻蝇蛆病、伤口蛆疽病等。

【采收与加工】全年均可捕捉，实施安死术后，锯取其角，晒干。

【药材鉴别】

（一）性状特征

扁平而扭曲长锥形，向后弯曲，一面凸起，另一面较平向内凹，长15～30cm，基部长径3～5cm。表面棕色，棕黑色、淡棕色或黄棕色，自基部向上有7～15个较密集的波状环脊，脊间距约0.5cm，先端无环脊，具纵纹或纵裂纹，基部切面类三角形，角塞中空，污白色或黄白色，骨质，角鞘黑色，棕黄色或白色，角质。质坚硬，气微腥，味淡。（图1-4-2）

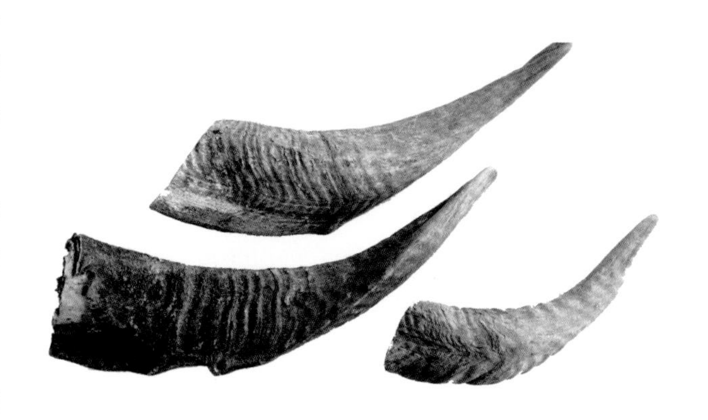

图1-4-2　山羊角药材图

（二）显微鉴别

横切面特征　组织构造略呈波浪状起伏，顶部往往成束存在。角顶部组织波浪状起伏最为明显，束呈条形、新月形或双凸透镜形；角中部阻止稍椭圆形或类圆形。束的皮层细胞狭条形，1～3层，细胞内含少量淡棕色或浅灰色色素颗粒，髓腔大小不一，长径20～60（～110）μm。束间基本角质组织较宽广，细胞内含较多的浅灰色、淡黄色或棕色色素颗粒。

（三）理化鉴别

取本品粉末0.1g，置试管中，加浓硝酸2ml，直火加热，产生棕色气体及大量气泡，继续加热至角粉完全溶解，硝酸溶液呈黄色；取酸液1滴，加浓氨水3滴，溶液呈橘黄色。

【化学成分】主含蛋白质、多肽及氨基酸、磷酸钙、不溶性无机盐、甾族及磷脂类等。氨基酸主要有蛋白氨基酸和非蛋白氨基酸等[1]。

【性味归经】咸，寒。归肝、心经。

【功能主治】清热，镇惊，解毒，明目。用于小儿惊痫，风热头痛，烦躁失眠，小儿惊痫，惊悸，肿毒。

【药理作用】

1. 解热作用　山羊角注射液或提取液对静脉注射伤寒、副伤寒甲乙三联菌苗、伤寒Vi多糖菌苗发热的家兔有明显解热作用[2-4]。

2. 镇静作用　山羊角注射液、醇提液、水煎液均能显著减少小鼠的活动量，表现出明显的镇静作用[2-3, 5]。

3. 抗惊厥作用　山羊角酸水解液、水煎液可以对抗士的宁惊厥作用，一定程度能抑制小鼠戊四氮阵挛性惊厥，表现为抗惊厥作用[5-6]。

4. 镇痛作用　山羊角水煎液或注射液均能明显减少小鼠醋酸扭体次数[4, 6-7]，提高小鼠痛阈值[4, 7]，表明山羊角有镇痛的作用。

【附注】

1. 山羊角基原存在争议。中华人民共和国卫生部部标准（WS_2-05（D-05）-88）、甘肃省中药材标准（2008年版）、甘肃省中药材标准（2009年版）、河南省中药饮片炮制规范（2005年版）、山东省中药炮制规范（1990年版）记载山羊角为牛科动物山羊*Capra hircus* Linnaeus的角。《中华本草》及《中药大辞典》记载山羊角为牛科山羚属动物青羊（*Naemorhedus goral* Hardwicke）和山羊属动物北山羊（*Capra sibirica* Linnaeus）的角。而江西省中药饮片炮制规范（2008年版）认为山羊角为牛科动物山羊*Capra hircus* Linnaeus或绵羊*Ovis aries* Linnaeus的干燥角，这两种角在《中华本草》和《中药大辞典》中称为羖羊角。

2. 山羊角是名贵药材羚羊角的主要替代品。我国羚羊角资源严重匮乏，远不能满足临床需要。1987年卫生部发布《关于推广应用鹅喉羚羊角、黄羊角、山羊角的通知》（［87］卫药字第33号）指出："鹅喉羚羊角、黄羊角、山羊角同羚羊角具有相似功效，可以作为药材供药用”，但是目前赛加羚羊为国家一级保护动物，鹅喉羚羊和黄羊为国家二级保护动物，严禁捕杀，致使羚羊角及其替代药材供用主要以山羊角为主。

3. 山羊角资源丰富。我国山羊资源丰富，共有69个品种，分布广泛。地方品种58个，培育品种8个，引进品种3个[8]。2013年，我国山羊存量达1.4034亿只[9]，可以保证山羊角有稳定的药材来源。

主要参考文献

[1] 刘绍勇，薛东升，李江海，等. 山羊角提取物中氨基酸的种类研究与含量测定[J]. 中南药学，2014，12(3)：271-274.

[2] 李云谷，王群. 山羊角、黄羊角、羚羊角及其注射液的初步研究[J]. 中草药通讯，1979，10(5)：12-17、49.

[3] 南京市药材公司药检室. 羚羊角、山羊角、绵羊角药理作用的初步研究[J]. 江苏医药，1976(4)：57-59.

[4] 姜清华，翟延君. 羚羊角与山羊角药理作用比较[J]. 山西医药杂志，2006(7)：582-583.

[5] 刘启太，冀红，孙悦平，等. 五种羊角中枢抑制作用比较[J]. 中成药研究，1981(4)：36-39.

[6] 上海市药材公司中药研究室. 黄羊角、山羊角、绵羊角与羚羊角的药理比较试验[J]. 中成药研究，1978(3)：18-23.

[7] 李凡，袁子琪. 黄羊角、山羊角、绵羊角、鹅喉羚羊角与羚羊角的镇痛及对平滑肌药理作用的比较[J]. 天津中医，1988(5)：34-36.

[8] 张玮. 中国山羊地方品种生态系统的多样性及其分布规律的研究[D]. 济南：山东农业大学，2015：2-4.

[9] 张莉，马晓萌，杜立新. 畜牧业新常态下肉羊生产回顾与展望[J]. 草食家畜，2015(02)：1-5.

（上海中医药大学　陈万生　王亮　孙连娜）

5. 五灵脂

Wulingzhi

TROGOPTERORI FAECES

【别名】 血灵脂、草灵脂、五灵子、寒雀粪、寒号虫屎。

【来源】 为鼯鼠科动物复齿鼯鼠*Trogopterus xanthipes* Milne-Edwards的干燥粪便。

【本草考证】 本品始载于《开宝本草》："出北地。此是寒号虫粪也。"《本草衍义》载："五灵脂，行经血有功，不能生血……此物入肝最速"。《图经本草》载："五灵脂，出北地，今惟河东州郡有之。云是寒号虫粪，色黑如铁，采无时。然多夹沙石，绝难修治"。《证类本草》载："味甘，温，无毒。主疗心腹冷气，小儿五疳，辟疫，治肠风，通利气脉，女子月闭。出北地，此是寒号虫粪也"。《本草纲目》将寒号虫自虫部移入禽部，并释其名曰："其屎名五灵脂者，谓状如凝脂而受五行之灵气也……凡用研为细末，以酒飞去沙石，晒干收用"。又云："甘，温，无毒。恶人参，损人。足厥阴肝经药也。气味俱厚，阴中之阴，故入血分。肝主血，诸痛皆属于木，诸虫皆生于风；故此药能治血病，散血和血而止诸痛"。

从本草记载看，对五灵脂原动物认识不一致。宋朝马志、明代刘文泰认为其应划归虫鱼部，而李时珍却称寒号虫为鹖鴠，归禽部。近代，杜亚泉等编写的《动物学大辞典》把寒号虫划为哺乳类，定名为大蝙蝠（*Pteropus* pselaphon）。1961年中科院药物所通过实地调查，认为五灵脂原动物为哺乳纲、啮齿目鼯鼠科动物，橙足鼯鼠（*Trogopterus xanthipes* Milne-Edwards）。1965年长春中医学院邓明鲁等证实五灵脂药材来源为橙足鼯鼠[1]。《中国药用动物志》（2013年版）中记载复齿鼯鼠（*Trogopterus xanthipes* Milne-Edwards）中文名应为橙足鼯鼠，与五灵脂原动物来源一致。

【原动物】 头体长20～30cm，体重250～400g。尾长而粗，几乎等于身长。吻短，眼圆而大，耳廓发达，耳基周围有显著的长黑毛。后肢长于前肢，均有极锐利的钩爪；肢间有飞膜。全身被有灰橙褐色细软长毛；尾毛颜色较淡，为灰橙色；腹毛为灰白色，前后脚背面均为深橙黄色。（图1-5-1）

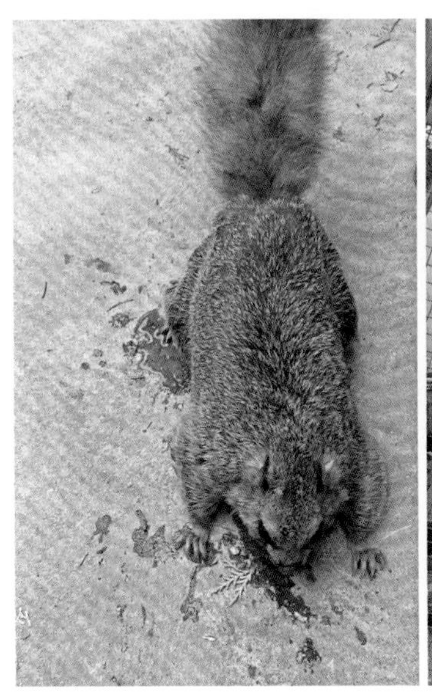
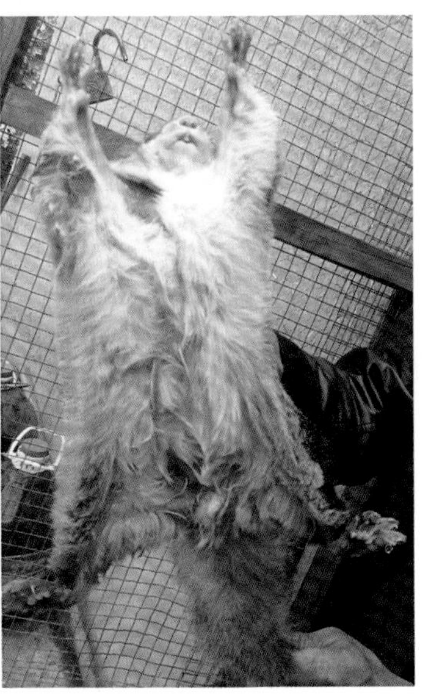

图1-5-1　复齿鼯鼠

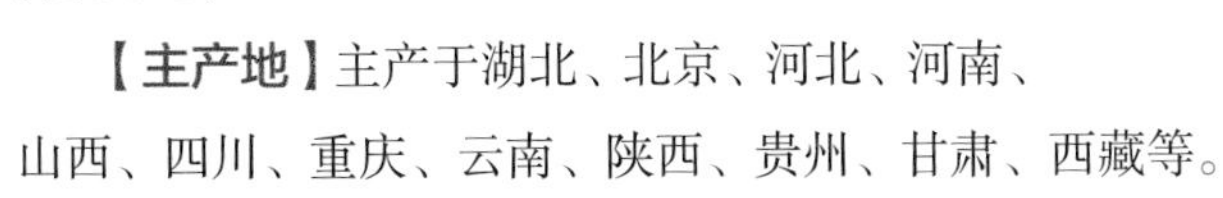

【主产地】 主产于湖北、北京、河北、河南、山西、四川、重庆、云南、陕西、贵州、甘肃、西藏等。

【养殖要点】

1. 生物学特性　野生复齿鼯鼠栖息在海拔1000m以上的险峻山岭地带，常在陡峭山崖的岩洞或石缝内营巢。洞内由枝叶或杂草构成，通常一巢一鼠。复齿鼯鼠白天隐匿巢内睡觉，在清晨和黄昏活动较频繁。活动时攀爬与滑翔交替，张开四肢和皮膜，由高处向低处滑翔数百米。多以松、柏叶为食。排粪于洞口外15m处，粪便集中在一处。每年繁殖1胎，妊娠期70～89天，每胎2～4仔。新生仔无毛，皮膜明显，18～22月性成熟。寿命达10年。

2. 养殖技术　人工饲养多采用笼（箱）单养和室内散养相结合的方式，以油松枝叶和侧柏枝叶为主食，加喂榆叶、桑叶等，但加喂的饲料不得超过主食的1/5。

3. 病虫害　防止感冒、肺炎、肠胃炎、颌骨脓肿、尿石症、坏死杆菌病、寄生虫病等。

【采收与加工】全年均可采。但以春、秋季为多，春季采者品质较佳。从洞穴（笼）中收集，去除砂石、泥土等杂质，晒干即可。

【药材鉴别】

（一）性状特征

本品根据外形的不同常分为“灵脂块”和“灵脂米”。

1. 灵脂块　呈不规则的块状，大小不一。表面黑棕色、红棕色或灰棕色，凹凸不平，有油润性光泽。黏附的颗粒呈长椭圆形，表面常裂碎，显纤维性。质硬，断面黄棕色或棕褐色，不平坦，有的可见颗粒，间或有黄棕色树脂状物质。气腥臭。

2. 灵脂米　呈长椭圆形颗粒，长5～15mm，直径3～6mm。表面黑棕色、红棕色或灰棕色，较平滑或微粗糙，常可见淡黄色纤维，有的略具光泽。体轻，质松，易折断，断面黄绿色或黄褐色，不平坦，纤维性。气微。（图1-5-2）

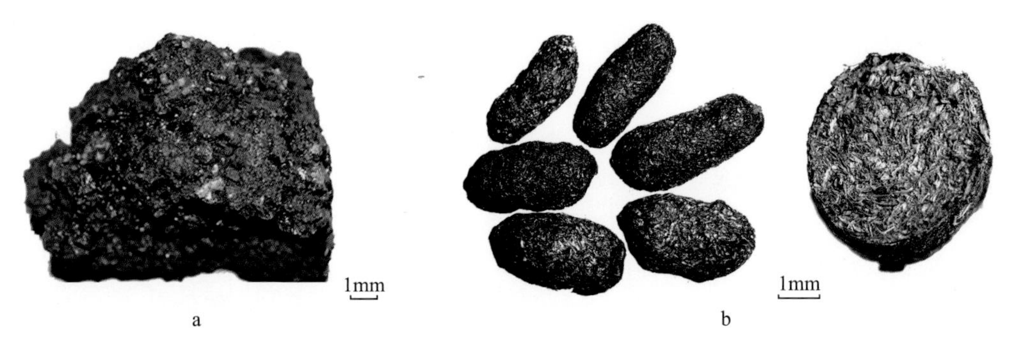

图1-5-2　五灵脂药材图

a. 灵脂块　b. 灵脂米

（二）显微鉴别

粉末特征　粉末黄绿褐色（图1-5-3）。表皮细胞多成片，淡黄色，类长方形或类方形，壁连珠状增厚；气孔凹陷型，保卫细胞较大，侧面观呈哑铃状。纤维细长，常成束或单个散在，有的与表皮细胞相连呈月牙形弯曲。原动物体毛，偶见，表面鳞片作平行状排列，边缘呈整齐的细锯齿状，髓质呈梯纹状，内含细颗粒状物。（图1-5-4）

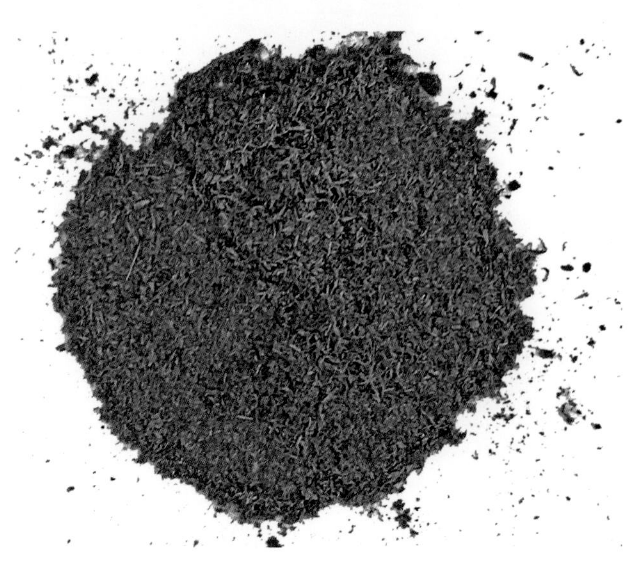

图1-5-3　五灵脂粉末

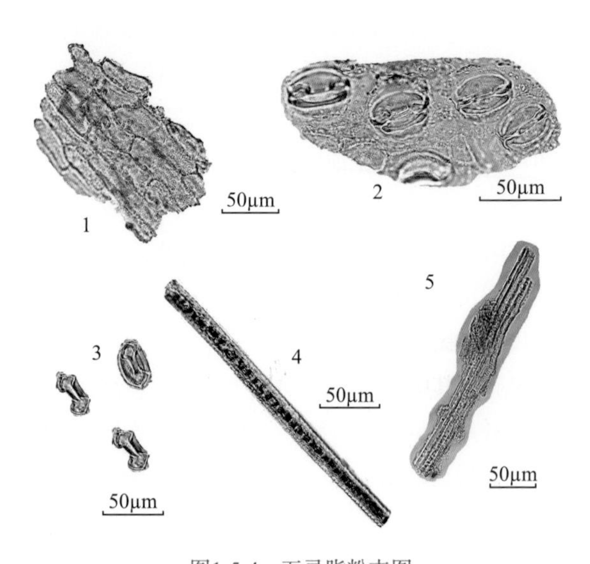

图1-5-4　五灵脂粉末图

1. 表皮细胞　2. 气孔　3. 保卫细胞　4. 原动物体毛　5. 纤维

（三）理化鉴别

薄层色谱法　取五灵脂粉末1.0g，加甲醇50ml，超声处理1小时，滤过，滤液蒸干，残渣加甲醇2ml溶解，作为供试品溶液。取五灵脂对照药材1g，同法制备对照药材溶液。另取穗花杉双黄酮对照品，加甲醇制成每1ml含10μg的溶液，作为对照品溶液。吸取上述三种溶液各2μl分别点于同一聚酰胺薄膜上，以二氯甲烷–甲醇–冰醋酸（5：2：1）为展开剂，展开，取出，晾干，喷以5%的三氯化铝乙醇溶液，晾干，置紫外光灯（365nm）下检视。供试品色谱中，在与对照药材和对照品色谱相应的位置上，显相同颜色的荧光斑点。（图1-5-5）

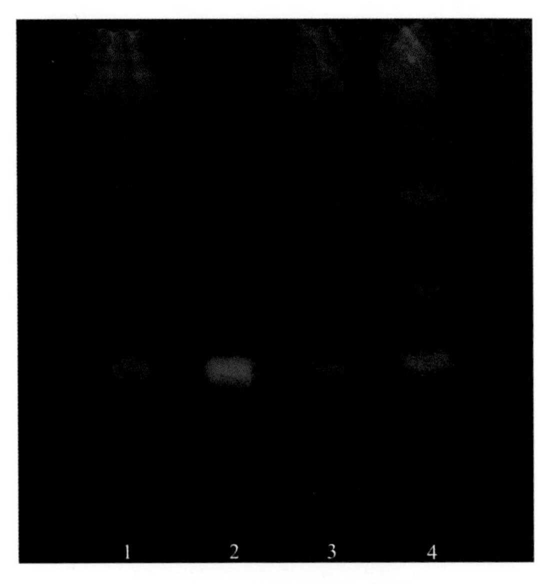

图1-5-5　五灵脂薄层色谱图

1. 五灵脂样品　2. 穗花杉双黄酮
3. 五灵脂对照药材　4. 五灵脂样品

【质量评价】灵脂块以黑棕色、有光泽，油润而无杂质者为佳；灵脂米以表面微粗糙，黑棕色，断面黄绿色，体轻无杂质者为佳。

用稀乙醇作溶剂的热浸法浸出物含量，不得少于8.0%。

【化学成分】主要含三萜类化合物、含氮化合物、酚酸、黄酮类、微量元素及其他。其中包括托马酸-3-氧-反-对-香豆酸酯（3-*O*-trans-p-coumaroyltormentic acid）、马斯里酸-3-氧-反-对-香豆酸酯（3-*O*-trans-p-coumaroylmaslinic acid）、乌索酸（ursolic acid）、2α-羟基乌苏酸（2-hydroxy ursolic acid）、五灵脂三萜酸（goreishic acid）Ⅰ～Ⅲ、尿嘧啶、6-氧嘌呤、尿囊素、L-酪氨酸、尿酸、次黄嘌呤、二氢谷甾醇、*β*-谷甾醇（β-sitosterol）、原儿茶酸、苯甲酸、3-蒈烯-9，10-二羧酸、五灵脂酸、间羟基苯甲酸、胡萝卜苷、邻苯二酚、扁柏双黄酮、穗花杉双黄酮（amentoflavone）、表木栓醇等[2-5]。

【性味归经】咸、甘，温。归肝经。

【功能主治】活血，化瘀，止痛。用于胸胁、脘腹刺痛，痛经，经闭，产后淤血疼痛，跌仆肿痛，蛇虫咬伤。

【药理作用】

1. 抗炎作用　五灵脂能治疗各种肿痛，其乙酸乙酯提取物能抑制炎症组织合成或释放PGE实现抗炎[6]。

2. 心脑血管作用　五灵脂水提物能降低实验性动脉粥样硬化大鼠ICAM-1表达，减轻血管内皮病变程度，达到抗动脉粥样硬化炎症作用；并对因双侧颈总动脉结扎导致的大、小鼠脑缺血具有保护作用[7-8]。

3. 对胃作用　五灵脂乙酸乙酯萃取物具有保护胃黏膜、预防胃溃疡发生的作用[9]。

4. 其他作用　五灵脂能提高机体SOD活性，加快清除自由基，延缓衰老；其乙酸乙酯提取物对大肠杆菌和金黄色葡萄球菌的生长具有不同程度抑制作用[10-11]。

【附注】《中国药典》从1963年版开始收载五灵脂，来源为鼯鼠科鼯鼠属动物粪便，自1977年版开始《中国药典》规定五灵脂为鼯鼠科动物复齿鼯鼠之粪便。1996年版《全国中草药汇编》指出五灵脂为鼯鼠科动物复齿鼯鼠（橙足鼯鼠）或飞鼠科动物小飞鼠的干燥粪便，称复齿鼯鼠为橙足鼯鼠。《中国药用动物志》（2013）下册记载沟牙鼯鼠、毛耳飞鼠、黑白飞鼠、红白鼯鼠、灰头小鼯鼠、霜背大鼯鼠云南亚种、红背鼯鼠、灰鼯鼠、小飞鼠的干燥粪便亦称为五灵脂，其中红背鼯鼠、灰鼯鼠、小飞鼠的肉或全体可入药，名飞貂，具有止血、生肌、催产、避孕之功效。根据文献对五灵脂来源的记载表明，有些地方也把鼠兔科、鼯鼠科等动物之粪便误做五灵脂使用。

鼯鼠种质资源全世界有13属34种，我国有7属16种，其中包括毛耳飞鼠、复齿鼯鼠、棕鼯鼠、云南鼯鼠、海南鼯鼠、红白鼯鼠、台湾鼯鼠、灰鼯鼠、栗褐鼯鼠、灰背大鼯鼠、白斑鼯鼠、小鼯鼠、沟牙鼯鼠、黑白飞鼠、羊绒鼯鼠、低泡飞鼠等。包括复齿鼯鼠在内的沟牙鼯鼠和低泡飞鼠为中国特有鼯鼠种。

主要参考文献

[1] 朱翔宇. 五灵脂化学成分与质量控制标准研究[D]. 成都：西南交通大学，2010.

[2] 李强，陆蕴如，夏晓晖. 五灵脂的活性成分研究[C]// 中国博士后学术会议. 2000.

[3] 杨东明，苏世文，李铣，等. 五灵脂活性成分的研究[J]. 药学学报，1987，22(10)：756-760.

[4] 焦玉，李丹艺，刘晓秋，等. 五灵脂中两个黄酮成分的提取分离与薄层色谱鉴别[J]. 中药材，2009，32(7)：1039-1041.

[5] 陈月开，黄淑萍. 五灵脂无机成分的分析研究[J]. 中国生化药物杂志，1994(4)：241-244.

[6] 王世久，宋丽艳，刘玉兰，等. 五灵脂乙酸乙酯提取物抗炎作用研究[J]. 沈阳药科大学学报，1994，11(1)：49-53.

[7] 唐绪刚，黄文权，姜利鲲. 五灵脂抗动脉粥样硬化炎症作用研究[J]. 中药药理与临床，2009，25(1)：35-38.

[8] 卜淑敏，贾卯花. 五灵脂对小鼠和大鼠脑缺血的保护作用[J]. 山西大学学报（自然科学版），2000，23(3)：257-259.

[9] 程志安，李庆明. 五灵脂萃取物对实验性胃溃疡及胃酸分泌的作用[J]. 中山大学学报（医学科学版），1997(1)：47-50.

[10] 卜淑敏，张海淼，卜淑彦，等. 五灵脂对小鼠组织SOD活性的影响[J]. 山西大学学报（自然科学版），2000，23(2)：156-158.

[11] 杨琦. 五灵脂与人参配伍化学成分及体外药理活性变化研究[D]. 长春：吉林农业大学，2011.

（湖北省药品监督检验研究院　费毅琴　肖凌）

6. 瓦楞子

Walengzi

ARCAE CONCHA

【**别名**】蚶子壳、毛蚶、瓦垅。

【**来源**】为蚶科动物毛蚶*Arca subcrenata* Lischke、泥蚶*Arca granosa* Linnaeus或魁蚶*Arca inflata* Reeve的贝壳。

【**本草考证**】瓦楞子原名魁蛤，“魁蛤”始载于《名医别录》，列为上品，载：“魁蛤，生东海。正圆，两头空，表有文，采无时。味甘，平，无毒。”《本草经集注》又载：“形似纺軖，小狭长，处有纵横文理，云是老蝙蝠化为，用之至少。”并把魁蛤归进介类。《本草拾遗》载：“蚶生海中，壳如瓦屋”，故有“瓦屋子”的别名。《蜀本草》载：“形圆者，似大腹槟榔，两头有孔，今出莱州”。《本草纲目》中将魁蛤与蚶合为1条，载：“甘咸，平，无毒”。瓦楞子一名始载《本草备要》曰：“瓦楞子，即蚶壳。”根据以上所述形态与生境，其主流品种与今之瓦楞子原动物相符。

【**原动物**】

1. 毛蚶　壳短而宽，卵圆形。壳质坚厚，极膨胀，两壳不等大，左壳稍大。壳顶突出，尖端向内卷曲，超过韧带面，至前端的距离不及壳长的1/3。韧带梭形，具黑褐色角质厚皮。壳前缘、腹缘均为圆形，后缘背方成截形、与腹缘相交处向后延伸。壳表面具放射肋34条左右，肋上具结节，其中左壳较右壳更为明显；放射沟稍窄于放射肋。生长线明显，左壳的腹缘呈明显的鳞片状。壳表面被棕褐色绒毛状壳皮，壳皮在壳顶部极易脱落。壳面白色或稍染淡黄色。壳内面白色，中部具放射状细纹，边缘有和放射肋相对应的齿状突起。铰合部稍弯曲，铰合齿栉状，50枚左右，前端大而疏，中间小而密。前闭壳肌痕小，呈菱形，后闭壳肌痕大，卵形。（图1-6-1）

生活在低潮线以下4～20m深的泥沙质浅海，喜有淡水流入，适应性强，繁殖力高。

2. 泥蚶　壳极坚硬，两壳相等，背部两端略呈钝角。壳面放射肋粗壮，18～22条，肋上具明显的结节，呈瓦垄形。壳表白色，被褐色壳皮。铰合部直，齿细密。

3. 魁蚶　壳坚实且厚，斜卵圆形，极膨胀。背缘直，两侧呈钝角。壳面放射肋42～48条，以43条者居多。放射肋较扁平，无明显结节或突起。壳内面灰白色，壳缘有毛、边缘具齿。

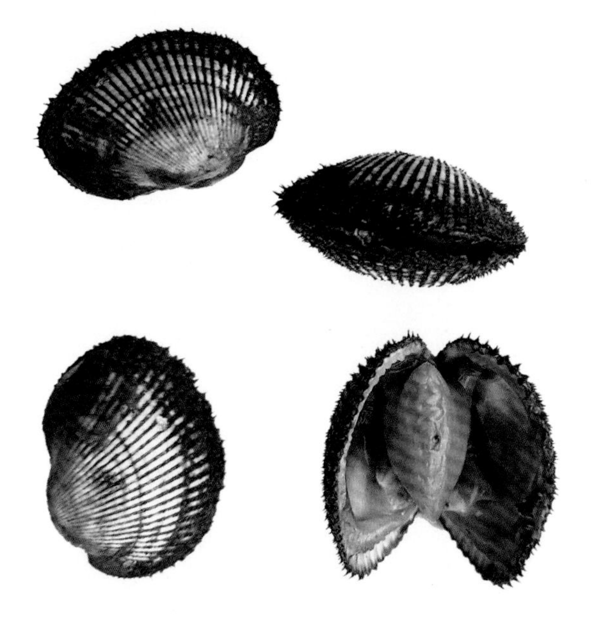

图1-6-1　毛蚶

【主产地】主产于山东、浙江、福建、广东、河北、辽宁等。

【养殖要点】

1. 生物学特性　毛蚶雌雄异体，2龄贝性腺开始成熟，其繁殖期大多在7～9月份，繁殖季节产卵主要集中在两次产卵高峰期内，每个高峰持续2～3天，两次高峰相隔15～20天。卵在海水中受精孵化，幼虫在海水中浮游，以担轮幼虫期进入D形幼虫，在150μm时壳顶开始明显大于壳高，近长卵形；壳长达220μm以后出现“眼点”，即进入附着变态生活。整个浮游期需16～17天，幼虫结束浮游生活后，以足丝附着在砂粒、贝壳、海藻等固体物上。

2. 养殖技术　浅海养殖毛蚶应选择泥沙质海底，地势开阔平坦，底栖藻类丰富，水质清新的海区。苗种放养季节以春秋两季为宜，密度一般20～60粒/m^2，苗种规格1.2cm以上。幼虫以10～12个/ml为宜，初期以金藻、角毛藻混合投喂，中后期以角毛藻和小球藻混合投喂。

3. 病虫害　毛蚶主要敌害为海星、虾蟹类等。

【采收与加工】四季采收，在浅海泥沙中拾取，或秋冬至次春捕捞，实施安死术后，洗净，以沸水煮熟，去其肉，晒干。贮藏置干燥处。洗净、干燥、碾碎。煅瓦楞子；取净毛蚶，砸成小块，置无烟的炉火上或置适宜的容器内，煅至酥脆，取出、放凉、碾碎。

【药材鉴别】

（一）性状特征

略呈三角形或扇形，长4～5cm，高3～4cm。壳外面隆起，有棕褐色茸毛或已脱落；壳顶突出，向内卷曲；自壳顶至腹面有延伸的放射肋30～34条。壳内面平滑，白色，壳缘有与壳外面直楞相对应的凹陷，铰合部具小齿1列。质坚。气微，味淡。（图1-6-2）

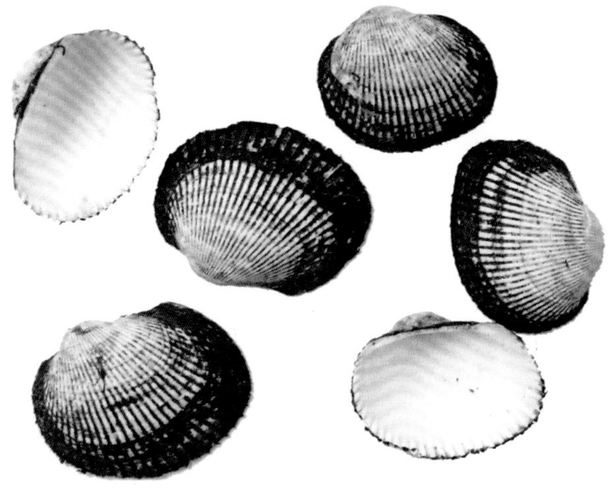

图1-6-2　瓦楞子药材图

（二）显微鉴别

粉末特征　粉末呈淡黄白色，且呈不规则形，细长状、方块状层、圆形等。长度在5～800μm，有纹状，分叉交互排列。（图1-6-3）

【质量评价】以个体均匀、洁净、无残肉及砂土者为佳。

【化学成分】主要含碳酸钙、磷酸钙。另外，含有丰富的Na、K、Ca、Mg等矿物元素及Fe、Al、Zn、Sr、Mn等微量矿物元素[1]。

【性味归经】咸，平。归肺、胃、肝经。

【功能主治】消痰化瘀，软坚散结，制酸止痛。用于顽痰胶结，黏稠难咳，瘿瘤，瘰疬，癥瘕痞块，胃痛泛酸。

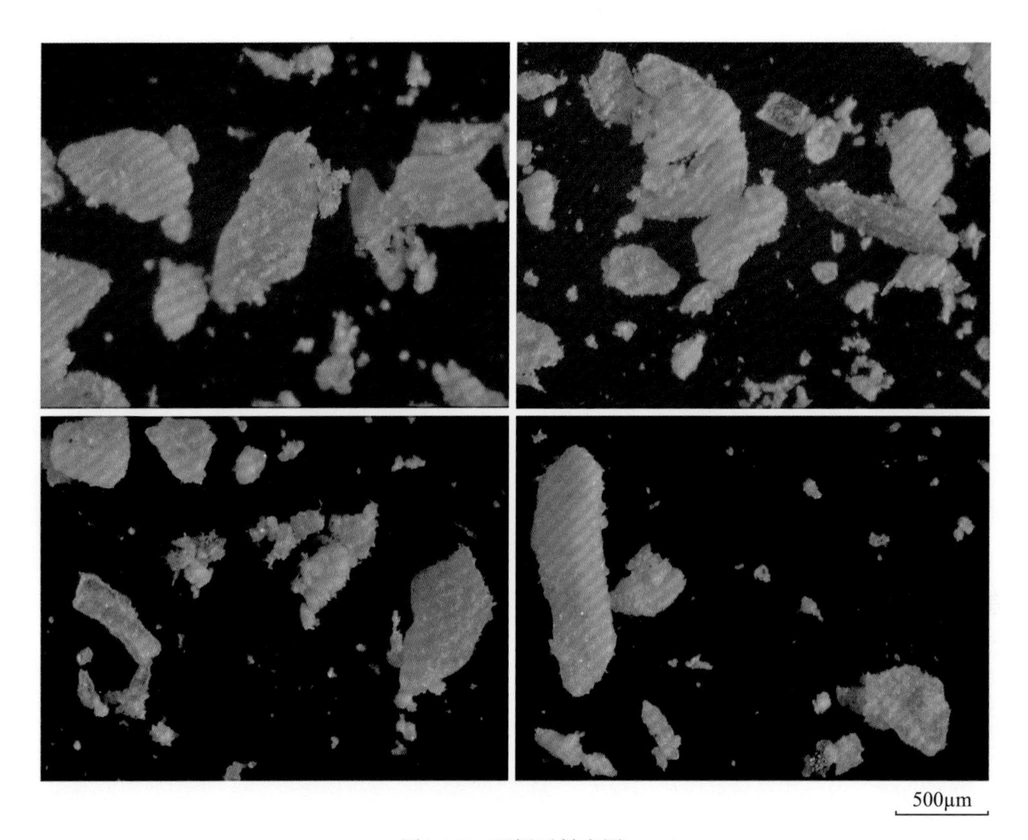

图1-6-3　瓦楞子粉末图

【药理作用】瓦楞子具有体外抗氧化活性作用[2]，对乙醇损伤的胃黏膜具有保护作用[3]。

主要参考文献

[1] 孙同秋，韩松，鞠东，等. 渤海南部毛蚶营养成分分析及评价[J]. 齐鲁渔业，2009，26(8)：10-12.

[2] 林芳花，郑爱娥，李燕秋，等. 海马等8种海洋中药体外抗氧化活性的比较[J]. 安徽农业科学，2015，43(29)：73-74.

[3] 李莉，龚晓娟，杨以阜，等. 5个制酸类中药对乙醇大鼠胃溃疡模型溃疡指数、NO的影响[J]. 湖北中医杂志，2012，34(12)：3-5.

（重庆市中药研究院　石萍　陈仕江）

7. 水牛角

Shuiniujiao

BUBALI CORNU

【别名】牛角尖。

【来源】为牛科动物水牛*Bubalus bubalis* Linnaeus的角。

【本草考证】本品始载于《名医别录》，列为中品，曰：“水牛角，疗时气寒热头痛”。《本草纲目》载：“水牛色青苍，大腹锐头，其状类猪，角若担矛，卫护其犊，能与虎斗，亦有白色者。”从形态描述分析，古代本草所载药用水牛与今一致。

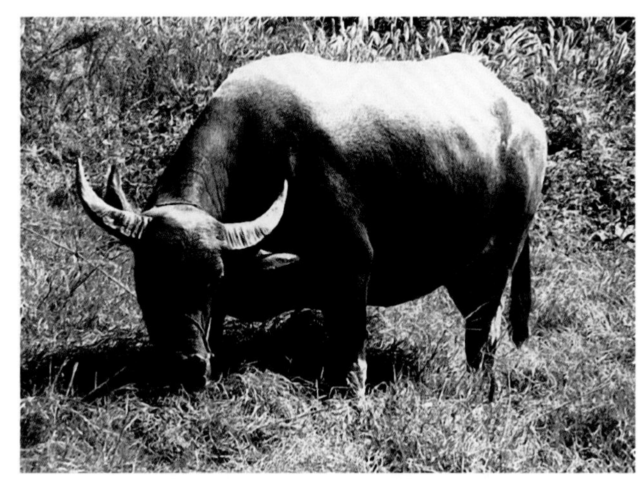

图1-7-1　水牛

【原动物】体长约2.5m。角较长，呈稍扁平而弯曲锥形，尖部呈圆锥形，表面棕黑色或灰黑色，一侧有数条横向沟槽，另一侧有密集的横向凹陷条纹。颈短，腰腹隆凸。四肢较短，蹄较大。皮厚无汗腺，毛粗而短，前部较密，后背及胸腹部较疏。体色大多灰黑色，也有黄褐色或白色者。（图1-7-1）

全国大部分地区均有饲养，以南方水稻田地区较多。

【主产地】主产于广西、云南、贵州、湖北、四川、湖南、江西、安徽等长江以南地区。

【采收与加工】取角，水煮，除去角塞，干燥。

【药材鉴别】

（一）性状特征

药材呈稍扁平而弯曲的锥形，长短不一。表面棕黑色或灰黑色，一侧有数条横向的沟槽，另一侧有密集的横向凹陷条纹。上部渐尖，有纵纹，基部略呈三角形，中空。角质，坚硬。气微腥，味淡。（图1-7-2）

（二）显微鉴别

粉末特征　粉末灰褐色。不规则碎块淡灰白色或灰棕褐色（图1-7-3）。纵断面观可见细长梭形纹理，有纵长裂缝，布有微细灰棕色色素颗粒；横断面观梭形纹理平行排列，并弧状弯曲似波峰样，有众多黄棕色色素颗粒。有的碎块表面较平整，色素颗粒及裂隙较小，难于察见。（图1-7-3）

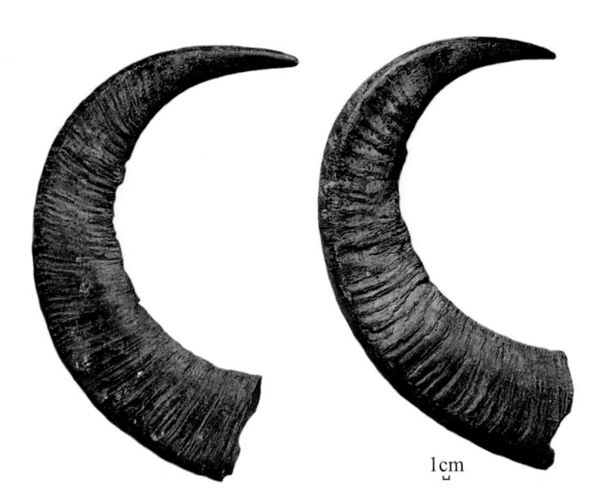

图1-7-2　水牛角药材图

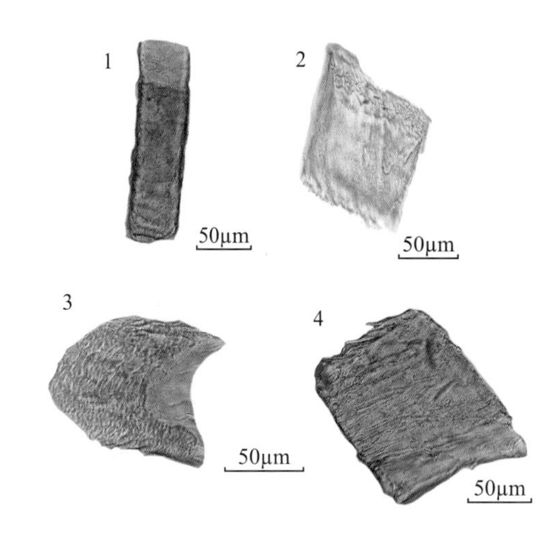

图1-7-3　水牛角粉末图

（三）理化鉴别

高效液相色谱（HPLC）法　采用OPA-FMOC试剂联用柱前衍生氨基酸的高效液相色谱法，对水牛角药材中各氨基酸成分进行量化研究。条件为：Prevail-C18柱（250mm×4.6mm，5μm）；流动相A为0.025mg/ml磷酸二氢钠溶液（5ml/L四氢呋喃，40%氢氧化钠溶液调pH7.2），流动相B为0.025mg/ml醋酸钠溶液-甲醇-乙腈（500：350：150）（pH7.2）；柱温25℃；检测波长：0～51分钟为338nm，51分钟以后为262nm；使用液相色谱仪自动柱前衍生进样程序和洗脱梯度方法。结果表明，经酸碱提取法所制得的水牛角供试品溶液中所含的氨基酸种类及含量最高，且在56分钟内18种常见氨基酸获得较好的分离[1]。（图1-7-4）

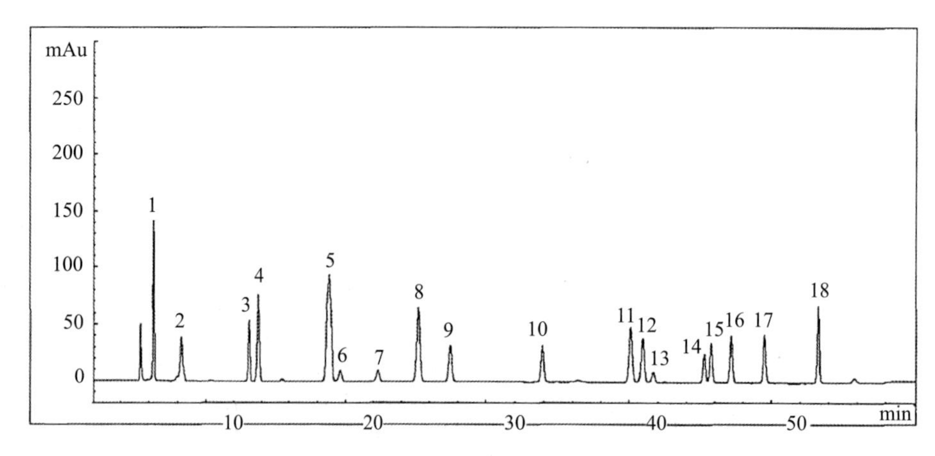

图1-7-4　水牛角药材中氨基酸色谱

1. Asp　2. Glu　3. Asn　4. Ser　5. Gly　6. Thr　7. Cys　8. Ala　9. Arg　10. Tyr　11. Met　12. Val　13. Try　14. Phe　15. Ile　16. Leu　17. Lys　18. Pro

【质量评价】 以个大、色黑、角尖为佳。水分不得过13.0%。总灰分不得过2.0%。

【化学成分】 主要含胆甾醇（cholesterol），强心成分，肽类，角纤维；以及丝氨酸、甘氨酸、丙氨酸、赖氨酸、组氨酸、天门冬氨酸、精氨酸、苏氨酸、谷氨酸、脯氨酸、胱氨酸、甲硫氨酸、异亮氨酸、亮氨酸、酪氨酸、苯丙氨酸、缬氨酸及半胱氨酸等18种氨基酸。

【性味归经】 苦，寒。归心、肝经。

【功能主治】 清热凉血，解毒，定惊。用于温病高热，神昏谵语，发斑发疹，吐血衄血，惊风，癫狂。

【药理作用】

1. 垂体–肾上腺皮质系统作用　水牛角煎剂可抑制新鲜蛋清所致的大鼠足趾肿胀，使大鼠肾上腺中抗坏血酸含量下降，外周血液中嗜酸性粒细胞减少，但对阻断垂体作用的大鼠肾上腺中抗坏血酸含量却无影响。连续给水牛角30天，可使17-羟和酮甾体的排泄量明显增加，实验表明，水牛角对垂体-肾上腺皮质系统有兴奋作用[2]。

2. 对凝血时间及血管通透性的作用　以测定成年小鼠尾端割断面出血时间的方法进行实验，结果表明，水牛角煎剂有明显缩短出血时间的作用；以大鼠腹部皮肤蓝斑试验方法进行实验，结果表明，给药时间持续2周以上可见到水牛角有明显降低毛细血管通透性的作用[2]。水牛角粉、热提液、冷浸液均能缩短小鼠出血时间，具有显著的凝血作用，而水牛角粉和热提液的凝血作用（$P<0.01$）强于冷浸液的凝血作用（$P<0.05$）[3]。

3. 对网状内皮系统功能的影响和抗感染作用　以小鼠胶体炭末廓清试验方法考察水牛角对小鼠网状内皮系统吞噬功能的影响，结果证明，连续2周给药，可见到网状内皮系统的吞噬功能有显著的增强作用[2]。以大肠杆菌及乙型溶血性链球菌菌液，攻击连续给药2周的小鼠，观察小鼠死亡数。结果证明水牛角对两种菌液攻击的小鼠，有明显的保护作用[2]。

4. 解热和镇静作用　以大鼠背部皮下注射20%酵母-NS溶液10ml/kg，造成发热模型，结果发现，同等剂量下，水牛角粉的解热作用最强，水牛角热提液的解热作用次之，冷浸液的解热作用不确切[3]。以光电管法对小鼠进行镇静实验，结果表明，水牛角粉、热提液、冷浸液均具有良好的镇静作用[3]。

主要参考文献

[1] 裴玉，应旭辉，谢媛媛，等. OPA-FMOC联用柱前衍生HPLC法测定水牛角药材中氨基酸含量[J]. 南开大学学报（自然科学版），2013，46(12)：58-63，80.

[2] 卫生部药品生物制品所等. 水牛角的药理[J]. 药学通报，1979，14(2)：86.

[3] 刘睿，段金廒，李友宾，等. 水牛角主要药效学评价及解热活性物质基础研究[J]. 南京中医药大学学报，2007，23(9)：297-301.

（成都岷江源药业股份有限公司　肖禾）

8. 水牛角浓缩粉

Shuiniujiao Nongsuofen

POWERDERED BUFFALO HORN EXTRACT

【来源】为牛科动物水牛*Bubalus bubalis* Linnaens的角的半浓缩粉。

【本草考证】【原动物】【主产地】参见“水牛角”。

【采收与加工】全年均可采收。取角后，水煮，出去角塞，干燥。

取水牛角，洗净，锯断，除去角塞，劈成小块。选取尖部实芯部分（习称“角尖”），用75%乙醇浸泡或蒸气消毒后，粉碎成细粉。其余部分（习称“角桩”）打成粗颗粒或镑成薄片。取角桩粗颗粒或镑片810g，加10倍量水煎煮两次，每次7～10小时，煎煮过程中随时补充蒸去的水分，合并煎液，滤过，滤液浓缩至80～160ml，加入上述角尖细粉190g，混匀，在80℃以下干燥后，粉碎成细粉，过筛，即得。

【药材鉴别】本品为淡灰色粉末；气微腥，味微咸。（图1-8-1）

【质量评价】水分不得过11.0%。总灰分不得过3.5%。酸不溶性灰分不得过1.5%。用水作溶剂，照浸出物测定法测定，水溶性浸出物不得少于3.5%。照氮测定法测定，总氮不得少于15.0%[2]。

【化学成分】主要含蛋白质类、肽类、氨基酸类、核苷类、胆甾醇、胍类衍生物、微量元素等成分[3-6]。

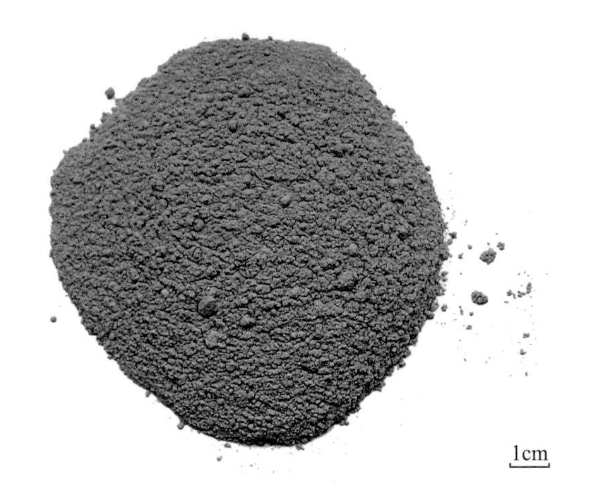

图1-8-1　水牛角浓缩粉药材图

【性味归经】苦，寒。归心、肝经。

【功能主治】清热凉血，解毒，定惊。用于温病高热，神昏谵语，发斑发疹，吐血衄血，惊风，癫狂。

【药理作用】

1. 解热、镇静作用　水牛角水煎液对皮下注射酵母所致大鼠发热模型具有解热作用，可显著降低发热大鼠体温，同时可降低大鼠血浆中肿瘤坏死因子-α（TNF-α）与白细胞介素-1β（IL-1β）及下丘脑中前列腺素E_2（PGE_2）水平[7]；水牛角水煎液对皮下注射鲜奶所致的家兔发热模型、皮下注射2,4-二硝基苯酚造成的大鼠发热模型均有显著解热作用[8-9]；水牛角水煎液可干预发热大鼠体内脂类、前列腺素（PGs）类、白三烯（LTs）类及半胱氨酸（Cys）等生物标记物，水牛角水煎液解热作用与其干预花生四烯酸代谢通路（arachidonic acid metabolism）与氧化应激相关通路（Oxidative stress）有关[10]；水牛角水煎液对TNF-α诱导的大鼠内皮细胞释放PGE_2有抑制作用[8]。

水牛角具有镇静作用，表现在水牛角水煎液可显著降低小鼠自发活动次数，可协同戊巴比妥钠延长动物睡眠时间[7, 11]。

2. 抗炎、抗氧化作用　水牛角煎剂对新鲜蛋清所致的足掌肿胀有一定消炎作用，使大鼠肾上腺中抗坏血酸含量减少，但对阻断垂体作用的大鼠的肾上腺素中抗坏血酸含量无影响。水牛角煎剂对垂体-肾上腺皮质系统有兴奋作用[12]。

此外，水牛角水煎液具有清除自由基的作用，对H_2O_2造成的内皮细胞损伤有保护作用，可显著提高细胞存活率，提高细胞超氧化物歧化酶及过氧化氢酶水平[8, 13]。

3. 对血液系统的影响　家兔静脉给予水牛角水煎液，血液白细胞总数降低，淋巴细胞增多，淋巴小结与脾脏小结增生活跃，血小板数量增加，凝血时间缩短[12, 14]。

【分子生药】取水牛角药材样品，用75%乙醇表面消毒，置于经紫外消毒的通风橱内30分钟挥干乙醇。使用骨钻、刮刀、剪刀等工具取样60mg，使用液氮充分研磨至细粉，提取试剂盒提取总DNA。扩增引物为COI序列通用引物，正向为LCO1490：5′-GGTCAACAAATCATAAAGATATTGG-3′，反向为HCO2198：5′-TAAACTTCAGGGTGACCAAAAAATCA-3′，经通用PCR反应程序进行扩增反应后进行双向测序。利用中药材DNA条形码鉴定系统对62份市售水牛角药材进行鉴定，其中54.8%的市售药材为水牛角，29%的市售药材为牦牛角。COI序列条形码可准确鉴别药材蜈蚣及其混伪品[15]。

主要参考文献

[1] 裴岩. 水牛角轮的研究[J]. 畜牧与兽医，1995，27(2)：62-63.

[2] 刘睿，王旻，钱大玮，等. 水牛角浓缩粉质量研究[J]. 药物生物技术，2010，17(3)：251-254.

[3] Liu R., Duan J.A., Wang M., Shang E.X., et al. Analysis of potential active components of rhinoceros, water buffalo and yak horn using two-dimensional electrophoresis and ethnopharmacological evaluation [J]. Journal of Separation Science, 2011, 34(3): 354-362.

[4] Liu R., Huang Q., Duan J.A., et al. Peptidome characterization of the antipyretic fraction of *Bubali Cornu* aqueous extract by nano liquid chromatography with orbitrap mass spectrum detection [J]. Journal of Separation Science, 2017, 40: 587-595.

[5] Liu R., Duan J.A., Chai C., et al. Hydrophilic interaction ultra-high performance liquid chromatography coupled with triple-quadrupole mass spectrometry for determination of nucleosides and nucleobases in animal horns [J]. Journal of Liquid Chromatography & Related Technologies, 2015, 38: 1185-1193.

[6] 王斐，段金廒，钱大玮，等. 犀角及羚羊角替代资源的寻找与评价研究(II)[J]. 南京中医药大学学报，2007，23(1)：36-39.

[7] Liu R., Wang F., Huang Q., et al. Available sustainable alternatives replace endangered animal horn based on their proteomic analysis and bio-effect evaluation [J]. Scientific Reports, 2016, 6: 36027, DOI: 10.1038/srep36027.

[8] Liu R., Wang M., Duan J.A. Antipyretic and antioxidant activities of the aqueous extract of *Cornu bubali* (water buffalo horn) [J]. The American Journal of Chinese Medicine, 2010, 38(2): 293-306.

[9] But P.P., Lung L.C., Tam Y.K. Ethnopharmacology of rhinoceros horn. I：Antipyretic effects of rhinoceros horn and other animal horns [J]. Journal of Ethnopharmacology, 1990, 30(2): 157-168.

[10] Liu R., Huang Q., Shan J.J., et al. Metabolomics of the antipyretic effects of Bubali Cornu (water buffalo horn) in rats [J]. PLOS ONE, 2016, 11(7): e0158478. doi: 10.1371/journal.

[11] 中华本草编委会. 中华本草：二十七卷[M]. 上海：上海科学技术出版社，1999：708.

[12] 卫生部药品生物制品检定所. 水牛角的药理[J]. 药学通报，1979，14(2)：86.

[13] Liu R., Wang M., Duan J.A., et al. Tang. Purification and identification of three novel antioxidant peptides from *Cornu Bubali* (water buffalo horn) [J]. Peptides, 2010, 31(5): 786-793.

[14] 周尔凤，黄科士. 牛角提取物研究II对血液系统的影响[J]. 药学学报，1962，9(9)：524-528.

[15] 刘旭朝，周丽思，刘金欣，等. 基于*COI*序列的水牛角及其易混伪品DNA条形码鉴定研究[J]. 药学学报，2017，52(3)：494-499.

（南京中医药大学　刘睿）

9. 水蛭

Shuizhi

HIRUDO

【别名】蚂蝗、马蟥、马鳖、肉钻子。

【来源】为水蛭科动物蚂蟥*Whitmania pigra* Whitman、水蛭*Hirudo nipponica* Whitman或柳叶蚂蟥*Whitmania acranulata* Whitman的干燥全体。

【本草考证】本品始载于《神农本草经》，列为下品，载："水蛭，味咸、平。主逐恶血；瘀血月闭，破血瘕积聚，无子；利水道。生池泽。"历代本草所载水蛭虽有品种变化，但都与之一脉相承。《名医别录》载："水蛭，味苦，微寒，有毒。主堕胎，一名蚑，一名至掌。生雷泽。五月、六月采，暴干。"《本草经集注》载："蚑，今复有数种，此用马蜞，得啮人腹中有血者，仍干为佳。山及诸小者皆不用。"《新修本草》载："（水蛭）此物，有草蛭、水蛭。大者长尺，名马蛭，一名马蜞，并能咂牛、马、人血；今俗多取水中小者用之，大效，不必要须食人血满腹者；其草蛭，在深山草上，人行即敷着胫股，不觉，遂于肉中产育，亦大为害，山人自有疗法也。"《蜀本草》载："水蛭，惟采水中小者用之。别有石蛭生石上，泥蛭生泥中，二蛭头尖腰粗色赤。误食之，令人眼中如生烟，渐致枯损。"《图经本草》载："水蛭，生雷泽池泽，今近处河池中多有之。一名蜞。此有数种：生水中者名水蛭，亦名马蟥；生山中者名石蛭；生草中者名草蛭；生泥中者名泥蛭。并能著人及牛马股胫间，啮咂其血，甚者入肉中产育，为害亦大。水蛭有长尺者，用之当以小者为佳"。《本草蒙筌》《本草纲目》《本草崇原》《本草求真》等本草基本继承了宋代这一思想。古代对于水蛭品种划分的主要依据是其生长环境和个体形态。从上述记载分析，古代本草所载药用水蛭品种有多个来源，但以水生、吸血为主要特征，据其描述与水蛭科动物水蛭*Hirudo nipponia* Whitman特征相近。

【原动物】

1. 蚂蟥　体略呈纺锤形，长60～130mm，宽13～20mm，通常背面暗绿色，有5条纵行的黑色间杂淡黄色的斑纹，其中以背中一条色深且长。体的两侧缘各有一条淡色的纵带。腹面有9条黑色斑点组成的纵纹，外侧两条宽大，中间7条间断。体分107环。雄性生殖孔位于第33/34环沟上，雌性生殖孔位于第38/39环沟上，两孔相隔5环。前吸盘较小，口孔在其后缘的前面，尾吸盘直径通常不及最大体宽的一半。口内有颚，颚上有两行钝的齿板，无整齐的小齿，虽能刺破皮肤，但不吸血。（图1-9-1）

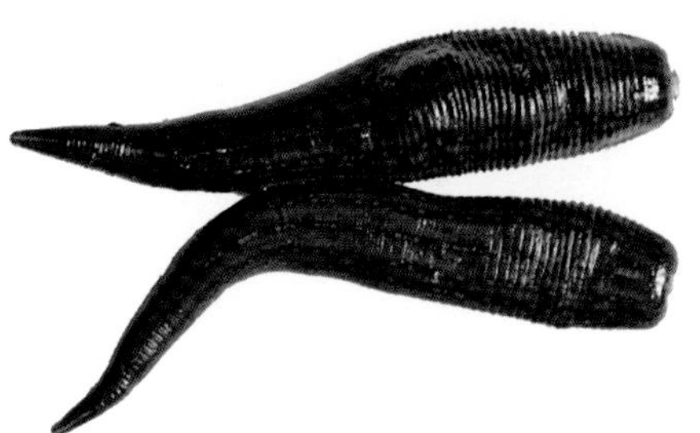

图1-9-1　蚂蟥

2. 水蛭　体狭长，略呈圆柱状，背腹稍扁平。背面有5条黄白色的纵纹，以中间一条最宽和最长。黄白色纵纹将灰绿底色隔成6条纵纹，以背中两条最宽阔，背侧两条较细。腹面两侧缘各有一条很细的灰绿色纵纹。体分103环（亦有101环）。雄性生殖孔位于第31/32环沟上，雌性生殖孔位于第36/37环沟上，两孔相隔5环。尾吸盘直径4.0～5.5mm。（图1-9-2）

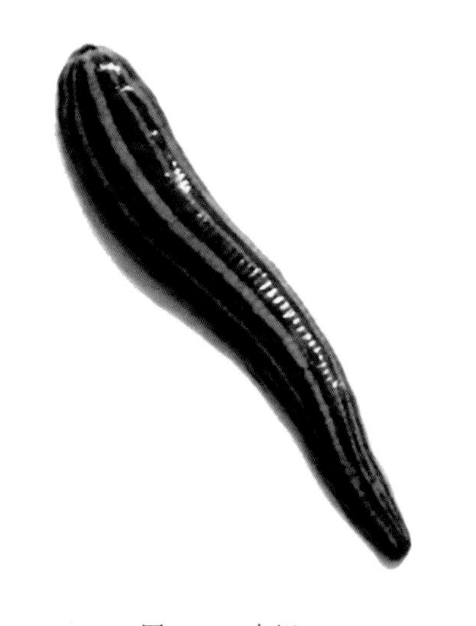

图1-9-2　水蛭

3. 柳叶蚂蟥　身体细长，呈披针形，头部极细小。前段1/4尖细，后半最宽阔。体长28～67mm，宽3.5～8.0mm。体背部为橄榄色或茶褐色，有5条黄褐色纵纹，中间一条稍宽，每条纵纹两侧外缘有黑褐色斑点连接形成波浪状斑纹，背正中纵纹两侧黑褐色斑点有规则地膨大成18～20对新月形；黄褐色纵纹将背部底色隔成6道纵纹，以背中两条最宽阔；腹面灰黄色，两侧缘各有1条黑褐色斑点聚集成的带。体分105环。雄性

生殖孔位于第35环，雌性生殖孔位于第40环。前吸盘和尾吸盘均很小。（图1-9-3）

栖息于水田、沟渠、池塘、沼泽和河流湖泊中，或临近水域岸边潮湿松软的泥土中。

【主产地】野生者主产于湖北、山东、江苏、安徽等。人工养殖者主产于湖北、江苏、浙江、广西、云南等长江流域以南地区。

【养殖要点】

1. **生物学特性** 喜欢在石块较多、池底及池岸较坚硬、水生植物较丰富的水体中生活，水体pH值4.5～10.0可长期生存。水蛭以人、哺乳动物及鱼、蛙等水生动物血为食；蚂蟥和柳叶蚂蟥吸食水中的浮游生物、小昆虫、软体动物和腐殖质。气温低于10℃以下时，开始进入水边较松软土壤中蛰伏越冬，潜伏深度一般为7～25cm。翌年3月下旬到4月上旬，平均气温达到10～13℃时开始出土活动。交配需要温度在15℃，卵茧孵化温度在20℃左右，6～9月是产卵期。卵茧通常产于含水量为30%～40%土壤中，土壤透气性要求良好。

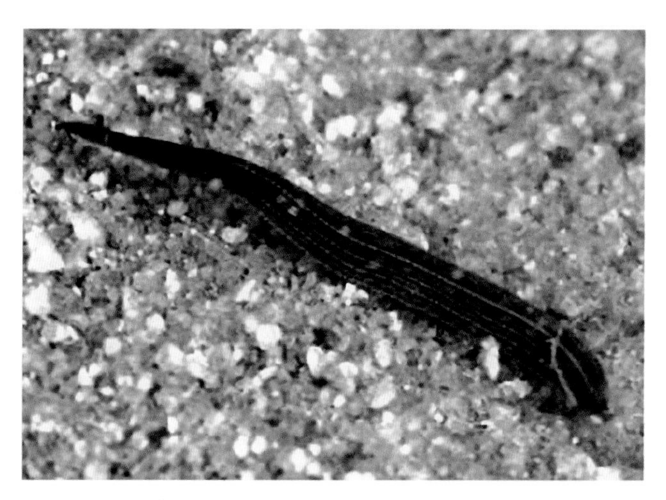

图1-9-3 柳叶蚂蟥

2. **养殖技术** 水蛭是雌雄同体，异体交配。选择个体肥大、活动力较强、体表光滑、颜色鲜艳无伤痕的个体作为种蛭引种，种蛭放养前要进行消毒处理。养殖方式有野外粗放养殖和室内集约化精养。刚从卵茧中孵化出来的幼水蛭，身体发育不完全，对环境的适应能力较差，对病害的抵抗能力较弱，因此水温应保持在20～30℃，过高或过低都会对幼水蛭生长不利。幼水蛭的消化器官性能较差，因此应注意投料的营养性和适口性，饲喂水蚤、小血块、切碎的虹蚓、煮熟的鸡蛋黄等效果比较好，而且应少食多餐。各个时期饲养管理均要注意做好巡池、调节温度、换水、投料等工作。

3. **病虫害** 防止其天敌老鼠、蛇、蚂蚁、水蜈蚣等对其伤害。干枯病、白点病、肠胃炎、寄生虫病等。

【采收与加工】野生资源于夏、秋二季捕捉，多采用诱捕法。人工养殖的水蛭一般在10月份其越冬之前进行采收，采收时把池水放掉或抽掉，用网孔小而密的水网直接捕捞，也可用引诱法或其他方法抓捕；也可在第二年春天，种蛭繁殖之后采集。此时的种蛭刚产完卵茧，体较扁瘦，很易捕捉或引诱，此时抓捕，既留下了大量卵茧繁殖了后代，又不大影响其经济价值。水蛭捕捉后用沸水烫死，或用铁丝、线绳穿挂串连吊干、晒干或低温干燥。水蛭干品受潮易生虫、发霉，可用纸袋或布袋包装好，贮存于干燥处。

【商品规格】根据中华中医药学会团体标准T/CACM 1021.104—2018，水蛭药材的商品规格等级划分如下（表1-9-1）。

规格：根据市场流通情况，将水蛭药材分为“蚂蟥”“水蛭”“柳叶蚂蟥”三个规格。

等级：根据每只长宽及每千克所含的个数划分等级，将水蛭规格分为“一等”“二等”和“统货”三个等级或仅“统货”一个等级。

表1-9-1 水蛭规格等级划分

规格	等级	性状描述	
		共同点	区别点
蚂蟥	一等	身干，条整齐。有多数环节，背部黑色或黑褐色，腹部黄棕色，质硬脆，断面胶质样	呈扁平纺锤形，长≥7cm，宽≥1.5cm；无破碎；每千克≤350只

续表

规格	等级	性状描述	
		共同点	区别点
水蛭	二等	身干，条整齐。有多数环节，背部黑色或黑褐色，腹部黄棕色，质硬脆，断面胶质样	呈扁平纺锤形，长4～7cm，宽0.5～1.5cm；破碎率≤10%；每千克>350只
	统货		不分大小，破碎率≤3%
	统货		扁长圆柱形，有光泽。体多弯曲扭转。破碎率≤5%
柳叶蚂蟥	一等		狭长而扁，长≥9cm，宽≥0.4cm；无破碎。每千克≤680只
	二等		狭长而扁，长5～9cm，宽0.1～0.4cm；破碎率≤10%；每千克>680只
	统货		不分大小，破碎率≤5%

【药材鉴别】

（一）性状特征

1. 蚂蟥　呈扁平纺锤形，有多数环节，长4～10cm，宽0.5～2cm。背部黑褐色至黑棕色，稍隆起；腹面较平坦，棕黄色。两侧棕黄色，前端略尖，后端钝圆，两端各具1吸盘，前吸盘不显著，后吸盘较大。质脆，易折断，断面胶质状。气微腥。用水浸泡数小时后，背部显浅黄绿色至暗绿色，可见5条黑色间杂淡黄色斑点排成的纵纹，正中一条色深且粗长；腹面棕黄色，两侧缘各有1条黑棕色的宽大纵纹，在这两条纵纹之间约有7条黑棕色间断纵纹。（图1-9-4）

2. 水蛭　扁长圆柱形，体多弯曲扭转，长2～5cm，宽0.2～0.3cm。用水浸泡数小时后，背部显浅黄绿色至灰绿色，可见5条黄白色连续纵纹，以中间一条最宽和最长；黄白色纵纹将背部底色隔成6道纵纹，以背中两条最宽阔，背侧两条较细；腹面黄白色至深灰绿色，两侧缘各有1条很细的灰绿色纵纹，不甚明显。（图1-9-5）

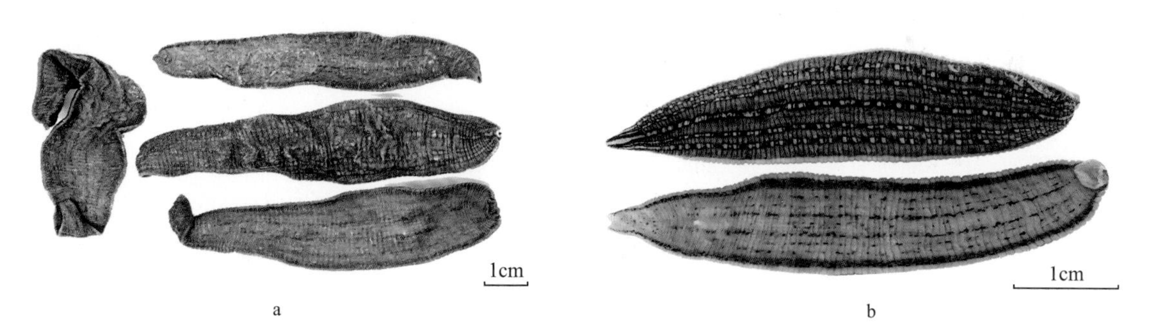

图1-9-4　蚂蟥药材图

a. 药材干品　b. 药材水浸泡后

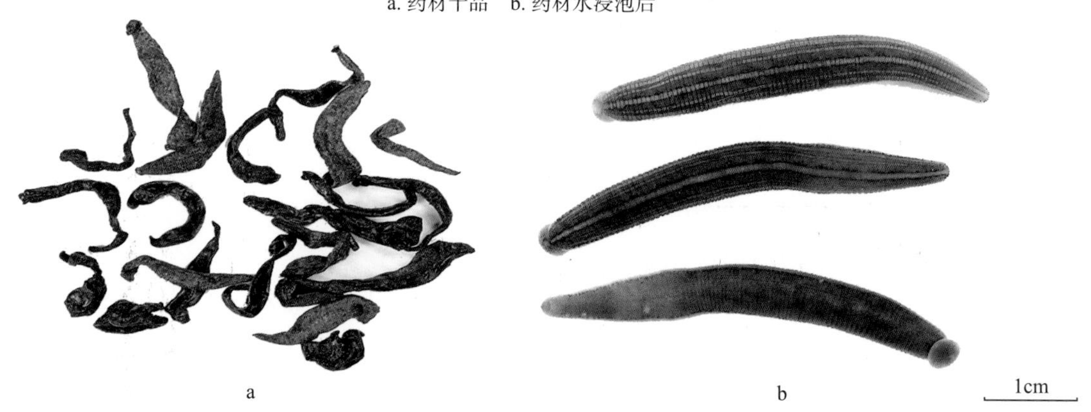

图1-9-5　水蛭药材图

a. 药材干品　b. 药材水浸泡后

3. 柳叶蚂蟥　狭长而扁，长2～6cm，宽0.1～0.5cm。用水浸泡数小时后，身体细长，呈披针形，头部极细小；前端1/4尖细，后半宽阔。背部显茶褐色至橄榄绿色，可见5条黄褐色纵纹，中间一条稍宽，每条纵纹两侧外缘有黑褐色斑点连接形成波浪状斑纹，背正中纵纹两侧黑褐色斑点有规则地膨大成18～20对新月形；黄褐色纵纹将背部底色隔成6道纵纹，以背中两条最宽阔；腹面灰黄色，两侧缘各有1条黑褐色斑点聚集成的带。（图1-9-6）

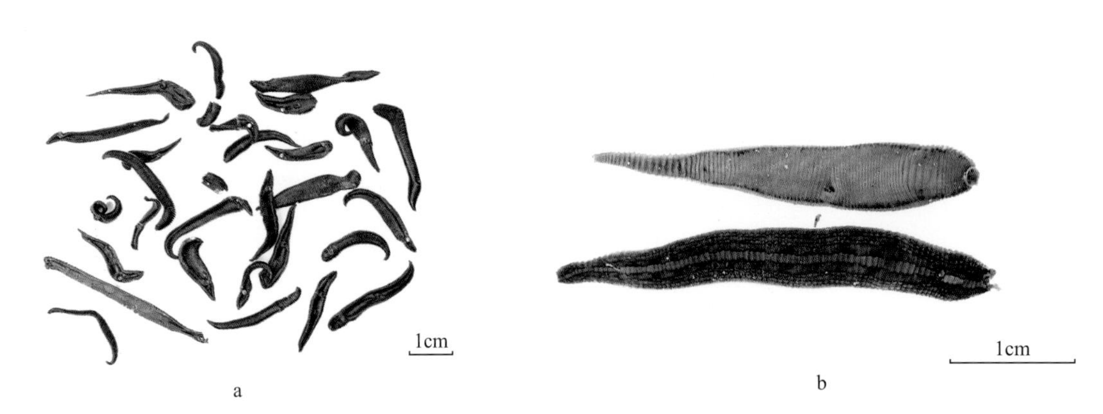

图1-9-6　柳叶蚂蟥药材图

a. 药材干品　b. 药材水浸泡后

（二）显微鉴别

粉末特征　蚂蟥粉末黄白色至棕黄色。肌纤维多数成束或连成片状，多稍弯曲，直径5～30μm，边缘常不平整。梨状黏液腺组织多已成碎块，细胞呈短指状，相互镶嵌成脑花状。表皮组织多已破碎，表皮细胞呈类圆柱形，排成一列，外表面可见无色透明的角质膜。（图1-9-7）

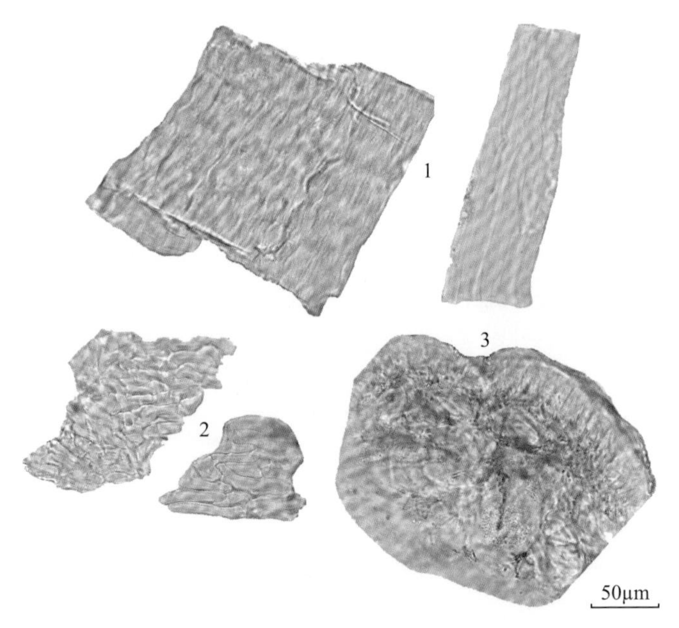

图1-9-7　蚂蟥粉末图

1. 肌纤维　2. 梨状黏液腺组织　3. 表皮组织

（三）理化鉴别

薄层色谱法　取本品粉末1g，加乙醇5ml，超声处理15分钟，滤过，取滤液作为供试品溶液。另取水蛭对照药材1g，同法制成对照药材溶液。照薄层色谱法试验，吸取上述两种溶液各5μl，分别点于同一硅胶G薄层板上，以环已烷-乙酸乙酯（4：1）为展开剂，展开，取出，晾干，喷以10%硫酸乙醇溶液，在105℃加热至斑点显色清晰。供试品色谱中，在与对照药材色谱相应的位置上，显相同的紫红色斑点；紫外光灯（365nm）下显相同的橙红色荧光斑点。（图1-9-8）

【质量评价】以身干、个体大、条整齐、清水吊干、无破碎完整者为佳。

水分不得过18.0%。总灰分不得过8.0%。酸不溶性灰分不得过2.0%。酸碱度应为5.0～7.5。照铅、镉、砷、汞、铜测定法测定，铅不得过10mg/kg、镉不得过1mg/kg、砷不得过5mg/kg、汞不得过1mg/kg。照黄曲霉毒素测定法测定，本品每1000g含黄曲霉毒素B_1不得过5μg；黄曲霉毒素G_2、黄曲霉毒素G_1、黄曲霉毒素B_2和黄曲霉毒素B_1总量不得过10μg。

采用凝血酶滴定的方法测定水蛭抗凝血活性，每1g含抗凝血酶活性水蛭应不低于16.0U；蚂蟥、柳叶蚂蟥应不低于3.0U。

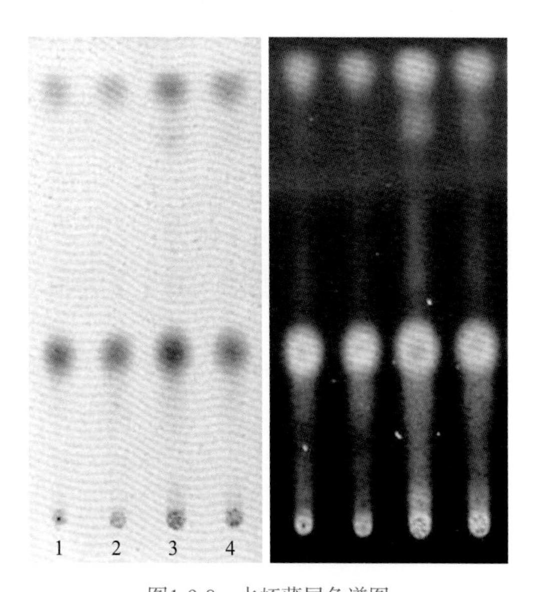

图1-9-8 水蛭薄层色谱图

左图：日光 右图：UV365nm
1. 水蛭对照药材（中检所121060-200503）
2. 蚂蟥供试品 3. 水蛭供试品 4. 柳叶蚂蟥供试品
自制板：青岛海洋硅胶干燥剂厂
温度：20℃ 湿度：60%

【化学成分】主要含大分子类化合物，如水蛭素、肝素、组织胺、吻蛭素、氨基酸、蛋白质等。水蛭素被认为世界上目前发现最强的凝血酶抑制剂。含17种氨基酸，以谷氨酸、天冬氨酸、亮氨酸、赖氨酸和缬氨酸含量较高，其中人体必需氨基酸8种，占总氨基酸含量的39%以上；氨基酸总含量约占水蛭的49%以上。此外，水蛭中也含有糖脂类、蝶啶类、甾体类、羧酸脂类等多种小分子类物质，含有人体必需常量元素Na、K、Ca、Mg等，并且含量较高；还含有Fe、Mn、Zn、Si、Al等共28种微量元素[1-2]。

【性味归经】咸、苦，平；有小毒。归肝经。

【功能主治】破血通经，逐瘀消癥。用于血瘀经闭，癥瘕痞块，中风偏瘫，跌仆损伤。

【药理作用】

1. 抗凝、抗血栓、降血脂作用　水蛭中的水蛭素是迄今发现的最强的凝血酶特异性抑制剂。利用大鼠体外颈总动脉颈外静脉血流旁路法，进行水蛭注射液抗大鼠血栓形成试验，结果表明水蛭注射液能明显抑制试验性血栓的形成，抑制率为47.66%[3]。经体外、体内抗凝血试验研究证实水蛭中除了水蛭素还有其他的抗凝血成分。水蛭水煎醇沉液对血瘀模型犬的RBC比容、全血及血浆黏度有明显降低作用[4]。

2. 抗肿瘤作用　大量的试验研究表明水蛭可以通过影响肿瘤细胞的黏附穿膜能力，抑制凝血酶的作用，抑制血小板聚集等方面来体现其抗肿瘤作用。研究表明，复方水蛭素可以明显降低W256肿瘤细胞和小鼠移植瘤细胞p53、Ki267及VEGF的表达，能抑制肿瘤细胞的生长[5]。

3. 抗细胞凋亡作用　近年来实验研究表明，水蛭对脑细胞、肝细胞、肺细胞等均有保护作用。

4. 抗炎、抗纤维化作用　通过对慢性病毒性肝炎和肝硬化患者的临床观察研究结果表明，水蛭对慢性病毒性肝炎有很好的治疗作用[6]，有助于提高中药复方合剂抗肝纤维化的治疗效果[7]。

5. 抗早孕作用　水蛭水煎剂对小鼠的着床和早、中、晚期妊娠都具终止作用。

【用药警戒或禁忌】水蛭是否有毒，古今记载不一。《中国药典》将其定为“小毒”，也是沿用了历代多数本草论述，而近现代许多临床报道谓其无毒，常在各科临床中配伍使用。但也有医家认为，水蛭如用量不当，也会产生毒性，中毒时可出现恶心、呕吐、子宫出血，严重时可引起胃肠出血、剧烈腹痛、血尿、昏迷等。水蛭具有抗早孕、堕胎作用已有明确报道。因此，水蛭作为一味传统活血化瘀中药，临床应用时应加以辨证，根据不同体质、病情、耐药程度使用不同剂量，体弱者、孕妇、妇女月经期及有出血倾向患者禁服。

【分子生药】取药材样品，采用试剂盒法提取总DNA，采用COI基因通用引物LCO1490（GGTCAA-CAAATCATAAAGATATTGG），LCO2198（TAAACT-TCAGGGTGACCAAAAAATCA）进行PCR扩增，经通用PCR反应程序进行扩增反应后进行测序。通过邻接（NJ）法对序列构建系统聚类树，水蛭的正品来源宽体金线蛭、日本医蛭形成一个独立的支，支持率近100，其他伪品聚集为独立的一支。因此，基于COI序列的DNA条形码技术可以很好的鉴定正品水蛭及其混伪品[8]。

【附注】水蛭始载于1963年版《中国药典》，药典标准起草草案中来源项为“水蛭科（Hirudinidae）动物（*Hirudo nipponia* Whitman）及其同属类似动物的干燥体，均系野生。”起草者基本体现了水蛭药用品种的历史沿革。但药典委审核时沿用了《中药志》1961年版以及《药材学》，将来源改为“蚂蟥（*Whitmania pigra* Whitman.）”。据《中药志》《药材学》及过去的生药学等记载均不只此一属的动物，且过去用*Hirudo*属的动物订名者较多，1963年版《中国药典》最终确定水蛭来源为“水蛭科（Hirudinidae）动物蚂蟥（*Whitmania pigra* Whitman）、柳叶蚂蟥（*Whitmania acranulata* Whitman）或水蛭（*Hirudo nipponia* Whitman）的干燥全体”，查档可知当时制定药典标准时，对水蛭品种的确定主要是依据当时的市售商品情况，忽略了历代本草传承的深刻内涵和意义。此后的历版药典虽对来源动物争议颇多，但始终延续了1963年版《中国药典》水蛭品种来源规定。

我国常用具有药用价值的水蛭除药典收载的三个品种外，尚还有以下几种：医蛭科医蛭属的丽医蛭*Hirudo pulchra* Song，本属在我国分布很广，北起东北各省和内蒙古，西至四川和甘肃，南达台湾和广东，均有分布，但以长江流域各地数量较多。医蛭科牛蛭属的菲牛蛭*Poecilobdella manillensis* Lesson、棒纹牛蛭*Poecilobdella javanica* Wahlberg、湖北牛蛭*Poecilobdella hubeiensis* Yang，在广东、广西、福建、云南、海南、台湾和香港均可发现，以广东、广西和海南各地数量较多，生活于水田、水沟或池塘里。山蛭科山蛭属的海南山蛭*Haemadipsa hainana* Song, Zhang et Tan、天目山蛭*Haemadipsa tianmushana* Song、日本山蛭*Haemadipsa japonica* Whitman，主要分布在华南和西南的潮湿山林地区。其中，菲牛蛭已收载于广西地方药材标准。近年来，水蛭野生资源稀缺，应重点加强水蛭类活性成分、药理毒理、临床应用等相关研究，以及研究水蛭人工养殖技术，大力发展水蛭人工养殖产业等多方面策略和措施，以保证中药水蛭资源的可持续利用和发展。

水蛭传统产地加工方法主要为吊干、阴干、晒干，炮制饮片主要为生水蛭和烫水蛭。水蛭活性成分复杂，传统方法炮制后，水蛭中所含主要抗凝活性物质水蛭素、氨基酸等含量明显下降，抗凝活性降低。目前，已有相关企业采用冷冻干燥方法加工水蛭，可以更好的保留水蛭的抗凝血活性物质。

主要参考文献

[1] 刘君. 蚂蟥抗凝血的活性成分研究[D]. 沈阳：辽宁中医学院，2005.

[2] 荆文光，符江，刘玉梅，等. 水蛭的化学成分[J]. 中国实验方剂学杂志，2014，20(19)：120-123.

[3] 冉春风，白淑杰，杨静. 水蛭注射液抗血栓作用的实验研究[J]. 现代康复，2001，5(9)：73-74.

[4] 谢艳华，王四旺，王跃民，等. 水蛭提取液对犬脑血流量的影响[J]. 第四军医大学学报，1997，18(6)：518-521.

[5] 张博，王晓敏，任青华，等. 复方水蛭素对小鼠移植瘤组织中p53、Ki-67及VEGF表达的影响[J]. 山东医药，2008，48(43)：29-30.

[6] 鲍宗麟，杨文，解增金，等. 水蛭治疗慢性病毒性肝炎疗效观察[J]. 浙江中西医结合杂志，2000，10(9)：10-12.

[7] 孙学强，张晨光，毛致方. 水蛭抗纤维化临床疗效观察[J]. 淮海医药，2008，26(4)：312-313.

[8] 刘晓帆，刘春生，杨瑶珺，等. 基于COI基因的水蛭及其混伪品的DNA条形码研究[J]. 北京中医药大学学报，2013，36(1)：63-66.

（湖北省药品监督检验研究院　侯俊杰　聂晶）

10. 牛胆汁

Niudanzhi

BOVIS FEL

【**别名**】牛胆、牛胆粉。

【**来源**】为牛科动物牛*Bos taurus domesticus* Gmelin的胆汁。

【本草考证】本品始载于《神农本草经》，列为中品。《名医别录》载："水牛、黄犍牛、乌牯牛。"《证类本草》列入卷17，兽部中品。引陈藏器："本经不言黄牛、乌牛、水牛，但言牛，牛有数种，南人以水牛为牛，北人以黄牛、乌牛为牛，牛种既殊，入药亦别也。"《本草纲目》列入卷50，兽部畜类。时珍曰："牛有牛秦（qin）、水牛二种。牛秦小而水牛大。牛秦有黄、黑、赤、白、驳杂数色。水牛色青苍。大腹锐头，其状类猪，角若担矛，卫护其犊，能与虎斗，亦有白色者，郁林人谓之周留牛。又广南有稷牛，即果下牛，形最卑小，《尔雅》谓之牛罴（pi）牛，《王会篇》谓之纨牛是也。"

李时珍所言2种牛即现今之黄牛与水牛，均为牛科。水牛产南方，个体较大，主为苍色，稀有白色；黄牛产北方，个体较小，主为黄色，亦有黑斑驳者，其他色少见。考历代本草所记，牛胆汁原动物即为今之牛科动物牛俗称黄牛。

【原动物】牛为大型家畜，体格高大壮实。头部宽阔，眼大，鼻孔粗大，嘴亦大。头顶部有角一对，左右分开。角的长短、大小随品种而异。四肢健壮，蹄趾坚硬，尾较长。牛的毛色，一般多为黄色，但由于品种不同，毛色也有很大的变异。公牛一般280～380kg，母牛240～300kg。体型轮廓很像乳用牛。个体较小，骨骼细，但肌肉丰厚。角细长而尖锐，角形稍斜向前侧生长。毛色很不一致，有黄、黑、棕褐、红褐色以及花斑等。（图1-10-1）

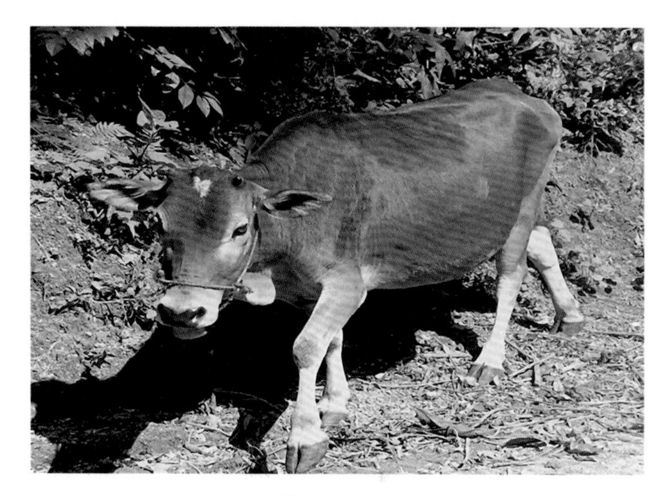

图1-10-1　牛

我国北方地区多饲养蒙古黄牛，优良品种秦川牛，体格高大，四肢匀称。角短，向外方略弯。全身赤褐色，光泽细致。

【主产地】全国各地均产。

【采收与加工】多从宰牛场收集牛胆，取得后挂起阴干；或自胆管处剪开，将胆汁倾入容器内，密封贮藏，或加热使之干燥亦可。

【药材鉴别】

（一）性状特征

新鲜胆汁为绿褐色、微透明的液体，略有黏性，稍干则变为浓稠状，完全干燥者则呈绿褐色固体，揉之则呈粉末。气腥臭，味苦。（图1-10-2、图1-10-3）

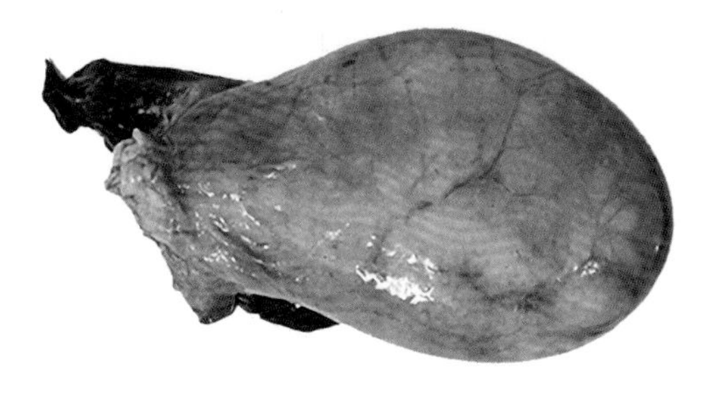

图1-10-2　新鲜牛胆药材图

（二）理化鉴别

取本品适量，加三氯甲烷1ml，摇匀，再加硫酸与浓过氧化氢溶液（30%）各2滴，振摇，三氯甲烷层显绿色。

取本品适量，加盐酸1ml、三氯甲烷10ml，充分振摇，放置，三氯甲烷层显黄褐色。分取三氯甲烷层，加氢氧化钡试液5ml，振摇，即生成黄褐色沉淀。

【质量评价】照分光光度法测定，本品每1ml含总胆酸，以胆酸计（$C_{24}H_{40}O_5$）不得少于45.0mg。照高效液相色谱法测定，本品每1ml含胆酸（$C_{24}H_{40}O_5$）不得少于30.0mg。

【化学成分】主要含胆酸、脱氧胆酸、胆酸钠盐、胆色素、黏蛋白及少量脂肪、胆甾醇、卵磷脂、胆碱、尿素以及氯化钠、磷酸钙、磷酸铁等无机盐。

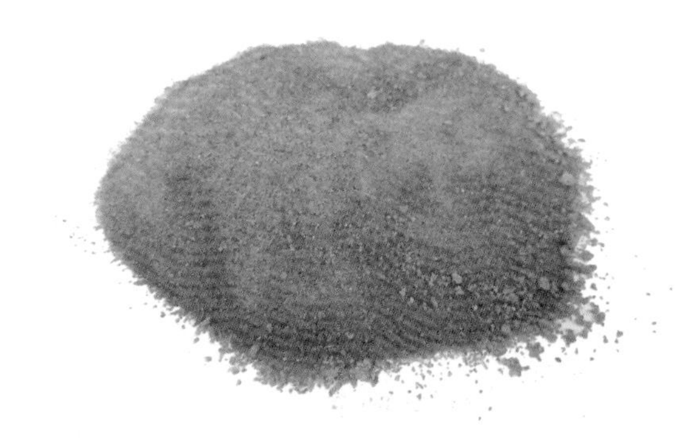

图1-10-3　牛胆粉药材图

【性味归经】苦，寒。归肝、胆、肺经。

【功能主治】清肝明目，利胆通肠，解毒消肿。用于风热目疾，心腹热渴，黄疸，咳嗽痰多，小儿惊风，便秘，痈肿，痔疮。

【药理作用】

1. 对中枢神经系统的作用　小鼠口服牛胆汁、甘胆酸、牛磺胆酸或胆酸钙等均有镇静作用[1]。

2. 对心血管系统作用　牛胆酸0.5ml（6.5mg/ml）加入3ml酶反应管中，对心肌膜的ATP酶有抑制作用，可能与牛胆酸的强心作用有关[2]。

3. 对消化系统的作用　对离体肠管，胆酸钠小剂量有兴奋作用（增加张力频率），大剂量则抑制。

4. 利胆作用　胆汁酸是促进肝细胞生成胆汁的自然刺激物、牛黄胆酸盐静脉注射或口服均可使肝内胆酸盐量增加，胆汁分泌量也随之增加。胆汁酸使胆汁分泌量增加，但胆汁中固形物含量不受影响[3]。

主要参考文献

[1] 王浴生，等. 中药药理与临床[M]. 北京：人民卫生出版社，1983：190.

[2] 潘思源，董继萃. 新一代人工牛黄的药理与毒理学研究Ⅳ. 对心血管系统的影响[J]. 中国生化药物杂志，1994，15(03)：172-176.

[3] 张豁中，等. 动物活性成分化学[M]. 天津：天津科学技术出版社，1995：1630.

（南昌大学资源环境与化工学院　蒋以号）

11. 牛黄

Niuhuang

BOVIS CALCULUS

【别名】丑宝、西黄、犀黄、各旺。

【来源】为牛科动物牛*Bos taurus domesticus* Gmelin的干燥胆结石。

【本草考证】本品始载于《神农本草经》，牛黄被列为上品，载："牛黄乃百草之精华，为世之神物，诸药莫及。牛黄气味苦平，主惊痫，寒热，热盛狂痉"。《名医别录》载："生陇西及晋地，生于牛，得之即阴干百日，使时燥，无令见日月光"。《新修本草》载："牛黄，今出莱州、密州、戎州、青州、淄州。黄有三种：散黄，粒如麻豆；漫黄，若鸡卵中黄，糊在肝胆；团黄，为块形，有大小，并在肝胆中。特牛，具吴牛未闻有黄。"《药性论》论牛黄"能辟邪魅，安魂定魄，小儿夜啼。主卒中恶"。《图经本草》载：牛黄"今斑登、莱州。他处或有，不甚佳。凡牛有黄者，身上夜有光，眼如血色，时复鸣吼，恐惧人。又好照水，人以盆水承之，伺其吐出，乃喝迫，即堕下水中，取得阴干百日。一子如鸡子黄大，重食，可揭折、轻虚而气香者佳。然人多伪之，试法但揩摩手甲上，透甲黄者为真。"李时珍在《本草纲目》中对牛黄的认识，已经接近了近代科学的观点，他认为："牛之黄，牛之病也。故有黄之牛，多病而易死。"还认为"诸兽皆有黄，人之病黄者亦然。因其病在心及肝胆之间，凝结成黄。故亦能治心及肝胆之病。正如人之淋石，复能治淋也。"综上所述，牛黄乃牛之肝、胆结石无疑。

【原动物】【主产地】参见"牛胆汁"。

【采收与加工】全年可采收。杀牛时检查胆囊、胆管及肝管，如发现有牛黄，即滤去胆汁，将牛黄取出，除去外部薄膜，阴干。

【药材鉴别】

（一）性状特征

本品多呈卵形、类球形、三角形或四方形，大小不一，直径0.6～3（4.5）cm，少数呈管状或碎片。表面黄红色至棕黄色，有的表面挂有一层黑色光亮的薄膜，习称“乌金衣”，有的粗糙，具疣状突起，有的具龟裂纹。体轻，质酥脆，易分层剥落，断面金黄色，可见细密的同心层纹，有的夹有白心。气清香，味苦而后甘，有清凉感，嚼之易碎，不粘牙。（图1-11-1）

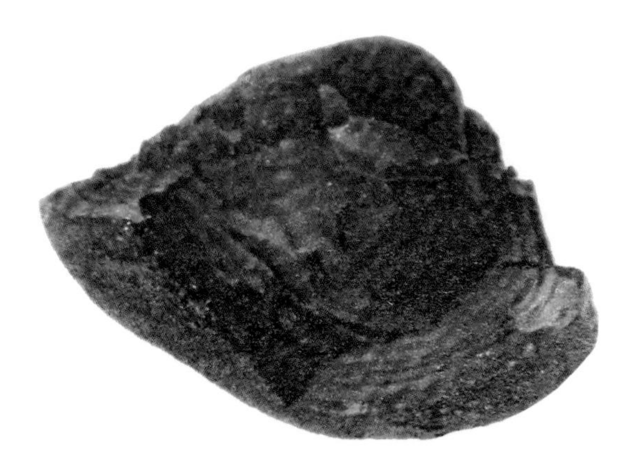

图1-11-1 天然牛黄药材图

（二）显微鉴别

粉末特征 粉末棕黄色至黄色。散状或聚集，有黑色网状结构。（图1-11-2）

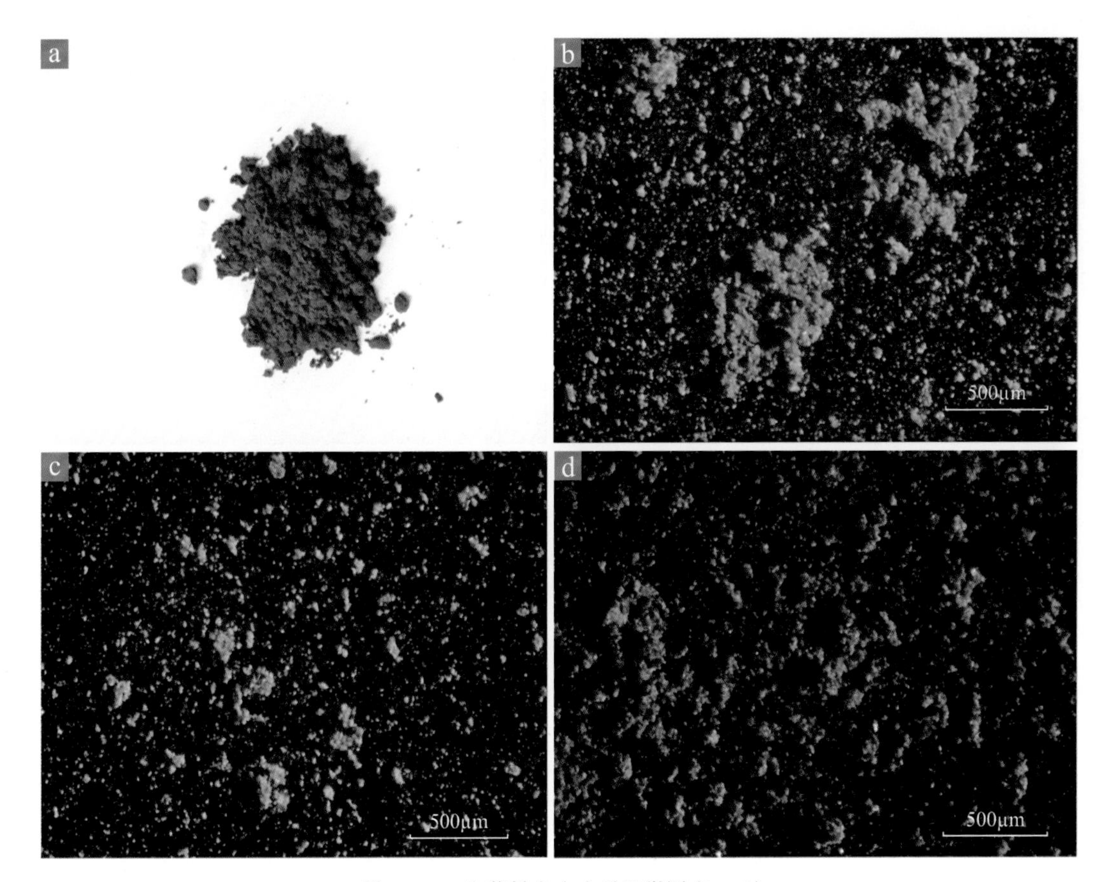

图1-11-2 牛黄粉末（a）及显微图（b～d）

（三）理化鉴别

薄层色谱法

1. 取本品粉末10mg，加三氯甲烷20ml，超声处理30分钟，滤过，滤液蒸干，残渣加乙醇1ml使溶解，作为供试品溶液。另取胆酸对照品、去氧胆酸对照品，加乙醇制成每1ml各含2mg的混合溶液，作为对照品溶液。照薄层色谱法试验，吸取上述两种溶液各2μl，分别点于同一硅胶G薄层板上，以异辛烷-乙酸乙酯-冰醋酸（15∶7∶5）为展开剂，展开，取出，晾干，喷以10%硫酸乙醇溶液，在105℃加热至斑点显色清晰，置紫外光灯（365nm）下检视。供试品色谱中，在与对照品色谱相应的位置上，显相同颜色的荧光斑点。

2. 取本品粉末10mg，加三氯甲烷-冰醋酸（4∶1）混合溶液5ml，超声处理5分钟，滤过，取滤液作为供试品溶液。另取胆红素对照品，加三氯甲烷-冰醋酸（4：1）混合溶液制成每1ml含0.5mg的溶液，作为对照品溶液。照薄层色谱法试验，吸取上述两种溶液各5μl，分别点于同一硅胶G薄层板上，以环己烷-乙酸乙酯-甲醇-冰醋酸（10：3：0.1：0.1）为展开剂，展开，取出，晾干。供试品色谱中，在与对照品色谱相应的位置上，显相同颜色的斑点。

【质量评价】以完整、棕色、质松脆、断面层纹清晰而细腻者为佳。

水分不得过9.0%；总灰分不得过10.0%；照薄层色谱法试验含胆酸不得少于4.0%；照高效液相色谱法测定（避光操作），含胆红素不得少于25.0%。

【化学成分】天然牛黄主含胆汁酸、胆红素、无机元素、氨基酸等。

1. 胆汁酸　胆汁酸分为游离胆汁酸和结合胆汁酸，其中游离胆汁酸主要为胆酸、去氧胆酸、少量的鹅去氧胆酸以及熊去氧胆酸，结合胆汁酸主要为牛黄胆酸、甘氨胆酸及少量的牛黄去氧胆酸、甘氨去氧胆酸等[3-4]。

2. 胆红素　一般认为天然牛黄中的胆红素是以钙盐的形式存在[5]。

3. 无机元素　含Na、K、Ca、Mg、Zn、Fe、Cu、P、Cl、S等多种微量元素[6]。

4. 氨基酸　含有丙氨酸、甲硫氨酸、苯丙氨酸、牛黄酸等19种氨基酸[7]。

【性味归经】甘，凉。归心、肝经。

【功能主治】清心，豁痰，开窍，凉肝，息风，解毒。用于热病神昏，中风痰迷，惊痫抽搐，癫痫发狂，咽喉肿痛，口舌生疮，痈肿疔疮。

【药理作用】

1. 对中枢神经系统的作用　天然牛黄对中枢神经系统具有镇静作用，对抗由吗啡、樟脑和印防己毒素等引起的小鼠中枢兴奋症状，并可增强水合氯醛、乌拉坦、吗啡的镇静作用；对小鼠自发活动有显著的抑制作用而降低小鼠协调运动功能[8-10]。抗惊厥作用表现为可对抗咖啡因、可卡因等所致的小鼠惊厥或延长惊厥潜伏期，降低惊厥或癫痫强度，减少发作次数，其中对戊四氮所致惊厥的效果最强。此外，天然牛黄对毒毛花苷G、印防己毒素、一氧化氮、低钙和光诱发等多种因素所致的惊厥或癫痫也有较强的抑制作用[11]。

2. 抗氧化作用　天然牛黄可通过抑制脂质过氧化、清除自由基和还原型谷胱甘肽对抗间二硝基苯或正己烷所致氧化作用，在防御氧化毒性方面发挥重要作用[12-13]。游离胆红素具有抗氧化、灭活胃肠道消化酶作用，是牛黄发挥许多重要药理作用不可缺少的成分[14]。游离胆红素含量的高低已经成为评价牛黄质量的重要参数。

3. 抗炎及对免疫系统的影响　天然牛黄在各个阶段均具有明显的抗炎作用，对小白鼠棉球肉芽肿的增生，灌胃给药对巴豆油致小鼠耳肿胀，角叉菜胶致大鼠足肿胀，胸膜炎模型的炎症有极显著的抑制作用[15]。牛黄及胆酸钙对豚鼠组织胺休克及小鼠肾上腺素休克有保护作用。熊去氧胆酸可抑制胆管上皮的人类白细胞抗原表达，促使原发性胆汁性肝硬化患者的淋巴细胞恢复自然杀伤能力，促使淋巴细胞功能恢复正常[16]。牛黄鹅去氧胆酸在增强机体非特异性免疫和特异性免疫功能方面发挥着重要作用[17]。

4. 对心血管及血液系统的影响　天然牛黄能降压，抗心律失常，抑制内皮损伤所致血管平滑肌细胞的增生，降血脂，抑制血小板凝集和血栓形成[15]。离体兔耳灌流实验证明，牛黄有扩张血管作用，对豚鼠冠状血管有收缩作用[8]。牛黄酸可拮抗缺氧导致的心肌细胞Ca^{2+}超载及细胞内外Na^{+}紊乱，对缺氧心肌具有明显的保护作用[18]。

5. 对消化系统的影响　牛黄有很好的利胆保肝作用，熊去氧胆酸能显著促进正常大鼠胆汁流量、胆汁胆红素、胆汁总胆汁酸的分泌，降低胆汁胆固醇的含量；能显著降低血清胆红素、血清总胆汁酸、血清胆固醇水平；对胆汁及血清磷脂水平影响不明显[19]。可对抗乙炔雌二醇诱导的肝内胆汁淤积对肝细胞的损伤，有稳定肝细胞膜的作用，维护了肝脏正常的结构和功能，从而使AST、ALT、ALP恢复到正常[20]。

【用药警戒或禁忌】孕妇慎用。

【附注】天然牛黄在我国中医药文化历史中占有重要地位，多种中药方剂，如安宫牛黄丸、牛黄解毒片、清开灵注射液等都以天然牛黄为主药，在其中对疗效起着关键作用。但是由于天然牛黄形成机制复杂、形成概率低下，造成了天然牛黄价格居高不下，市场空间巨大。应加强天然牛黄形成机制研究、天然牛黄核心药效活性成分的深入挖掘及药效物质基础研究。以实现人工批量生产天然牛黄的目的，也为更优质的替代品研究提供依据。

主要参考文献

[1] 国家畜禽遗传资源委员会组. 中国畜禽遗传资源志：牛志[M]. 北京：中国农业出版社，2011.

[2] 昝林森，田成山，王洪宝. 中国肉牛种业现状、存在问题及发展建议[J]. 家畜生态学报，2012，33(2)：4-7.

[3] 严克东，张启明，王玉萍，等. 培植牛黄与天然牛黄化学成分比较研究-Ⅰ. 胆红素和胆素的含量比较[J]. 中药材，1990，13(10)：11-13.

[4] 贾静，孙佳明，臧浩，等. 天然牛黄化学成分及药理活性研究进展[J]. 吉林中医药，2013，33(3)：271-274.

[5] 张能荣. 人工牛黄的再研究[J]. 中国生化药物杂志，1988，(4)：15-20.

[6] 叶于聪，陈钦铭. 应用扫描电镜X射线能谱仪定量分析天然牛黄与牦牛黄和培植牛黄的微量元素[J]. 中草药，1995，26(6)：293-294，304.

[7] 李桃渝，胡会平，成流毓，等. 人工培植牛黄元素及氨基酸分析[J]. 中药材，1989，12(1)：18-19.

[8] 赵文静，郝丽莉，于庆芝. 实用动物药研究[M]. 哈尔滨：黑龙江科学技术出版社，2003.

[9] 袁惠南. 培植牛黄药理作用的研究[J]. 中国中药杂志，1991，16(2)：105-108.

[10] 郭淑民，苏燕生，王汝娟，等. 牛齿根与牛黄的解热及镇静作用比较[J]. 中草药，1996，27(10)：603-605.

[11] 刘成德，刘洋，旺建伟. 牛黄的药理作用及临床应用概况[J]. 中医药信息，2006，23(6)：14-15.

[12] 马文军，沈惠麒，王天成，等. 牛黄抗间二硝基苯所致氧化作用的研究[J]. 环境与职业医学，2006，23(3)：231-233.

[13] 王天成，王振宇，沈惠麒，等. 胆红素和牛黄拮抗正己烷致小鼠脂质过氧化作用的初步研究[J]. 中国工业医学杂志，2004，17(6)：356-358.

[14] 李培锋，哈斯苏红，关红. 胆红素含量不同培植牛黄的镇静、镇痛及抗惊厥作用研究[J]. 内蒙古农牧学院学报，1998，19(3)：22-27.

[15] 赵艳红，阮金秀. 牛黄及其代用品的药理作用及临床应用[J]. 军事医学科学院院刊，2007，31(2)：175-178.

[16] 刘丽萍，贺承山. 熊去氧胆酸治疗肝脏疾病的作用机制和临床应用进展[J]. 解放军药学学报，2004，20(4)：283-286.

[17] 何秀玲，李培锋，关红，等. 牛磺酸鹅去氧胆酸对小鼠免疫功能的影响[J]. 中药材，2005，28(12)：1089-1092.

[18] Schaffer SW, Solodushko V, Kakhniashvili D. Beneficial effect of taurine depletion on osmotic sodium and calcium loading during chemical hypoxia[J]. Am J Physiol Cell Physiol, 2002, 282(5): C1113-C1120.

[19] 薛小平，李东华，刘铮，等. 活血化瘀中药对清热利胆中药利胆作用的增效研究[J]. 天津中医药，2006，23(1)：70-72.

[20] 刘红，刘建，李金艳. 熊脱氧胆酸对抗乙炔雌二醇诱发孕大鼠肝内胆汁淤积的作用机制[J]. 现代妇产科进展，2005，14(3)：229-232.

（重庆市中药研究院　鲁增辉）

12. 乌鸡

Wuji

GALLI NIGRUM

【别名】乌骨鸡、泰和鸡、武山鸡、药鸡等。

【来源】为雉科动物乌骨鸡*Gallus gallus domesticus* Brisson除去毛、内脏及皮下脂肪的全体。宰杀后，用开水略烫，除去羽毛，洗净，剖开腹部，除去内脏及皮下脂肪，再洗净。鲜用或冷藏保存备用。

【本草考证】本品始载于《五十二病方》，载："病蛊者以乌雄鸡，并蛇放赤瓦辅上，令鸡蛇尽焦，以酒粥佐而饮之"。《本草纲目》载："泰和老鸡甘辛热无毒……产于江西泰和，乌骨鸡有白毛乌骨者，黑毛乌骨者，斑毛乌骨者，有骨肉具乌者，肉白骨乌者，但观鸡舌黑者，则肉骨具乌，入药更良。"本草所述特征与现今雉科动物乌骨鸡相符。

【原动物】较普通家鸡矮小，从头至尾部全长250～350mm，宽70～95mm。头小，颈短，眼乌；具肉冠，公鸡为丛冠而形大，呈紫黑色或紫红色，母鸡为桑葚状而形小，呈紫黑色或黑色。耳呈孔雀绿或湖蓝色。全身白丝状绒羽，松散而柔软。头顶有一丛丝毛，形成毛冠，下颌处长有一撮浓密的绒毛，母鸡均比公鸡更发达。翅较短，毛脚，5爪。乌脾、乌肉、乌骨。（图1-12-1）

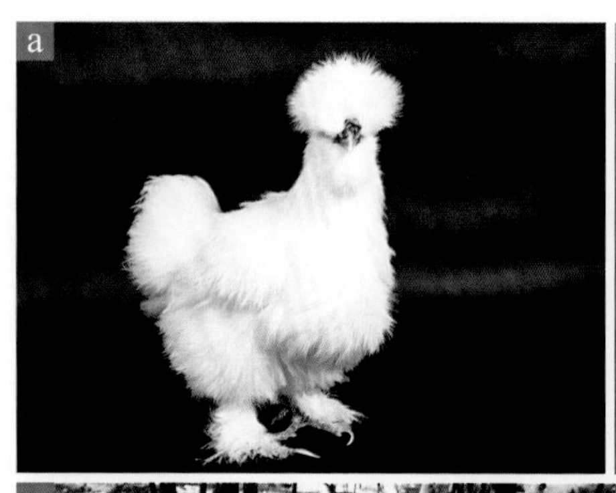

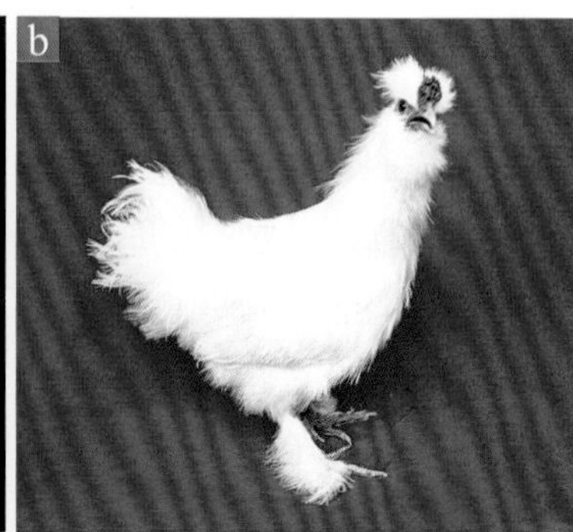

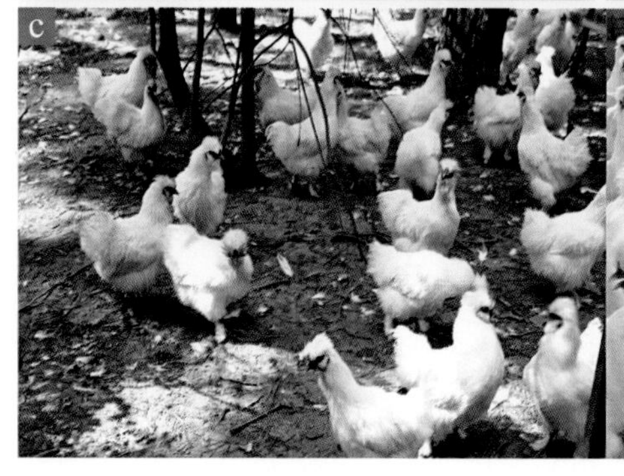

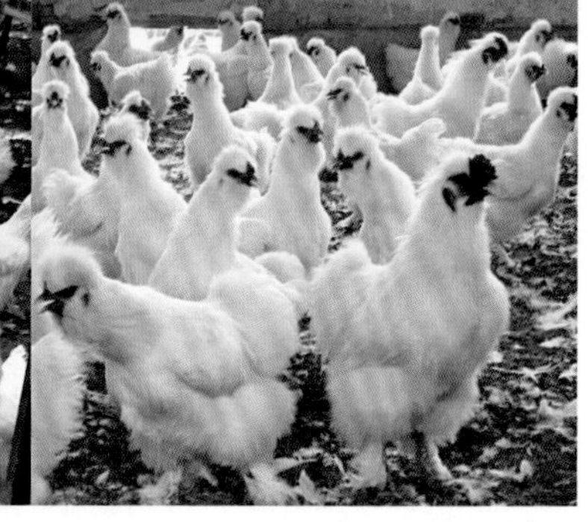

图1-12-1　乌骨鸡

a. 母乌鸡　b. 公乌鸡　c. 乌鸡群体

【主产地】乌鸡主要有3个类型：白丝羽乌骨鸡，主产于江西泰和等地区；白扁羽型乌骨鸡，主产于浙江省江山等地区；黑扁羽型乌骨鸡，主产于云南昭通、陕西略阳等地区。

【养殖要点】

1. 生物学特性　就巢性强；喜干燥，怕冷怕湿，耐热性强，御寒性差；抗病能力差；喜欢安静的环境，对外界刺激反应敏感，应激性强，容易受惊吓[1]；但飞翔能力较差；群居性强。乌鸡为杂食性，饲料与家鸡基本相同。公鸡5～6月龄即可配种，母鸡以6月龄为佳，能利用1～2年。选择丛冠、绿耳、白丝羽、五爪、三乌等五大特征俱全的优良个体种用。孵化以春孵为好。公鸡要求健壮、性特征明显，母鸡要求产蛋多、就巢性弱。公母比例为1：10，可以获得较高的受精率，孵出的雏鸡也健壮[2]。

2. 养殖技术　0～6周龄的乌鸡，要给温保暖，1周内35℃，每周降2～3℃，6周龄时23℃为宜。1～2周龄每平方米50～45只，3～5周龄每平方米40～35只，6～10周龄每平方米30～20只。雏鸡进入育雏室后，应先饮水，饮水2～3小时后再开食。第一次喂料，可用碎米、小米或颗粒料开食。当雏鸡学会饮水、自动采食后，第二天应尽量让雏鸡吃营养全面的全价配合饲料。育雏期饲料配方为：玉米60%、豆饼24%、麸皮5%、进口鱼粉6%、酵母粉2%、骨粉2.5%、食盐0.4%、微量元素0.1%、多维素10克，每天喂6～8次，3周后每天喂4～6次。正常情况下，雏鸡从第四天开始就应通风换气，及时排出舍内氨气和二氧化碳，还要创造安全的环境条件，使雏鸡群不受惊扰。7～25周龄的乌鸡转入育成期至25周龄，宜由笼养转为地面平养。以利于加强运动和促进生长发育，不留做种用的作为商品鸡饲养，公母分开管理，平养以100～150只为一小群。饲料配方：玉米64.5%、豆饼23%、麸皮4%、进口鱼粉3%、骨粉2%、食盐0.4%、酵母粉3%、微量元素0.1%、多维素10克，每日3次。平养条件下饲养密度：7周龄每平方米30只，10周龄后每平方米20只，18周龄后每平方米12只。还应定期称重，低于标准的加大喂料量或饲喂次数，反之减少[3]。

3. 疫病防治　进鸡前对育雏鸡舍进行彻底打扫。堵塞鼠洞，然后用2%～3%的火碱水喷洒消毒一遍，最后密闭鸡舍，用甲醛和高锰酸钾熏蒸消毒。进鸡后鸡舍每周在晴好天气用百毒杀或过氧乙酸对鸡舍内带鸡消毒一次。及时做好对马立克病、新城疫、传染性支气管炎、传染性法氏囊病、禽流感等传染病的免疫预防。1～21日龄在饲料或饮水中加入氟哌酸、环丙沙星等药物预防细菌病；15～70日龄在饲料中加入马杜拉托霉素、泰灭净等药物预防球虫病[4]。

【采收与加工】全年均可加工。实施安死术后，除去毛、爪甲、内脏及杂质，速冻，冷藏或烘干研末备用。

【药材鉴别】

（一）性状特征

1. 乌鸡　体小，头小，颈短。具肉冠，耳叶呈孔雀绿或湖蓝色。下颌肉髯有耳偏小。眼一对。体背部前窄后宽平，胸部突起，角形。翅长于颈根两侧，对称。五爪。体表布满毛囊。颈、背上部毛囊排列较规则，毛囊多有凸起。皮、睑、嘴、肉、骨呈乌色，亦有肉白者，但其内为乌色。气腥。（图1-12-2）

2. 乌鸡粉　为棕色至棕黑色颗粒状物及块状物，有特异香味。

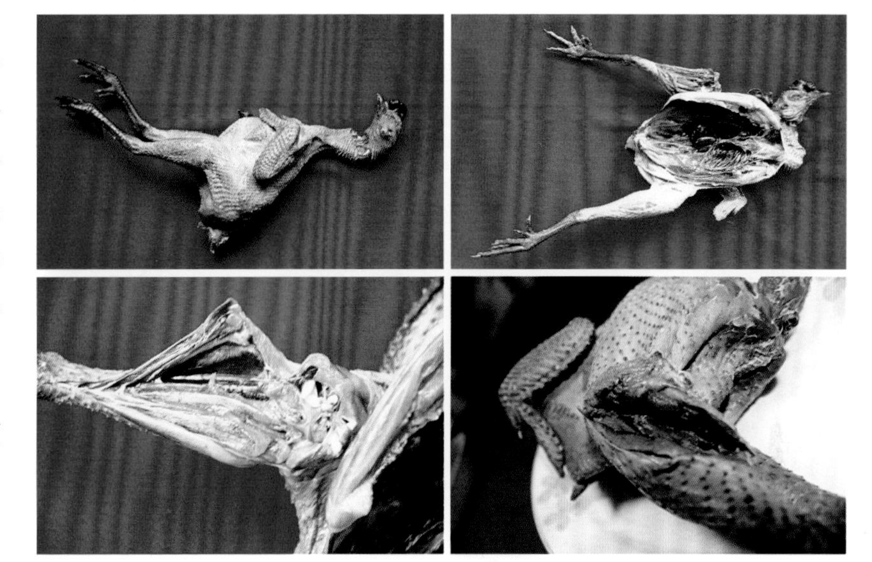

图1-12-2　乌鸡药材图

（二）理化鉴别

取本品1g，粉碎成肉泥状，加水10ml，振摇1分钟，滤过，取滤液5ml，加茚三酮试液2～3滴，置水浴中加热5～10分钟，即显蓝紫色。

【质量评价】

1. 乌鸡　以骨、肉、舌俱全为佳。

按国家标准《食品中氨基酸的测定方法》（GB/5009.124—2016），用氨基酸自动分析仪测定乌骨鸡的氨基酸含量。精密吸取50μl待测溶液注入氨基酸自动分析仪，测定，即得。本品总氨基酸含量不得少于20.6%[5]。

2. 乌鸡粉

水分　不得过8.0%。

微生物限度　照非无菌产品微生物限度检查：微生物计数法和控制菌检查法及非无菌药品微生物限度标准。每1g供试品中，需氧菌总数不得过10^4cfu，霉菌数和酵母菌总数不得过10^2cfu；不得检出大肠埃希菌；耐胆盐革兰阴性菌应小于10^2cfu；不得检出沙门菌（10g）。

含量测定　含总氮（N）量不得低于6.0%。

【化学成分】主要含蛋白质、氨基酸、黑色素、脂肪酸、肌肽、肌苷酸以及微量元素等物质[6-7]。

【性味归经】甘，平。归肝、肾、肺经。

【功能主治】

1. 乌鸡　补气养血，益肾养阴，除烦止渴，调经止带。用于虚劳羸瘦，骨蒸痨热，消渴，遗精，久泻久痢，带下。

2. 乌鸡粉　养阴退热。用于虚劳骨蒸羸瘦，消渴，脾虚滑泄，下痢口噤，崩中，带下。

【药理作用】

1. 抗疲劳作用　乌鸡汤能显著延长小鼠的游泳时间，降低运动时血乳酸和尿素氮水平，增加血糖、肝糖原和肌糖原含量，降低乳酸脱氢酶含量和肌酸激酶含量，以及升高SOD和GSH-Px水平，具有明显的抗疲劳作用[8]。

2. 抗氧化作用　乌鸡黑色素能够降低脑组织和肝组织中脂褐素以及肝组织和血清中MDA的含量，同时能够不同程度的提高肝组织和血清中SOD、GSH-Px活力[8]。

3. 补血作用　乌鸡正己烷提取物能升高失血性血虚模型小鼠的红细胞、白细胞、血红蛋白水平，升高化学性血虚模型小鼠的体温，增强体力，提高胸腺指数[9]。

4. 抗衰老作用　乌鸡黑色素能够延长果蝇的平均寿命，提高果蝇的性活力，显著降低果蝇的脂褐素含量，具有一定的延缓衰老的作用[10]。

5. 神经保护作用　乌鸡黑色素能显著减少6-OH-DA所导致的中脑黑质多巴胺能神经元的死亡，减少纹状体TH阳性神经纤维的丢失，并有效改善阿朴吗啡诱导的旋转行为[11]。乌骨鸡黑色素能减缓MPTP诱导的亚急性PD模型小鼠黑质多巴胺能神经元的死亡和纹状体TH免疫阳性神经纤维的丢失，对于PD模型小鼠有潜在的神经保护作用[12]。

【附注】乌鸡原动物乌骨鸡在全国范围内无序引种、杂交，造成品种退化，部分特征消失。在发展乌骨鸡养殖产业的同时，要加强原种乌骨鸡品种保纯研究，保障乌鸡药材质量。

主要参考文献

[1] 陈琼，黄兴东. 乌骨鸡的高效饲养技术[J]. 养禽与禽病防治，2004(04)：36-37.

[2] 赵景娣. 乌鸡的养殖技术[J]. 畜牧与饲料科学，2009，30(11)：162-164.

[3] 沈慧. 乌鸡的生活习性及饲养要点[J]. 河南畜牧兽医（综合版），2008(12)：44-45.

[4] 曹素娟，尚莲素. 乌鸡高效养殖技术[J]. 中国畜禽种业，2014，10(04)：136.

[5] 王琴，陈晓东. 不同日龄泰和乌骨鸡中氨基酸含量测定[J]. 现代中药研究与实践，2005(04)：32-33.

[6] 谢明勇，田颖刚，涂勇刚. 乌骨鸡活性成分及其功能研究进展[J]. 现代食品科技，2009，25(05)：461-465.

[7] 周海萍，季巧遇，贺小星，等. 乌骨鸡的研究概述[J]. 现代养生，2018，02：166-167.

[8] 朱方. 泰和乌鸡抗疲劳功能及黑色素抗氧化功能研究[D]. 杭州：浙江大学，2012.

[9] 田颖刚，谢明勇，吴红静，等. 乌骨鸡正己烷提取物补血作用研究[J]. 中药药理与临床，2007(01)：48-50.

[10] 胡泗才，李明慧，郭琴. 泰和乌骨鸡及其黑素对果蝇寿命及小鼠SOD活性的影响[J]. 南昌大学学报（理科版），1999，04：329-332，350.

[11] 谢微嫣，梁志刚，张飞龙，等. 乌鸡黑色素对6-OH-DA诱导帕金森病大鼠模型的神经保护作用[J]. 西南国防医药，2015，25(07)：697-699.

[12] 谢微嫣，王艺铮，王晓民，等. 乌鸡黑色素对1-甲基-4-苯基-1,2,3,6-四氢吡啶致亚急性帕金森病模型小鼠的神经保护作用研究[J]. 中国全科医学，2015，18(21)：2555-2559.

（江西汇仁药业股份有限公司　高羽　王承华　　泰和县泰和乌鸡产业办公室　范玉庆）

13. 乌梢蛇

Wushaoshe

ZAOCYS

【别名】乌蛇。

【来源】为游蛇科动物乌梢蛇*Zaocys dhumnades*（Cantor）的干燥体。

【本草考证】

1. 名称考证　乌梢蛇以“乌蛇”之名首载于《雷公炮炙论》，载：“凡一切蛇，须辨雌雄、州土。蕲州乌蛇，头上有逆毛二寸一路，可长半分已来头尾相对，使之入药如神，只重一两以下，彼处得此多留进用”；唐、宋、元时期也均以乌蛇之名载于古籍中。“乌梢蛇”一名首先出现在《本草纲目》中“乌蛇，释名：乌梢蛇，黑花蛇”。在其后的本草书籍中，开始沿用李时珍对乌蛇的释名即乌梢蛇。《本草原始》载：“时珍曰：其色乌，其行委佗，故名乌蛇。俗见尾稍异于他蛇，每呼为乌梢蛇”，阐明释名乌梢蛇的原因。

在本草古籍中不仅有乌蛇、乌梢蛇两个名字，还有其他别名。南北朝至明朝，乌梢蛇在历代本草中均以“乌蛇”之名收载，自李时珍开始用“乌梢蛇”，但仍多用“乌蛇”，别名有黑梢蛇、剑脊乌、剑脊乌梢、黑花蛇和乌龙等。现代文献大多以“乌梢蛇”为其正名，如《中国药典》《中华本草》《新编中药志》和《中国药用动物志》等。别名中，仅“乌蛇”一名相对使用较多。历代本草书中乌梢蛇的名称整理见表1-13-1。

表1-13-1　历代本草书中乌梢蛇名称

名称	朝代	书籍
乌蛇	南北朝	《雷公炮炙论》
乌蛇，黑梢蛇	宋	《开宝本草》
乌蛇	宋	《重修政和经史证类备用草》
乌蛇，剑脊乌梢	宋	《本草衍义》
乌蛇，剑脊乌	宋	《绍兴本草》
乌蛇	元	《汤液本草》
乌蛇，乌梢蛇，黑花蛇	明	《本草纲目》
乌梢蛇	清	《本草汇言》
乌龙	清	《握灵本草》

2. 产地考证　乌梢蛇分布于今陕西、湖北、河北和江苏等省，现乌梢蛇分布于河南、陕西、甘肃、湖北、安徽、江苏、浙江、江西、湖南、福建、四川、贵州、广东、广西等省、自治区，主产于浙江、江苏、江西、安徽、福建等省。可见，乌梢蛇古今产地分布相似，主产地略有发生变化。乌梢蛇产地古今地名见表1-13-2。

表1-13-2　乌梢蛇产地古今地名对照表

古地名	出处	今地名
商洛山	宋·《开宝本草》	陕西东南[2]
蕲州	宋·《图经本草》	湖北省蕲春县蕲州镇[2]
黄州	宋·《图经本草》	湖北省黄冈市[2]
顺安军	宋·《本草衍义》	河北省中部的高阳县境内[2]
江苏镇江府	民国时期《药物出产辨》[1]	江苏省镇江市[3]

3. 来源考证　关于乌梢蛇的形态描述最早出现在《雷公炮炙论》中，雷斅云：“凡一切蛇，须认取雌雄及州土，蕲州乌蛇头有逆毛二寸一路，可去半分已来，头尾相对……”。《图经本草》记载其背部和颜色特征，“乌蛇，无毒……背有三稜，色黑如漆”（图1-13-1a）。《本草衍义》载其尾部、长度特征，“乌蛇，尾细长，能穿小铜钱一百文者佳。有身长一丈余者……乌蛇脊高，世谓之剑脊乌梢”。《本草纲目》在集解中【干宁记】云“其身乌而光，头圆尾尖，眼有赤光。至枯死而眼不陷如活者”，《雷公炮制便览》彩绘乌梢蛇与今乌梢蛇原动物较为相似（图1-13-1b）。《本草原始》根据前人的描述重新绘制乌梢蛇，“头圆尾尖细而长，眼有赤光，色黑如漆”的特征十分明显（图1-13-1c）。市售乌梢

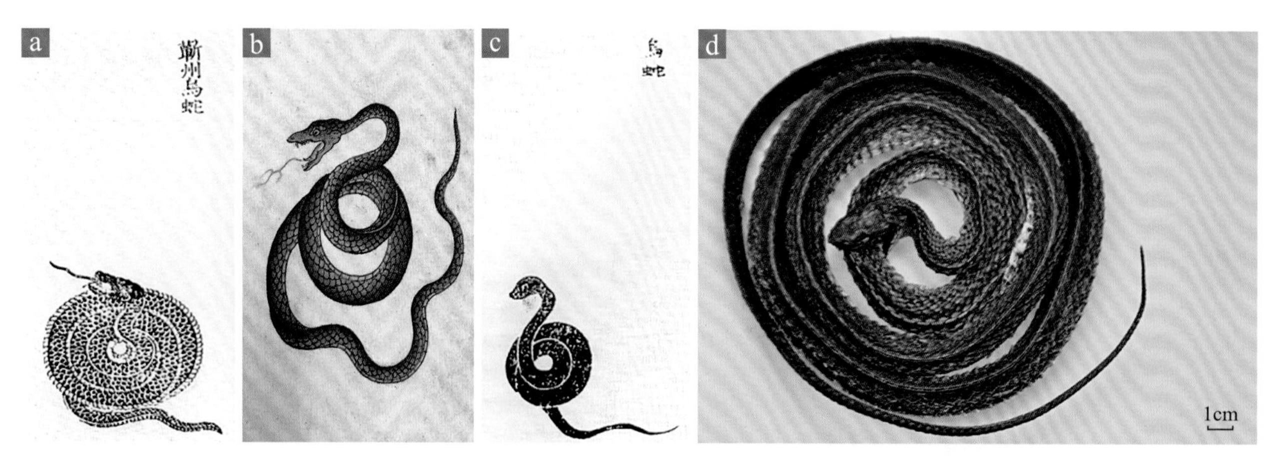

图1-13-1　本草书所绘乌梢蛇图和市售乌梢蛇药材图

a.《图经本草》（引自《证类本草》） b.《雷公炮制便览》 c.《本草原始》 d. 市售乌梢蛇药材

蛇药材呈圆盘状（图1-13-1d），其性状特征与古书中的描述十分接近。乌梢蛇性状特征古今对照归纳见表1-13-3。

表1-13-3　乌梢蛇性状特征古今对照

本草载	《中国药典》载
色黑如漆	表面黑褐色或绿黑色
头圆	头盘在中间，呈扁圆形
尾尖细而长	尾部渐细而长
眼不陷，有赤光	眼大而下陷，有光泽
背有三棱如剑脊	脊部高耸成屋脊状

从表1-13-3可看出，《中国药典》所描述的乌梢蛇药材与古籍所载乌梢蛇性状特征基本一致，唯一不同为药典描述乌梢蛇“眼下陷”，而历代古籍均描述“眼不陷”，据实地考察和中药材市场走访发现，乌梢蛇药材有眼睛下陷者，有眼睛不陷甚至眼睛丢失者，可能是在乌梢蛇从鲜蛇加工成蛇干的过程中导致的。综上可知，古代本草所描述的乌梢蛇与今之乌梢蛇相同。

【原动物】成体长可达2m以上。蛇头较长，呈扁圆形，与颈有明显区分；眼较大，瞳孔圆形；鼻孔大，呈椭圆形，位于两鼻鳞间。颊鳞1，偶有1小鳞，位于其下，眶前鳞2，眶后鳞2（3）；颞鳞2（1）+2，上唇鳞3-2-3式。背面呈灰褐色、绿褐色或黑褐色，背鳞平滑，16-16（14）-14，中央2～4（6）行起棱。腹面呈灰白色，腹鳞呈圆形，192～205。尾较细长，尾下鳞95～137对。（图1-13-2）

分布于我国东部、中部、东南部和西南部海拔1600m以下中低山地带平原、丘陵地带或低山地区。常栖息于农田、菜地、河沟附近、山道边上的草丛旁和山区房屋边的竹林里。

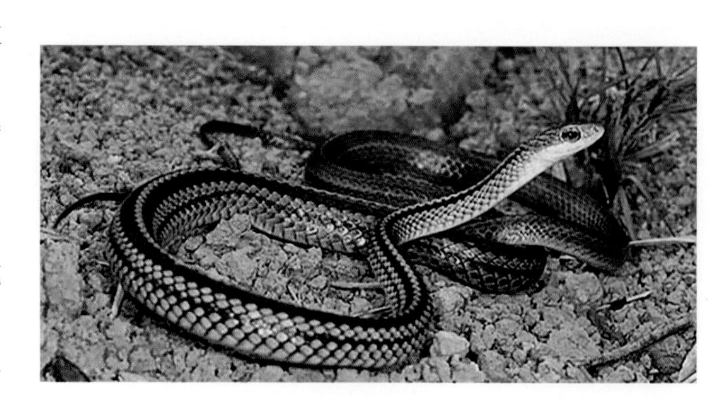

图1-13-2　乌梢蛇

【主产地】主产于浙江、江苏、江西、安徽、福建等。

【采收与加工】多于夏、秋二季捕捉，剖开腹部或先剥皮留头尾，除去内脏，盘成圆盘状，干燥。

【商品规格】目前，药材市场乌梢蛇规格等级主要以性状特征进行划分，见表1-13-4。

表1-13-4 乌梢蛇规格等级划分

<table>
<tr><th rowspan="2">规格</th><th colspan="2">性状描述</th></tr>
<tr><th>共同点</th><th>区别点</th></tr>
<tr><td>选货</td><td rowspan="2">圆盘状，盘径约16cm。表面黑褐色、灰黑色、绿黑色，密被菱形鳞片；被鳞行数成双，背中央2～4行鳞片强烈起棱，形成两条纵贯全体的黑线。头盘在中间，扁圆形，眼大而下凹陷，有光泽。上唇鳞8枚，第4、5枚入眶，颊鳞1枚，眼前下鳞1枚，较小，眼后鳞2枚。脊部高耸成屋脊状。腹部剖开边缘向内卷曲，脊肌肉厚，黄白色或淡棕色，可见排列整齐的肋骨。尾部渐细而长，尾下鳞双行。剥皮者仅留头尾之皮鳞，中段较光滑，气腥，味淡</td><td>蛇盘、鳞片完整，色泽鲜亮</td></tr>
<tr><td>统货</td><td>外观有部分破损，鳞片略有脱落</td></tr>
</table>

【药材鉴别】

（一）性状特征

圆盘状，盘径约16cm。表面黑褐色、灰黑色、绿黑色，密被菱形鳞片；被鳞行数成双，背中央2～4行鳞片强烈起棱，形成两条纵贯全体的黑线。头盘在中间，扁圆形，眼大而下凹陷，有光泽。上唇鳞8枚，第4、5枚入眶，颊鳞1枚，眼前下鳞1枚，较小，眼后鳞2枚。脊部高耸成屋脊状。腹部剖开边缘向内卷曲，脊肌肉厚，黄白色或淡棕色，可见排列整齐的肋骨。尾部渐细而长，尾下鳞双行。剥皮者仅留头尾之皮鳞，中段较光滑，气腥，味淡。（图1-13-3）

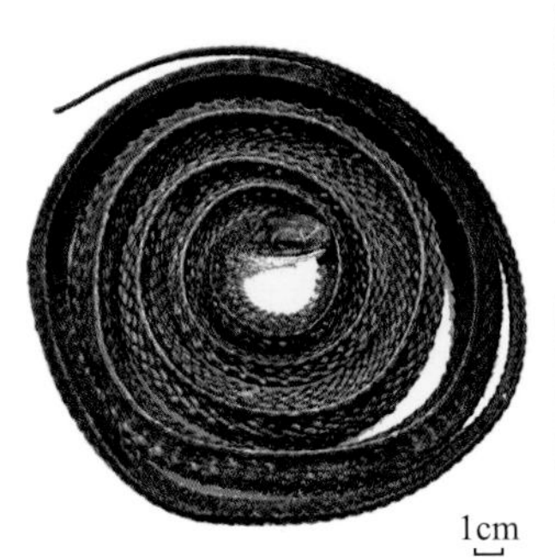

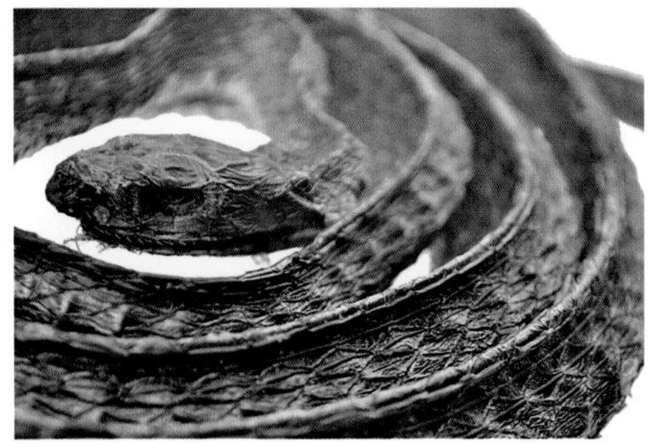

图1-13-3 乌梢蛇药材图

（二）显微鉴别

粉末特征 粉末近无色或淡黄色。

角质鳞片近无色或淡黄色，表面具纵向条纹。（图1-13-4a）

表皮表面观密布棕色或棕黑色色素颗粒，常连成网状或分支状，或聚集成团。（图1-13-4b）

横纹肌纤维淡黄色或近无色，有明暗相间的细密条纹。（图1-13-4c）

骨碎片近无色或淡灰色，呈不规则块状，骨陷窝长梭形，大多同方向排列，骨小管密而较粗。（图1-13-4d）

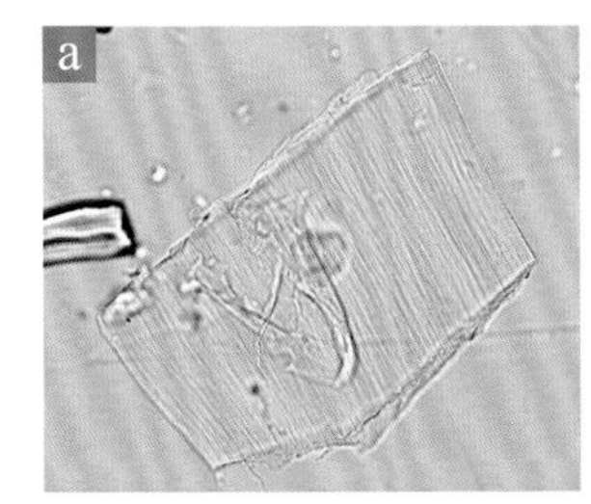

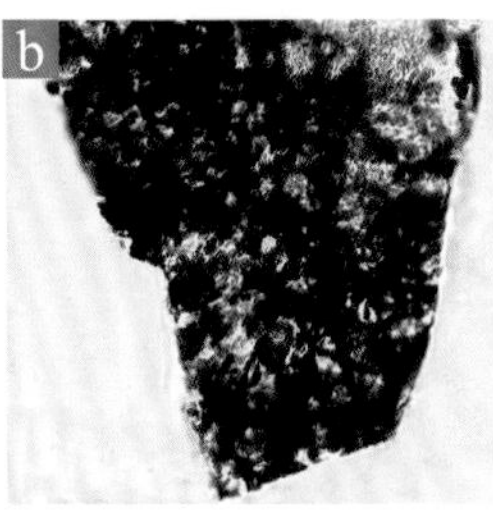

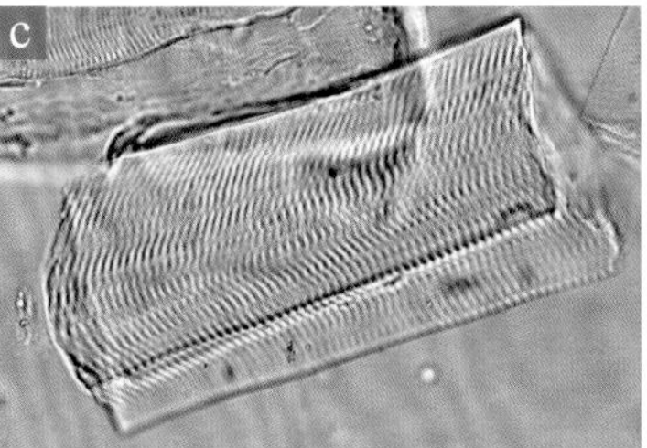

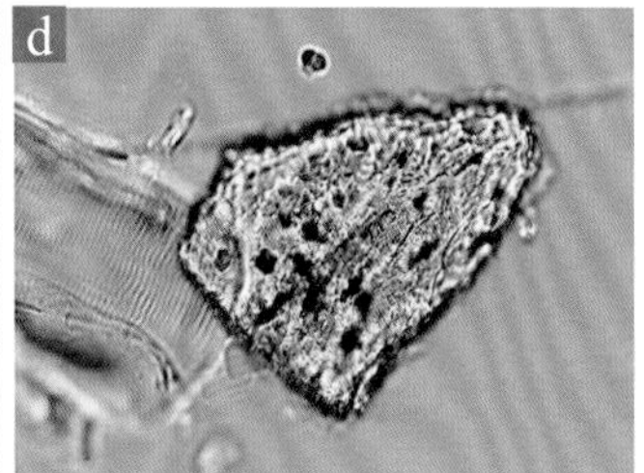

图1-13-4 乌梢蛇粉末图

（三）理化鉴别

乌梢蛇药材HPLC指纹图谱中的特征峰包括尿嘧啶、次黄嘌呤、肌苷和鸟苷等成分。（图1-13-5）

【质量评价】以头尾鳞片完整、色泽鲜亮、体坚实者为佳。

水分不得过13.0%。

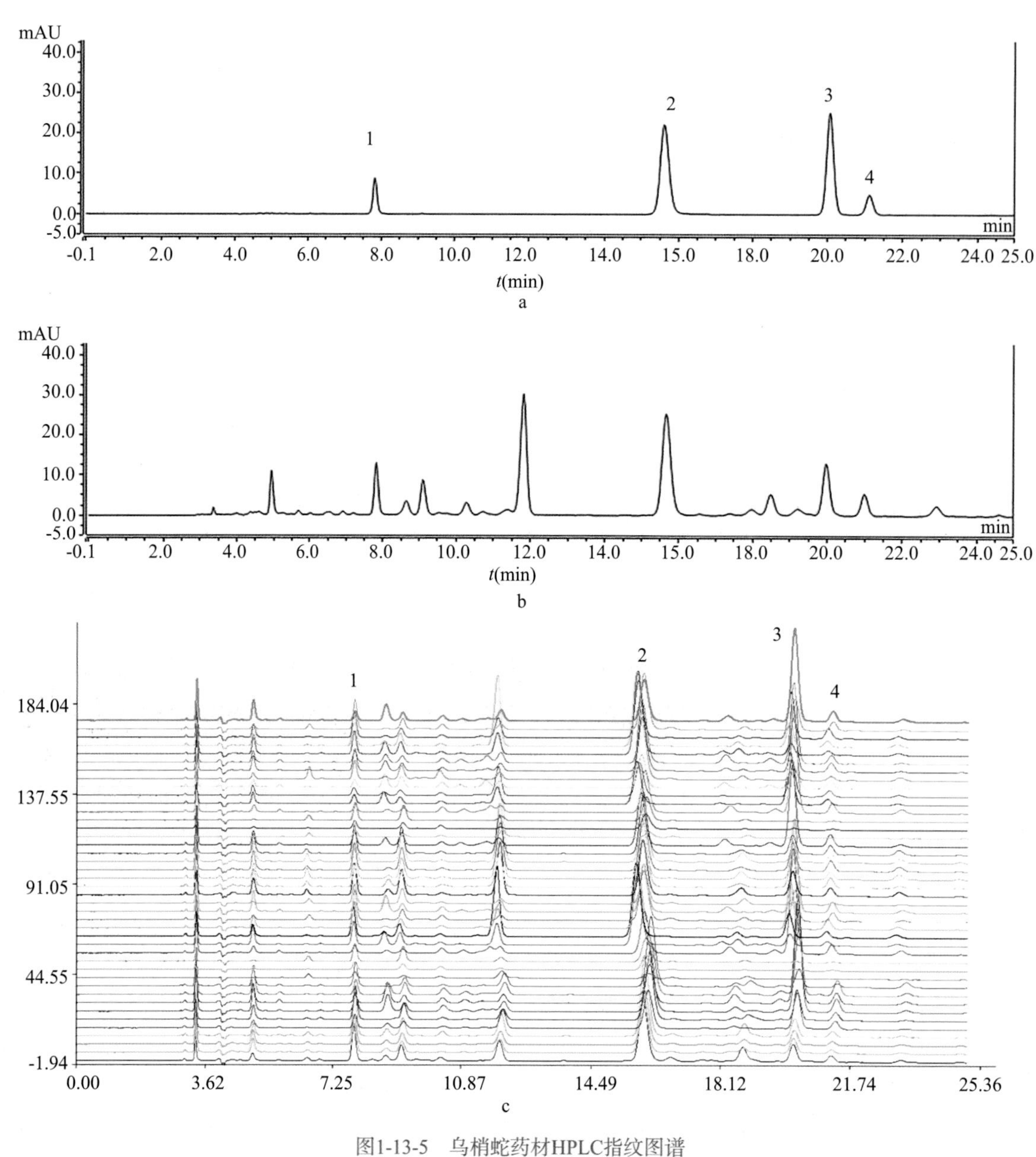

图1-13-5　乌梢蛇药材HPLC指纹图谱

a. 混合对照品　b. 样品　c. 各批次样品叠加图

1. 尿嘧啶　2. 次黄嘌呤　3. 肌苷　4. 鸟苷

照醇溶性浸出物测定法项下的热浸法测定，用稀乙醇作溶剂，醇溶性浸出物不得少于12.0%。

【化学成分】主要含天冬氨酸、苏氨酸、丝氨酸、谷氨酸、甘氨酸、丙氨酸、胱氨酸、半胱氨酸、缬氨酸、蛋氨酸、异亮氨酸、酪氨酸、苯丙氨酸、赖氨酸、组氨酸、甲硫氨酸、亮氨酸、精氨酸、γ-氨基丁酸[4]；微量元素Mg、Al、Fe、Zn、Mn、Ca、Cu、Ti等[5]；尿嘧啶、胞苷、次黄嘌呤、腺嘌呤、肌苷、鸟苷[6]；除此之外还有brachystemidines A、邻苯二甲酸丁酯、二氢阿魏酸、β-谷甾醇、胸腺嘧啶和4-羟基苯甲酸[7]；其他还含蛋白质、脂肪、磷脂、果糖-1,6-二磷酸酯酶、蛇肌醛缩酶及胶原蛋白等[8-10]。

氨基酸总量为44.3%，以甘氨酸含量突出[11]。分光光度计法测定10个不同采集地乌梢蛇药材总磷脂含量为3.62%～6.04%[12]。

HPLC方法可同时测定乌梢蛇药材中的尿嘧啶、黄嘌呤、次黄嘌呤3种核苷类成分[13]，或同时测定尿嘧啶、胞苷、次黄嘌呤、腺嘌呤、肌苷、鸟苷6种核苷类成分[6]，此方法可用于乌梢蛇核苷类成分含量测定及质量评价。

【性味归经】甘，平。归肝经。

【功能主治】祛风，通络，止痉。用于风湿顽痹，麻木拘挛，中风口眼歪斜，半身不遂，抽搐痉挛，破伤风，麻风，疥癣。

【药理作用】

1. 抗炎作用　乌梢蛇水煎液和醇提取液腹腔注射能抑制大鼠琼脂性关节炎肿胀和二甲苯的致炎作用，其抗炎效果与氢化可的松（15mg/kg）相当，剂量分别为20g/kg、10g/kg、5g/kg，抗炎作用无明显差异[14]。

2. 镇痛、镇静作用　用小鼠热板法和醋酸扭体反应试验表明，上述计量的乌梢蛇水煎液或醇提液，均有显著镇痛作用，作用强度相当于40mg/kg的罗通定（颅通定）[15]。乌梢蛇水煎液20g/kg或醇提液5～10g/kg能明显抑制小鼠电惊厥的发生，醇提液10g/kg尚能对抗小鼠戊四唑惊厥的发生，其抗惊厥作用强度与25g/kg的苯巴比妥钠相当[14]。

3. 抗蛇毒作用　乌梢蛇血清0.05ml/10g腹腔或静脉注射，对小鼠直接注射致死量的五步蛇毒或将血清与蛇毒混合后注射，均有显著保护作用（保护率约为90%），此外，对照组凝血时间大于1小时，注射蛇血清小鼠的凝血时间正常（小于3分钟）。

【用药警戒或禁忌】乌梢蛇水煎液和醇提液，小鼠急性中毒症状呈僵住，姿势固定，不爱活动，喜群聚，对外界刺激仍有反应，数小时后出现呼吸抑制、发绀、死亡。乌梢蛇水煎液LD_{50}为166.2g/kg，醇提液LD_{50}为20.41g/kg。

【分子生药】近年来，用于乌梢蛇鉴别的分子技术有DNA分子标记技术、快速PCR技术、LAMP技术等。王义权等[15]用*Cyt* b基因片段序列测定结果可鉴别乌梢蛇药材及其混伪品。唐晓晶等[16]根据乌梢蛇及10种混淆品线粒体12S rRNA基因序列的差异，设计1对乌梢蛇特异性鉴别引物。陈康等[17]针对药典收载的乌梢蛇、蕲蛇、金钱白花蛇建立快速PCR鉴别方法，在30～45分钟内即可完成药材的检测。孙清平等[18]首次将LAMP技术引入中药材乌梢蛇的真伪筛查中，针对乌梢蛇12S rRNA基因设计特异性引物，建立了中药材乌梢蛇的LAMP检测方法。李梓童等[19]应用现代DNA指纹技术，研制出乌梢蛇DNA快速提取和检测试剂盒，该试剂盒与乌梢蛇DNA具有特异性结合位点。

【附注】乌梢蛇最早收载于1963年版《中国药典》，其药材和饮片质量评价还有待完善，缺少水分、灰分，含量测定、指纹图谱等质量评价指标。此外，鲜乌梢蛇质量标准收载于2009年版《湖南省中药材标准》。乌梢蛇饮片包括乌梢蛇、乌梢蛇肉和酒乌梢蛇，分别收载于12个省市的地方炮制规范中。目前，乌梢蛇野生数量急剧减少，人工养殖还未形成规模化。2003年颁布的《国家重点保护野生药材物种名录》显示，在其所收载的76种野生药材物种中，乌梢蛇属于二级保护物种之一。因此应加快人工养殖关键技术的突破，推动药用乌梢蛇人工养殖基地建设与发展。

乌梢蛇伪品早在宋代《本草图经》中就有记载："作伪者，用他蛇生熏之至黑，亦能乱真，但眼不光为异耳"[1]。历代文献关于伪品的记载也多借于此。目前，市场上常见乌梢蛇伪品主要有同为游蛇科的王锦蛇*Elaphe carinata*（Guenther）、黑眉锦蛇*E. taeniurus* Cope、红点锦蛇*E .rufodorsuta*（Cantor）、玉斑锦蛇*E. mandarina*（Cantor）、赤炼蛇*Dinodon rufozonaturn*（Cantor）、滑鼠蛇*Ptyas mucosus*（Linnaeus）、灰鼠蛇*P. korros*（Schlegel）、草游蛇*N. annularis*（Hallowell）、中国水蛇*Enhydris chinensis*（Gray）等10余种[20]。

乌梢蛇可祛风，通络，止痉，在临床上常用于治疗风湿性关节炎、荨麻疹等。以乌梢蛇为主要成分的制剂有乌蛇止痒丸、乌蛇止痒膏、花蛇解痒片、乌梢蛇佛手胶囊、乌梢蛇葛根片、乌梢蛇木瓜片、全蝎乌梢蛇胶囊、七蛇追风丹、乌蛇枸杞丸、同仁大活络丸等。

主要参考文献

[1] 陈仁山. 药物出产辨[M]. 广州：广州中医药专门学校，1930：129.

[2] 薛国屏. 中国古今地名对照表[M]. 上海：上海辞书出版社，2010：30-313.

[3] 臧励和. 中国古今地名大辞典[M]. 香港：商务印书馆香港分馆，1931：224-1341.

[4] 杨美琳，李大达，朱美兰，等. 乌梢蛇全蝎和珍珠中的氨基酸成分[J]. 吉林中医药，1994，5：39.

[5] 徐亚娟，高士贤，张艳秋. 等. 几种蛇不同部位微量元素的分析[J]，中药材，1990，13(3)：11-13.

[6] 陈宏，徐宝利. HPLC法测定乌梢蛇种六种核苷类成分含量[J]. 现代中药研究与实践，2018，32(1)：13-16.

[7] 戴莉香，周小江，李雪松，等. 乌梢蛇的化学成分研究[J]，西北药学杂志，2011，26(3)：162-163.

[8] 唐显民. 乌梢蛇不同生理部位的成分分析[J]，南京中医药大学学报，1999，15(3)：159-160.

[9] 施建平，许根俊. 蛇肌果糖1,6-二磷酸酶的提纯、性质及钾离子激活的别构动力学[J]. 生物化学与生物物理学报，1981，13(1)：83.

[10] 夏其昌，徐松琴，丁建芳，等. 蛇肌醛缩酶和兔肌醛缩酶在构象上的差别以及亚基的相互作用[J]. 生物化学与生物物理学学报，1981，13(1)：91.

[11] 张莅峡，韩薇，刘泓. 八种动物药的氨基酸分析及薄层扫描鉴定[J]. 中药材，1990，13(1)：11-14.

[12] 林秀玉，丁怡，张阳. 商品药材乌梢蛇中总磷脂含量的比较研究[J]. 辽宁中医药杂志，2008，35(11)：1731-1732

[13] 张阳，吴宏利，李峰，等. HPLC法测定乌梢蛇种核苷类成分的含量[J]. 辽宁中医药杂志，2008，35(4)：581-582.

[14] 顾剑萍，林乾良. 乌梢蛇的药理研究初报[J]. 浙江药学，1986，3(4)：4-8.

[15] 王义权，周开亚，徐珞珊，等. 中药材乌梢蛇及其混淆品的DNA序列分析鉴别[J]. 药学学，1999，34(1)：67-71.

[16] 唐晓晶，冯成强，黄璐琦，等. 高特异性 PCR方法鉴别乌梢蛇及其混淆品 [J]. 中国药学杂志，2007，42(5)：333-336.

[17] 陈康，蒋超，袁媛，等. 快速 PCR方法在蛇类药材真伪鉴别中的应用[J]. 中国中药杂志，2014，39(19)：3673-3677.

[18] 孙清萍，陈素珍，盛英美. 快速检测中药材乌梢蛇 LAMP方法的建立[J]. 氨基酸和生物资源，2016，38(3)：36-39.

[19] 李梓僮，孙景昱，周亭亭，等. 乌梢蛇 DNA检测试剂盒的研制与应用[J]. 中国药学杂志，2017，52(9)：777-781.

[20] 陈友爱. 中药材乌梢蛇及其十种伪品的比较鉴别[J]. 海峡药学，1996，8(2)：96-97.

（暨南大学药学院　张英　曹晖）

14. 石决明

Shijueming

HALIOTIDIS CONCHA

【别名】真珠母、鳆甲鱼、九孔螺、千里光。

【来源】为鲍科动物杂色鲍*Haliotis diversicolor* Reeve、皱纹盘鲍*Haliotis discus hannai* Ino、羊鲍*Haliotis ovina* Gmelin、澳洲鲍*Haliotis ruber*（Leach）、耳鲍*Haliotis asinina* Linnaeus或白鲍*Haliotis laevigata*（Donovan）的贝壳。

【本草考证】本品始载于《名医别录》，列为上品。《新修本草》载："附石生，大者如手，明耀五色，内亦含珠。"《证类本草》载："石决明生广州海畔，壳大者如手，小者如三两指，七孔九孔者良，十孔以上者不佳。"并附有雷州（今广州东海康县）石决明图。《图经本草》载："生南海，今岭南州郡及莱州皆有之。决明壳大如手，小者三、两指，海人亦啖其肉，亦取其壳渍水洗眼，七孔、九孔者良，十孔者不佳，采无时。"《本草纲目》载："石决明，形长如小蚌而扁，外皮甚粗，细孔杂杂，内测光耀，北侧一行有孔如穿成者。生于石崖之上，海人泅水，称其不意，即易得之。否则紧粘难脱也。"结合我国鲍科动物的形态、生境及分布特征，可知古代所用石决明主要品种为九孔鲍及皱纹盘鲍[1-2]。

【原动物】

1. 杂色鲍　贝壳卵圆形，长7～9cm，宽5～6cm，高约2cm，螺层约3层，基部缝合线深，渐至顶部渐不显。由壳顶向下，从第二螺层中部开始至体螺层末端边缘，有一行排列整齐的逐渐增大的突起和孔，约30余个，其中靠体螺层边缘的6～9个开孔，开孔与壳面平。贝壳表面暗红色，有多数不规则的螺旋肋纹和细密的生长线。壳内面银白色，光滑，具珍珠光泽。壳较厚，质坚硬，不易破碎。壳口很大，卵圆形，宽度约为长度的1/2多。外唇薄，边缘呈刀刃状。内唇较厚，向壳内延伸为狭长的片状遮缘，最宽约7mm。足部发达，与壳口等大，分上、下两部分，上足覆盖下足，边缘生有很多短小的触手。

2. 皱纹盘鲍　贝壳呈椭圆形，长8～12cm，宽6～8cm，高2～3cm。螺层三层，缝合不深，螺旋部极小。第二螺层中部开始至体螺层边缘有一排20个左右的凸起和小孔组成的旋转螺肋，末端的4～5个开孔特别大，孔口突出壳面，壳较薄。壳表面灰棕色，有多数粗糙而不规则的皱纹，生长线明显，常有苔藓类或石灰虫等附着物。壳内面银白色，有绿、紫、珍珠等彩色光泽。壳口卵圆形，与体螺层大小相等。外唇薄，内唇厚，边缘呈刃状。足部特别发达肥厚，分上、下足。腹面大而平，适宜附着和爬行。

3. 耳鲍　贝壳较小，狭长，略弯曲呈耳状，长5～8cm，宽2.5～3.5cm，高约1cm。螺层约3层，缝合线浅，螺旋部较小，体螺层极宽大。壳顶钝，第一螺层极小，由壳顶向下自第二螺层中部开始至体螺层边缘有一行排列整齐的突起和小孔，约20个，末端最大的5～7个开口。壳表光滑，具绿、紫、褐等多种颜色形成的斑纹。壳内面银白色有淡绿色闪光及珍珠光泽，生长纹明显。壳口大，与体螺层近等，外唇较厚，中央部微显凹陷，内唇形成狭长的遮缘面，向腹面伸展，宽约4mm。

4. 白鲍　贝壳较大，呈卵圆形，长11～14cm，宽8.5～11cm，高3～6.5cm。表面砖红色，光滑，壳顶高于壳面，生长线颇为明显，螺旋部约为壳面的1/3，疣状突起30余个，末端9个开孔，孔口与壳平。

5. 澳洲鲍　贝壳最大，呈扁平卵圆形，长13～17cm，宽11～14cm，高3.5～6cm。表面砖红色，螺旋部约为壳面的1/2，螺肋和生长线呈波状隆起，疣状突起30余个，末端7～9个开孔，孔口突出壳面。

6. 羊鲍　贝壳近圆形，长4～8cm，宽2.5～6cm，高0.8～2cm。壳顶位于近中部而高于壳面，螺旋部与体螺部各占1/2，从螺旋部边缘有2行整齐的突起，尤以上部较为明显，末端4～5个开孔，呈管状。壳内面珍珠光泽强，凹凸不平。壳口广，外唇薄，边缘弯曲成水波状，内唇为平整的片状遮缘，宽约10mm。

【主产地】杂色鲍主产于海南岛及广东硇洲岛；皱纹盘鲍主产于山东长岛、威海，辽宁金县、长山岛；羊鲍主产于海南岛三亚、陵水沿海；耳鲍主产于台湾；澳洲鲍主产于澳洲[3-4]。

【养殖要点】

1. 生物学特性　鲍鱼生活于自然界暖海低潮线附近至10m左右深的岩礁或珊瑚礁质海底，其生长环境海水透明度大、盐度高、水流通畅、水清和藻类丛生[4]。

2. 养殖技术　鲍鱼饲养要保持水质干净，使亲鲍自然产卵或用紫外线照射法、变温刺激法进行催产[5]。

3. 饲养管理　成鲍饲养有工厂化养殖、坑道养殖、浅海筏式养殖、潮间带垒石养殖、潮间带网床养殖、海底沉箱养殖等方式。一般要在2～3年之后，成鲍壳长达5cm以上即可收获[6]。

【采收与加工】夏、秋二季捕捞，去肉，洗净，干燥。

【药材鉴别】

（一）性状特征

1. 白鲍　呈卵圆形，长11～14cm，宽8.5～11cm，高3～6.5cm。表面砖红色，光滑，壳顶高于壳面，生长线颇为明显，螺旋部约为壳面的1/3，疣状突起30余个，末端9个开孔，孔口与壳平。（图1-14-1a）

2. 皱纹盘鲍　呈长椭圆形，长8～12cm，宽6～8cm，高2～3cm。表面灰棕色，有多数粗糙而不规则的皱纹，生长线明显，常有苔藓类或石灰虫等附着物，末端4～5个开孔，孔口突出壳面，壳较薄。（图1-14-1b）

3. 澳洲鲍　呈扁平卵圆形，长13～17cm，宽11～14cm，高3.5～6cm。表面砖红色，螺旋部约为壳面的1/2，螺肋和生长线呈波状隆起，疣状突起30余个，末端7～9个开孔，孔口突出壳面。（图1-14-1c）

4. 耳鲍　狭长，略扭曲，呈耳状，长5～8cm，宽2.5～3.5cm，高约1cm。表面光滑，具翠绿色、紫色及褐色等多种颜色形成的斑纹，螺旋部小，体螺部大，末端5～7个开孔，孔口与壳平，多为椭圆形，壳薄，质较脆。（图1-14-1d）

5. 杂色鲍　呈长卵圆形，内面观略呈耳形，长7～9cm，宽5～6cm，高约2cm。表面暗红色，有多数不规则的螺肋和细密生长线，螺旋部小，体螺部大，从螺旋部顶处开始向右排列有20余个疣状突起，末端6～9个开孔，孔口与壳面平。内面光滑，具珍珠样彩色光泽。壳较厚，质坚硬，不易破碎。气微，味微咸。（图1-14-1e）

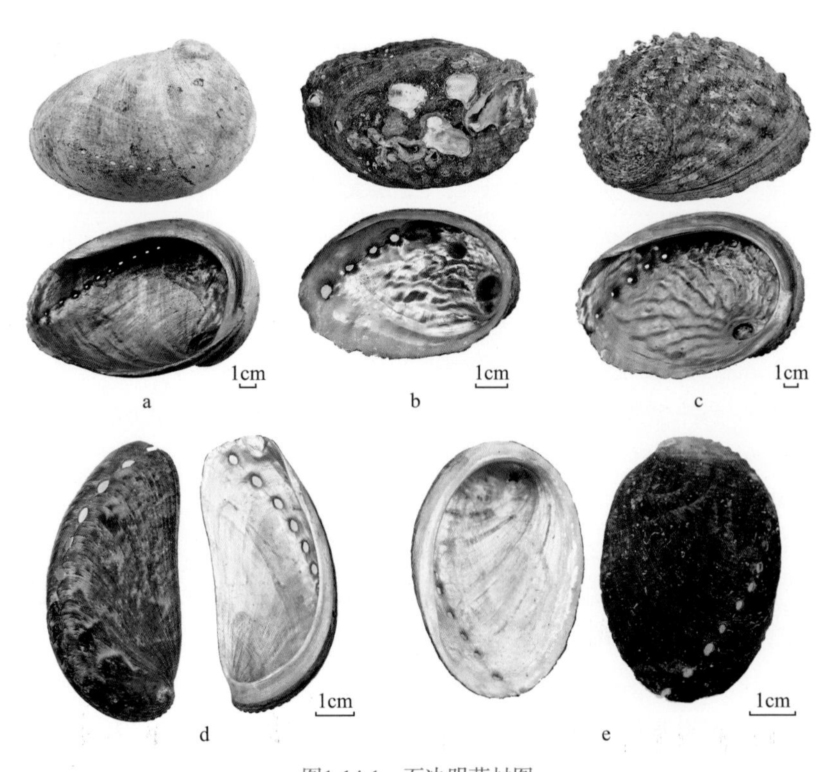

图1-14-1　石决明药材图

a. 白鲍　b. 皱纹盘鲍　c. 澳洲鲍　d. 耳鲍　e. 杂色鲍

6. 羊鲍　近圆形，长4～8cm，宽2.5～6cm，高0.8～2cm。壳顶位于近中部而高于壳面，螺旋部与体螺部各占1/2，从螺旋部边缘有2行整齐的突起，尤以上部较为明显，末端4～5个开孔，呈管状。

（二）显微鉴别

粉末特征　粉末类白色。珍珠层碎块类四边形、类三角形或不规则状，略呈颗粒性，表面不平整，有的边缘呈明显的波浪状。棱柱层碎块少见，断面观呈棱柱状，有时错落成排出现；表面观呈多边形。（图1-14-2）

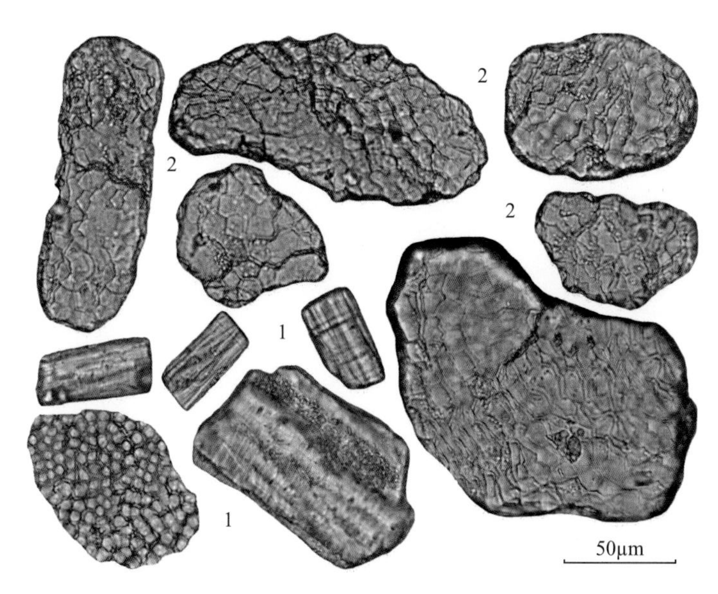

图1-14-2　石决明粉末图

1. 棱柱层　2. 珍珠层

【化学成分】主要含碳酸钙（90%以上），还有少量有机质和镁、铁、硅酸盐、硫酸盐、磷酸盐、氯化物以及微量的碘[7]。

【性味归经】咸，寒。归肝经。

【功能主治】平肝潜阳，清肝明目。用于头痛眩晕，目赤翳障，视物昏花，青芒雀目。

【药理作用】

1. 降压作用　石决明注射液对正常的麻醉大鼠和清醒自发性高血压大鼠均有明显的降压作用[8]。

2. 抗菌作用　石决明提取液的抗菌实验表明，对金黄葡萄球菌、大肠杆菌、铜绿假单胞菌有较强的抑菌作用，并且对铜绿假单胞菌的最小抑菌浓度达到1.25mg/ml[8]。

3. 抗氧化作用　石决明具有良好的抗氧化作用，可增强晶状体的抗氧化能力，清除氧自由基，从而抑制脂质过氧化反应。白内障模型大鼠经过灌胃给药，能够有效的降低晶状体的浑浊程度，从而达到预防和治疗白内障的效果[9]。

4. 中和胃酸作用　石决明主要成分为碳酸钙，其为中和胃酸的有效成分，可以有效的减少胃酸含量[7]。

5. 保肝作用　石决明水煎液对四氯化碳所致的急性肝损伤具有较强的保护作用[10]。

6. 其他作用　石决明还具有清热、镇静安神以及抗凝血等药理作用[4]。

【附注】美德鲍*Haliotis midae* Iinne为石决明的一种混伪品，其个体较大，开孔数较多（9～11个），生长线呈波状或疣状突起，壳内闭壳肌痕明显。而石决明壳开口数都在9个以下，生长线明显且表面光滑，壳内表面具银白色珍珠光泽[11]。

主要参考文献

[1] 宋平顺. 古今药用石决明的考证及进口品刍议[J]. 中药材，1994，17(11)：43-44.

[2] 李军德，徐海宁，姜凤梧. 鳖甲、石决明品种考证[J]. 时珍国药研究，1995，6(1)：21-22.

[3] 张增民. 几种容易混淆的常用中药及鉴定[J]. 中国乡村医药杂志，2003，10(4)：41.

[4] 周雅萍. 浅谈中药石决明的性能及应用[J]. 中国城乡企业卫生，2015，10(5)：38-39.

[5] 侯海涛. 杂色鲍人工繁殖及养殖技术初探[J]. 渔业致富指南，2004，4：15-16.

[6] 王进可，严正凛. 鲍养殖现状及发展趋势[J]. 水产科学，2012，31(12)：749-753.

[7] 姜威，李晶峰，高久堂，等. 石决明的化学成分及药理作用[J]. 吉林中医药，2015，35(3)：272-274.

[8] 刘爽，肖云峰，李文妍. 石决明药理作用研究[J]. 北方药学，2011，8(11)：21.

[9] 刘静霞，张晓冬，吕瑞民，等. 决明退障丸对亚硒酸钠性白内障大鼠脂质过氧化的影响[J]. 中国中医药科技，2005，12(3)：143-145.

[10] 李小芹，吴子伦，高英杰，等. 三种石决明对小鼠急性肝损伤的影响比较[J]. 中药材，1997，20(10)：521-522.

[11] 张岳峰. 石决明的一种混淆品[J]. 中药材，1989，12(12)：30-31.

（北京大学药学院　梁鸿　张军　施梦玲）

15. 石燕

Shiyan

CYRTIOSPIRIFERIS FOSSILIA

【别名】石燕子、大石燕、燕子石。

【来源】为石燕科动物中华弓石燕*Cyrtiospirifer sinensis*（Graban）及弓石燕*Cyrtiospirifer* sp.的化石。

【本草考证】本品始载于《新修本草》，苏恭云："出零陵（在湖南省）。""永州祁阳县（在湖南省）西北百一十五里土岗上，掘深丈余取之，形似蚶而小，坚重如石也。"《图经本草》载："今永州祁阳县江傍沙滩上有……或云，生山洞中，因雷雨则飞出，堕于沙上而化为石，未审的否?"《本草衍义》亦载："石燕今人用者如蚬蛤之状，色如土，坚重则石也。"又按《本草纲目》载，石燕有二，一种列入禽部，别名"土燕"，是钟乳穴中似蝙蝠之石燕；另一种列入石部，云："乃石类也，状类燕而有文，圆大者为雄，长小者为雌。"可见，古代本草所记载石燕是一种类似蚶蛤动物的贝壳，深埋于土中年久结成的化石，与今药用石燕来源一致。

【原动物】两瓣壳有边缘清楚的铰合面，三角孔洞开，有时盖着三角板。腕螺顶端指向侧后方。两壳都凸起，腹壳凸度往往较大，其中部壳面下凹成中槽；背壳相应部位凸起成中隆。壳表除较显著的同心状和放射状褶饰外，微细纹饰的类型特别多样，有细纹和刺、瘤等构成的各种组合。背壳内附着开肌的主要突起不发达。

【主产地】主产于湖南、广西、四川、山西、江西等。

【采收与加工】全年可采挖，采集后洗净泥土，晒干[1]。

【商品规格】统货。以形状如蚶，色青灰，质坚硬，无泥沙石者为佳[1]。

【药材鉴别】

（一）性状特征

本品似完整瓦楞子状。长2～4cm，宽1.5～2cm。青灰色至土棕色。两面均有从后端至前缘的放射状纹理，基于一面凸度低于另一面，中部有似三角形隆起；另面有与隆起相应性状的凹槽，槽的纹理较细密，槽的前端向下略弯曲，呈半圆弧形突出。质坚硬，可砸碎，断面较粗糙，土黄色或青白色，对光照之具闪星样光泽。气微，味淡。（图1-15-1）

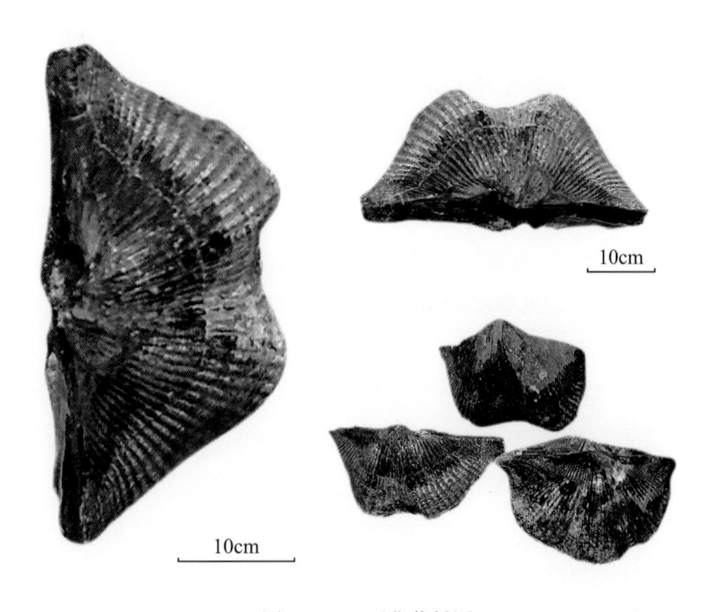

图1-15-1　石燕药材图

（二）理化鉴别

（1）取本品粉末约1g，滴加稀盐酸5ml，即泡沸，生二氧化碳气；将此气体通入氢氧化钙试液中，即产生白沉淀（检查碳酸盐）。

（2）取上述反应后的液体，滴加氢氧化钠试液中和后，滤过，滤液加草酸铵试液，即产生白色沉淀（检查钙盐）。

【质量评价】以状如蚶、色青黑、质坚硬、无杂石为佳[2]。

【化学成分】主要含碳酸钙，含少量磷及二氧化硅等，还含少量铝、锰、钛、镁、钾和其他矿物质。

【性味归经】甘、咸，凉。归肾、肝、膀胱经。

【功能主治】除湿热，利小便，退目翳。用于淋病，小便不通，带下，尿血，小儿疳积，肠风痔漏，眼目障翳。

【用药警戒或禁忌】体虚、湿热及孕妇慎服。

【附注】据《苏联大百科全书》记载尚有对刀石燕*Sinospirifer cuiltrijugatus*，格别石燕*Sinospirifer para-doxus*。另据《中药材之研究》记载：石燕现市售品均为*Spirifer* sp.，及其他近似动物的化石，如*Cyrtica* sp.，*Martinia* sp.，*Martiniopis* sp.，*Reficularaca* sp.，*Squamuaria* sp.等，常产于石灰岩中。

主要参考文献

[1] 李锦开. 中国基本药材[M]. 北京：中国医药科技出版社，2013：514-515.

[2] 上官贤. 建昌帮中药炮制全书[M]. 南昌：江西教育出版社，2013：173.

（南昌大学资源环境与化工学院　蒋以号）

16. 冬虫夏草

Dongchongxiacao

CORDYCEPS

【别名】虫草、冬虫草。

【来源】为麦角菌科真菌冬虫夏草菌*Cordyceps sinensis*（BerK.）Sacc.寄生在蝙蝠蛾科昆虫幼虫上的子座及幼虫尸体的复合体。夏初子座出土、孢子未发散时挖取，晒至六七成干除去似纤维状的附着物及杂质，晒干或低温干燥。

【本草考证】本品始载于《本草从新》，云："冬虫夏草，四川嘉定府所产者最佳，云南、贵州所出者次之。冬在土中，身活如老蚕，有毛能动；至夏则毛出土上，连身俱化为草。若不取，至冬则复化为虫"。《本草纲目拾遗》载："夏草冬虫，出四川江油县化林坪，夏为草，冬为虫，长三寸许，下趺六足，屈以上绝类蚕，羌俗采为上药"。综上形态、习性记述，本草所载与今之药材所用冬虫夏草基本相符。

【原动物】蝙蝠蛾科昆虫幼虫不同产地其种类可不同[1]。主要有四川的小金蝠蛾、贡嘎蝠蛾，云南的人支蝠蛾，西藏的比如蝠蛾，甘肃的玛曲蝠蛾，青海的玉树蝠蛾、贵德蝠蛾和拉脊蝠蛾等[1]。（图1-16-1、

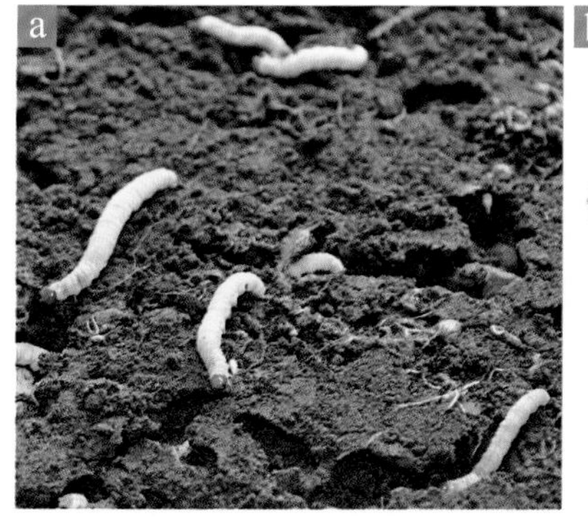

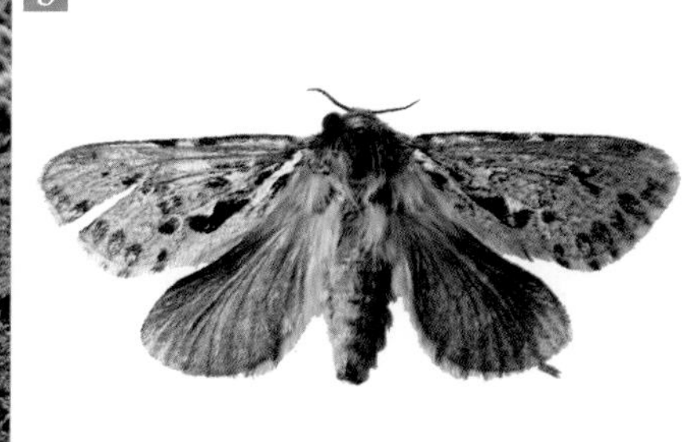

图1-16-1　小金蝠蛾幼虫与成虫

a. 幼虫　b. 成虫

图1-16-2）

【主产地】 主产于我国青海玉树自治州（玉树县、称多县、杂多县、囊谦县等）和果洛自治州（甘德县、玛沁县等），西藏那曲地区（比如县、那曲县、巴青县、索县等），昌都地区（边坝县、芒康县、丁青县、洛隆县等），林芝地区（工布江达县、林芝县、波密县等）；云南迪庆自治州（香格里拉县、德钦县）；四川阿坝自治州（壤塘县等）和甘孜自治州（巴塘县、康定县、理塘县、德格县等）；甘肃甘南自治州（玛曲县）等[1-2]。

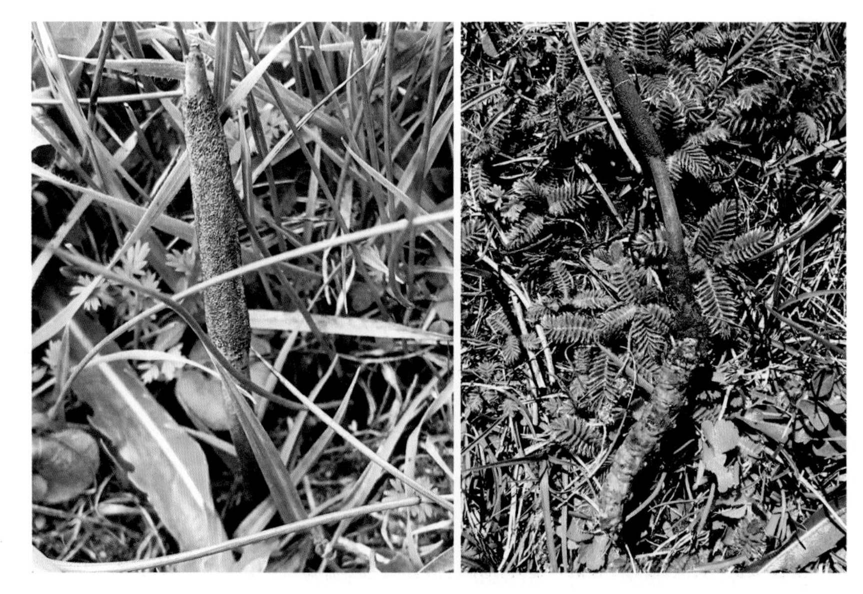

图1-16-2　冬虫夏草

【养殖要点】

1. 生物学特性　蝙蝠蛾幼虫一般生活在5～35cm的土壤深处，以植物嫩根（如珠芽蓼、小大黄、圆穗蓼、秦艽等）为食。自然条件下寄主昆虫完成一个完整生活史需要2～6年[2]，经历卵、幼虫、蛹和成虫4个阶段。孵化一般为1～2个月，幼虫期占生活史90%以上时间，成虫期分为羽化、交配和产卵3个阶段，这3个阶段历时很短，成虫期寄主昆虫只能存活3～5天的时间。刚挖出冬虫夏草表面裹有一层较厚的泥土，其下就是包被虫体的一层白色菌膜，为侵染蝠蛾幼虫后体内菌丝向外生长包裹僵虫而形成的白色膜状网。菌膜包被的冬虫夏草由子座和虫体两部分组成。夏季冬虫夏草子实体成熟时，子囊果口就可以向外喷出子囊孢子。弹射出的孢子随着气流传播，当落在蝙蝠蛾幼虫体表时，会直接通过幼虫皮肤侵染虫体，也可能落在泥土中或植物表面上，蝙蝠蛾幼虫通过取食的方式进入消化道从而侵染虫体。侵染幼虫的子囊孢子在条件适宜的情况下会萌发产生菌丝体，菌丝体则以虫体为营养物质大量繁殖，最终充满整个虫体而形成菌核，蝙蝠蛾幼虫成为僵虫[3-5]。

冬虫夏草生活史分为有性阶段和无性阶段，即产生子囊孢子阶段和产生分生孢子阶段。2005年10月在北京召开的中国菌物学会—冬虫夏草菌研讨会中，将中国被毛孢（*Hirsutella sinensis*）确定为冬虫夏草菌的无性型，并且将已发表的中华束丝孢（*Synnematium sinense*）、虫草头孢（*Cephalosporium sinensis*）以及蝙蝠蛾被毛孢（*Hirsutellahepiali*）认定为是中国被毛孢的同物异名[6-7]。

自然条件下，只有蝙蝠蛾科昆虫的幼虫被冬虫夏草菌感染后才能形成冬虫夏草，但冬虫夏草菌对不同的寄主昆虫的侵染能力不相同。目前，我国发现的虫草蝙蝠蛾有50余种，生活于海拔2800～4000m。大多分布于云南，其次为西藏和四川，青海和甘肃分布较少种。

寄主蝠蛾从预蛹到羽化都经历过多种颜色变化，其变化规律是由浅色到深色[8]。各产区的蝠蛾蛹期都在每年的6～7月份之间，当温度在10～15℃、湿度在40%～50%时约经历40天。每天蛹的羽化高峰期由于生长海拔高度的不同而有差异，生长在海拔3500m左右的蝠蛾羽化高峰期是中午12点左右；将生长在海拔4000m以上的蛹放到3500m的海拔高度进行羽化时，其羽化高峰期是晚上19点左右。从已知报道的蛹的大小来看，云南的人支蝠蛾要大于四川的贡嘎蝠蛾，但比西藏的比如蝠蛾要小。

2. 养殖技术

（1）引种　从有关部门批准、有资质的种源场引种幼虫后，暂养1周左右后，剔除体质虚弱，有病害的幼虫种源。留健壮种源进行养殖。

一般选择养殖5龄以上，健壮幼虫用于化蛹、羽化、交配、产卵。在头年的9～11月份留种，至次年5～6月份，进行繁殖。将留种的幼虫集中于越冬室内越冬，以备次年做种用。

（2）虫种繁育　蛹的培育区一般选择在室外日照充足、土壤腐殖质含量高、土层深厚、通透性好、植被种类较为丰富的高山草甸土或亚高山草甸土。培育区长6m×宽1m。其四周用1m×0.2m的镀锌铁皮圈围。每两个培育区之间留有100cm的人行道，同时用长1.5m、直径3～5cm的木桩8根，分别均匀栽于每个培育区的四周（培育区中部3根，两端各1根，埋入土内30～40cm），再用直径5mm的细铁丝横竖紧系于各木桩之顶，并在其上罩上9m×6m的纱布，形成纱帐。用自制的专用工具在培育区内打直径0.8～1.2cm、倾斜30°～45°、5～10cm深的隧道，孔距均5cm×5cm，每个放养小区投放蛹400个。投放入土的蛹应加强日常管理，土壤湿度为40%～50%，并防止牲畜、鸟类和鼠类对蛹的危害。养育50天后，当蛹体全部转成深黑色时需作好蛹羽化的准备。

（3）寄主成虫羽化、交配与产卵　成虫交配最适温度10～16℃，空气相对湿度50%～60%，光照强度250lx以上。当发现羽化后，可让其在培育区（即羽化区）自行交配或及时捉入容器内交配。成虫交配结束后即进入产卵阶段。将收集到卵于搪瓷盘孵化，每天观察卵孵化情况，温度10～13℃，湿度以搪瓷盘中滤纸湿润为宜。

（4）菌种繁育　取新鲜冬虫夏草，用无菌水洗净后放入1%升汞溶液中消毒3～5分钟，再用无菌水冲洗升汞液；在无菌条件下，剖开子座，取出其中白色菌丝接入PDA固体培养基上，置于15～18℃温度下培养。将分离的菌种于16℃，PDA固体培养基上培养15天，待刚长出少许白色菌丝时，及时挑取菌丝移置于新的PDA斜面试管中培养，反复操作3～5次即可完成菌种纯化。鉴定为冬虫夏草菌的菌株，转接至新斜面，并于15～18℃温度下培养，待菌丝长至整个斜面的1/3时可放入4℃菌种保藏箱中保藏。

（5）虫菌接种　选择适龄期的寄主幼虫，将其集中放入容器里，用已配制好的菌液喷撒于幼虫体表及其栖息、取食的环境中，直至虫体湿润并有细小水珠附于体表为止。喷洒菌液后，让其自由爬行，间隔2～3小时再喷洒一次，连续多次。

（6）野外种植及管理　用特制的铁具，将投放区草皮层的表面切割成长100cm×宽1cm×深1cm的条沟，洒水，使土表湿润，轻轻将幼虫放入，30～50分钟后，再掩盖一层薄层湿润细土，保持土壤湿润并避免日光直射。虫口密度应掌握适度，根据土壤情况而定，一般投放幼虫50～60头/m^2。在整个幼虫期内，应保持土壤湿度，在一些低洼之处要注意排水，防止水分过多淤积影响幼虫成活率。加强牲畜、鸟类、土栖害虫对蝠蛾幼虫的危害管理。

【采收与加工】冬虫夏草在生长2～6年后，夏初子座出土、孢子未发散时挖取，晒至六七成干，除去似纤维状的附着物及杂质，晒干或低温干燥。

【商品规格】根据中华中医药学会团体标准（中药材商品规格等级-冬虫夏草），划分冬虫夏草规格等级（表1-16-1）。

表1-16-1　冬虫夏草商品规格等级划分

<table>
<tr><th rowspan="2">规格</th><th rowspan="2">等级</th><th colspan="2">性状描述</th></tr>
<tr><th>共同点</th><th>区别点</th></tr>
<tr><td rowspan="7">选货</td><td>一等</td><td rowspan="8">本品由虫体与从虫头部长出的真菌子座相连而成。虫体似蚕，长3～5cm，直径0.3～0.8cm；表面深黄色至黄棕色，有环纹20～30个，近头部的环纹较细；头部红棕色；足8对，中部4对较明显；质脆，易折断，断面略平坦，淡黄白色。子座细长圆柱形，长4～7cm，直径约0.3cm；表面深棕色至棕褐色，有细纵皱纹，上部稍膨大；质柔韧，断面类白色。气微腥，味微苦</td><td>每千克≤1500条，无断草、无穿条、无瘪草、无死草、无黑草</td></tr>
<tr><td>二等</td><td>每千克1500～2000条，无断草、无穿条、无瘪草、无死草、无黑草</td></tr>
<tr><td>三等</td><td>每千克2000～2500条，无断草、无穿条、无瘪草、无死草、无黑草</td></tr>
<tr><td>四等</td><td>每千克2500～3000条，无断草、无穿条</td></tr>
<tr><td>五等</td><td>每千克3000～3500条，无断草、无穿条</td></tr>
<tr><td>六等</td><td>每千克3500～4000条，无断草、无穿条</td></tr>
<tr><td>七等</td><td>每千克4000～4500条，无断草、无穿条</td></tr>
<tr><td>统货</td><td>—</td><td>不限制数条，无断草、无穿条</td></tr>
</table>

【药材鉴别】

（一）性状特征

本品由虫体与从虫头部长出的真菌子座相连而成。虫体似S，长3～5cm，直径0.3～0.8cm；表面深黄色至黄棕色，有环纹20～30个，近头部的环纹较细；头部红棕色；足8对，中部4对较明显；质脆，易折断，断面略平坦，淡黄白色。子座细长圆柱形，长4～7cm，直径约0.3cm；表面深棕色至棕褐色，有细纵皱纹，上部稍膨大；质柔韧，断面类白色。气微腥，味微苦。（图1-16-3）

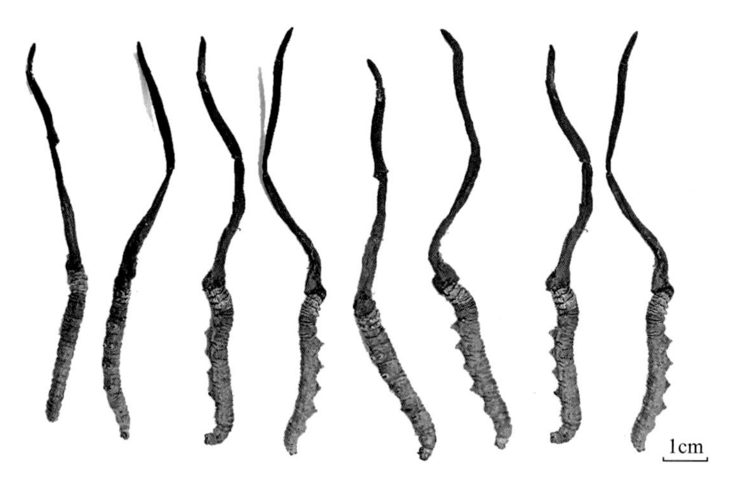

图1-16-3 冬虫夏草药材图

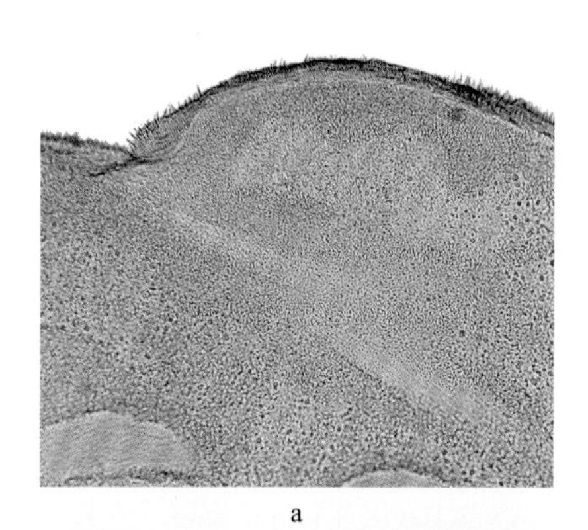

a

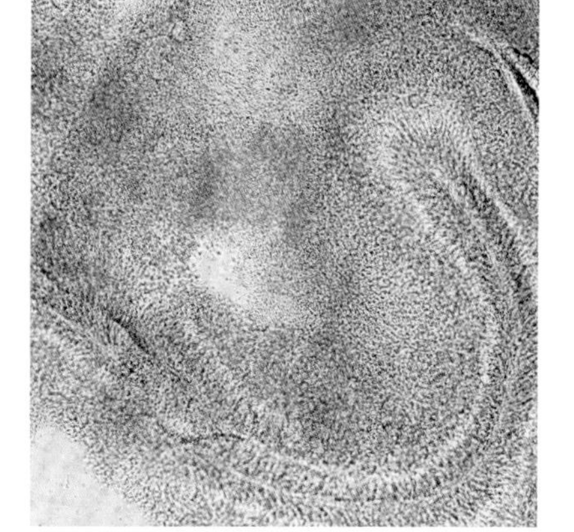

b

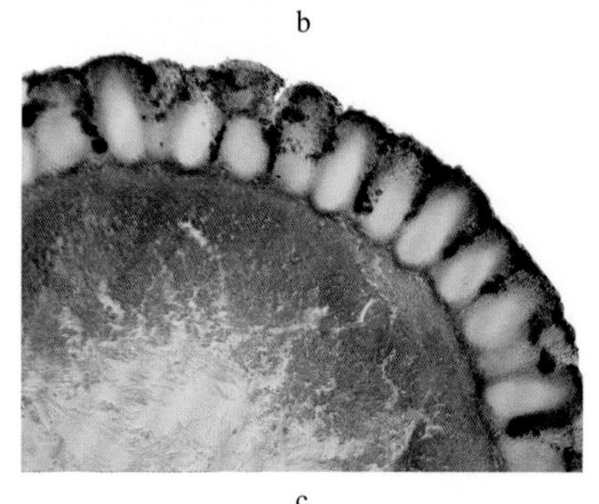

c

图1-16-4 冬虫夏草横切面图（李萍 杨华 摄）

a、b. 虫体 c. 子座

（二）显微鉴别

1. 虫体横切面 呈类圆形，四周为虫壳的体壁，厚23～85μm；体表密生长短不一的刚毛，刚毛长6～40μm；虫体内充满白色菌丝，中心部分可见C形、V形或L形等条纹。（图1-16-4a、b）

2. 子座横切面 周围由子囊壳组成，子囊壳卵圆形至椭圆形，下半部埋于凹陷的子座内，中央充满菌丝，其间有裂隙。（图1-16-4c）

3. 粉末特征 粉末棕褐色。虫体体表碎片不规则形，淡黄色或黄棕色，表面着生黄棕色刚毛，隐约可见黑褐色斑纹；有时可见棕褐色类圆形气孔。菌丝众多，密集交叉成团或断裂分散，细长，直径约至3μm，有的可见隔膜；虫体菌丝多无色，近虫体外侧菌丝及子座内菌丝呈淡黄棕色。（图1-16-5）

（三）理化鉴别

高效液相色谱法 采用HPLC法建立冬虫夏草及其主要混淆品[9]（凉山虫草、古尼虫草、蛹虫草）水溶性成分的指纹图谱，标记了16个共有峰，并通过超高效液相色谱-四级杆飞行时间质谱（UPLC/Q-TOF-MS）技术对指纹图谱中16个共有峰进行鉴定。结果显示：鉴定出其中12个共有峰，分别为胞

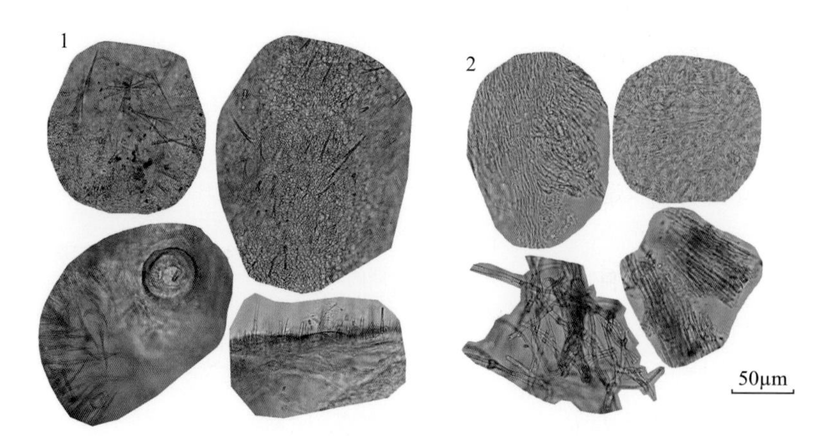

图1-16-5 冬虫夏草粉末图（李萍 杨华 摄）

1. 虫体体表碎片 2. 菌丝

嘧啶、尿嘧啶、胞苷、次黄嘌呤＋鸟嘌呤、尿苷、胸腺嘧啶、腺嘌呤、肌苷、鸟苷、胸苷、腺苷和虫草素。

【质量评价】以虫身色黄净、发亮、丰满肥大，断面黄白色，不中空，子座短小，有菌香味，无霉变，无杂质，无折断者为佳。

照高效液相色谱法测定，本品含腺苷（$C_{10}H_{13}N_5O_4$）不得少于0.010%。

【化学成分】冬虫夏草含粗蛋白29.1%～30.4%、糖类24.2%～24.9%、粗脂肪8.62%～9.09%、灰分2.85%～8.64%、水分8.93%～10.87% 。其活性成分[10]主要包括虫草多糖、氨基酸、虫草素、核苷类物质、甾醇类物质、脂肪酸、维生素以及矿质元素等。

1. 虫草多糖　虫草多糖是冬虫夏草中主要的生理活性成分之一，其分子量为0.45×10^6～1.3×10^6。具有多糖物质20余种，通常是从冬虫夏草子实体、菌丝体（胞内多糖）及培养液中（胞外多糖）分离得到，占虫草总干重的3%～8%。有学者分别从冬虫夏草中分离出7种含有蛋白质成分的粗多糖（PCⅠ、PCAⅠ、PCAⅡ、PCBⅠ、PCBⅡ、PCCⅠ、PCCⅡ），并对其中4种进行了结构分析。

2. 虫草素　3-脱氧腺苷即虫草素，蛹虫草子实体和虫体中虫草素的含量分别为2.4μg/g和5.4μg/g。

3. 核苷类　主要含有尿嘧啶、三磷酸腺苷、胞苷等。腺苷和虫草素含量常作为判断各类夏草质量的标准。

【性味归经】甘，平。归肺、肾经。

【功能主治】补肾益肺、止血化痰。用于肾虚精亏、阳痿遗精、腰膝酸痛、久咳虚喘、劳咳咯血。

【药理作用】

1. 免疫调节作用　冬虫夏草在多种疾病的预防和治疗中发挥了重要作用，兼有细胞免疫和体液免疫调节作用。虫草多糖能明显提高巨噬细胞的吞噬功能，可通过增强脾脏DNA生物合成显著促进T、B淋巴细胞增殖及溶血素抗体的生成，多角度、多环节多方位减轻或制止细胞免疫功能紊乱状态，增强机体免疫力及抗病力。

2. 抗肿瘤作用　冬虫夏草活性成分通过抑制核酸、蛋白质的合成或葡萄糖的跨膜转运直接抑制肿瘤细胞的生长；也可通过调节人体免疫力，降低肿瘤发生、转移、复发等[11]。虫草多糖、腺苷结构与肿瘤细胞生长所需腺苷相似，通过识别错误参与肿瘤细胞繁殖，使P53基因表达发生改变达到抑制肿瘤细胞生长的效果[12]。虫草素具有抑制膀胱癌细胞生长[13]等作用。还有一些研究发现，冬虫夏草能提高自然杀伤（NK）细胞与肿瘤细胞的结合率，从而增强NK细胞对肿瘤细胞的杀伤活性。

3. 对肾脏、肝脏等的保护作用　冬虫夏草用于缺血性肾功能衰竭的治疗，能明显降低尿素氮含量，提高血肌酐清除率，可以较好地调节肾脏病患者体内的蛋白及脂质代谢[14]。研究发现冬虫夏草能够降低CCl_4和乙醇诱导的肝纤维化大鼠血清中ALT、AST、透明质酸（HA）和层粘连蛋白（LN）的浓度，抑制大鼠肝组织中的$TGF\beta_1$、血小板衍生生长因子（platelet derived growth factor，PDGF）及Ⅰ型、Ⅲ型胶原蛋白的表达，阻碍大鼠肝纤维化进程[15]。此外，冬虫夏草来源的多糖能够抑制CCl_4所致大鼠肝组织中α平滑肌肌动蛋白（αSMA）、$TGF\beta_1$、$TGF\beta_1$受体TβRⅠ、TβRⅡ、p-Smad2和p-Smad3的表达，因此认为虫草多糖能够通过抑制$TGF\beta_1$/Smad通路及 HSC的激活，抑制肝纤维化的形成。

4. 抗氧化、抗衰老作用　冬虫夏草是一种天然的抗氧化剂，可提高超氧化物歧化酶（superoxide dismutase，SOD）、谷胱甘肽过氧化物酶、过氧化氢酶含量，降低丙二醛水平，产生抗氧化作用[16]。

【分子生药】

1. 特异性PCR法　针对虫草rDNA中ITS1区段设计合适的鉴定分子标记[17]，引物：18sf: 5′-GGAAGTAAAAGTCGTAACAAGG-3′，和58sr：5′-TACTTATCGTATTTCGCTGC-3′；实时荧光PCR特异性检测引物和探针为：csf：5-CAAGGTCTCCGTTGGTGA-3，csr：5-AACTGCTGTGGTGTTCGC-3，cs-probe：5′ Fam-CGGAGGGATCATTATCGAGTYACCACT-Tamra 3′。建立冬虫夏草高效、灵敏的分子检测方法。以冬虫夏草核糖体（rDNA）内转录间隔区（ITS）为分子标记片段，通过对不同虫草同源序列的比对分析，设计对冬虫夏草具有特异性反应的实时荧光PCR引物和探针。该引物检测的目标DNA长度为80bp，对冬虫夏草DNA模版的检测含量可低至

0.0001ng/μl。

2. DNA条形码　提取冬虫夏草及常见伪品虫草的基因组DNA，引物上游：5′-GGAAGTAAAAGTCGTAA-CAAGG-3′；下游：5′-TCCTCCGCTTATTGATATGC-3′以PCR扩增并测序得到ITS序列，用CondonCode Aligner软件处理得到ITS1序列；从Gen-Bank数据库下载冬虫夏草及常见伪品虫草的 ITS1序列用 MEGA软件进行变异位点Kimura-2-parameter（K-2P）遗传距离Neighbor-Joining（NJ）进化树分析。结果显示，冬虫夏草种内ITS1区存在5个多态性位点；最大种内距离0.039，小于最小种间距离（0.154）；在系统进化树中，冬虫夏草聚为一支，可与虫草属其他种类虫草明确区分，Bootstrap值为100%。因此，ITS1可作为理想的DNA条形码用于冬虫夏草与常见虫草属伪品的鉴别[9]。

【附注】冬虫夏草作为一味传统的名贵中药材，资源稀缺，作用明显，临床应用广泛。现代药理研究表明，其药效成分主要有虫草素、腺苷、虫草多糖、虫草酸、麦角甾醇、脂肪酸、氨基酸等，具有调节免疫、抗肿瘤、抗炎、降血糖、抗氧化、抗纤维化等作用。应加强其临床、作用机理、药效学、药代动力学等方面的研究。

主要参考文献

[1] 中国冬虫夏草寄主昆虫研究[J]. 时珍国医国药，2015(3)：720-722.

[2] 朱玉兰. 冬虫夏草相关菌株生物学特性及其与冬虫夏草菌相互关系的研究[D]. 兰州：兰州交通大学，2015.

[3] 张永杰. 冬虫夏草丝氨酸蛋白酶、交配型基因及生物多样性研究[D]. 北京：中国科学院微生物研究所，2008.

[4] 尹小武. 冬虫夏草无性型的鉴定和生长特性研究[D]. 上海：上海交通大学，2009.

[5] 曾纬，尹定华，李泉森，等. 冬虫夏草菌侵染及寄生阶段的生长发育研究[J]. 菌物学报，2006，25(4)：646-650.

[6] 谢放，朱子雄，魏孔丽，等. 不同培养基对冬虫夏草菌丝生长的影响[J]. 中国微生态学杂志，2010，22(6)：534-536.

[7] 何苏琴，王三喜，罗进仓，等. 冬虫夏草和中国被毛孢形态学再研究[J]. 微生物学通报，2011，38(11)：1730-1738.

[8] 刘飞，伍晓丽，尹定华，等. 冬虫夏草寄主昆虫的生物学研究概况[J]. 重庆中草药研究，2005，(1)：45-52.

[9] 黄彪，程元柳，曹秀君，等. 冬虫夏草及其混淆品HPLC指纹图谱研究及共有成分鉴定[J]. 中草药，2017，48(5)：991-996.

[10] 王征，刘建利. 冬虫夏草化学成分研究进展[J]. 中草药，2009，7(7)：1157-1160.

[11] 王林萍，余意，冯成强. 冬虫夏草活性成分及药理作用研究进展[J]. 中国中医药信息杂志，2014，21(7)：132-136.

[12] 黄雪峰，黄宝菊，郑方毅，等. 冬虫夏草成分及其药理作用研究进展[J]. 福建农业科技，2015，46(8)：69-73.

[13] Lee E J, Kim W J, Moon S K. Cordycepin suppresses TNF-alpha-induced invasion, migration and matrix metalloproteinase-9 expression in human bladder cancer cells[J]. Phytotherapy Research Ptr, 2010, 24(12): 1755.

[14] 雷万生，谢联斌，陈和平. 冬虫夏草的研究概况[J]. 海军医学杂志，2006，27(3)：262-269.

[15] Liu Y K, Shen W. Inhibitive effect of *Cordyceps sinensis* on experimental hepatic fibrosis and its possible mechanism[J]. World Journal of Gastroenterology, 2003, 9(3): 529-533.

[16] Wang M, Meng X Y, Yang R L, et al. *Cordyceps militaris*, polysaccharides can enhance the immunity and antioxidation activity in immunosuppressed mice[J]. Carbohydrate Polymers, 2012, 89(2): 461-466.

[17] 马骏，谢力，陈永红，等. 冬虫夏草实时荧光PCR检测方法的建立[J]. 食品科学，2012，33(22)：242-245.

（重庆市中药研究院　游华建　　中国药科大学　李萍　杨华）

17. 地龙

Dilong

PHERETIMA

【别名】 土龙、曲蟮[1]、地龙子、土蟺、虫蟮。

【来源】 为钜蚓科动物参环毛蚓*Pheretima aspergillum*（E. Perrier）、通俗环毛蚓*Pheretima vulgaris* Chen、威廉环毛蚓*Pheretima guillelmi*（Michaelsen）或栉盲环毛蚓*Pheretima pectinifera* Michaelsen的干燥体。前一种习称“广地龙”，后三种习称“沪地龙”。

【本草考证】 本品始载于《神农本草经》，列为下品，称“邱蚓”。以后历代本草多有记载。《本草纲目》载：“今处处平泽膏壤中有之，孟夏始出，仲冬蛰结，雨则先出”；“乍逶迤而蟮曲，或宛转而蛇行，任性行止，物击便曲”；“引而后伸，其塿如丘”。这些描述都较符合现代蚯蚓的形态及习性。古人认为“入药用白颈，是其老者”，也与环毛蚓属蚯蚓在性成熟时才出现指环状生殖环带特征相一致。

古本草所载“白颈蚯蚓”最早出现于《千金翼方》。《本草纲目》有“标其纲，而附列其目”的观点，首次在蚯蚓项下同时收载了“白颈蚯蚓”，并着重论述了其功效，说明古代人们就认识到地龙药材的原动物不止一种，存在着品种差异。“白颈蚯蚓”应属于现代“广地龙”药材一类。古代地龙药材产地，历代本草均认为蚯蚓“生平土”“今处处平泽膏壤中有之”“穴居泉壤，各处皆有”，说明古代地龙药材在我国大部分地区均产。据《本草纲目》中“江东谓之歌女”及“闽越山蛮啖蚯蚓为馐”记述，表明在古代的长江东部地区，即今之湖北、安徽、江苏、浙江和福建等地均有蚯蚓分布。

【原动物】

1. 通俗环毛蚓　体长130～150mm，体宽5～7mm，体节102～110个。环带在XⅣ～XⅥ节，呈戒指状，无刚毛。体上刚毛环生，13～18（Ⅶ）在受精囊孔间，9～13在雄孔间。前端腹面刚毛疏而不粗。受精囊腔较深广，前后缘均隆肿，外面可见到腔内大小各一的乳突。雄交配腔深而大，内壁多皱纹，有平顶乳突3个。雄孔位于腔底的一个乳突上，能全部翻出[2]。（图1-17-1）

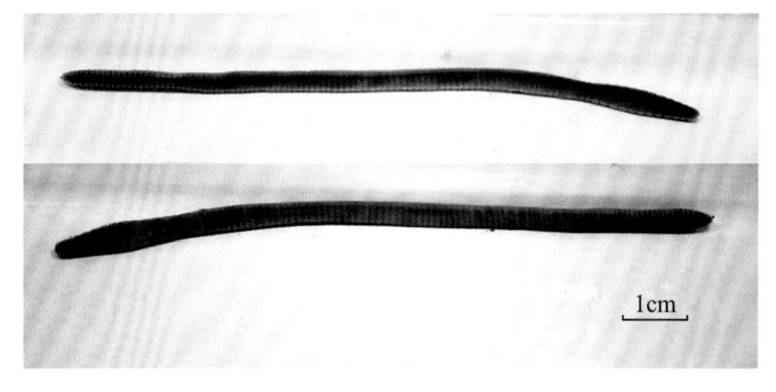

图1-17-1　通俗环毛蚓

2. 威廉环毛蚓　体长96～150mm，体宽5～8mm。体节数为88～156个。环带位于XⅣ～XⅥ节上，呈戒指状，无刚毛。体上刚毛较细，前端腹面疏而不粗。13～21在雄孔间，雄孔在XⅧ两侧一浅交配腔内，内壁有褶皱，褶间有刚毛2～3条，在腔底突起上为雄孔，突起前常有1对乳头突。受精囊孔3对，Ⅵ～Ⅶ到Ⅷ～Ⅸ节间孔在一横裂中小突上。无受精囊腔，隔膜Ⅴ～Ⅸ到Ⅸ～Ⅹ缺失，盲肠简单。受精囊的盲管内端2/3在平面上，左右弯曲，为纳精囊。体背面为青黄色或灰青色，背中线为深青色[2]。（图1-17-2）

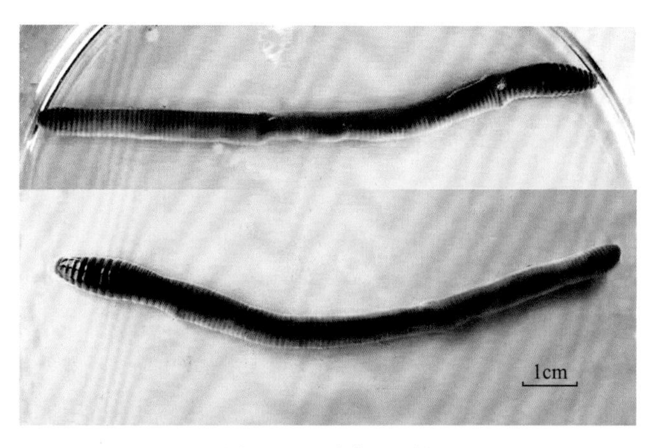

图1-17-2　威廉环毛蚓

3. 栉盲环毛蚓　体长100～150mm，宽5～9mm，背面及侧面有深紫颜色或紫红色。环带占三节，无刚毛。身体前部刚毛虽粗，在Ⅱ～Ⅳ节并不特殊粗。

28～34（Ⅷ）在受精囊孔间，20～36在雄孔之间，但近雄孔腺体皮上较密，每边6～7条。雄生殖孔在一十字形突的中央，常由一浅囊状皮褶盖住，内侧有两个或多个乳头，其排列变化很大。受精囊孔3对，位Ⅵ/Ⅶ～Ⅷ/Ⅸ节间，其位置几近节周的一半距离。孔在一乳头的后侧，前后两侧表皮腺肿，孔常常陷入，孔的内侧腹面在刚毛圈前或后，有乳头突，排列较规则[2]。（图1-17-3）

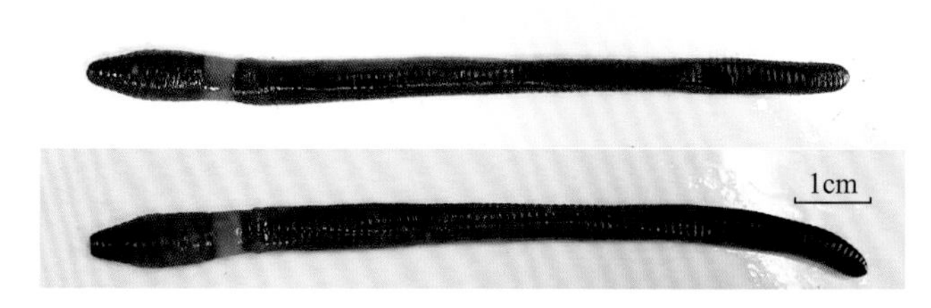

图1-17-3　栉盲环毛蚓

4. 参环毛蚓　体长115～375mm，宽6～12mm。背孔自Ⅺ/Ⅻ节间始。环带占3节，无被毛和刚毛。环带前刚毛一般粗而硬，末端黑，距离宽，背面亦然。30～34（Ⅷ）在受精囊孔间，28～30在雄孔间，在雄孔附近腺体部较密，每边6～7条。雄孔在第ⅩⅧ节腹侧刚毛圈一小突上，外缘有数环绕的浅皮褶，内侧刚毛圈隆起，前后两边有横排（一排或两排）小乳突，每边10～20个不等。受精囊孔2对，位于Ⅶ/Ⅷ～Ⅷ/Ⅸ之间一椭圆形突起上，约占节周的5/11。孔的腹侧有横排（一排或两排）乳突，约10个，与孔距离远处无此类乳突。隔膜8/9，9/10缺。盲肠简单，或腹侧有齿状小囊。受精囊呈袋形，管短，盲管亦短。内侧2/3微弯曲数转，为纳精囊。每个副性腺呈块状，表面呈颗粒状，各有一组粗索状管连接乳突。背部紫灰色，后部色稍浅，刚毛圈白色[2]。（图1-17-4）

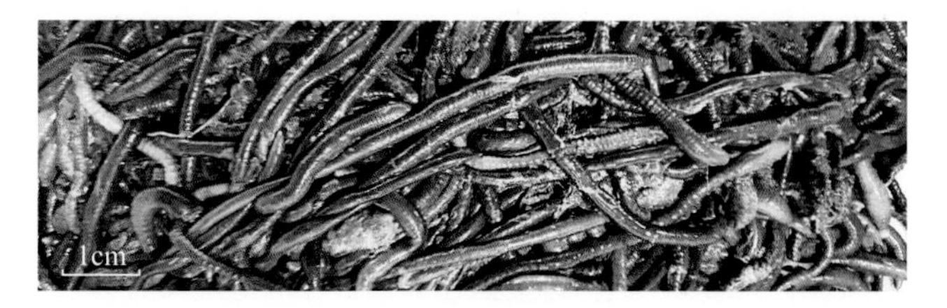

图1-17-4　参环毛蚓

【主产地】广地龙主产于广东、广西、福建。沪地龙主产于上海、浙江、江苏[3]。

【养殖要点】

1. 生物学特性　喜温暖潮湿气候、喜暗、喜酸甜、喜透气、怕干、怕光、怕盐、怕震、怕辣味等。

2. 养殖技术　将强壮健康的蚯蚓引种繁殖。以选疏松肥沃、排水良好、腐殖质丰富的轻质地壤土养殖为宜。黏土、粗砂不宜养殖。控制好温度（20～25℃）、土壤湿度（65%～70%）和土壤酸碱度（pH6～7.5）。投喂猪、牛、羊等禽畜粪便、秸秆碎料和菌渣等。做好防逃逸措施。

3. 病虫害　病害：饲料中毒症，缺氧症，水肿病。虫害：毛细线虫、绦虫、吸虫囊蚴、双穴吸虫、黑色眼菌蚊、红色瘿蚊、蚤蝇、粉螨、跳虫和猿叶虫[4]。

【采收与加工】广地龙春季至秋季捕捉，沪地龙夏季捕捉，及时剖开腹部，除去内脏及泥沙，洗净，晒干或低温干燥[3]。

【药材鉴别】

（一）性状特征

1. 广地龙　呈长条状薄片，弯曲，边缘略卷，长15～20cm，宽1～2cm。全体具环节，背部棕褐色至紫灰色，腹部浅黄棕色；第ⅩⅣ～ⅩⅥ环节为生殖带，习称“白颈”，较光亮。体前端稍尖，尾端钝圆，刚毛圈粗糙而硬，色稍浅。雄生殖孔在第ⅩⅧ环节腹侧刚毛圈一小孔突上，雄交配腔不翻出，外缘有数个环绕的浅皮褶，内侧刚毛圈隆起，前面两边有横排（一排或两排）小乳突，每边10～20个不等。受精囊孔2对，位于Ⅶ/Ⅷ～Ⅷ/Ⅸ环节间一椭圆形突起上，体轻，略呈革质，不易折断。气腥，味微咸[3]。（图1-17-5）

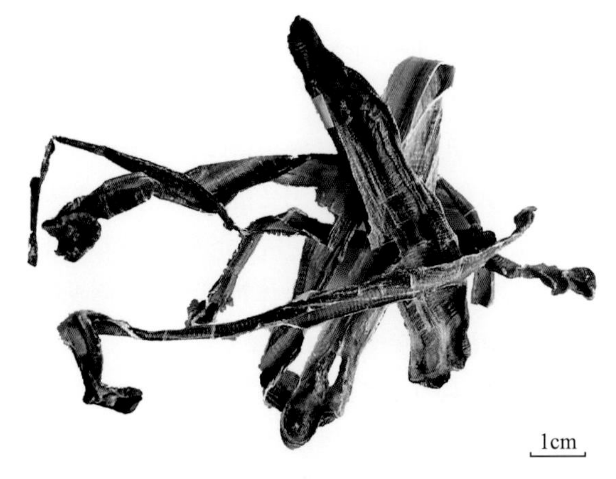

图1-17-5　广地龙药材图

2. 沪地龙　长8～15cm，宽0.5～1.5cm。全体具环节，背部棕褐色至黄褐色，腹部浅黄棕色；第XIV～XVI环节为生殖带，较光亮。第XVIII环节有一对雄生殖孔。通俗环毛蚓的雄交配腔能全部翻出，呈花菜状或阴茎状；威廉环毛蚓的雄交配腔孔呈纵向裂缝状；栉盲环毛蚓的雄生殖孔内侧有1个或多个小乳突。受精囊孔3对，在VI/VII～VIII/IX环节间[3]。（图1-17-6）

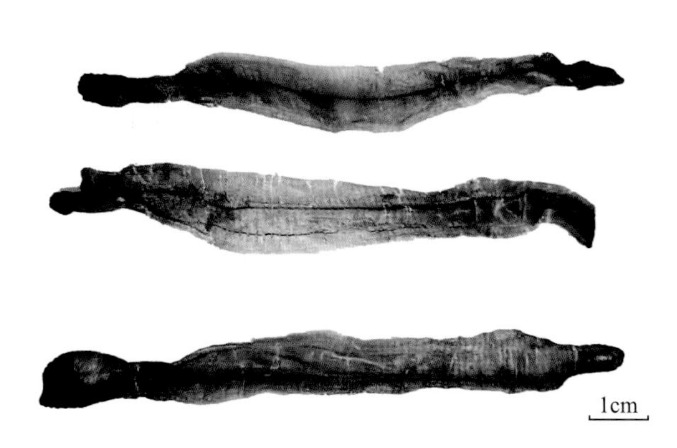

图1-17-6　沪地龙药材图

（二）显微鉴别

粉末特征　粉末灰黄色。刚毛呈黄棕色或淡棕色，前端多顿圆，表面或可见纵裂纹。斜纹肌纤维呈淡棕色或无色，散离或相互交结、弯曲或稍平直边缘常不平整。表皮呈黄棕色，细胞界限明显，暗棕色色素颗粒散在或聚成网状[5]。（图1-17-7）

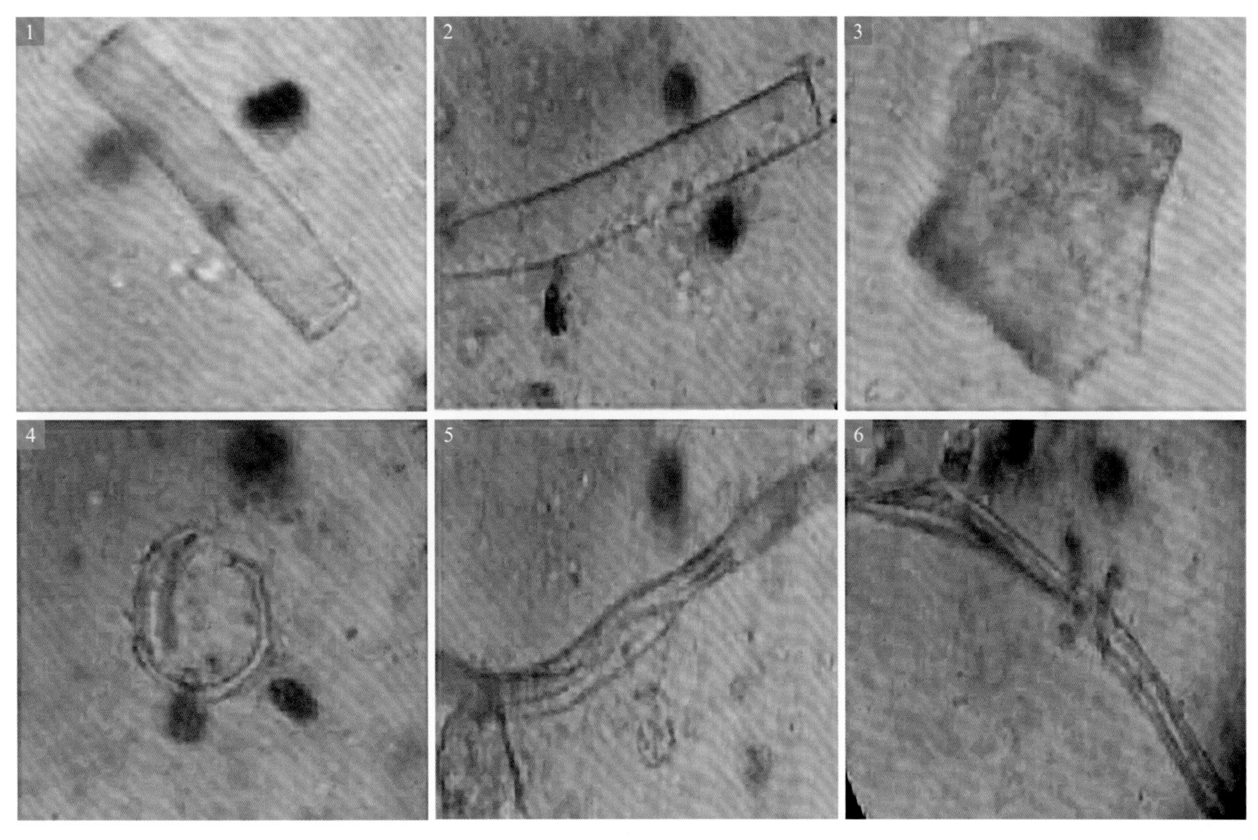

图1-17-7　地龙粉末图

1～2. 刚毛　3. 表皮　4～6. 斜纹肌纤维

（三）理化鉴别

取本品水提取液作为供试品溶液，同一硅胶G薄层板上，以赖氨酸、亮氨酸、缬氨酸对照品作对照，分别点于同一硅胶G薄层板上，以正丁醇-冰醋酸-水（4：1：1）为展开剂，喷以茚三酮溶液，在105℃加热至斑点显色清晰。供试品色谱中，在与对照品色谱相应的位置上，显相同颜色的斑点[3]。

【质量评价】以条长、身干、肉厚、不碎、无虫蛀、无泥沙杂质者为佳。杂质不得过6.0%，总灰分不得过

10.0%，酸不溶性灰分不得过5.0%，水分不得过10.0%，重金属不得过30mg/kg。

黄曲霉毒素 本品每1000g含黄曲霉毒素B，不得过5μg，黄曲霉毒素G_2、黄曲霉毒素G_1、黄曲霉毒素B_2和黄曲霉毒素B_1的总量不得过10μg。

按水溶性浸出物热浸法测定，水溶性浸出物不得少于16.0%[3]。

【化学成分】主要含蛋白质包括18～20种氨基酸；脂类成分即18种脂肪酸，其中油酸、硬脂酸和花生烯酸的含量最高，占总脂肪酸约50%，不同品种各组分含量有显著差异。另含琥珀酸（amber acid），次黄嘌呤（hypoxanthine），蚯蚓解热碱（lumbro febrine），蚯蚓素（lumbritin），地龙毒素（terrestro-lumbrolysin）；微量元素Zn、Fe、Ca、Mg、Cu等。尚含有溶栓作用的蚓激酶、纤溶酶、地龙溶栓酶、胆碱酯酶及过氧化氢酶[3]。

【性味归经】咸，寒。归肝、脾、膀胱经。

【功能主治】清热定惊，通络，平喘，利尿[3]。用于高热神昏，惊痫抽搐，关节痹痛，肢体麻木，半身不遂，肺热喘咳，尿少水肿，风眩，眩晕，头风等。

【药理作用】

1. 抗凝血溶血栓的双重作用 其溶栓成分主要为地龙纤维蛋白溶解酶、蚓激酶和蚓胶原酶。可直接降解纤维蛋白和纤维蛋白原，从而溶解血栓；也可间接活化纤溶酶原形成纤溶酶，起到纤溶酶原活化物的作用；可刺激血管内皮细胞释放纤溶激活因子；可部分抑制体内凝血途径，水解凝血因子，抑制血小板聚集[6]。

2. 抗肿瘤作用 主要集中在食管癌、胃癌、肝癌、鼻咽癌等癌症方面[6]。

3. 免疫调节作用 地龙提取物能解除肿瘤毒性物质对NK细胞、巨噬细胞活性的抑制，使NK细胞、巨噬细胞吞噬功能增强，提高机体非特异性免疫功能。通过实验证明地龙肽能明显提高小鼠淋巴细胞增殖率，增强巨噬细胞细胞毒效应，提高巨噬细胞和脾细胞分泌NO的水平，明显提高免疫抑制小鼠的免疫功能[6]。

4. 降压和抗心律失常作用 采用地龙针剂、干粉混悬液、热浸液、煎剂等麻醉犬、猫及慢性肾性高血压大白鼠，具有缓慢而持久的降压作用。地龙注射液对大白鼠三氯甲烷-肾上腺素模型的异位心律有明显的抑制作用；大鼠乌头碱模型、家兔氯化钡模型、家兔哇巴因模型使用地龙注射液后，心律失常时间明显缩短[6]。

5. 降血脂作用 用地龙冻干粉灌胃高血脂小鼠，发现不同剂量地龙冻干粉可明显降低高脂血症小鼠TC、TG和LDL-C，并使HDL-C显著升高[6]。

6. 解热、抗炎、镇痛、镇静、抗惊厥作用 地龙对各种原因引起的发热均有明显的退热作用，其解热有效成分为蚯蚓解热碱。鲜地龙外敷对二甲苯致小鼠急性炎症耳肿胀、蛋清致大鼠足爪肿胀均有明显的抑制作用，具有良好的抗炎消肿作用。地龙提取溶液、热浸液对小白鼠及家兔有镇静作用；对亚甲烯四氮唑及咖啡因引起的惊厥有拮抗作用[6]。

7. 止咳平喘作用 地龙汤水煎液能使致敏豚鼠离体气管平滑肌过敏性收缩有显著的抑制作用，对组胺所致过敏性哮喘有阻抗作用[6]。

【用药警戒或禁忌】地龙毒素及蚯蚓解热碱均有很低毒性。广地龙热浸剂小鼠静脉注射的半数致死量为3.85g/kg，流浸剂0.1g/kg连续给大鼠灌胃45天，未见毒性反应；广地龙注射液用相当人剂量的450～720倍注射于小鼠及豚鼠尾静脉或腹腔，均无死亡。地龙以其显著的药理活性、毒副反应小和丰富的资源在临床上得到广泛的应用[6]。

【分子生药】利用简单序列重复区间（ISSR）分子标记方法在核酸分子水平上鉴别不同来源的地龙类药用动物。从100条ISSR引物中筛选出能扩增明显多态性条带的引物，对采集自广东、福建、湖北、上海等地的7个不同品种的地龙类药用动物样品进行扩增和凝胶电泳分析，可鉴别地龙类药用动物[7]。

收集药典收载4种地龙原动物以及市场常见地龙混淆品6种，对广地龙具有特异性扩增的引物被成功筛选。当引物12St/12Sf对广地龙产生特异性扩增，表现出高度特异性，仅广地龙具有良好的单一扩增带，而其他样品在同样的条件下无扩增带。所得特异性引物在市售广地龙药材中验证结果良好，与传统形态学鉴定结果基本一致[8]。

主要参考文献

[1] 陈平，傅杰，严宜昌. 地龙的本草考证[J]. 中药材，1997，20(3)：158-160.

[2] 陈义. 中国蚯蚓[M]. 北京：科学出版社，1956.

[3] 康廷国. 中药鉴定学[M]. 北京：中国中医药出版社，2016.

[4] 潘红平，亢霞生，苏以鹏，等. 蚯蚓高效养殖技术[M]. 北京：化学工业出版社，2009.

[5] 卓燊，廖泽勇. 地龙的定性鉴别及蛋白质含量测定[J]. 中国药物经济学，2014，9(5)：18-20.

[6] 刘文雅，王曙东. 地龙药理作用研究进展 [J]. 中国中西医结合杂志，2013，2(33)：282-285.

[7] 吴文如，李薇. 地龙类药用动物的简单序列重复区间分子鉴定研究 [J]. 广州中医药大学学报，2011，7(28)：423-426.

[8] 陈维明，马梅. 广地龙特异性PCR分子鉴定 [J]. 广州中医药大学学报，2015，5(32)：499-503.

（海军军医大学　张磊　张汉明　郭颖）

18. 虫白蜡

Chongbaila

CERA CHINENISS

【别名】白蜡、虫蜡、木蜡、树蜡、蜡膏。

【来源】为介壳虫科昆虫白蜡虫*Ericerus pela*（Chavannes）Guerin的雄虫群栖于木犀科植物白蜡树*Fraxinus chinensis* Roxb.、女贞*Ligustrum lucidum* Ait.或女贞属他种植物枝干上分泌的蜡，经精制而成。

【本草考证】本品始载于《本草纲目》，曰："唐宋以前浇烛、入药所用白蜡，皆蜜蜡也。此虫白蜡，则自元以来，人始知之，今则为日用物矣"。"其虫大如蟣虮，芒种前则延树枝，食汁吐涎，粘于树枝，化为白脂，乃结成蜡，装入凝霜"。《本草汇编》载："虫白蜡与蜜蜡之白者不同，乃小虫所作也。其虫食冬青树汁，久而化为白脂，粘敷树枝，人谓虫屎着树而然，非也。至秋刮取，以水煮溶，滤置冷水中，则凝聚成块矣。碎之，纹理如白石膏而莹澈。人以和油浇烛，大胜蜜蜡也"。综上记述，与今之药材所用虫白蜡基本相符。

【原动物】白蜡虫　为雌雄异体昆虫[1]。雌虫无翅，体节区分不明显。雌虫一生只有卵、若虫、成虫三个虫期，属不完全变态类型；雄虫有卵、幼虫、蛹、成虫四个阶段，属完全变S类型。雄虫泌蜡[2]。

卵：长卵形，长0.4mm，宽0.25mm，包被于母体下网状白色蜡丝和蜡粉中。雌卵在母壳口部，雄卵在壳底。

若虫：1龄雌若虫近于长卵形，体长0.6mm，宽0.4mm，红褐色；单眼1对；触角6节，第六节生长毛7根；腹末有蜡丝1对，约等于体长。2龄雌若虫阔卵形，体长1mm，宽0.6mm，淡黄褐色；腹末蜡丝白色，长等于体；定杆后，体色变为灰黄绿色，体缘微带紫，体缘渐生长而密的蜡毛。1龄雄若虫卵形，与1龄雌若虫大体相似，但体色甚淡，易于雌虫相区别。2龄雄若虫卵圆形，体长0.75mm，宽0.45mm，淡黄褐色；触角7节。

蛹：仅雄虫具有，分前蛹及真蛹。前蛹梨形，黄褐色，体长约2mm，宽1.1mm；眼淡红褐色，触角短小；足粗短；翅芽伸达第二腹节。真蛹体长2.4mm，宽1.1mm，长椭圆形；眼点暗紫色，前足及腹部褐色，余均淡黄褐而带灰；触角10节，长达中足基部；翅芽达第五腹节。

成虫：雌虫初成熟时背部隆起，形似半边蚌壳；背面淡红褐色，腹面黄绿色；无翅，触角细小，口器针状；体长1.5mm，宽1.3mm左右；交尾后体渐膨大，最后成为球形，常因虫体相互拥挤而呈不正圆形。产卵期的雌虫，体径最大可达14mm，一般10mm左右。雄虫，初孵化后与雌虫极相似，但有粗大的足，腹部有硬棘及很多泌蜡孔。体长2mm，翅一对，翅展5mm，呈薄膜质，前翅近于透明，有虹彩闪光，后翅为平衡棒，梭形，端部有钩3个。腹部灰褐色；倒数第二节两侧有2根白色蜡丝，长达2mm以上。触角分成七节，体色与雌性相同。（图1-18-1）

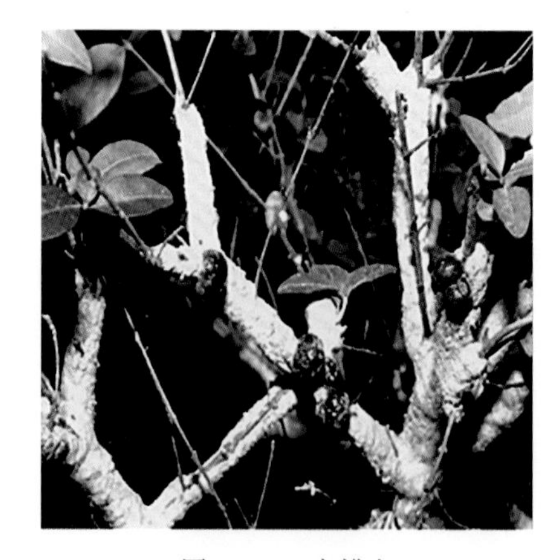
图1-18-1　白蜡虫

【主产地】 主产于湖北、浙江、江苏、安徽等。

【养殖要点】

1. 生物学特性　雄虫性惰活动力弱；雌虫好动，活动力强。雄虫性喜暖热潮湿，雌虫性喜干燥凉爽。雄虫有避光性，喜栖于枝叶背阴面；雌虫有趋光性，喜栖于枝叶向阳面。白蜡虫每年一代，3、4月份雌成虫产卵，卵量约7000粒（雌雄性比例约1∶3）。4～5月份卵孵化为幼虫，雌幼虫分散栖附在叶片上面，雄幼虫群栖在叶片下面，经过20天后，蜕皮变成2龄幼虫，离开叶面栖附在枝条上，雌虫分散雄虫群栖。2龄雄幼虫时期可分泌蜡质。8月份化蛹，9月上旬蛹羽化为雄成虫，寻找雌成虫交配，5～10天后即死亡，在8月份2龄雌幼虫变为成虫，交配后，虫体逐渐长大，越冬后，到翌年3～4月份产卵，不久死亡。卵壳内的卵粒即为白蜡虫的种虫[3]。

2. 养殖技术

（1）白蜡虫寄主植物培养　研究表明，白蜡虫可寄生在6科9属45种寄主植物上。但具有生产价值的优良寄主种类不多，我国主要选用白蜡树和女贞树放种挂蜡。这两种植物都可采用插条繁殖，生长迅速，移栽后1～2年即可利用，且对土壤和气候要求不严格，适应性强，分布广泛。尤其女贞树的耐旱力更强，且枝条较细，所培育出的种虫卵囊的壳口较小，呈“木鱼口”形，长途运输时卵囊内的卵粒不易从壳口脱落而受到损失。而白蜡树的枝条较粗，寄生其上的雌虫卵囊壳口较大，呈“砂罐形”，长途运输时卵粒易从壳口跌落[3-5]。

（2）挂虫与育种

①选虫种。由于各地区气温的高低不同，虫子的成熟时间也有早有迟，因此，必须适时摘虫，才能保证种虫的质量。一般在谷雨至立夏期间，见产卵后的虫壳表面干燥、粒大、饱满、卵多、呈红褐色，但指压有弹性，应及时采种。

②作虫包。将采回的虫种放在室内摊养，经3～5天，当有幼虫爬出时，立即组织人力采用纱布、棕片、干桐叶、玉米叶等折成粽子状作虫包。一般育虫的虫包可根据虫壳的大小以2～6粒为1包，挂虫的虫包可装虫壳20～30粒。

③挂虫包。以采虫种为主的蜡园，事先把虫包挂在蜡园树枝上，待雌若虫全部上叶、雄虫开始爬出时（3～7天），迅速将虫包挂到以收蜡为主的蜡园树枝上。育种用的虫包，每包装种2～4粒，产蜡用的虫包，每包装种15粒。

3. 虫害　主要做好防治害虫工作，发现鼻虫、瓢虫等为害时，要进行人工捕捉，尽量避免喷洒农药，以免伤害蜡虫。

【采收与加工】 采收白蜡多在立秋后进行，最迟要在11月前采收完毕[3]。当蜡虫成蛹，且少数蜡花上开始出现针状尾丝时，表明发育快的雄蛹已羽化为成虫，即将飞出，应及时采收。采收宜在阴湿天气或清晨露水未干时进行，此时蜡花易剥下剥净，不会因破碎而造成浪费。

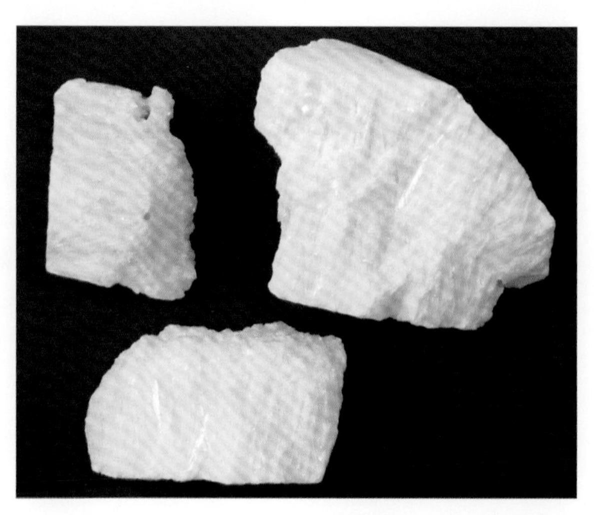
图1-18-2　虫白蜡药材图

【药材鉴别】

（一）性状特征

本品呈块状，白色或类白色。表面平滑，或稍有皱纹，具光泽口体轻，质硬而稍脆，搓捻则粉碎。断面呈条状或颗粒状。气微，味淡。（图1-18-2）

（二）显微鉴别

粉末特征　粉末亮白色，部分有光泽。形状不规则，结

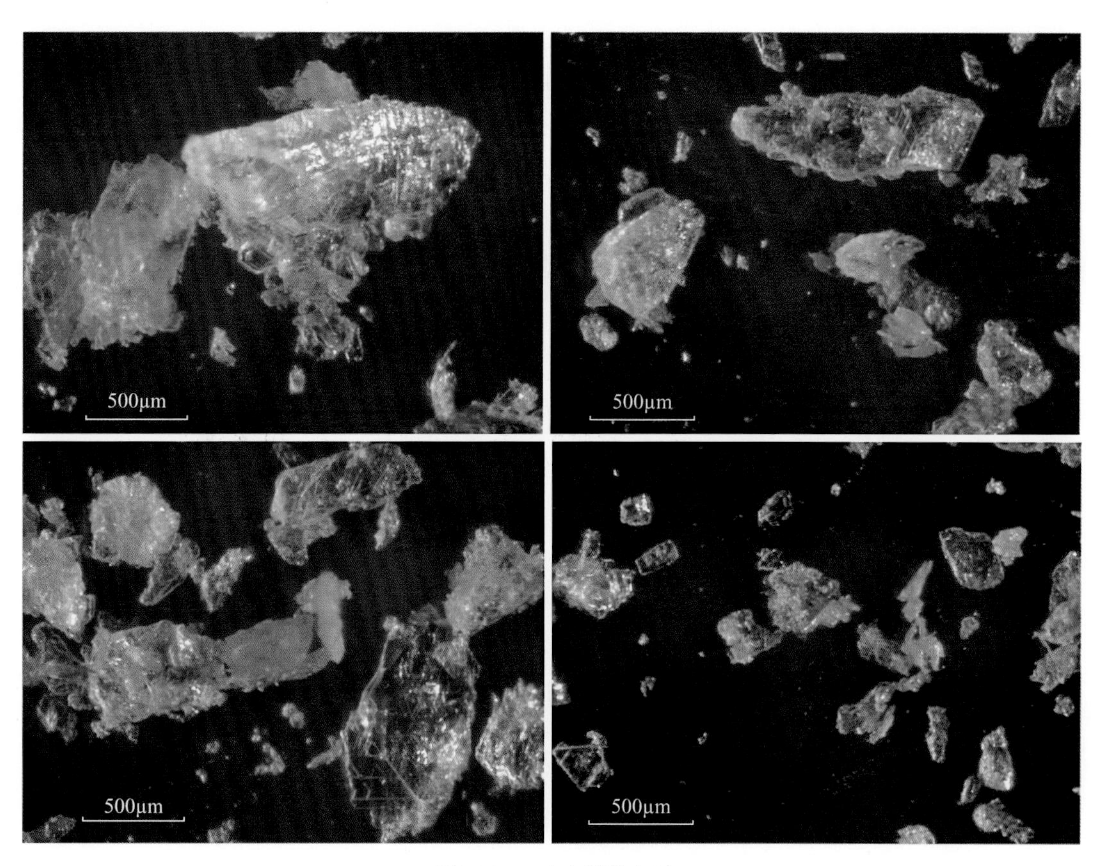

图1-18-3　虫白蜡粉末图

晶样薄片状，长度在5～1000μm。（图1-18-3）

【质量评价】以色白、质硬、致密而无气泡，无败油气味者为佳。熔点应为81～85℃。酸值应不大于1。皂化值应为70～92。碘值应不大于9。不溶于水、醚及三氯甲烷中，可溶于苯及石油醚中。

【化学成分】主要成分为大分子酯类[6]，其中醇类为廿六醇、廿七醇、廿八醇、卅醇，酸类为廿六酸、廿七酸、廿八酸、卅酸，及少量的棕榈酸、硬脂酸。

市售虫白蜡主要成分为脂肪族一价酸的酯类混合物，其含率占总量的93%～95%，其中有廿四酸廿八酯、廿四酸蜂花酯、廿四酸蜡酯、蜡酸蜡酯、廿七酸廿七酯、褐煤酸蜡酯、蜂花酸廿七酯。此外，尚含游离的蜂花醇，即卅烷醇1%，树脂1%～1.5%，廿七烷2%～3%。尚含廿七醇、蜡醇等。

【性味归经】甘，温。归肝、肺经。

【功能主治】止血生肌，敛疮。用于创伤出血，疮口久溃不敛。

【药理作用】虫白蜡含有一种独特的防卫素，能有效抵抗烟草中致病真菌[7]。也可治疗家畜肠便秘。其原理是白蜡进入消化道后，在体温的作用下融化而润滑肠道，具有保护肠黏膜、促进结粪排出的作用。虫白蜡不易被肠道吸收，无毒，对家畜没有副作用[8]。有学者对白蜡虫的抗突变功能进行了试验研究，以白蜡虫为抗突变材料喂饲小鼠，检测微核的发生率。结果表明，各剂量组均比对照组的微核率低，其中高剂量组与对照组有显著差异，抑制率为34.19%。说明白蜡虫能够对抗环磷酰胺产生的致突变作用，具有明显的抗突变功能[9]。

【附注】虫白蜡为一味传统中药材，白润、坚硬、光亮，而具有生肌、止痛、止血等功效，在化工、医药、食品、军工等方面均有应用，用途十分广泛。

主要参考文献

[1] 李健，张喜俭，程玉林，等. 白蜡虫生物学特性及防治对策[J]. 吉林农业，2010，(8)：170-170.

[2] 郭镇西，张子有，齐胜利. 雄白蜡虫Ericerus pe-la（Chavannes）的研究[J]. 陕西师范大学学报（自然科学版），1997(s1)：71-75.

[3] 王旭，黄荣雁，楚艳萍. 白蜡虫的养殖及蜡花采收[J]. 防护林科技，2014(12)：98-99.

[4] 陈晓鸣，王自力，陈勇，等. 影响白蜡虫泌蜡主要气候因子及白蜡虫生态适应性分析[J]. 昆虫学报，2007，50(2)：136-143.

[5] 龙村倪. 中国白蜡虫的养殖及白蜡的西传[J]. 中国农史，2004，23(4)：18-23.

[6] 王有琼，段琼芬，孙龙，等. 虫白蜡的碱炼脱酸[J]. 化学试剂，2005，27(2)：124-125.

[7] LANGEN G, MANI J, ALTNCICEK B, et al. Transgenic expression of gallermiycin[J]. Biology Chemistry, 2006, 387(5): 549-557.

[8] 唐彬. 白蜡治疗家畜便秘[J]. 中兽医医药杂志，1991，(1)：37-37.

[9] 冯颖，陈晓鸣，何钊，等. 白蜡虫抗突变实验与主要功效成分分析[J]. 林业科学研究，2006，19(3)：284-288.

（重庆市中药研究院　游华建）

19. 血余炭

Xueyutan

CRINIS CARBONISATUS

【别名】乱发、发炭、杜血余、发灰子、头发。

【来源】为人发制成的炭化物。

【本草考证】本品始载于《名医别录》，原名“乱发”，曰：“主咳嗽，五淋，大小便不通，小儿惊痫，止血鼻衄，烧之吹内立已。”《神农本草经》载：“发，味苦温，无毒，治五癃，关格不通，利小便水道，疗小儿痫，大人痓，仍自还神化。”《本草纲目》载：“发乃血余，故能治血病，补阴。”

【主产地】全国各地均产。

【采收与加工】常年均可采收。收集健康人头发，除去杂质，碱水洗去油垢，清水漂净，晒干，焖煅成炭，放凉[1]。

【药材鉴别】

（一）性状特征

呈不规则块状，乌黑光亮，有多数细孔。体轻，质脆。用火烧之有焦发气，味苦。（图1-19-1）

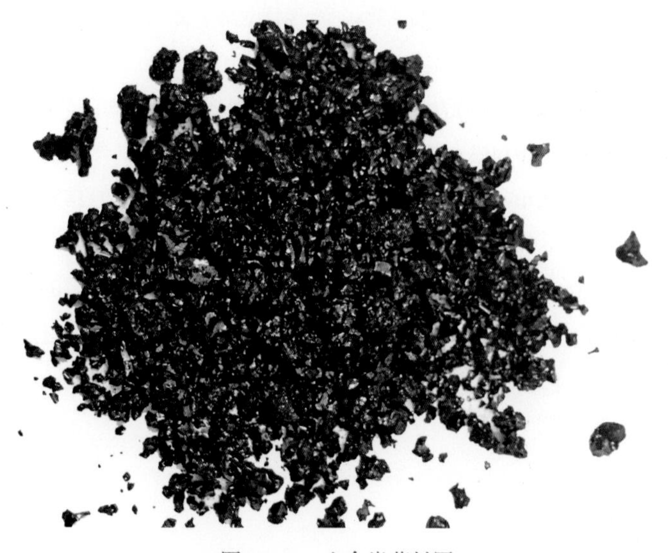

图1-19-1　血余炭药材图

（二）显微鉴别

粉末特征　粉末不规则，杆状、颗粒状、点状等。亮黑色，偶见棕黄色。（图1-19-2）

【质量评价】以色黑、发亮、质轻、无杂质者为佳。

酸不溶性灰分不得过10.0%。

【化学成分】主要含优角蛋白，此外含有脂肪及黑色素和铁、锌、铜、钙、镁等[1]。制炭后有机物被破坏，灰分中主含钠、钾、钙、铁、铜、

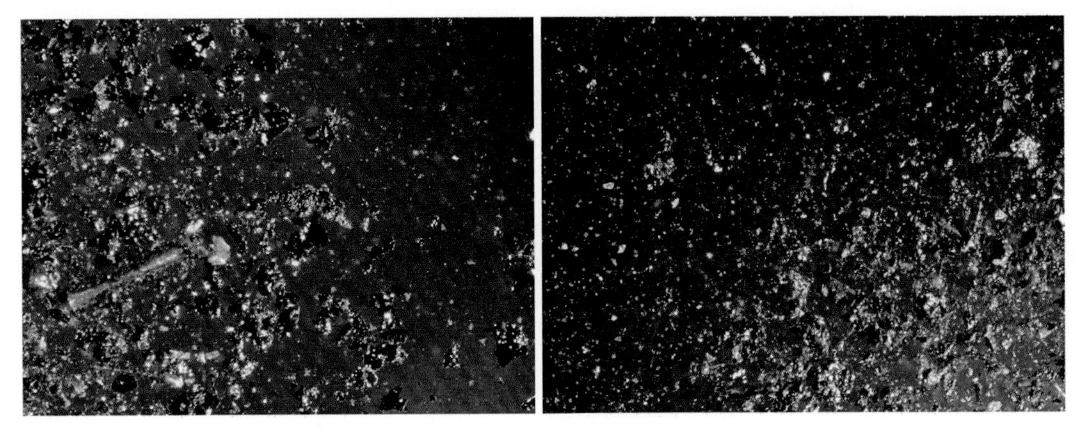

图1-19-2　血余炭粉末图

锌等元素。马氏等[2]通过对血余炭的水提取液无机离子含量测定，发现血余炭提取液中的钙比正常血清中钙离子浓度高1倍多。

【性味归经】苦，平。归肝、胃经。

【功能主治】收敛止血，化瘀，利尿。用于吐血，咯血，衄血，血淋，尿血，便血，崩漏，外伤出血，小便不利。

【药理作用】

1. 凝血作用　不同煅制程度的血余炭水煎液均有明显止血作用[3]。血余炭的水提取液和醇提取液可诱发大白鼠的血小板聚集并缩短出血、凝血和血浆再钙化时间，具有内源性系统凝血功能[4]。

2. 血管栓塞作用　血余炭制成粉剂能栓塞末梢小动脉，维持时间可达8周，可使栓塞部分肾组织缺血性梗死[5-6]。血余炭栓塞的病理过程为血余炭附着血管壁，诱发血栓形成，血栓机化，血管壁炎性坏死，管腔闭塞，栓塞组织缺血性梗死[7]。

3. 抗菌作用　血余炭煎剂对金黄色葡萄球菌、伤寒杆菌、甲型副伤寒杆菌及福氏痢疾杆菌有较强的抑制作用[8-10]。

主要参考文献

[1] 叶定江. 中药炮制学[M]. 上海：上海科学技术出版社，2000：230.

[2] 马森，辛有恭，赵元才，等. 血余炭、鸡毛、藏雪鸡毛水提取液无机离子含量测定[J]. 青海畜牧兽医杂志，1999，29(5)：20-21.

[3] 吕江明，田青菊，曾一凡，等. 不同煅制程度的血余炭的止血作用研究[J]. 黑龙江中医药，1992，(4)：47-48.

[4] 颜正华. 中药学[M]. 北京：人民卫生出版社，1991：223.

[5] 戴洪修，周建雄，刘卫红，等. 中药血余炭作为血管栓塞剂的实验研究[J]. 中国微循环，2006，10(4)：282-283.

[6] JP Pelage, D Jacob, A Fazel, et al. Midterm results of uterine artery embolization for symptomatic adenomyosis: initial experience[J]. Radiology, 2005, 234(3): 948-953.

[7] 赵小华，张艳玲，戴洪修，等. 血余炭栓塞狗肾动脉病理改变的初步研究[J]. 中国中西医结合影像学杂志，2008，6(1)：5-10.

[8] 阜元. 血余炭的研究简况[J]. 中国中药杂志，1989，14(1)：24-25.

[9] 王勇，刘永秋. 血余炭外敷治疗新生儿脐炎[J]. 中国社区医师·医学专业，2012，25(14)：222.

[10] 董小胜，黄洁靖，张林. 中药血余炭的研究进展[J]. 中医药导报，2009，15(12)：85.

（重庆市中药研究院　石萍）

20. 全蝎

Quanxie

SCORPIO

【别名】全虫、蝎子。

【来源】为钳蝎科动物东亚钳蝎*Buthus martensii* Karsch的干燥体。

【本草考证】本品始载于《蜀本草》，称“蛜（虫祁）”“主簿虫”，《开宝本草》称“蠍”，蝎为蠍的简化，以后诸家本草均有记载。《本草衍义》载：“蝎，今青州山中石下捕得，慢火逼，或烈日中晒。”《本草纲目》载：“蝎形似水黾，八足而长尾，有节，色青。”根据上述之产地、形态等描述，结合《图经本草》附图，本草记载全蝎与今之东亚钳蝎一致[1]。

【原动物】体长约60mm，头胸部和前腹部为绿褐色，后腹部为土黄色。头胸部背甲梯形。侧眼3对，胸板三角形，螯肢的钳状上肢有2齿。触肢钳状，上下肢内侧有12行颗粒斜列。第3、第4对步足胫节有距，各步足跗节末端有2爪和1距。前腹部前背板有5条隆脊线。生殖厣由2个半圆形甲片组成。栉状器有16～25枚齿。后腹部前4节各有10条隆脊线，第5节仅有5条，第6节毒针下方无距。（图1-20-1）

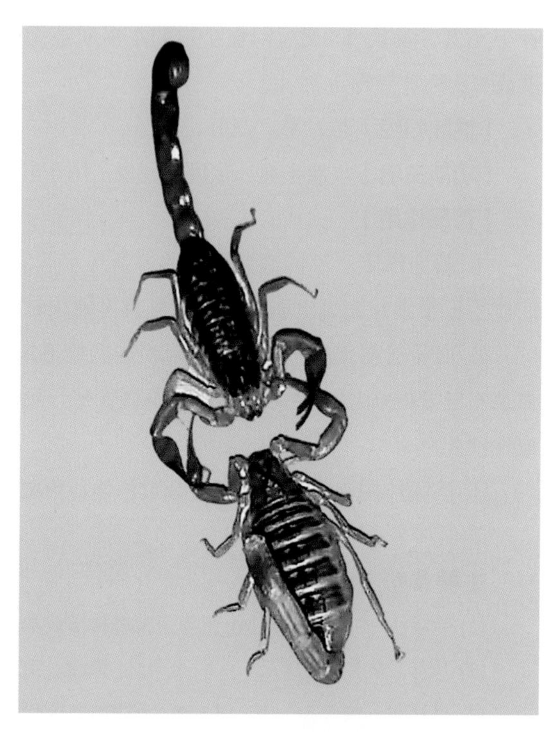

图1-20-1　东亚钳蝎

喜栖息在石下、墙缝、土穴、瓦堆等阴暗处以及树皮落叶下。

【主产地】主产于山东、河南、河北、辽宁、安徽、湖北等。

【养殖要点】

1. 生物学特性　喜生活于背风向阳、干燥处。昼伏夜出，怕冰冻。具穴居性、识窝性。凶残好斗。为肉食性动物，喜食小昆虫、蚂蚱、蚯蚓、土鳖虫、潮虫及其他多汁软体动物；吃饱一次能几十天甚至几个月不吃食。变温动物，5～40℃均可生存，适宜温度为20～39℃，交配繁殖温度为28～39℃，气温降至10℃左右，群居冬眠。繁殖期大蝎吃小蝎。交配期互相残杀，怕强光，喜黑暗。繁殖力强，为卵胎生动物，繁殖时间一般在7月左右。在自然条件下的发育期为3年，连续繁殖3～5年。

2. 养殖技术　人工养蝎的方式很多，常用的有罐养、盆养、箱养、池养、坑养、房养、温室养等。养殖时要注意在春季蝎子繁殖前做好放种工作，其比例以雄蝎1/3或1/4，雌蝎2/3或3/4为宜。饲养温度控制在5～39℃为佳。食物以活体黄粉虫、蟋蟀、蝇蛆、地鳖等小型动物为主。

3. 病虫害　防止其天敌老鼠、蚂蚁、壁虎等对其伤害。黑肚病、黑斑病、拖尾症、腹胀病、枯尾病、流产等[2-3]。

【采收与加工】春末至秋初捕捉，除去泥沙，置沸水或沸盐水中，煮至全身僵硬，捞出，置通风处，阴干。一般以色黄、完整、身挺、腹硬者为佳。

【药材鉴别】

（一）性状特征

头胸部与前腹部呈扁平长椭圆形，后腹部呈尾状，皱缩弯曲，完整者体长约6cm。头胸部呈绿褐色，前面有1对短小的螯肢和1对较长大的钳状脚须，形似蟹螯，背面覆有梯形背甲，腹面有足4对，均为7节，末端各具2爪钩；前腹部由7节组成，第7节色深，背甲上有5条隆脊线。背面绿褐色，后腹部棕黄色，6节，节上均有纵沟，末节有锐钩

状毒刺，毒刺下方无距。气微腥，味咸。（图1-20-2）

（二）显微鉴别

粉末特征　体壁（几丁质外骨骼）碎片。外表皮表面观呈多角形网格样纹理，表面密布细小颗粒，可见毛窝、细小圆孔和淡棕色或近无色的瘤状突起（图1-20-3a）；内表皮无色，有横向条纹，内、外表皮纵贯较多长短不一的微细孔道。

刚毛红棕色，多碎断，先端锐尖或钝圆，具纵直纹理，髓腔细窄（图1-20-3b）。

横纹肌纤维多碎断，明带较暗带宽，明带中有一暗线，暗带有致密的短纵纹理（图1-20-3c）。

【质量评价】以色黄、完整、身挺、腹硬者为佳。

照黄曲霉毒素测定法测定，本品每1000g含黄曲霉毒素B_1不得过5μg；黄曲霉毒素G_2、黄曲霉毒素G_1、黄曲霉毒素B_2和黄曲霉毒素B_1总量不得过10μg。

照醇溶性浸出物测定法项下的热浸法测定，用稀乙醇作溶剂，醇溶性浸出物不得少于20.0%。

指纹图谱评价　采用高效毛细管电泳法（HPCE），在相同色谱条件下，以次黄嘌呤对照品及对照药材对照，分别测定市售全蝎药材各样品HPCE谱图（图1-20-4、图1-20-5），对比图1-20-4与图1-20-5中对照品次黄嘌呤的迁移时间，确定2峰为次黄嘌呤。并将各样品色谱图导入国家药典委员会“中药色谱指纹图

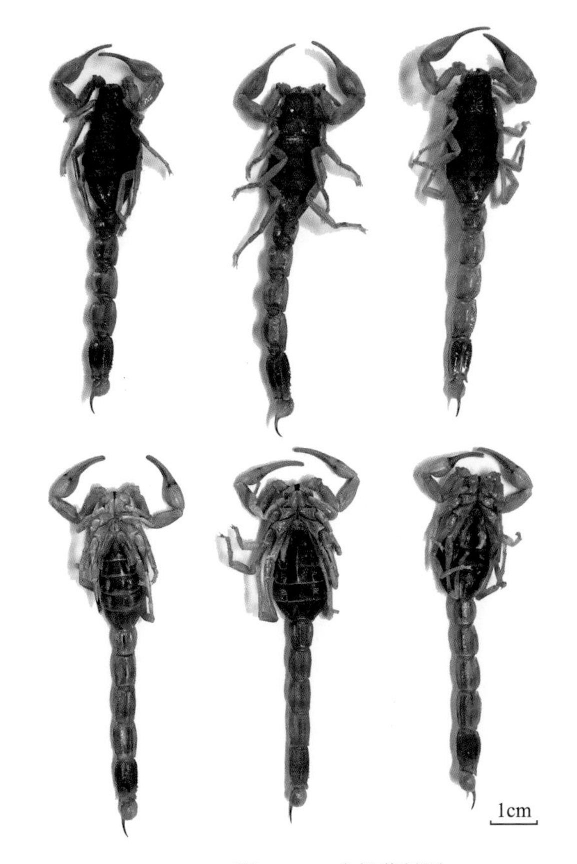

图1-20-2　全蝎药材图

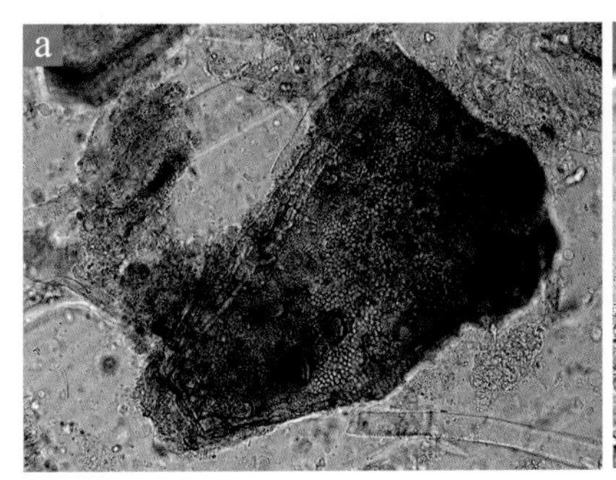

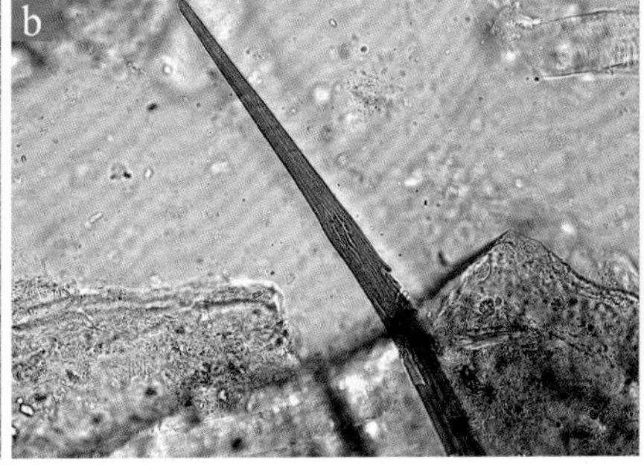

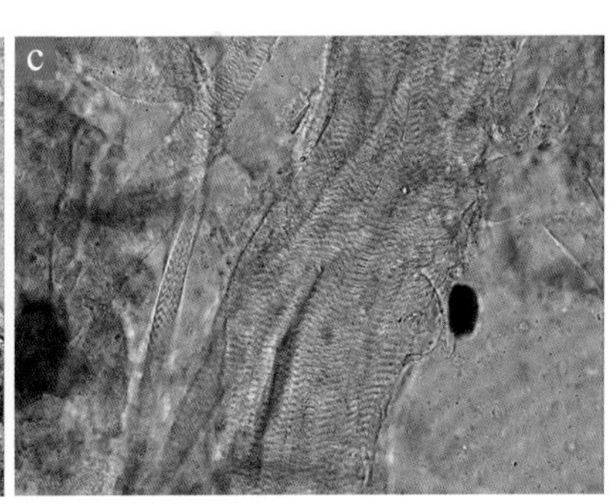

图1-20-3　全蝎粉末图

a. 体壁碎片　b. 刚毛　c. 横纹肌纤维

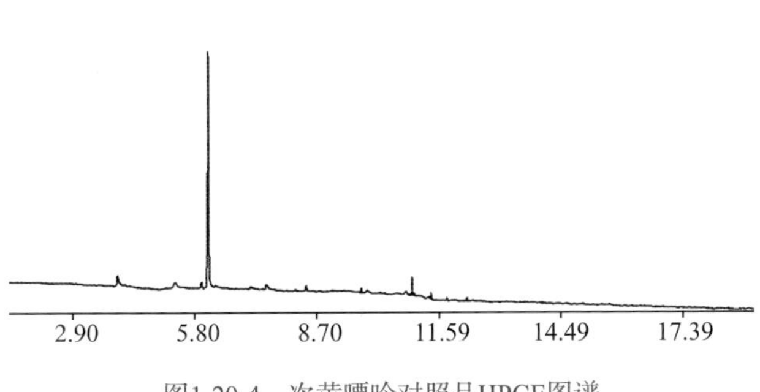

图1-20-4　次黄嘌呤对照品HPCE图谱

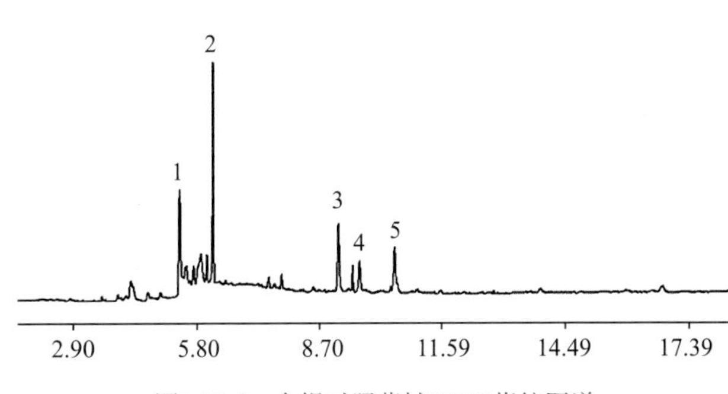

图1-20-5　全蝎对照药材HPCE指纹图谱

谱相似度评价系统A版”软件，经多点校正，色谱峰自动匹配，得到全蝎药材HPCE色谱指纹图谱共有模式（图1-20-6），选取5个共有峰（编号为1、2、3、4、5），作为构建的指纹图谱特征峰，各样品共有峰的相对迁移时间和相对峰面积构成了其指纹图谱特征[4]。

再将所测得的各样品HPCE图谱，导入“中药色谱指纹图谱相似度评价系统（2004B）”软件进行相似度计算，与对照药材HPCE比较，9批全蝎药材商品的相似度结果见表1-20-1。

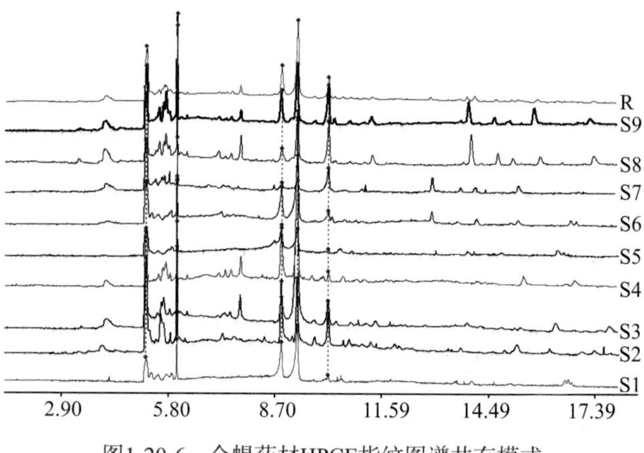

图1-20-6　全蝎药材HPCE指纹图谱共有模式

表1-20-1　全蝎药材商品HPCE指纹图谱的相似度

样品编号	1#	2#	3#	4#	5#	6#	7#	8#	9#
相似度	0.881	**0.722**	0.972	**0.810**	**0.791**	**0.776**	**0.702**	0.909	**0.798**

由表1-20-1可见，9批全蝎药材商品的HPCE图谱仅3批与对照药材HPCE图谱的相似度大于或接近0.9。根据药材指纹图谱相似度的判断原则，6批相似度小于0.9的全蝎药材商品品种可能存在问题。由于全蝎的来源单一，由药材性状鉴别发现，除个别样品不够完整外，并无明显区别。之所以出现这种情况可能与全蝎的生长年限及药材的炮制方法不同有关。因为全蝎在自然环境下从出生到成年需要3年时间，而不同养殖方式，不同蝎龄，雌雄全蝎对其药材的质量都有不同程度的影响；同时，全蝎的炮制方法（炒法、焙法、烧法、煅法）及所用辅料（醋制、酒制、姜制、米制、薄荷制、蜜制）较多，因此可能导致全蝎药材商品的指纹图谱鉴定的差异。

灰关联度评价[4]　在对上述全蝎样品中的5种主要成分（总核苷、多胺、总磷脂、总多糖、水溶性蛋白质）含量测定的基础上，应用灰关联度分析方法，以相对关联度为测度指标，对各样品的质量进行综合评价，结果见表1-20-2。

表1-20-2　全蝎药材商品相对关联度与质量优劣排序

样品编号	1#	2#	3#	4#	5#	6#	7#	8#	9#	10#
r_i	0.502	0.812	0.497	0.484	0.452	0.675	0.514	0.415	0.516	0.410
质量排序	5	1	6	7	8	2	4	9	3	10

由表1-20-2可见，10批全蝎药材商品的相对关联度值r_i仍介于0.41～0.81之间，表明各药材质量存在较大的差异，可能与其原动物生长情况及药材的炮制程度有关；但总体药材质量较好（小于0.5的仅2批）。

比较各样品的指纹图谱相似度与其相对关联度r_i值发现，相似度小于0.9的其质量差异也较大；由于全蝎药材“品种”差异，可能与其原动物的生长期以及其品种的程度有关，故这些原因也可能导致其质量的差异性。因质量排序较好的样品，从药材个体上看，虫体较大、完整，且色泽较佳，表面析出的盐粒也较均匀，与传统全蝎药材的质量评价标准相吻合。

【化学成分】主要含蝎毒（katsutoxin），系一种类似蛇毒神经毒的蛋白质，粗毒中含多种蝎毒素，包括昆虫类神经毒素，甲壳类神经毒素，哺乳动物神经毒素，抗癫痫活性的多肽（AEP），镇痛活性多肽如蝎毒素（tityustoxin）Ⅲ，透明质酸酶（hyaluronidase）。全蝎水解液含17种氨基酸，以及29种无机元素。尚含三甲胺（trimethylamine），甜菜碱（betaine），铵盐，苦味酸羟胺（hydroxylamine picrate），胆甾醇（cholesterol），卵磷脂（lecithine），蝎酸（katsu acid），牛黄酸（taurine），软脂酸（palmitic acid），亚麻酸（linolenic acid），正十七碳酸（margaric acid），异油酸，二十碳酸（arachidic acid）等。

【性味归经】辛，平；有毒。归肝经。

【功能主治】息风镇痉，通络止痛，攻毒散结。用于肝风内动，痉挛抽搐，小儿惊风，中风口㖞，半身不遂，破伤风，风湿顽痹，偏正头痛，疮疡，瘰疬。

【药理作用】

1. 镇痛作用 采用大鼠和小鼠常规热辐射甩尾和醋酸扭体方法测定蝎身和蝎尾的镇痛作用，结果蝎身和蝎尾制剂无论灌胃或静注，对动物躯体痛或内脏痛均有显著镇痛作用[5]。蝎毒对小鼠内脏痛、皮肤痛、刺激大鼠三叉神经诱发皮质电位均有较强的抑制作用[6]。

2. 抗癫痫作用 全蝎的抗癫痫主要作用于神经系统，可以使大鼠癫痫发作的敏感性显著降低，并较大程度上降低癫痫病的发生率[7-8]。全蝎醇提取物能降低慢性癫痫模型大鼠海马GFAP、mRNA的表达[9]。

3. 抗凝、抗血栓、促纤溶作用 蝎毒对血小板聚集功能的影响有助于减少斑块形成，延缓动脉粥样硬化进程。全蝎提取液可通过抑制血小板聚集，减少纤维蛋白含量和促进纤溶系统活性等因素抑制血栓形成[10]。全蝎能明显延长活化凝血活酶时间、凝血酶原时间、凝血酶时间[11]。

4. 抗肿瘤作用 全蝎蛋白药效组分具有促进Bel7402细胞凋亡、抑制增殖的作用[12]。全蝎提取物对人前列腺癌PC-3细胞具有体外抑制作用[13]。东亚钳蝎毒在体外能显著抑制白血病细胞株HL-60及K562的生长并诱导其凋亡[14]。

【用药警戒或禁忌】全蝎中含有蝎毒，蝎毒既是全蝎的有效成分，也是全蝎主要有毒成分，其毒性作用先引起强烈兴奋、肌肉痉挛，后使四肢麻痹、呼吸停止。该毒对骨骼肌有直接兴奋作用，可引起自发性抽动和强直性痉挛。全蝎经炮制后能使毒蛋白凝固变性，从而达到降低毒性的目的。血虚生风者和孕妇禁用。

主要参考文献

[1] 杨祎辰，马存德，王二欢，等. 中药全蝎的本草考证及现代研究进展[J]. 安徽农学通报，2018，24(8)：105-120.

[2] 牟维东. 浅谈蝎子的疾病[J]. 中国兽医科技，1993，23(4)：40-41.

[3] 孟德荣，张桂然，孙世臣. 东亚钳蝎疾病与天敌的防治[J]. 经济动物学报，2000，4(1)：37-40.

[4] 李峰，张振秋. 动物类药材品质评价研究 [M]. 沈阳：辽宁科学技术出版社，2014：65、74.

[5] 刘崇铭，马素红. 全蝎镇痛作用研究[J]. 沈阳药学院学报，1993，10(2)：137.

[6] 刘崇铭，裴国强. 东亚钳蝎的镇痛作用研究[J]. 沈阳药学院学报，1989，6(3)：176-179.

[7] 史磊，张天赐，杜聪颖，等. 中药全蝎活性成分、药理作用及临床应用研究进展[J]. 辽宁中医药大学学报，2015，17(4)：89-91.

[8] 周华，柴慧霞，谢扬高，等. 蝎毒对马桑内酯所致癫痫大鼠的作用[J]. 临床神经电生理学杂志，2002，11(1)：31-92.

[9] 梁益，孙红斌，喻良，等. 全蝎醇提物对慢性癫痫模型大鼠海马GFAP、mRNA的表达 [J]. 中国药房，2012，23(43)：4033-4035.

[10] 郝晓元，彭延古，肖长江，等. 全蝎提取液对血液凝固的影响 [J]. 中国血栓与止血杂志，2001，7(4)：158-159.

[11] 彭延古，雷田香，付东云，等. 全蝎提抗凝活性成分的定性分析 [J]. 湖南中医学院学报，2005，25(6)：10-11.

[12] 王晶娟，张贵君，吴明侠，等. 全蝎代表药效组分对Bel7402肿瘤细胞凋亡的影响 [J]. 中国实验方剂学，2010，16(12)：112-114.

[13] 周青，何清湖，田雪飞，等. 全蝎提取物对人前列腺癌PC-3细胞体外抑制作用研究[J]. 中医药导报，2011，17(8)：70-72.

[14] 陈林江，莫志贤. 全蝎抗肿瘤作用的研究进展[J]. 中国中医急症，2009，18(11)：1872-1873.

（山东省食品药品检验研究院　汪冰　林永强　　辽宁中医药大学　李峰）

21. 牡蛎

Muli

OSTREAE CONCHA

【别名】海蛎子壳、左壳、蚝壳（江苏）、牡蛤、蛎蛤。

【来源】为牡蛎科动物长牡蛎*Ostrea gigas* Thunberg、大连湾牡蛎*Ostrea talienwhanensis* Crosse或近江牡蛎*Ostrea rivularis* Gould的贝壳。

【本草考证】本品始载于《神农本草经》，载："牡砺，出于上经。味咸，平……一名砺蛤。生池泽。"《名医别录》记载牡砺"微寒，无毒。"《蜀本草》载："又有蓴蛎，形短不入药用。"《图经本草》载："（牡蛎）海中蚌属，今莱州昌阳县海中多有。二月、三月采之。"《图经本草》载："（牡蛎）今海旁皆有之，而南海闽中及通泰间尤多。此物附石而生，相连如房，故名蛎房，一名蚝山，晋安人呼为蚝莆。初生海边才如拳石，四面渐长有一、二丈者，崭岩如山，每一房内有蚝肉一块，肉之大小随房所生，大房如马蹄，小者如人指面，每潮来则诸房皆开。"《本草便读》载："牡蛎，出海中，形如大螃，其壳只有一片，而无对偶，故为之牡。"综上形态、习性记述，与今之药材所用牡蛎基本相符。

【原动物】

1. 长牡蛎　贝壳大型，长条形，壳质坚厚。一般壳长140～330mm，高57～115mm，长比高约大3倍。左壳稍凹，壳顶附着面小，右壳较平如盖，背腹缘几乎平行。壳表面平坦或有数个大而浅的凹陷。自壳顶向后缘环生排列稀疏的鳞片，呈波纹状，没有明显的放射肋。壳外面淡紫色，灰白色或黄褐色。壳内面瓷白色，韧带槽长而宽大，闭壳肌痕大，呈马蹄形，棕黄色。（图1-21-1）

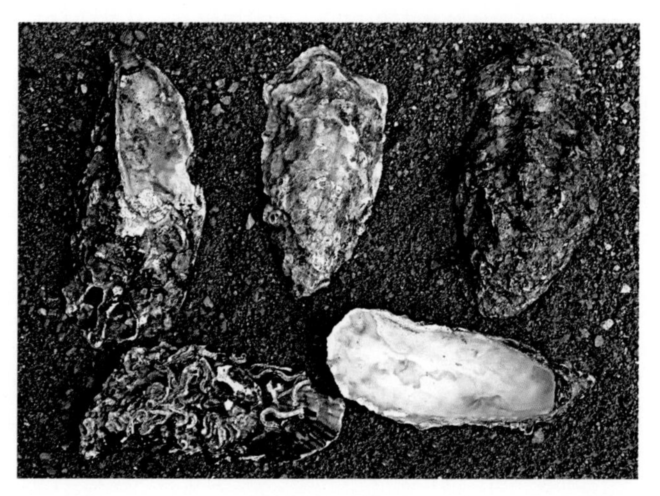

图1-21-1　长牡蛎

2. 大连湾牡蛎　贝壳中等大，略呈三角形，壳坚厚。一般壳长55～63mm，高95～130mm，壳顶尖，至后缘渐加宽。右壳较扁平，呈盖状，壳顶部鳞片趋向愈合，较厚；渐向腹缘鳞片渐疏松，且起伏呈水波状，无显著的放射肋。壳表面淡黄色，间有紫色条纹或斑点。左壳突起，自壳顶部射出强壮的放射肋数条，肋上的鳞片坚厚翘起，壳内面凹陷如盒状，白色，铰合部小，韧带槽长而深呈长三角形。闭壳肌痕白色或带紫色，位于背后方。（图1-21-2）

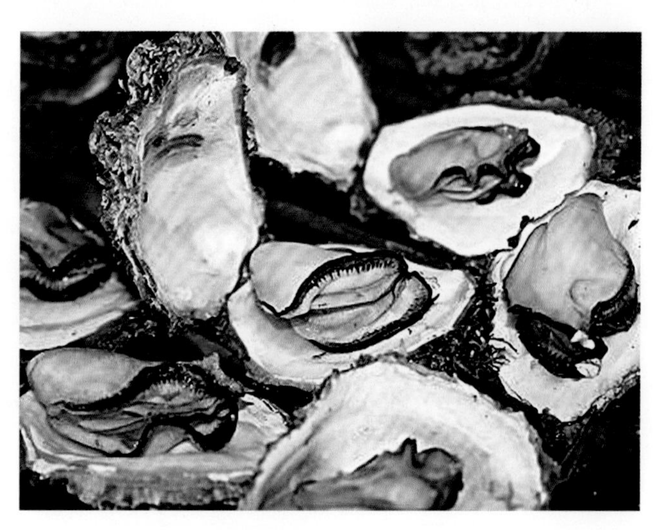

图1-21-2　大连湾牡蛎

3. 近江牡蛎　贝壳大型，壳坚厚，圆形或卵圆形，三角形或略长。较大者壳长100～242mm，高70～150mm。右壳略扁平，较左壳小，表面环生极薄的黄褐色或暗紫色鳞片，鳞片平，层次少。1～2年生的个体鳞片平，薄而脆，有时边缘游离；2年至数年生的个体，鳞片平坦，有时后缘起伏略呈水波纹状；多年生者鳞片层层相叠，坚厚如石。左壳同心鳞片的层次更少，更坚实。贝壳内面白色或灰白色，边缘为灰紫色，凹凸不平；

韧带槽长而宽，呈牛角形，韧带紫黑色。闭壳肌痕大，淡黄色，大多为卵圆形或肾脏形。（图1-21-3）

栖息在低潮线下或潮间带的蓄水处，生活在盐度偏高的近岸海水中，大量集聚在海底。现大连、青岛已有人工养殖。

【主产地】主产于广东、福建、辽宁、浙江、江苏等。

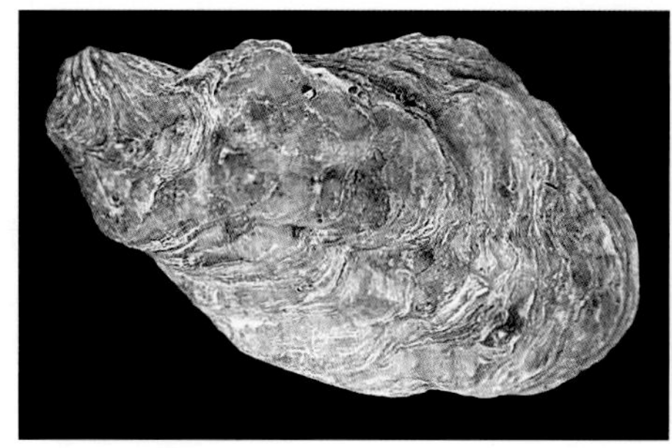
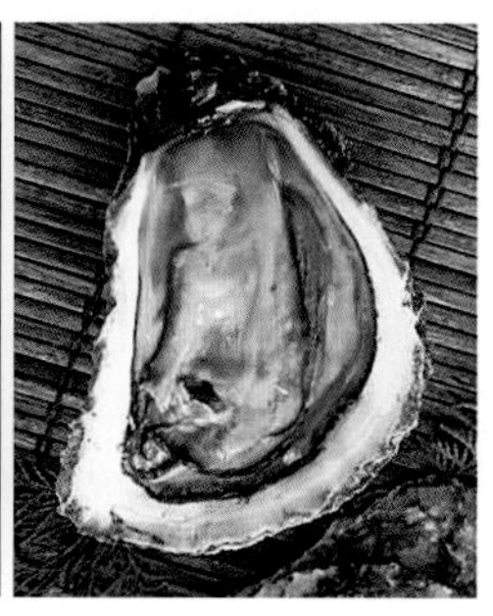

图1-21-3　近江牡蛎

【养殖要点】

1. 生物学特性（以长牡蛎为例，余同）　长牡蛎一般生活在近海的岩礁海底及潮间带地区，有群聚习性，营固着生活，对盐度和温度适应能力强，其生长的最适盐度为20‰～31‰，最适温度为5～22℃，为广盐、广温性种类[1]。长牡蛎是滤食性贝类，食物范围较广，主要包括溶解有机质、细菌、碎屑和浮游植物等。长牡蛎一般为雌雄异体，也有雌雄同体现象，性别会在一定条件下发生相互转变，一般认为雄性先熟，在第一个生殖季节过后据营养条件发生性别转换，长牡蛎繁殖力较高，雌体怀卵量可达2000万至1亿，当水温达到18～20℃时，开始排放精卵，在体外完成受精和胚胎发育。胚胎发育的适宜水温为23～25℃，水温低于20℃或高于30℃时，发育畸形率会大大增加。适宜盐度为17～26，盐度低于6或高于34时，胚胎不能发育[2]。

2. 养殖技术　牡蛎养殖方式分筏架式、延绳式、滩涂播养式、棚架式、固定式等多种，最为常见的为筏架式和滩涂播养式。筏架式养殖应选在潮流畅通、水温不超过30℃的海区。该法采苗多用贝壳作采苗器。贝壳用绳串连，一般绳长2～4m，每个贝壳上附着10～20个贝苗。单体牡蛎可采用网笼式吊养。该种养殖方式可充分利用水体空间，并可以进行贝藻混养等生态养殖模式，贝类摄食时间长、生长速度快、单位面积产量高。滩涂播养式，即不用任何固着基，直接将牡蛎苗播养在滩涂上。牡蛎苗一般来自人工育苗培育的单体或是采苗器上剥离的单体，按照一定密度进行播撒。该养殖方式成本低、操作简单、能充分利用滩涂。牡蛎还可以与虾类等进行混养，这种养殖方式利用了2种养殖物种的食性与生活方式的差异，充分利用水体条件，提高了产量和经济效益。每年9月至翌年4月为长牡蛎的主要增肉期，在这段时间内将长牡蛎转移到水质肥沃、饵料丰富、水流畅通的海湾上段或接近河口的地方进行育肥，比平常的养殖环境更有利于长牡蛎软体部分生长和性腺发育，从而获得较高的出肉率[3]。

3. 病虫害　牡蛎面盘病毒病是由虹彩病毒引起，幼体细菌性溃疡病的病原为鳗弧菌和溶藻酸弧菌等，各种牡蛎的育苗过程中都可能发生此病。牡蛎派琴虫病的病原为海水派琴虫[4]。此病地理分布广泛，主要侵害一年以上的牡蛎。

【采收与加工】全年均可捕捞，去肉，洗净，晒干。

【商品规格】商品规格等级制定见表1-21-1。

表1-21-1　商品规格等级划分

规格		性状描述
统货	长牡蛎	呈长片状，背腹缘几平行，长10～50cm，高4～15cm，右壳较小，鳞片坚厚，层状或层纹状排列。壳外面平坦或具数个凹陷，淡紫色、灰白色或黄褐色；内面瓷白色，壳顶二侧无小齿。左壳凹陷深，鳞片较右壳粗大，壳顶附着面小。质硬，断面层状，洁白。气微，味微咸
	大连湾牡蛎	呈类三角形，背腹缘呈八字形。右壳外面淡黄色，具疏松的同心鳞片，鳞片起伏成波浪状，内面白色。左壳同心鳞片坚厚，自壳顶部放射肋数个，明显，内面凹下呈盒状，铰合面小
	近江牡蛎	呈圆形、卵圆形或三角形等。右壳外面稍不平，有灰、紫、棕、黄等色，环生同心鳞片，幼体者鳞片薄而脆，多年生长后鳞片层层相叠，内面白色，边缘有的淡紫色

【药材鉴别】

（一）性状特征

1. 长牡蛎　贝壳大型，长而厚，呈长条形或长卵形。一般壳长约为高3倍。左壳附着，稍大，右壳稍小，扁平如盖。壳表面平坦或有几个大而浅的凹陷。鳞片呈层纹状、波纹状。壳表面淡紫色，灰白色或黄褐色。壳内面瓷白色，闭壳肌痕马蹄形，棕黄色。（图1-21-4）

2. 大连湾牡蛎　贝壳中等大，略呈三角形，背、腹缘成“八”字形，鳞片巨大，起伏成波浪状。（图1-21-5）

3. 近江牡蛎　贝壳大型，呈圆形或卵圆形，表面环生薄而平直的黄褐色或暗紫色鳞片。鳞片平，无放射肋，但壳表面常有突起，凹凸不平。（图1-21-6）

（二）显微鉴别

粉末特征　粉末灰白色。珍珠层呈不规则碎块，较大碎块呈条状或片状，表面隐约可见细小条纹。棱柱层少见，断面观呈棱柱状，断端平截，长至130μm，宽3～16μm，有的一端渐尖，亦可见数个并列成排；表面观呈类多角形、方形或三角形。（图1-21-7）

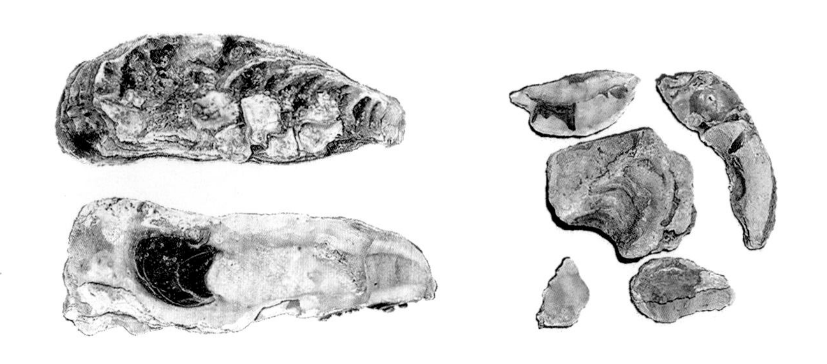

图1-21-4　长牡蛎药材与饮片图

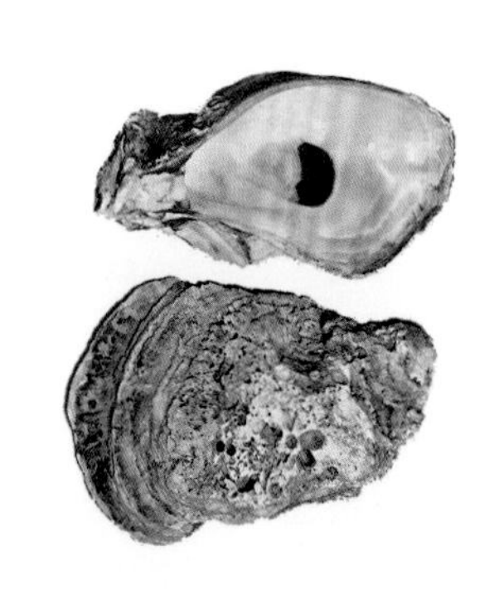

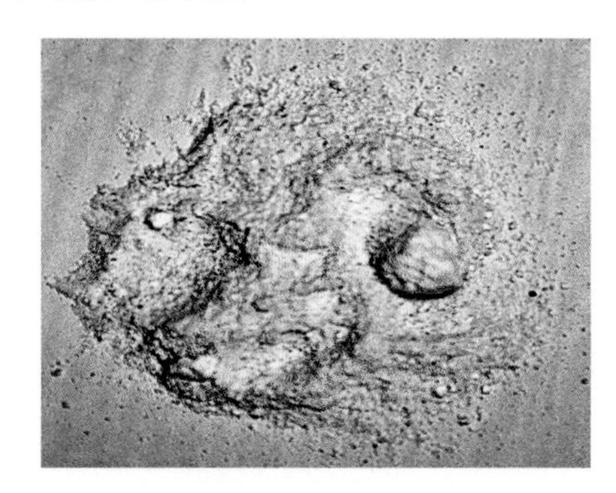

图1-21-5　大连湾牡蛎药材与饮片图

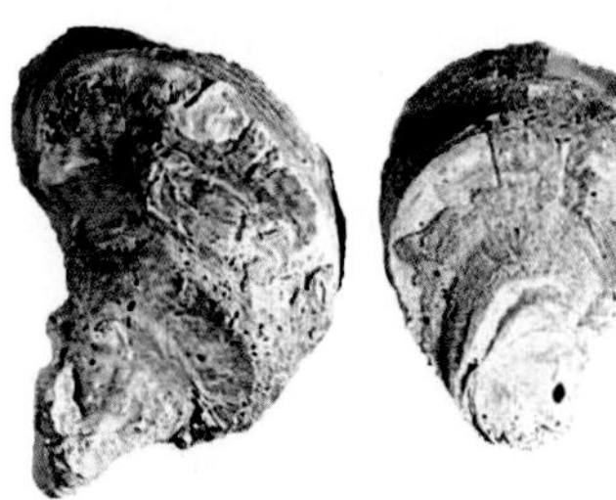

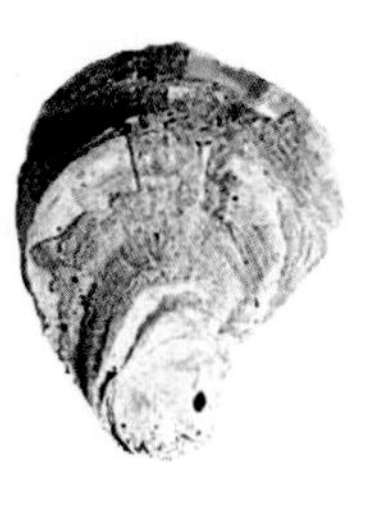

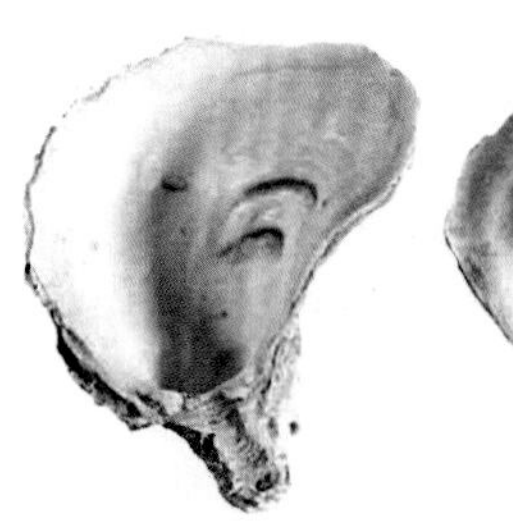

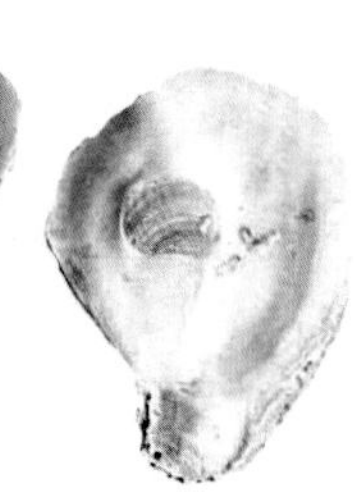

图1-21-6　近江牡蛎药材图

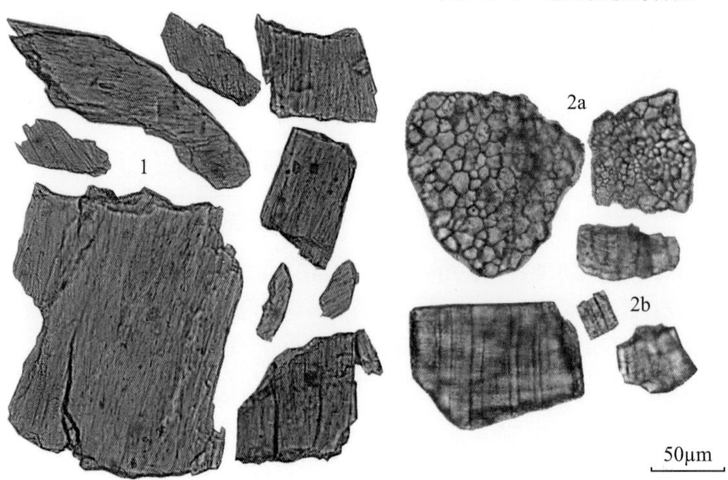

图1-21-7　牡蛎粉末图（李萍　杨华　摄）

1. 珍珠层　2. 棱柱层（a. 表面观，b. 断面观）

（三）理化鉴别

指纹图谱法　采用X射线衍射指纹图谱分析及特征标记峰可以非常简便、准确的鉴别牡蛎等中药及其煅制品[4]。

【质量评价】以质坚、内面光洁、色白者为佳。

碳酸钙（$CaCO_3$）不得少于94.0%。（煅牡蛎：取净牡蛎，照明煅法煅至酥脆，含量测定同药材）。

【化学成分】主要含碳酸钙（$CaCO_3$），还含糖原、牛黄酸、18种氨基酸、B族维生素、多糖、低分子活性肽，Fe、Zn、Se等矿物质[5]。

【性味归经】咸，微寒。归肝、胆、肾经。

【功能主治】重镇安神，潜阳补阴，软坚散结。用于惊悸失眠，眩晕耳鸣，瘰疬痰核，癥瘕痞块。煅牡蛎收敛固涩，制酸止痛。用于自汗盗汗，遗精滑精，崩漏带下，胃痛吞酸。

【药理作用】

1. 抗氧化作用　用胃蛋白酶解法得到牡蛎中具较好抗氧化活性物质BPO-Ⅱ[6]。从牡蛎壳喂得的牡蛎壳寡肽，其具有较强的清除DPPH·自由基和超氧阴离子自由基的能力[7]。

2. 抗肿瘤作用　从牡蛎体内分离提取到低分子活性多肽组分BPO-L，对肺癌细胞具有显著的诱导分化作用[8]。提取出的牡蛎天然低分子多肽，能够改变人肺腺癌细胞的恶性形态与超微结构特征，可能对肺癌细胞具有一定的诱导分化作用[9]。从牡蛎中提取得到BPO-Ⅰ对胃癌细胞具有显著的诱导凋亡作用[10]。

3. 降血糖作用　对雄性造模小鼠灌服牡蛎提取液后，能够发现牡蛎提取液具有降低血糖的作用[11]。

4. 免疫调节作用　通过醇沉法分离-凝胶层析法纯化-苯酚硫酸法测定，得到牡蛎多糖中含有至少4种不同分子量的多糖成分，这些多糖具有免疫调节活性[12]。

【分子生药】

1. 特异性PCR法　用普通PCR和SYBRGreenI实时荧光PCR的方法，建立的食品过敏原牡蛎成分的检测方法，是一种操作安全方便、成本较低、特异、灵敏的实时荧光PCR方法，对于收集到的食品相关产品以及保健品中牡蛎粉的检出率为100%，可广泛应用于食品中牡蛎成分的快速鉴定[13]。

2. 分子遗传　用PCR技术扩增近江牡蛎线粒体DNA 16rRNA基因，比较分析钦洲湾、长沙湾、镇海湾和珠江口共105个近江牡蛎个体的核苷酸序列多态性，共检测到23个多态性核苷酸突变位点，4个群体可分为12种单倍型[14]。线粒体16S rRNA基因和线粒体细胞色素氧化酶亚基Ⅰ基因片段适用于牡蛎的系统学分析[15]。

3. 基因克隆　采用RT-PCR及RACE法，分离、克隆的近江牡蛎肝脏β-肌动蛋白基因cDNA全序列，结果显示近江牡蛎β–肌动蛋白基因cDNA全长1343bp，其中5′、3′非翻译区（UTR）分别长68bp、144bp，开放阅读框（ORF）为1131bp，编码376个氨基酸[16]。克隆的近江牡蛎肝脏4种类型GST基因cDNA全序列表明，mu、pi、omega、sigma 4种类型GST基因cDNA全长分别为970bp、773bp、999bp、1277bp，分别编码215、207、242、203个氨基酸[17]。

【附注】牡蛎作为一种优质海产养殖经济型贝类，不仅肉味鲜美，资源丰富，而且药性平和、营养价值高，被历代医家视为保健、强身、祛病等作用为一体的佳品，具有广阔开发价值及应用前景。目前，牡蛎在药理研究机制及药用成分研究方面还不够深入，对牡蛎药用价值还未得到全面的认识，应当加强基础研究，加强对牡蛎特殊功能食品、保健品等方面的开发力度。

主要参考文献

[1] 张景晓. 长牡蛎近交家系生物学特性及遗传多样性分析[D]. 青岛：中国海洋大学，2015.

[2] 王如才，王邵萍. 海水贝类养殖学[M]. 青岛：中国海洋大学出版社，2008.

[3] 廉伟，毛玉泽. 长牡蛎养殖技术及常见问题[J]. 现代农业科技，2010，5：302-303.

[4] 董雯雯，刘小平. 牡蛎等中药的X射线衍射鉴定研究[J]. 中国医药导报，2007，4(18)：186-187.

[5] 赵思远，吴楠，孙佳明，等. 近10年牡蛎化学成分及药理研究[J]. 吉林中医药，2014，34(8)：821-824.

[6] 李志. 牡蛎多糖的分离纯化及生物学活性研究[D]. 福州：福建农林大学，2009.

[7] 余杰，杨振国，钟炼，等. 酶法制备牡蛎抗氧化肽研究[J]. 中国海洋药物，2012，3(3)：31-36.

[8] 邵江娟，姚忠，吴昊，等. 牡蛎抗氧化寡肽的提取分离研究[J]. 中药材，2013，36(9)：1395-1397.

[9] 李祺福，黄大川，石松林，等. 牡蛎低分子活性肽BPO-L对人肺腺癌A549细胞周期和相关癌基因、抑癌基因表达的调控作用[J]. 厦门大学学报，2008，47(1)：104-110.

[10] 梁盈，黄大川，石松林，等. 牡蛎低分子活性肽对人肺腺癌A549细胞形态与超微结构变化的影响[J]. 厦门大学学报，2006，45(sup)：177-180.

[11] 张辉. 牡蛎活性肽降血糖和抑制ACE作用研究[D]. 南宁：广西医科大学，2009.

[12] 李江滨，侯敢，赖银璇. 牡蛎多糖抑制流感病毒增殖的实验研究[J]. 时珍国医国药，2009，20(6)：1346-1347.

[13] 张懿翔，曲勤凤，余顺吉，等. 食品过敏原牡蛎成分PCR检测方法的初步研究[J]. 食品工业科技，2019，40(2)：251-256.

[14] 苏天凤、江世贵、周发林，等. 近江牡蛎16s rRNA基因片段序列变异分析[J]. 高技术通讯，2005，15(2)：100-103.

[15] 李咏梅，陈秀荔，赵永贞，等. 钦州湾牡蛎线粒体16S rRNA和COI基因片段的序列变异分析[J]. 广东海洋大学学报，2009，29(3)：11-18.

[16] 林群，梁旭方，王琳，等. 近江牡蛎等7种养殖鱼虾贝类参照基因β-肌动蛋白cDNA序列的克隆与比较分析[J]. 生态毒理学报，2008，3(3)：256-261.

[17] 林群，梁旭方，胡永乐，等. 近江牡蛎4种类型GST基因CDNA全序列的克隆与分析[J]. 生态毒理学报，2009，4(2)：237-243.

（重庆市中药研究院　鲁增辉　　中国药科大学　李萍　杨华）

22. 体外培育牛黄

Tiwai Peiyu Niuhuang

BOVIS CALCULUS SATIVUS

【来源】以牛科动物牛*Bos taurus domesticus* Gmelin的新鲜胆汁作母液，加入去氧胆酸、胆酸、复合胆红素钙等制成。

【本草考证】历代本草未收载。首载于2005年版《中国药典》一部。体外培育牛黄为近年来研究成功的新成果，用于替代天然牛黄。

【原动物】体长1.5～2m，体重一般在280kg左右。体格强壮结实，头大额广，鼻阔口大，上唇上部有两个大鼻孔，基间皮肤硬而光滑，无毛，称为鼻镜。眼、耳都较大。头上有角1对，左右分开，角之长短、大小随品种而异弯曲无分枝，中空，内有骨质角髓。四肢匀称，4路，均有蹄甲，其后方2趾不着地，称悬蹄。尾较长，尾端具丛毛，毛色大部分为黄色，无杂毛掺混。（图1-22-1）

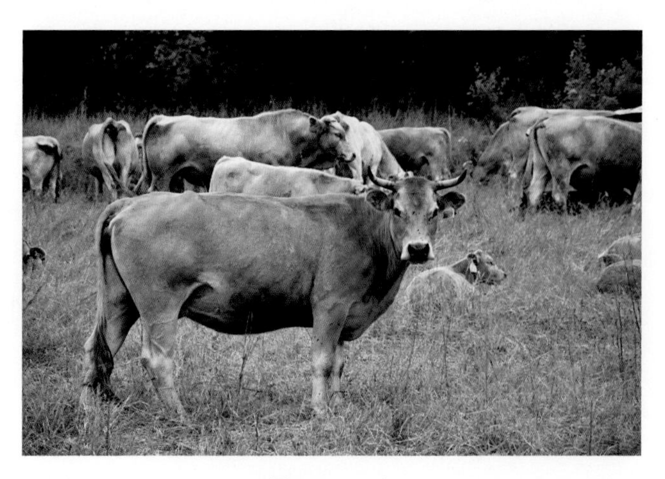

图1-22-1　牛

性格温驯，生长较快，食植物性饲料，全国各地均有饲养。

【主产地】体外培育牛黄为专利产品，由武汉某药业公司独家生产。

【养殖要点】

1. 生物学特性　黄牛以黄、黑色为主，头部略粗重，角形不一。体质粗壮，结构紧凑，肌肉发达，四肢强健，蹄质坚实。雄性身体比雌性强大；两性均具角，横切面呈圆形；有的种类颈下垂肉发达，有的不明显；雄性上体通常深棕褐色、灰褐色、棕黑色，雌性毛色略浅；腿的下部多白色。

2. 养殖技术　首先供给足够的粗饲料再配合日粮。日粮的配合应全价营养，种类多样化，适口性强，易消化，精、粗、青饲料合理搭配。

牛场应定期消毒，保持清洁卫生的饲养环境，防止病原微生物的增加和蔓延；经常观察牛的精神状态、食欲、粪便等情况，制订科学的免疫程序，及时防病、治病，适时计划免疫接种。夏天注意防暑降温，冬天注意防寒保暖。

饮用水要求水质无污染，冬季适当饮用温水，保证饮水充足。适当运动有利于牛新陈代谢，还可促进消化，增强牛对外界环境急剧变化的适应能力，防止牛体质衰退和肢体病的发生[1]。

3. 常见疾病防治

（1）前胃弛缓　患牛食欲时好时坏，反刍减弱或停止。治疗时给病牛静注10%氯化钠300～500ml，维生素B_1 30～50ml，10%安钠咖10～20ml，每天1次；同时取党参、白术、陈皮、茯苓、木香各30g，麦芽、山楂、神曲各60g，槟榔20g，煎水内服。

（2）心包炎的防治　患牛心包炎发生初期，体温升高为39.5～41℃，肘部外展，肋肌战栗，心音浅快，一般为100～112次，更高为140次。表现为明显杂音、心律不齐，主要表现为容易分辨摩擦音。因病情发展较快，血液循环异常，颌下以及肉垂部位出现明显的水肿。听诊时可听到拍水音。当前并无有效的防治方法，最有效的方法是做好预防性饲养管理，并注意将饲料中异物清除干净。需要定期检查饲料情况，保证给予黄牛新鲜和便于消化的饲料。

（3）牛流感　因牛流行性感冒病毒侵袭而导致的热性、急性、接触性传染病，具有发病急、流行快，表现为跛行、四肢不稳、鼻镜干燥、流泪、流涕、发烧等症状。给予病牛青霉素200～400万U肌注；百尔定20～40ml，玄参、苏根、生地、菊花、葛根、桔梗、知母、黄芩、柴胡分别服用40克；丹皮、连翘、双花各40g，用水煎服[2-3]。

【采收与加工】胆汁收集采取术后连续引流技术，手术时避开阴雨季节和严冬，胆汁分泌量与黄牛的体重成正比[4]。

取新鲜牛胆汁，加入菌种，发酵后制成复合胆红素钙。复合胆红素钙、胆酸、去氧胆酸粉碎，混匀，过筛，制成混合粉。新鲜牛胆汁内加入混合粉，加水搅拌均匀后，调pH值至规定范围，置培育机中旋转培育，形成球形或类球形结石，取出干燥，装瓶，即得。

【商品规格】

每瓶装0.15g；每瓶装500g。

【药材鉴别】

（一）性状特征

呈球形或类球形，直径0.5～3cm。表面光滑，呈黄红色至棕黄色。体轻，质松脆，断面有同心层纹（图1-22-2）。气香，味苦而后甘，有清凉感，嚼之易碎，不粘牙。与天然牛黄相比，质稍硬。

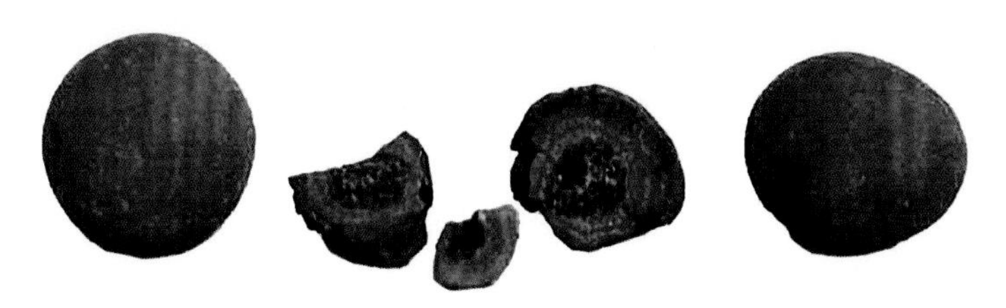

图1-22-2　体外培育牛黄药材图

取本品粉末少量，用清水调和，涂于指甲上，能将指甲染成黄色。

（二）显微鉴别

粉末特征　不规则团块由多数黄棕色或棕红色颗粒集成，稍放置，色素迅速溶解，并呈鲜金黄色颗粒或小块，久置后变绿色，呈串珠状颗粒，颗粒中可见半透明类同心圆。（图1-22-3）

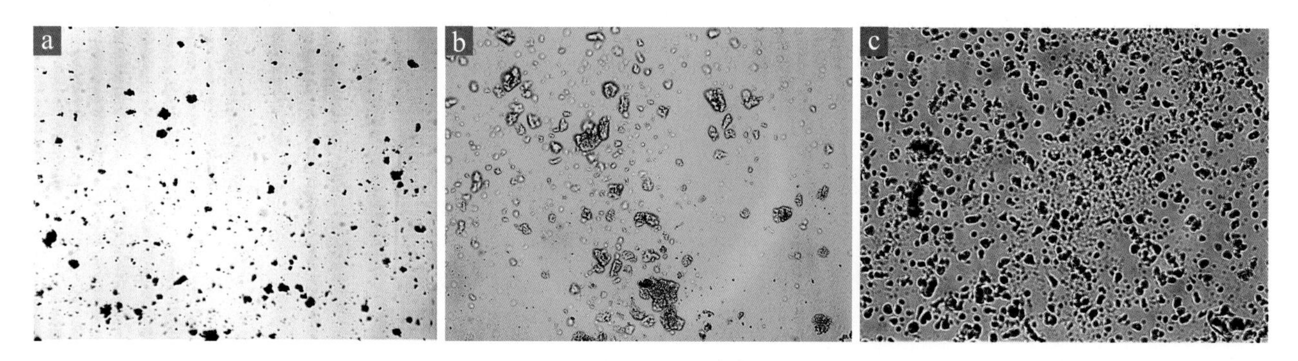

图1-22-3　体外培育牛黄粉末图

a. 黄棕色或棕红色颗粒　b. 鲜金黄色颗粒　c. 串珠状颗粒

（三）理化鉴别

取本品粉末少量，加三氯甲烷1ml，摇匀，再加硫酸与浓过氧化氢溶液（30%）各2滴，振摇，溶液即显绿色。

取本品粉末0.1g，加盐酸1ml和三氯甲烷10ml，充分振摇，混匀，三氯甲烷液呈黄褐色，分取三氯甲烷液，加氢氧化钡试液5ml，振摇，即生成黄褐色沉淀。分离除去水层和沉淀，取三氯甲烷液约1ml，加醋酐1ml与硫酸2滴，摇匀，放置，溶液呈绿色。

【质量评价】

1. 水分　不得过9.0%。

2. 游离胆红素　在453nm波长处，吸光度不得过0.70。

3. 胆酸　本品按干燥品计算，含胆酸（$C_{24}H_{40}O_5$）不得少于6.0%。

4. 胆红素　本品按干燥品计算，含胆红素（$C_{33}H_{36}N_4O_6$）不得少于35.0%。

【化学成分】主要含胆色素、胆酸、胆固醇、磷脂、肽类、氨基酸以及微量元素等。其中，胆色素类含量为72%～76%，胆红素含量占其25%～70%；胆酸类化合物，含胆酸7%～10%，去氧胆酸0.45%；还含少量牛黄酸胆酸盐、甘氨酸胆酸盐等；脂类化合物，其中含胆固醇2.5%～4.8%，卵磷脂0.17%～0.20%；总氨基酸含量为6159.9μg/g，其中牛黄酸占游离氨基酸总量15.86%，苏氨酸、缬氨酸、赖氨酸等占其总量20.25%；还含钙 、钠、铁、钾、铜、镁、磷等微量元素[4]。

【性味归经】甘，凉。归心、肝经。

【功能主治】清心，豁痰，开窍，凉肝，息风，解毒。用于热病神昏，中风痰迷，惊痫抽搐，癫痫发狂，咽喉肿痛，口舌生疮，痈肿疔疮。

【药理作用】

1. 对中枢神经系统作用　具有镇静及催眠、抗惊厥、抗癫痫、解热镇痛以及抗脑损伤保护脑血管作用。适当浓度（6mmol/L和10mmol/L）的牛黄酸对高温处理过的神经上皮细胞有保护作用，具有抗惊厥抗癫痫作用，直接作用于大脑、小脑、脊髓等神经细胞，表现为抑制性神经递质作用[5]。

2. 对心血管及血液循环系统作用　能显著或极显著地降低动物正常血压，能显著减少离体蛙心的收缩频率和输出量，而对离体蛙心的收缩幅度和大鼠的心电图无显著影响，其对动物心脏和血压的影响与其胆红素含量无正比关系。 所含牛黄酸可抑制心室肌细胞钙内流，减轻细胞钙超载，能对抗肾上腺素、地高辛和洋地黄诱发的心律失常。

抑制血管平滑肌细胞增生和内膜增厚，抗高血压和抗动脉粥样硬化，降低血脂，抑制血小板凝集与血栓形成，保护心肌，抗心力衰竭[6]。

3. 对消化系统作用 对胃肠道运动及肠道平滑肌具有解痉、刺激肠蠕动和通便作用。具有较明显的利胆保肝作用，可能与所含的主要化学成分熊去氧胆酸、胆汁酸、胆红素及牛黄酸等有关。牛黄酸可以降低肝纤维化小鼠血清中超氧化物歧化酶和丙二醛含量，通过发挥其抗氧化作用减轻四氯化碳诱导的肝纤维化程度[4]。

4. 对呼吸系统作用 胆汁酸可能是发挥镇咳和祛痰作用的有效成分。浓氨水引咳法显示结合胆汁酸镇咳作用明显强于游离型。小鼠酚红法实验发现有明显祛痰作用，去氧胆酸可能是祛痰作用的有效成分。牛黄结合胆汁酸可直接扩张支气管，对毛果芸香碱、乙酰胆碱、组胺引起的气管平滑肌痉挛具有解痉作用[7]。

5. 抗炎和抗氧化作用 胆红素和各种胆酸同系物是抗炎有效成分，去氧胆酸与胆红素均可对抗二甲苯致小鼠耳廓炎症肿胀，但二者合用没有协同作用，其作用机制可能与表面活性强度有关。胆红素具有提高耐缺氧能力和抗氧化酶活性，提高缺氧小鼠的脑、肝、心组织及血清SOD活性，降低MDA含量，能明显减轻脑组织的病理损伤，并能提高机体清除自由基能力，减轻脂质过氧化作用对心脑细胞的损害，调节神经递质，保护或恢复神经通路，从而达到保护心脑细胞的目的[4,8-9]。

【用药警戒或禁忌】 孕妇慎用；偶有轻度消化道不适。

【附注】 天然牛黄依靠屠宰牛时偶尔获得，且只产于黄牛，而牛胆石症的自然发病率为2‰～3‰，据专家研究我国黄牛的存栏数和牛胆石症自然发病率估算，我国天然牛黄每年的产量最多只有700kg左右。全球天然牛黄产量大约在3000kg左右，其中仅1/3进入中国大陆，其余流入了日本、韩国、中国台湾等地。故民间素有“千金易得，牛黄难求”之说。

天然牛黄产量甚少，市场需求量大，有关中成药生产企业使用的牛黄，长期依赖进口，价格十分昂贵。1972年、1989年国家陆续批准了人工牛黄和培植牛黄。

体外培育牛黄是我国著名医学专家裘法祖院士、蔡红娇教授领衔的科研团队历经30年艰辛研制而成，运用现代现代生物技术，通过细菌发酵产生生物酶作用破坏牛胆汁的胶体平衡，模拟天然牛黄形成机制制备而得，其性状、结构、成分、含量、药效和临床疗效与天然牛黄基本一致。天然牛黄来源多样、个体差异大、有些有微生物寄生菌等，体外培育牛黄在主要成分的稳定性和用药安全方面相对天然牛黄更胜一筹。1993年体外培育牛黄技术获国家发明专利；1997年获批为国家中药一类新药；2003年荣获国家技术发明二等奖；2004年国家食药监局颁发21号文件明确规定体外培育牛黄可等量替代天然牛黄投料使用，从根本上解决了天然牛黄资源稀缺问题。体外培育牛黄技术于整个中医药行业而言意义重大深远，2016年体外培育牛黄作为中药现代化的代表性成果入选由国家科技部、国家中医药管理局指导发行的《中药现代化20年》（1996—2015）白皮书（收录于“濒危稀缺药材生产研究”项下）。

体外培育牛黄研制成功实现了两个重大突破：一是突破了传统中药只能天然生长，不能大规模工业化生产的限制，解决了天然牛黄在活牛体内成石周期长达3～5年的问题；二是突破了中药成分，特别是有害成分及其成分含量难以控制的缺陷，运用指纹图谱，有效成分的分析已达97.6%，游离胆红素含量（平均值0.544）远低于天然牛黄游离胆红素含量（平均值3.153），而且各成分稳定可控。体外培育牛黄产业化不仅可以改变天然牛黄资源稀缺的现状，为研发牛黄产品提供了药源保障，而且减少了天然牛黄进口，降低了含牛黄产品生产成本与提高了经济效益。体外培育牛黄质量标准收入2015年版《中国药典》，天然牛黄与体外培育牛黄的功能主治在药典上表述一致[10]。

主要参考文献

[1] 马桂变. 简谈我国黄牛的饲养管理及品质资源保护[J]. 黑龙江畜牧兽医，2011，18(9)：28-29.

[2] 付戴波. 夏季高温对锦江黄牛的影响及中药抗热应激复方添加剂的筛选[D]. 南昌：江西农业大学，2013.

[3] 李复煌. 北京地区犊牛腹泻主要病原调查及综合防治[D]. 北京：中国农业大学，2016.

[4] 黄漠然，赵文靖，李晋生，等. 牛黄及其代用品化学成分、分析方法和药理作用研究进展[J]. 药物分析杂志，2018，

38(7)：1116-1123.

[5] 安文林，李林，李斌，等. 牛磺酸对大鼠脑神经元细胞Fos蛋白表达的影响[J]. 中国神经免疫学和神经病学杂志，2000，7(1)：52-57.

[6] 赵丽晶. 牛磺酸对缺血再灌注损伤心肌细胞的保护作用[D]. 长春：吉林大学，2006.

[7] 胡霞敏，石朝周. 牛磺结合及其游离胆汁酸在小鼠镇咳祛痰抗炎模型上的作用比较[J]. 中国临床药学杂志，2001，10(2)：85-88.

[8] 杜佐华，蔡红娇，杨荣光，等. 体外培育牛黄抗炎作用的实验研究[J]. 中药新药与临床药理，1996，7(1)：27-29.

[9] 王天成，王振宇，沈惠麒，等. 胆红素拮抗正己烷致小鼠脂质过氧化作用的初步研究[J]. 毒理学杂志，2006，20(1)：34-35.

[10] 张伯礼，陈传宏. 中药现代化二十年（1996-2015）[M]. 上海：上海科学技术出版社，2016：202-203.

（武汉健民大鹏药业有限公司　周冠儒　　湖北中医药大学　吴和珍　杨艳芳）

23. 龟甲

Guijia

TESTUDINIS CARAPAX ET PLASTRUM

【别名】龟板、神屋、龟筒、乌龟壳、元武版。

【来源】为龟科动物乌龟*Chinemys reevesii*（Gray）的背甲及腹甲。

【本草考证】本品始载于《神农本草经》，列为上品，谓“龟甲味咸平。主漏下赤白、破症瘕，痎疟、五痔、阴蚀、湿痹……一名神屋，生池泽。”《名医别录》载：“龟甲生南海池泽及湖水中，采无时，勿令中湿，湿即有毒；陶弘景曰，此用水中神龟，长一尺二寸者为善，厣可供卜，壳可入药，亦入仙方，当以生龟炙取。”五代后蜀韩保昇所著《蜀本草》载：“湖州、江州、交州者，骨白而厚，其色分明，供卜、入药最良。”《大观本草》载：“卜龟小而腹小曾钻十遍者，名败龟版，入药良。”《图经本草》载：“今江湖间皆有之，入药须用神龟，神龟版当心前一处，四方透明，如琥珀色者最佳，其头方脚短，壳圆腹白者，阳龟也；头尖脚长，壳长版黄者，阴龟也。阴人用阳，阳人用阴。”《本草从新》载：“龟板大者力胜，自死败龟良。”此有关龟甲药用品种都有共同特征，即水生。

《新修本草》《证类本草》《本草品汇精要》等医书中，也对龟鳖类动物都有记录。《本草蒙筌》载：“龟甲味咸。深泽阴山，处处俱有。得神龟甲版为上，神龟产水中，底甲当心前一处四方透明，如琥珀色者是也。”又曰：“秦龟产秦地山中，大小无定，甲板主湿痹体重、四肢挛踡。蠵龟，一名呷蛇龟，腥臭食蛇，陆地常有，身狭尾长色黑，大木能登。另山龟，极大，人立背上，可负而行，其甲系黄色通明，俗谓龟筒，堪为器皿。虐龟一名鄂龟，高山石下生，嘴如鄂鸟，能治老虐无时发。绿毛龟蕲州出产，浮水面绿毛鲜明。”《本草纲目》总结修订了前人各种版本的本草，将龟鳖分为水龟、蠵蠵、秦龟、摄龟、玳瑁等9种。

水龟，记载其“变化莫测，或大或小”“夏则游于香荷，冬则藏于藕节。”时珍曰：“龟尿走窍透骨，故能治喑、聋及龟背，染髭发也。乌龟尿点少许于舌下，神妙。治中风不语。”此龟较常见，广泛分布于江南和岭南江河、湖沼、池塘中，在记述肉、溺入药时已提及为乌龟，经考证可确定为乌龟*Chinemys reevesii*。此为药用主要品种，全国大部分水系均有分布。

【原动物】头中等大小，头宽为背甲宽的1/4～1/3，头顶前部平滑。吻短，吻端向下斜切，上缘边缘平直或中间微凹，鼓膜明显。背甲椭圆形，接近卵圆形，扁平，中央隆起，具3条嵴棱，颈盾小，略呈梯形，后缘较宽，椎盾5

枚，第一枚五边形，宽长相等或长略大于宽，第二至第四枚六边形，宽大于长，肋盾4枚，较之相邻椎盾略宽或等宽，缘盾11对，臀盾1对，呈矩形。背甲与腹甲间供骨缝相连，甲桥明显，具腋盾和胯盾。腹甲几与背甲等长，前缘平截略向下翘，后缘缺刻深，雄性腹甲的后中部略凹，喉盾近三角形，肱盾外缘较长，似呈楔形，各腹盾缝长度依次为：腹盾缝>股盾缝>胸盾缝>喉盾缝>肛盾缝>肱盾缝。四肢扁平，具鳞，指、趾间具蹼。尾短细。雌性头部青橄榄色，趋于青褐色，头侧具黄绿色蠕虫状和纵条纹，颈侧具黄绿色纵条纹。背甲棕色，接近棕黄色或棕褐色，每枚盾片间镶嵌淡黄色（有的个体无）。腹甲棕黄色，具大块黑色斑纹，四肢、尾灰褐色，性成熟雄龟头颈、背甲、腹甲、四肢、尾均为黑色，接近灰黑色，无斑纹。（图1-23-1）

栖息于河流、湖泊、稻田、溪流、池塘、沼泽等水生环境中。

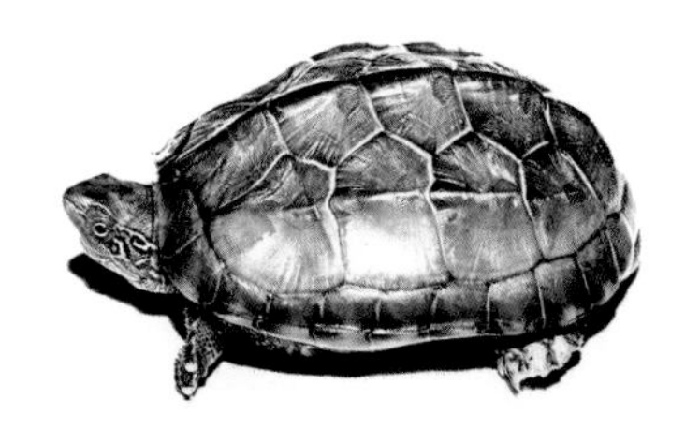

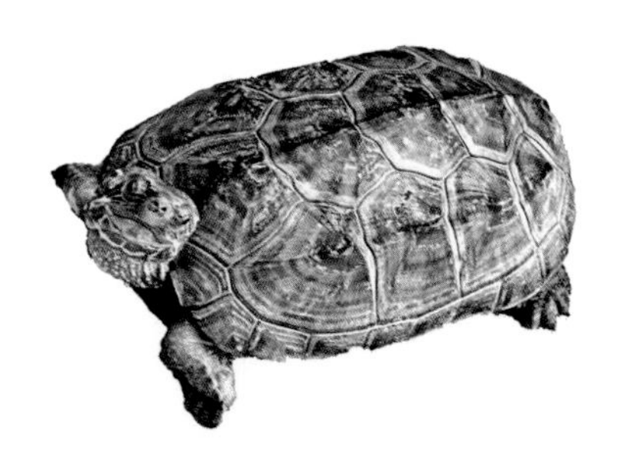

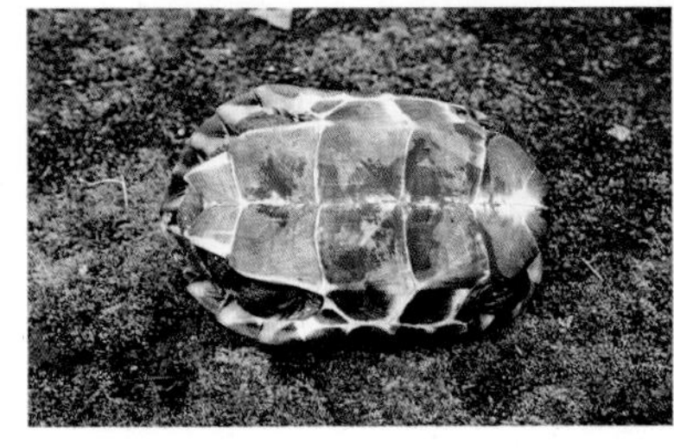

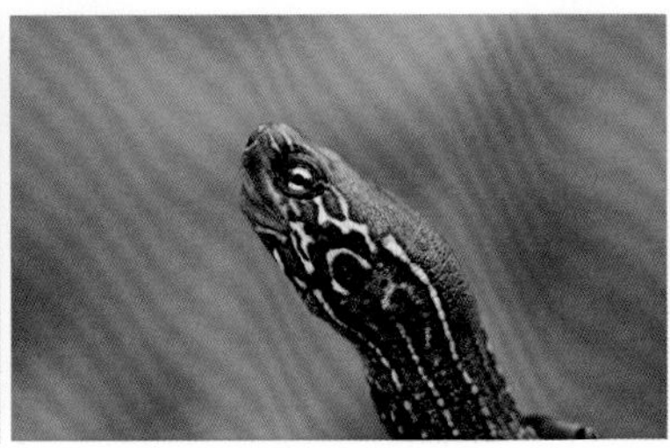

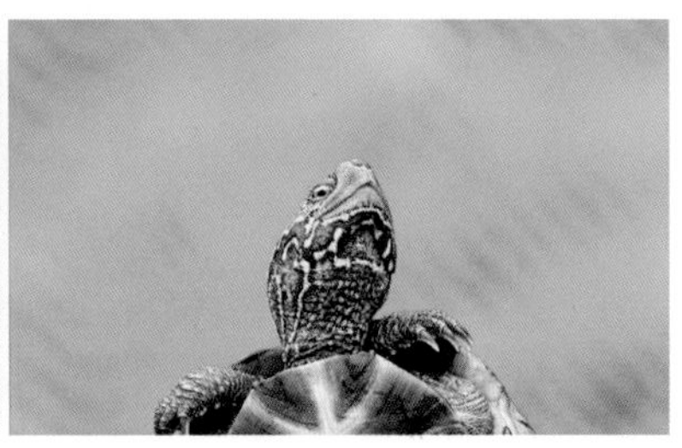

图1-23-1　乌龟

【主产地】主产于湖北、浙江、江苏、安徽、广东、广西等。

【养殖要点】

1. 生物学特性　乌龟四肢扁平，指、趾间有全蹼，有爪。栖息于河流、湖泊、稻田、溪流等。水栖类，杂食性，偏爱吃动物性食物。环境温度15℃左右能取食，随着环境温度上升，食量增大，环境温度10℃左右进入冬眠，喜在泥沙中冬眠，性成熟期6～7年，每年4～10月为繁殖期，5～8月为产卵高峰，通常每次产卵1～5枚，个体大的龟可产卵10枚左右，平均8枚左右，可分批产卵，每年产卵分3～4次完成，产卵时间多在黄昏或黎明；卵长椭圆形，坚硬，灰白色。孵化期受温度影响较大，通常50～80天。稚龟性别受孵化温度约束，孵化温度25℃时，幼龟多为雄性，孵化温度28℃时，幼龟多为雌性。乌龟以肺呼吸，不能在水中长时间停留，必须把头伸出水面呼吸空气。

2. 养殖技术　国内乌龟养殖方式主要有温室内池养和室外散养或野生抚育生态养殖。将幼龟、成龟和亲龟分池饲养，成龟雌雄龟的投放比例为2：1或3：1，投放养密度为每平方米3～5只，成龟的饲料应做到动、植物性饲料的合理搭配，动物性饲料如各种畜禽的内脏、小鱼虾、螺蚌肉等，植物性饲料如菜叶、玉米、高粱等。越冬池应选择阳光充足避风、温暖，环境安静的地方，底质以泥沙为好，池中央要铺有20～30cm深的软泥[2]。

3. 病虫害　随着乌龟养殖业的发展，养殖病害也逐渐增多，如肠炎病、肺炎、疥疮病、肤霉病等。为了防止乌龟生病，一方面养殖中应调节好水质，调整pH值至7～8，并用生石灰化水全池泼洒，另一方面也应加强投饲管理，添加营养物质和抗生素类药物，如多种维生素、土霉素等抗生素或磺胺素药物，增加抗病能力[3]。

【采收与加工】一般乌龟人工温室养殖3～4年，体重达250g以上即可采收。全年均可捕捉，以秋、冬两季为多。捕捉后将龟杀死，取其甲，剔去筋肉，洗净后，晒干或晾干，即为“血板”。若将龟用沸水烫死，剥取背甲和腹甲，除去残肉等，晒干或晾干，则为“烫板”。一般认为“血板”质量较佳。

【药材鉴别】

（一）性状特征

背甲及腹甲由甲桥相连，背甲稍长于腹甲，与腹甲常分离。背甲：呈长椭圆形拱状，长7.5～22cm，宽6～18cm；外表面棕褐色或黑褐色，脊棱3条；中央突出脊棱贯穿5块椎盾，两侧脊棱分别贯穿左右4块肋盾。每块椎盾或肋盾上均可见自脊棱出的放射状纹理，形成层环状角质纹。颈盾1块，似蝴蝶状；椎盾5块，第1椎盾长大于宽或近相等，第2～4椎盾宽大于长；肋盾两侧对称，各4块；臀盾2块，似对称蝴蝶结；缘盾每侧11块，后端钝圆。内表面黄白色，肋骨左右各8块，椎骨8块，骨缝相连。腹甲：呈板片状，近长方椭圆形，长6.4～21cm，宽5.5～17cm；外表面淡黄棕色至棕黑色，盾片12块，每块常具紫褐色放射状纹理，前端平截增厚，喉盾2块，拼合成三角形，后端具三角形缺刻，各腹盾缝长依次为：腹盾缝>股盾缝>胸盾缝>喉盾缝>肛盾缝>肱盾缝。两侧残存呈翼状向斜上方弯曲的甲桥，未除去甲桥者可见腋盾和胯盾。内表面黄白色，肱盾与胸盾缝的交叉处在内板中。（图1-23-2）

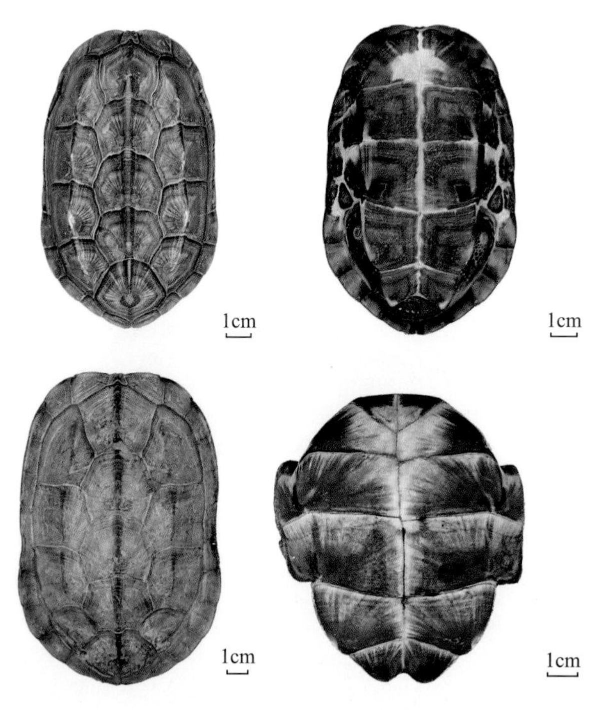

图1-23-2 龟甲药材图

上：雄龟 下：雌龟

（二）显微鉴别

粉末特征 粉末浅棕色。骨板碎片灰白色，类圆形，散有众多骨陷窝，圆形或狭长条形，边缘具有放射状裂纹；骨胶碎片不规则形，表面凹凸不平，密布细小颗粒和不规则纹理，边缘缺刻不齐，增厚层纹明显；胶原纤维成束，细长条形，可见纵纹理。（图1-23-3）

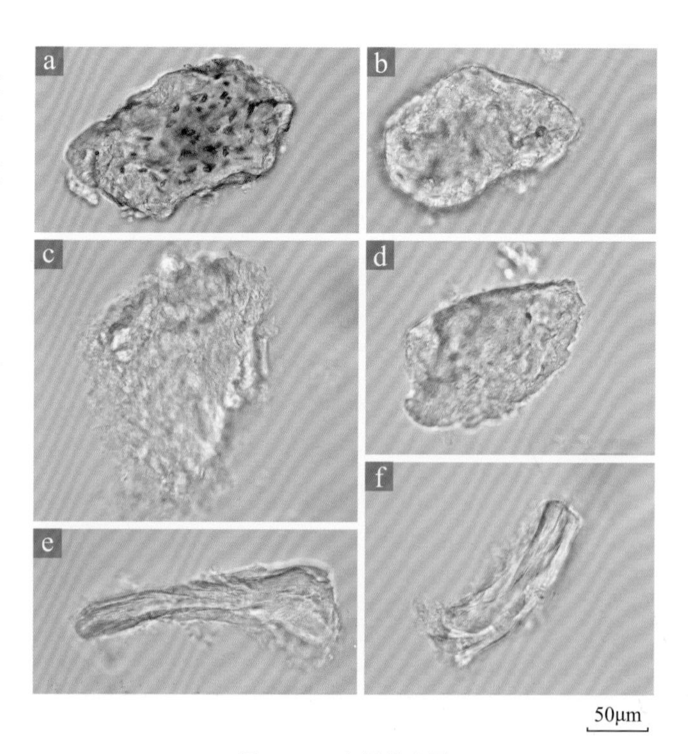

图1-23-3 龟甲粉末图

a、b. 骨板碎片 c、d. 骨胶碎片 e、f. 胶原纤维

（三）理化鉴别

薄层色谱法 取本品粉末1g，加甲醇10ml超声处理30分钟，滤过，滤液蒸干，残渣加甲醇1ml使溶解，作为供试品溶液。另取1g龟甲对照药材，同法制成对照药材溶液。再取胆固醇对照品，加甲醇制成每1ml含1mg的溶液，作为对照品溶液。吸取供试品溶液、对照药材溶液及对照品溶液各5～10μl，分别点于同一硅胶G薄层板上，以甲苯-乙酸乙酯-甲醇-甲酸（15：2：1：0.6）为展开剂，展开，取出，晾干，喷以硫酸无水乙醇溶液（1→10），在105℃加热至斑点显色清晰。供试品色谱中，在与对照药材色谱和对照品色谱相应的位置上，显相同颜色的斑点。（图1-23-4）

【质量评价】以陈货、残肉少、油小者为佳。

浸出物　照水溶性浸出物测定法项下热浸法测定，不得少于4.5%。

【化学成分】主含胶质、蛋白质等。氨基酸类，如甘氨酸、丝氨酸、苏氨酸等。无机元素有钙、锶、铁、锌等。胆甾醇类，如滋阴活性部位分离出十六烷胆甾醇和胆甾醇[4]、脂肪酸类等物质。

【性味归经】咸、甘，微寒。归肝、肾、心经。

【功能主治】滋阴潜阳，益肾强骨，养血补心，固经止崩。用于阴虚潮热，骨蒸盗汗，头晕目眩，虚风内动，筋骨痿软，心虚健忘，崩漏经多。

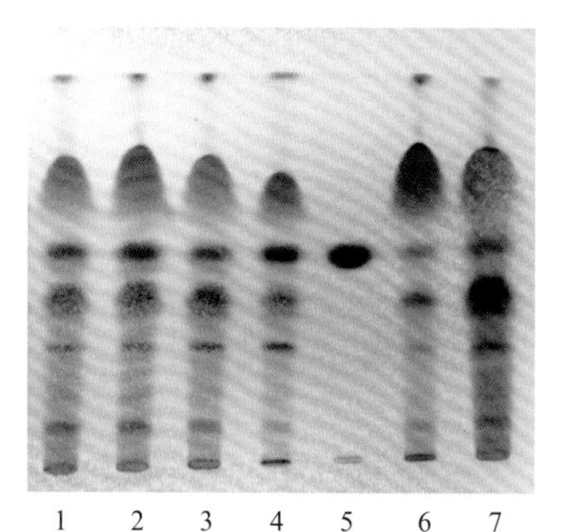

图1-23-4　龟甲薄层色谱图

1. 供试品（产地：京山盛老汉）
2. 供试品（产地：广东天嘉）
3. 供试品（产地：江西南丰）
4. 供试品（产地：湖南汉寿）
5. 胆固醇（中检院，111618-200301）
6. 龟甲对照药材（中检院，121494-201403）
7. 供试品（产地：广东）

【药理作用】

1. 增强免疫作用　在给阴虚型的大鼠服用龟甲的水煎液后，使^{3}H-Td掺入到淋巴细胞转化的cpm和血清中IgG的含量均有所提高，从而使低下的细胞免疫以及体液免疫功能均得到了较好恢复[5]。

2. 促进发育作用　龟甲能够促进MSCs增殖，从而促进生长发育，它又可能激活MSCs向神经方向或者成骨方向分化[6]。龟甲水煎液能降低脑缺血再灌注后iNOS、nNOS过度表达所形成的NO神经毒性，提高源于eNOS产生的NO神经保护作用，上调脑缺血再灌注大鼠Nestin的表达，促进神经干细胞的增殖[7]。

3. 骨损害修复作用　龟板对防治激素性骨质疏松症（GIOP）骨损害具有明显效果，并与ALN联合应用在骨量、骨微细结构、骨生物力学及骨组织形态学等方面均显示出较好的联合效应和优势[8]。

4. 其他作用　龟板的95%乙醇部位提取物，增加抗脂质过氧化作用SOD活性[9]。用紫外线直接照射细胞造成损伤模型，龟板提取物具有较好的抗表皮干细胞凋亡作用[10]。龟甲提取物具有抑制血清饥饿诱导PC12细胞凋亡的作用[11]。

【分子生药】

1. 特异性PCR法　以乌龟mtDNA细胞色素b（Cytb）和细胞色素C氧化酶亚基*I*（*cox I*）的基因序列，建立复合PCR技术对龟甲正品及其伪品进行鉴别，正品龟甲在300～500bp间有2条明亮分明的条带，而伪品龟甲只出现1条或无条带[12]。根据22种亚洲产龟类的线粒体12SrRNA基因片段序列，设计IT-L01和IT-H01的12SrRNA引物，扩增从乌龟和其他龟类提取的DNA模板；乌龟得到约180bp的阳性扩增带，非乌龟在同样条件下无扩增产物，方法适用于龟甲样品[13]。

2. DNA条形码　以COI序列通用引物，比对并进行遗传距离等分析，构建NJ（邻接）系统聚类树，龟甲的正品来源乌龟形成一个独立的枝，支持率为99%，说明龟甲的正品来源与其混伪品能够明显区分开，因此COI序列作为条形码适用于药材龟甲与其混伪品的鉴定[14]。

【附注】《中国药典》从1963年版至2020年版，龟甲药材来源仅为乌龟一种，药用部位，则从1990年版起，由原来的腹甲增加为背甲及腹甲。根据对各地资源及用药情况调查，其他多个品种如花龟、黄喉拟水龟等在不同地区或民间均有应用。如《广西中药材标准》（1990年版）收载，龟板动物来源包括：东南亚闭壳龟、黄喉拟水龟、缅甸陆龟或黄缘地龟。《广东省中药材标准》第一册，龟甲动物来源包括：乌龟、马来闭壳龟。《湖南省中药材标准》（1993年版）收载，龟甲动物来源包括：黄缘闭壳龟、海南闭壳龟、锯缘摄龟、黄喉水龟或缅甸陆龟，2009年版又增加爪哇弓穴龟。功效性味均与《中国药典》基本一致。

国内相关药用文献对龟甲的药用记载各有不同。《中国药用动物志》记载与乌龟相同药用部位及功效的龟类品种包括大头乌龟、黄缘闭壳龟、三线闭壳龟、地龟、黄喉拟水龟、花龟、眼斑水龟、四眼斑水龟、凹甲陆龟、缅甸陆龟、四爪陆龟等十多种。《新编中药志》记载龟甲来源仍为乌龟的背甲及腹甲，功效与《中国药典》记载相同，但在龟甲商品的混伪品中介绍了花龟甲、四眼水龟甲、海南闭壳龟甲、马来闭壳龟甲、地龟甲、眼斑沼龟甲、马来龟甲、黄喉拟水龟甲、凹甲陆龟甲、缅甸陆龟甲、四爪陆龟甲、印度棱背龟甲、平胸龟甲等13种。《中华本草》记载药用龟种类包括平胸龟、乌龟、闭壳龟、海龟等种类。国家保护的有益的或者有重要经济、科学研究价值的陆生野生动物名录，收载乌龟、大头乌龟、中华花龟等12种。

受人类生活和经济活动影响，近十年来，龟类动物野生资源严重衰退，曾经的经济动物成了今天的濒危动物。在濒危野生动植物种国际贸易公约（CITES，2010）附录Ⅰ、附录Ⅱ、附录Ⅲ收录中，我国的龟鳖动物已从2003年的18种增加到目前的33种，其中附录Ⅰ5种，附录Ⅱ18种，附录Ⅲ10种；中国36种龟鳖在IUCN[15]红色名录中，16种为濒危，4种为易危，1种为近危，9种为极危，6种未评定。《国家重点野生动物保护名录》中有12种龟鳖被列入，其中，一级保护2种，二级保护10种。

依据文献资料记载对我国药用龟甲种类、应用情况及濒危保护情况进行整理，见表1-23-1。

表1-23-1　龟甲药用品种

物种名	拉丁名	收载情况	国家保护有益的或者有重要经济、科学研究价值的陆生野生动物名录	国家重点保护野生动物名录	CITES（2010）	IUCN（2010）
乌龟	*Chinemys reevesii*(Gray)	中国药典、中国药用动物志、新编中药志、中药大辞典、全国中草药汇编、中华本草、广东省中药材标准	√	/	附录Ⅲ	濒危（EN）
大头乌龟	*Chinemys megalocephala* Fang	中国药用动物志	√	/	附录Ⅲ	濒危（EN）
黄喉拟水龟	*Mauremys mutica*(Cantor)	广西中药材标准、中国药用动物志	√	/	附录Ⅱ	濒危（EN）
中华花龟	*Ocadia sinensis* (Gray)	中国药用动物志	√	/	附录Ⅲ	濒危（EN）
锯缘摄龟	*Pyxidea mouhotii* Gray	湖南省中药材标准	√	/	/	濒危（EN）
黄额闭壳龟（海南闭壳龟）	*Cuora galbinifrons* Bourret	湖南省中药材标准、中华本草	√	/	附录Ⅱ	极危（CR）
马来闭壳龟	*Cuora amboinensis*(Daudin)	广西中药材标准、广东省中药材标准、中华本草	/	/	附录Ⅱ	易危（VU）
黄缘闭壳龟	*Cuora flavomarginata*(Gray)	广西中药材标准、湖南省中药材标准、中国药用动物志、中华本草	√	/	附录Ⅱ	濒危（EN）
三线闭壳龟	*Cuora trifasciata* (Bell)	中国药用动物志、中华本草	/	Ⅱ级	附录Ⅱ	极危（CR）
缅甸陆龟	*Indotestudo elongata* (Blyth)	广西中药材标准、湖南省中药材标准、中国药用动物志	√	/	附录Ⅱ	濒危（EN）
凹甲陆龟	*Manouria impressa* (Gunther)	中国药用动物志	/	Ⅱ级	附录Ⅱ	濒危（EN）
四爪陆龟	*Testudo horsfieldii* Gray	中国药用动物志	/	Ⅰ级	附录Ⅱ	极危（CR）
四眼斑水龟	*Sacalia quadriocellata*(Siebenrock)	中国药用动物志	√	/	附录Ⅲ	濒危（EN）
眼斑水龟	*Sacalia bealei* Gray	中国药用动物志	√	/	附录Ⅲ	濒危（EN）
地龟	*Geoemyda spengleri* Gmelin	中国药用动物志	/	Ⅱ级	附录Ⅲ	濒危（EN）
平胸龟	*Platystenon megacephalum* Gray	中华本草	√	/	附录Ⅱ	濒危（EN）
马来龟（爪哇弓穴龟）	*Malayemys subtrijuga* Boulenger	湖南省中药材标准	/	/	附录Ⅱ	/

/：表示未收载；IUCN物种保护级别：极危（CR）＞濒危（EN）＞易危（VU）；CITES物种保护级别：附录Ⅱ＞附录Ⅲ。

主要参考文献

[1] 郭郛. 中国古代动物学史 [M]. 北京：科学出版社，1999：447

[2] 蔡雪芹，翁如柏，钟小庆. 乌龟养殖技术规范[J]. 海洋与渔业，2017：59-60.

[3] 柳富荣，乌龟常见疾病防治[J]. 湖南农业，2018(07)：26-27；2018（08）：25.

[4] 姜大成，王永生，许彦梅，等. 龟甲滋阴活性成分研究（I）[J]. 中国中药杂志，2002，27(6)：435-436.

[5] 李长泉. 龟甲药理作用及临床应用的现代研究[J]. 长春中医药大学学报，2003，19(4)：55-56.

[6] 杜少辉，陈东风，李伊为，等. 龟板对脑缺血大鼠骨髓间充质干细胞移植后转分化为神经元的影响[J]. 中华医学杂志，2005，3：205-207.

[7] 陈东风，杜少辉，李伊为，等. 龟板对大鼠局灶性脑缺血模型3种NOS亚型的作用[J]. 中药新药与临床药理，2002，13(5)：278-281.

[8] 任辉. 龟板防治GIOP中miRNA调控Wnt/β-catenin通路的机理研究[D]. 广州：广州中医药大学，2017.

[9] 谢学明，李熙灿，钟远声，等. 龟板体外抗氧化活性的研究[J].中国药房，2006，17(18)：1368-1370.

[10] 陈兰，黎晖，李春，等. 龟版有效成分抗无血清损伤表皮干细胞凋亡的研究[J]. 中西医结合学报，2011，8(9)：888-893.

[11] 曹佳会，伍艺灵，张还添，等. 龟板提取物靶向BMP4通路抑制PC12细胞凋亡[J]. 中草药，2011，42(1)：108-111.

[12] 邓莹，李明成，张丽华. 复合聚合酶链反应鉴别龟甲正品与伪品的特征[J]. 中国药学杂志，2014，49(12)：1023-1026.

[13] 刘桐辉，王锦，李明成，等. 中药材龟甲细胞色素b基因特异性鉴定研究[J]. 中国药学杂志，2012，47(3)：182-185.

[14] 崔丽娜，杜鹤，孙佳明，等. 基于COI条形码序列的龟甲及其混伪品的DNA分子鉴定[J]. 吉林中医药，2012，32(2)：176-178.

[15] 汪松，解焱. 中国物种红色名录（第一卷）[M]. 北京：高等教育出版社，2004：206-208.

（湖北省药品监督检验研究院　肖凌　吕盼）

24. 龟甲胶

Guijiajiao

TESTUDINIS CARAPACIS ET PLASTRI COLLA

【别名】龟板胶、龟胶。

【来源】为龟甲经水煎煮、浓缩制成的固体胶。

【本草考证】本品始载于明《景岳全书》龟板项下，曰："龟板膏，功用亦同龟板，而性味浓浓，尤属纯阴。"《本草汇言》亦在龟板项下曰："龟胶滋阴助水之药也……龟首常藏向腹，能通任脉，故取其版煎胶，以补心、补肾、补血，用以养阴也。"到了清代，各种本草医书中对龟甲熬胶有所记载，均记载于龟板项下，内容可分成两类，一类记载了龟胶的功效、性状及简单制法，如，清康熙年间《本草崇原》曰："《本经》只说龟甲，后人以甲熬胶，功用相同，其质稍滞。甲性坚劲，胶性柔润，学人以意会之，而分用焉，可也。"清代乾隆年间《本草求真》曰："龟胶滋阴功胜龟板专治劳热骨蒸，专入肾。经板煎就。气味益阴。故本草载板不如胶之说。……用自死败龟，洗净捣碎。浸三日。用桑火熬二昼夜。其膏始成。(今人熬胶。止在釜中煎一昼夜。曷能成胶。)"《本经逢原》也述龟甲入药取腹去背，酒浸酥炙，或熬胶用。……凡制胶须去背甲，以净腹板，水浸去外衣，则胶无腥浊之气。《本草便读》《本草从新》《本草分经》皆述，补阴之力，熬胶更胜。另一类记载了龟胶与鹿胶合用之功效，如《本草备要》曰："〈本草〉有鹿胶而不及龟胶，然板不如胶，诚良药也。合鹿胶，一阴一阳，名龟鹿二仙膏。"《本草害利》曰："龟板洗净，捶碎水浸三日，用桑柴火熬成胶名龟胶，合鹿角胶，一阴一阳，名龟鹿二仙胶。”综上所述，明、清本草所载龟胶、龟板膏的来源均为龟板，龟板动物来源与现今一致。另，龟胶、龟板膏的制法、功效与现今龟甲胶基本一致。

【原动物】参见“龟甲”。

【主产地】龟甲胶属于按批准文号管理的中药材品种，全国共有19家企业生产，19个批准文号。

【药材鉴别】

（一）性状特征

本品为长方形或方形的扁块。深褐色。质硬，断面光亮。久置室温，质韧而软。气微腥，味淡。（图1-24-1）

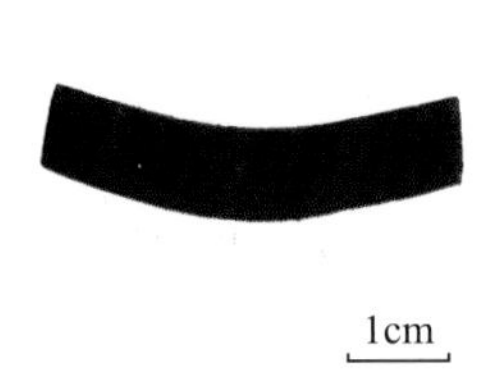

图1-24-1　龟甲胶药材图

（二）理化鉴别

1. 化学反应鉴别　取本品粉末2g，加水10ml使溶解，滤过，滤液照下述方法试验：①氨基酸鉴别：取滤液1ml，加茚三酮试液0.5ml，置水浴上加热15分钟，溶液显蓝紫色；②蛋白质鉴别：取滤液1ml，加新制的1%硫酸铜溶液和40%氢氧化钠溶液（1：1）混合溶液数滴，振摇，溶液显紫红色。

2. 质谱法鉴别　取本品粉末0.1g，加1%碳酸氢铵溶液50ml，超声处理30分钟，用微孔滤膜滤过，取续滤液100μl，置微量进样瓶中，加胰蛋白酶溶液10μl（取序列分析用胰蛋白酶，加1%碳酸氢铵溶液制成每1ml中含1mg的溶液，临用时配制），摇匀，37℃恒温酶解12小时，作为供试品溶液。另取龟甲胶对照药材0.1g，同法制成对照药材溶液。照高效液相色谱法-质谱法试验，以十八烷基硅烷键合硅胶为填充剂，采用质谱检测器，电喷雾正离子模式ESI，进行多反应监测（MRM），选择质荷比（m/z）631.3（双电荷）→546.4和631.3（双电荷）→921.4作为检测离对。取龟甲胶对照药材溶液，进样5μl，按上述检测离子对测定的MRM色谱峰的信噪比均应大于3：1。吸取供试品溶液5μl，注入高效液相色谱-质谱联用仪，测定。（图1-24-2）

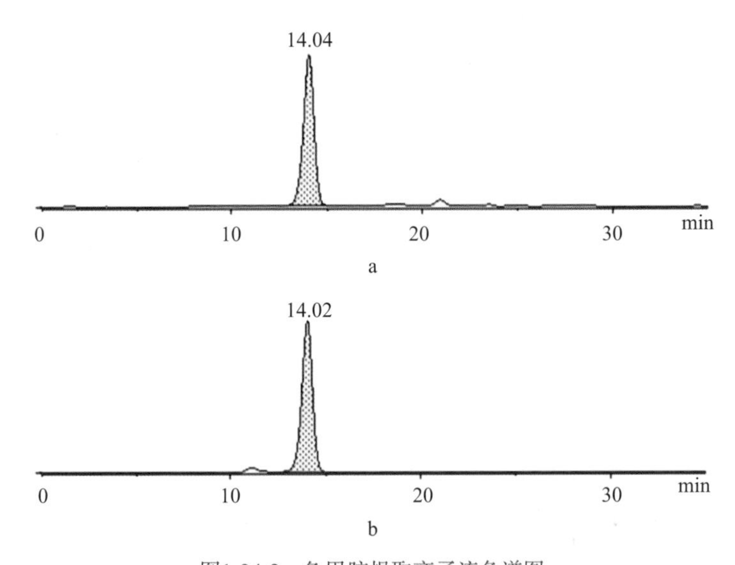

图1-24-2　龟甲胶提取离子流色谱图

a. m/z：631.3→546.4　b. m/z：631.3→921.4

3. 含量测定　以十八烷基硅烷键合硅胶为填充剂；以乙腈-0.1mol/L醋酸钠溶液（用醋酸调节pH值至6.5）（7：93）为流动相A，以乙腈-水（4：1）为流动相B，按下表中的规定进行梯度洗脱；检测波长为254nm。柱温为43℃。理论板数按L-羟脯氨酸峰计算应不低于4000。

时间（分钟）	流动相A (%)	流动相B(%)
0～11	100→93	0→7
11～13.9	93→88	7→12
13.9～14	88→85	12→15
14～29	85→66	15→34
29～30	66→0	34→100

（1）对照品溶液的制备　取L-羟脯氨酸对照品、甘氨酸对照品、丙氨酸对照品、L-脯氨酸对照品适量，精密称定，加0.1mol/L盐酸溶液制成每1ml含L-羟脯氨酸70μg、甘氨酸0.14mg、丙氨酸60μg、L-脯氨酸70μg的混合溶液，即得。

（2）供试品溶液的制备　取本品粗粉约0.25g，精密称定，置25ml量瓶中，加0.1mol/L盐酸溶液20ml，超声处理（功率300W，频率40kHz）30分钟，放冷，加0.1mol/L盐酸溶液至刻度，摇匀。精密量取2ml，置5ml安瓿中，加盐酸2ml，150℃水解1小时，放冷，移至蒸发皿中，用水10ml分次洗涤，洗液并入蒸发皿中，蒸干，残渣加0.1mol/L盐酸溶液溶解，转移至25ml量瓶中，加0.1mo1/L盐酸溶液至刻度，摇匀，即得。

精密量取上述对照品溶液和供试品溶液各5ml，分别置25ml量瓶中，各加0.1mol/L异硫氰酸苯酯（PITC）的乙腈溶液2.5ml，0.1mol/L三乙胺的乙腈溶液2.5ml，摇匀，室温放置1小时后，加50%乙腈至刻度，摇匀。取10ml，加正己烷10ml，振摇，放置10分钟，取下层溶液，滤过，取续滤液，即得。测定法分别精密吸取衍生化后的对照品溶液与供试品溶液各5ml，注入液相色谱仪，测定即得。

【质量评价】龟甲胶无规格划分，全国有生产企业19家。一般以深褐色、质硬、断面光亮、质韧而软者为佳。

特征肽鉴别，高效液相色谱-质谱联用法，以质荷比（*m/z*）631.3（双电荷）→546.4和631.3（双电荷）→921. 4离子对提取的供试品离子流色谱中，应同时呈现与龟甲胶对照药材色谱保留时间一致的色谱峰。

水分　不得过15.0%。

总灰分　不得过2.0%。

水不溶物　不得过2.0%。

重金属　不得过30mg/kg。

氨基酸含量　本品按干燥品计算，含L-羟脯氨酸不得少于5.4%、甘氨酸不得少于12.4%、丙氨酸不得少于5.2%、L-脯氨酸不得少于6.2%。

【化学成分】主要含蛋白质、多肽[1]，氨基酸、微量元素等。

【性味归经】咸、甘，凉。归肝、肾、心经。

【功能主治】滋阴，养血，止血。用于阴虚潮热，骨蒸盗汗，腰膝酸软，血虚萎黄，崩漏带下。

【药理作用】

1. 促进细胞增殖作用　龟甲胶通过上调或下调一系列基因的表达，可促进软骨细胞的增殖，抑制细胞的凋亡，从而修复受损软骨，最终延缓骨关节炎的病理进程[2-4]。

2. 其他作用　龟甲胶增加贫血小鼠的RBC和Hb；缩短小鼠出血时间，对贫血小鼠有补血作用[5]；有提高血小板和白细胞的作用[6]；有抗凝血、增加冠脉流量、提高耐缺氧功力，促进免疫、抑菌等作用[7]。

【附注】龟甲胶做为药品标准收载，历经八版《中国药典》均有收载，其中1977～1985年版名龟板胶，1990年版名龟板胶（龟甲胶），1995～2015年版名龟甲胶。最早的1977年版收载了制法、性状及胶剂检查项；1985～2000年版收载项目均无变化；2005年版、2010年版增订了理化鉴别及水分等检查项；2015年版则增订了LC-MS法鉴别特征肽及HPLC法测定氨基酸含量，是龟甲胶质量标准一次质的飞跃。另外，国家药品监督管理总局于2014年7月17日发布了“龟甲胶中牛皮源与驴皮源成分检测”的补充检验方法（编号2014013），主要针对龟甲胶中掺伪牛皮及驴皮的情况，对于保障龟甲胶质量起到有效作用。

主要参考文献

[1] 李春梅，王若光，王陆颖，等. 基于激光解析/离子化飞行时间质谱技术的中药龟甲胶蛋白质组分析[J]. 湖南中医药大学学报，2007，27(6)：21-23，29.

[2] 林嘉辉，陈炳艺，龙美兵，等. 龟甲胶和鹿角胶含药血清对豚鼠骨关节炎软骨细胞JNK及p38MAPK基因表达的影响[J]. 中国中医骨伤科杂志，2016，24(10)：1-4.

[3] 陈泽华，林家辉，陈炳艺，等. 龟甲胶、鹿角胶含药血清对豚鼠关节炎软骨细胞MKK表达的影响[J]. 中国中医骨伤科杂志，

2015，23(9)：5-11.

[4] 陈炳艺，陈泽华，林嘉辉，等. 龟甲胶、鹿角胶调控MKK基因表达促进豚鼠OA软骨细胞增殖的研究[J]. 中国骨质疏松杂志，2016，22(7)：805-808.

[5] 聂淑琴，薛宝云，戴宝强，等. 龟甲胶和速溶龟甲胶冲剂主要药效学比较研究[J]. 中国中药杂志，1995，20(8)：495-496.

[6] 陈可冀，李春生. 新编抗衰老中药学[M]. 北京：人民卫生出版社，1998：641.

[7] 潘毅生，邬立光，罗桂香，等. 龟板对子宫的兴奋作用[J]. 中国药学杂志，1991，26(10)：594.

（湖北省药品监督检验研究院　肖凌　吕盼）

25. 阿胶

Ejiao

ASINI CORII COLLA

【别名】驴皮胶、傅致胶、盆覆胶、九天贡胶[1]。

【来源】为马科动物驴*Equus asinus* L. 的干燥皮或鲜皮经煎煮、浓缩制成的固体胶。

【本草考证】本品始载于《神农本草经》，列为上品。长沙马王堆汉墓出土的《五十二病方》已有“胶”的记载，其原料不详。先秦时有胶多种，即“鹿胶青白、马胶赤白、牛胶火赤、鼠胶黑、鱼胶饵、犀胶黄”，表明早期用胶的多样化。《神农本草经》已有“阿胶”“傅致胶”之名，亦未指明由何种材料制成。《名医别录》首载阿胶原料，“阿胶生东平郡（今山东东平县），煮牛皮作之”，又载：“出东阿，故名阿胶”。但《齐民要术》指出，“沙牛皮、水牛皮、猪皮为上，驴、马、驼、骡皮为次，破皮鞋、鞋底、格椎皮、靴底、破鞍、革叉，但是生皮，无问年岁久远，不腐烂者，悉皆中煮”，可见，此时认为什么皮均可。自唐末至宋代，阿胶原料用皮出现了一个大的变化，由牛皮转变为驴皮，且认为驴皮胶药用好于牛皮胶，《本草拾遗》中载：“诸胶俱能疗风止泻补虚，驴皮胶主风为最”，驴皮胶已占主导地位。《本草衍义》载：“驴皮煎胶，取其发散皮肤之外，用乌者取乌色属水，以制热则生风之义”，《神农本草经百种录》亦谓阿胶“其必以驴皮煎煮者，驴肉能动风，肝为风脏而藏血，乃借风药以引入肝经也”。自宋代始，阿胶之名已为驴皮胶独享，并载于宋以后本草沿用至今。

【原动物】形如马而较小，头大，眼圆、耳长。面部平直，头颈高扬，颈部较宽厚，鬃毛稀少。四肢粗短，蹄质坚硬，尾部粗而末梢细。体毛厚而短，有黑色、粟色、灰色三种。颈背部有一条短的深色横纹，嘴部有明显的白色嘴圈。耳廓背面同身色，内面色较浅，尖端几呈黑色。腹部及四肢内侧均为白色，或通体黑色无杂毛。成年驴体高一般在105cm以上，体长大于100cm。驴性情较为温驯，饲养管理方便，饲料粗劣，主要以麦秸、谷草为食，也吃高粱、大麦、豆类。（图1-25-1）

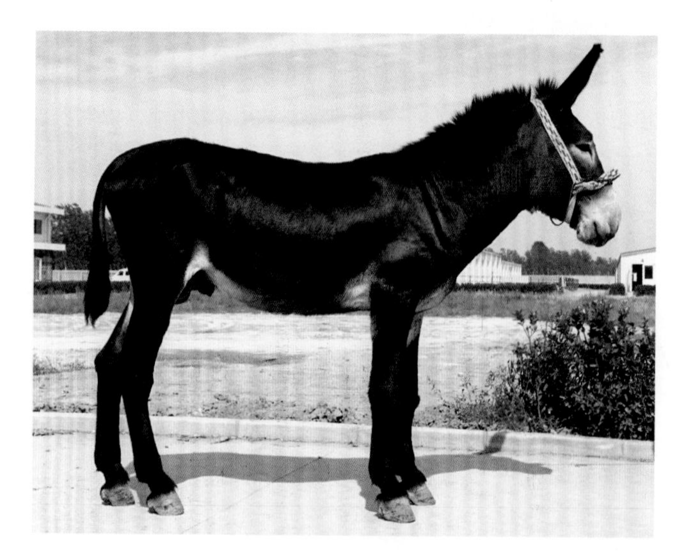

图1-25-1　驴

【主产地】主产于山东、陕西、新疆、山西、河南等。

【采收与加工】驴皮全年均可采收，对驴实施安死术，剥取皮，除去残肉、筋膜、脂肪层。置通风处晾晒干燥。一般在10月至翌年5月为阿胶生产季节。先将驴皮放到容器中，用水浸泡软化，除去驴毛，剁成小块，再用水浸泡使之白净，放入沸水中，皮卷缩时捞出，再放入熬胶锅内进行熬炼。熬好后倾入容器内，待胶凝固后取出，切成小块，晾干。

【药材鉴别】

（一）性状特征

长方形块、方形块或丁状。棕色至黑褐色，有光泽。质硬而脆，断面光亮，碎片对光照视呈棕色半透明状（图1-25-2）。气微，味微甘。

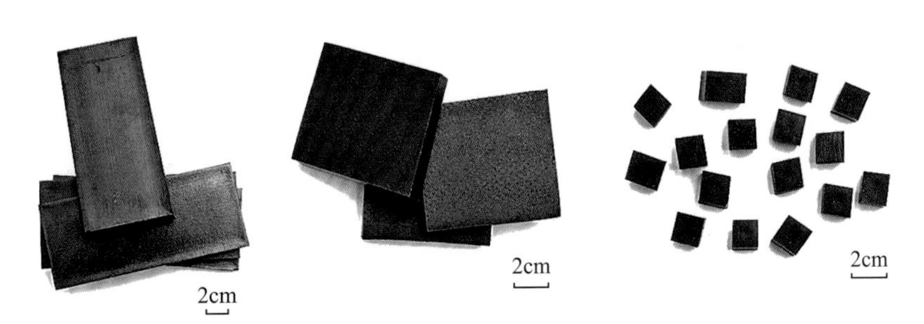

图1-25-2　阿胶药材图

（二）理化鉴别

高效液相色谱-质谱联用（HPLC-MS）法　采用高效液相色谱-质谱联用法，以对照药材对照。结果显示：供试品溶液与阿胶对照药材溶液以质核比（*m/z*）539.8（双电荷）→612.4和*m/z* 539.8（双电荷）→923.8离子对提取的供试品离子流色谱中呈现相应的色谱峰。（图1-25-3）

【质量评价】以有光泽，质硬而脆，断面光亮，碎片对光照视呈棕色半透明者为佳。

水分　不得过15.0%。

重金属及有害元素　照铅、镉、砷、汞、铜测定法测定，铅不得过5mg/kg；镉不得过0. 3mg/kg；砷不得过2mg/kg；汞不得过0.2mg/kg；铜不得过20mg/kg。

水不溶物　本品水不溶物不得过2.0%。

含量测定　采用HPLC法，分别以L-羟脯氨酸、甘氨酸、丙氨酸及L-脯氨酸对照，本品按干燥品计算，含L-羟脯氨酸不得少于8.0%，甘氨酸不得少于18.0%，丙氨酸不得少于7.0%，L-脯氨酸不得少于10.0%。

牛皮源成分检查　照国家药品监督管理局药品检验补充检验方法和检验项目批准件（批准件编号：2012001）检查测定，供试品的*m/z* 641.3→*m/z*726.2和*m/z* 641.3→*m/z* 783.3提取离子流图色谱中，应不得同时出现与对照品色谱保留时间相同的色谱峰；若同时出现，则要求样品中*m/z* 641.3→*m/z* 726.2提取离子流图中色谱峰面积不得超过对照品*m/z* 641.3→*m/z* 726.2提取离子流图中的峰面积。

铬（Cr）　照国家药品监督管理局药品检验补充检验方法和检验项目批准件（批准件编号：2011012）检查测定，铬（Cr）的含量不得过2.0mg/kg。

【化学成分】主含蛋白质、氨基酸及多种微量元素。蛋白质包括驴血清白蛋白、驴胶原蛋白α_1（Ⅰ）型和驴胶原蛋白α_2（Ⅰ）型。含有17种氨基酸，包括苏氨酸、缬氨酸、蛋氨酸、异亮氨酸、亮氨酸、苯丙氨酸、赖氨酸、组氨酸、精氨酸、天门冬氨酸、丝氨酸、谷氨酸、甘氨酸、丙氨酸、胱氨酸、酪氨酸、脯氨酸等。并含16种微量元素包括钾、钠、钙、镁、铁、铜、铝、锰、锌、锶等[2-6]。

【性味归经】甘，平。归肺、肝、肾经。

【功能主治】补血滋阴，润燥，止血。用于血虚萎黄，眩晕心悸，肌痿无力，心烦不眠，虚风内动，肺燥咳嗽，劳嗽咯血，吐血尿血，便血崩漏，妊娠胎漏。

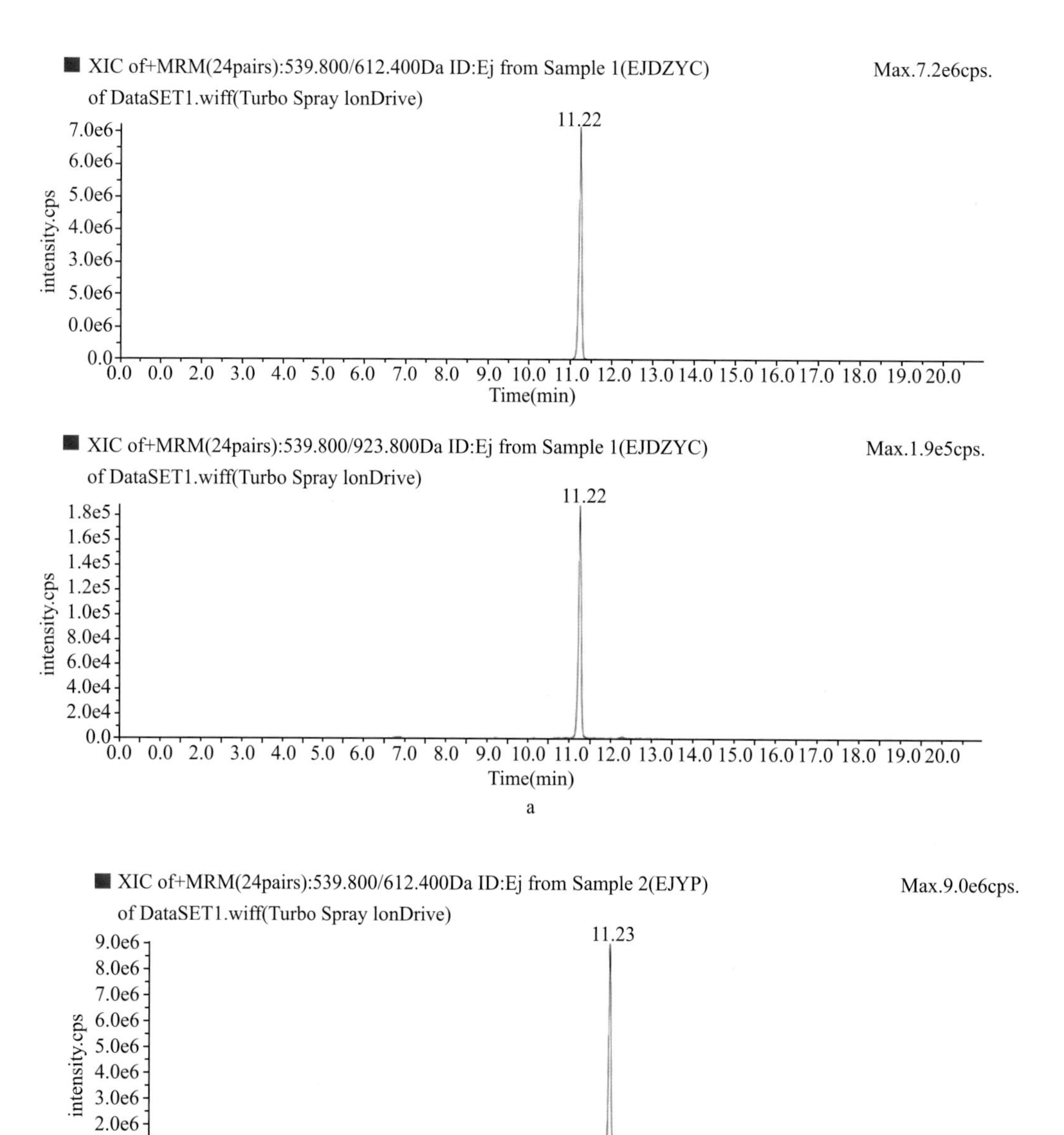

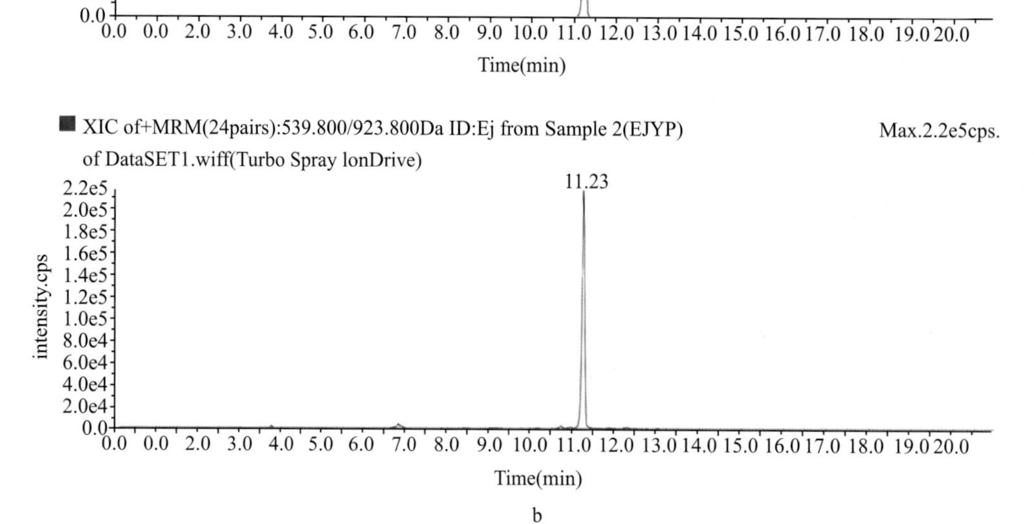

图1-25-3　高效液相色谱-质谱图谱

a. 阿胶对照药材　b. 阿胶样品

【药理作用】

1. 对血液系统的作用　阿胶对骨髓细胞具有增殖作用，且这种增殖作用呈现一定的浓度依赖性，同时可改善贫血动物的红白细胞数[7]。阿胶泡腾颗粒能使盐酸苯肼型贫血小鼠的红细胞数量及血红蛋白含量明显回升，表明阿胶泡腾颗粒对盐酸苯肼型贫血小鼠具有明显的补血作用[8]。

2. 对免疫系统的作用　阿胶可显著增强机体单核吞噬细胞功能和脾脏NK细胞（自然杀伤细胞）功能，提高机体免疫力，而阿胶溶液还能提升脾脏功能，明显提高腹腔巨噬细胞功能[9-10]。

3. 对心血管系统的作用　阿胶能使内毒素引起的血压下降、总外周阻力增加、血黏度上升以及球结膜微循环障碍减轻或尽快恢复正常。阿胶对休克时血液黏滞性的增加有明显的抑制作用，使微循环障碍改善，动脉血压较快恢复、稳定。阿胶对病理性血管通透性增加有防治功效[11-12]。

4. 抗疲劳和耐缺氧的作用　阿胶溶液能够显著增强小鼠的抗疲劳能力和耐缺氧能力[10]。延长小鼠负重游泳时间，提高血红蛋白含量，减少运动后小鼠体内血清尿素氮的产生，显著提高小鼠肝糖原[13]。

5. 抗肿瘤的作用　阿胶可显著降低白血病K562细胞P53基因的表达，提示阿胶可能具有抗癌和促进癌细胞向正常细胞转化的作用[14]。

6. 骨骼修复的作用　阿胶对ALP（碱性磷酸酶）有明显的促进作用，ALP是骨形成的特异性酶，不同浓度的阿胶含药血清能提高成骨细胞中ALP的含量，说明阿胶含药血清能促进成骨细胞的分化成熟，因而可提高成骨细胞的骨形成功能，有助于加速骨折愈合过程[15]。

7. 其他作用　阿胶对铅致大鼠海马CA3区神经元超微结构及功能的损害均具有保护作用，从而改善学习记忆损伤[16]。阿胶能缓解卵巢颗粒细胞的凋亡，上调Bcl-2蛋白的表达，下调Bax蛋白的表达，使Bcl-2/Bax比例增高，促进卵泡向发育成熟方面发展，从而起到调控卵巢细胞凋亡的作用[17]。阿胶能通过其中的铁元素促进SOD（超氧化物歧化酶）的产生，改善缺铁性耳聋大鼠的听力，其作用效果与铁剂无明显差别[18]。阿胶可以促进双歧杆菌的生长，保持肠道内菌群平衡[19]。阿胶具有抑制哮喘Th2细胞优势反应的作用，从而调节Th1/Th2型细胞因子平衡，同时，可减轻哮喘大鼠肺组织嗜酸性细胞炎症反应[20]。

【分子生药】

1. 荧光定量PCR法　以5′-TGTGGACAACCCAGGTAAGC-3′和5′-TCAGAAGTGAGAAGGCCGAG-3′为引物，PCR反应总体积25μl，其中10×buffer2.5μl，dNTP预混液1μl，引物各1μl，DNA模板1μl，Taq酶0.25μl，双蒸水18.25μl。PCR扩增程序：95℃，预变性3分钟；95℃，30秒；56℃，30秒；72℃，30秒；30个循环；72℃，延伸10分钟；4℃保存产物。结果3个平行PCR反应均能扩增出清晰的582bp目的片段，实验过程中平行性与稳定性较好。荧光PCR条带起带较早，带形平滑，为典型S形曲线，有明显的荧光背景信号期、荧光信号指数扩增期和平台期，且扩增具有良好的重复性[21]。

2. DNA条形码　取阿胶样品，使用SDS-蛋白酶K结合Chelex-100法提取DNA，并利用玻璃奶纯化DNA，上游引物序列：5′-AAGACGAGAAGACCCTTGGACTTTA-3′，下游引物序列：5′-GATTGCGCTGTTATCCCTAGGGTA-3′，目的片段长度230bp，经PCR扩增后，利用ABI 3730XL DNA自动分析仪进行DNA测序，利用DNAMAN软件比对序列，均与目的片段一致[22]。

3. 特征肽段序列鉴定　以驴皮胶原蛋白COL Ⅰ α2的第497～508个氨基酸对照。采用液相色谱-高分辨质谱联用的蛋白质组技术确证特征肽，鉴定阿胶中驴皮源成分[23]。

【附注】阿胶作为传统中药，具有滋阴润燥、补血止血功效，能够调节人体机能、提高人体免疫力，同时在肿瘤、哮喘等疾病的防治过程中也有着较好的辅助性治疗作用，其治疗优势也正逐步凸显。市面上还有种类众多的含阿胶中药制剂，以及阿胶衍生的食品保健品等，2015年版《中国药典》收载含阿胶制剂多达34个，作为“中药三宝”之一，阿胶在我国药品市场占据重要地位，近年来也开始进入国外市场。

目前，国内具有药品阿胶生产批准文号的企业有39家，另有多家含阿胶中药制剂、食用阿胶生产企业，对阿胶的需求量日益增大，生产原料驴皮供应量不足，其他劣质皮类替代驴皮熬制阿胶的掺伪造假行为时有发生。马皮、牛皮、猪皮、羊皮供应量大，价格便宜，是阿胶掺伪中用到的可能性较大的皮源，已有阿胶中牛皮源成分检查的补充检验方法，其他皮张的检查方法也急需研究建立，以控制企业非法投料等行为，保证人民用药安全。

主要参考文献

[1] 靳光乾，钮中华，钟方晓，等. 阿胶的历史研究[J]. 中国中药杂志，2001，26(7)：491-494.

[2] 张飘飘，阎晓丹，杜鹏程，等. 阿胶的化学成分及其药理毒理学研究进展[J]. 山东医药，2016：56(9)：95-97.

[3] 陈定一，王静竹，刘文林. 阿胶及其炮制品中氨基酸和微量元素的分析研究[J]. 中国中药杂志，1991，16 (2)：83-84.

[4] 霍光华. 阿胶氨基酸矿物成分分析与评价[J]. 氨基酸和生物资源，1996，18(4)：22-24.

[5] 刘颖，周庆华. 中药阿胶有效成分测定方法的研究[J] . 中医药信息，2001，18(6)：46-47.

[6] 郭中坤，王可洲，籍国霞，等. 阿胶的成分、鉴别方法及药理作用研究进展[J]. 辽宁中医药大学学报，2015，17(4)：71-74.

[7] 杨帆，吴宏忠，崔书亚，等. 阿胶不同分离组分补血的活性研究[J]. 中草药，2016，37：128-131.

[8] 宋怡敏，毛跟年，黄晓双，等. 阿胶泡腾颗粒对小鼠造血功能及抗疲劳作用的影响[J]. 动物医学进展，2011，32(10)：83-86.

[9] 路承彪，童秋声，吴钧. 中药阿胶对正常小鼠细胞免疫学功能的影响[J]. 中药药理与临床，1991，7(4)：24-26.

[10] 李宗铎，李天新，李宗铭，等. 阿胶的药理作用[J]. 河南中医，1989，6：27-29.

[11] 姚定方，张亚霏，周玉峰，等. 阿胶对内毒素性休克狗血液动力学、流变学及微循环的影响[J]. 中国中药杂志，1989，14(1)：44-46.

[12] 程孝慈，姚伟，武军，等. 阿胶对兔血管通透性影响的实验观察[J]. 中药通报，1986，11(12)：47-51.

[13] 李辉，王静凤，赵芹，等. 阿胶的活性成分及其对运动小鼠的抗疲劳作用研究[C]. 中国山东聊城，2015.

[14] 刘培民，蔡宝昌，解锡军，等. 阿胶含药血清对白血病K562细胞P53基因表达的影响[J]. 中药药理与临床，2005，21(6)：33-35.

[15] 常德有，杨靖，董福慧. 阿胶对体外培养大鼠成骨细胞增殖、分化功能的影响[J]. 中国老年学杂志，2009，12(29)：3230-3232.

[16] 胡俊峰，李国珍，李茂进. 天麻和阿胶对铅所致大鼠海马结构及功能损害的保护作用[J]. 中华劳动卫生职业病杂志，2003，21(2)：124-127.

[17] 汝文文，和娴娴，钤莉妍，等. 阿胶对围绝经期大鼠卵巢颗粒细胞凋亡及Bcl-2和Bax表达的影响[J]. 药物研究，2015，32(3)：147-150.

[18] 李欣怡，王枫，赵乌兰，等. 阿胶对缺铁性聋豚鼠耳蜗SOD的影响[J]. 浙江中医药大学学报，2012，36(9)：1048-1051.

[19] 田碧文，胡宏. 阿胶、五味子、刺五加、枸杞对双歧杆菌生长的影响[J]. 中国微生态学杂志，1996，8(2)：11-13.

[20] 赵福东，董竞成，崔焱，等. 阿胶对哮喘大鼠气道炎症及外周血Ⅰ型/Ⅱ型T辅助细胞因子的影响[J]. 中国实验方剂学杂志，2006，12(6)：59-61.

[21] 王一村，李娜，高静静，等. 深加工阿胶制品DNA提取方法对比探究[J]. 食品与药品，2018，20(3)：179-182.

[22] 张全芳，刘艳艳，卞如如，等. 一种从阿胶及制品中提取DNA的新方法[J]. 食品与药品，2015，17(6)：396-399.

[23] 石峰，杭宝建，迟连丽，等. 驴皮特征肽的发现及其在阿胶鉴别中的应用[J]. 药物分析杂志，2017，37(12)：2272-2278.

（山东省食品药品检验研究院　周倩倩　林永强）

26. 鸡内金

Jineijin

GALLI GIGERII ENDOTHELIUM CORNEUM

【别名】鸡肶胵里黄皮、鸡胗皮、鸡肫皮、鸡黄皮、鸡筋、鸡嗉子。

【来源】为雉科家鸡*Gallus gallus domesticus* Brisson的干燥沙囊内膜。

【本草考证】本品始载于《神农本草经》曰："鸡肶胵里黄皮，主泄利。"《日华子本草》载："诸鸡肶胵，平无毒。止泄精并尿血，崩中，带下，肠风，泻痢。此即是肫内黄皮。"《本草蒙荃》载："剥取肶胵黄皮，即肫里黄皮，一名鸡内金。"《本草纲目》谓："肶胵（chi），鸡肫（zhun）也。近人讳之，呼肫内黄皮为鸡内金。"《医学衷中参西录》载："鸡内金，鸡之脾胃也，中有瓷石、铜，铁皆能消化。"综上所述，本草所载与现今药用鸡内金一致。

【原动物】家鸡为原鸡驯化而来。嘴短而尖，略呈圆锥状，上嘴略弯曲，鼻孔裂状，被鳞状瓣；头上有肉冠，喉部两侧有肉垂，雄性较大；雌、雄羽色不同，以雄者为美，长有华丽的尾羽，且跗跖部后方有距（图1-26-1）。经过长期驯养，逐渐形成了目前存在的许多家鸡品种。比较著名的有：九斤黄鸡、狼山鸡、寿光鸡、萧山鸡、浦东鸡、桃源鸡和北京油鸡等。

喜生活于田间、村落及附近的小树林中。全国各地均有饲养。

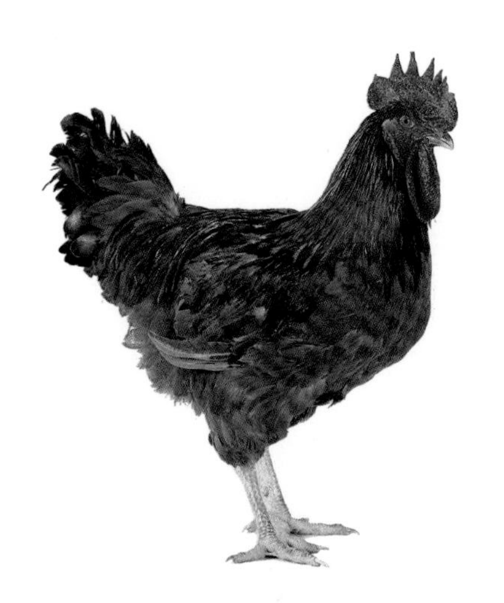

图1-26-1　家鸡

【主产地】全国各地均产。

【养殖要点】

1. 生物学特性　白天视力、听力灵敏，具神经质特点，极易惊恐，突然声响和突发光线都会使其惊恐万状。没有汗腺，通过呼吸散热，怕热更甚于怕冷。生长快，代谢旺盛。具有合群性，成群结队四处觅食，善用其爪扒土找食，以谷物和昆虫等为食。色彩敏感如血会对其形成强刺激，引起追逐啄食，造成严重损伤，环境不良和管理不善易产生异嗜癖。公鸡善鸣。母鸡饲养6～7个月后即可产卵，年产卵量100～300个，孵卵期20天左右。

2. 养殖技术　鸡苗以人工孵化繁殖为主，做好雏鸡适时饮水与开食，控制好养殖环境的温度与湿度；生长期应公母分群饲养，保证适口全价营养饲料供应。做好疫病防治与驱虫工作，适时接种疫苗。

3. 病虫害　病害：鸡白痢，球虫、绦虫、蛔虫等，鸡新城疫、禽流感、禽霍乱、法氏囊炎、鸡痘等。

【采收与加工】全年均可采收。成年鸡实施安死术后，取出鸡肫，立即剥取其内膜，洗净，干燥。

【商品规格】以药材完整度作为其商品规格划分为市场所接受，依其完整度制定商品规格等级（表1-26-1）。

表1-26-1　鸡内金规格划分

规格	性状描述	
	共同点	区别点
选货	呈不规则卷片。表面黄色，黄绿色或黄褐色，薄而半透明，具明显的条状皱纹。质脆，易碎。断面角质样，有光泽。气微腥，味微苦	90%以上完整
统货		70%以上不完整

【药材鉴别】

（一）性状特征

药材呈不规则卷片。表面黄色、黄绿色或黄褐色，薄而半透明，具明显的条状皱纹。质脆，易碎，断面角质样，有光泽（图1-26-2）。粉碎后为浅黄色至黄褐色粉末。气微腥，味微苦。

（二）显微鉴别

粉末特征　不规则块。以稀甘油装片，可见较多透明或黄褐色的不规则块状物，表面光滑，部分具条状纹理或凸起斑点（图1-26-3a～d）；以水合氯醛透化后，块状物膨胀，边缘较模糊（图1-26-3e～f）。

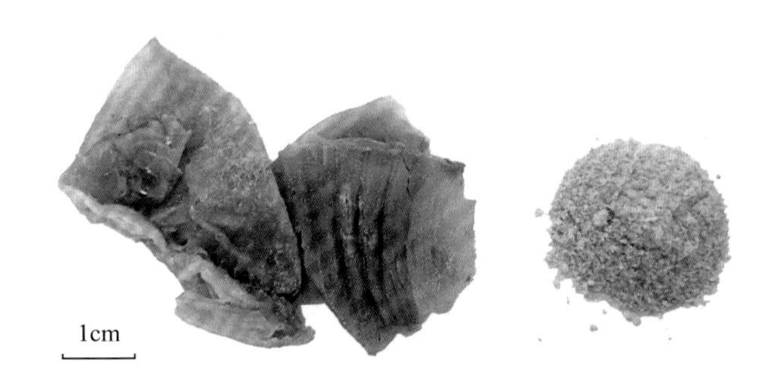

图1-26-2　鸡内金药材图

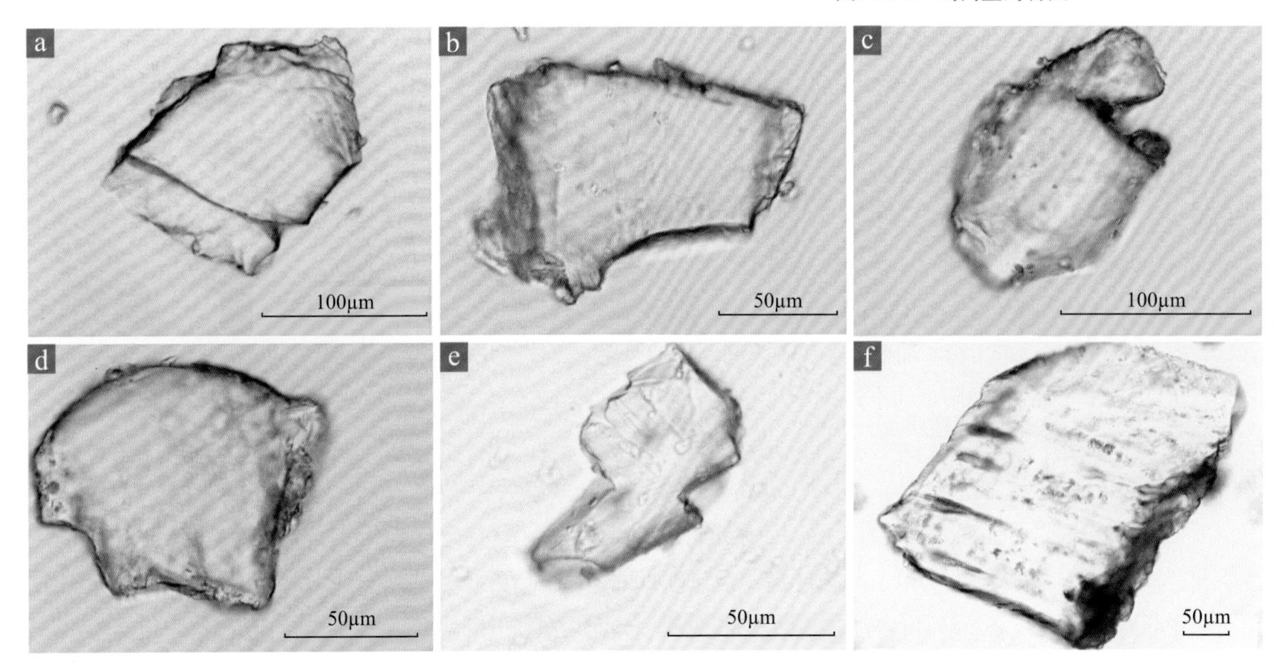

图1-26-3　鸡内金粉末图

（三）理化鉴别

1. 高效毛细管电泳（HPCE）法　采用高效毛细管电泳法可对鸡内金混淆品鸭内金的蛋白提取物进行鉴别[1]。

2. 十二烷基硫酸钠聚丙烯酰胺凝胶电泳（SDS-PAGE）法　采用SDS-PAGE法可对不同生长阶段、不同性别的鸡内金及混淆品鸭内金、鸽子内金进行鉴别[2]。

【质量评价】以个大、完整、色黄、无破坏者为佳。水分不得过15.0%。

总灰分不得过2.0%。

醇溶性浸出物不得少于7.5%。照醇溶性浸出物测定法项下热浸法测定，用稀乙醇作溶剂。

【化学成分】主要含胃蛋白酶（pepsin）、淀粉酶（diastase）、类角蛋白（keratin）、胃激素（ventriculin）、黏多糖（mucopolysaccharide）、鼠李糖、葡萄糖、岩藻糖、半乳糖、多种维生素以及谷氨酸及天门冬氨酸等17种氨基酸[3]；出生4～8周的小鸡砂囊内膜还含有胆汁三烯（bilatriene）和胆绿素的黄色衍生物。

【性味归经】甘，平。归脾、胃、小肠、膀胱经。

【功能主治】健胃消食，涩精止遗，通淋化石。用于食积不消，呕吐泄痢，小儿疳积，遗尿，遗精，石淋涩痛，胆胀胁痛。

【药理作用】

1. 对人体胃肠消化功能的影响　鸡内金对胃液分泌量、胆汁分泌量、胃液总酸量具有显著影响，显著促进胰液分泌量，增高胃液中胃蛋白酶、胰脂肪酶的活性[4]。

2. 对肠胃运动功能的影响　不同鸡内金炮制品对小肠的推进率降低程度不同，但是否给药鸡内金或者鸡内金如何炮制对小鼠胃排空无显著差异。鸡内金能缩短小鼠首次排便时间，增加排便粒数和排便质量，高剂量能加速小肠的推进运动[5]。

3. 对血糖、血脂及免疫功能的影响　鸡内金多糖能够有效改善高脂肪饮食引起的脂代谢紊乱及血液流变学指标异常变化，提高机体抗氧化能力，在预防高脂血症方面具有显著疗效和药用价值；鸡内金多糖能有效改善糖尿病高脂血症大鼠的血脂和血糖异常变化，提高机体免疫功能，在预防糖尿病、高脂血症方面具有显著疗效和药用价值[6-8]。鸡内金具有抗凝和改善血液流变学的作用，能够缓解动脉粥样硬化程度，且有一定程度预防作用[9]。

4. 对乳腺增生的影响　生鸡内金对肝郁脾虚证大鼠的乳房形态和病理改变有很好的效果，且对大鼠的血液流变性也有改善作用[10]。

【用药警戒或禁忌】 脾虚无积者慎服。

【分子生药】 采用DNA分子标记方法，鉴定鸡内金真伪。条件：家鸡mtDNA细胞色素b基因扩增引物5′-GCCTCATTCTTCTTCATCTFTATCTT-3′，5′-GGGAGAATAGGGCTAGTGTTAGGA-3′，反应总体积30μl（1 × buffer）模版DNA50～100ng，4种dNTP 200μmol/L，Taq DNA聚合酶2U；引物10pmol / L，10mmol/L TrisHCl（pH 8.3），50mmol/L KCl，20mmol/L $MgCl_2$ 95℃ 5分钟，94℃ 1分钟；61℃ 1分钟；72℃ 2分钟，35个循环，72℃延伸5分钟。该引物只扩增家鸡DNA而不扩增其他动物DNA，引物具有特异性，可用于鸡内金药材的鉴定[11]。

【附注】 鸡内金作为一味传统常用健胃消食药，资源丰富，疗效明确。应该加强其活性物质、药效及作用机制等研究。鸡内金复方制剂在临床上有着更为显著的疗效。对于食滞、消渴、婴幼儿腹泻、口腔溃疡、妇科疾病等有良好疗效。鸡内金作为药食同源之品，在药膳特膳保健方面具有广阔开发应用前景。

主要参考文献

[1] 张晓薇. 鸡内金及其混淆品的电泳图谱鉴定[J]. 山西中医学院学报，2018，19(03)：33-35.

[2] XIONG Q P, LI X, ZHOU R Z, et al. Extraction, characterization and an-tioxidant activities of polysaccharides from E.Corneum Gigeriae Galli[J]. Carbohydrate polymers, 2014, 108(1): 247-256.

[3] 许重远，张焜，李亦蕾，等. 高效毛细管蛋白电泳法对鸡内金和穿山甲的鉴别[J]. 解放军药学学报，2007，23(6)：464-466.

[4] 李飞艳，李卫先，李达，等. 鸡内金不同炮制品对大鼠胃液及胃蛋白酶的影响[J]. 中国中药杂志，2008，19：2282-2284.

[5] 李卫先，李飞燕，李达，等. 鸡内金不同炮制方法水提液对小鼠胃肠运动比较的研究[J]. 湖南中医杂志，2008，24(2)：100-101.

[6] 蒋长兴，蒋顶云，熊清平，等. 鸡内金多糖对糖尿病高脂血症大鼠血脂、血糖及细胞免疫功能的影响[J]. 中国实验方剂学杂志，2012，20：255-258.

[7] 郭晓蕙，冯继光，胡克杰，等. 鸡内金降脂、抗凝及改善血液流变学作用的试验研究[J]. 中医药信息，2000，4：68-69.

[8] 蒋长兴，蒋顶云，熊清平，等. 鸡内金多糖对高血脂症大鼠血脂、血液流变学及氧化应激指标的影响[J]. 中药药理与临床，2012，5：75-78.

[9] 马云，董晓英，刘四春，等. 金樱子和鸡内金对饲高糖高脂兔腹部脂肪及血糖血脂的影响[J]. 现代中西医结合杂志，2003，12(16)：1703-1704，1707.

[10] 戴笑盈，王宝庆，罗梦琪，等. 鸡内金检测方法的研究进展[J]. 黑龙江科技信息，2017(13)：63-64.

[11] 曲萌，崔继春，董志恒，等. 鸡内金的分子鉴定研究[J]. 中国中药杂志，2009，24：3192-3194.

（中国中医科学院　张恬　李军德）

27. 刺猬皮

Ciweipi

ERINACEI CORIUM

【别名】异香、猬皮、仙人衣、刺球子、猬鼠皮。

【来源】为刺猬科动物刺猬*Eriuaceus europoaesus* L.或短刺猬*Hemichianus dauricus* Sundevoll的干燥外皮。

【本草考证】本品始载于《本草原始》，原名猬皮。《神农本草经》列为中品，历代本草均有记载。《名医别录》载："猬皮、生楚山川谷田野，取无时，勿使中湿。"《本草经疏》载："猬皮至大肠湿热血热为病，及五痔阴浊下血，赤白五色血汁不止也"，《本草纲目》载："猬之头、嘴似鼠、刺毛似豪猪、卷缩似芡房及栗房，攒毛外刺"。综上所述，本草所载与现今使用刺猬皮相符。

【原动物】

1. 刺猬　型较大，体长16～29cm，尾长1.5～3cm，头宽、吻尖，耳短，不超过其周围之棘长。四肢短小、具5趾，足及爪较长。身体背面及两侧密生被粗而硬的棘刺，头顶部之棘略向两侧分列。棘之颜色可分为两类，一类纯白色，或尖端略带棕色，另一类棘基部为白色或者土黄色，其上为棕色，再上段复为白色，尖梢呈棕色。整个体背呈土棕色。脸部、体侧和腹部及四肢的毛为灰白色或者浅灰黄色。四足浅棕色。齿36～44枚，均具尖锐齿尖，头骨的颌关节2后突甚小，明显低于颞乳突之高，雌体有乳头5对[1]。（图1-27-1）

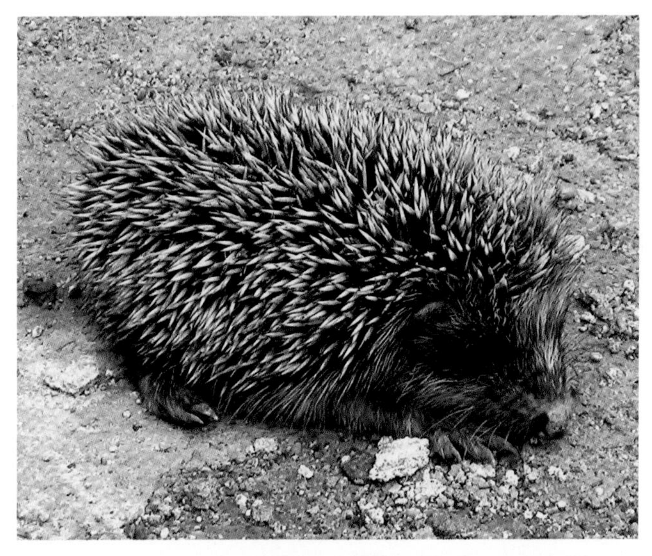

图1-27-1　刺猬

栖息于平原、丘陵或山地灌木丛中，亦见于市郊、村落附近、昼伏夜出，冬眠期长达半年，遇敌则蜷缩成一刺球。主要分布于东北、华北、华东、华中以及四川等地。

2. 短刺猬　又名达呼尔刺猬、大耳猬。外形同刺猬而略小。耳甚大，长于周围棘刺。棘由耳基前端稍后方起，向后经被至尾部以上。头顶部棘不向两侧分列。棘较细而短，棕褐色与白色相间，整个背部呈浅褐色。全身无白色之棘。腹毛土黄色。颌关节窝后突与颞乳突等高，二者连成半圆形管状[2]。（图1-27-2）

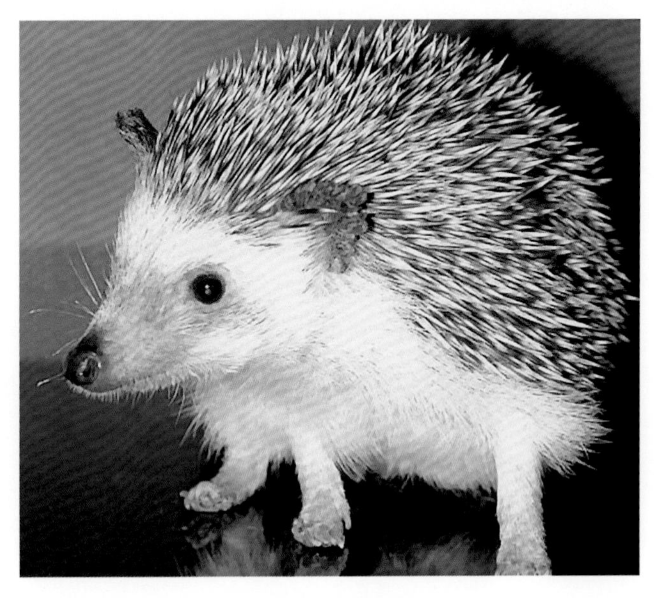

图1-27-2　短刺猬

栖息于北方草原、低洼地带。亦有冬眠习惯。

【主产地】主产于河北、山东、河南、内蒙古、甘肃、安徽、北京、吉林、湖北、湖南、辽宁等。

【养殖要点】

1. 生物学特性　刺猬喜群居，每一家族聚居在一个洞穴内，主要栖息于山地、丘陵、平原、洼地等环境的灌木或杂草丛中，但以平原及丘陵地带相对较多，通常在低洼或沿山谷的树根、倒木下一级石隙或古墙的墙脚下，阔叶林或混交林的边缘地带挖洞为穴，其洞穴很大，进出口很多，洞穴内又划分为许多小室，彼此相通，穴内有树叶、干草或苔藓一类的植物。刺猬属杂食动物，但以食昆虫和蠕虫为主，最喜欢蚂蚁和白蚁，也食鼠类、幼鸟、鸟卵、蜗牛和蜥蜴等，有时也食块根类作物以及玉米、花生、瓜果、草根及嫩叶等。昼伏夜出、胆小易惊、喜静厌闹、喜暗怕光，冬畏寒冷、夏怕酷热，有冬眠习性，到了秋冬气温降低便进入洞穴冬眠（大约持续6个月），到次年春季转暖后才开始活动。雌雄异体，异体受精、胎生。

2. 养殖技术　饲养场的建造：刺猬的适应性很强，对环境要求不严。但刺猬有喜静怕光、昼伏夜出的习性，场地宜建在较安静，尽量避开人为干扰的地方。建场时必须建一院落，院墙高0.8～1.0m，院内窝室分为相连的里窝与外窝两部分，内窝室为巢窝，铺放干草、松树叶或秸秆。外窝室为活动场所，建土堆或假山，种上花草、灌木等，以便夏季遮阴和冬季保暖，使之尽量接近野生环境，供其觅食、寻偶、栖息。一般10m^{2}场舍可养30～50只。

3. 病虫害　刺猬常见病有胃肠炎、皮癣和蛔虫病。

【采收与加工】 全年均可采收，多数在春、秋二季刺猬繁殖恢复期后或者冬眠前肥育期捕捉，实施安死术后，剥皮，刺毛向内，除去油脂、残肉，用竹片将皮撑开放在通风处，阴干。干燥的刺猬皮呈多角形板刷状或直条状，有的边缘卷曲呈筒状或盘状，长3～4cm。外表面密生错杂交叉，棘长1.5～2cm，坚硬如针，灰白色、黄色、灰褐色不一。腹部的皮上有灰褐色软毛。皮内面灰白色或棕褐色。具有特殊腥臭味。

【药材鉴别】

（一）性状特征

干燥皮呈多角形板刷状或直条状，有的边缘卷曲呈筒状或盘状，长3～4cm。外表面密生错综交插的棘刺，棘长1.5～2cm，坚硬如针，灰白色、黄色或灰褐色不一。腹部的皮上有灰褐色软毛。皮内面灰白色或棕褐色，留有筋肉残痕。具特殊腥臭气。（图1-27-3）

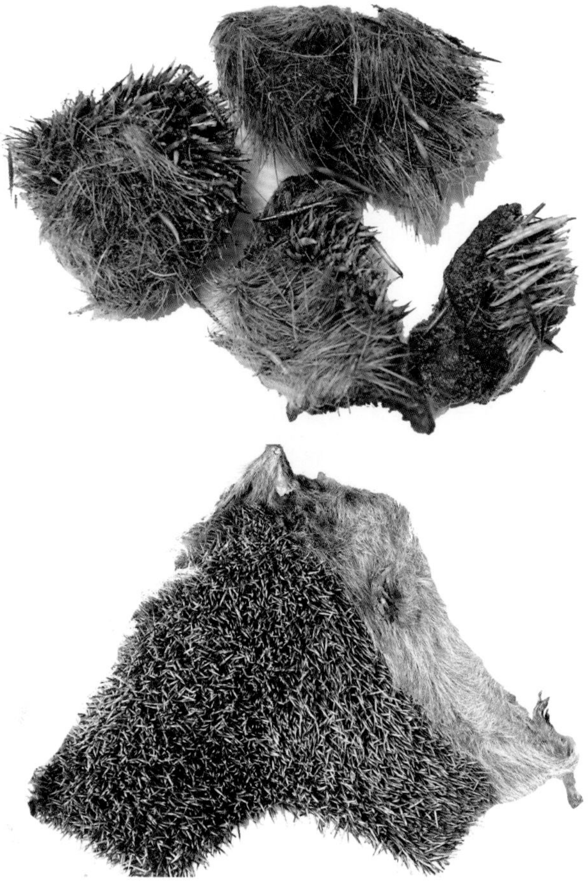

图1-27-3　刺猬皮药材及饮片图

（二）显微鉴别

粉末特征　粉末可见黄色针刺，以及黄褐色块状脂肪。（图1-27-4）

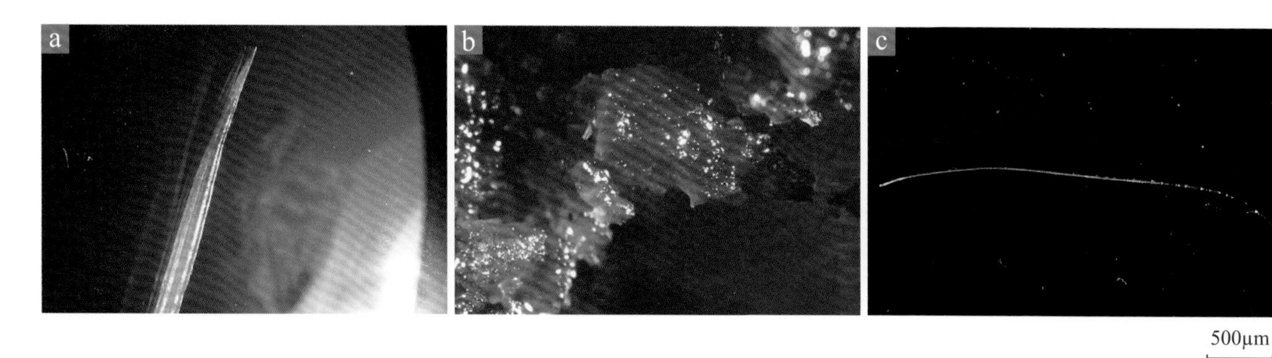

图1-27-4　刺猬皮粉末图

a. 刺　b. 脂肪块　c. 毛

【质量评价】以皮大、脂肉刮净、刺毛整洁者为佳。

水分不得过10.2%。

总灰分不得少于8.4%。

浸出物17.84%、含氮量11.77%，蛋白质含量大于70%[3]。

【化学成分】主含角蛋白质、胶原蛋白、弹性硬蛋白、脂肪等[4-6]。

【性味归经】苦、甘，平。归胃、大肠、肾经。

【功能主治】行气解毒、消肿止痛、收敛止血、固精摄尿。主治痨伤咳嗽、反胃吐食、腹痛疝积、痔漏便血、子宫出血、遗精阳痿、遗尿尿频、肝硬化等，降血脂，溶血栓[7-8]。

【药理作用】本品具有止血作用和促进平滑肌蠕动作用。

【用药警戒或禁忌】孕妇慎用。

主要参考文献

[1] 四川省食品药品监督管理局. 四川省中药材标准[S]. 成都：四川科学技术出版社，2010：346-347.

[2] 河南省卫生厅. 河南省中药材标准[S]. 北京：中国轻工业出版社，1991：61.

[3] 赵斌、王琼、刘敬，等. 滑石粉烫刺猬皮工艺优化及质量标准制定[J]. 中成药，2016，38(8)：1869-1872.

[4] 项时昊. 刺猬皮临床效用分析[J]. 上海中医药杂志，2013，47(5)：76.

[5] 山东省药品监督管理局. 山省中药材标准[S]. 济南：山东友谊出版社，2002：122.

[6] 湖南省食品药品监督管李局. 湖南省中药材标准[S]. 长沙：湖南科技出版社，2009：17.

[7] 盛玮，王月玲，薛建平. 刺猬皮中微量元素的分析[J]. 微量元素与健康研究，2005，22(1)：22-23.

[8] 甘肃省食品药品监督管理局. 甘肃省中药材标准[S]. 兰州：甘肃文化出版社，2008：345.

（重庆市中药研究院　张德利）

28. 金钱白花蛇

Jinqianbaihuashe

BUNGARUS PARVUS

【别名】白花蛇、金钱蛇、小白花蛇、毛巾蛇、百节蛇等。

【来源】为眼镜蛇科动物银环蛇*Bungarus multicinctus* Blyth的幼蛇干燥体。

【本草考证】古代本草没有金钱白花蛇或银环蛇记载，《本草纲目》载白花蛇实为蕲蛇。现代研究认为始载于《饮片新参》，曰："色花白身长细，盘如钱大，治麻风瘫痪疥癞。"描述虽简，也不难辨出其所指为银环蛇干燥幼体，与现今市场销售和使用的金钱白花蛇主流品种眼镜蛇科银环蛇的干燥幼体一致。《中药志》《中药鉴别手册》《中国药典》均收载。

【原动物】背部黑色，通身有白色横纹27个以上，横纹宽1～2个鳞片。腹面白色。上唇鳞7, 2-2-3式；眼前鳞1；无颊鳞；眼后鳞2（1）；颞鳞1（2）+2；下唇鳞6。有4片与前颏片相切；后颏片小背鳞平滑、通身15行，背鳞扩大呈六角形，背脊棱不明显；腹鳞204～231列；尾下鳞单行，37～55[1]。（图1-28-1）

栖息于平原及丘陵多水之处。

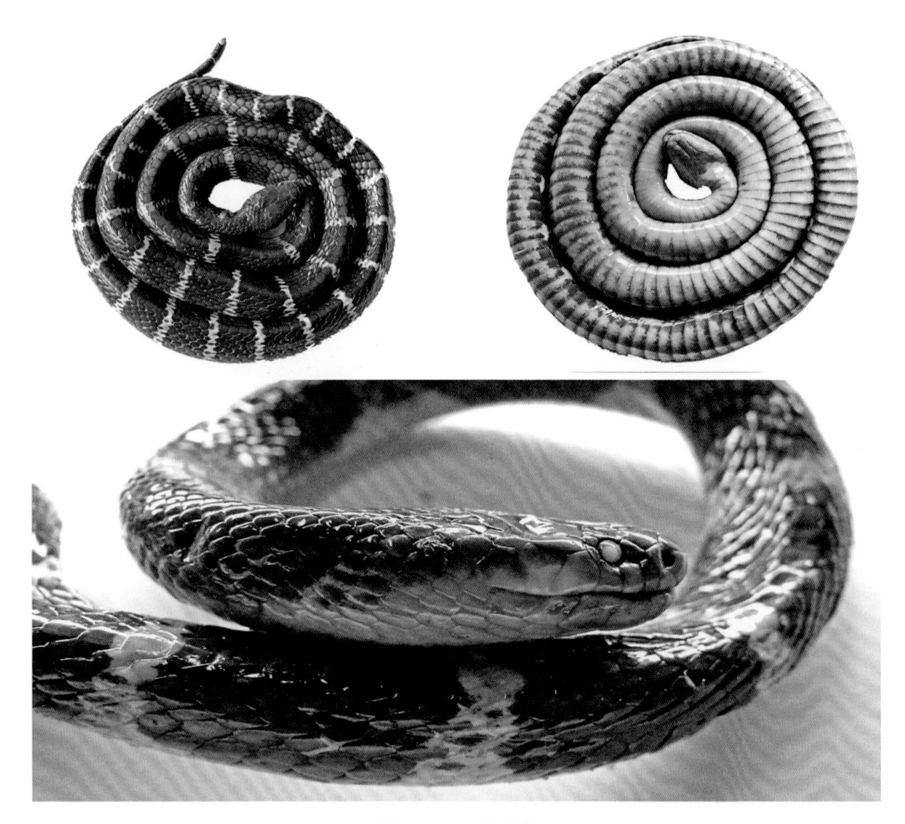

图1-28-1　银环蛇

【主产地】主产于安徽、江苏、浙江、江西、湖南、湖北、广东、广西、福建、四川、重庆、贵州、云南、台湾等。

【养殖要点】

1. 生物学特性　生活在平原、小草丛山地或近水边的丘陵地带，近水的山脚、路旁、田埂、树兜底下（尤其樟树底下），河滨鱼荡旁、倒塌较久的土房子下、古老的石头堆下、山区住宅附近或菜园以及墙脚等地方。昼伏夜出，喜欢横在湿润的路上或水边石头缝中间捕食黄鳝、泥鳅、蛙类或其他蛇类。洞穴的土质比较疏松，酸性土，穴内有一至数条银环蛇在一起；洞口大多向西南或东南，洞道长度一般1.5～3.5m，纵深为1～1.5m，在洞穴附近常见有蛇蜕及白色稀粪便。每年4月上旬至11月上旬是银环蛇的活动期，11月中下旬开始入蛰，翌年4月中下旬出蛰活动；卵生，每年产卵4～18个；银环蛇是神经毒性的毒蛇，其毒腺小，但毒性剧烈，其性情温驯，动作迟缓[2-3]。

2. 养殖技术　选僻静、地势较高、近水源处建造蛇厂。蛇场应坐北向南，避免严冬北风倒灌蛇窝。整个蛇场地面要有一定的倾斜度，以利大雨时排水。场内设蛇窝、水池、水沟、饲料地、产卵室及活动场。适当栽些花草和小灌木，并堆放石块，有利于夏季遮荫降温和蛇蜕皮，蛇场应保持干净、潮润、阴凉和卫生。一个100m^2左右的蛇场，可以饲养150～200条银环蛇。

种蛇以500g重左右的青年蛇为佳，按雌雄10：1的比例混合饲养。蛇只吃活食，不吃死食，池中死物应及时捞出。5月初蛇出蛰需大量养分补充身体，11月蛇入蛰之前需积累养分准备冬眠，因此在这两个月中应尽量做到多喂、饱喂。蛇类最适宜生活温度是18～28℃，10℃以下入蛰冬眠，5℃以下则有可能会被冻死。所以，冬天要特别注意防寒保温工作。

3. 病虫害　常见有霉斑病、口腔炎、急性肺炎三种。①口腔炎：先用雷佛奴尔溶液冲洗口腔，然后用龙胆紫涂搽病蛇两颌，每天冲洗和涂药1次。②霉斑病：用2%碘酊涂搽患处，每日2次，1周左右可愈。③急性肺炎：用链霉素、青霉素、庆大霉素等作皮下注射、肌内注射或经口灌服，一般3～5天即痊愈[5]。

【采收与加工】幼蛇孵出后，除少量体肥身强的幼蛇作种蛇用外，其余的关在木箱中只供水不供食饲养7～10天，用清洁水洗净后投入白酒中浸死，然后用剪刀从肛门处，沿腹部中线直剪到颈部，去除内脏，清水洗净，再放入酒精中浸泡2～3小时。泡后将蛇头放在中央并稍向上昂起，然后蛇身按顺时针方向绕蛇头数圈盘紧成圆形，蛇尾放入蛇嘴中，晒干或烘干即成商品[5]。

【药材鉴别】

（一）性状特征

呈圆盘状，盘径3～6cm，蛇体直径0.2～0.4cm。头盘在中间，尾细，常纳口内，口腔内上颌骨前端有毒沟牙1对，鼻间鳞2片，无颊鳞，上下唇鳞通常各为7片。背部黑色或灰黑色，有黑白相间环纹27～67个，白环纹在背部，宽1～2行鳞片，向腹面渐增宽，黑环纹宽3～5行鳞片，背正中明显突起一条脊棱，脊鳞扩大呈六角形，背鳞细密，通身15行，尾下鳞单行（图1-28-2）。气微腥，味微咸。

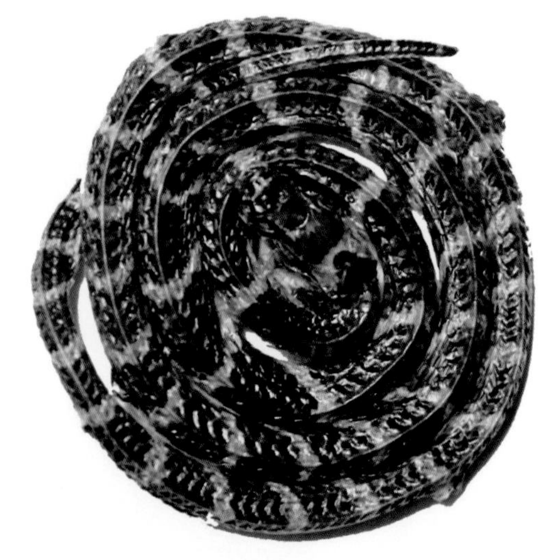

图1-28-2　金钱白花蛇药材图

（二）显微鉴别

粉末特征　粉末灰黄色，气腥，味淡。角质鳞片近无色，表面观可见不规则的网状纹理，网孔长10～59μm，宽6～21μm。皮肤碎片淡黄色或近无色，表面密布棕色色素颗粒，常聚集成不规则长条分枝状，细胞界限不清楚。横纹肌纤维较多而窄，淡黄色或近无色，多碎断。直径4～15μm，具极细密横纹，明暗相间，横纹平直或稍弯，有的边缘不平整。断面观少见。骨碎片近无色或淡灰色，呈不规则的碎块。骨陷窝长梭形，大多同方向排列；骨小管稀而稍粗，于横、纵断面均明显可见。（图1-28-3）

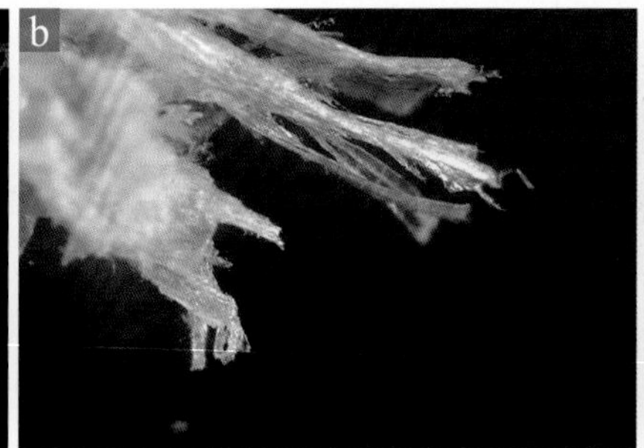

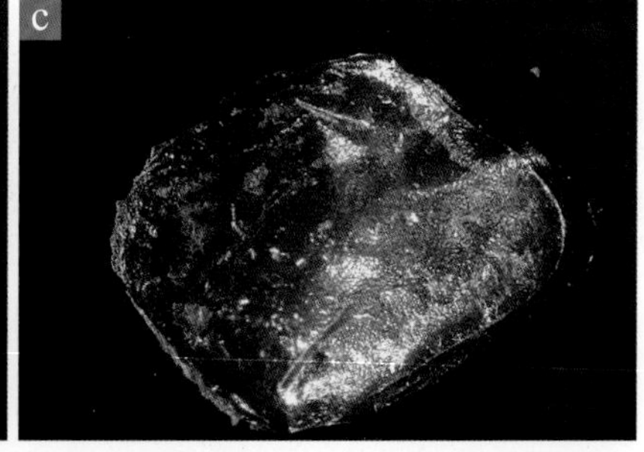

图1-28-3　金钱白花蛇粉末图

a. 骨骼　b. 肌肉　c. 鳞片

（三）理化鉴别

1. 蛋白凝胶电泳法　应用SDS-PAGE技术，对金钱白花蛇可溶性蛋白成分进行电泳研究，根据聚丙烯酰胺凝胶电泳（PAGE）谱带的位置和数目可成功进行品种鉴别[6-7]。

2. 高效毛细管电泳法　在BeckmanP/ACESystemMDQ高效毛细管电泳仪上进行电泳试验，柱温25℃，分离电压20kV，检测波长245nm。20分钟完全分离，成功建立了有9个共有峰的指纹图谱[8]。

3. 薄层色谱、纸色谱和紫外吸收光谱法　采用薄层色谱、纸色谱和紫外吸收光谱法鉴别金钱白花蛇的药材粉末，方法简单，重现性好，可以补充形态鉴别之不足，并为中成药的金钱白花蛇药材鉴别提供参考[9]。

【质量评价】以身干、头尾齐全，肉色黄白，盘径小、无散盘、无焦糊、无残损、无臭味，光泽度好者为佳。

醇溶性浸出物不得少于15.0%，照醇溶性浸出物测定法项下热浸法测定，用稀乙醇作溶剂。

【化学成分】主要含蛋白质、脂肪（特别是磷脂）及鸟嘌呤核苷，头部毒腺中含有强烈的神经性毒素，并含溶血性成分及血细胞凝集成分[10]。

【性味归经】甘、咸，温；有毒。归肝经。

【功能主治】祛风，通络，止痉。用于风湿顽痹，麻木拘挛，中风口眼㖞斜，半身不遂，抽搐痉挛，破伤风，麻风，疥癣。

【药理作用】对二甲苯所致小鼠耳廓炎症及大、小鼠蛋清性足肿胀有明显抑制作用，具有良好抗炎镇痛作用[11-12]。

【用药警戒或禁忌】其毒性成分主要存在于活体头部毒腺中，含有强烈神经性毒，并含溶血性成分及血细胞凝集成分（不含出血性毒），被咬伤中毒后，常麻痹而死。在临床上也有见对金钱白花蛇过敏反应的报道，在临床治疗中，应加以注意[13]。

【分子生药】

1. 分子标记　利用通用引物对金钱白花蛇及其伪混品药材和原动物的*Cytb*基因片段的序列分析发现，*Cytb*基因片段是理想的用于鉴别金钱白花蛇及其伪混品的分子遗传标记[14-15]。利用高特异性引物BuL-1（5′-GCTAATATTGACTTAGCTTTCTCATCTGTG-3′）和BuII-1（5′-GCCTGCAGCCCCTCAGAATGATATTGTCCTCA-3′），该对引物在对金钱白花蛇的PCR鉴别中，用60～65℃的复性温度，金钱白花蛇样品扩增产物可见一条230bp的特异性条带，可以100%检出金钱白花蛇，误检率和漏检率为0，并能在混合的药材粉末中检测出被检样品中是否含有金钱白花蛇组分，具有简单、快速、特异性强、微量等特点[14, 16]。根据金钱白花蛇及常见混淆品线粒体*Cytb*基因序列，设计的高度特异性鉴别引物HJL-1和HJH-1，在67℃复性温度下进行PCR，正品金钱白花蛇均得到230bp的扩增带，而混淆品在同样的条件下无扩增带，检出率达100%[17]。

2. DNA条形码　基于*COI*基因序列建立的金钱白花蛇与三种常见相似混伪品蛇类的多重PCR方法，特异性高，最低可检查模板浓度为0.01ng/μl，可用于检验金钱白花蛇混伪品蛇类[18]。根据*COI*基因特异性核酸序列设计引物和探针，通过优化引物及探针浓度、退火温度等PCR体系和条件，建立从活体材料和粉末制剂等中药材中检测金钱白花蛇源性的二重二色实时荧光PCR检测体系，可用于金钱白花蛇源性检测，有效保障金钱白花蛇相关名贵中药及制品安全性[19]。

【附注】金钱白花蛇是临床上较常用的祛风湿类中药。传统质量要求认为：身干、头尾齐全，肉色黄白，盘径小、无散盘、无焦糊、无残损、无臭味，光泽度好者为佳。《中国药典》则是依照醇溶性浸出物测定法项下的热浸法测定，用稀乙醇作溶剂，不得少于15.0%。均无法体现金钱白花蛇临床疗效的内涵，也很难实现对药材的质量控制。应加大金钱白花蛇药效物质基础研究以及质量控制研究。

经济社会高速发展造成银环蛇栖息地的大面积减少，银环蛇（金钱白花蛇）野生资源逐年减少，应加快其人工养殖关键技术研发，推动金钱白花蛇人工养殖规范化、规模化发展及养殖基地建设。

主要参考文献

[1] 翟延君，康廷国，冯夏红，等. 金钱白花蛇及其混淆品的鉴别[J]. 中国中药杂志，1994，19(3)，135-138.

[2] 陈龙全，杨和春. 金钱白花蛇的人工繁殖与采收加工[J]. 湖北民族学院学报，2004，21(1)：37-38.

[3] 傅伟龙. 银环蛇生态的初步研究[J]. 动物学杂志，1974(3)：39-40，27.

[4] 刘刚. 银环蛇的人工饲养[J]. 特种经济动植物，2001，(10)：8-8.

[5] 陈龙全，杨和春. 金钱白花蛇的人工繁殖与采收加工[J]. 湖北民族学院学报，2004，21(1)：37-38.

[6] 陈振江，陈科力，王曦，等. 金钱白花蛇可溶性蛋白凝胶电泳图谱的研究[J]. 中草药，2000，31(5)：374-377.

[7] 陈振江，李其兰，陈科力，等.SDS-PAGE鉴别金钱白花蛇及其混伪品[J]. 中药材，2000，23(12)741-742.

[8] 许靖，王成芳，杜树山，等. 金钱白花蛇商品药材的高效毛细管电泳指纹图谱研究[J]. 中成药，2014，36(3)：563-566.

[9] 李钦，张保国，方明月，等. 金钱白花蛇与其混淆品水赤链游蛇的鉴别[J]. 中国药学杂志，1996，31(3)：137-139.

[10] 原扬，于龙，王殿波. 金钱白花蛇商品药材中总磷脂测定[J]. 辽宁中医杂志，2016，43(6)：1258-1260.

[11] 鄢顺琴，凤良元，丁荣光. 金钱白花蛇抗炎作用的实验研究[J]. 中药材，1994，17(12)：29-30.

[12] 陈龙全，肖本见，杨和春. 白花蛇抗炎镇痛作用的实验研究[J]. 中华中医药杂志，2004，19(9)：567-568.

[13] 闫山林，张晓跃，张笑云. 金钱白花蛇过敏反应2例报告[J]. 天津药学，2002，14(5)：80-80.

[14] 王义权，周开亚，徐珞珊，等. 金钱白花蛇及其伪品的Cytb基因片段序列分析和PCR鉴别研究[J]. 药学学报，1998，33(12)：941-947.

[15] 赵静雪，崔光红，辛敏通，等. 金钱白花蛇快速 PCR鉴别方法的建立[J]. 药学学报，2010，45(10)：1327-1332.

[16] 孙亦群，方洪，徐秋英，等. 用PCR方法鉴别金钱白花蛇及其伪品[J]. 中药材，2000，23(12)：748-749.

[17] 冯成强，唐晓晶，黄璐琦，等. 金钱白花蛇及其混淆品高特异性PCR的鉴别[J]. 中国中药杂志，2006，31(13)：1050-1053.

[18] 张鑫，王福，陈美君，等. 金钱白花蛇与三种常见混伪品多重PC R鉴别方法[J]. 时珍国医国药，2015，26(12)：2927-2929.

[19] 李燕，刘艳艳，卞如如，等. 多重实时荧光PCR鉴别金钱白花蛇源性方法研究[J]. 食品与药品，2016，18(4)：246-251.

（重庆市中药研究院　鲁增辉）

29. 狗骨

Gougu

CANITIS OS

【别名】 犬骨、家犬骨。

【来源】 为犬科动物狗*Canis familiaris* Linnaeus的骨骼。

【本草考证】 本品始载于《名医别录》，“头骨，主金疮止血”“烧灰疗下痢，生肌”。《本草纲目》列于兽部第五十卷，狗项下，“狗类甚多，其用有三：田犬长喙善猎，吠犬短喙善守，食犬体肥供馔。凡本草所用，皆食犬也。”……“头骨，治痈疽恶疮，解颅，女人崩中带下。骨，猪脂调，敷鼻中疮”。《本草拾遗》载：“煎为粥，热补，令妇人有子。”狗为家畜，长期人工驯养，在形态大小、毛色等多方面均有变化，古今一致。

【原动物】 小型家畜，体型大小和毛色随品种而异。通常颜面部向前突出成口吻，吻长而尖。口有深裂，齿常外露；舌长而尖，表面平滑。耳短，直立或稍下垂，能自由转动。四肢矫健，前肢5趾，后肢4趾，具爪，爪不能伸缩。趾行前性。雌体有乳头4～5对，1对在胸部，其余分列于腹壁两侧。尾呈环形或镰刀形，大多向上卷曲，有丛毛或只具短毛。（图1-29-1）

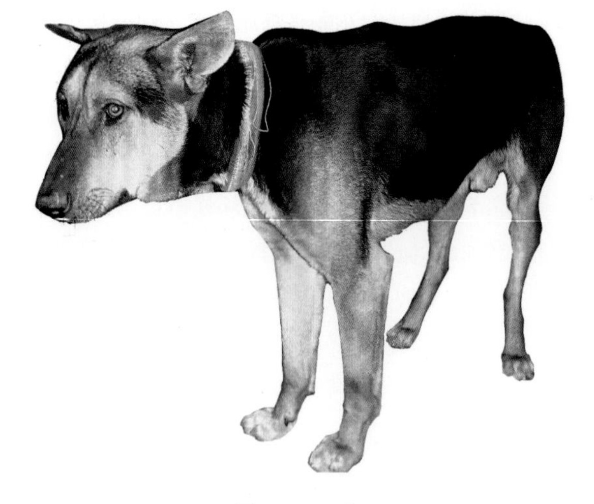

图1-29-1　狗

全国各地均有饲养，喜生活于田间、村落等人聚居的地方。

【主产地】 全国各地均产。

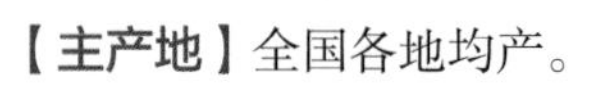

【养殖要点】

1. 生物学特性　视觉、听觉、嗅觉均极灵敏。视觉较差，属色盲，辨色能力差。不善咀嚼，味觉极差，主要靠嗅觉辨别食物的新鲜或腐败。狗为肉食性动物，因长期驯化的结果，已变为杂食性动物。狗的正常体温为39℃左右。

每年春秋单发情动物，每胎产仔2～8只，寿命10～20年。

2. 养殖技术　狗喜食温料熟食，将饲料加工煮熟后，加入调味品及添加剂等，可以增进食欲与消化吸收，获得良好的营养效果[1]。食具应每周消毒，可煮沸20分钟，也可用0.1%新洁尔灭液浸泡20分钟，或用2%～4%的烧碱水浸泡，最后用清水冲洗干净。狗舍要保持卫生，狗数量少时应训练其在室外排粪尿，数量多时每日清扫数次，随时清除粪便，定期消毒。做好保温与防暑工作，夏季通风，冬天保暖，相对湿度在30%～40%为佳。狗舍的排水沟须保持畅通，使粪便和污物及时清理，并在固定地点堆放、发酵处理[2]。

3. 病虫害　病害主要有狂犬病、犬瘟病、犬肠炎、犬肝炎、犬细小病毒病、犬腺病毒Ⅱ型感染等。还应预防螨虫病，和犬蛔虫、钩虫、鞭虫、犬恶心丝虫、犬绦虫、犬球虫等寄生虫感染。

【采收与加工】 全年均可采收。成年狗实施安死术后，剖开皮肉，除去内脏，剔去骨骼上的筋肉，将骨挂于通风处晾干，不可曝晒。

【药材鉴别】

（一）性状特征

头骨多砍成2瓣或4瓣，完整者呈长菱形，吻部较长，额骨略呈芒五角星形，两边凸起，中间凹陷，顶骨上有一脊棱，鼻骨狭而长，中间凹陷，与额骨凹陷连成沟状，颧骨弓向外展出，眶前孔类圆形，颚骨常带齿，犬齿呈圆锥形，锐利，并略向内弯曲；椎骨呈蝶形、马鞍形，有的具较长的棘状突起；肋骨细长呈弓形；胸骨两侧有肋窝，剑突较发达；坐骨呈长方形；肩胛骨呈扇状长椭圆形，外面有一条斜向脊状突起；肱骨呈弯曲状，略扭曲，肱骨头膨大；尺骨与桡骨略扁，稍呈扭曲状，向下逐渐变细；股骨较粗大，股骨头明显外凸；髌骨狭而较长；胫骨呈三棱形，略扭曲；腓骨细长，两段较粗。全体呈类白色至淡黄棕色，骨质坚硬，不甚沉重。断面不平整，骨髓不明显。气腥，味淡。（图1-29-2）

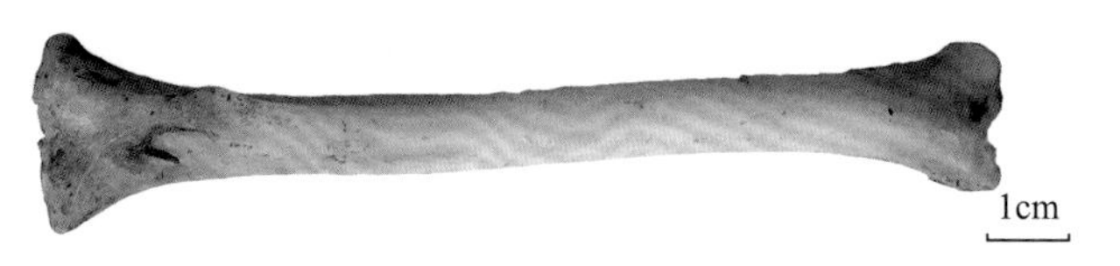

图1-29-2　狗骨药材图

（二）显微鉴别

粉末特征　粉末多无色或淡灰色。形状不规则，大小不一，大块碎块表面可见条状纹理。（图1-29-3）

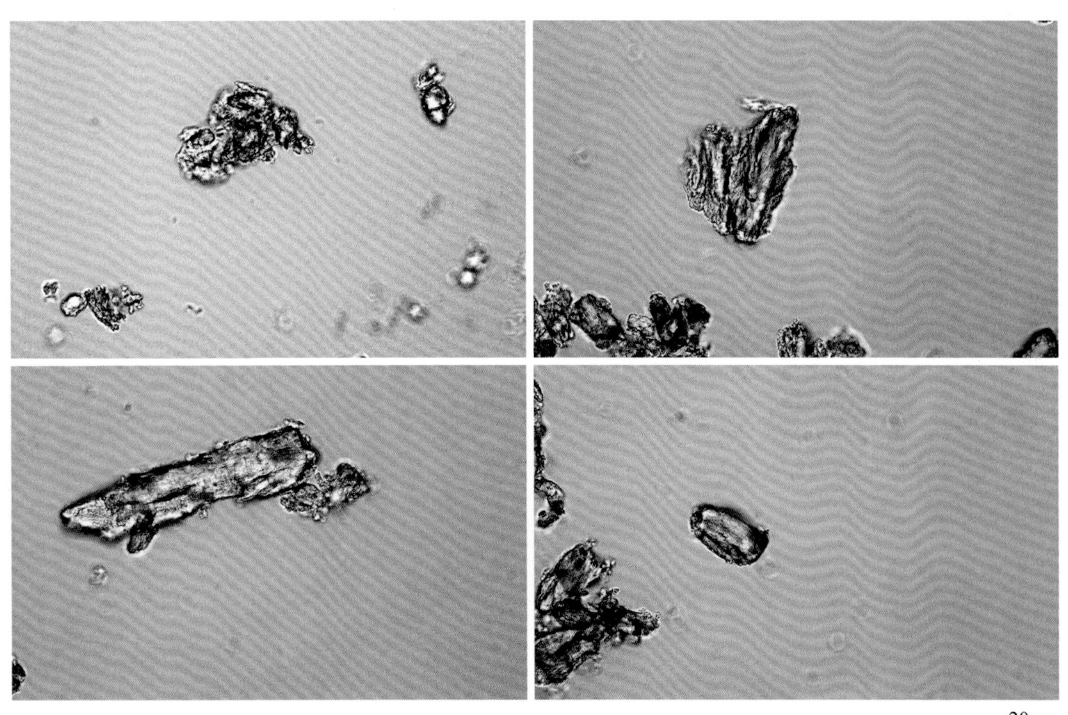

图1-29-3　狗骨粉末图

【质量评价】以四肢骨为佳，其他骨骼亦可用。

水分　不得过11.0%。

水溶性浸出物　不得少于5.0%。照水溶性浸出物测定法项下的热浸法测定。

【化学成分】新鲜骨含水分50%、脂肪16%、骨胶原12%、无机物22%，无机物中大约50%为碳酸钙、10%为磷酸钙、2%为磷酸铁及少量的氟化钙，还含有16种游离氨基酸和钡、磷、锰、铜等微量元素。

【性味归经】甘、咸，温。归肝、肾经。

【功能主治】祛风湿，强筋骨。用于风湿关节痛，腰腿酸软[3]。

【药理作用】

1. 促进骨折愈合作用　以家兔为试验对象，通过手术造成家兔桡骨中段骨折模型，设置狗骨胶高剂量组（1.5g/kg）、低剂量组（0.5g/kg）、空白对照组各15只，术后2、3、4周每组随机抽样进行抗折强度测定和组织学观察，狗骨胶高、低剂量组骨性愈合时间较空白对照组提前8天±1天；抗折强度狗骨胶高、低剂量组优于空白对照组（$P<0.01$）；组织学观察，狗骨胶高、低剂量组成骨细胞明显增殖，出现大量成骨细胞聚集的时间明显提前于空白对照组，由此狗骨胶可促进新生骨的再生从而加速骨折愈合[3]。

2. 抗炎镇痛作用　祛风湿注射液是由狗骨、甜瓜子两味中药组方，分别选取40只小鼠进行镇痛实验、抗炎实验，给药组剂量为5.0g/kg、10.0g/kg、空白组注射水10ml/kg，镇痛实验阳性组给予安痛定注射液0.025g/kg，抗炎实验阳性对照组给予氢化可的松注射液0.025g/kg，结果表明，给药组能够提升小鼠热板致痛痛阈值，降低醋酸致痛的影响，缓解小鼠耳部发炎的肿胀[4]。

3. 治疗关节炎作用　有风湿性关节炎、类风湿关节炎等有关疾病222例，口服狗骨胶药酒一日三次，每次20～30ml，风湿性关节炎以连续服用一个月为一个疗程，类风湿关节炎以连续服用三个月为一个疗程，并作临床观察记录，222例痊愈31例，近控22例，显效93例，好转60例，总有效率92.7%；200例风湿性关节炎及类风湿关节炎中的有效病例为187例，总有效率为93.5%，显效者共128例，显效率为64.0%。

【附注】狗骨资源较丰富，有关其活性成分、药理作用研究较多，尤其是作为虎骨、豹骨等替代品研究，不少学者认为有较好发展前景[6]，有利于缓解动物药材需求。其复方制剂在临床上具有疗效。对于骨伤、关节功能改善、调节免疫等有良好效果[4-9]。

主要参考文献

[1] 王春璈，阎青. 养犬与犬病防治[M]. 济南：山东科学技术出版社，1999：29.

[2] 李继壮，李守义，邵兆霞，等. 肉狗的饲喂和管理技术[J]. 河南畜牧兽医，2000，5(21)：20-21.

[3] 李丽，张剑宇. 狗骨胶促进骨折愈合的实验研究[J]. 中国中医药科技，1998，5(6)：389.

[4] 来杰，潘福海，师青春. 祛风湿注射液的药效学研究[J]. 中国实验方剂学杂志，1997，3(2)：46-47.

[5] 陈和，卫云. 狗骨胶药酒临床观察总结[J]. 中成药研究，1982，(4)：25-26.

[6] 汤启勋，李雁玲. 狗骨及其复方制剂的研究进展[J]. 中药材，2000，23(8)：503-505.

[7] 李先文，陈武宁，杨宗琪，等. 关节灵制剂对小鼠免疫功能的影响[J]. 川北医学院学报，1993，8(3)：6-8.

[8] 杨益，李宇明，翁凤泉. 驳骨丸促进骨折愈合的临床研究[J]. 中国中医骨伤杂志，1998，6(5)：19.

[9] 陈志强. 狗骨胶片加AS关节操治疗强直性脊柱炎[J]. 现代中西医结合杂志，2000，9(6)：487-488.

（中国中医科学院　李颖）

30. 狗鞭

Goubian

CANIS PENIS ET TESTIS

【别名】 狗肾、黄狗肾、广狗肾、狗精。

【来源】 为犬科动物狗*Canis familiaris* Linnaeus的干燥阴茎和睾丸[1]。

【本草考证】 本品始载于《神农本草经》，列为中品，原名牡狗阴茎："主伤中，阴痿不起，令强、热、大，生子"[2]。按《本草品汇精要》附图形态分析[3]。本草所载与现今药用一致。

【原动物】【主产地】 参见"狗骨"。

【采收与加工】 全年均可采收，以冬季为佳。对雄犬个体实施安死术后，割取其睾丸及阴茎，除去附着的毛、皮、肌肉及脂肪，拉直，干燥[1]。

【药材鉴别】

性状特征　阴茎呈棒状，长9～15cm，直径1～2cm，表面较光滑，具一条不规则的纵沟，先端龟头色稍深，长2～3cm，微隆起与后部界限明显，剖开阴茎，内有阴茎骨一根，略呈扁长条形，长约10cm，腹面有一沟槽，端部圆钝尖，常残连结缔组织。阴茎后端由韧带连接两只睾丸，睾丸呈扁椭圆形，长3～5cm，宽2～3cm，表面干皱；附睾紧密地附着于睾丸外侧面的背侧方，与一条淡黄色输精管连接；全体淡棕色或棕褐色，质硬，不易折断，气腥臭[1]。（图1-30-1）

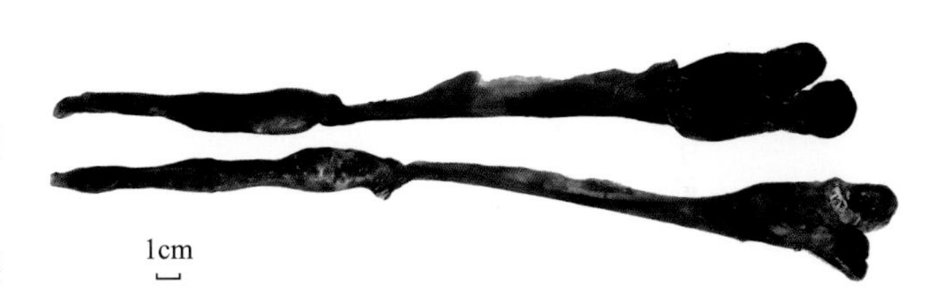

图1-30-1　狗鞭药材图

【质量评价】 以身干、无杂质、睾丸完整者为佳。

【化学成分】 含雄性激素、蛋白质、脂肪等。

【性味归经】 咸，温。归肾经。

【功能主治】 益肾壮阳，补益精髓。用于阳痿遗精，腰膝软弱，形体羸弱，产后体虚[1]。

【药理作用】 狗鞭具有雄激素作用，对雄性大鼠附性器官有明显的增重作用，能增强交配能力[4]。

主要参考文献

[1] 广东省食品药品监督管理局. 广东省中药材标准（第二册）[M]. 广州：广东科技出版社，2011：214-217.

[2] 吴普. 神农本草经[M]. 南宁：广西科学技术出版社，2016：102.

[3] 刘文泰. 本草品汇精要[M]. 北京：中国中医药出版社，2013：547-548.

[4] 谭兴贵，曾嵘，贺福元. 鹿鞭、狗鞭、牛鞭的壮阳作用实验研究[J]. 中医药学报，2001(06)：33-34.

（安徽省食品药品检验研究院药品所　班永生　　苏州卫生职业技术学院　刘逊）

31. 夜明砂

Yemingsha

VESPERTILIONIS FAECES

【别名】蝙蝠屎、蝙蝠粪、天鼠屎、鼠沽、石肝、黑砂星、檐老鼠屎。

【来源】为蝙蝠科动物蝙蝠*Vespertilio superans* Thomas、大耳蝠*Plecotus auritus* Linnaeus、伏翼蝠*Pipistrellus abramus* Temminck或菊头蝠科动物菊头蝠*Rhinolophus ferrumequinum* Schreber等多种蝙蝠的干燥粪便[1]。

【本草考证】本品始载于《神农本草经》，列为中品。原动物伏翼始载于《神农本草经》下品："味咸平，主目瞑明目，夜视有精光。一名蝙蝠，生太山川谷。"《新修本草》注云，伏翼以其昼伏而有翼尔。《李氏本草》载："即天鼠也，又云西平山中，别有天鼠，十一月十二月取……方言一名仙鼠，在山孔中，食诸乳石精华，皆千岁，头上有冠，淳白，大如鸠鹊，食之令人肥健长年。其大如鹑，未白者，皆以百岁，而倒悬其石乳中，屎皆白如大鼠屎，下条如天鼠屎，当用此也。"《图经本草》载："伏翼，蝙蝠也。出泰山川谷及人家屋间，立夏后采，阴干用。天鼠屎即伏翼屎也，出合浦山谷，十月十二月取。"《本草纲目》列入卷48，禽部原禽类。载："伏鼠，形似鼠，灰黑色。有薄肉翅，连合四足及尾如一。夏出冬蛰，日伏夜飞，食蚊蚋。自能生育。或云鼍虱化蝠，鼠亦化蝠，蝠又化魁蛤，恐不尽然。"考历代本草的蝠翼、蝙蝠、天鼠等名，均是指翼手目的种类。本草所载与现今药用一致。

【原动物】

1. 蝙蝠　体形较小。前臂长46～54mm，颅基长约18mm。耳短而宽，耳屏短，其尖端较圆钝。眼极细小。鼻正常，无鼻叶或其他衍生物。前肢特化，指骨延长。由指骨末端向上至膊骨，向后至躯体两侧后肢及尾间，生有一层薄的翼膜，膜上无毛，可见血管分布。胸骨具龙骨突，尾发达，向后延伸至股间膜的后缘。躯体背部毛色呈灰棕色，具有花白细点；腹面浅棕色。雌兽腹部有乳头一对。（图1-31-1）

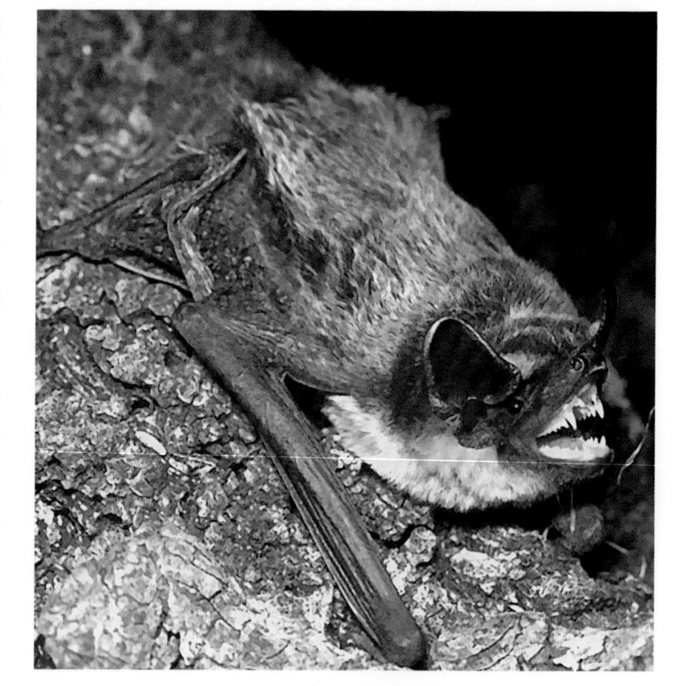

图1-31-1　蝙蝠

栖于建筑物的隙缝或树洞中。白天将身体挂起或者伏着停息，晨昏或夜间活动。冬眠。以昆虫（主要是双翅目）为食。

2. 大耳蝠　体长50～80mm。耳极大，长度几等于前臂长，耳壳近卵圆形，前后缘均甚凸出，耳端狭圆，耳壳内有较多道细纹。耳屏甚长，几为耳长之半。毛基部黑褐色而毛尖灰棕色；腹面灰白色，毛基部黑褐色而毛尖灰白色。

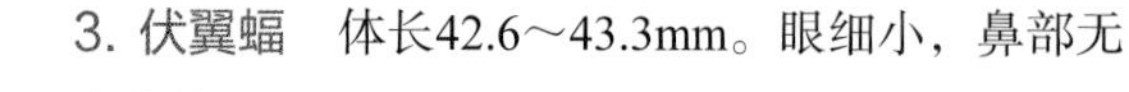

3. 伏翼蝠　体长42.6～43.3mm。眼细小，鼻部无鼻叶或其他衍生物。耳短而宽，左右耳分开，具短而圆钝的耳屏。前肢特化，指骨延长。由指骨末端向上至膊骨，向后至躯体两侧后肢及尾间，生有一层薄的翼膜，膜上无毛，可见血管分布。胸骨具有同鸟类的龙骨突。躯体背部基腹部生有灰褐色的细胞。尾发达，向后一直延伸到骨间膜的后缘。牙齿锐利。雌体腹部有乳头1对。

4. 菊头蝠　体长约60mm。鼻部有复杂的叶状皮肤衍生物，形成特殊的鼻叶而显著地区别其他蝙蝠。鼻叶两侧及下方为一较宽的马蹄形肉叶，中间有一向前凸起的鞍状叶，下面略似提琴状，其侧面中央略凹，后面有一连接叶衬托着，其高度略低于鞍状叶之顶端，通常呈宽圆形，与一顶叶相连。耳大而宽，端部削尖，不具耳屏。全身被有

细密柔软毛。背毛浅棕褐色，腹毛均为灰棕色[2]。（图1-31-2）

【主产地】主产于浙江、江苏、广西、河南、甘肃、辽宁、四川、重庆等[2]。

【采收与加工】全年均可采收，以夏季为宜，采时携带麻袋，于山洞铲取，除去泥土和杂质，晒干。

【药材特征】

（一）性状特征

本品为长椭圆形颗粒，两头微尖，长5～7mm，直径约2mm。表面粗糙，棕褐色或灰褐色，破碎者呈小颗粒或粉末状。置放大镜下观察，可见棕色或黄棕色有光泽的昆虫头、眼及破碎的翅膜。以干燥、无砂土、色棕褐、质轻、嚼之无砂感并有小亮点者为佳。气微苦、辛。（图1-31-3）

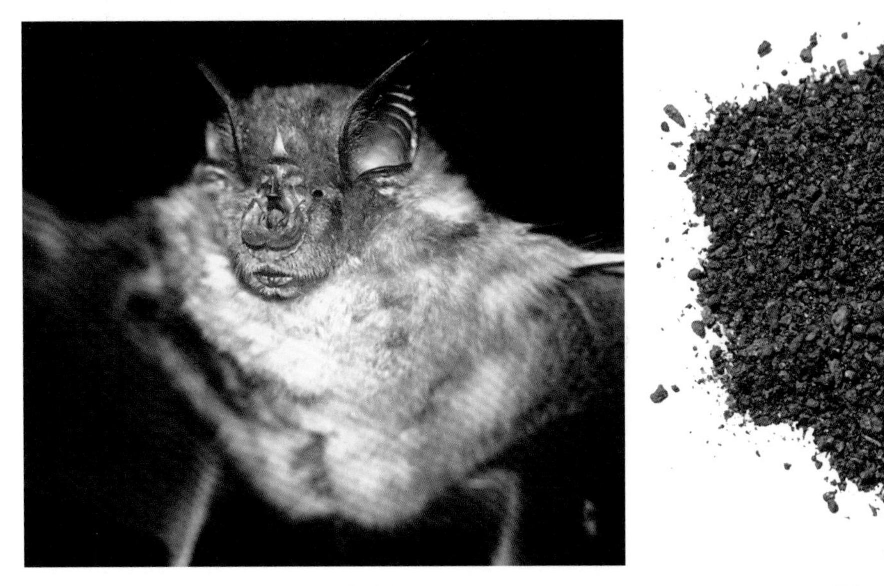

图1-31-2　菊头蝠

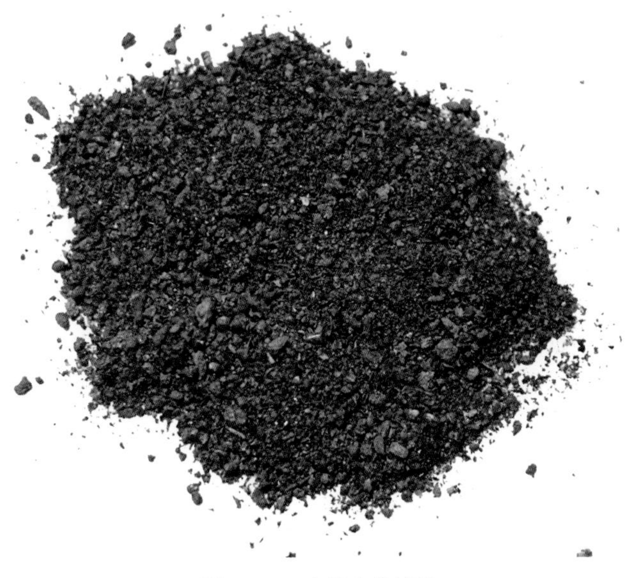

图1-31-3　夜明砂药材图

（二）显微鉴别

粉末特征　粉末黄褐色夹杂玉白色。表面带有金属光泽。形状不规则，针状、杆状、长条形、方块形等多种形状。（图1-31-4）

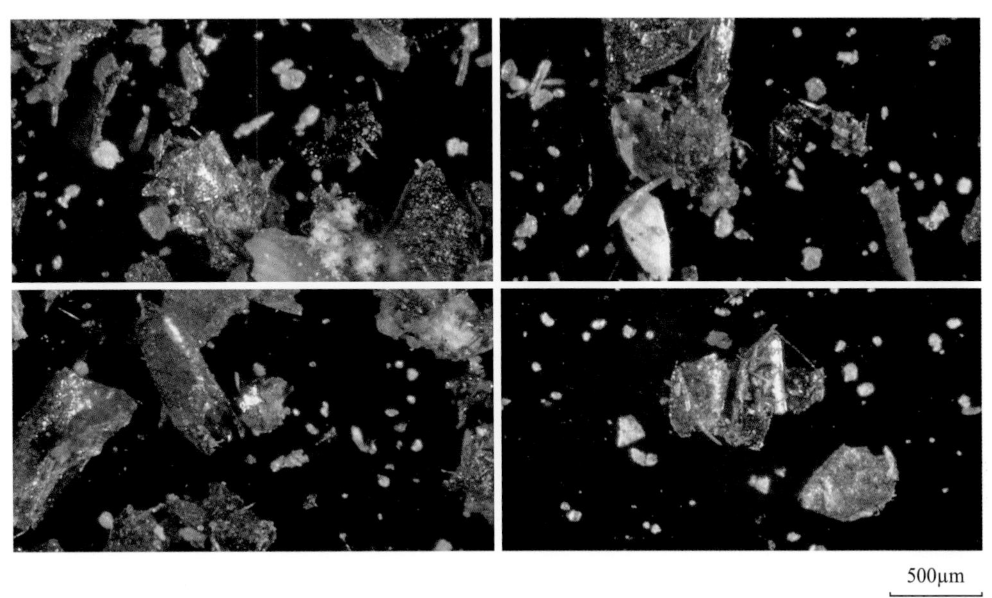

图1-31-4　夜明砂粉末图

【质量评价】以无杂质，干燥度高者为佳。

水分不得过11%[4]。

【化学成分】主含尿素、尿酸、胆甾醇及少量的维生素A等。

【性味归经】微苦、辛，寒。归肝经。

【功能主治】清热明目、散血消积。用于青盲，雀目，内外翳障，瘰疬，小儿疳积等。

【用药警戒或禁忌】孕妇禁用。

【附注】夜明砂基原动物除上述4种外，还有约20种基原动物。夜明砂药材质量与蝙蝠种类、食物、栖息环境等密切相关，缺乏质量控制标准。目前，夜明砂主要来自野生蝙蝠粪便，尚未有养殖，建议开展夜明砂药理学研究、质量控制标准及人工养殖关键技术研究。

主要参考文献

[1] 湖南省食品药品监督管理局. 湖南省中药材标准[M]. 长沙：湖南科学技术出版社，2009：161.

[2] 黑龙江省药品监督管理局. 黑龙江省中药材标准[S]. 哈尔滨：黑龙江省药品监督管理局，2001：137.

[3] 山东省食品药品监督管理局. 山东省中药材标准[M]. 济南：山东科学技术出版社，2012：183-184.

[4] 四川省卫生厅. 四川省中药材标准[M]. 成都：四川省卫生厅，1987：161-163.

（重庆市中药研究院　贺元川）

32. 珍珠

Zhenzhu

MARGARITA

【别名】真朱、真珠、蚌珠、珠子、濂珠。

【来源】为珍珠贝科动物马氏珍珠贝*Pteria martensii*（Dunker）、蚌科动物三角帆蚌*Hyriopsis cumingii*（Lea）或褶纹冠蚌*Cristaria plicata*（Leach）等双壳类动物受刺激形成的珍珠。

【本草考证】本品始载于《本草便读》，曰："珍珠出大蚌中，感太阴月魄精华而生，故有中秋无月蚌无胎之说。"《本草蒙筌》载："气寒。无毒。老蚌生者，（蚌即珠母，惟老者生多，小者少有。）出廉州海岛大池；（属广东，海中有州岛，岛上有池谓之珠池。人疑其底与海通，池水乃淡，此不可测也。）"《本草求真》载："珍珠（专入心肝。兼入脾胃）。即蚌所生之珠也。珠禀太阴精气而成。故中秋无月。则蚌即无珠也。"综上形态、特性记述，与今之药材所用珍珠基本相符。

【原动物】

1. 马氏珍珠贝　贝壳为斜四方形。壳质稍薄而脆。背缘平直，腹缘圆。壳面成片状的同心生长纹于边缘排列极密，末端舌状翘起。壳表面淡黄褐色。壳内面珍珠层厚，光泽强，边缘淡褐色。闭壳肌痕大，长圆形。（图1-32-1）

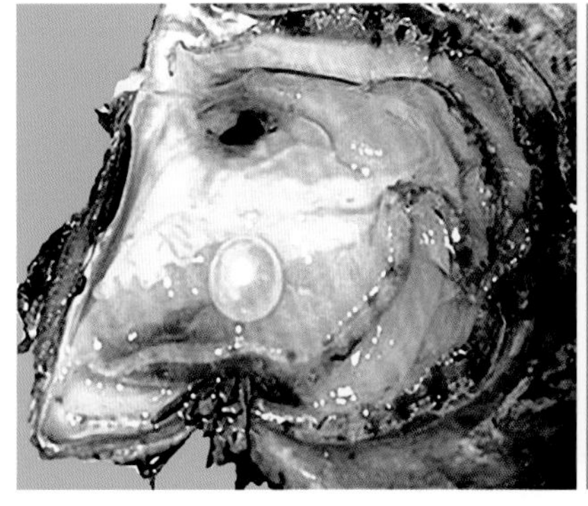

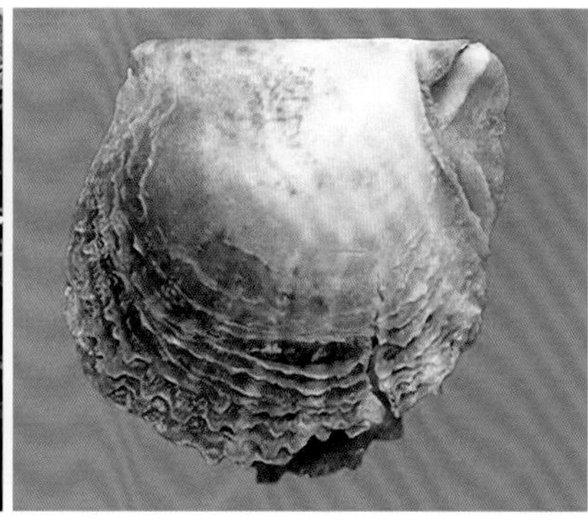

图1-32-1　马氏珍珠贝

2. 三角帆蚌　贝壳大而扁平，略呈三角形。后背缘向上扩展成三角帆状翼。腹缘近直线略呈弧形。壳面不平滑，壳顶部刻有粗大肋脉。生长线同心环状排列。后背区有2道由结节状大突起组成的斜行粗肋。左壳有2个不同大小的拟主齿及2个长侧齿；右壳有2个拟主齿和1个大侧齿。（图1-32-2）

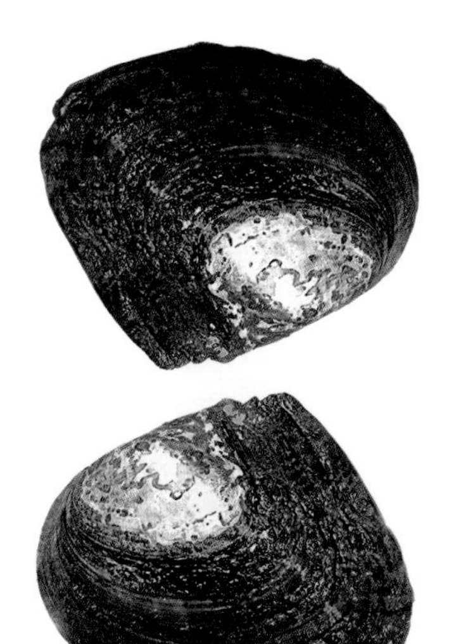

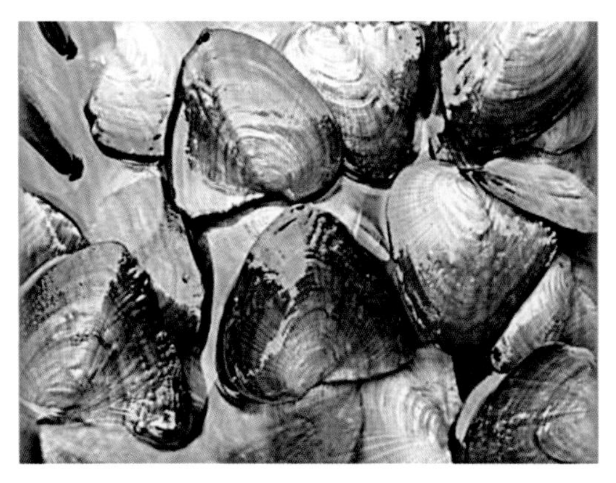

图1-32-2　三角帆蚌

3. 褶纹冠蚌　与三角帆蚌主要鉴别特征为：铰合齿不很发达，无拟主齿，贝壳的后缘向外伸展成为大型的冠状。（图1-32-3）

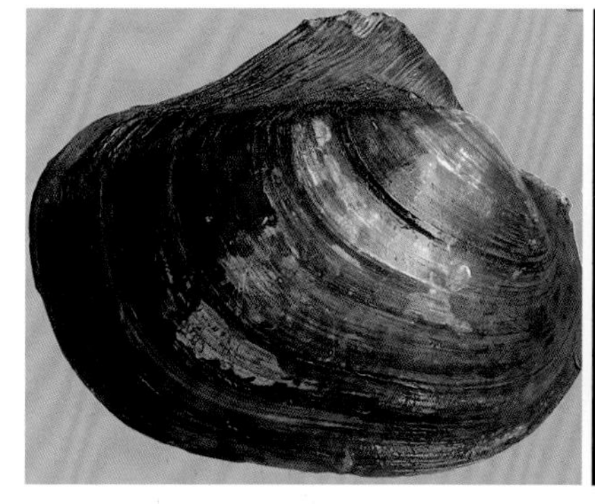
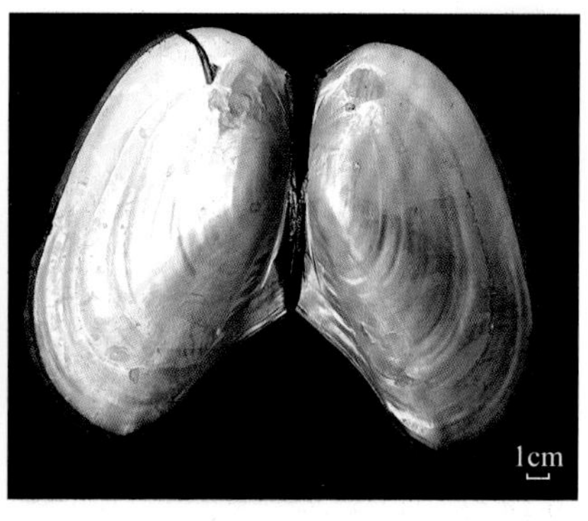

图1-32-3　褶纹冠蚌

【主产地】马氏珍珠贝所产珍珠为海水珍珠，主产于我国南海，以广西合浦尤多。褶纹冠蚌、三角帆蚌所产珍珠为淡水珍珠，主产于安徽、江苏、浙江、江西、黑龙江、吉林、河北、山东、湖北、湖南等。

【养殖要点】

1. 生物学特性　褶纹冠蚌栖息于水流较缓或静水河的泥底或泥沙底。以浮游生物及植物叶子碎片等为食。一年繁殖两次。卵子在雌体外鳃叶中受精发育，胚体在外鳃中逐渐发育成钩介幼虫，成熟的钩介幼虫由母蚌排出后，脱离鱼体，沉入水底营底栖生活。从钩介幼虫排出后约2个月时间，可长成10～20mm长度的幼蚌。

三角帆蚌栖息于常年水位不干涸的大、中型湖泊及河流内，以浮游生物如轮虫、鞭毛虫、绿藻、硅藻以及植物碎片等为食。雌雄异体，繁殖季节是4～8月，性腺于4月上、中旬成熟。幼蚌成长4～5年可达性成熟。

马氏珍珠贝为亚热带种，海产，栖息于风浪较为平静的内湾。在砂泥、岩礁或石砾较多，潮水通畅、水质较肥的海区生长较好。以矽藻等为食。最适温度为15～30℃，产卵期5～10月，生长速度较快，2年壳高可达70mm左右。

2. 养殖技术　育珠蚌养殖场所要求每升含钙10mg以上。最适温度为15～30℃。水域应阳光充足，水源丰富，进排水方便。水域面积以1～3hm^{2}为宜。养殖水体保持一定肥度，生长季节透明度保持20～30cm，pH值7.0～8.5。水质要求符合淡水养殖用水水质标准规定。土质以黏土为佳，水底淤泥厚度小于20cm。育珠蚌可采用延绳式，也可以网袋、网箱或网夹装蚌后用绳吊养。外荡、河流和湖泊吊养育珠蚌9000～12000只/hm^2。以蚌为主的池塘吊养育珠蚌15000～18000只/hm^2，早期可适当较密，后期随蚌体生长逐步分养，降低养殖密度[1]。

手术植核在每年3～6月和9～11月，最适水温为20～25℃。采用2龄母蚌进行植核育珠，每只小片蚌可制作100多片细胞小片，每只15cm以上的育珠蚌外套膜两边可植入直径6～7mm的珠核10粒，配合细胞小片10块，使用育珠蚌与小片蚌的比例为10∶1，育珠周期3年以内，收获有核珍珠直径达到10mm，产量5～10g[2]。无核珍珠养殖技术采用1龄蚌苗进行植片育珠，一般每只小片蚌可制作30多片细胞片，每只9cm以上的育珠蚌外套膜两边可植入32片，使用育珠蚌与小片蚌比例为1∶1，育珠周期四年以上，收获珍珠约20g[3]。

3. 病虫害　防止烂鳃病、肠胃炎、侧齿炎、水霉病、烂斧足病和蚌蛭病。

【采收与加工】天然珍珠，全年可采，以12月为多。从海中捞起珠蚌，剖取珍珠，洗净即可。人工养殖的无核珍珠，在接种后2～3年采收的珍珠质量较佳，因河蚌分泌珍珠质主要在4～11月，采收的适宜时间为秋末。采收后及时将珍珠置于饱和盐水中浸5～10分钟，洗去黏液，最后用清水洗净即可。

【药材鉴别】

（一）性状特征

本品呈类球形、长圆形、卵圆形或棒形，直径1.5～8mm。表面类白色、浅粉红色、浅黄绿色或浅蓝色，半透明，光滑或微有凹凸，具特有的彩色光泽。质坚硬，破碎面显层纹（图1-32-4）。气微，味淡。

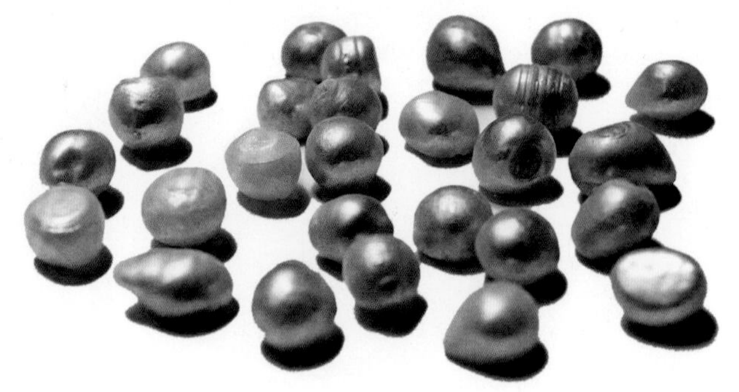

图1-32-4　珍珠药材图

（二）显微鉴别

粉末特征　粉末类白色。不规则碎块，半透明，无色，少数有金属光泽，另有少数淡黄棕色。表面显颗粒性，由数至十数薄层重叠，片层结构排列紧密，可见致密的成层线条或极细密的微波状纹理。（图1-32-5）

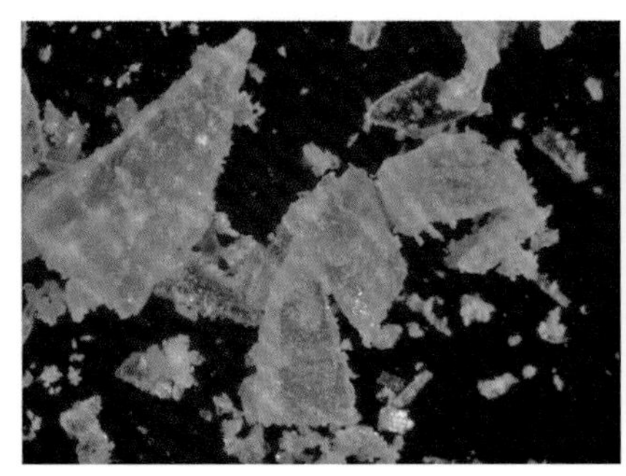
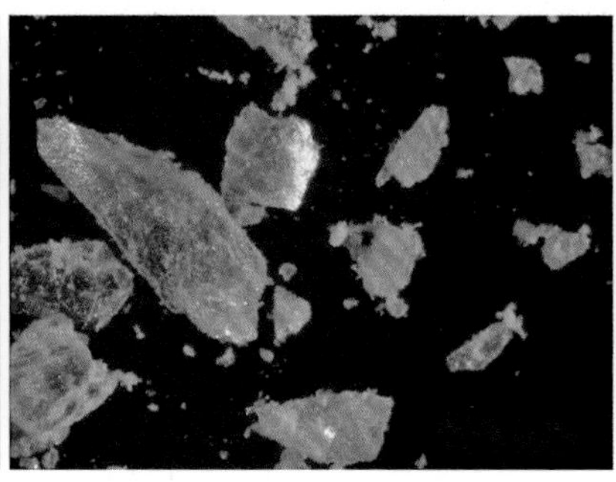
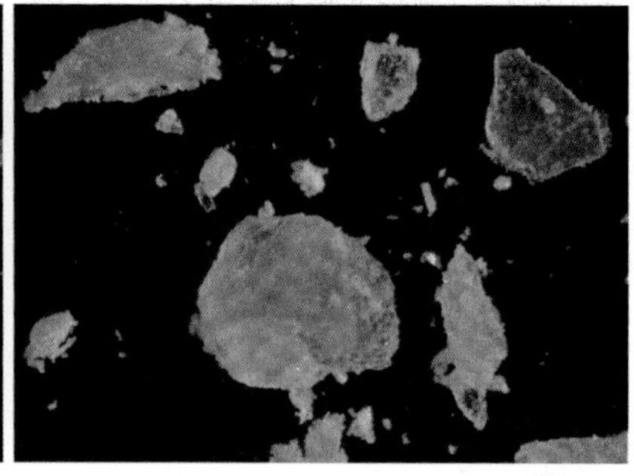

500μm

图1-32-5　珍珠粉末图

（三）理化鉴别

1. 化学法　取本品粉末，加稀盐酸，即产生大量气泡，滤过，滤液显钙盐的鉴别反应。取珍珠约50mg，研细，置试管中，加蒸馏水1ml，振摇，加茚三酮试液2滴，微热，振摇，溶液即显蓝紫色，固体仍为白色[4]；取本品500mg，研细，加10%NaOH溶液10滴，摇匀，逐滴加入1%$CuSO_4$;溶液10滴，边加边摇，静置。5分钟，上层液显紫色。

2. 紫外分光法[5-6]　珍珠置紫外光灯下（365nm）观察，有浅蓝紫色或亮黄绿色荧光，伪品显黄绿色荧光或无荧光。

3. 灼烧法[6]　珍珠加热灼烧有爆裂声，裂片为无数较薄的银灰色的小碎片，小碎片内面呈现环状层纹，边缘微显半透明，且伴有珍珠光泽。伪品珍珠灼烧，光层逐渐炭化消失或变成灰黑色，偶有暴裂，碎片无环状层纹，无光泽。

4. 比重法[6]　海产珍珠密度一般为2.54～2.85，淡水珍珠密度为1.77～1.85，赤铁矿石的假黑珍珠密度为5～5.1，塑料珠密度小于1。

5. 洗脱法[6]　取珍珠个少许置容器内，加入丙酮适量，振摇，珠光层不褪变，光泽如常。伪品珠光层可以洗脱，洗脱物为银白色细末，加入硝酸溶解，溶液呈铅类化合物反应。

6. 光谱指纹图谱[7]　应用电可控液晶滤光光谱成像装置，构建其指纹图谱和质量等级分类基于欧氏距离计算，根据聚类法解析其指纹图谱，能快速准确地鉴别不同品系珍珠类产品和辨别真伪。

【质量评价】以粒大、形圆、色白、珠光闪耀、无核、剖面层纹明显者为佳。

酸不溶性灰分　不得过4.0%，照酸不溶性灰分测定法测定。

重金属及有害元素　铅不得过5mg/kg；镉不得过0.3mg/kg；砷不得过2mg/kg；汞不得过0.2mg/kg；铜不得过20mg/kg。

【化学成分】主要含碳酸钙，另含少量碳酸镁，二者占91%以上；其次为氧化硅、氧化钙、氧化铝及氧化铁等。其有机成分主要为壳角蛋白和各种色素。还含多种氨基酸和微量元素[8]。

【性味归经】甘、咸，寒。归心、肝经。

【功能主治】安神定惊，明目消翳，解毒生肌，润肤祛斑。用于惊悸失眠，惊风癫痫，目赤翳障，疮疡不敛，皮肤色斑。

【药理作用】

1. 提高免疫力作用　复方珍珠散可增强免疫功能正常小鼠和地塞米松所致免疫功能低下小鼠巨噬细胞的吞噬功能，促进血清溶血素的生成，显著提高诱导小鼠脾脏T淋巴细胞的增殖功能，可显著提高小鼠的免疫功能，增强机体抵抗力[9]。

2. 抗炎作用　珍珠水提取液高、低剂量组均具有显著的抑制二甲苯引起的小鼠耳廓肿、蛋清引起的大鼠足跖肿和醋酸刺激所引起的腹腔毛细血管通透性的增高[10]。

3. 抗衰老作用　水溶性珍珠钙具有抗衰老作用，可能通过对Ca^{2+}-Mg^{2+}-ATP酶及Na^{+}-K^{+}-ATP酶的保护作用，而直接调节胞内Ca^{2+}水平，抑制衰老过程中的钙超载，并进一步影响体内NO代谢起效[11]。

【附注】珍珠基原动物繁多较复杂，不同的生长环境及产地都会影响其质量。目前，珍珠临床效果缺乏大样本、多中心综合对比研究。应加强对珍珠活性成分、药理作用及临床疗效研究，更大程度发挥其药用价值。

主要参考文献

[1] 陈学进. 褶纹冠蚌育珠蚌养殖技术[J]. 水产养殖，2012(6)：43-44.

[2] 谢绍河. 淡水有核珍珠大面积养殖技术研究[J]. 广东海洋大学学报，2010，30(1)：55-58.

[3] 罗玉敏，魏开建，胡莲. 三角帆蚌培育淡水珍珠的研究现状[J]. 水利渔业，2007，27(1)：33-35.

[4] 杨红岩. 关于珍珠化学鉴别的一点想法[J]. 中国民族医药杂志，2004，10(4)：34-34.

[5] 陈炎. 珍珠及其伪品的鉴别[J]. 中医药临床杂志，2005，17(6)：615-615.

[6] 易建文，杨宇. 珍珠的鉴别及体会[J]. 中药材，1999(7)：339-340.

[7] 吴文辉，郭丽芬，叶美颜，等. 光谱成像指纹图谱在药用珍珠鉴定中的应用研究[J]. 药物分析杂志，2015，(6)：1087-1091.

[8] 王存，何吉彬，谢廷枢，等. 我国产区的几种海水和淡水贝壳珍珠层粉成分的初步对比研究[J]. 矿物学报，2012，2：022.

[9] 张文东，刘玉娥，魏欣冰，等. 复方珍珠散调节免疫功能作用的实验研究[J]. 山东中医药大学学报，2003，27(6)：459-461.

[10] 周大兴，吴森林. 珍珠水提取液的抗炎抗氧化作用[J]. 浙江中医学院学报，2001，25(4)：41-42.

[11] 李笑萍，王君. 水溶性珍珠钙抗小鼠亚急性衰老的药理作用及其机制[J]. 中国老年学杂志，2004，24(9)：834-836.

（重庆市中药研究院　邢康康　陈仕江）

33. 珍珠母

Zhenzhumu

MARGARITIFERA CONCHA

【别名】珠牡、珠母、真珠母、明珠母。

【来源】为蚌科动物三角帆蚌*Hyriopsis cumingii*（Lea）、褶纹冠蚌*Cristaria plicata*（Leach）或珍珠贝科动物马氏珍珠贝*Pteria martensii*（Dunker）的贝壳。

【本草考证】本品始载于《开宝本草》真珠项下，但未载明是否入药。《中国医学大辞典》载："此物（珍珠母）兼入心、肝两经，与石决明但入肝经者不同，故涉神志病者，非此不可，滋肝阴，清肝火。治癫狂惊痫，头眩，耳鸣，心跳，胸腹膜胀，妇女血热，血崩，小儿惊搐发痉。"《饮片新参》载："平肝潜阳，安神魂，定惊痫，消热痞、眼翳。"《吉林中草药》载："止血，治吐血，衄血，崩漏。"综上特性记述，与今之药材所用珍珠母基本相符。

【原动物】【主产地】【养殖要点】参见"珍珠"。

【采收与加工】全年均可采收。捞取贝壳后，除去肉质、泥土，洗净，放入碱水中煮，然后放入淡水中浸洗，取出，刮去外层黑皮，晒干或烘干。

【药材鉴别】

（一）性状特征

1. 三角帆蚌　略呈不等边四角形。壳面生长轮呈同心环状排列。后背缘向上突起，形成大的三角形帆状后翼。壳内面外套痕明显；前闭壳肌痕呈卵圆形，后闭壳肌痕略呈三角形。左右壳均具两枚拟主齿，左壳具两枚长条形侧齿，右壳具一枚长条形侧齿；具光泽。质坚硬。气微腥，味淡。

2. 褶纹冠蚌　呈不等边三角形。后背缘向上伸展成大形的冠。壳内面外套痕略明显；前闭壳肌痕大呈楔形，后闭壳肌痕呈不规则卵圆形，在后侧齿下方有与壳面相应的纵肋和凹沟。左、右壳均具一枚短而略粗后侧齿及一枚细弱的前侧齿，均无拟主齿。（图1-33-1、图1-33-2）

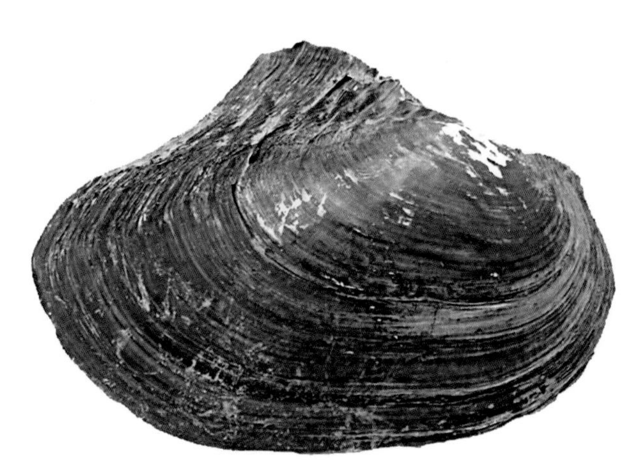

图1-33-1　珍珠母药材图

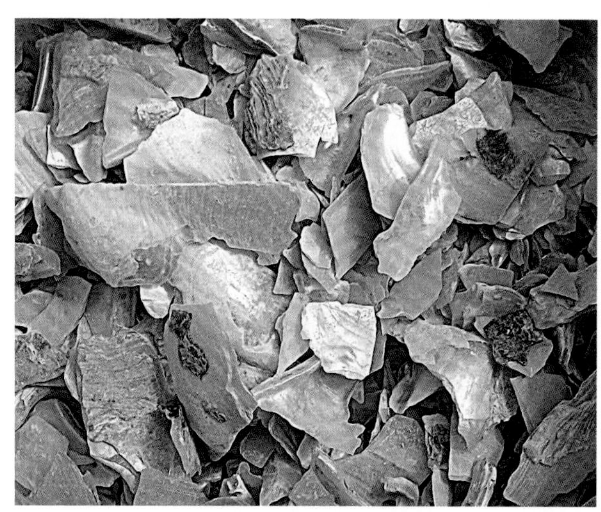

图1-33-2　珍珠母饮片图

3. 马氏珍珠贝　呈斜四方形，后耳大，前耳小，背缘平直，腹缘圆，生长线极细密，成片状。闭壳肌痕大，长圆形，具一凸起的长形主齿。平滑。质脆，折断时成粉屑或小片状，半透明。臭微，味淡。

（二）显微鉴别

粉末特征　粉末为淡黄褐色或银灰白色。不规则碎块，表面多不平整，呈明显的颗粒性，有的呈层状结构，边缘多数为不规则锯齿状。棱柱形碎块少见，断面观呈棱柱状，断面大多平截，有明显的横向条纹，少数条纹不明显。（图1-33-3）

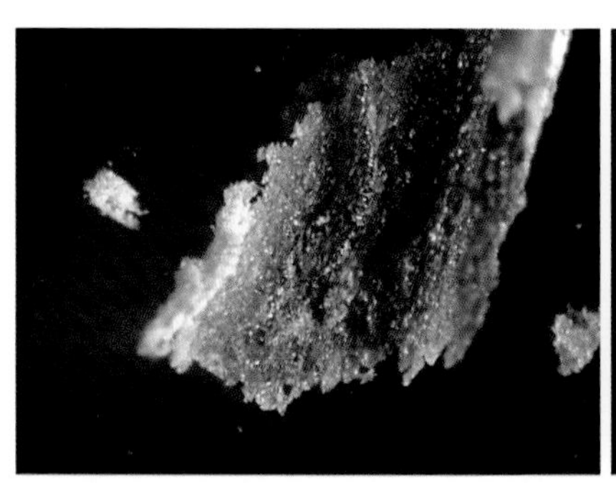

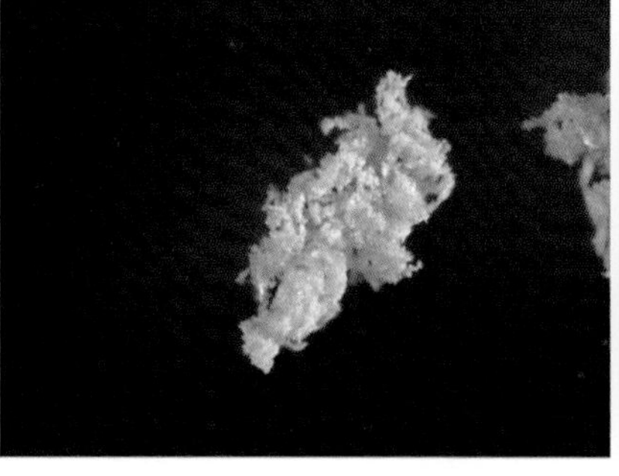

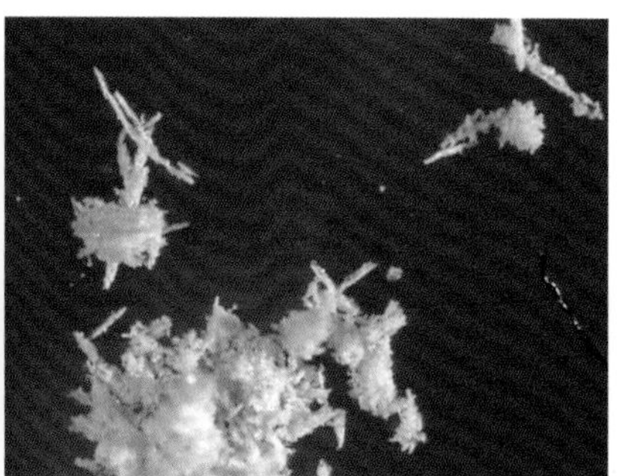

500μm

图1-33-3　珍珠母粉末图

（三）理化鉴别

取本品粉末，加稀盐酸，即产生大量气泡，滤过，滤液显钙盐的鉴别反应。

【质量评价】以片大、色白、有珠光、酥松而不碎者为佳。

酸不溶性灰分不得过4.0%。

【化学成分】主要含碳酸钙，达90%以上；其次为有机质类，由各种氨基酸及少量的硬蛋白组成。

【性味归经】咸，寒。归肝、心经。

【功能主治】平肝潜阳，安神定惊，明目退翳。用于头痛眩晕，惊悸失眠，目赤翳障，视物昏花。

【药理作用】

1. 成骨作用　珍珠层粉有明显的成骨作用，在体内的生物降解缓慢，可能以骨诱导的方式成骨[1]。珍珠层中的基质蛋白对哺乳动物的成骨细胞的前体细胞有骨诱导作用，能促进成骨细胞的增殖，增加碱性磷酸酶活性[2]及增加B淋巴细胞瘤-2基因（BCL-2）的表达和骨组织的形成[3]。

2. 抗抑郁作用　珍珠母不同炮制品高剂量组均能减少小鼠悬尾完全不动时间，其中以超微粉细品为佳，其作用机制可能与珍珠母蛋白能够抑制酪氨酸羟化酶，阻断酪氨酸合成多巴胺，从而抑制去甲肾上腺素的合成有关[4]。

3. 镇静催眠　珍珠母的不同炮制品均能减少小鼠自主活动的次数，延长小鼠睡眠的时间，能够增加小鼠脑干内5-HT浓度，具有镇静、催眠作用，其作用机制与增加小鼠脑干内5-HT浓度有关[5]。

4. 改善脑供血作用　珍珠母水解液可阻抑缺血12小时血浆TXB_2的高表达，升高缺血24小时血浆6-keto-PGF1α水平，阻抑缺血后不同时段血浆vWF水平，从而减轻内皮细胞损伤，改善微血管灌流[6]。珍珠母能影响小鼠缺血脑组织蛋白5373Da、5707Da、15103Da等3个靶点蛋白的表达[7]。

主要参考文献

[1] 王建钧，陈建庭，张晓荣. 珍珠层粉在新西兰兔股骨髁内的成骨试验[J]. 南方医科大学学报，2009，29(2)：220-223.

[2] Zhang C, Li S, Ma Z, et al. A novel matrix protein p10from the nacre of pearl oyster (Pinctada fucata) and its effects on both $CaCO_3$ crystal formation and mineralogenic cells [J]. Mar Biotechnol (NY), 2006, 8(6): 624-633.

[3] Rousseau M, Pereira-Mouriès L, Almeida MJ, et al. The water-soluble matrix fraction from the nacre of Pinctada maxima produces earlier mineralization of MC3T3-E1mouse pre-osteoblasts [J]. Comp Biochem Physiol B Biochem Mol Biol, 2003, 135(1): 1-7.

[4] 李影，孙佳明，张静，等. 珍珠母不同炮制品对小鼠抗抑郁作用研究[J]. 吉林中医药，2014(4)：388-389.

[5] 刘冬，代婷婷，查荣博，等. 珍珠母镇静催眠作用及其不同炮制品对小鼠脑内5-羟色胺浓度的影响[J]. 吉林中医药，2014，34(1)：61-63.

[6] 徐丽荣，马世彬，李澎涛，等. 清开灵有效组分对MCAO大鼠脑微血管内皮细胞的影响[J]. 中药材，2004，27(5)：348-351.

[7] 宋元英，王忠，曲迅，等. 中药不同组分对小鼠缺血脑组织蛋白表达谱的影响[J]. 中国中西医结合杂志，2006，26(6)：526-528.

（重庆市中药研究院　邢康康）

34. 珍珠层粉

Zhenzhucengfen

MARGARITIFERAE CONCHAE USTAE PULVIS

【来源】为珍珠壳内层部分加工而成的粉末。

【本草考证】【原动物】【主产地】【养殖要点】参见“珍珠”。

【采收与加工】全年可采收。取贝壳除去角质层及棱柱层至具珍珠样光泽的珍珠层为原料。洗净，晾干，捣碎，再研成极细粉，干燥，即得。

【药材鉴别】

（一）性状特征

本品为类白色的最细粉末（图1-34-1）；无臭；味淡，在水中不溶，在稀盐酸中能泡沸溶解[2]。

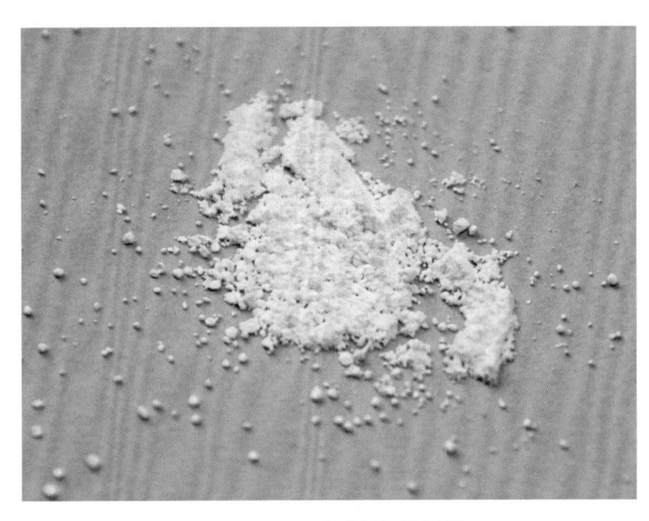

图1-34-1　珍珠层粉药材图

（二）显微鉴别

粉末特征　粉末无色（极细），有不规则碎块，有的块片呈层状结构，表面多不平整，柱状或斜方柱状，表面观无颗粒性（图1-34-2），平滑[3]。

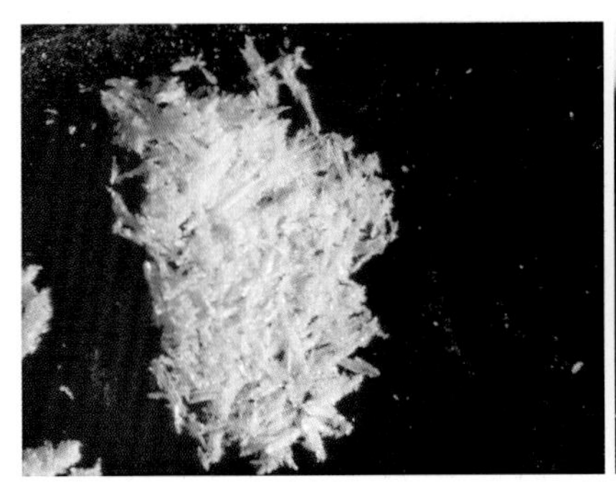
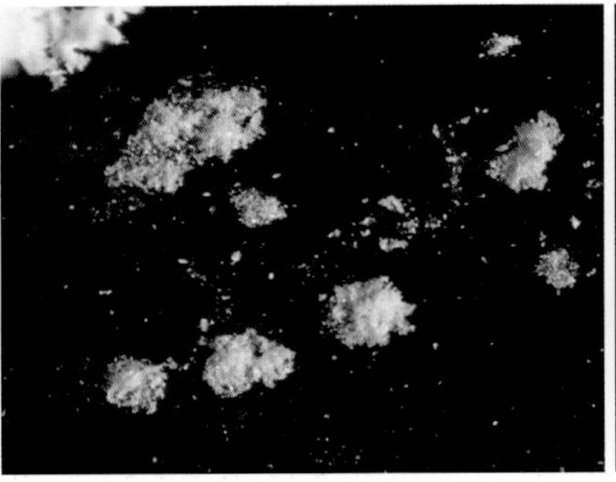
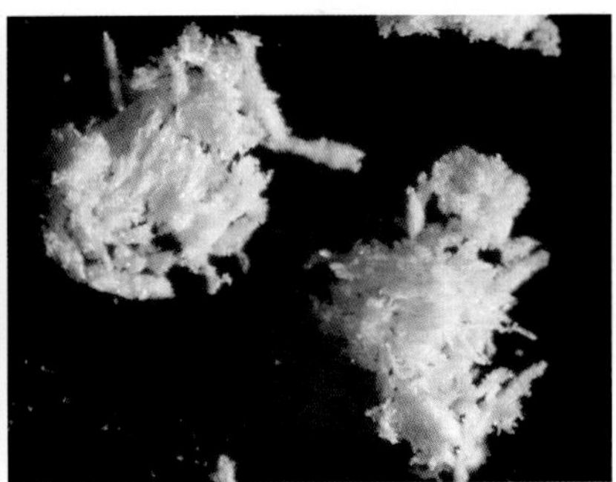

500μm

图1-34-2　珍珠层粉显微图

（三）理化鉴别

1. 取本品约0.5g，置乳钵中加水3ml，研磨数分钟，上层浑浊液移入试管中，加10%硫酸铜溶液与10%氢氧化钠溶液的等量混合数滴，摇匀，静置5～15分钟，上层清夜即显紫色[1]。

2. 取本品，加稀盐酸，即产生大量气泡，滤过，滤液显钙盐的各种鉴别反应[2]。

3. 取本品0.5g，加水5ml，加茚三酮试液2ml，摇匀，加稀醋酸2ml，煮沸2分钟，即显紫红色[5]。

【质量评价】

干燥失重　减少重量不得过1%。

铁盐　按铁盐检查法，如显色，与标准铁溶液2ml制成的对照溶液比较，不得更深（0.02%）[2]。

钙盐　按EDTA法测定，本品含钙量不得超过40%。

氮　按氮测定法第一法测定，按干燥品计，含氮量不得少于0.2%[1-2]。

【化学成分】主要含95%以上文石型碳酸钙和低于5%的有机质；有机质主要为蛋白质、氨基酸、蛋白因子和儿丁质等，含Na、Sr、K、Mg、B元素等微量元素[6]。

【性味归经】 咸，寒。归心、肝经。

【功能主治】 清热解毒，安神，制酸。用于神经衰弱，咽喉炎，胃及十二指肠溃疡等，外治口舌肿痛，糜烂溃疡久不收口及宫颈炎等。

【药理作用】

1. 镇静作用　降低小鼠自发活动、对抗中枢神经兴奋药的影响，与戊巴比妥有协同作用[7]。

2. 明目作用　珍珠层粉水解液改善兔眼球结膜微循环障碍，阻止微循环障碍的形成，治疗角膜翳，角膜白癜效果明显，治疗白内障[8]。

3. 对骨缺损的修复作用　珍珠层粉具有诱导成骨作用的有机基质以及合适的降解性能[9]。

4. 抗溃疡　珍珠层粉超微粉可减轻胃黏膜的损伤、对口腔、舌头、咽喉部溃疡、皮肤溃疡、宫颈糜烂有较好疗效[10-11]。

5. 抗氧化抗衰老　水解珍珠层粉在小鼠体内具有抗氧化作用，珍珠层粉可延长雄性果蝇寿命、延长小鼠游泳时间，具有抗疲劳作用，明显增加大白鼠包皮腺、精液囊-前列腺的重量，有雄激素样作用，可增加未成熟雄性小白鼠睾丸的重量，对精子活力无影响，对小鼠辐射引起的小白鼠造血功能损伤有一定保护作用[12-13]。

【用药警戒或禁忌】 胃酸缺乏者慎用。

【附注】 珍珠层粉与珍珠系同一动物来源，研究证明具有珍珠相似作用，而且资源丰富，价格低廉，为生产珍珠层粉制剂及喉痛炎主要材料之一。珍珠层粉除了上述来源外，在无锡、嘉兴、九江、烟台等还有其他13种蚌壳及河蚬的贝壳。

主要参考文献

[1] 福建省食品药品监督管理局. 福建省中药饮片炮制规范[M]. 福州：福建科学技术出版社，2012：161-162.

[2] 国家药典委员会. 中华人民共和国卫生部药品标准. 中药成方制剂（第六册）[M]. 北京：人民卫生出版社，1992：Z6-105.

[3] 张建英，李玉芝，刘惠军，等. 珍珠层粉胶囊质量标准研究[J]. 中国药业，2008，17(20)：27-28.

[4] 何锦锋，邓旗，蒲月华，等. 珍珠粉与珍珠层粉的氨基酸组成分析[J]. 食品工业，2016(4)：270-273.

[5] 陈亚保，黄甫，邓陈茂，等. 合浦珠母贝珍珠层粉微量化学成分的研究[J]. 广东海洋大学学报，2007，27(4)：93-95.

[6] 蒲月华，何锦锋，高振声，等. 珍珠粉与珍珠层粉微量元素的对比研究[J]. 食品研究与开发，2016，37(16)：125-128.

[7] 夏荃，邓雯，成金乐. 珍珠层粉超微粉的制备及药效学研究[J]. 中成药，2014，36(2)：396-399.

[8] 高秋华，韩秀娴，黄开勋，等. 珍珠层粉和锌对兔眼球结膜微循环的影响[J]. 广东药科大学学报，2000，16(4)：273-276.

[9] 郑志平，毛小泉. 珍珠层粉复合支架修复骨缺损的生物学性能研究[J]. 天然产物研究与开发，2017(1)：94，176-179.

[10] 王新建，苌建丽. 珍珠层粉治疗口腔舌咽喉部溃疡[J]. 医药论坛杂志，2007，28(13)：99-99.

[11] 李翠珍，李结容. 微波配合珍珠层粉治疗宫颈糜烂分析[J]. 广州医药，2008，39(6)：49-50.

[12] 曹彩，徐志，韦焕英，等. 珍珠、珍珠层粉医疗保健新用途初探[J]. 中国中药杂志，1996，21(10)：635-638.

[13] 李端，徐翔，吴佩君，等. 水解珍珠层粉在小鼠体内的抗氧化作用[J]. 中成药，1996(12)：30-31.

（重庆市中药研究院　贺元川）

35. 胡蜂

Hufeng

VESPA

【别名】黄蜂、马蜂、地王蜂、红头蜂、大土蜂、大虎头蜂、黑腰蜂。

【来源】为胡蜂科动物大胡蜂*Vespa magnifica* Smith、黑尾胡蜂*Vespa tropica ducalis* Smith、金环胡蜂*Vespa mandarinia mandarinia* Smith等的干燥成虫全体。

【本草考证】本品始载于《神农本草经》。《本草纲目》藏器曰："土蜂穴居作房，赤黑色，最大，螫人至死，亦能酿蜜，其子亦大而白。"《本草纲目拾遗》载："穴居者名土蜂，赤黑色，最大，螫人至死，其子亦大白，功同蜜蜂子。"《本经逢原》载："一名果蠃，细腰蜂也。治久聋咳逆毒瓦斯，出刺出汗。"从上述古代本草所载来看，总体描述与现今药用胡蜂科动物的特点基本相同。

【原动物】

1. 大胡蜂　雌虫体长30～35mm。头棕色，复眼肾状，黑褐色而有黑色斑点；翅褐色，腹部光滑，密布极细微的刻线。足部腿节黑色；腹部圆筒形，第1～4节后缘黄色，第6节全节黄色；每节后缘有1列棕毛。雄蜂近似雌蜂。腹部7节。（图1-35-1）

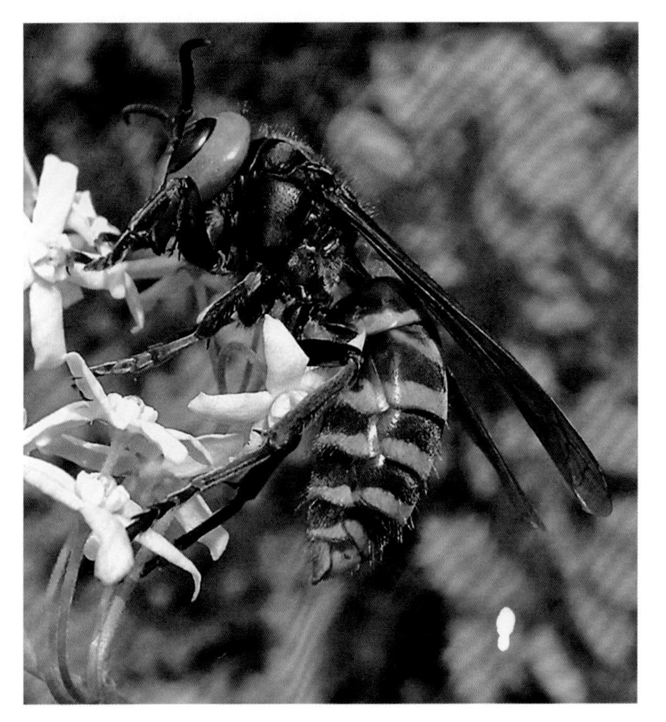

图1-35-1　大胡蜂

2. 黑尾胡蜂　雌蜂36～38mm，雄蜂30～32mm、少数26～30mm，工蜂36～38mm、少数32～38mm。腹部每一、二腹节为暗黄色、并有一黑色环带，第二腹节环带分成三段，第三腹节以后为黑色。为体型第二大的虎头蜂。4～5月筑巢于现成的土穴、石穴或树洞中。

3. 金环胡蜂　雌蜂约50mm，雄蜂约39mm，工蜂约40mm。体表绒毛较少；头部浅黄褐色；每一腹节后缘都有黄色环纹，末端数节呈黄色。为世界上体型最大的虎头蜂。3～4月筑巢于土穴、树洞或石穴中，蜂巢有外壳。

【主产地】主产于四川、云南、西藏、广东、海南岛、广西、台湾等。

【采收与加工】夏、秋季捕捉胡蜂成虫，捕后置沸水中烫死，晒干，研末备用。

【药材鉴别】

（一）性状特征

头棕色，复眼肾状而棕褐色；翅褐色，腹部光滑。足部腿节黑色；腹部圆筒形。翅、头有脱落而不完整。（图1-35-2）

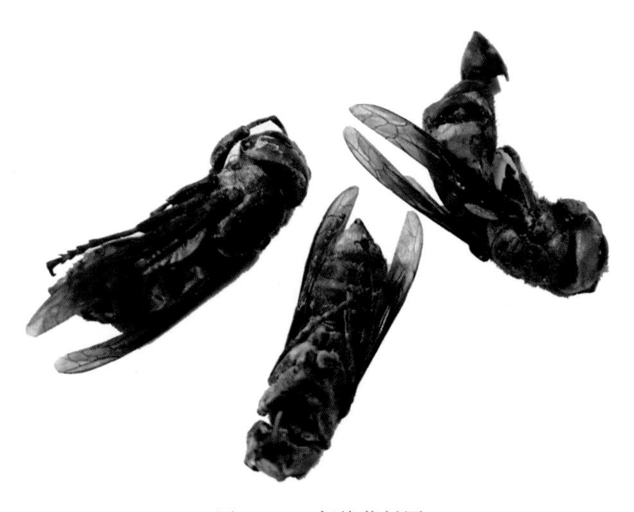

图1-35-2　胡蜂药材图

（二）显微鉴别

粉末特征　粉末黄黑色。形状不规则，方块状、杆

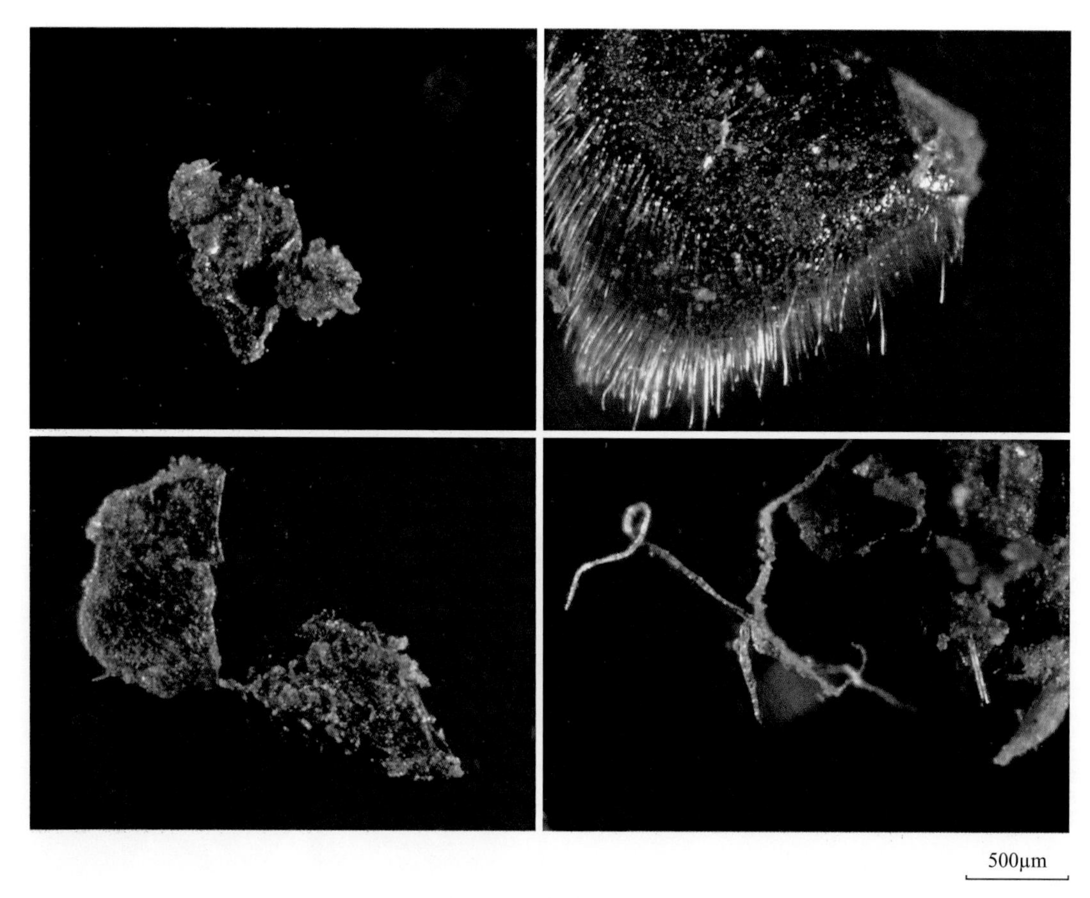

图1-35-3　胡蜂粉末图

状等多种形态。体毛等皮肤附着物明显。体毛长度在50～400μm。（图1-35-3）

【质量评价】以个大、色泽棕黄色、无杂质者为佳。

【化学成分】主要含蛋白质、氨基酸、脂肪酸、维生素等营养物质，本属多种昆虫含有蜂毒，蜂毒中含组胺、多巴胺、5-羟色胺、肾上腺素、去甲肾上腺素、乙酰胆碱等。

【性味归经】咸，平。归心经。

【功能主治】消肿解毒。用于风湿痹痛、痈肿疮毒、蜘蛛和蜈蚣咬伤等。

【药理作用】对麻醉豚鼠皮下注射，引起离体平滑肌收缩，支气管缩小。增加大鼠及兔微循环血管的通透性。动物注刺后毒素间接及直接阻滞，诱导猫gastro chemins-soleus及前胫骨肌的单颤搐。具蛋白酶、透明质酶活性，注射给兔后，引起血淋巴产生免疫性。

【用药警戒或禁忌】蜂毒对小鼠LD_{50}2.5mg/kg。胡蜂毒液含有多种有毒成分，主要有组胺、5-羟色胺、缓激肽、磷脂酶A、B及透明质酸酶等，具有致痛、溶血和神经毒作用，可引起急性肾功能衰竭、中毒性肝炎、溶血及胃肠、心脑损害，应谨慎使用。

【分子生药】

1. DNA条形码鉴定　以COI条形码序列为基础，对金环胡蜂及其近缘种混伪品黄纹大胡蜂进行总DNA提取、PCR扩增和双向测序，并比对GenBank中金环胡蜂及其混伪品的COI序列。金环胡蜂及黄纹大胡蜂COI序列扩增成功。金环胡蜂与其混伪品COI序列种间最小遗传距离为0.152 ± 0.017，远大于金环胡蜂种内的最大遗传距离0.009 ± 0.004。基于COI序列的DNA条形码技术可有效鉴别药用昆虫金环胡蜂及其混伪品[1]。

2. 线粒体基因组　黄侧异腹胡蜂线粒体基因组全长16619bp（GenBank登录号：KY679828），包含13个蛋白质编码基因，22个tRNA基因，2个rRNA基因（rrnS和rrnL）和1个控制区，基因排列顺序与推测的昆虫祖先序列不完全一致；全部蛋白质编码基因的起始密码子均为ATN，终止密码子除CYTB和ND1为TAG外，其余均为TAA；除tRNASer（AGN）的DHU臂缺失外，其他tRNA均能折叠成典型的三叶草结构；控制区中存在一个18bp的T-stretch结构和2段串联重复序列。胡蜂科7个种基于线粒体基因组的系统发育关系表现为蜾蠃亚科+（胡蜂亚科+马蜂亚科），异腹胡蜂属与马蜂属*Polistes*同属于马蜂亚科[2]。

3. 毒腺基因cDNA文库的构建及鉴定　从墨胸胡蜂毒腺中提取总RNA，经Oligo（dT）磁珠纯化mRNA后，用AMV反转录酶合成第一链cDNA，完成第二链cDNA合成后，过柱纯化50bp以上的片段，与载体pUC118连接，转化E.coliJM109，建立了cDNA文库，得到的780个阳性克隆中，重组率达到98.5%。大部分插入片段在500～900bp。随机挑选10个短序列测序，一个为蜂毒激肽基因序列[3]。

主要参考文献

[1] 许凯歌，陈壮志，杨自忠，等. 药用昆虫金环胡蜂及其混伪品DNA条形码鉴别研究[J]. 世界科学技术-中医药现代化，2017，19(02)：313-318.

[2] 彭艳，陈斌，李廷景. 黄侧异腹胡蜂线粒体基因组全序列测定和分析[J]. 昆虫学报，2017，60(04)：464-474.

[3] 赵耀儒，孟小林，徐进平，等. 墨胸胡蜂毒腺基因cDNA文库的构建及鉴定[J]. 武汉大学学报（理学版），2004(04)：497-500.

（重庆市中药研究院　张德利）

36. 虻虫

Mengchong

TABANUS SEU ARYLOTUS

【别名】复带虻、瞎蠓、牛虻、绿头蒙钻（青海）。

【来源】为虻科动物复带虻*Tabanus bivittatus* Matsumura等的雌虫体。

【本草考证】本品始载于《神农本草经》，原名蜚虻，列为中品。《本草经集注》称之为虻虫，云："此即今啖牛马血者，伺其腹满，掩取干之，方家皆呼为虻虫矣。"《新修本草》载："虻有数种，并能啖血，商浙已南江岭间大有。木虻长大绿色，殆如次蝉，咂牛马，或至顿仆。蜚虻，状如蜜蜂，黄黑色，今俗用多以此也。又一种小虻，名鹿虻，大如蝇，啮牛马亦猛，市人采卖之。三种（同）体，以疗血为本，余疗虽小有异同，用之不为嫌。"又载："三虻俱食牛马，非独此也。但得即堪用，何假血充。"《本草衍义》载："蜚虻今人多用之，大如蜜蜂，腹凹褊，微黄绿色。"综上可知，古代药用虻虫不止一种，从其形态特征分析，"黄黑色"者为虻属（*Tabanus*）多种昆虫。"微黄绿色"者为黄虻属（*Atylotus*）昆虫。后者与今之药用品种一致。

【原动物】复带虻雌虫体长13～17mm，雄虫11～12.5mm。雌虫：体黄色。头部前额黄色或略带淡灰色。触角橙黄色，第3节有明显的钝角突。胸部背板及小盾片均为黑灰色而无条纹。翅脉黄色，R_4脉有附枝。足黄色。腹部背板暗黄灰色，富金黄色毛及少数黑毛，第1～3节或至4节两侧具大块黄色斑。腹板灰色，具黄色及黑色毛，两侧第1～2节或至3节具黄色斑。雄虫：眼覆盖有短灰毛，上半部2/3小眼面大于下半部小眼面。触角同雌虫，第3节仅比雌虫窄长。颚须第2节浅黄灰色、卵圆形，多长白毛及少数短黑毛。中胸背板灰色，密覆黄色长毛，侧板白灰色，有浓密的浅黄色长毛。足、翅面色均同雌虫。腹部黄褐色，密覆黄色及少数黑毛，第1～4节背板两侧具大块黄色斑，腹板暗灰色，第1～4节腹板两侧为黄色斑。（图1-36-1）

【主产地】主产于广西、四川、浙江、江苏、湖南、湖北、山西、河南、辽宁等。

【养殖要点】

1. 生物学特性　每年发生一代，以幼虫越冬。次年6～9月成虫发生，在中午强光下活动最盛，雌虫吸食牲畜血液，有时也吸人血，雄虫吸食植物汁液。产卵在稻田、沼泽地或池塘边的植物叶子上，有时也产在岩石上，每一卵块有卵300～500粒，卵期5～7天。幼虫孵化后潜入水底泥中，取食软体动物及小型甲虫类，幼虫生活期达半年以上。幼虫发育成熟后，爬到岸堤的土下越冬，次年2～3月活动，5月化蛹，6月羽化。

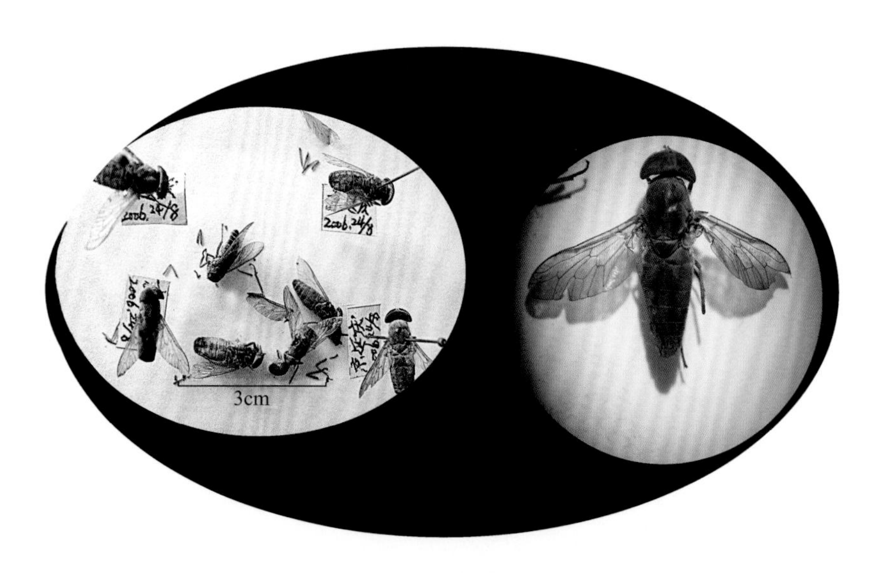

图1-36-1　复带虻

2. 养殖技术　一般初养者以捕捉野生虻为主。我国南方地区一般为4～10月份，北方地区为5～8月份，但以6～8月份最多。成年雌虻吸血，中午最为活跃；雄虻不吸血。雌雄可通过复眼来鉴别：雄虻复眼为接眼式，即两眼在中缘相接触；雌虻为离眼式，两眼间有明显的距离。

3. 饲养管理　①种虻的饲养管理：将虻虫置于事先准备好的虻虫笼中，给予一定光照，种虻的生活温度为15～30℃，但以27～28℃、湿度65%～70%产卵最多。②虻虫的生活史及各阶段管理：虻为全变态昆虫，其发育过程包括卵、幼虫、蛹、成虫四个阶段。卵：雌虻交尾后将卵产在集卵信息物上，卵呈白色，大小为（1～1.2）mm×（0.2～0.4）mm，聚成堆，每次产卵800～1200粒。将卵移至育蛆室内孵化，育蛆室内温度要求在25℃左右，卵经1～2天转变为褐色或黑色，再经6～8天即可孵出幼虫。幼虫：白色或黄色，圆柱形，两端呈锥状，体长2～4mm，幼虫孵出后即钻入育蛆料中寻食，这时可人为的为其添加一些如蚯蚓、软体动物等，也可向育蛆池中撒入一些白糖、奶粉、动物血液等，供其快速生长。幼虫的生活温度宜在25～30℃。蛹：幼虫需经6～8次蜕化，生活期为5～20天。蜕化后的幼虫即爬出育蛆料，到干燥地方化蛹，这时可在育蛆池的边缘撒一薄层干燥米糠、锯末等物。蛹期为7～20天，此期温度应在20℃以上，以促进其发育。

【采收与加工】夏、秋季捕捉，捕后用沸水烫死，洗净，晒干。

【药材鉴别】

（一）性状特征

虫体长9～12mm。全体呈黄黑色，头部与胸腹部常分离。头部复眼黄棕色，位于额的两侧；额部基瘤和中瘤小，分别呈圆形和心脏形，彼此分离甚远。胸腹部中胸背板及小盾片密覆黄色毛，腋瓣上的一小撮毛为金黄色；翅一对，透明，与身体常分离，翅脉黄褐色；腹部背板第1～3或4节两侧具大块黄色斑纹，腹部暗灰黄色。质轻而脆，易破碎（图1-36-2）。气微腥，味咸。

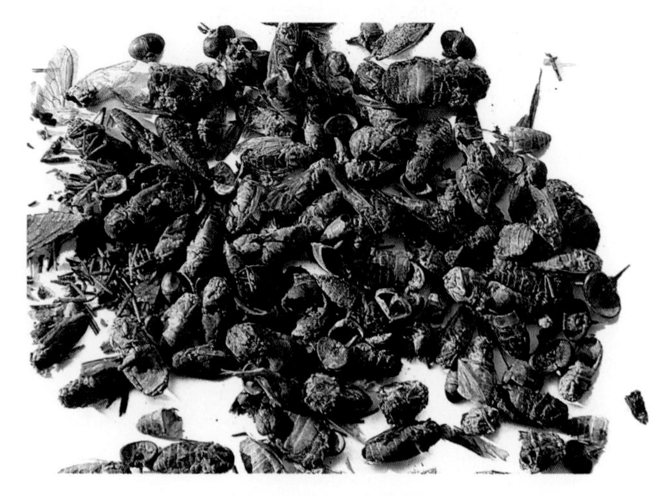

图1-36-2　虻虫药材图

（二）显微鉴别

粉末特征　粉末棕褐色。体壁碎片黄棕色，布满众多细小的黄色小绒毛，茸毛多弯曲；可见刚毛和毛窝，毛窝圆形或类圆形，其上常残留刚毛断裂或脱落痕。刚毛常于基部脱落，或碎断，有的单个散在。存在于虫体的刚毛可分2种类型：①刚毛黄棕色、浅黄色或无色，先端锐尖或圆钝，毛干与毛基部粗细较均匀，长40～130μm，基部直径5～8μm，有的刚毛有向一侧旋转纵向纹理。此种刚毛存在于头部、胸部、腹部和足部，其中足部黑色尖硬较长刚毛较密。②长刚毛较前一种长很多，多淡黄色或无色，多弯曲，外壁具有小刺或小突起，长120～300μm，基部直径5～8μm，存在头、胸和腹部。翅透明，有翅脉并分布较密的黑色坚硬短毛，黑色坚硬短毛仅存在于翅膀，多细小，长10～11μm，基部直径1～2μm，复眼由许多近六角形的单眼所组成。横纹肌碎片较少，近无色或淡黄色，多碎断，有横纹[1]。（图1-36-3）

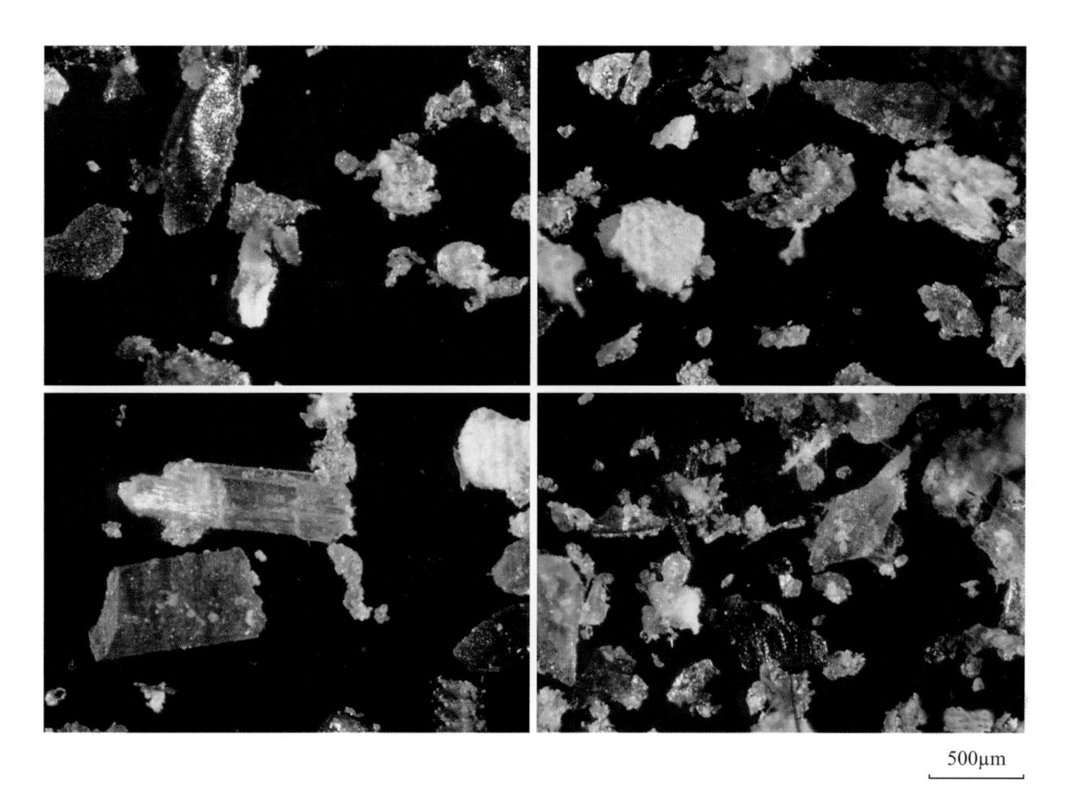

图1-36-3　虻虫粉末图

【化学成分】主要含蛋白质、多肽、胆固醇、多种氨基酸、脂肪酸、甾类及色素等。其中粗蛋白为溶栓活性成分，分子量分别约40.0kDa和29.0kDa的两种纤溶成分。瘤虻属尔瘤虻*H. erberi*（Brauer）药材含有抗凝血的多糖类物质，其相对分子量为15000左右。还含Cu、Mo、Zn、Fe、Mn等以及胆甾烯醇（cholestenol），邻苯二甲酸双（2-乙基己基）脂［bis（2-ethylhexyl）phthalate］，胞嘧啶（cytosine），尿嘧啶（uracil），胆甾醇（cholesterol），胸腺嘧啶（thymine）等14个化合物和20种脂肪酸成分[2]。

【性味归经】苦、微咸，凉；有毒。归肝经。

【功能主治】破血通经、逐瘀消症。用于血瘀经闭、产后恶露不尽、干血痨、少腹蓄血、症瘕积块、跌打伤痛、痈肿、喉痹等。

【药理作用】

1. 抗凝和对纤溶系统的作用　虻虫提取物具有较好的抗炎活性，对肝出血性坏死病灶的形成有显著抑制作用，对纤溶系统具有活化作用，具有弱抗凝血酶作用，可以防治血栓的形成和发展。

2. 对纤维蛋白含量与血小板聚集性作用　虻虫水提物的大剂量及常用量均能显著地延长大鼠出血时间，明显地减少血浆中纤维蛋白原含量，大剂量对血小板最大聚集率有显著的抑制作用。

3. 对正常家兔血液流变学的影响　虻虫水提物能显著减少家兔血浆中纤维蛋白原含量，抑制血小板黏附性，降低全血黏度比和血浆黏度比，并能一定程度地降低血细胞比容，具有活血、逐瘀、破积和通经的临床效果。

4. 对小肠功能的影响　虻虫水煎剂对小鼠离体回肠运动有明显抑制作用，可以使小鼠白天的排便次数明显减少。

5. 抗炎作用　虻虫提取物B、C和D组分均能明显抑制大鼠角叉菜胶性足肿胀，其中B组分作用较强。

6. 镇痛作用　虻虫提取物A或B组分能明显对抗苯醌（phenylquinone）所致小鼠扭体反应，其B组分作用较强。

7. 其他作用　虻虫对家兔离体子宫有兴奋作用。对内毒素所致肝出血性坏死病灶的形成有显著的抑制作用。

【分子生药】

1. 特异性PCR法　应用引物对MengChong-Dig. F/MengChong-Dig.R可扩增虻虫及其伪COI序列，产生约490bp条带，限制性内切酶Dra I可以识别虻虫及其伪品的差异序列，仅虻虫的COI片段可被酶切形成两个片段，从而特异性鉴别是否为虻虫。该方法可以作为虻虫的DNA鉴定方法[3]。

2. 多肽Immunoregulin HA测序及克隆　严秀文等从拟黑腹瘤虻（*Hybomitra atriperoides*）的唾液腺中分离纯化出多肽Immunoregulin HA，经测序发现由30个氨基酸残基组成，其序列为GGVTGVTEFEPVDVSGEDYDSDEMDEDGRA，这种多肽具有免疫调节作用。随之从构建的拟黑腹瘤虻唾液腺cDNA文库中克隆得到Immunoregulin HA的cDNA编码序列。将此序列与多肽的结构与功能进行分析，发现多肽Immunoregulin HA同时与姚虻唾液腺中一种免疫蛋白Tabimmunregulins及NCBI数据库中其他的免疫蛋白在核酸和蛋白质水平上拥有高度的同源性[4]。

【附注】1985年后的历版《中国药典》均规定其原动物为虻科昆虫复带虻*Tabanus bivittatus* Mats.，而这一拉丁学名为双斑黄虻*Tylotus bivittateinus* Takahasi之旧名，李军德等[5]在广泛收集整理并对我国药材市场的牛虻中药材进行鉴定后，发现华虻为主流商品，而真正的双斑黄虻仅占2%～5%。建议：有关部门应加强市场监管，加强对虻虫药材来源昆虫饲养技术研究，以满足市场对虻虫药材的需要。

主要参考文献

[1] 李军德，黄璐琦，冯学锋，等. 虻虫药材性状显微特征鉴别研究[J]. 中国中药杂志，2010，35(16)：2057-2060.
[2] 庄小翠，晏永明，罗奇，等. 牛虻化学成分研究[J]. 天然产物研究与开发，2017，29(05)：723-730.
[3] 蒋超，李军德，袁媛，等. 虻虫的PCR-RFLP鉴别研究[J]. 中国现代中药，2017，19(01)：16-20.
[4] 严秀文. 牛虻唾液腺免疫抑制肽Immunoregulin HA及大熊猫抗菌肽PC的结构与功能研究[D]. 南京：南京农业大学，2011.
[5] 李军德，黄璐琦，陈敏，等. 中药虻虫研究进展[J]. 中国实验方剂学杂志，2010，16(08)：228-230.

（重庆市中药研究院　张德利）

37. 哈蟆油

Hamayou

RANAE OVIDUCTUS

【别名】林蛙油、田鸡油、哈士蟆油、蛤蚂油、蛤蟆油等。

【来源】为蛙科动物中国林蛙*Rana temporaria chensinensis* David雌蛙的输卵管，经采制干燥而得。

【本草考证】本品为非传统中药材。原名"山蛤"，始载于《图经本草》，列于虾蟆项下。《本草纲目》收载有蛙、蛤蟆、山蛤等（按其形态、色泽及生境生态等的描述，其中山蛤与现今之中国林蛙等种相近）。"哈士蟆"一名始见

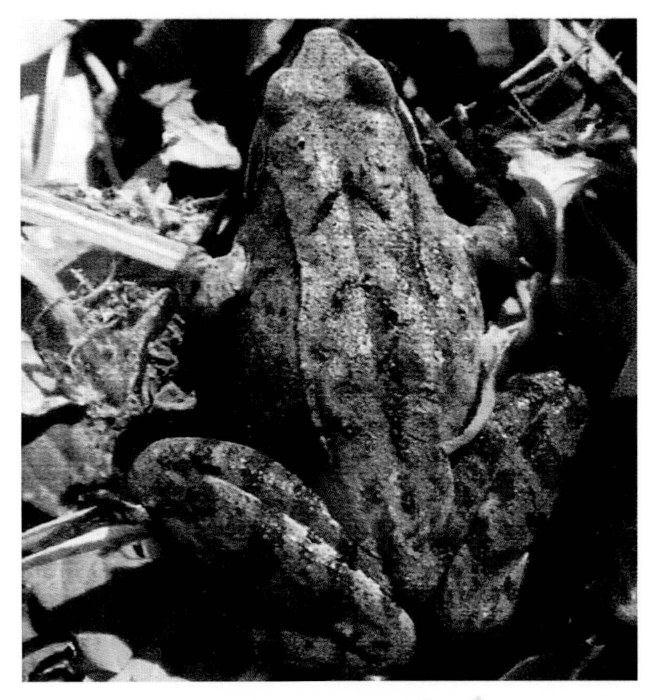

图1-37-1 中国林蛙[1]

于《饮片新参》。“哈士蟆油” 首见于1961年版《中药志》第四版。哈蟆油作为药用始见于1959年版《药材资料汇编》。自1985年版《中国药典》开始收载，其后历版《中国药典》均有收载。

【原动物】雌性成体长7～9cm，雄性长5cm左右。头部扁平，头宽略大于长；口阔，吻端钝圆；鼻孔圆形，鼻间距大于眼间距并与上眼睑等宽；鼓膜圆形，位于眼后方，上有三角形黑斑；雄蛙有1对咽侧下内声囊。雄蛙前肢较粗壮，拇指内侧有发达的黑色婚垫。后肢长而细弱，约为前肢的3倍；胫长超过体长之半，胫跗关节前伸可达或超过眼部；左右脚跟互相重叠，足长于径；趾细长，趾间蹼发达，除第四指外，均达指端，蹼缘缺刻较大；关节下瘤明显。皮肤背侧皮肤略显粗糙，体侧有细小痣粒（皮肤小突起），口角后端颌腺十分明显；背侧褶在颞部形成曲折状，鼓膜上方略向外斜，旋即折向中线，再往后方延伸直达胯部；腹部皮肤光滑呈乳白色，并分布有许多的小红点。皮色随季节而变化，秋冬为褐色。（图1-37-1）

栖息于针叶阔叶混交林、杂木林、谷地、河溪沿岸灌丛地带。

【主产地】主产于黑龙江、吉林、辽宁、内蒙古、四川等。

【养殖要点】

1. 生物学特性　喜居具有流动水源的林下、灌丛及林间农田草甸；其蝌蚪期在水中觅食，成蛙在陆地捕食；成蛙一般多在上午10点之前和下午3点以后捕食，其余时间很少活动。成蛙还具有冬眠特性。蝌蚪是杂食性，但以植物性为主；成蛙食性很广，主要是以昆虫为食，其次为蛛形纲、多足纲动物，也能捕食软体动物，其食量很大。生长发育最适温度为18～240℃、森林郁密度为0.7、当温度降至7～8℃时，会隐藏在树根、石块、洞穴、或土层中，或沉入河、湖底层的淤泥中冬眠。雌雄异体，体外受精，受精卵在水中发育，幼体经过变态发育成为成体。

2. 养殖技术　选择发育良好，身体健壮，无损伤，动作灵活；2年（27g）以上，背部皮肤黑褐色并有黑斑，肩部有“∧”型黑色条纹的雄蛙；2～3年生，30～40g的雌蛙。大小相近的种蛙按雄蛙：雌蛙比例为（1～1.2）：1。养殖方式主要自然散养、半人工养殖（野外封山养殖）、全人工养殖（圈养）。放养密度一般为：刚变态的幼蛙10～15kg（1800只左右/kg幼蛙）/公顷有效森林；当年幼蛙放养密度为3000～5000只/公顷有效森林；两年以上生的林蛙放养密度为3000只左右/公顷有效森林。蛙群中一年生幼蛙与二、三年生成蛙比例以7：3左右为宜。

3. 病虫害　蛙卵及蝌蚪期的天敌主要是：乌鸦、麻雀、野鸭和其他鸟类，蜻蜓幼虫、水蜈蚣、青蛙，以及水生的害虫鱼类等；成蛙的天敌主要是森林中的狐狸、鹰、乌鸦、蛇、黄鼬、鼠，以及水下的鲶鱼、水獭、水蛭等。鸡、鸭等对其有伤害。蝌蚪的病害主要有：皮下鼓胀病、出血病、蝌蚪气泡病等；成蛙的病害主要有：红腿病、烂皮病、黄皮病等[1]。

【采收与加工】秋季捕捉25g、体长15cm以上，发育正常、健康的雌蛙成年个体，实施安死术后，采用晾晒剥取法、冷冻剥取法或新鲜剥取法，剥开取出输卵管，去净表面的筋膜等杂质，按完整程度及大小进行分类。

【药材鉴别】

（一）性状特征

药材呈不规则块状，弯曲而重叠。长1.5～2.cm，厚1.5～5mm。表面黄白色，呈脂肪样光泽，偶有带灰白色薄

膜状干皮。摸之有滑腻感。置温水中浸泡体积可膨胀。气腥，味微甘，嚼之有黏滑感。（图1-37-2）

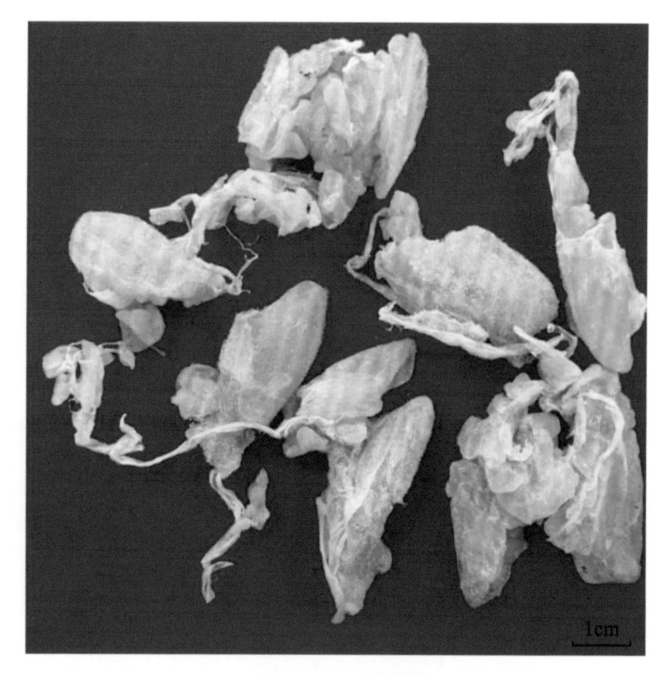

图1-37-2　哈蟆油药材图

（二）显微鉴别

粉末特征　粉末类白色。主要为腺体细胞，成片或散在。单个散在的，细胞个体较大（吸水后膨大），类圆形，无色或灰白色，半透明，表面具有细小的纹理；成片存在的，细胞呈多角形，边缘清晰，细胞核明显，深灰色，偏于一侧。（图1-37-3）

（三）理化鉴别

1. 高效液相色谱（HPLC）法　以1-甲基海因对照品，按高效液相色谱法测定，供试品色谱中应呈现与对照品色谱峰保留时间相同的色谱峰[3]。（图1-37-4）

2. 聚丙烯酰胺凝胶电泳（PAGE）法[4]　样品分别为哈蟆油8批（样品编号Ⅰ-1～Ⅰ-8）、黑龙江林蛙油3批（Ⅱ-9～Ⅱ-11）、桓仁林蛙油1批（Ⅲ-12）、蟾蜍油（Ⅳ13～Ⅳ14）和牛蛙油（Ⅴ-15～-Ⅴ-16）各2批、青蛙油3批（Ⅵ17～Ⅵ19）。

（1）Native-PAGE电泳　按聚丙烯酰胺凝胶电法测定，哈蟆油与类似品及伪品的水溶性蛋白Native-PAGE电泳结果，见图1-37-5。除样品Ⅰ-1和Ⅰ-8外（二者特征谱带A_3、B_1、B_3或B_5等与其他哈蟆油样品明显不同，二者在外观上与其余

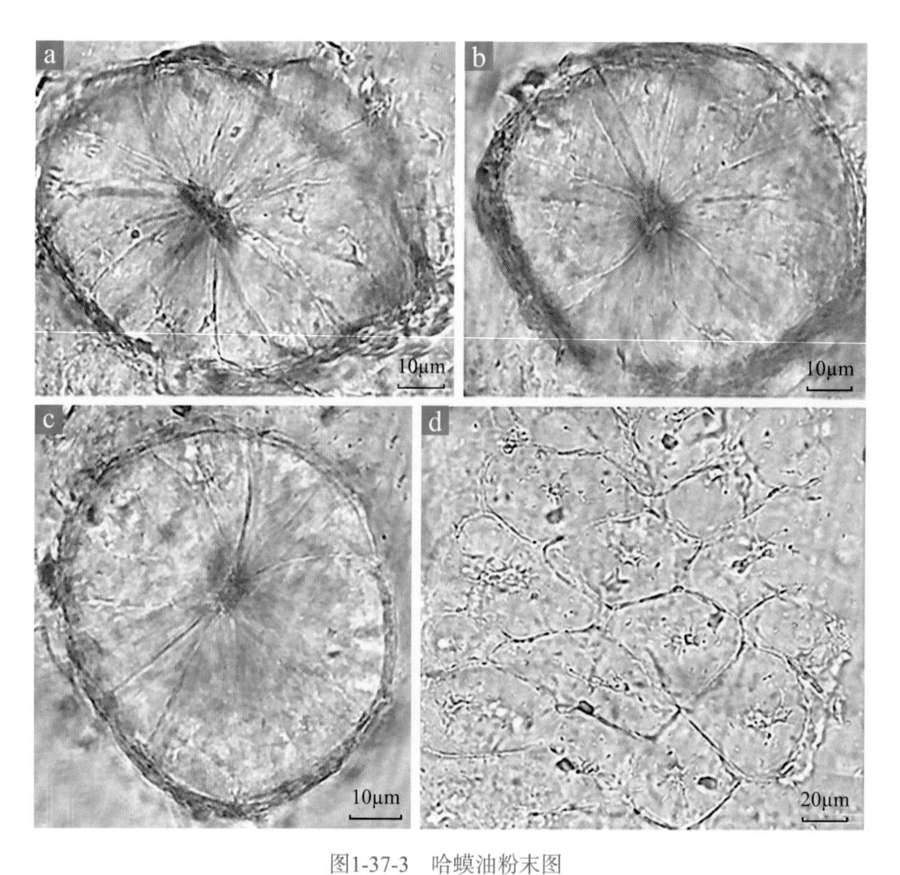

图1-37-3　哈蟆油粉末图

a～c. 散在腺体细胞　d. 成片腺体细胞

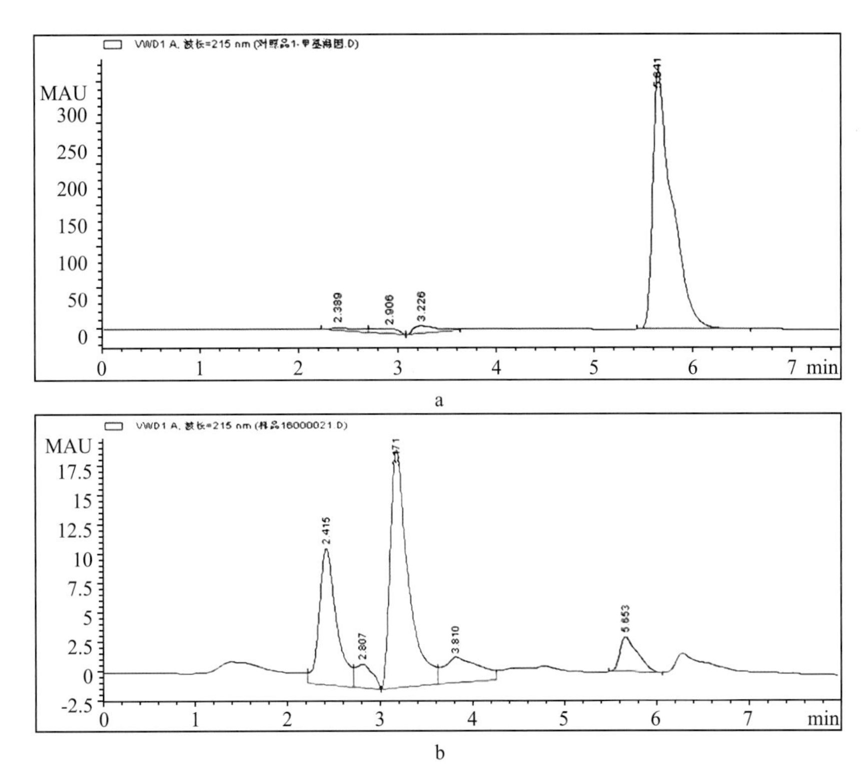

图1-37-4　1-甲基海因对照品和哈蟆油药材HPLC色谱图

a. 1-甲基海因对照品HPLC色谱图　b. 哈蟆油药材HPLC色谱图

样品也略有不同，可能与其加工和保存过程中蛋白质组成或结构发生变化有关），其他6种哈蟆油样品Native-PAGE图谱类似，具有6条共有特征谱带，分别记作A_1、A_2、A_5、B_2、B_4和C_2；黑龙江林蛙油有5条特征谱带A_1、A_2、A_5、B_2和C_2；桓仁林蛙油也有5条特征谱带A_1、A_2、A_5、B_2和B_4；伪品蟾蜍油具有2条特征谱带A_4和C_1，牛蛙油和青蛙油均具有1条特征谱带A_4（图1-37-5）。

（2）SDS-PAGE电泳　按聚丙烯酰胺凝胶电法测定，哈蟆油与类似品及伪品的水溶性蛋白SDS-PAGE电泳结果，见图1-37-6。哈蟆油、黑龙江林蛙油和桓仁林蛙油样品均具有11条特征谱带，分别记作A_1、A_2、A_3、B_1、B_3、B_6、B_8、C_4、C_6、C_7和C_8。虽然哈蟆油与黑龙江林蛙油和桓仁林蛙油的特征谱带位置相似，但染色程度略有差异。蟾蜍油样品具有5条共有谱带，分别记作A_4、B_4、C_1、C_2和C_5；牛蛙油具有6条共有谱带，分别记作A_3、B_1、B_2、B_5、B_7和C_3。青蛙油具有5条共有谱带，分别记作A_3、B_1、B_5、C_6和C_7。（图1-37-6）

【质量评价】以颜色金黄或黄白，块大而整齐，有光泽而透明，干净无皮、肌、卵等杂物，干而不潮者为佳[2]。

膨胀度　照膨胀度测定法测定，本品的膨胀度不得低于55。

【化学成分】主要含蛋白质、18种氨基酸（包括8种人体必需氨基酸）、类固醇（胆固醇、7-羟基胆固醇、7-酮基胆固醇等）、脂肪酸（酯）、维生素类、碳水化合物（多糖及还原糖）、磷脂类（磷脂酰胆碱、磷脂酰乙醇胺、鞘磷脂等）、激素类（睾酮、雌二醇等）、核酸类、维生素类（VA、VB_1、VB_2、VC、VD）、微量元素，还含有生物碱类（1-甲基海因等物质）[5]。

【性味归经】甘、咸，平。归肺、肾经。

【功能主治】补肾益精，养阴润肺。用于病后体弱，神疲乏力，心悸失眠，盗汗，痨嗽咯血。

【药理作用】

1. 抗疲劳、抗应激作用　哈蟆油总蛋白、均浆水溶液及蛋白酶解物等均具有增强实验动物的抗疲劳作用[6-8]；蛋白酶解物尚可增强实验动物的耐缺氧能力[9]。

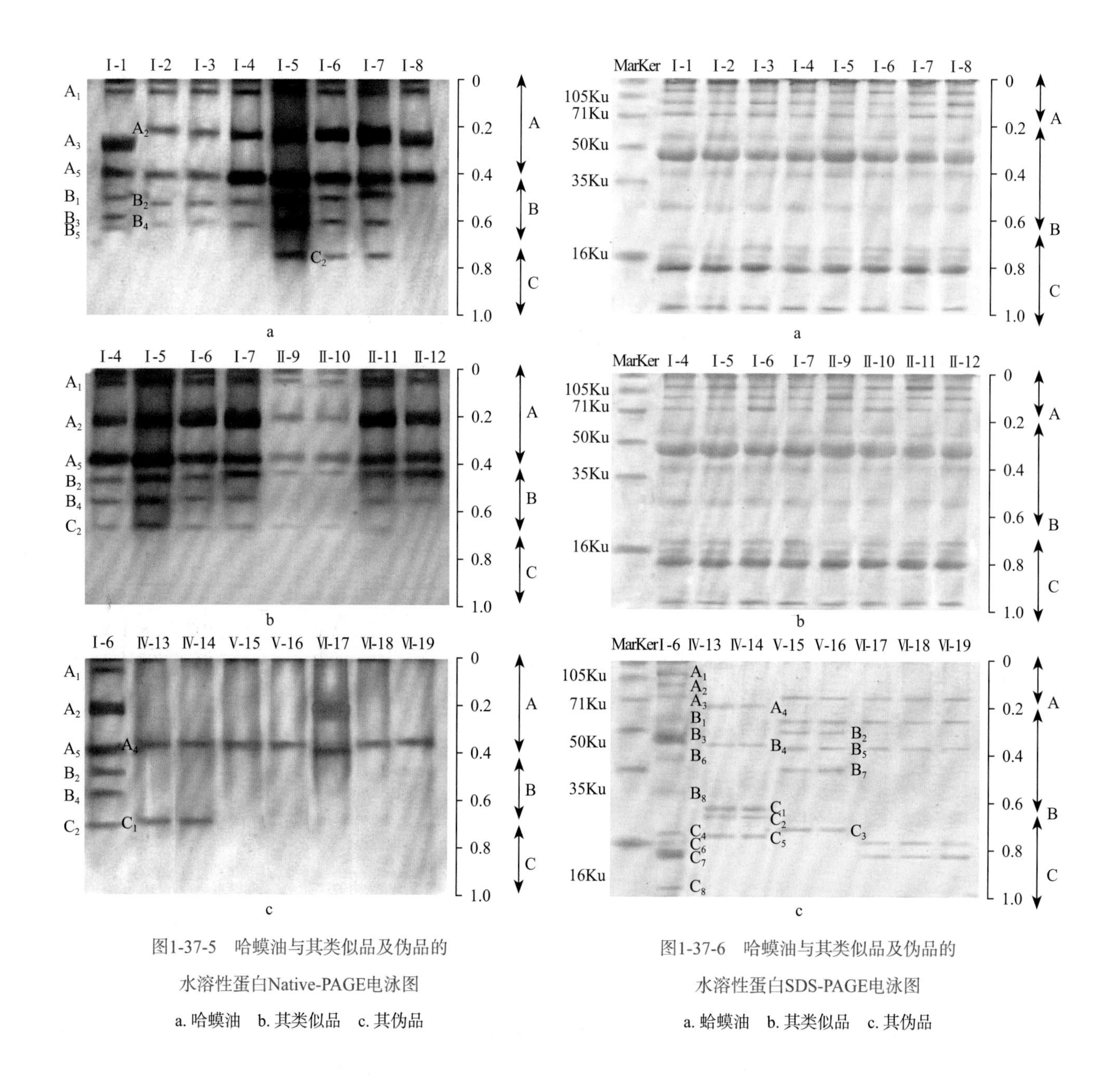

图1-37-5 哈蟆油与其类似品及伪品的水溶性蛋白Native-PAGE电泳图

a. 哈蟆油 b. 其类似品 c. 其伪品

图1-37-6 哈蟆油与其类似品及伪品的水溶性蛋白SDS-PAGE电泳图

a. 蛤蟆油 b. 其类似品 c. 其伪品

2. 抗衰老、抗氧化作用 哈蟆油可显著延长实验果蝇的生存时间；并可提高自然衰老雌性大鼠的抗氧化能力和部分缓解氧化损伤，使海马组织锥体细胞病变程度减轻，促进细胞增殖、减少细胞凋亡[10]。哈蟆油能提高D-半乳糖所致雌性衰老模型动物血清和组织中SOD、CuZn-SOD、POD值和明显提高总抗氧化能力[11]。

3. 镇咳、平喘作用 哈蟆油可显著降低豚鼠血清中的IL-4、IL-5、IgE的含量、并且显著减少豚鼠的肺部组织的炎性浸润，避免炎性因子对肺部造成损伤；同时降低组织平滑肌增厚、气道狭窄等症状，利于肺气及津液的流动，减轻“喘证”的发作[12]。

【分子生药】

1. 快速PCR鉴别 PCR反应体系为20μl：2.0μl 10×buffer，1.0μl dNTPs（2.5mmol/L），0.2μl上游及下游引物（10μmol/L），0.1μl SpeedStar HS TaqDNA聚合酶，1μl（约20ng）模板DNA，无菌双蒸水补足至20μl。PCR反应参数为90℃ 3秒，62℃ 20秒，32个循环。在扩增产物中加入2μl 100 × SYB R Green Ⅰ，于365nm紫外波长下进行荧光检测。结果表明，哈蟆油样品均显示出明亮绿色荧光，而伪品不发出荧光，取6μl PCR产物进行凝胶电泳检测，哈蟆油正品均扩增出目的条带，混伪品均无条带[13]。

2. DNA条形码　样品采用实验药材原动物雌性肌肉组织中提取的COI基因，4个物种（中国林蛙、东北林蛙、桓仁林蛙、黑龙江林蛙）的COI基因序列的变异位点[14-15]。

【附注】一直以来，哈蟆油药材来源与中国林蛙类问题，学术界存在很大争议。

关于药材来源　黑龙江、广西地区除《中国药典》规定的正品外，还用黑龙江林蛙*R. amurensis* Boulenger干燥输卵管入药使用[16-17]。

关于中国林蛙分类　现有研究表明，中国林蛙可分为四个亚种[18]，即中国林蛙指明亚种*Rana chensinensis chensinensis*、中国林蛙兰州亚种*R. chensinensis lanzhouensis*、中国林蛙康定亚种*R. chensinensis kangdingensis*、中国林蛙长白山亚种*R. chensinensis changbaishanensis*。其中中国林蛙长白山亚种主要分布于长白山山脉及附近。

主要参考文献

[1] 姜大成. 中国林蛙与哈蟆油 [M]. 长春：吉林科学技术出版社，2006：74-87，109-156.

[2] 全国中药炮制规范 [S]. 1988：345.

[3] 李峰，张振秋. 动物类药材品质评价研究 [M]. 沈阳：辽宁科学技术出版社，2014：145，172.

[4] 黄瑶，常乐，张思雯. 聚丙烯酰胺凝胶电泳法鉴别哈蟆油药材及其伪品[J]. 沈阳药科大学学报，2017，34(12)：1049-1054，1083.

[5] 徐阳. 哈蟆油化学成分研究 [D]. 长春：吉林大学，2016.

[6] 鲍悦，宗颖，孙佳明，等. 哈蟆油蛋白抗疲劳活性及SDS-PAGE凝胶成像分析研究[J]. 吉林中医药，2015，35(5)：498-501.

[7] 蔡悦萍，张贵君，武亚楠，等. 哈蟆油匀浆水溶液抗疲劳作用研究[J]. 环球中医药，2015，8(11)：1337-1339.

[8] 潘黛安，张鹤，董颖，等. 哈蟆油蛋白酶解物抗疲劳功效研究[J]. 食品研究与开发，2016，37(13)：1-4.

[9] 张梅，赵雨，杨士慧，等. 哈蟆油酶解前后耐缺氧活性比较研究[J]. 江苏中医药，2011，43(6)：87-88.

[10] 马丹丹. 哈蟆油延缓衰老的作用与机制初探[D]. 广州：南方医科大学，2013.

[11] 姚晖，姚锐，原海晓，等. 哈蟆油对D-半乳糖致衰老模型雌性大鼠的实验研究[J]. 时珍国医国药，2010，21(5)：1148-1149.

[12] 仇志凯，曲元，马超，等. 哈蟆油对哮喘豚鼠炎性因子及肺组织病理变化的影响[J]. 长春中医药大学学报，2018，34(2)：228-230.

[13] 何志一，唐先明，刘建辉，等. 快速PCR方法在哈蟆油真伪鉴别中的应用研究[J]. 中国中药杂志，2017，42(13)：2467-2472.

[14] 王孟虎，康廷国，许亮，等. 基于COI序列的哈蟆油基原动物DNA条形码鉴定研究[J]. 中国中药杂志，2017，42(8)：1572-1577.

[15] 黄璐琦，李军德. 中国药用动物DNA条形码研究[M]. 福州：福建科学技术出版社，2016.

[16] 广西壮族自治区中药饮片炮制规范[S]. 2007：262.

[17] 黑龙江省中药饮片炮制规范及标准[S]. 2012：251.

[18] 邓明鲁. 中国动物药资源 [M]. 北京：中国中医药出版社，2007：221.

（辽宁中医药大学　李峰）

38. 美洲大蠊

Meizhoudalian

PERIPLANETA

【别名】蜚蠊、蟑螂、香娘子、茶婆虫、红蠊等。

【来源】为蜚蠊科昆虫美洲蜚蠊*Periplaneta americana*（Linnaeus）的干燥全体[1]。

【本草考证】本品始载于《神农本草经》，列为下品，“味寒咸，主血瘀，癥坚寒热，破积聚，内寒无子”[2]。《本草纲目》列于虫部，曰：“今人家壁间、灶下极多，甚者聚至千百，身似蚕蛾，背腹具赤，两翅能飞，喜灯火光，其气甚臭，其屎尤甚”[3]。考蜚蠊为室内常见昆虫。我国产5种，具李时珍载：“背腹具赤”，与美洲蜚蠊吻合。

【原动物】体呈扁平长椭圆形，长2.5～3.2cm，宽1～1.4cm。前端较窄，后端略宽，背部红褐色，有光泽；四翅，翅发达，分前后翅，后翅在前翅下。前胸背板略圆，淡黄色，中部大斑赤褐色至黑褐色，其后缘中央向后延伸，其前缘有一淡黄色“T”形小斑，背板后缘与大斑同色；剥去前后翅，可见后胸背板二节；腹背板七节，黄棕色，近尾端呈红色。头小，三角状，隐藏于胸部之下，触角线状，多断落。胸部有足3对，易脱落。偶见无翅幼虫[1]。（图1-38-1）

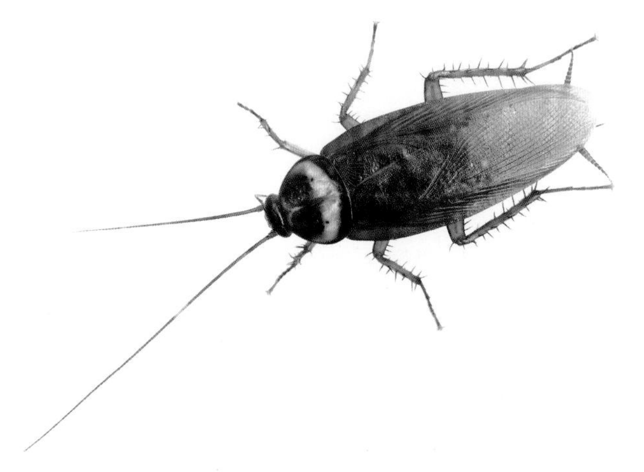

图1-38-1　美洲蜚蠊

昼伏夜出，喜群居、喜湿热，喜好黑暗、隐蔽的环境。白天多群聚潜伏于黑暗隐蔽场所，如仓库、厨房的灶壁、案板等缝隙中，夜间则四处活动。现药用多为人工养殖。

【主产地】主产于广东、广西、海南、福建等[4]。四川西昌已有人工养殖。

【养殖要点】

1. 生物学特性　喜居温暖、潮湿、避光地方，昼伏夜出，胆小易惊，喜群居。杂食动物，如生熟肉食、动植物油脂等，也食玉米、大豆、水果以及青草、蔬菜等。虫卵最佳孵化温度为28～32℃，空气湿度75%～85%；生长发育最适温度为25～30℃，最适养空气湿度70%～80%；当温度降至10℃以下时，若虫及成虫进入冬眠状态。雌雄异体，异体受精、卵生。前、后翅各一对，雄虫翅远超腹部末端，雌虫翅仅稍稍超过腹末，前翅较大，革质，叶状，部分在虫体背部叠合。雌虫腹部末端有尾须一对，雄虫除有尾须一对外，其下方还有腹刺一对。

2. 养殖技术　其养殖方式主要有3种，即箱养、缸养和室养。养殖过程重点控制温度、湿度、光照等和生物因素（食物、寄生物、捕食者等）。各个时期饲养管理主要注意“六保、三防”，即保温、保水、保食、保湿、保静、保暗，防药害、防病及防天敌[5]。

3. 病虫害　防止其天敌老鼠、蚂蚁、蜚卵啮小蜂、腐生蝇等对其伤害。真菌病、螨虫病、细菌病、病毒病等[6]。

【采收与加工】

1. 野生采收　一般采用搜捕法和瓶诱法。

2. 人工养殖采收　在种群普遍开始产卵之后的1～2个月内进行整体捕杀。捕捉后，置55～65℃热水中处死，漂洗、沥干后，50～60℃烘干[1]。也可鲜用或速冻保存。

【药材鉴别】

（一）性状特征

呈扁平长椭圆形，长2.5～3.2cm，宽1～1.4cm。前端较窄，后端略宽，背部红褐色，有光泽；四翅，翅发达，分前后翅，后翅在前翅下。前胸背板略圆，淡黄色，中部大斑赤褐色至黑褐色，其后缘中央向后延伸，其前缘有一淡黄色“T”形小斑，背板后缘与大斑同色；剥去前后翅，可见后胸背板二节；腹背板七节，黄棕色，近尾端呈红色。头小，三角状，隐藏于胸部之下，触角线状，多断落。胸部有足3对，易脱落。偶见无翅幼虫（图1-38-2）。质松脆，易碎。气腥，味微咸。

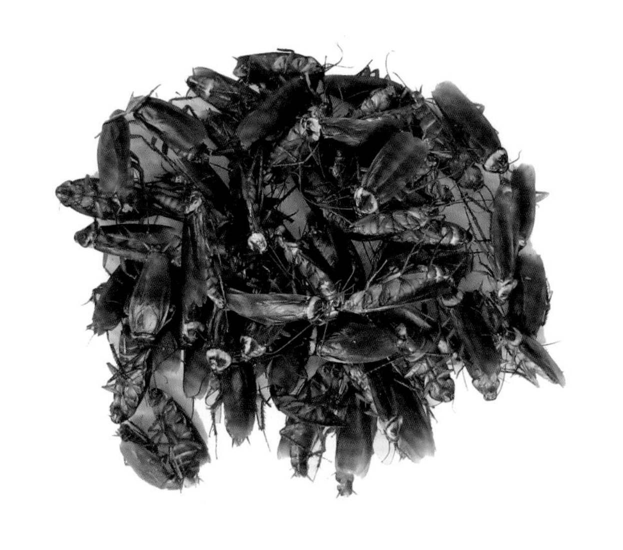

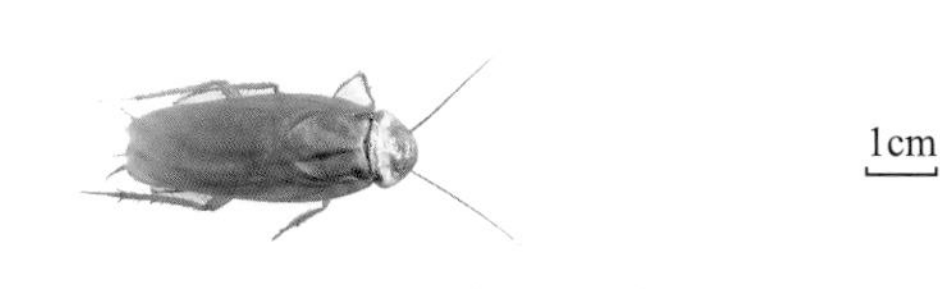

图1-38-2　美洲大蠊药材图

（二）理化鉴别

薄层色谱法　取本品1g，粉碎，加水10分钟超声处理使溶解，离心10分钟，取上清液作为供试品溶液。另取蜚蠊对照药材1g同法制成对照药材溶液。照薄层色谱法试验，吸取上述溶液各2μl，分别点于同一硅胶G薄层板上，以正丁醇-冰醋酸-水-甲醇（5∶2∶2∶1）为展开剂，展开，取出，晾干，喷以0.5%茚三酮溶液，在105℃加热至斑点显色清晰，在与对照药材色谱相应的位置上，显相同颜色的主斑点。

（三）PCR法

1. 模板DNA提取　利用天根血液/细胞/组织基因组DNA提取试剂盒（TIANamp Genomic DNA Kit离心柱型，目录号：DP304，北京天根生化科技有限公司）提取DNA。取美洲大蠊粉50mg，置1.5ml离心管中，加入缓冲液GA200μl，涡旋振荡；加入Proteinase K 20μl，充分混匀，56℃水浴保温30分钟，离心（转速为每分钟4500转）5秒；加入缓冲液GB 200μl，充分混匀，70℃水浴保温10分钟，离心（转速为每分钟4500转）5秒；加入无水乙醇（4℃）200μl，充分混匀，离心（转速为每分钟4500转）5秒；将上一步所得溶液和絮状沉淀都加入吸附柱CB3中，离心（转速为每分钟12000转）30秒，弃去过滤液；向吸附柱CB3中加入缓冲液GD500μl，离心（转速为每分钟12000转）30秒，弃去过滤液；向吸附柱CB3中加入漂洗液PW 600μl，离心（转速为每分钟12000转）30秒，弃去过滤液；重复操作上一步骤；将吸附柱CB3放回收集管中，离心（转速为每分钟12 000转）2分钟，弃去过滤液；室温放置吸附柱CB3 2分钟；将吸附柱CB3转入一个干净的离心管中，向吸附膜的中间部位悬空滴加100μl洗脱缓冲液TE，室温放置2分钟，离心（转速为每分钟12000转）2分钟，将溶液收集到离心管中，作为供试品溶液，置零下20℃保存备用。另取蜚蠊对照药材50mg，同法制成对照药材模板DNA溶液。

2. PCR反应鉴别引物　以5′TGCTGAGCTCGGGCAACCA3′和5′CTACTGATCATACGAAAAGGGGA3′为引物。PCR反应体系：在200μl离心管中进行，反应总体积为25μl，反应体系包括10×PCR缓冲液（含Mg^{2+}）2.5μl，dNTPs（10μmol/L）1.0μl，鉴别引物（25μmol/L）各0.5μl，Taq DNA polymerase（Vazyme）（5U/μl）0.3μl，模板DNA（50ng/μl）2.0μl，无菌双蒸水18.2μl。将离心管置PCR仪，PCR反应参数：94℃预变性5分钟；循环反应35次（94℃变性30秒，65.5℃退火30秒，72℃延伸45秒），延伸（72℃）10分钟。

3. 电泳检测　照琼脂糖凝胶电泳法。供试品凝胶电泳图谱中，在与对照药材凝胶电泳图谱相应的位置上，在400～500bp应有单一DNA条带。

【质量评价】以身干、条长、蝶形白斑、头足完整者为佳。

水分　不得过9.0%。

总灰分　不得过8.0%。

重金属及有害元素　照铅、镉、砷、汞、铜测定法（原子吸收分光光度法）测定，铅不得过1mg/kg，镉不得过0.3mg/kg，砷不得过1mg/kg，汞不得过0.2mg/kg，铜不得过20mg/kg。

醇溶性浸出物　不得少于8.0%。照醇溶性浸出物测定法项下的热浸法测定，用稀乙醇作溶剂[1]。

【化学成分】主要含蛋白质（酶）、氨基酸、脂肪酸、微量元素，还含有环二肽、尿嘧啶（$C_4H_4N_2O_2$）、次黄嘌呤（$C_5H_4N_4O$）及黄嘌呤（$C_5H_4N_4O_2$）等物质[3]。

【性味归经】咸，平。归肝、肾、脾经。

【功能主治】活血化瘀，清热解毒，消积，生肌。用于癥瘕积聚，小儿疳积，咽喉肿痛，虫蛇咬伤，疮痈肿痛及痔疮出血，口腔溃疡，胃、十二指肠溃疡。外用：消肿生肌，用于外伤、溃疡、烧伤、烫伤、压疮创面。

【药理作用】

1. 促血管增生及组织修复作用　美洲大蠊提取物对大鼠水浸应激胃溃疡型、大鼠醋酸烧灼的胃溃疡型及大鼠乙醇胃黏膜损伤型的动物进行了实验研究。结果表明美洲大蠊提取物对应激性及乙醇胃溃疡模型保护效果明显，抑制率高低与浓度有关。

从促进胞基质表达，调节细胞因子分泌，提高中性粒细胞数量，提高巨噬细胞吞噬能力及促进体内SOD值回升等角度对美洲大蠊提取物促进伤口愈合的作用机制进行了研究。对美洲大蠊提取物促进伤口愈合的损伤组织修复的机制进行了研究，结果表明，美洲大蠊提取物能够诱导血管内皮细胞迁移[7]。

2. 对心血管作用　美洲大蠊提取物具有增强心肌收缩力，改善微循环，扩张肺血管、利尿、保护心肌细胞等作用。从美洲大蠊醇提物中纯化精制而成的“心脉隆注射液”，具有强心升压，改善微循环，兴奋呼吸，利尿，增加心、脑、肺、肾的血流量等作用。可用于治疗右心衰，急慢性心衰，失血性休克，低血压，室性期前收缩，病窦性综合征，心脑缺血性等疾病[8]。

3. 抗炎镇痛作用　美洲大蠊提取物可抑制二甲苯所致的小鼠耳廓肿、蛋清所致的大鼠足跖肿胀，可使醋酸所致的扭体次数明显减少，并使小鼠热板法痛阈明显提高，表明美洲大蠊提取物具有抗炎、镇痛的作用。

主要参考文献

[1] 四川省食品药品监督管理局. 四川省中药材标准（2010年版）[M]. 成都：四川科学技术出版社，2011：450.

[2]（清）孙星衍.神农本草经（第二卷）[M]. 北京：商务印书馆，1955.

[3]（明）李时珍. 本草纲目（第四册）[M]. 北京：人民卫生出版社，1982.

[4] 吴福祯. 中国大蠊属的几种蜚蠊及其分布，生活习性与经济重要性[J]. 昆虫学报，1982：4.

[5] 李树楠，刘光明. 美洲大蠊的研究与开发[M]. 昆明：云南科技出版社，2012：102-108.

[6] 冯平章，郭予元，吴福桢. 中国蟑螂种类及防治[M]. 北京：中国科学技术出版社，1997：206.

[7] 陈晓平，程天民，艾国平. 电离辐射对伤口中性粒细胞的影响及康复新的促愈作用[J]. 第三军医大学学报，2001，23(3)：287.

[8] 李树楠，杜一民，张华明. “心脉龙注射液”对心血管系统药理作用的初步研究[J]. 大理医学院学报，1988，6(1)：1-6.

（好医生药业集团有限公司　刘彬）

39. 穿山甲

Chuanshanjia

MANIS SQUAMA

【别名】鲮鲤、鲮鲤甲、川山甲、钻山甲、山甲等。

【来源】为鲮鲤科动物穿山甲*Manis pentadactyla* Linnaeus的鳞甲。

【本草考证】本品始载于《名医别录》，原名鲮鲤甲，《图经本草》开始称之为“穿山甲”并延续至今，《证类本草》载：“其形似鼍而短小，又似鲤鱼，有四足，能陆能水。出岸开鳞甲，伏如死，令蚁入中，忽闭而入水，开甲，蚁皆浮出，于是食之”，《本草纲目》载：“其形肖鲤，穴陵而居，故曰鲮鲤，而俗称为穿山甲，郭璞赋谓之龙鲤。”《雷公炮制药性解》载：“穿山甲形似鲤鱼，有四足，能陆能水，山岸间开鳞甲如死，令蚁入中，闭而入水，开甲蚁浮水面，于是食之，故主蚁漏，其性喜穿山，是以名之。”《本草蒙筌》载：“深山大谷俱有，身短尾大类鼍。从陵为穴居于陵，加鲤因鳞色若鲤。俗医不知字义，竟以穿山甲称。水陆并能，食蚁有法。”从上述关于穿山甲的形态特征、生活习性与饮食习性等描述分析，古代和现代穿山甲的动物来源基本一致[1]。

【原动物】成体长40～55cm，尾长27～33cm，重3～5kg。尾长与头体长的百分比约为65%。尾长与体长的百分比约为66%。脑颅大，头呈圆锥状，眼小，筒状耳朵瓣状而下垂，吻细长，吻端裸露呈肉色，无齿，舌长2cm，能自由伸缩舔食。体形狭长，呈半筒状。肛门下方具一凹陷，尾端下方有一裸露小区。四肢比较粗壮，前后足各具5趾，趾端具强爪，粗大而锐利，行走时前爪背着地。两颊、眼、颏及喉不披鳞，而披以黄白或红棕色的稀毛。全身披以覆瓦状排列的、像鱼鳞一般的硬角质厚鳞片，在披鳞的部位各鳞片之间，还有黄棕色硬毛，5～6根成丛的伸出鳞外。胸腹平坦并且到尾基下面以及四肢的内侧均不披鳞而覆以黄白色或红棕色的稀毛，绒毛极少。鳞片长呈半圆形并且与体轴平行，全身有560～688片。鳞片为黑褐色或灰褐色，但老年个体边缘呈黄褐色或橙褐色，幼兽尚未角化的鳞片呈黄色。背部隆起，鳞片呈菱形且鳞片为15～16片/列，腹侧带棱脊鳞片约3列。前肢从远端到近端鳞片呈背后方斜行排列，而后肢则从近端覆盖排列。尾呈扁平状，尾背鳞约18片/列，尾上另有纵向鳞片9～10片[2-4]。（图1-39-1）

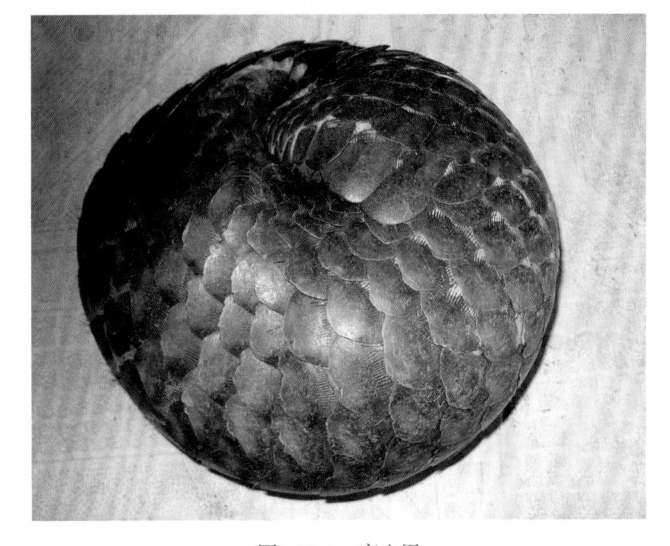

图1-39-1 穿山甲

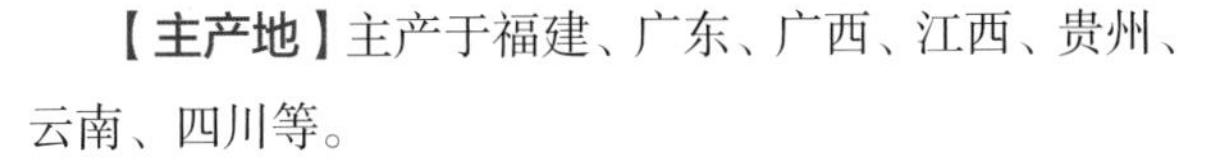

【主产地】主产于福建、广东、广西、江西、贵州、云南、四川等。

【养殖要点】生物学特性 穿山甲多栖居于半山区及丘陵山地的树林、灌丛、草莽等各种环境，但极少在石山秃岭地带。喜温怕冷，白天休息，夜间外出觅食，洞穴多筑在大幅山体的一面，居住地随季节和食物而变化。在南方冬、春季节，天气尚冷，穿山甲多住在向阳山坡下层的芒其、芒草丛区；夏、秋雨季天气又热，它多住山上层较为凉爽又不易为流水冲刷的地段[2]。

穿山甲能泅渡大河。浮水时头部伸出水面，游速超过蛇类。它也能攀爬斜树，寻蚁时往往循蚁迹上树，以尾绕附树枝，饱食之后有时就在树枝上睡觉。向上攀爬时，利用它四肢锐利的爪钩住树，特别是前肢显得特别有力，尾巴绕附，动作很快。在向下爬时，可利用尾梢绕钩树干，头部向下寻找往下爬的位置。有时也能向下倒退，倒退时，除用利爪钩住树皮外，同时也张开宽长的尾巴上的鳞片卡住树干，身体慢慢下滑[5]。

穿山甲所掘的洞，通常位于向阳的坡面，坡度为20～40度。洞口朝南或东南，呈圆形。洞道长0.3m至数米，深1～2m，夏季住浅洞，冬季住深洞。打洞深浅的季节性变化与地表下蚁类活动的季节性变化有关。冬洞的特征是洞巢位置距地面较深，一般均距地面2m以下[5]。夏洞的构造比冬洞的简单，但数量比冬洞多。住洞的深浅与它对温度的特别要求有关。夏洞距地面较浅，通常仅深24～52cm洞道长度，仅在26～70cm，冬季住深洞，因为深洞底部比浅洞的温度高，且比地表的温度变化小。在洞的中部常做有一个椭圆形的窝[4, 6]。

穿山甲发现存在胃内的主要食物为蚁类成虫，次为蚁类幼虫、蚁卵及蚁的巢土。还有小石头和石英石。胃中泥沙占一半以上[4]。穿山甲的繁殖比较缓慢，每年1胎，每次通常只产1仔，偶产2仔[2]。蚁种类有白蚁和黑蚁两种，不同季节，穿山甲食谱稍有不同，夏季穿山甲，主要捕食黑蚂蚁，也有少量白蚁和植物碎片，冬季穿山甲主要捕食白蚁[7-8]。

【采收与加工】春、夏二季成年个体，将穿山甲实施安死术后，除去内脏，剥取整张鳞甲，去净骨肉，保持穿山甲空腔全形，头尾足爪齐全，晒干。然后将甲张放入沸水中，让甲片自行脱落；或将甲张放入生石灰水，腐蚀去皮肉，取出甲片，用清水洗净，晒干。以色棕黑或棕黄，不带残肉者为佳[9]。

【药材鉴别】

（一）性状特征

本品呈扇面形、三角形、菱形或盾形的扁平片状或半折合状，中间较厚，边缘较薄，大小不一，长宽各为0.7～5cm。有的鳞片间杂有稀疏的棕色刚毛，背鳞游离端凹刻状或近平截。外表面黑褐色或黄褐色，有光泽，宽端有数十条排列整齐的纵纹及数条横线纹；窄端光滑。内表面色较浅，中部有一条明显突起的弓形横向棱线，其下方有数条与棱线相平行的细纹。角质，半透明，坚韧而有弹性，不易折断。气微腥，味淡。（图1-39-2）

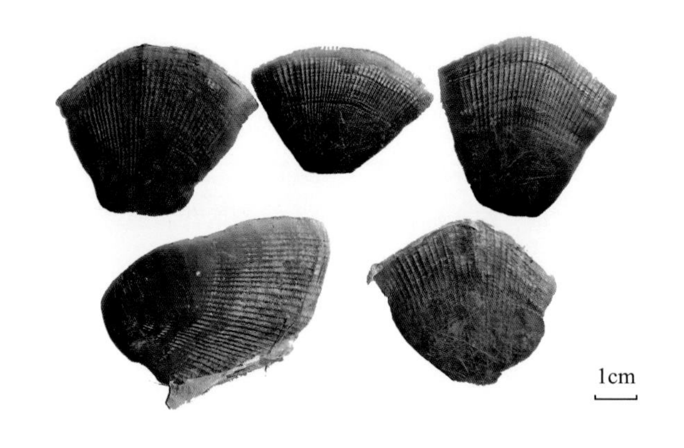

图1-39-2　穿山甲药材图

（二）显微鉴别

粉末特征　粉末为灰色或淡灰褐色。不规则碎块大小不等，大多呈柴片状，边缘不整齐，层叠状，淡灰白色至深灰色；表面不整齐，有的表面布有灰棕色色素颗粒；有的可见同方向交错排列的细长梭形纹理，有长梭形小孔。（图1-39-3）

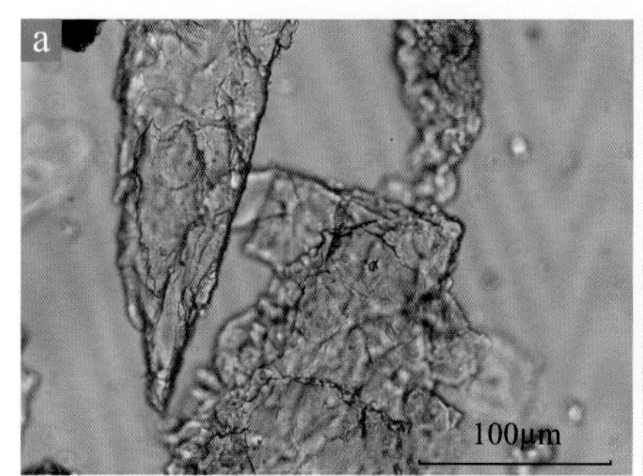

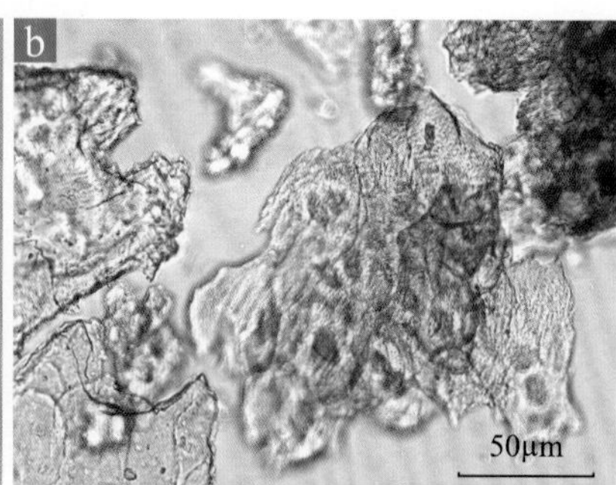

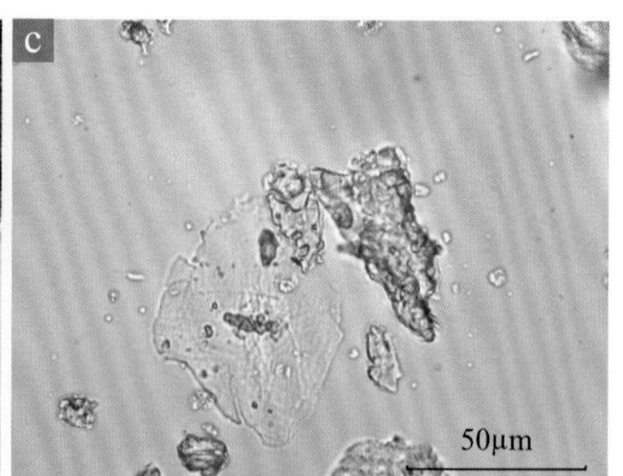

图1-39-3　穿山甲粉末图

a. 柴片状碎块　b. 色素颗粒　c. 长梭形小孔

（三）理化鉴别

供试品色谱中，在与对照药材色谱相应的位置上，分别显相同颜色的斑点或荧光斑点。（图1-39-4）

【质量评价】以干燥、片棕黑或棕黄色、无残肉者为佳。

杂质　不得过4%。

总灰分　不得过3.0%。

【化学成分】主要含蛋白、肽、氨基酸和微量元素等，如十八碳直链脂肪酸、二十三酰丁胺、胆固醇、L-丝-L-酪环二肽、D-丝-L-酪环二肽、L-甘-L-酪环二肽等成分[10]。

【性味归经】咸，微寒。归肝、胃经。

【功能主治】活血消癥，通经下乳，消肿排脓，搜风通络。用于经闭癥瘕，乳汁不通，痈肿疮毒，风湿痹痛，中风瘫痪，麻木拘挛。

【药理作用】

1. 通乳作用　炮山甲有较佳的通经下乳功效，能显著促进母鼠单次泌乳量和1日泌乳量，具有促进实验性产后缺乳大鼠泌乳的作用[11]。

2. 对心血管作用　穿山甲能显著降低大鼠血液黏度，还能增强心肌收缩功能、有正性肌力作用，还能显著抑制血小板聚集、延长凝血时间。穿山甲具有一定的抗小鼠微循环障碍的作用[12]。

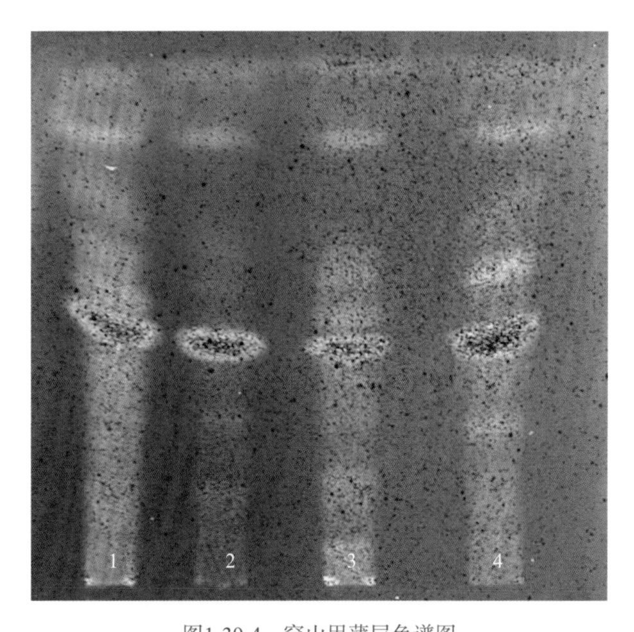

图1-39-4　穿山甲薄层色谱图

1. 中国穿山甲　2. 树穿山甲　3. 马来穿山甲　4. 印度穿山甲

3. 抗炎镇痛作用　穿山甲片的水提液、醇提液均有明显的抗巴豆油引起的小白鼠耳部炎症作用[13]；穿山甲鳞甲乙醇提取物对角叉菜胶致大鼠足趾肿胀、二甲苯致小鼠耳廓肿胀均有抑制作用，其抗炎机制可能为通过提高血清中GSH-PX、SOD的活力和降低MDA、PGE2含量来抑制炎症反应；穿山甲片水提物各剂量组均能提高小鼠热板法的痛阈值，且对小鼠醋酸所致的扭体反应有抑制作用[14]，穿山甲炮制产生的环二肽具有显著镇痛效果。

【分子生药】取穿山甲鳞甲和筋膜样品提取基因组DNA。各样品分别用通用引物[6-7]（序列见表1-39-1）以高保真酶扩增COI和Cytb序列并进行测序。亚洲产区与非洲产区的穿山甲分别聚为两支，亚洲产穿山甲中，中华产山甲、印度穿山甲与马来产山甲又分别聚为一支[15]。

表1-39-1　引物及PCR反应条件

引物名称		引物序列 5′-3′	PCR程序
Cytb通用引物	GVL14724	GATATGAAAAACCATCGTTG	98℃ 3分钟，35个循环（98℃ 20秒，52℃ 15秒，72℃ 15秒），72℃ 1分钟，4℃
	H15149	CTCAGAATGATATTTGTCCTCA	
COI通用引物	pangolin-COI-HZF3	AGATTTACAGTCTAATGCTT	
	pangolin-COI-HZR1	CCCATGTATCCAAAGGGCTCTT	
特异性引物	cytb-S3	GAAACTTCGGATCCCTACTAGGAGC	98℃ 4分钟，30个循环（98℃ 30秒，58℃ 30秒，72℃ 30秒），72℃ 5分钟，4℃

【附注】穿山甲入药历史悠久。2017年1月2日，穿山甲属下辖全部8个种，都被纳入华盛顿公约（CITES）附录Ⅰ中，完全禁止国际贸易。国内穿山甲数量由20世纪50年代100万只锐减到当前1万只左右。因疗效确切，临床需求量大。根据国家林业局数据，2013—2014年度国内穿山甲消耗控制量为25吨，每只穿山甲产鳞片约0.5kg，则需要5万只以上穿山甲。国内穿山甲供应基本依赖于亚洲及非洲走私，且走私穿山甲鳞片数量逐年增加，一次走私量可达

10吨以上。穿山甲流通商品主要为马来穿山甲、印度穿山甲及树穿山甲，加重了穿山甲资源减少。当前穿山甲养殖技术并不成熟，还不能提供人工养殖穿山甲产品。为保障穿山甲临床用药，寻找有效、可持续穿山甲替代资源迫在眉睫；但穿山甲替代资源的研究基础较为薄弱，首要问题需阐明穿山甲炮制增效物质基础，通过对炮山甲药效物质基础揭示，为穿山甲替代资源筛选奠定科学依据。

主要参考文献

[1] 代琪，叶俏波，杨茂艺. 穿山甲的本草考证[J]. 中药材，2018，41(2)：482-484.

[2] 刘曦庆，彭建军，高赛飞，等. 穿山甲的走私贸易概况、物种鉴定与形态比较[J]. 林业实用技术，2011(5)：11-14.

[3] 岩昆，孟宪林，杨奇森. 中国兽类识别手册[M]. 北京：科技出版社，2006：37

[4] 谢春久. 穿山甲生态调查初报[J]. 中药材科技，1980(3)：19-22.

[5] 王少龙. 中国鲮鲤的野外生活习性初步观察[J]. 引进与咨询，2005(4)：52-53.

[6] 刘振河，徐龙辉. 穿山甲的生活习性及资源保护问题[J]. 动物学杂志，1981，16(1)：40-41.

[7] 柯亚永，常弘，吴诗宝. 穿山甲主要食物营养成分研究[J]. 动物学研究，1999，20(5)：394-395.

[8] 史有青. 穿山甲的食蚁习性[J]. 野生动物，1985，6(6)：11-13.

[9] 叶强. 广西地道药材简介——滑石、八角茴香、穿山甲和灵香草[J]. 广西中医药，1988(2)：32-34.

[10] 马雪梅，秦永祺. 穿山甲化学成分的研究[J]. 药学学报，1988(8)：588-592.

[11] 侯士良，赵晶，董秀华，等. 比较猪蹄甲、穿山甲泌乳作用实验研究[J]. 中国中药杂志，2000(1)：46-48.

[12] 张东伟，付敏，彭贤文，等. 猪蹄甲与穿山甲抗小鼠骨髓微循环障碍作用的实验研究[J]. 中草药，2005(9)：88-91.

[13] 高英，吕振兰，李卫民，等. 穿山甲片与猪蹄甲的成分研究[J]. 中药材，1989(2)：34-37.

[14] 吴珊. 穿山甲鳞甲乙醇提取物镇痛抗炎作用及其机制的实验研究[D]. 南宁：广西医科大学，2012.

[15] 尹艳，刘逊，王兵，等. 中药穿山甲的DNA分子鉴定研究[J]. 中国中药杂志，2017，42(11)：2078-2084.

（苏州卫生职业技术学院　刘逊）

40. 蚕沙

Cansha

BOMBYCIS FECULAE

【别名】原蚕屎、晚蚕沙、蚕砂、原蚕沙、马鸣肝等。

【来源】为蚕蛾科昆虫家蚕*Bombyx mori* Linnaeus的干燥粪便[1]。

【本草考证】本品始载于《本草经集注》，为“原蚕屎”；始载于《名医别录》载：“主肠鸣，热中消渴，风痹，隐疹”。《本草纲目》载：“原蚕沙：甘、辛、温、无毒。”《新修本草》载：“原蚕是重养者，俗呼为魏蚕。道家用其蛾止精，其翁茧入术用。屎，名蚕沙，多入诸方用，不但熨风而以也。”《本草新编》载：“蚕沙，即晚蚕之屎，其性亦温，治湿痹、瘾疹、瘫风，主肠鸣热中泄泻。”《本草求真》载：“蚕沙（专入肝脾。兼入胃）。即晚蚕所出之屎也。玩书所着治功。多有祛风除湿之能。”综上所述，历代本草所述蚕沙与今药用蚕沙一致。

【原动物】雄翅长16～19mm，体长13～16mm；雌翅长19～21mm，体长18～21mm。体翅白色至灰白色，雄、雌触角均双栉状，32～36节，背面白色，腹面灰白色，栉上纤毛灰褐色，腹部背中央有成丛的长毛；胸足短，粗壮有毛丛。一年发生三代（家养），以卵过冬（图1-40-1）。桑蚕起源于中国，由古代栖息于桑树的原始蚕驯化而来。蜕皮前，幼虫停止食桑，吐丝于蚕座上，用腹足和尾足固定蚕体，静止不动，称眠。眠是分龄的界限，每眠一次增加1龄。桑蚕的眠性有三眠、四眠、五眠等。比较著名的有：四川产区较多使用871×872、锦苑×凌州、川山×蜀水，广西产区主要为两广二号、7532×932，江浙一带主要为菁松×皓月、秋丰×白玉。

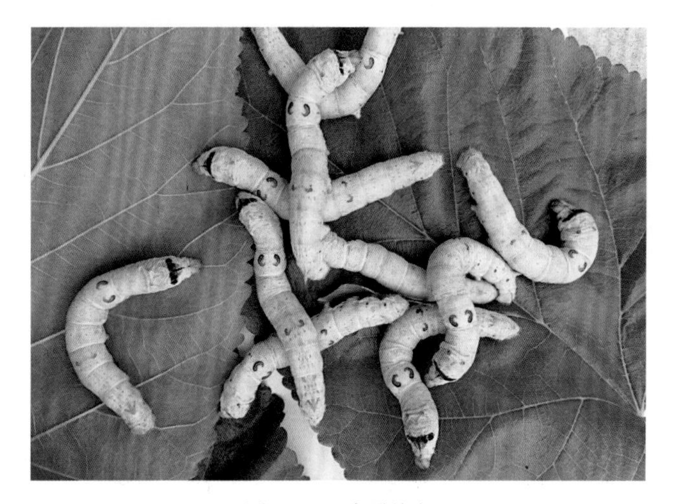

图1-40-1　家蚕幼虫

【主产地】全国各地均产。

【采收与加工】夏、秋二季采收，除去杂质，晒干。

【药材鉴别】

（一）性状特征

外观呈短圆柱形小颗粒，长2～5mm，直径1.5～3mm。表面灰黑色至绿黑色，粗糙，有6条纵棱及横向环纹，两端钝，呈六棱形。质坚而脆。具青草气，味淡。（图1-40-2）

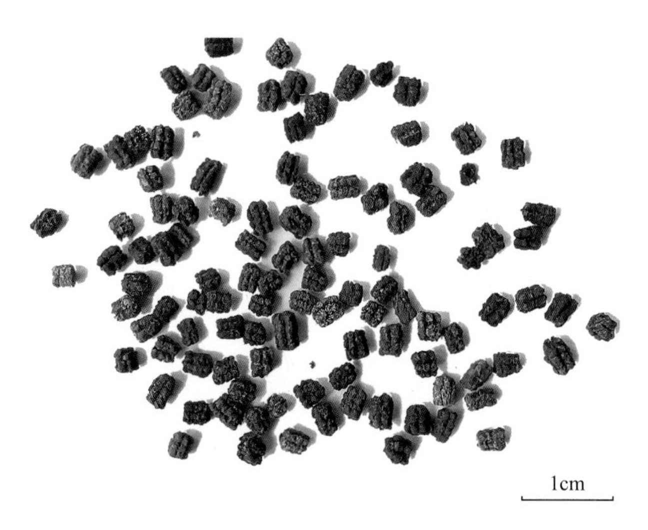

图1-40-2　蚕沙药材图

粉末呈灰褐色至灰绿色，含钟乳体的大细胞类圆形，直径47～77μm（图1-40-3a），草酸钙簇晶多见，直径5～20μm（图1-40-3b）。非腺毛单细胞，多不完整，直径17～40μm（图1-40-3c）。下表皮气孔不定式，副卫细胞4～6个，直径6～12μm（图1-40-3d）。螺纹导管直径多见（图1-40-3e）。方晶（图1-40-3f）及乳管（图1-40-3g）偶见[2]。

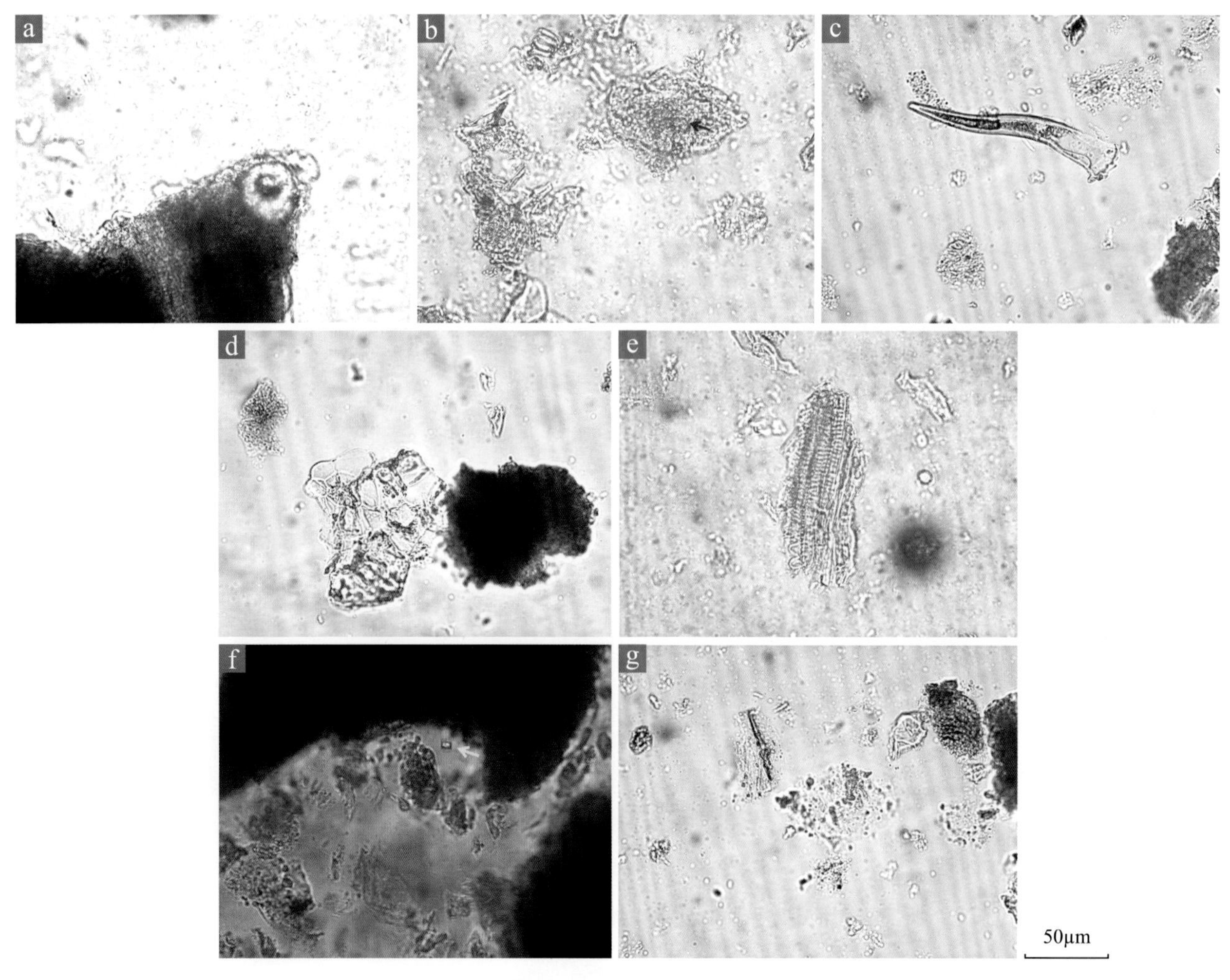

图1-40-3　蚕沙粉末图

（二）理化鉴别

（1）取本品粉末0.2g，置具塞试管中，加热水5ml，加塞振摇5分钟，滤过。取滤液1ml，加茚三酮试液3～4滴，摇匀，放入沸水浴中加热，溶液由橙红色变紫红色[2]。

（2）取本品与β-谷甾醇，照薄层色谱法测定，供试品色谱中在与对照品色谱相应的位置上，显相同颜色的斑点[2]。（图1-40-4）

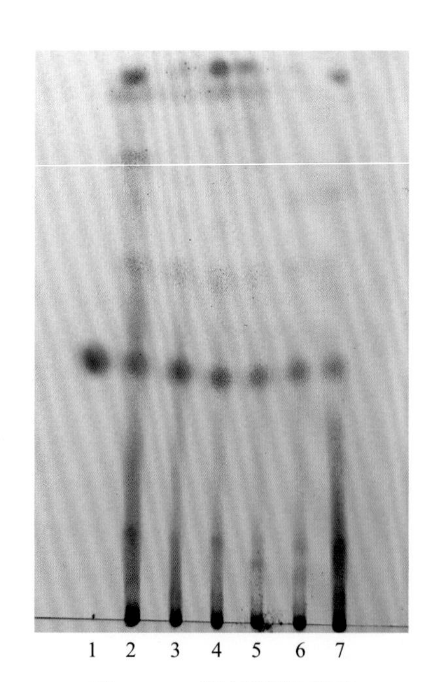

图1-40-4　蚕沙薄层色谱图
（硫酸乙醇显色）
1. β-谷甾醇对照品　2～7. 蚕沙供试样品

【质量评价】 以干燥、色黑、坚实、均匀、无杂质者为佳。水分不得过14.0%。总灰分不得过17.0%。

【化学成分】 主含生物碱类成分：1-脱氧野尻霉素（1-deoxynojirimycin，DNJ）、fagomine和3-epifagomine等[3]；　倍半萜类成分：3*S*, *R*-dihydroxy-6*R*,7-megstigmadien-9-one、3*S*, 5*R*-dihydroxy-6*S*,7-megstigmadien-9-one、（6*R*, 9*R*）-3-oxo-α-ionol β-D-glucopyranoside、（6*R*, 9*S*）-3-oxo-α-ionol-β-D-glucopyranoside、blumenol C glucoside、byzantionoside B、alangionoside L等[4]；甾体类成分：β-谷甾醇、胆甾醇。此外，尚含有叶绿素、粗蛋白、粗脂肪、果胶、类黄酮等[5]。

【性味归经】 辛、甘，温。归肝、脾经。

【功能主治】 祛风除湿，活血定痛。用于风湿痹痛，关节不遂，皮肤不仁，腰腿冷痛，风疹瘙痒；头风头痛，烘弦风眼。

【药理作用】

1. 抗关节炎作用　蚕沙乙醇提取物能明显改善佐剂性关节炎大鼠症状，包括逆转体重减轻、减轻脚趾肿胀和组织病理变化评分[6]。

2. 抗肿瘤作用　蚕沙中的叶绿素衍生物（CpD）是一种新型的光敏剂，具有较强的光敏效能而用于肿瘤治疗[7]。此外，蚕沙中的脱镁叶绿酸盐a（SPba）在1mg/kg的剂量和弱光照射下就能表现出较强的光敏效能，发挥对黑色素瘤B16F10的抑制作用[8]。1-脱氧野尻霉素（1-deoxynojirimycin，DNJ）可调节肿瘤细胞的糖代谢，从而影响肿瘤细胞的分化、转移及浸润等；研究发现DNJ对肝癌HepG2细胞、白血病HL60细胞、结肠癌HT-29细胞、黑色素瘤B16F10细胞和胰腺癌SW1990细胞等有一定的抑制作用[9]。

3. 降血糖作用　蚕沙能明显降低正常小鼠及四氟嘧啶诱导高血糖小鼠蔗糖或淀粉负荷后的血糖峰值及血糖曲线下面积（AUC），但对葡萄糖耐量无影响[10]。蚕沙中的DNJ能明显改善自发持续高糖大鼠空腹血糖水平，增加胰岛素敏感性，并且抑制高血糖大鼠体重增加。DNJ的降血糖机制可能与抑制α-糖苷酶、下调小肠葡萄糖转运体以及干扰体液调节等相关[9]。

4. 胃肠道作用　蚕沙中果胶是其胃肠作用的有效成分之一，蚕沙中果胶为低甲氧基果胶，有降血脂、降低胆固醇、防治动脉硬化和抑菌作用，可用于治疗肠道功能紊乱、胃炎和胃溃疡[11]。此外，蚕沙中叶绿素也为其胃肠作用活性成分，具有抗溃疡的作用[5]。

【用药警戒或禁忌】沙含有光敏剂，具有较轻的皮肤光毒性[5]。

主要参考文献

[1] 福建省中药材标准[S]. 福州：海风出版社，2006：215-216.

[2] 卫生部药品标准中药材第一册[S]. 北京：人民卫生出版社，1992：69.

[3] 周光雄，阮杰武，黄美燕，等. 蚕沙中生物碱成分研究[J]. 中药材，2007，30(11)：1384-1385.

[4] 崔锡强，李杏翠，王磊，等. 蚕沙化学成分研究[J]. 中国中药杂志，2008，33(21)：2493-2496.

[5] 施明毅，李建利，卢先明，等. 蚕沙研究概况[J]. 中药与临床，2013，4(1)：53-56.

[6] Zheng TY, Su SL, Dai XX, et al. Metabolomic analysis of biochemical changes in the serum and urine of Freund′s adjuvant-induced arthritis in rats after treatment with Silkworm excrement [J]. Molecules, 2018，23(06)：1490.

[7] Park YJ, Lee WY, Hahn BS, et al. Chlorophyll derivatives-a new photosensitizer for photodynamic therapy of cancer in mice [J]. Yonsei Med J, 1989，30(3)：212-218.

[8] Lim DS, Ko SH, Lee WY. Silkworm-pheophorbide a mediated photodynamic therapy against B16F10pigmented melanoma [J]. Journal of Phtochemistry and Photobiology, 2004，74(1)：1-6.

[9] 邓超，吴昭权，刘芳，等. 1-脱氧野尻霉素及其衍生物生物活性研究进展 [J]. 中国药学杂志，2017，52(13)：1110-1114.

[10] 刘泉，乔凤霞，叶菲，等. 蚕沙提取物的抗糖尿病作用研究[J]. 中国新药杂志，2007，16(19)：1589-1592.

[11] 郭宝星. 蚕沙及其提取物在医学上的应用[J]. 四川中医，2003，21(3)：19.

（成都中医药大学　彭伟）

41. 海马

Haima

HIPPOCAMPUS

【别名】 龙落子、水马、鰕姑、马头鱼、海蛆。

【来源】 为海龙科动物线纹海马*Hippocampus kelloggi* Jordan et Snyder、刺海马*Hippocampus histrix* Kaup、大海马*Hippocampus kuda* Bleeker、三斑海马*Hippocampus trimaculatus* Leach或小海马（海蛆）*Hippocampus japonicus* Kaup的干燥体。

【本草考证】 以“水马”之名始载于《本草经集注》鼺鼠项下。谓：“又有水马，生海中，是鱼虾类，状如马形亦主易产。”上述描述可知水马即为海马，也是海马的最初命名。海马之名始载于《本草拾遗》：“谨按《异志》云：海马，生西海，大小如守宫虫，形若马形，其色黄褐。”《证类本草》沿用了“海马”及“水马”两个称谓，并分别列于海马项下：“图经云：生南海。头如马形，虾类也。妇人将产带之，或烧末饮服。亦可手持之。”鼺鼠项下：“《注》中又引水马，首如马，身如虾，背伛偻，身有竹节纹，长二、三寸。今谓之海马。”《本草纲目》载：“弘景曰：是鱼虾类也，状如马形，故名；藏器曰：海马出南海，形如马，长五六寸，虾类也；按《齐济总录》云：海马，雌者黄色，雄者青色；又徐表《南方异物志》云：海中有鱼，状如马头，其喙垂下，或黄或黑。海人捕得，不以啖食，暴干熇之，以备产患，即此也。”综上形态、习性记述，与今之药材所用海马基本相符。

【原动物】

1. 线纹海马　扁长形而弯曲，体长25～30cm。表面黄白色或黑褐色。头呈马头状，吻增厚，头长/吻长值约为2.1（2.0～2.3）。体侧扁，腹部颇凸出。头略似马头，有冠状突起，尖端具5个短小棘，略向后方弯曲。冠前区较为平坦，没有明显冠前刺；眶上、头侧及颊部下方具尖棘，较粗，向后弯曲。眼棘突出，颊刺呈钩状，背鳍18～19；胸鳍18；臀鳍常脱落。体环11-39-40。躯干部七棱形，体环增厚，体上有瓦楞形的节纹并具有瘤状短棘，体侧可见不规则或呈纹状的白色斑点及线纹。腹侧棱棘突出，腹下嵴不甚突出。尾部四棱形，尾端卷曲。肛门位于躯干第十一骨环的腹侧下方。雄性尾部腹面有育儿囊。

2. 刺海马　体长12～20cm。黄白色至暗棕色。体侧扁，腹部凸出。体棘、头棘尖锐，特别发达，体上小棘尖端大多淡黄色。头呈马头形，头部弯曲，与躯干部成直角，有冠状突起，尖端具4～5个短小棘，吻较细并显著延长，头长/吻长值约为1.8（1.7～2.0）。眼棘、冠前刺、鼻刺突出而尖锐，颊刺1，呈钩状；头冠矮小，顶端具4～5个短小棘，略向后方弯曲；背鳍18；胸鳍18；臀鳍常脱落。躯干部骨环数11，尾部骨环数35～36。肛门位于臀鳍稍前方。躯干部棘长、尖锐，顶端有黑斑点，腹部延展边缘锐利且为黑色，形成龙骨突。尾部棘长且均等长。雄性尾部腹面有育儿囊。

3. 大海马　又称管海马。体长12～25cm，表面黄白色或黑褐色。头部及体侧有细小暗黑斑点。体侧扁，头呈马头形，与躯干部成直角：冠状突起顶端具5个短粗棘。腹部凸出，躯干部七棱形，尾部四棱形，细长而卷曲。吻增厚，头长/吻长值约为2.3（2.0～2.6）。无鼻棘；脸颊扩大，冠向后倾斜；体上棱棘短钝。全体较光滑，体环交接处增大呈按钮状。背鳍17，胸鳍16～17，臀鳍常脱落，躯干部骨环数11，尾部骨环数35～36。肛门位于臀鳍稍前方。雄性尾部腹面有育儿囊。

4. 三斑海马　体长8～16cm。黄白色至黑褐色。体侧扁，腹部颇凸出。头长/吻长值约为2.2（1.9～2.4）。躯干部七棱形，尾部四棱形，卷曲。体上除头部个别棘较尖锐外，其他各棘均短钝，略呈突起状或隆起状嵴。头部冠状突起短小，顶端具5短小棘突。颊刺钩状；背鳍20～21；胸鳍18。臀鳍常脱落。躯干部骨环数11，尾部骨环数40～41。肛门位于臀鳍稍前方，躯干第十一骨环的侧面。雄性尾部腹面有育儿囊。体侧背部第1、4、7节的短棘基部各有1黑斑。雌性海马黑斑不明显或无。

5. 小海马（海蛆）　体形较小，长5～8cm，黑褐色。体侧扁，腹部凸出。躯干部七棱形，尾部四棱形，卷曲。

头呈马头形，与躯干部成直角；吻短于眼后头长，不及头长的1/3，头长/吻长值为3.5～6.5。头上小棘发达，冠状突起具5短小钝棘。无鼻棘。头上吻部及体侧具斑纹。肛门位于臀鳍稍前方、躯干第十一骨环的腹面。背鳍16～17；胸鳍13；臀鳍常脱落。躯干部骨环数11，尾部骨环数37～38。躯干部第1、4、7、11，尾部5、9、10、12体环上棱嵴较发达。节纹及短棘均较细小。雄性尾部腹面有育儿囊。

【主产地】主产于渤海、东海、南海和台湾海峡，以山东和广东沿海为多。

【采收与加工】夏、秋二季捕捞，洗净，晒干；或除去皮膜和内脏，晒干。用时捣碎或碾粉。

【商品规格】市场按大小分为大海马与小海马。大海马主要为线纹海马、大海马。小海马主要为三斑海马幼体、小海马。

【药材鉴别】

（一）性状特征

1. 线纹海马　呈扁长形而弯曲，体长25～30cm。表面黄白色至灰白色。头略似马头，有冠状突起，具管状长吻。口小，无牙，两眼深陷。躯干部七棱形，尾部四棱形，渐细卷曲，体上有瓦楞形的节纹并具短棘。体侧常具有白色线状斑点。体轻，骨质，坚硬。气微腥，味微咸。（图1-41-1）

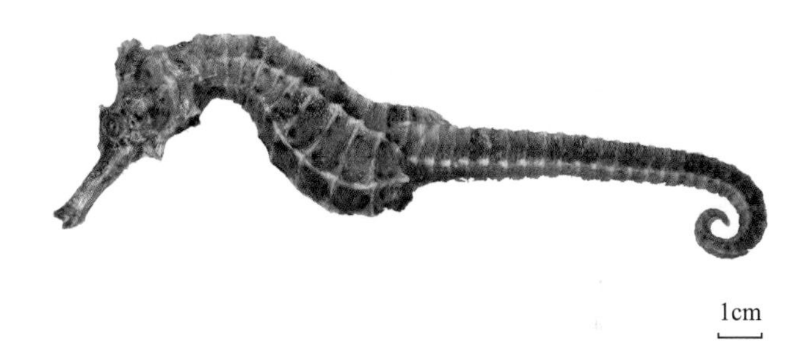

图1-41-1　线纹海马药材图

2. 刺海马　体长12～17cm。吻长不及头长1/2。头部及体上环节间的棘细而尖，躯干第1、4、7、11骨环上棱脊较发达。颊刺1或2，鼻刺不显著或无。（图1-41-2）

3. 大海马　体长12～25cm。黄白色或黑褐色。吻增厚，全身光滑无刺，体环交接处增大呈按钮状。（图1-41-3）

4. 三斑海马　体长8～16cm。黄白色或黑褐色。体侧背部第1、4、7节的短棘基部各有1黑斑。雌海马黑斑较少见或无。（图1-41-4）

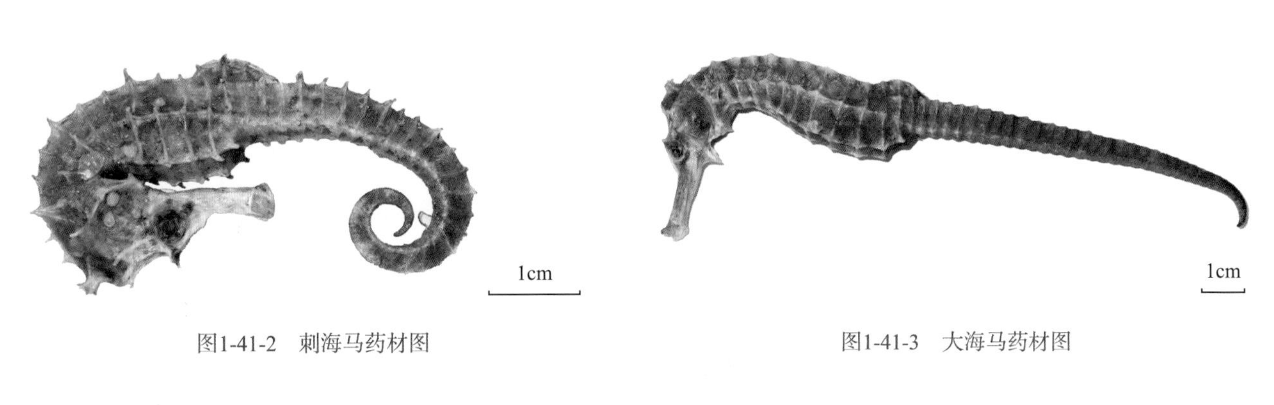

图1-41-2　刺海马药材图　　图1-41-3　大海马药材图

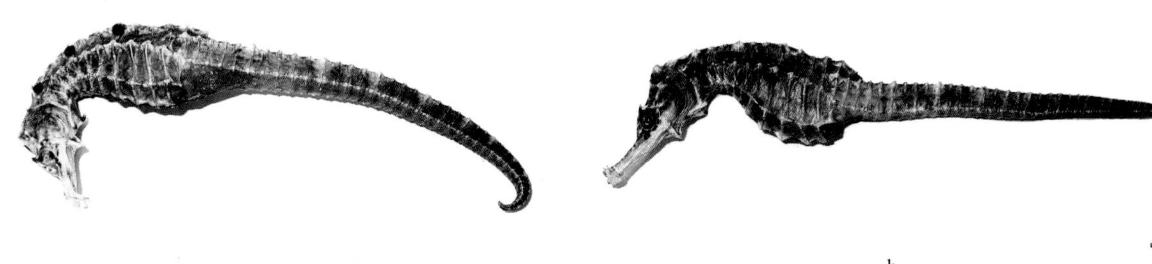

图1-41-4　三斑海马药材图

a. 雄性　b. 雌性

5. 小海马（海蛆） 体形小，长5～8cm。黑褐色。吻较短，不及头长1/3。腹部突出。节纹及短棘均较细小。躯干第1、4、7、11及尾部5、9、10、12骨环上棱脊较发达。（图1-41-5）

上述几种海马具马头、蛇尾、瓦楞身之特征，雌性海马均无育儿袋。

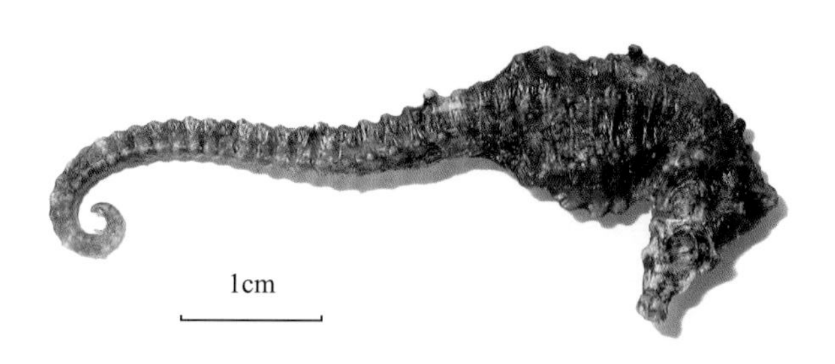

图1-41-5　小海马（海蛆）药材图

（二）显微鉴别

粉末特征　本品粉末白色或黄白色。横纹肌纤维多碎断，有明暗相间的细密横纹；横断面观类长方形或长卵形，表面平滑，可见细点或裂缝状空隙。胶原纤维散离，或相互缠绕成团。皮肤碎片表面观细胞界限不清，可见棕色颗粒状色素物。骨碎片不规则形，骨陷窝呈长条形或裂缝状。（图1-41-6）

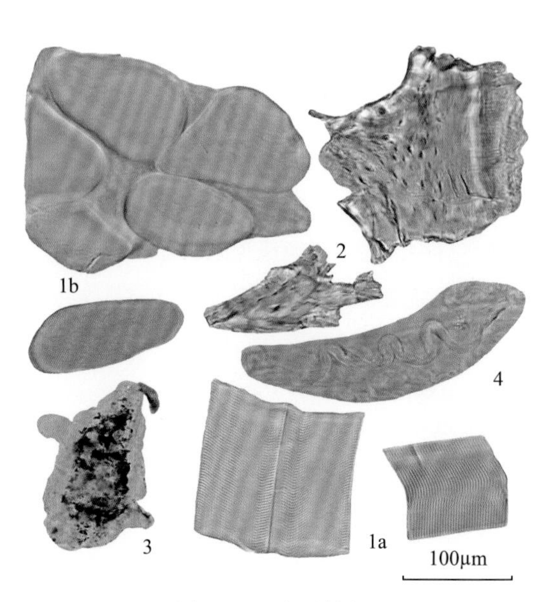

图1-41-6　海马粉末图

1. 横纹肌纤维（a. 侧面观，b. 横断面） 2. 骨碎片 3. 皮肤碎片 4. 胶原纤维

（三）理化鉴别

薄层色谱法　分别以海马对照药材及胆甾醇、胆甾-4-烯-3-酮对照品对照，供试品色谱中，在与对照药材及对照品色谱相应的位置上，显相同颜色的斑点[1]。（图1-41-7）

【质量评价】以体大、骨质坚硬、头尾齐全者为佳。

水分　不得过16.0%。

总灰分　不得过25.0%。

酸不溶性灰分　不得过2.0%。

重金属及有害元素　铅不得过百万分之五；镉不得过千万分之三；砷不得过百万分之二；汞不得过千万分之二；铜不得过百万分之二十。

浸出物　照醇溶性浸出物测定法项下的热浸法测定，用乙醇作溶剂，不得少于5.0%[2]。

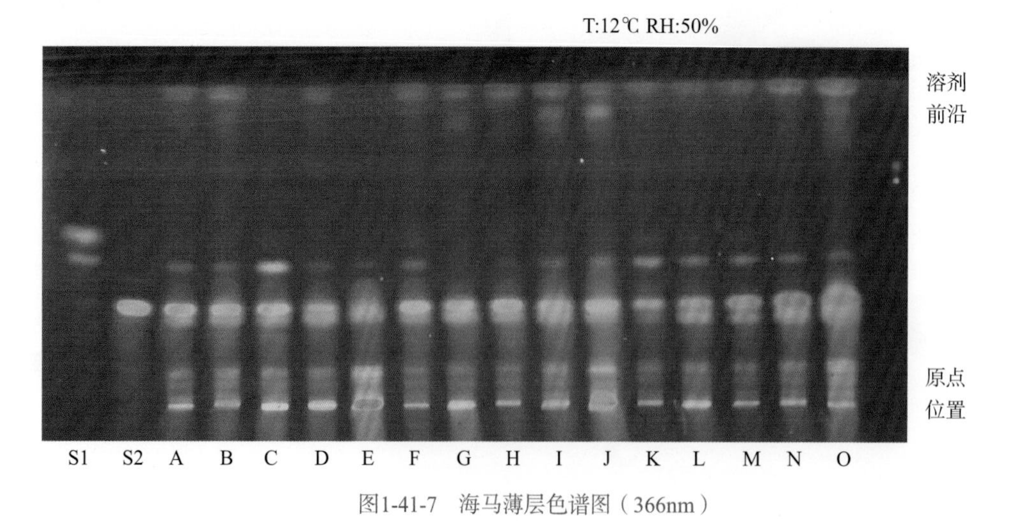

图1-41-7　海马薄层色谱图（366nm）

S1. 胆甾-4-烯-3-酮对照品　S2. 胆甾醇对照品　A～E. 海马对照药材　F～O. 海马供试品

【化学成分】主要含甾体、氨基酸及多肽、脂肪酸等。

1. 甾体类　甾体类被认为是海马的主要活性成分，包括胆甾-4-烯-3-酮、胆甾-3,6-二酮、（3β, 7α）-胆甾-5-烯-3,7-二醇以及胆固醇和胆固醇硬脂酸酯[3]。

2. 氨基酸与多肽　大海马、三斑海马和小海马均含有天冬氨酸、甘氨酸、丙氨酸、脯氨酸和精氨酸以及多肽。

3. 脂肪酸　海马含丰富的不饱和脂肪酸，包括十六碳酸、9-十八碳烯酸、8*Z*，11*Z*-十八碳二烯酸和二十二碳六烯酸（DHA）等。

4. 其他成分　海马中还含有黄嘌呤、次黄嘌呤、邻苯二甲酸酯类、丹皮酚等成分[4-7]。

【性味归经】甘、咸，温。归肝、肾经。

【功能主治】温肾壮阳，散结消肿。用于阳痿，遗尿，肾虚作喘，癥瘕积聚，跌仆损伤；外治痈肿疔疮。

【药理作用】

1. 抗疲劳作用　海马提取物具有抗疲劳作用，能减少运动时乳酸和尿素氮的产生及运动后的清除。三斑海马悬浮液可显著延长小鼠游泳时间，降低游泳后小鼠体内的血乳酸水平。小海马对阳虚小鼠也具有抗疲劳作用。

2. 抗炎作用　大海马多肽具有抗炎作用。大海马中分得的丹皮酚和1-（5-溴-2-羟基-4-甲氧基苯基丙酮）乙酮能通过NF-κB和MAPK信号通路抑制脂多糖诱导的炎性反应[6]。

3. 抗氧化作用　大海马乙醇提取物能显著增加超氧化物歧化酶（SOD）和单胺氧化酶B（MAO-B）的活性。三斑海马蛋白水解物能明显增加清除DPPH能力。

4. 神经保护作用　三斑海马含有神经保护性多肽Gly-Thr-Glu-Asp-Glu-Leu-Asp-Lys（906.4Da），此多肽对淀粉样蛋白-β_{42}（$A\beta_{42}$）诱导的神经元凋亡具有保护作用[8]。

5. 其他作用　海马还具有抗菌、镇静、抑制前列腺增生以及抗骨质疏松[1]等作用。

【分子生药】采用COI引物对LCO1490（5′–GGTCAACAAATCATAAAGATATTGG-3′），HCO2198（5′-TAAACTTCAGGGTGACCAAAAAATCA-3′），在与对照药材凝胶电泳图谱相应的位置上，在500～750bp之间有单一DNA条带[1]。

【附注】其栖息地被破坏以及过度捕捞导致资源锐减。海马属已被IUCN列入附录并被多国政府列为濒危物种。人工养殖海马为解决海马资源紧缺重要途径。应深入开展海马、海龙化学成分和药理作用及新药研发。

主要参考文献

[1] 王晓钰. 中药海马的鉴定及抗骨质疏松活性研究[D]. 福州：福建中医药大学，2015.

[2] 陈璐. 中药海马的质量标准研究[D]. 上海：第二军医大学，2015.

[3] 王强，张朝晖，臧学新，等. 刺海马化学成分研究[J]. 中国药科大学学报，1998，29(1)：24-25.

[4] 赵晓莉，崔小兵，狄留庆，等. HPLC法测定海马中次黄嘌呤、黄嘌呤的含量[J]. 中药材，2002，25(10)：716-717.

[5] Li Y., Qian Z.J., Kim S.K. Cathepsin B inhibitory activities of three new phthalate derivatives isolated from seahorse, Hippocampus Kuda Bleeler[J]. Bioorganic & Medicinal Chemistry Letters, 2008, 18: 6130-6134.

[6] Himaya S.W.A., Ryu. B.M., Qian. Z.J., et al. Paeonol from Hippocampus kuda Bleeler suppressed the neuro-inflammatory responses in vitro via NF-κB and MAPK signaling pathways[J]. Toxicology in Vitro, 2012,26: 878-887.

[7] Himaya S.W.A., Ryu B.M., Qian Z.J., et al. 1-(5-bromo-2-hydroxy-4-methoxyphenyl)ethanone [SE1] suppresses pro-inflammatory responses by blocking NF-κB and MAPK signaling pathways in activated microglia[J]. European Journal of Pharmacology, 2011, 670: 608-616.

[8] Pangestuti R., Ryu B.M., Himaya S.W.A.,et al. Optimization of hydrolysis conditions, isolation, and identification of neuroprotective peptides derived from seahorse Hippocampus trimaculatus[J]. Amino Acids, 2013, 45: 369-381.

（海军军医大学　黄宝康　　上海中医药大学　陈万生　孙连娜）

42. 海龙

Hailong

SYNGNATHUS

【别名】杨枝鱼、钱串子、海针。

【来源】为海龙科动物刁海龙*Solenognathus hardwickii*（Gray）、拟海龙*Syngnathoides biaculeatus*（Bloch）或尖海龙*Syngnathus acus* Linnaeus的干燥体。

【本草考证】本品始载于《本草纲目拾遗》，引述《百草镜》“海龙乃海马中绝大者，长四五寸至尺许不等，皆长身而尾直，不作圈……此物广州南海亦有之。体方，周身如玉色，起竹节纹，密密相比，光莹耀目，诚佳品也。”《药物学备考》载海龙“有大小短粗细长之分，细者盈尺，如大指，名海龙”；《中国药物标本图影》附有海龙照片，为刁海龙。从上述形态描述和地理分布区域分析，民国前药用海龙仅刁海龙*Solenognathus hardwickii*（Gray）这一个来源。

尖海龙类最早的药用记录出自《黄渤海习见鱼类图说》，称海龙“地方名：钱串子、杨枝鱼……中医做药用”并附有拉丁学名和模式图。拟海龙药用始载于《中药志》，称海龙“今市售品的原动物有刁海龙、拟海龙及尖海龙等三种”，并附有其拉丁学名和模式图，均与现行药用品种一致。

【原动物】

1. 刁海龙　略呈直长条形，成体长30～50cm，躯干部五棱形，尾部前方六棱形，后方逐渐变细，四棱形。背鳍41～43，躯干部有骨环25～26个，尾部骨环54～57个，无尾鳍。腹部中间棱突出，骨环每个棱面中央及每个间盾上均形成一个颗粒状凸起棘。鳞为骨片状，多棱形，全体均覆骨片。头长，与体轴基本在同一水平线上或呈一大钝角，吻圆管状，约为眼后头长的2倍。无牙，腮盖突出。眼大而圆，眼眶突出，眼眶四周、吻背及顶部的后端均被有大小不等粗糙颗粒状棘。体淡黄色，于躯干部上侧棱骨环相接处有一列黑褐色斑点。

2. 拟海龙　体长18～25cm，躯干部略呈四棱形。吻长而侧扁，吻长约为眶后头长的2倍。眼眶稍突出，前方与吻管背缘成平直斜线。口小，两颌较大，无牙。腮盖突出，无嵴纹，但有明显放射纹。体无鳞，完全包于骨环中。背鳍40～41，躯干部有骨环16～17个，尾部骨环51～53个，无尾鳍。尾部前方六棱形，后方渐细，为四棱形。尾部短于头与躯干部的合长，体宽远大于体高，体背面窄小，躯干部断面呈梯形。体上棱嵴粗杂，形成两类明显的凸起。躯干部与尾部上侧棱及下侧棱完全相连续。（图1-42-1）

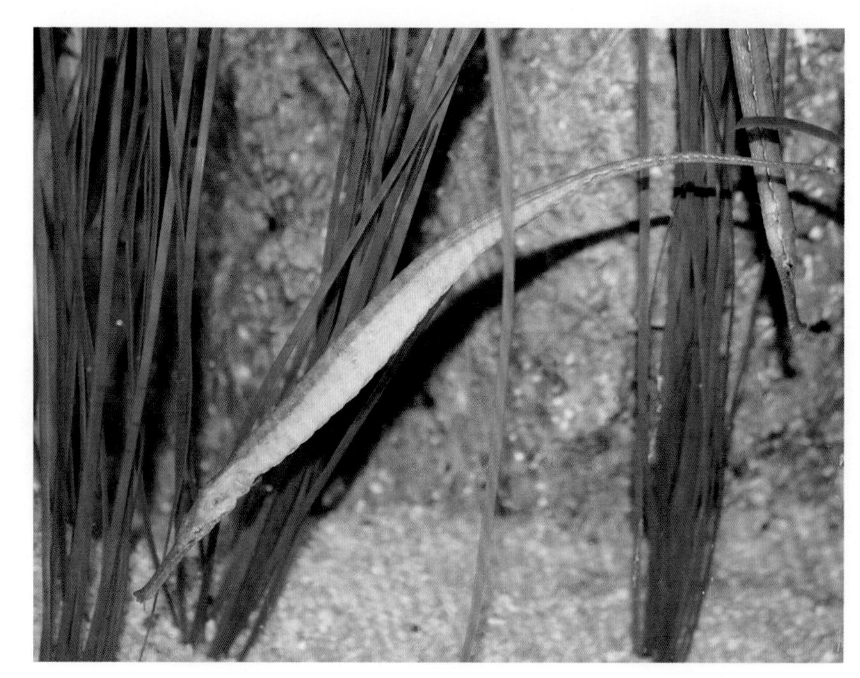

图1-42-1　拟海龙

3. 尖海龙　体细长，呈鞭状，成体长12～25cm，宽0.15～0.3cm。躯干部七棱形，尾部四棱形，腹部中央棱微凸出。体高与体宽近相等。吻细长，呈管状，吻长与眼后头长几乎相等。背鳍36～45，躯干部有骨环19～20个，尾部骨环36～40个，尾鳍9～10条。口小，无牙。腮盖隆起，于前方1/3处向后放射出多条条纹。体无棱，完全为骨环所包被，躯干部有暗色条纹。躯干上侧棱与尾部上侧棱不连接，躯干下侧棱与尾部下侧棱相连接，躯干中侧棱与尾部上侧棱相接近，后者前端始于前者的稍上方。

栖息于沿海藻类繁茂之处，或砂石、珊瑚礁下。

【主产地】 刁海龙主产于广东、福建、台湾等，拟海龙主产于广东、海南等，尖海龙主产于山东、辽宁等。

【采收与加工】 全年均产，通常以4～9月间产量较大。刁海龙、拟海龙去除皮膜，洗净，晒干；尖海龙直接洗净，晒干。

【药材鉴别】

（一）性状特征

1. 刁海龙　体狭长侧扁，全长30～50cm。表面黄白色或灰褐色。头部具管状长吻，口小，无牙，两眼圆而深陷，头部与体轴略呈钝角。躯干部五棱形，尾部前方六棱形，后方渐细，四棱形，尾端卷曲。背棱两侧各有1列灰黑色斑点状色带。全体被以具花纹的骨环和细横纹，各骨环内有突起粒状棘。胸鳍短宽，背鳍较长，有的不明显，无尾鳍。骨质，坚硬。气微腥，味微咸。（图1-42-2a）

2. 拟海龙　体长平扁，躯干部略呈四棱形，全长20～22cm。表面灰黄色。头部常与体轴成一直线。（图1-42-2b）

3. 尖海龙　体细长，呈鞭状，全长10～30cm，未去皮膜。表面黄褐色。有的腹面可见育儿囊，有尾鳍。质较脆弱，易撕裂。（图1-42-2c）

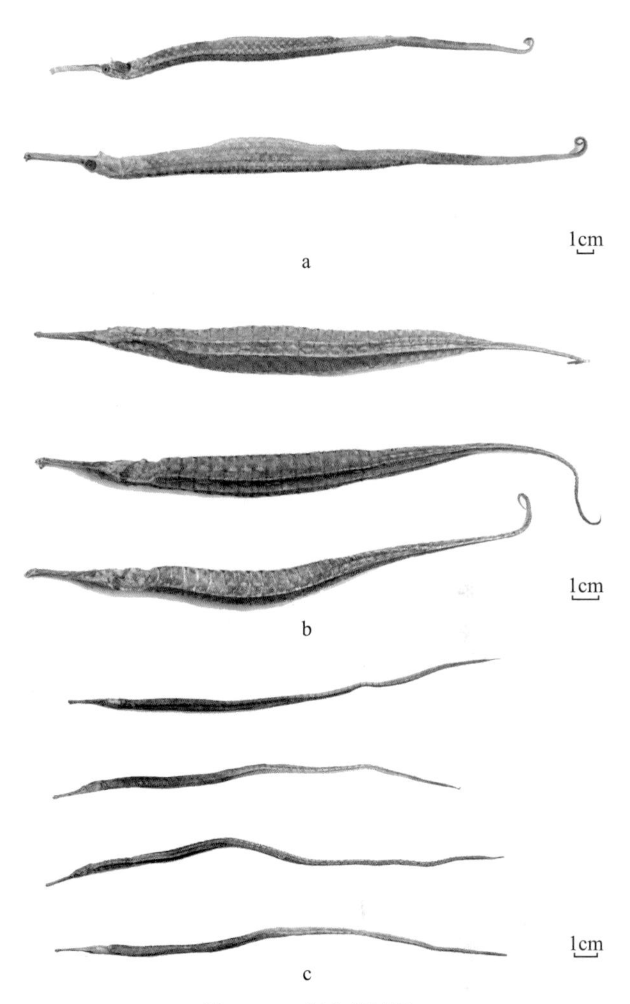

图1-42-2　海龙药材图

a. 刁海龙　b.拟海龙　c.尖海龙

（二）显微鉴别

粉末特征　①横纹肌纤维较多，近无色或淡黄色，多断裂，有明显相间的细密横纹（图1-42-3a）。②胶原纤维淡黄色，散在或相互缠绕，隐约可见纵向纹理（图1-42-3b）。③骨碎片无色或淡灰色，呈不规则碎块，骨陷窝呈裂缝状，排列不规则（图1-42-3c）。④皮肤碎片细胞界线不明显，表面观有棕色颗粒状色素物质，密集排列呈近圆形或星芒状（图1-42-3d）。三种海龙药材的粉末无明显区别。

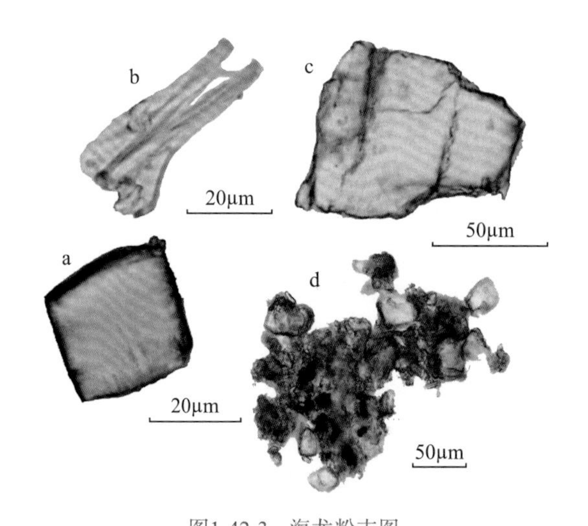

图1-42-3　海龙粉末图

a. 横纹肌　b. 胶原纤维　c. 骨碎片　d. 皮肤碎片

【质量评价】 以条大、色白，身长、直，头吻及尾完整者为佳。

【化学成分】 主要含蛋白质、氨基酸、脂肪酸、微量元素和甾体类成分。海龙药材总氮含量为9.45%～12.23%，蛋白质含量为59.06%～73.56%，平均100g含氨基酸65.52g。3种药用海龙蛋白质和氨基酸含量大小依次为：尖海龙、拟海龙和刁海龙。3种药用海龙均含有钙、镁、钾、钠、磷、锌、锰、钴、铬、锂、钼、钒等元素，拟海龙和尖海龙还含有重金属钡。尖海龙含胆甾醇类、胆甾烯醇类、麦冬甾醇类、雄甾醇类物质[1-2]。

【性味归经】甘、咸，温。归肝、肾经。

【功能主治】温肾壮阳，散结消肿。用于肾阳不足，阳痿遗精，癥瘕积聚，瘰疬痰核，跌仆损伤；外治痈肿疔疮。

【药理作用】

1. 性激素样作用　海龙可增加雄性小鼠精子数和精子活率，但对正常雄性小鼠睾丸、包皮腺、精囊腺、附睾和前列腺重量无显著影响。海龙提取物可对抗环磷酰胺引起的精子数降低、精子活率下降，其中刁海龙、尖海龙可明显增加环磷酰胺造型小鼠的前列腺重量[3-4]。

2. 抗肿瘤作用　海龙提取物可促使肿瘤细胞溶解，且具有剂量依赖性。拟海龙提取物可促进外周血淋巴细胞转化，对人癌细胞株具有抑制作用，但不具有直接的肿瘤杀伤作用[5]。不同浓度海龙分子量33kDa蛋白分离液对宫颈癌Hela细胞增殖有抑制作用，随蛋白质提取液浓度的升高凋亡率显著增加[6]。尖海龙具有升高精囊腺指数，降低前列腺指数、血清ACP、腺体周长、腺体面积、腺上皮高度的作用，可用于治疗尿生殖窦前列腺增生[7]。

3. 抗疲劳作用　尖海龙总脂肪、酶水解液均能减少运动引起的血乳酸增加，加速运动后血乳酸含量的降低，增加小鼠肌糖原和肝糖原的储备，具有抗疲劳作用[8]。尖海龙和刁海龙均能增加小鼠负重游泳时间，且剂量越高，游泳时间越长[9]。

4. 增加心肌活性作用　尖海龙中甾体类化合物胆甾-4-烯-3-酮、胆甾-3,6-二酮可显著降低小鼠离体心肌细胞的收缩率，而对收缩力有加强作用；胆甾-5-烯-3β,7α-二醇、胆甾-4-烯-3β,6β-二醇对收缩率作用不明显，但对收缩力也有加强作用[10]。

5. 其他作用　海龙还有延长凝血时间、降低胆固醇、治疗痹症、老年痴呆等作用[11-12]。

【分子生药】

1. 多重PCR鉴别　取药材样品，用DNA提取试剂盒提取总DNA，刁海龙鉴别引物：5′-TGACCAAATTTATAATGCAG-3′和5′-CGTTAGTAGTATAGTGATAACC-3′；拟海龙鉴别引物：5′-ATTGATTCATCTTACCCTT-3′和5′-ATTATGCTCACTTTGATG-3′；尖海龙鉴别引物：5′- TGTGAAAGATTATAAGTGAGCAAG-3′和5′- CAATAAATAATCCGTGTTTATGAG-3′。在48℃退火温度下进行PCR扩增，循环次数为33次，扩增产物经琼脂糖凝胶电泳法检测，刁海龙能扩增出485bp片段，尖海龙可扩增出120bp片段，拟海龙可以扩增出240bp片段，其他混伪品均无条带。多重PCR方法可一次性同时准确鉴别出三种正品药材基原[13]。

2. RAPD鉴别　采用随机引物LJ04、LJ09、LJ16、LJ19等4条引物对拟海龙、刁海龙、尖海龙、粗吻海龙、海蠋鱼、宝珈海龙进行随机引物扩增多态性DNA（RAPD）检测，凝胶电泳结果经UPGMA聚类分析，聚类图能较好的从属水平区分各海龙样品，且与样品外观分析结果一致。基于LJ09、LJ19等2条引物的扩增结果构建的6种海龙的鉴别模式可以将海龙正品逐一鉴别出来[14]。

3. 海龙抗肿瘤蛋白分离纯化　采用硫酸铵分级沉淀、透析、超滤、DEAE-纤维素52色谱法、葡聚糖凝胶柱层析、聚丙烯酰胺凝胶电泳对海龙中蛋白质组分进行提取分离，获得一组分子量在33kDa左右的活性蛋白，使其作用于宫颈癌Hela细胞，不同浓度的蛋白质提取液对Hela细胞的增殖有抑制作用，具有时间和浓度依赖性[6]。

【附注】据考证：《中国药典》中收录的尖海龙的基原应是舒氏海龙*Syngnathus schlegeli* Kaup，故此处所述“尖海龙”相关照片和描述，均基于舒氏海龙。目前，我国市场以“海龙”为名流通的药材包括刁海龙、拟海龙、舒氏海龙、宝珈枪吻海龙*Doryichthys boaja*（Bleeker）、黑斑刁海龙*Solegnathus lettiensis* Bleeker、斗氏刁海龙*Solegnathus dunckeri* Whitley、多棘刁海龙*Solegnathus spinosissimus* Günther、粗吻海龙*Trachyrhamphus serratus*（Temminck et Schlegel）、光粗吻海龙*Trachyrhamphus bicoarctatus*（Bleeker）、长吻粗吻海龙*Trachyrhamphus longirostris* Kaup、葛氏海蠋鱼*Halicampus grayi* Kaup等11种基原物种，药材市场的海龙商品中粗吻海龙类已占主流，且从单一的粗吻海龙发展为粗吻海龙和光粗吻海龙并重，并有长吻粗吻海龙和葛氏海蠋鱼混入，显示出海龙商品物种基原的复杂化，应当引起注意[15]。

此外，药用海龙缺乏养殖成功的案例，海龙野生资源不具有可持续性，应大力发展海龙的养殖，确保用药安全[16]。

主要参考文献

[1] 苑红蕊. 海洋中药尖海龙化学物质基础研究[D]. 青岛：中国海洋大学，2015.

[2] 颜洁. 海龙质量标准的定性研究[D]. 青岛：中国海洋大学，2014.

[3] 刘冬，张红印，鲍悦，等. 海龙药理作用研究进展[J]. 吉林中医药，2015，35(10)：1040-1042.

[4] 张朝晖，徐国钧，徐珞珊，等. 海龙类乙醇提取物的激素样作用[J]. 中药材，1995(4)：197-199.

[5] 施锐，张友会，王忠革. 拟海龙提取物的实验研究[J]. 中国海洋药物，1993，12(2)：4-6.

[6] 刘宇欣. 海龙中蛋白质的提取分离纯化及诱导宫颈癌Hela细胞凋亡的机制[D]. 沈阳：辽宁医学院，2014.

[7] 许东晖，蒋国津，梅雪婷，等. 尖海龙对胚胎尿生殖窦致小鼠前列腺增生模型的药理作用[J]. 中国海洋药物，2011，30(1)：31-35.

[8] 胡建英，李八方. 海洋生药尖海龙的抗疲劳作用研究[J]. 中国海洋药物，2002，21(4)：48.

[9] 彭维兵，唐旭利，李国强，等. 尖海龙与刁海龙化学成分及药理活性比较研究[J]. 中国海洋药物，2010，29(5)：10-15.

[10] 张朝晖，赵怀清，徐国钧，等. 尖海龙中甾体类化合物对小鼠心肌细胞的作用[J]. 南京军医学院学报，1999，21(1)：9-11.

[11] 赵鲁青，李升刚，曾瑞祥，等. 复方海龙口服液的药效学研究[J]. 中国海洋药物，1998，17(2)：49-51.

[12] 门艳丽，曹金梅. 海龙健脑胶囊治疗老年性痴呆148例[J]. 中医研究，2002，15(4)：30-31.

[13] 刘富艳，金艳，袁媛，等. 多重位点特异性PCR鉴别海龙及其混伪品[J]. 中国实验方剂学杂志，2018，24(15)：57-64.

[14] 吴艳，刘佳，王梦月，等. 海龙及其常见伪品的RAPD鉴别[J]. 中国中药杂志，2009，34(14)：1758-1760.

[15] 蒋超，袁媛，李军德，等. 尖海龙商品调查与《中国药典》中海龙的基原考证[J]. 中国实验方剂学杂志，2019，25(17)：61-69.

[16] 刘富艳，金艳，袁媛，等. 基于形态和DNA序列分析的海龙类药材商品的基原调查[J]. 世界中医药，2018，13(2)：241-247.

（中国中医科学院　蒋超）

43. 海盘车

Haipanche

ASTERIAS

【别名】海星、五角星、星鱼。

【来源】为海盘车科动物罗氏海盘车*Asterias rollestoni* Bell、多棘海盘车*Asterias amurensis* Lutken的干燥全体[1]。

【本草考证】本品始载于《本草纲目》："出东海，大一寸，状扁面圆，背上青黑，腹下白脆，似海螵蛸，有文如蕈茵。口在腹下，食细沙，口旁有五路正勾，即其足也"。据上形态与产地描述，可知古代所用即为今之海盘车科动物罗氏海盘车、多棘海盘车等多种。

【原动物】

1. 罗氏海盘车　五角星形状，很扁，盘略宽，体盘中央为口，周围有围口膜，肛门位于反口面中央，不明显，腕5，辐径约12cm，间辐径约为3cm。腕基部略缩，末端渐细且翘起，边缘很锐。背板结合成不规则网状，上具很多结节，背棘短而稀疏，龙骨板上棘排列较规则而整齐。背棘尖锥形，或较宽而钝，顶端截形，但不具纵沟槽。上

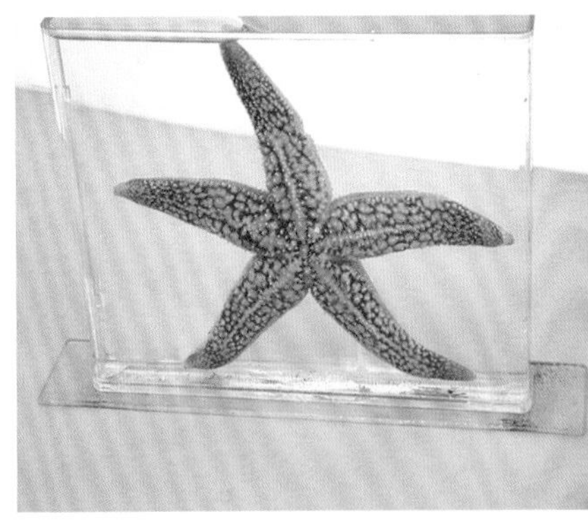
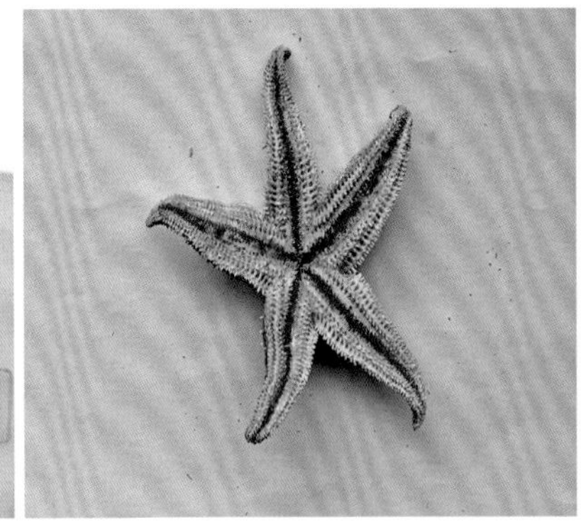
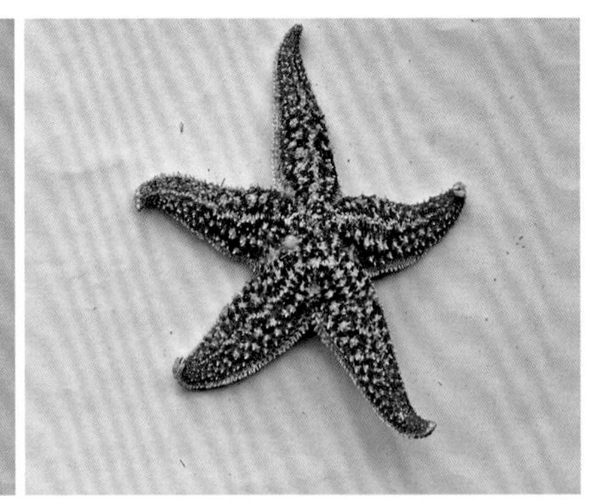

图1-43-1　罗氏海盘车

缘板构成腕的边缘，各板有3个左右的上缘棘，下缘板在口面，各板有2个下缘棘。侧步带棘交互排列成2纵行；内行棘尖较细长而弯曲，各载有3～5个大而发达的直形叉棘。口面呈黄褐色，反口面呈蓝紫色，腕的边缘、棘、叉棘均呈浅黄至黄褐色。（图1-43-1）

2. 多棘海盘车　五角星形状，体扁，背面稍隆，口面很平。腕5，辐径约14cm，间辐径约为3.7cm，腕基部宽，略压缩，末端渐变细，边缘很薄。背板结成致密网状，背棘短小，分布不很密，各棘末端稍宽且扁，带细锯齿。上缘板构成腕的边缘，上缘棘一般为4～6个，也有达7个，棘多呈短柱状，顶端稍扩大，且具纵沟棱。下缘板在口面，一般有3棘，也有2或4棘，比上缘棘略粗壮，末端钝。侧部带棘很不规则，各刺上载有数个直形叉棘，口面呈浅黄或带褐色，反口面呈紫色，腕的边缘、棘、叉棘均呈浅黄色。（图1-43-2）

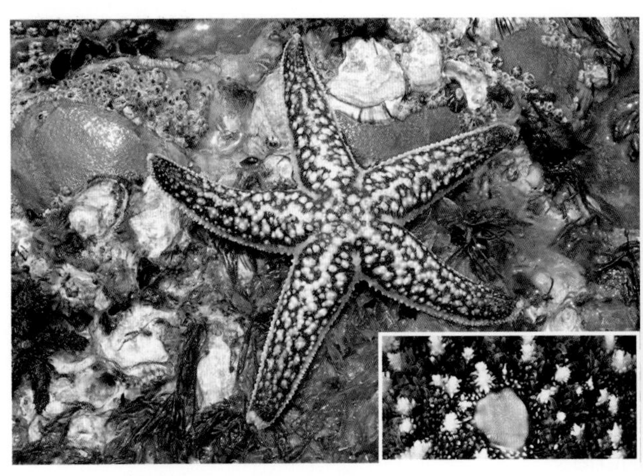
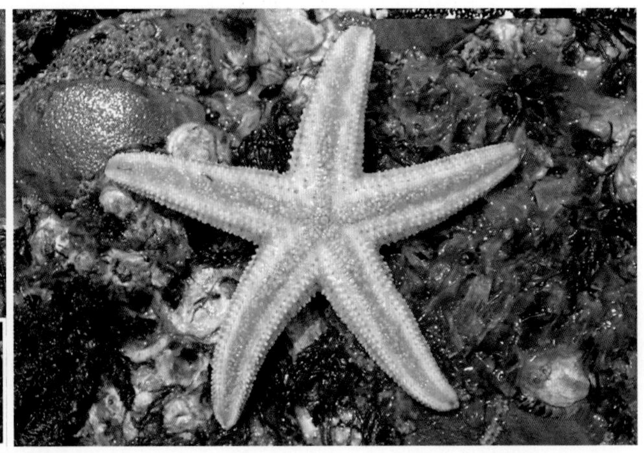

图1-43-2　多棘海盘车

【主产地】主产于渤海、黄海、山东、辽宁等。

【采收与加工】夏、秋季捕捞，捞取后，除去内脏，洗净，晒干。

【药材鉴别】

（一）性状特征

呈五角星形，腕5，较长，辐射状排列，自基部向先端渐细，先端微弯曲，具吸盘。反口面微隆起，有紫红色花纹，口面平坦，浅黄色，表面粗糙，具有许多疣状突起和棘刺。质硬而脆，易折断（图1-43-3）。气微腥，味咸[1]。

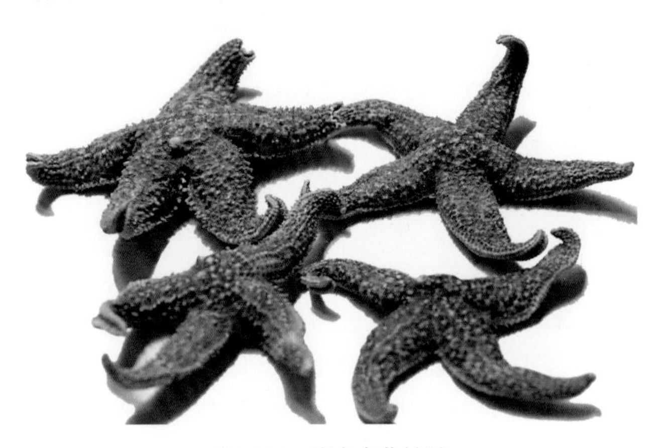

图1-43-3　海盘车药材图

（二）显微鉴别

粉末特征　横纹肌纤维有明暗相间的细密横纹，横纹平直或呈微波状，呈现长卵圆形，表面可以看见有细点或裂缝状空隙；骨碎片呈现不规则形；皮肤碎片表面界限不分明，可看到有棕色颗粒色素物质；胶原纤维相互缠绕成团[2]。（图1-43-4）

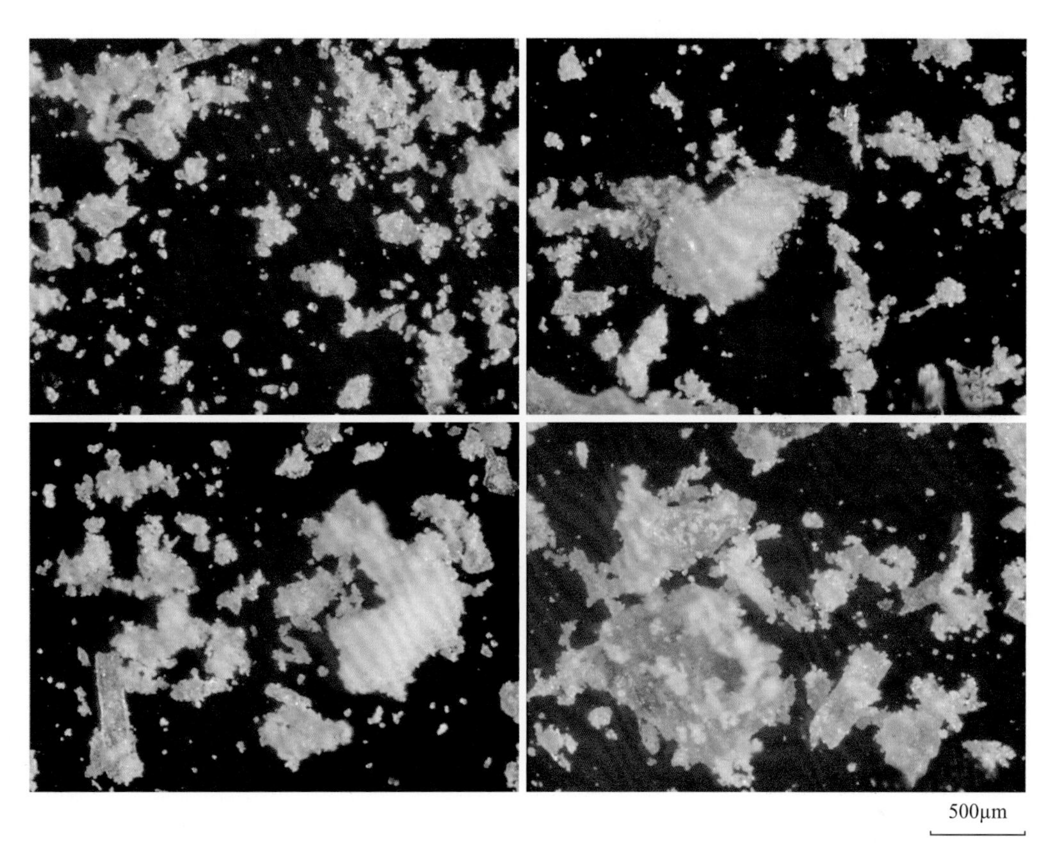

图1-43-4　海盘车粉末图

【质量评价】以五角星形、个大、无断腕、成色好、口面浅黄、反口面紫色或蓝紫色者为佳。

水分　不得过8.0%。

总灰分　不得过60%。

水溶性浸出物　不低于16%。

70%醇溶性浸出物　不低于10%。

含量测定　多糖不低于2.45%，皂苷不低于1.33%[2]。

【化学成分】[3-4]

1. 皂苷类化合物　体皂苷、海盘车皂苷1～5等。
2. 甾体类化合物　甾体糖苷硫化物Ⅰ、Ⅱ、Ⅲ；3β, 6α, 24ε-三羟基-5α-胆甾-14（15）-烯。
3. 生物碱类化合物　尿嘧啶核苷二磷酸葡萄糖。
4. 酰胺类　葡萄糖基神经酰胺、儿茶酚胺、吲哚烷基胺、色胺、5-羟基色胺等。
5. 脂肪酸　唾液酸糖脂、前列腺素神经节苷脂类GP-2；脂肪酸类GAA-7、GAA-6；神经节苷脂类LG-2、LG-1。
6. 多糖　己糖醛酸、氨基己糖、岩藻糖。
7. 盐类　葡萄糖-6-磷酸盐。
8. 氨基酸和蛋白质类　微管结合蛋白、糖蛋白、中性糖蛋白、胆碱酯酶、肌动蛋白、副肌球蛋白、原肌球蛋白、α-放线素、丝状胶原蛋白、糖原合成酶、肌球蛋白、羟肽酶A同工酶、胰蛋白酶同工酶、己糖-6-磷酸脱氢酶、芳基硫酸酯酶、腺苷酸环化酶、天冬氨酸、苏氨酸、丝氨酸、谷氨酸。

9. 微量元素　含有Cr、Mn、Co、Ni、Cu、Zn、As、Se、Cd、Cs、Ba、Pb等微量元素，其中Pb、Mn、Ba、Cs为多棘海盘车的特征性元素。

【性味归经】咸，温。归肝、胃、肾经。

【功能主治】平肝镇惊，制酸和胃，清热解毒。用于胃痛吐酸，胃溃疡，腹泻，癫痫，抗肿瘤，骨伤愈合，早泄，小阴经，阳痿，月经不调等。

【药理作用】

1. 抗胃溃疡作用　大鼠灌胃罗氏海盘车混悬液，对应激性溃疡及幽门结扎性溃疡均有明显的抑制作用。对慢性醋酸性溃疡，其不仅可使溃疡面缩小变浅，并能促使胃黏膜上皮细胞的再生和溃疡愈合。

2. 抗肿瘤作用　从罗氏海盘车中分离纯化出水溶性海星皂苷，对S180实体瘤荷瘤小鼠均具有显著的抑制活性，显著提高荷瘤小鼠的胸腺指数和脾指数[4]。

3. 壮阳作用　脱毒罗氏海盘车具有增强小鼠体质，补肾壮阳的作用；使小鼠游泳时间明显延长，耐力提高[5]。

4. 对成骨具有增殖作用　海星中多糖、皂苷提取物通过增加ALP的活性、促进骨基质矿化形成，促进成骨细胞的增殖、分化[2]。

5. 免疫促进作用　从罗氏海盘车体壁、内脏中分别提取黏多糖，对正常小鼠的免疫功能有促进作用[6]。

【用药警戒或禁忌】部分糖苷对动物具有一定生物毒性，对人体毒性尚不明确。

主要参考文献

[1] 辽宁省中药材标准编委会. 辽宁省中药材标准[S]. 沈阳：辽宁科技出版社，2009.

[2] 吕晓静. 海星质量标准建立及其提取物对成骨细胞影响[D]. 大连：大连理工大学，2015.

[3] 孙杰，陈发荣，韩力挥，等. 主成分分析法研究多棘海盘车中的微量元素[J]. 安徽大学学报（自然科学版），2015，39(01)：104-108.

[4] 赵君，赵晶，樊廷俊，等. 水溶性海星皂苷的分离纯化及其抗肿瘤活性研究[J]. 山东大学学报（理学版），2013，48，(01)：30-35.

[5] 李华，郝宏，曹吉超，等. 海星类动物的应用研究—Ⅲ罗氏海盘车对小鼠壮阳作用的观察[J]. 中国海洋药物，1995(02)：26-29.

[6] 许发龙，李裕强，李菲菲，等. 罗氏海盘车粘多糖的提取及其体外免疫调节作用[J]. 中药材，2009，32(09)：1421-1424.

（重庆市中药研究院　罗昌树　陈仕江）

44. 海螵蛸

Haipiaoxiao

SEPIAE ENDOCONCHA

【别名】墨鱼骨、乌贼骨、墨鱼盖、乌铡骨。

【来源】为乌贼科动物无针乌贼*Sepiella maindroni de* Rochebrune或金乌贼*Sepia esculenta* Hoyle的干燥内壳。

【本草考证】本品始载于《神农本草经》，列为中品。《本草备要》载："出东海，亦名墨鱼（腹中有墨，书字逾年乃灭。常吐黑水，自罩其身，人即于黑水处取之）。”《本草乘雅半偈》载：“近海州郡皆有。九月寒乌入水所化，越小满，则形小矣。形若革囊，口在腹下，八足聚生口旁，无鳞有须，两须如带甚长，设遇风波，即以须下碇，或粘作缆，故名缆鱼，能吸波死而啄之，乃卷取入水而食之，因名乌贼，转为乌之贼害也。故腹中血及胆，正黑如墨，可以书字，但逾年则迹灭，惟存空纸尔。世言乌怀墨而知礼，谓之海若白事小吏也。外皮亦黑，内肉则白，背上只有一骨，形如樗蒲子而稍长，两头尖，色洁白，质轻脆，重重有纹，宛如通草，纹顺者为真，纹横者沙鱼骨也。”《本草求真》载：“即乌贼鱼骨。禀水中之阳气。味咸气温。（腹中有墨。书字逾年乃灭。常吐黑水自罩其身。人即于黑水处取之。）”《图经本草》载：“乌贼鱼，今近海州郡皆有之。形若革囊，口在腹下，八足聚生口傍，只一骨，厚三、四分，似小舟，轻虚而白；又有两须如劳，可以自缆，故别名缆鱼。其肉食之益人。”李时珍谓：“乌贼无鳞有须，黑皮白肉，大者如蒲扇。背骨名海螵蛸，形似樗（chu）蒲子而长，两头尖，白色，脆如通草，重重有纹，以指甲可刮为末。”根据上述形态、生境与特性描述，可以判定为乌贼科之种类。现今海螵蛸原动物常见种类有无针乌贼、金乌贼2种。

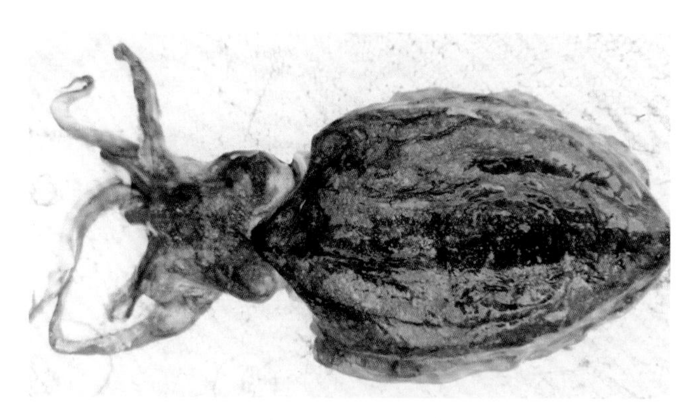

图1-44-1 无针乌贼

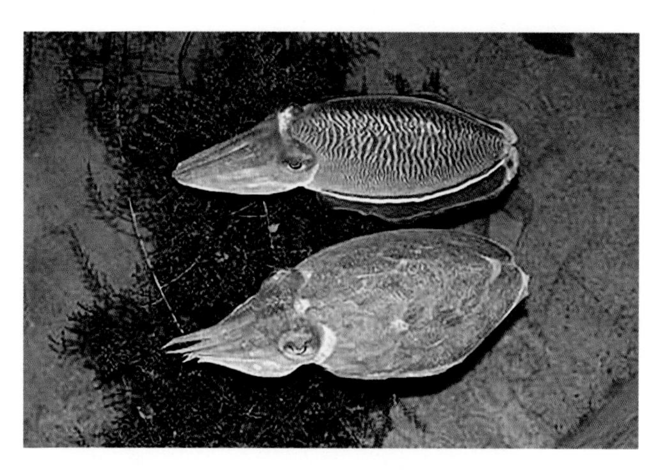

图1-44-2 金乌贼

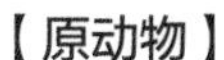

【原动物】

1. 无针乌贼 胴部盾形，胴背具很多近椭圆形白花斑。内壳椭圆形，腹面横纹面呈水波状，波顶较尖；壳后端不具骨针。（图1-44-1）

2. 金乌贼 胴部盾形，胴背黄色色素比较明显。内壳椭圆形，背面具同心环状排列的石灰质颗粒；腹面横纹面略呈单峰型或菱形，中央有1纵沟；壳后端具1粗壮骨针。（图1-44-2）

【主产地】主产于浙江、福建、广东、山东、江苏、辽宁等。

【养殖要点】

1. 生物学特性 无针乌贼生长水温为13℃～33℃，最适生长水温为30℃左右，生长盐度范围17‰～35‰，最适盐度范围为26‰左右。其繁育时间为水温16℃以上的4月～7月与9月～11月[1]。肉食性，主要为甲壳类。卵多产在海藻丛中，黑色胶膜包被，状似葡萄，长径6～7mm，水温20～26℃寸孵化期约为一个月，刚孵出的稚仔与成体特征相近，背斑显明，活动性强。

金乌贼浅海性生活，主要群体栖居于暖温带海区。肉食性，多以毛虾、鹰爪虾等为食。春季集群从越冬的深水区向浅水区进行生殖洄游。

2. 养殖技术 养殖模式主要有海水围塘养殖、水泥池养殖及网箱养殖三种。围塘深为2～3m，水深为1.5～2m；放养密度视苗种个体大小而定，胴长为1.2～2.5cm苗种，可放养400～450只/m^2；胴长3.0～5.5cm幼乌贼，可放养300～350只/m^2；胴长6.0～8.5cm乌贼，可放养100～150只/m^2；胴长大于9.0cm的乌贼，可放养50～100只/m^2[2]。网箱规格大小不受限制，海区传统网箱均可用于养殖。网目规格根据乌贼苗种大小及生长情况而定[3]。一般每月换洗网箱一次[4]。

【采收与加工】收集春、夏季漂浮在海边或积留在海滩上的乌贼骨，以淡水漂净，晒干。

【药材鉴别】

（一）性状特征

1. 无针乌贼内壳　背面磁白色脊状隆起，两侧略显微红色；腹面横纹面呈水波状；后端无骨针。

2. 金乌贼内壳　长椭圆形，较曼氏无针乌贼内壳长。背面层状排列，腹面横纹面略呈单峰型或菱形，中央有1纵向；后端有1粗壮骨针。体轻，质松，易折断，断面粉质，显疏松层纹。气微腥，味微咸。（图1-44-3）

（二）显微鉴别

粉末特征　本品粉末类白色。角质层碎块类四边形，表面具横裂纹和细密纵纹交织成的网状纹理，亦可见只有纵纹的碎块。石灰质碎块呈条形、正方形或不规则状，多具细条纹或分枝状蛇形笈道。（图1-44-4）

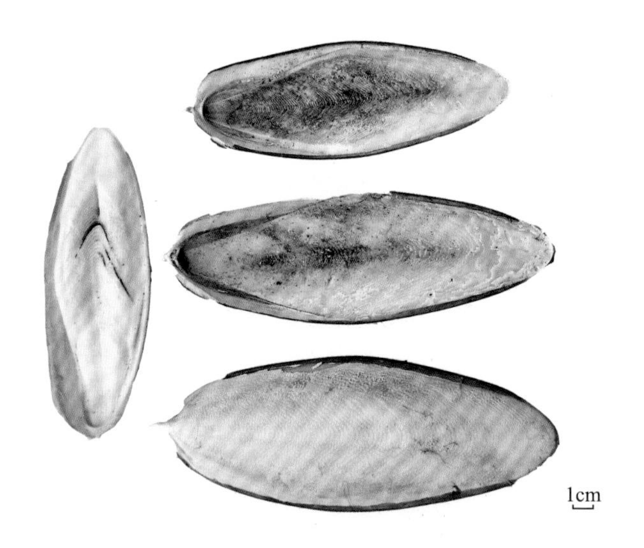

图1-44-3　海螵蛸药材图（金乌贼内壳）

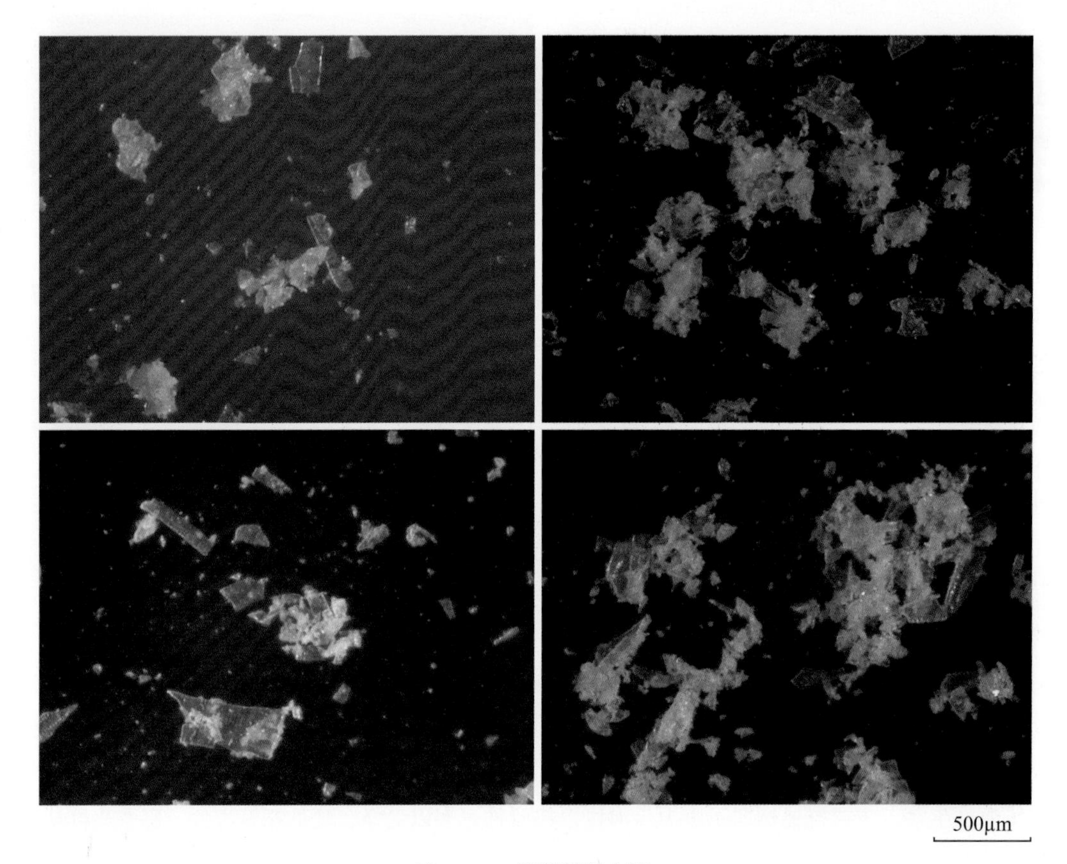

图1-44-4　海螵蛸粉末图

【质量评价】以身干、体大、色白、洁净者、完整者为佳。

重金属及有害元素　照铅、镉、砷、汞、铜测定法（原子吸收分光光度法或电感耦合等离子体质谱法）测定，铅不得过5mg/kg；镉不得过5mg/kg；砷不得过10mg/kg；汞不得过0.2mg/kg；铜不得过20mg/kg。

含量测定　碳酸钙（$CaCO_3$）不得少于86.0%。

【化学成分】主含碳酸钙（$CaCO_3$）85%以上，还含壳角质6%～7%，黏液质10%～15%，少量的NaCl及钾、锌等

10多种无机元素[5]。

【性味归经】咸、涩，温。归脾、胃经。

【功能主治】收敛止血，涩精止带，制酸止痛，收湿敛疮。用于吐血衄血，崩漏便血，遗精滑精，赤白带下，胃痛吞酸；外治损伤出血，湿疹湿疮，溃疡不敛。

【药理作用】

1. 保护黏膜、抗溃疡作用　海螵蛸对乙醇诱导的小鼠胃黏膜具有细胞保护作用，其机制除提高胃酸的pH外，还可能与提高组织中的一氧化氮、谷胱甘肽的含量相关[6]。海螵蛸多糖CPS-1能够明显提高UC小鼠血液中表皮细胞生长因子（EGF）和血小板衍生生长因子（PDGF）的含量，加速溃疡组织的愈合，同时可降低肿瘤坏死因子（TNF-α）的表达，从而缓解炎症。

2. 成骨作用　海螵蛸与血管形成有关，对骨折软骨形成早期具有促进骨诱导的作用，并对成骨细胞的增殖及合成活性有较大影响[7]。自体骨髓、海螵蛸与玻璃酸钠三者联合具有较明显的协同成骨能力，可作为修复骨缺损的一种移植替代材料[8]。

3. 降磷作用　海螵蛸作为磷结合剂，可有效降低血磷，纠正低钙血症，安全有效，临床上可应用于治疗尿毒症钙磷代谢紊乱，从而预防和治疗肾性骨病[9]。降磷散粉（海螵蛸）作为磷结合剂，能有效降低血磷、钙磷乘积和血内乙酰苯硫脲（PTH）水平，同时对血钙的影响不明显[10]。骨化三醇联合中药海螵蛸粉可以提高钙吸收率，结合血磷，在降低血磷同时，避免高血钙的发生，从而提高维持性血透患者的生活质量[11]。

4. 止血作用　海螵蛸固形物具有凝血活性，未脱钙海螵蛸的凝血活性最好，且凝血活性对海螵蛸中含钙量有一定的剂量依赖性[12]。复凝粉（由海螵蛸粉和凹凸棒石粉组成）对家兔体外凝血研究发现复凝粉体外凝血时间与其他各组相比有显著性差异，止血实验效果显著[13]。

主要参考文献

[1] 王春琳，蒋霞敏，邱勇敢. 曼氏无针乌贼海水围塘养殖技术[J]. 中国水产，2006，2006(8)：50-51.

[2] 樊晓旭，王春琳，徐军超. 曼氏无针乌贼水泥池养殖技术[J]. 科学养鱼，2008，2008(10)：24-25.

[3] 游岚. 曼氏无针乌贼海水网箱养殖技术[J]. 中国水产，2014 (12)：68-69.

[4] 郑青松. 曼氏无针乌贼海水网箱养殖新模式[J]. 科学养鱼，2011 (8)：35-35.

[5] 吴英华. 乌金胶囊质量标准的建立及其药效学的研究[D]. 哈尔滨：黑龙江大学，2009.

[6] 郭一峰，周文丽，张建鹏，等. 海螵蛸多糖对小鼠胃黏膜保护作用的研究[J]. 第二军医大学学报，2008，29(11)：1328-1332.

[7] 高云，董福慧，郑军. 海螵蛸对骨愈合相关基因表达的影响[J]. 中医正骨，2004，16(7)：1-3.

[8] 易洪城，唐良华，张雪鹏. 自体骨髓移植，海螵蛸与玻璃酸钠联合治疗骨缺损的实验研究[J]. 中国中西医结合杂志，2011，31(8)：1122-1126.

[9] 郭艳香. 降磷散粉（海螵蛸）治疗腹膜透析患者高磷血症的研究[J]. 浙江临床医学，2008，10(9)：1236-1237.

[10] 李建秋，李雪锋，周薇薇，等. 海螵蛸颗粒剂干预尿毒症血透患者钙磷代谢的临床研究[J]. 中国中西医结合肾病杂志，2012，13(3)：246-247.

[11] 马晓玲，韦先进，张雪锋. 骨化三醇联合海螵蛸粉治疗血液透析患者钙磷代谢异常疗效观察[J]. 现代中西医结合杂志，2008，17(28)：4406-4407.

[12] 郑红，吴成业. 海螵蛸凝血作用效果初探[J]. 福建水产，2015，37(3)：182-188.

[13] 景冬樱，张文仁，卞俊，等. 复凝粉止血作用实验研究[J]. 解放军药学学报，2004，20(6)：445-447.

（重庆市中药研究院　邢康康）

45. 浮海石

Fuhaishi

COSTAZIAE OS

【别名】石花、海浮石、浮石、海石、水泡石。

【来源】为胞孔苔虫科动物脊突苔虫*Costazia aculeata* Canuet Bassler干燥骨骼。

【本草考证】本品始载于《玉楸药解》。《日华子本草》载原名为“浮石”。宋《本草衍义》载：“石花，白色，圆如覆大马杓，上有百十枝，每枝各搓牙，分枝如鹿角，上有细纹起，以指撩之，铮铮然有声，此石花也……多生海中石上。”《本草纲目》载：“浮石乃江间细砂，水沫凝聚，日久结成者，状如水沫及钟乳石，有细孔如蛀巢，白色，体虚而轻……海中者味咸入药更良”。可见，古代本草所载为两种，一为浮石，另一为浮海石。浮石为火山喷出的岩浆凝固形成的多孔状石块，浮海石为胞孔科动物脊突、柯氏胞孔苔虫的干燥骨骼。李时珍所指的浮石与今用药材“浮海石”基原古今基本一致。

【原动物】为囊状，多有触手。消化管屈曲成“U”形，石灰质及胶状物形成树枝状群体骨骼，灰白色或灰黄色珊瑚状骨骼。（图1-45-1）

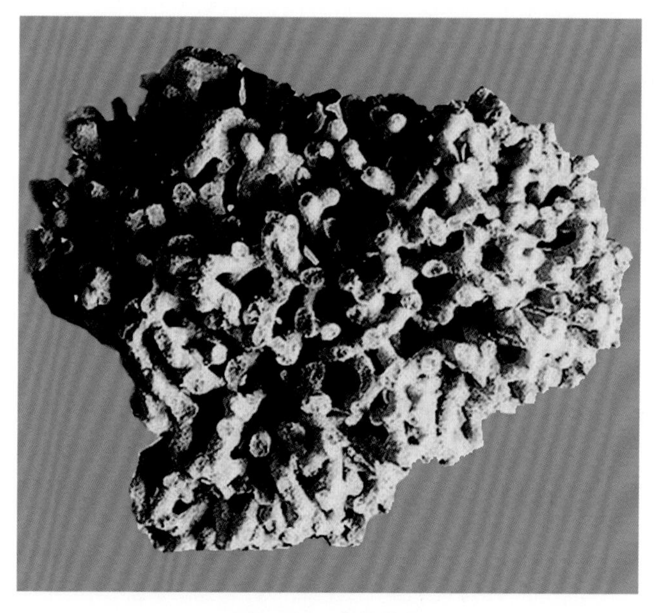

图1-45-1　脊突苔虫

【主产地】主产于浙江、福建、广东等东南沿海。

【采收与加工】每年农历5～8月大潮期间，利用退潮落差，浮海石露出海面易于采集时下海采捞。手持特制长柄采捞工具（带有刮刀，形似捕蝶网兜），将附生在礁石上的海石活体刮下，装船运回。当地渔民把运回带有海草、小虾蟹等寄生物的浮海石装入大木桶或水池内，加水经充分腐烂后捞出置溪涧流水中或清水河中漂洗，直至除去腐臭和咸腥味取出晒干，拣去杂质即可。

【药材鉴别】

（一）性状特征

珊瑚样的不规则块状或略呈扁圆形或长圆形，直径2～5cm。灰白色、淡黄色、淡黄褐色、灰黑色。上部表面多突起，呈叉状分枝，中部交织网状；叉状小枝长2～5mm，直径2mm，先端多折断，少数完整者呈钝圆形；底部较平坦。体轻，质硬而松脆，易砸碎，断面粗糙，密具细小孔道（图1-45-2）。气微腥，味微咸，入水中浮而不沉。

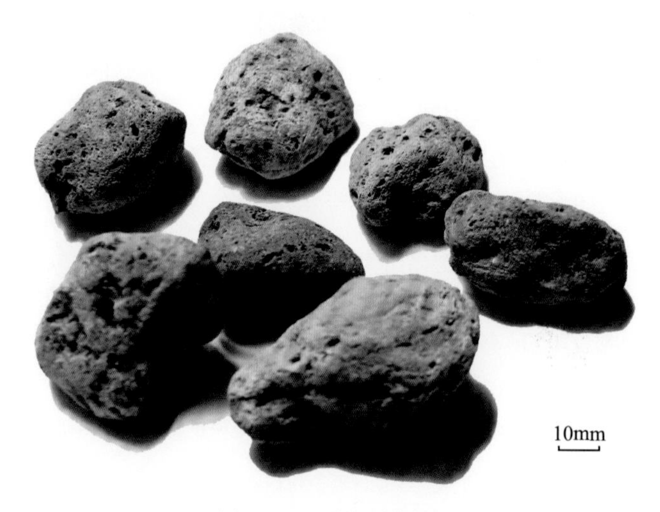

图1-45-2　浮海石药材图

（二）显微鉴别

粉末特征　亮白色而有光泽，呈类结晶状，偶有黄色物质。（图1-45-3）

（三）理化鉴别

取粗粉各1g，加稀盐酸10ml，即泡沸，将此气体通入氢氧化钙试液中，发生白色沉淀即为浮海石。

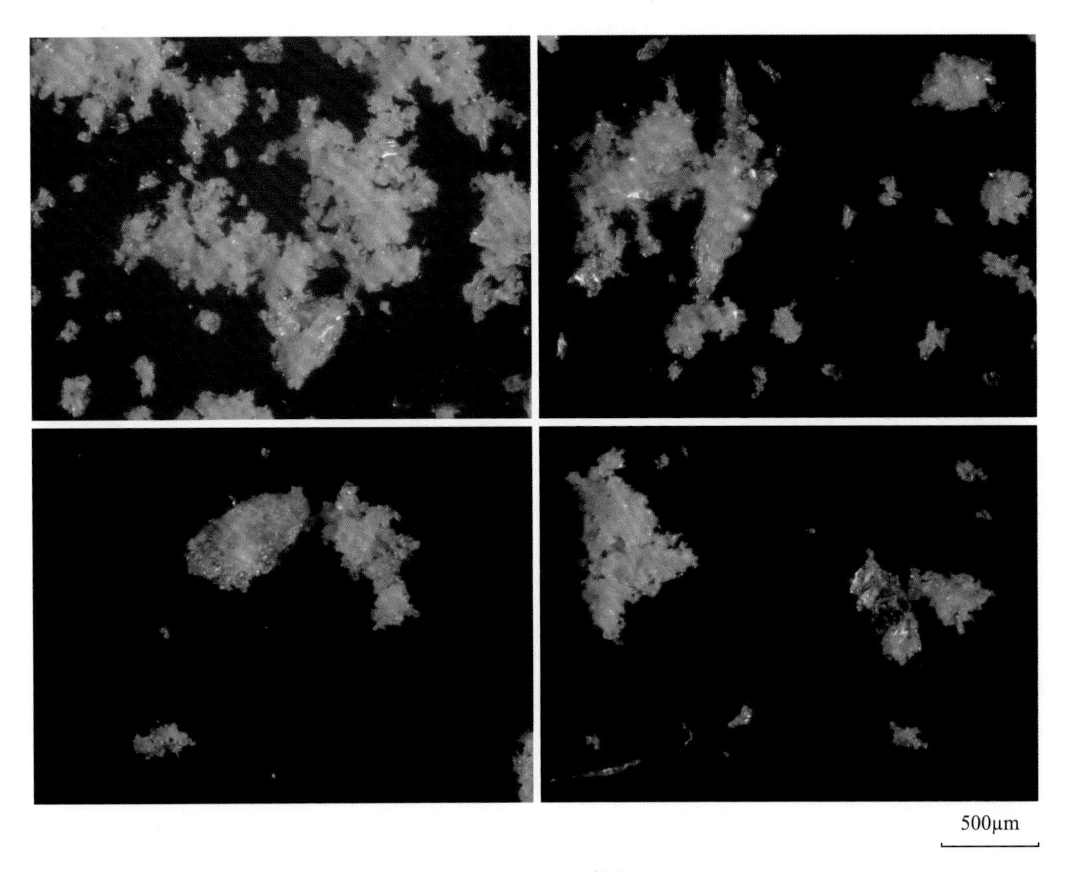

图1-45-3　浮海石粉末图

【质量评价】以体轻、色灰白者为佳。

【化学成分】主含碳酸钙（$CaCO_3$），并含少量镁、锌、铁、铝等元素[1-6]。

【性味归经】咸，寒。归肺、肾经。

【功能主治】清肺化痰，软坚散结，利尿通淋。用于痰热咳喘、瘿瘤、瘰疬、淋病、疝气、疮疡、目翳等。

【药理作用】海浮石有促进尿液分泌及祛除支气管分泌物的作用[7]。

【附注】当前，浮石、浮海石有混用现象。作为医生应根据患者病情明确是使用浮石还是浮海石，对症下药；作为药学调剂人员也应注意区分，合理用药。当其作为原料药应用于中药成方制剂生产时，更应明确其基源，切勿乱代乱用，影响中药成方制剂质量。

主要参考文献

[1] 夏烈轩，夏俐俐. 浮海石的来源与鉴别[J]. 浙江中医药大学学报，2001，25(3)：73-73.

[2] 鲁争，肖安菊. 市售浮海石基源种类鉴别与应用商讨[J]. 中国医药指南，2010，8(2)：106-108.

[3] 贠玉伟，宗燕. 药用浮石、浮海石基源及临床应用浅析[J]. 内蒙古中医药，2017(14)：105-106.

[4] 张青元，郭全兴. 药用浮石与浮海石品种探讨[J]. 时珍国医国药，1997，(3)：197-198.

[5] 赵学红，王丽芳，孔增科. 浮海石及浮石的鉴别与合理应用[J]. 河北中医，2007，29(3)：255-256.

[6] 谢乾松，郝琳青. 浮海石基源考证[J]. 时珍国医国药，2006，17(9)：2.

[7] 张保国. 矿物药[M]. 北京：中国医药科技出版社，2005：304-305.

（重庆市中药研究院　游华建　陈仕江）

46. 桑螵蛸

Sangpiaoxiao

MANTIDIS OÖTHECA

【别名】 团螵蛸、长螵蛸、黑螵蛸、螳螂巢、螳螂子等。

【来源】 为螳螂科昆虫大刀螂*Tenodera sinensis* Saussure、小刀螂*Statilia maculata*（Thunberg）或巨斧螳螂*Hierodula patellifera*（Serville）的干燥卵鞘。以上3种分别习称“团螵蛸”“长螵蛸”及“黑螵蛸”。

【本草考证】 本品始载于《神农本草经》，列为上品。《本草纲目》根据个体轻重来释名：“名螵蛸者，其状轻飘如绡也”。由于最初药用的螵蛸“生桑枝上”，故名桑螵蛸。《神农本草经》桑螵蛸项下别名蚀疣，《说文解字》：“蚀者，败也；疣者，赘也”。间接表明《神农本草经》收载的桑螵蛸与现今的长螵蛸的特征相符。野狐鼻涕之名也与长螵蛸的形态类似。《本草纲目》桑螵蛸项下别名夷冒，夷冒是少数民族妇女的一种圆柱状头饰，现今看来类似于团螵蛸。

关于桑螵蛸基原动物，历代本草描述特征今天均无法定种。《神农本草经》载：“桑螵蛸生桑枝上。”《名医别录》载：“螳螂子也。”《图经本草》载：“今在处有之，螳螂逢木便产，一枚出子百数，多在小木荆棘间。桑上者兼得桑皮之津气，故以为佳。”《本草纲目》载：“螳螂，骧首奋臂，修颈大腹，二手四足，善缘而捷，以须代鼻，喜食人发，能翳叶捕蝉……深秋乳子作房，粘着枝上，即螵蛸也。房长寸许，大如拇指，其内重重有隔房。每房有子如蛆卵，至芒种节后一齐出。”《本草备要》在桑螵蛸下图中，桑树描绘得形象逼真，螳螂和桑螵蛸均粗略描画，无法辨识，由此可见，桑螵蛸为螳螂产于桑树上的卵鞘。现代所用桑螵蛸不完全是采于桑树之上，其原动物也并非一种。

【原动物】

1. 大刀螂　中型个体，细长，体长60～70mm，体褐色。头棕褐色，三角形。复眼大，卵形，两触角间稍上方有3个红棕色单眼。触角丝状，细长。前胸长，其后部约为其前部的3倍，中间有1条浅的纵沟，纵沟两侧有瘤状颗粒。前胸长于前胫节。前腿节三角形，下缘有两行刺，下外缘有4个刺，下内缘有15个刺。腿节前端无刺，胫节前端有1个粗壮的大刺，中足和后足细长，褐色，腿节末端无侧刺，胫节末端有1个侧刺。翅淡绿色，透明，盖过腹部末端，静止时左翅覆于右翅之上[1]。（图1-46-1）

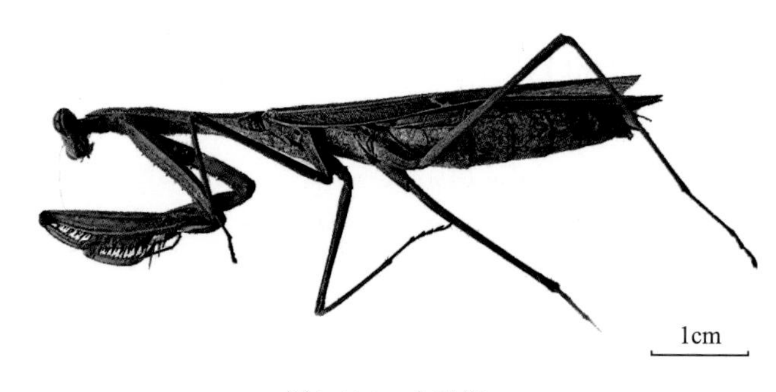

图1-46-1　大刀螂

2. 小刀螂　体形大小中等，长4.8～6.5cm，色灰褐至暗褐色，有黑褐色不规则的刻点散布其间。头部稍大，呈三角形。前胸背细长，侧缘细齿排列明显。侧角部的齿稍特殊。前翅革质，末端钝圆，带黄褐色或红褐色，有污黄斑点。后翅翅脉为暗褐色。前胸足腿节内侧基部及胫节内侧中部各有1条大形黑色斑纹[1]。（图1-46-2）

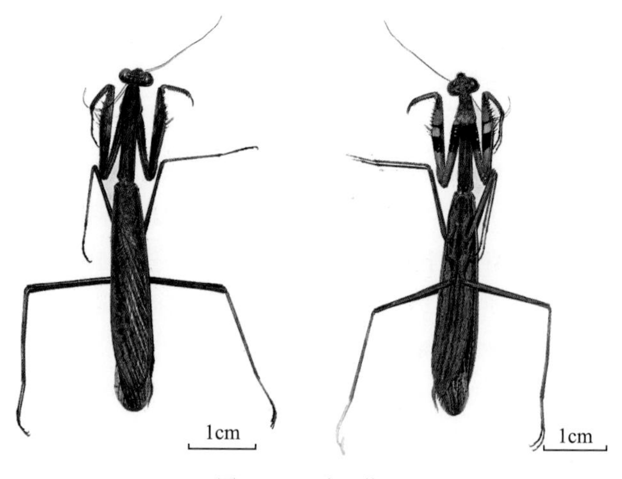

图1-46-2　小刀螂

3. 巨斧螳螂　体长50～70mm。全体绿色或紫褐色。胸部和腹部均较广阔，是本种的主要特征。头部三角形，复眼卵形，大而突出，颜色比头部略浓褐。单眼3个，排列呈三角形。触角线状，柄节最粗，梗节次之，鞭节细

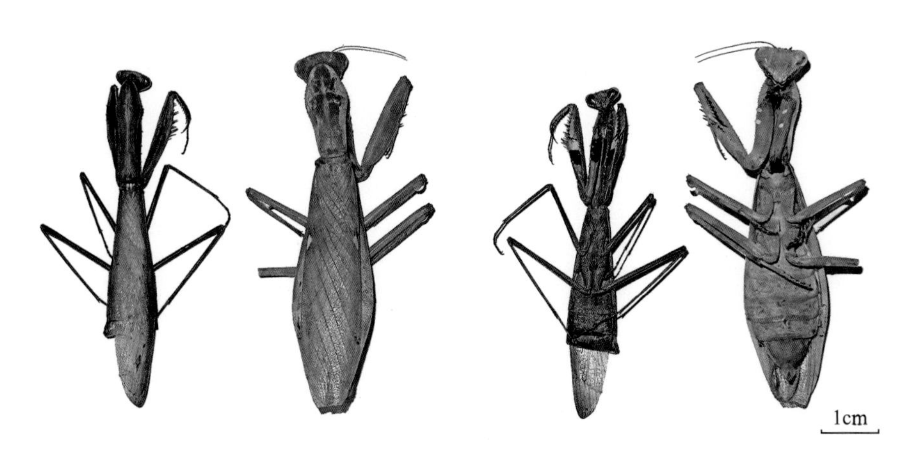

图1-46-3　巨斧螳螂

长，与前胸背板略等长。前胸背板宽广，长菱形，其侧缘具细钝齿，前端1/3部分的中央有凹槽，后端2/3部分的中央具细小的纵隆线，雄虫的纵隆线不明显。前胸背板基部具2条褐色横带；中、后胸背板略等长，其中央部分也各具纵隆线，后胸纵隆线比中胸的稍宽广。前足腿节粗，略短于前胸背板，内缘具甚长的小刺，刺的颜色多数为黑褐色；中、后腿节均具端刺。前翅淡绿色或浅褐色，各有1个白点，前缘区宽大，颜色深绿；后翅与前翅等长，翅端绿色。腹部粗大。雄虫第9腹板两侧及尾端具黑色细小短齿，着生尖短腹刺1对[1]。（图1-46-3）

【主产地】 主产于四川、山东、广西、云南、湖北、湖南、河北、辽宁、河南、江苏、内蒙古、浙江、安徽等。

【采收与加工】 自深秋至翌年春季均可采收，采得后，除去树枝，置蒸笼内蒸30～40分钟，杀死虫卵，晒干或烤干。

【药材鉴别】

（一）性状特征

1. 团螵蛸　略呈圆柱形或半圆形，由多层膜状薄片叠成，长2.5～4cm，宽2～3cm。表面浅黄褐色，上面带状隆起不明显，底面平坦或有凹沟。体轻，质松而韧，横断面可见外层为海绵状，内层为许多放射状排列的小室，室内各有一细小椭圆形卵，深棕色，有光泽。气微腥，味淡或微咸。（图1-46-4）

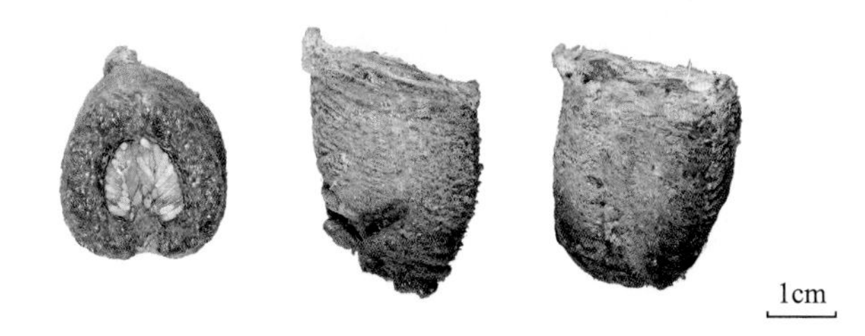

图1-46-4　团螵蛸药材图

2. 长螵蛸　略呈长条形，一端较细，长2.5～5cm，宽1～1.5cm。表面灰黄色，上面带状隆起明显，带的两侧各有一条暗棕色浅沟和斜向纹理。质硬而脆。（图1-46-5）

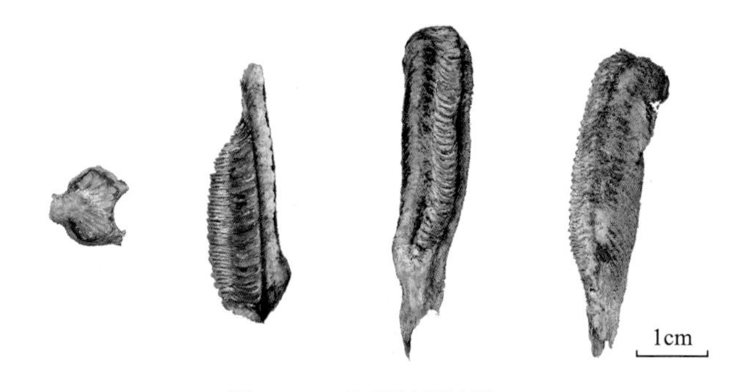

图1-46-5　长螵蛸药材图

3. 黑螵蛸　略呈平行四边形，长2～4cm，宽1.5～2cm。表面灰褐色，上面带状隆起明显，两侧有斜向纹理，近尾端微向上翘。质硬而韧。（图1-46-6）

（二）显微鉴别

粉末特征　本品粉末浅黄棕色。斯氏液装片，卵黄颗粒较多，淡黄色，类圆形，直径40～150μm，表面具不规则颗粒状物或凹孔。水合氯醛装片，卵鞘外壁碎片不规则，淡黄色至淡红棕色，表面具大小不等的

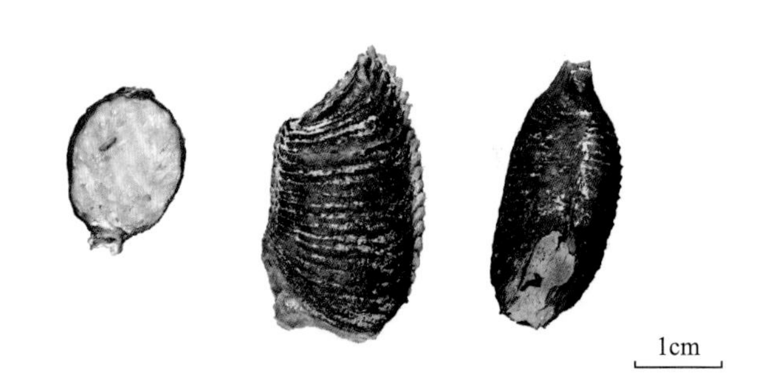

图1-46-6　黑螵蛸药材图

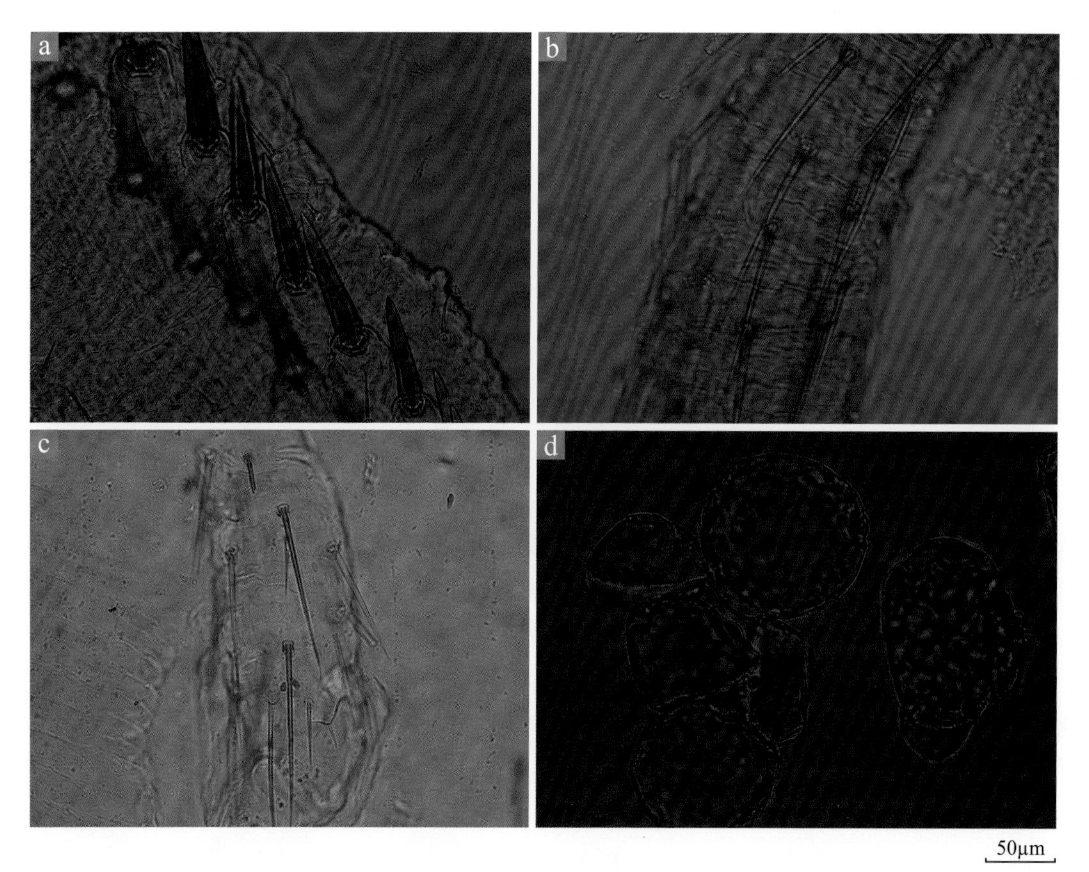

图1-46-7　桑螵蛸粉末图

a～c. 卵鞘内层碎片　d. 卵黄颗粒

圆形空腔，并有少量枸橼酸钙柱晶；卵鞘内层碎片淡黄色或淡黄棕色，密布大量枸橼酸钙柱晶，柱晶直径2～10μm，长至100μm。（图1-46-7）

【质量评价】以个大、完整、卵未孵化、淡黄褐色者为佳。

水分　不得过15.0%。

总灰分　不得过8.0%。

酸不溶性灰分　不得过3.0%。

【化学成分】主要含蛋白质及脂肪等。卵囊附着的蛋白质膜上，含枸橼酸钙（六分子结晶水）结晶。卵黄球含糖蛋白及脂蛋白。

【性味归经】甘、咸，平。归肝、肾经。

【功能主治】益肾固精，缩尿，止浊。用于遗精滑精，遗尿尿频，小便白浊。

【药理作用】

1. 补肾助阳作用　桑螵蛸用于治疗肾气不足、膀胱失约引起的遗尿或尿频。桑螵蛸混悬液具有抗利尿作用[2]。与模型组比较，桑螵蛸给药组大鼠血清中抗利尿剂激素含量显著增加，体质量增加，尿量减少[3]。桑螵蛸显著提高肾阳虚大鼠的甲状腺指数、肾上腺指数、促甲状腺激素、三碘甲状腺原氨酸、四碘甲状腺原氨酸、肾上腺指数、肾上腺素、去甲肾上腺素等指标，推测桑螵蛸具有增强下丘脑-垂体-甲状腺轴、丘脑-垂体-肾上腺轴、丘脑-垂体-性腺轴功能的作用[4]。

2. 增强免疫作用　桑螵蛸具有增强免疫的功能。桑螵蛸在体外实验中表现出促进小鼠腹腔巨噬细胞增殖，增强其吞噬能力的作用，并能显著提高免疫低下模型小鼠血清IL-2、IL-4、IgG、IgM的含量与胸腺指数和脾脏指数，提示桑螵蛸对细胞免疫与体液免疫均有调节作用[2, 5]。

3. 抗氧化作用　桑螵蛸中已分离到多种酚类化合物。桑螵蛸乙酸乙酯提取液中分离的两种生物活性物质*N*-（3,4-二羟基苯基乙基）乙酰胺、2,4-二丁基苯酚表现出显著DPPH自由基清除活性以及针对人体低密度脂蛋白的抗氧化活性[5-8]。

【分子生药】取团螵蛸、长螵蛸及黑螵蛸药材各40mg，用75%乙醇表面消毒，用已灭菌手术剪刀剪碎，使用碱裂解法提取总DNA。扩增引物为COI序列通用引物，正向为LCO1490：5′-GGTCAACAAATCATAAAGATATTGG-3′，反向为HCO2198：5′-TAAACTTCAGGGTGACCAAAAAATCA-3′，经通用PCR反应程序进行扩增反应后进行双向测序。利用DNAMAN软件进行同源性比对，发现团螵蛸与大刀螂*Tenodera sinensis*、黑螵蛸与巨斧螳螂*Hierodula patellifera*、长螵蛸与小刀螂*Statilia maculate*的序列相似度均达到99%，表明黑螵蛸、长螵蛸和团螵蛸的基原昆虫分别为巨斧螳螂、小刀螂和大刀螂[8]。

【附注】目前，桑螵蛸药材全部来自于野生。根据我们调查发现，其基原动物除了药典规定的3个动物外，螳亚科Mantiane螳属*Mantinae*、污斑螳属*Statilia*、大刀螂属*Tenodera*、斧螳属*Hierodula*之多种螳螂的卵鞘均作为桑螵蛸入药[9]。

主要参考文献

[1] 陈振昆，黄传贵，丁光. 药用动物与动物药[M]. 昆明：云南科技出版社，1999：107-109.

[2] 谭正怀，雷玉兰，张白嘉，等. 桑螵蛸的药理比较研究[J]. 中国中药杂志，1997，22(8)：496.

[3] 贾坤静，贾天柱. 桑螵蛸炮制前后及不同药用部位对肾阳虚多尿大鼠的抗利尿作用比较[J]. 中国药房，2016，27(7)：879-882.

[4] 贾坤静，艾雪，贾天柱，等. 桑螵蛸生、制品对肾阳虚大鼠的补肾助阳作用比[J]. 中药材，2016，39(7)：1516-1520.

[5] 贾坤静，艾雪，贾天柱，等. 桑螵蛸生制品对小鼠免疫功能和抗氧化能力的影响[J]. 辽宁中医杂志，2016，43(12)：2610-2613.

[6] 徐明哲. 桑螵蛸抗DPPH自由基活性成分的研究[J]. 安徽农业科学，2014，42(33)：11619-11620，11628.

[7] 徐明哲，朴桂花. 桑螵蛸的抗氧化活性成分研究[J]. 安徽农业科学，2012，40(32)：15722-15723.

[8] 王茜，侯飞侠，王艺璇，等. 基于DNA条形码的桑螵蛸基原动物鉴定研究[J]. 中国中药杂志，2015，40(20)：3963-3966.

[9] 温珑莲，万德光，任艳，等. 不同类型的桑螵蛸与其基原昆虫对应关系研究[J]. 中国中药杂志，2013，38(7)：966-968.

（成都中医药大学　国锦琳　李阳）

47. 蛇肉

Sherou

OPHEODRYS

【别名】长虫肉。

【来源】为眼镜蛇科动物银环蛇*Bungarus multicintus* Blyth、蝰科动物高原蝮*Agkistrodon strauchii* Bedriaga或游蛇科动物翠青蛇*Opheodrys major*（Guenther）除去头尾及皮的干燥体。

【本草考证】银环蛇幼蛇入药古代本草未见收载，一般认为始载于《饮片新参》，实际上该书作者仅将金钱白花蛇列入附录中简单叙述："色花白，身长细，盘如钱大。治麻风瘫痪疥癞。"从作者描述中不难辨出其所指与银环蛇干燥幼体一致。在《饮片新参》前，Read在翻译《本草纲目》时所追加的评论中已提及小白花蛇，并误认为是《本草纲目》中白花蛇（即蕲蛇）的幼体。形态描述为："长约一英尺，直径为五分之一英寸，重仅约2克，鳞细小，1～1.5cm。"他指出这是一种普遍的药用蛇，并附有来自上海药店的小白花蛇药材照片，从照片中可以见其体有50～54个白色环斑，药材形态与质地均与现用的金钱白花蛇无异。可见应为银环蛇幼体制成，而不是蕲蛇（白花蛇）的幼体。Read译的《本草纲目》早于《饮片新参》。由此可见，金钱白花蛇的首载入药应早于《饮片新参》，沿用历史可能更长，但首载于何处尚需进一步考证。现用金钱白花蛇的正品，原动物应是眼镜蛇科（Elapidae）的银环蛇。关于高原蝮本草描述甚少，主要以蝮蛇描述为主。《名医别录》载："蝮蛇，黄黑色，黄颔尖口，毒最烈：虺形短而扁，毒不异于蚖，中人不即疗，多死。蛇类甚众，惟此二种及青蝰为猛，疗之并别有方。"《新修本草》载："蝮蛇作地色，鼻反，口又长，身短，头属相似，大毒。一名蚖蛇，无二种也。山南汉、沔间有之。"别名有：虺，反鼻、土虺蛇、反鼻蛇、碧飞、方胜板、土锦、灰地匾、草上飞、七寸子、土公蛇、狗屙蝮、烂肚蝮、土球子、地扁蛇。关于翠青蛇本草资料甚少，待考。

【原动物】

1. 翠青蛇　全长100cm左右，最大全长雄性1306（1033+273）mm，雌性1322（1025+297）mm。背面草绿色，下颌、咽部及腹部黄绿色，下颌边缘及颌沟有绿色斑点。吻端窄圆，吻鳞宽大于高，背面可见，鼻间鳞沟短于前额鳞沟；额鳞长大于宽，长大于其至吻端距离；顶鳞大，较额鳞长；鼻孔卵圆形，较大，位于鼻鳞前部。（图1-47-1）

2. 银环蛇　全长140cm左右。头部椭圆形。稍大于颌，有前沟牙。眼小。鼻鳞2枚，鼻孔椭圆形，位于两鳞之间。颊鳞缺。上唇鳞7枚，2-2-3式。下唇鳞7枚，个别6或8枚，3～4枚切前颌片。眼前鳞1枚，眼后鳞2枚。背鳞光滑，通身15行，少数颈部为16、17行，背鳞扩大呈六角形，背脊为不明显棱起。腹鳞雄性204～231枚，雌性203～227枚，肛鳞完整，尾下鳞单列，雄性43～54枚、雌性37～55枚，尾末端较尖细。生活时体背黑白横纹相间，在躯干部有20～50条，尾部7～17条，白色横纹宽度占1～2枚鳞片，腹部白色[3]。（图1-47-2）

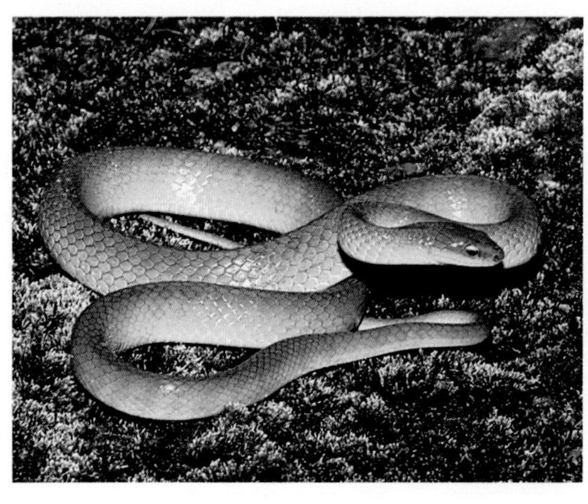

图1-47-1　翠青蛇

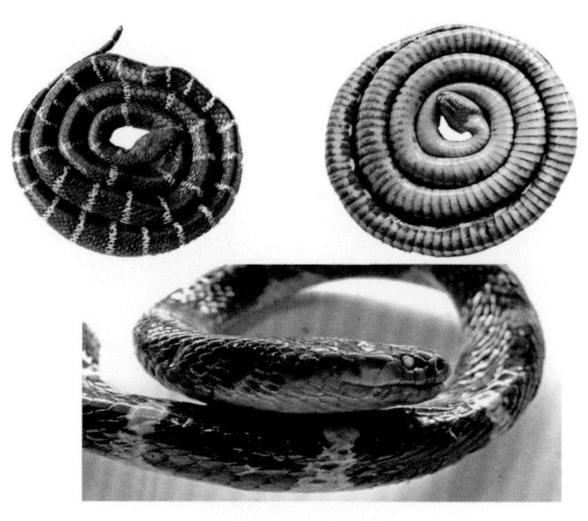

图1-47-2　银环蛇

【主产地】主产于安徽、浙江、江西、福建、台湾、湖北、湖南、广东、海南、广西、四川、重庆、贵州、云南等[1]。

【采收与加工】四季均可捕捉，实施安死术后，去除内脏，晾干或烘干。

【药材鉴别】呈黄白色，长条状，有整齐排列的椭圆或圆形凹陷[2]。(图1-47-3)

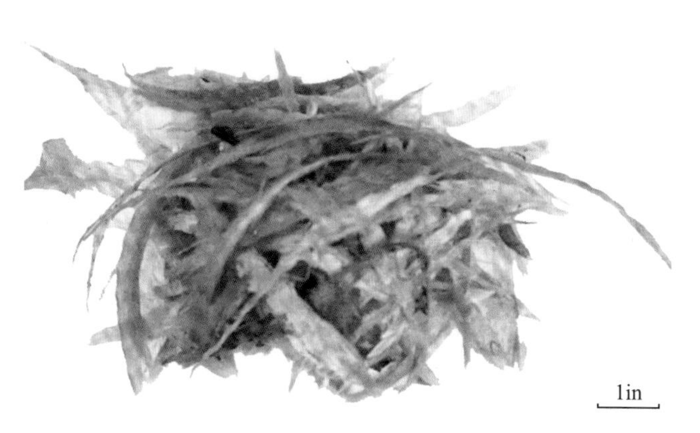

图1-47-3　蛇肉药材图

【质量评价】以色泽光亮黄白而无血污、无霉变、无虫蛀、肉质厚者为佳。

【化学成分】主要含蛋白质、维生素（维生素A、维生素E、维生素B_1、维生素B_2）以及矿物元素如Ca、Zn、Fe、P、Mg、Mn、Cu和丰富的氨基酸。

【性味归经】苦、辛，平。归心、肝经。

【功能主治】搜风除湿、定惊止搐。用于风湿痹痛、筋脉拘挛；或半身不遂、口歪眼斜；或肢体麻木不仁、麻风、顽癣、皮肤瘙痒；或破伤风、小儿急慢惊风、温病高热动风等。

【药理作用】

1. 抗炎作用　王正波等用小鼠二甲苯耳廓肿胀法、大鼠蛋清性足肿胀法、大鼠佐剂性关节炎法，研究了金钱白花蛇药酒的抗炎作用。结果显示其有对抗二甲苯、蛋清的致炎作用，抑制佐剂性关节炎足肿胀。

2. 降压作用　其注射液可直接扩张血管而引起血压降低[3]。

主要参考文献

[1] 胡同瑜. 实用中药品种鉴别[M]. 北京：人民军医出版社，2012：174.

[2] 刘瑞兴，吴苏喜，董君英，等. 蛇肉有限酶解后有效成分的变化[J].2005，22（4）：22-23.

[3] 李建生，高益民，卢颖. 中国动物药现代研究[M]. 北京：人民卫生出版社，2010：292.

（南昌大学资源环境与化工学院　蒋以号）

48. 蛇胆汁

Shedanzhi

SERPENTIS FEL

【来源】为眼镜蛇科、游蛇科或蝰科动物多种蛇的胆汁。

【本草考证】本品始载于《名医别录》，曰：“蝮蛇胆，味苦，微寒，有毒，主治疮。”后世《千金翼方》《食疗本草》《经史证类大观本草》及《本草拾遗》均有收载。《本草纲目》记载有四种蛇的蛇胆入药，其一曰蝮蛇胆：气味，苦，微寒，有毒。主治疮、杀下部虫。《本草纲目》载蝮蛇：“尔雅云：蝮虺身博三寸，首大如擘。是以蝮虺为一种也。郭璞云：蝮蛇惟南方有之，一名反鼻。细颈，大头，焦尾，鼻上有针，锦文如绶，文间有毛如猪鬣，大者长七八尺。……柳子厚宥蝮蛇文云：目兼蜂虿，色混泥涂。其颈蹙恶，其腹次且。宸鼻钩牙，穴出榛居。宏景曰：蝮蛇，黄黑色如土，白斑，黄颔尖口，毒最烈。”综上所述，几部古本草学所载的蝮蛇“作地色，鼻反，口又长，黄颔尖口”，与今《辞海》《全国中草药汇编》等书所载蕲蛇“头大，扁平，呈三角形，吻端延长，向上前方突出”的形态描述完全相同。可认为古本草所载的蝮蛇则是今蝰科五步蛇*Deinagkistrodon acutus*。其二曰乌胆，载：主治大风疠疾，木舌胀塞（时珍）。《本草纲目》述“乌蛇，释名：乌梢蛇，黑花蛇”。志曰：乌蛇生商洛山。背有三棱，色黑如漆。性善，不噬物。从上述描述可知，是为游蛇科动物乌梢蛇*Zoacys dhumnades*。除乌蛇胆及蝮蛇胆外，《本草纲目》中还收载有蚺蛇胆及鳞蛇胆，蚺蛇（蚺音髯。《别录》下品），释名南蛇（《纲目》）、埋头蛇。时珍曰：蛇属纤行，此蛇身大而行更纤徐。冉冉然也，故名蚺蛇。或云鳞中有毛如髯也。产于岭南，以不举首者为真，故世称为南蛇、埋头蛇。鳞蛇，时珍曰：按《方舆胜览》云：鳞蛇出安南、云南镇康州、临安、沅江、孟养诸处，巨蟒也。长丈余，有四足，有黄鳞、黑鳞二色，能食麋鹿。春冬居山，夏秋居水，能伤人。土人杀而食之，取胆治疾，以黄鳞者为上，甚贵重之。珍按：此亦蚺蛇之类，但多足耳。陶氏注蚺蛇分真假，其亦此类欤？由此可知，蚺蛇胆及鳞蛇胆均为蟒蛇胆。古代药用蛇胆来源与现代蛇胆来源中蝰科五步蛇*Deinagkistrodon acutus*、游蛇科乌梢蛇*Zoacys dhumnades*一致[1-2]。近年来，蛇胆制剂生产迅速发展，蛇胆用量急剧增加，商品蛇胆多为多种蛇胆之混合。

【原动物】其原动物为游蛇科、蝰科及眼镜蛇科多种蛇。游蛇科药用原动物主要有链蛇属、锦蛇属、鼠蛇属及乌梢蛇属等，其中链蛇属的主要特征为头、颈略能区分；头较宽扁；眼较小，瞳孔直立椭圆形。体背黑褐色，间以红色、黄色或白色的窄横斑。颊鳞窄长；尾下鳞双行；体后部椎骨无椎体下突。上颌齿分为3个齿群，具2个齿间隙，最后一齿群为3枚较粗大而无沟的齿。锦蛇属的主要特征为头较长，与颈区分明显；眼中等大小或略大，瞳孔圆形；体长圆柱状或略侧扁；背鳞中段19～27行，平滑或起棱；尾长，尾下鳞成对；我国产有的各个眼后鳞一般为2片。椎体下突仅见于躯干前段的脊椎骨。上颌齿11～24枚，几乎等大。鼠蛇属的主要特征为头长，眼圆而大，瞳孔圆形；颊鳞一般2～3片，颊区略内陷，有一眼前下鳞。体长，圆柱形，尾长，尾下鳞双行；腹鳞与尾下鳞均具侧棱。上颌齿20～28枚，连续排列，向后逐渐增大。乌梢蛇属的主要特征为体侧有黑色纵纹或后段有黑色网纹。头长椭圆形；眼大，瞳孔圆形；颊鳞1～4枚；通身鳞行成偶数，4～6行起棱；腹鳞宽，无棱；肛鳞二分；尾下鳞双行。上颌齿20～33枚，排列致密，后端数枚稍增大。蝰科药用原动物主要有尖吻腹属，为大型有颊窝蛇类，长可达1.5m以上；吻端尖出而末端圆钝，由吻鳞与鼻间鳞延长形成；头背具9枚对称大鳞；背鳞强烈起棱，成体背中央及上背侧背鳞有极发达的结节状隆起；尾下鳞双行，前部者若干成单，靠近尾尖的最下行鳞高大于宽，头骨较短而大，上颌骨侧缘有一小突起，腭骨前端分叉，具4，5枚齿；外翼骨较翼骨后部长，与翼骨的内外侧均牢固关联；外翼骨无钩；上颞骨后部伸达头骨后方。眼镜蛇科眼镜蛇属的主要特征为上颌骨前缘超过腭骨，前沟牙具1～3枚小牙；头部椭圆形，头颈区分不很明显，颈部肋骨较长，能膨扁；眼中等大小，瞳孔圆形，无颊鳞；鼻孔位于前后鼻鳞之间；背鳞平滑，斜行，17～25行；尾下鳞通常成双[3]。（图1-48-1～图1-48-8）

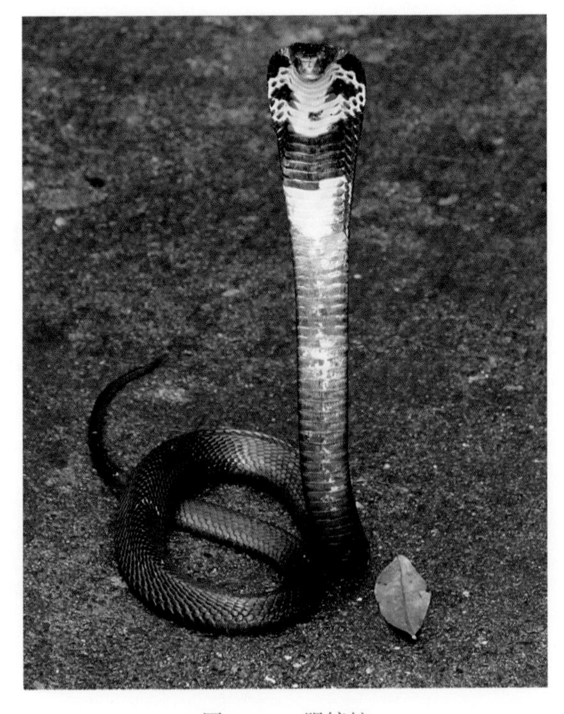
图1-48-1　眼镜蛇

【主产地】主产于湖北、湖南、浙江、江西、广西等。

【养殖要点】

1. 生物学特性　喜穴居，其生活环境大致可分为半水栖型、潮湿山地型及树栖型。半水栖型多活动于湖边、河边、秧田及水沟边，潮湿山地型多活动于灌木、草丛或山坡路上，树栖型多活动于常绿阔叶林带、针叶林或针叶阔叶混交林中。以蛙类、蟾蜍、蜥蜴类、蚯蚓、幼蛇、鱼类、鸟类、鼠类及爬行类的卵和鸟类的卵为食。生长发育最适温度为21～25℃，清明前后出蛰，寒露前后开始入蛰，霜降之后则完全进入冬眠，冬眠场所在田埂、沟边及河堤的泥洞、石洞或树洞中，洞穴一般

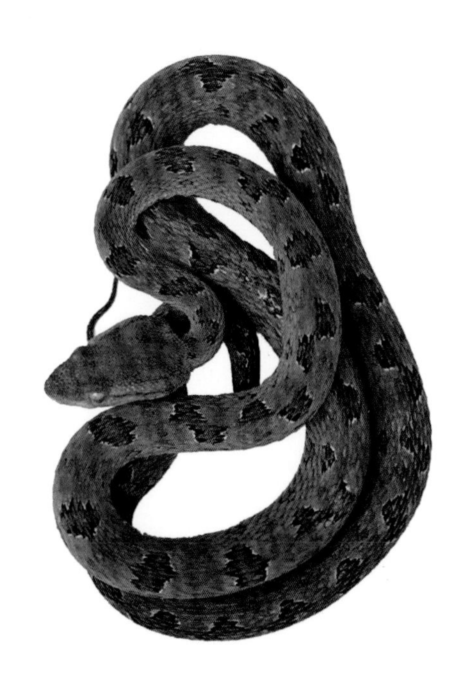

图1-48-2　原矛头蝮蛇

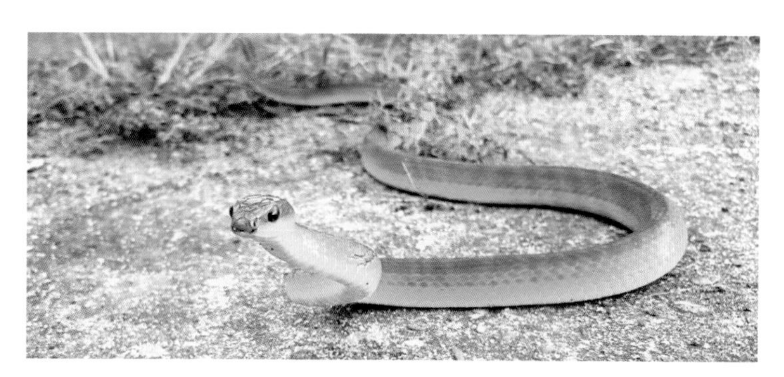

图1-48-3　翠青蛇

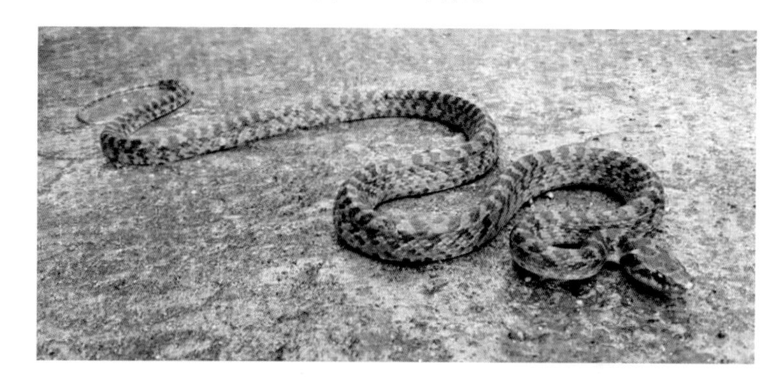

图1-48-4　赤链蛇

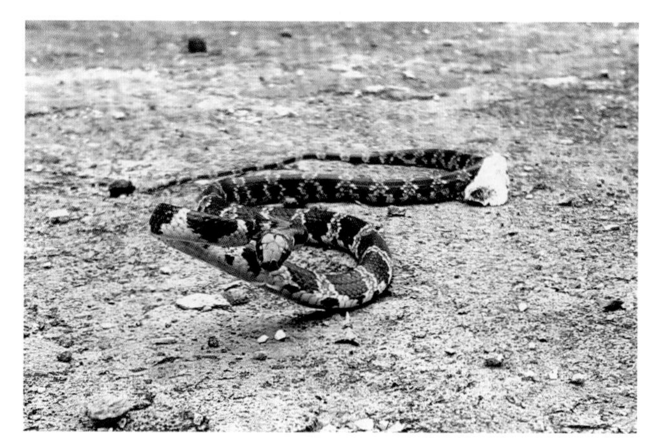

图1-48-5　黑白白环蛇

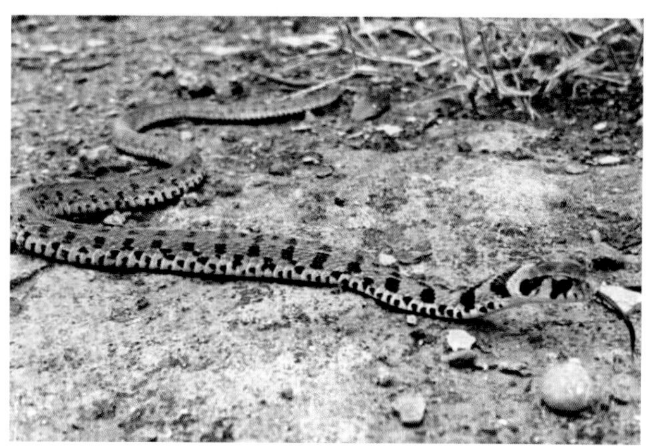

图1-48-6　虎斑游蛇

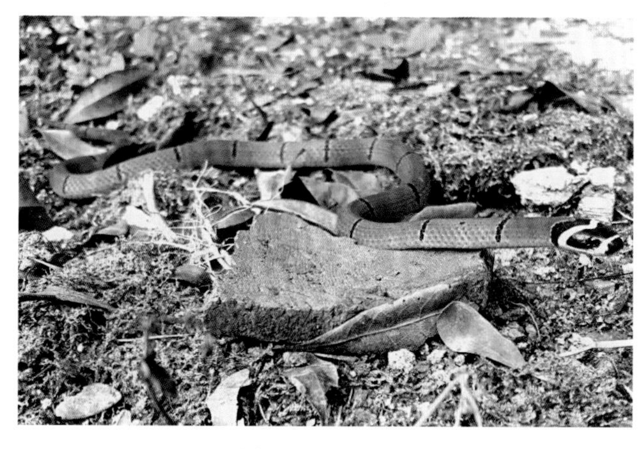

图1-48-7　丽纹蛇

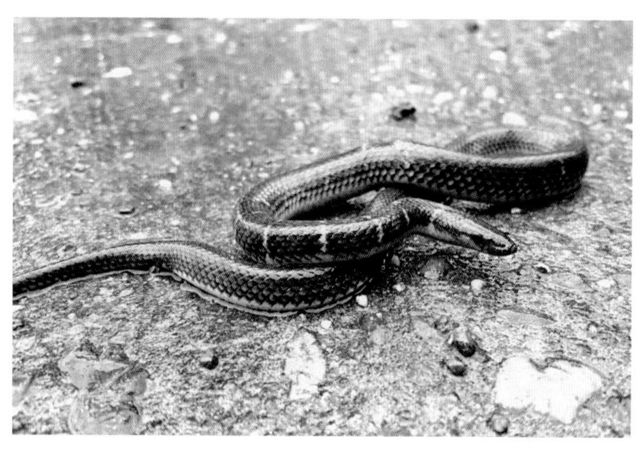

图1-48-8　山泥蛇

较浅，距地面15～30cm。雌蛇多于5～8月份交配后怀卵，卵生，怀卵数1～20枚不等，平均10枚左右，8月下旬以后可以看到刚孵出的幼蛇[3]。

2. 养殖技术

（1）发酵床养殖技术　发酵菌、玉米粉按1∶10混合均匀，再与松木锯末均匀混合后填入蛇舍，厚度为10～15cm，每天将蛇排泄物掩埋到发酵床内，可自动分解，无氨气臭味，使用期限1～2年。

（2）品种交替养殖技术　采取眼镜蛇、滑鼠蛇按比例养殖，眼镜蛇食量大、不挑食，上午喂滑鼠蛇，下午喂眼镜蛇，滑鼠蛇上午吃剩的饲料下午转喂眼镜蛇，达到节本增收的效果。

（3）无冬眠养殖技术　蛇类生长的适合温度为25～30℃，冬季要为蛇舍加温促使蛇无冬眠、生长快。于每年10月底至次年4月，将蛇床调整至离地面20cm左右，在蛇舍内安装40W灯泡置于容器内（灯泡不能直射蛇群），或在地上铺设地热垫，安设温控器，温度控制在28～30℃，蛇床上铺盖棉被以利保温；同时安装湿度计，湿度以50%～75%为宜[4]。

3. 病虫害　蛇病防治以预防为主，定期清洁，保证蛇窝卫生质量，并注意温湿度的控制。口腔病、霉斑病、腐皮病、肠炎、肺炎、寄生虫病、中毒、外伤及其他无毒症等[4-7]。

【采收与加工】春、秋二季捕蛇，实施安死术后，取出蛇胆，保存于含醇量为50%以上白酒中，蛇胆与酒的比例为1∶1（g/g），用时除去胆衣，以净蛇胆汁投料，连同等量酒液使用。

【药材鉴别】

（一）性状特征

1. 蛇胆　本品呈圆形、椭圆形、卵圆形或长卵圆形，长0.5～5cm，横径0.3～2cm。淡绿色至墨绿色，有的呈黄色至橙黄色。胆皮通常平滑，柔韧而略有弹性（图1-48-9）。胆管细长柔韧，位于胆囊一端或中部，常紧贴胆囊壁，向胆囊另一端伸长，外被一层筋膜，把胆囊与胆管包裹。胆囊内为黏稠的胆汁。气微腥，味苦而后甘，有清凉感。

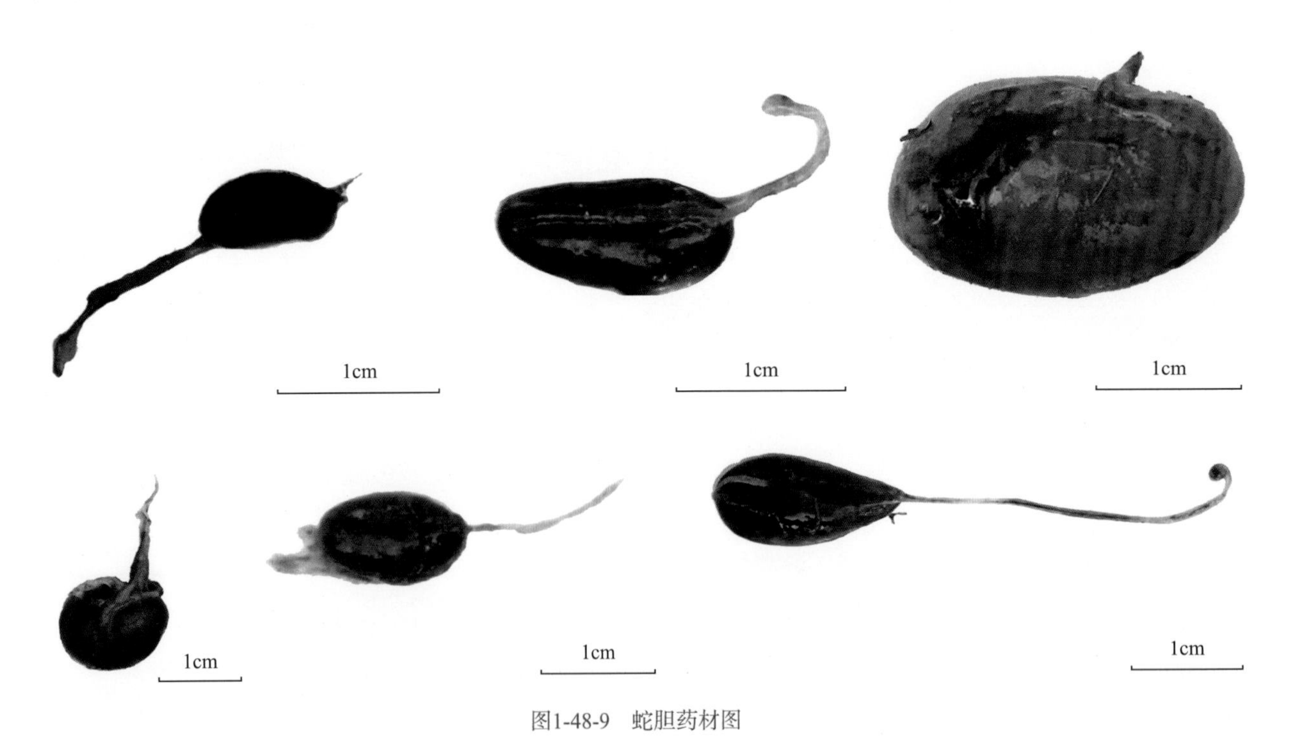

图1-48-9　蛇胆药材图

2. 蛇胆汁　呈黄绿色、深黄绿色或黄棕色的混悬液。气微腥，味苦。

（二）理化鉴别

以蛇胆汁对照药材及牛黄胆酸钠对照品对照，供试品色谱中，在与对照品相应的位置上显相同颜色的荧光斑点；

在与对照药材色谱相应的位置上，显三个或三个以上相同颜色的荧光斑点，且牛黄胆酸钠斑点下方应显两个相同颜色的荧光斑点。（图1-48-10）

【质量评价】

1. 牛、羊、猪胆汁　供试品色谱中，在与甘氨胆酸对照品相应的位置上，如果出现荧光斑点，颜色不得深于对照品的荧光斑点，在与甘氨猪去氧胆酸对照品相应的位置上，不得出现相同的荧光斑点。（图1-48-11）

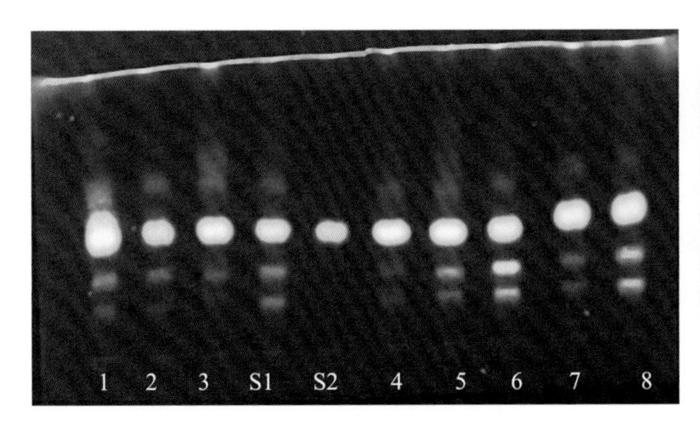

图1-48-10　蛇胆汁薄层色谱图

T：25℃ RH：60%预制板（青岛海洋化工厂）
1.黑眉锦蛇（湖北恩施，2014.06.19） 2.滑鼠蛇（江西宜春，2014.05.21）
3.五步蛇（湖南永州，2016.11.13） 4.灰鼠蛇（湖南永州，2016.11.13）
S1.蛇胆汁对照药材（中国食品药品检定研究院，批号：0938-200104）
S2.牛黄胆酸钠（中国药品生物制品检定所，批号：110815-201510）
5.火赤链蛇（湖南永州，2016.11.13） 6.乌梢蛇（湖南永州，2016.11.13）
7.王锦蛇（湖南永州，2016.11.13） 8.银环蛇（湖南永州，2016.11.13）

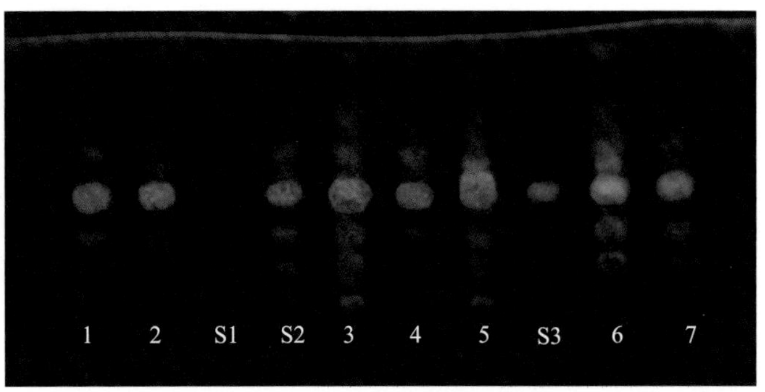

图1-48-11　蛇胆汁甘氨胆酸检查

T：25℃ RH：60%预制板（青岛海洋化工厂）
1. 黑眉锦蛇（湖南永州，2017.08.15） 2. 五步蛇（湖南永州，2016.11.13）S1. 甘氨胆酸（Sigma-Alorich批号：#SLBH5157V）
S2. 蛇胆汁对照药材（中国药品生物制品检定所，批号：0938-200104）
3. 王锦蛇（湖南永州，2017.08.15） 4. 灰鼠蛇（湖南永州，2017.08.15）
5. 眼镜蛇（湖南永州，2017.08.15）S3. 牛磺胆酸钠（中国食品药品检定研究院，批号：110815-201510） 6. 乌梢蛇（湖南永州，2016.11.13）
7. 火赤链蛇（湖南永州，2017.08.15）

2. 异嗅　本品不得有柴油等矿物油异嗅。

3. 含量测定　照高效液相色谱法测定。本品以胆汁与酒浸液的等量混合液计算，每1g以牛黄胆酸钠（$C_{26}H_{45}O_7SNa$）计不得少于10mg[5-7]。

【化学成分】主要含胆酸类成分以及胆色素，其中胆酸类成分包括牛黄胆酸钠、牛黄鹅去氧胆酸钠、牛黄去氧胆酸钠、甘氨胆酸、胆酸等。另外，蛇胆汁中还含有牛黄胆汁酸硫酸酯，包括牛黄胆酸-3-硫酸酯、牛黄去氧胆酸-3-硫酸酯、牛黄石胆酸-3-硫酸酯、牛黄胆酸-3,7-二硫酸酯、牛黄去氧胆酸-3,12-二硫酸酯、3α, 6α, 12α, 16α-四羟基-5β-牛黄胆酸、3β, 12α, 16α-三羟基-5β-牛黄胆酸、3-硫磺基-牛黄鹅去氧胆酸、3β, 7β,12α-三羟基-1, 5-二双键-牛黄胆酸、3β, 12α, 16α-三羟基-5-双键-牛黄胆酸、3β, 7α, 12α-三羟基-5β-牛黄胆酸、3α, 7α, 12α, 16α-四羟基-5β-牛黄胆酸、3α, 7α, 9α, 12α –四羟基-5β-牛黄胆酸、3β, 7α, 12α-三羟基-5-双键-牛黄胆酸[8]。

【性味归经】苦、微甘，微寒。归肺、胆、脾、肝、大肠、小肠经。

【功能主治】清肺化痰，凉心镇惊，清肝明目，清热解毒。用于痰多咳嗽，顿咳，痰迷心窍，惊痫发狂，目赤昏糊，痔疮红肿，皮肤热毒，痤疮[9]。

【药理作用】

1. 镇咳、祛痰、抗炎作用　蛇胆具有明显的镇咳、祛痰和抗炎作用[8]，发挥作用的主要成分为牛黄胆酸钠和牛黄鹅去氧胆酸钠。

2. 抗过敏作用　蛇胆中胆绿素对速发型过敏反应具有显著的抑制作用，且在抑制组织炎性损伤过程中起着重要的作用[8]。

3. 抗氧化作用　蛇胆中胆绿素具有抗氧化作用，肠道吸收可能影响心血管疾病和癌症的发展，也可用于增强脑死亡捐献者进行肺移植时细胞保护作用[8]。

4. 控制转基因表达作用　胆汁酸类成分可控制哺乳动物细胞和小鼠的转基因表达[8]。

5. 减轻胆道损伤作用　蛇胆中主要成分牛黄胆酸钠可通过增强VEGF-2的表达减轻胆动脉结扎引起的胆道损伤，并抑制胆管上皮细胞的分泌[8]。

【分子生药】取药材样品，用75%乙醇表面消毒，用已灭菌手术刀，取样品40mg，使用血液/细胞、组织基因组提取试剂盒提取总DNA。扩增引物为COI序列通用引物，正向为LCO1490：5′-GGTCAACAAATCATAAAGATATTGG-3′，反向为HCO2198：5′-TAAACTTCAGGGTGACCAAAAAATCA-3′，经通用PCR反应程序进行扩增反应后进行双向测序。通过邻接（NJ）法对序列构建系统聚类树，蛇亚目物种聚在一起，各蛇胆基原单独聚为一支，蛇胆伪品的COI序列也分别单独聚为一支，支持率达100%。因此，COI序列条形码可准确鉴别药材蛇胆及其混伪品[10-11]。

【附注】《中国药用动物志》（2013年版）记载药用蛇类有98种，包括闪鳞蛇科2种，蟒科2种，游蛇科61种，眼镜蛇科21种，蝰科12种；其中闪鳞蛇科多以蛇蜕药用，蟒蛇科动物蛇胆中含有牛黄蟒胆酸钠，与其他科蛇胆中胆汁酸类成分差异较大，其蛇胆单独使用，未列入蛇胆汁来源，而游蛇科、眼镜蛇科、蝰科的多种蛇类胆均可入药。

《中国药典》四部收载蛇胆汁来源，为眼镜科、游蛇科或蝰蛇科多种蛇的胆汁，但无质量控制项目，各省地方药材标准如广东省药材标准（2011年版）、江西省药材标准（1996年版）、广西省药材标准（1990年版）、湖南省药材标准（2009年版）、甘肃省药材标准（2008年版）等也有收载，来源基本与《中国药典》一致，但名称、项目、用法略有不同，基本能达到质量控制的目的。

主要参考文献

[1] 周娜娜，吴孟华，张英，等. 乌梢蛇和蕲蛇的本草考证[J]. 中药材，2018，(09)：1977-1982.

[2] 张树人. 蝮蛇的本草考证[J]. 时珍国药研究，1997，(03)：9-10.

[3] 赵尔宓，黄美华，宗愉，等. 中国动物志爬行纲第三卷有鳞目蛇亚目[M]. 北京：科学出版社，1998.

[4] 苏春伟，冯德进，宁德富，等. 蛇类人工养殖管理技术[J]. 中国畜牧兽医文摘，2017，33(05)：102-103.

[5] 彭德姣，丁德明. 五步蛇养殖技术[J]. 湖南农业，2018(10)：17.

[6] 刘涛，张微微. 尖吻蝮养殖技术现状[J]. 经济动物学报，2018，22(4)：225.

[7] 唐慕德，李月丹，白慧丽，等. 人工养殖王锦蛇烂尾病的诊治[J]. 广西畜牧兽医，2018，34(04)：203-204.

[8] 郑天骄，石岩，张文娟，等. 蛇胆汁及相关制剂质量控制方法研究进展[J]. 亚太传统医药，2016，12(10)：36-41.

[9] 王国强. 全国中草药汇编（卷四）[M]. 北京：人民卫生出版社，2014.

[10] Lawson, R. Phylogeny of the Colubroidea (Serpentes): new evidence from mitochondrial and nuclear genes. Mol Phylogenet Evol, 2005. 37(2): 581-601.

[11] 陈士林，中国药典中药材 DNA条形码标准序列[M]. 北京：科学出版社，2015.

（湖北省药品监督检验研究院　陈晓颙　聂晶）

49. 蛇蜕

Shetui

SERPENTIS PERIOSTRACUM

【别名】蛇皮、蛇壳、龙退、龙子衣、龙子皮等。

【来源】为游蛇科动物黑眉锦蛇*Elaphe taeniura* Cope、锦蛇*Elaphe carinata*（Guenther）或乌梢蛇*Zaocys dhumnades*

（Cantor）等蜕下的干燥表皮膜。

【本草考证】本品始载于《神农本草经》，曰："蛇蜕，一名龙子单衣，一名弓皮，一名蛇附，一名蛇筋，一名龙皮，一名龙单衣。它，虫也，从虫而长，象冤，曲尾形，或作蛇蜕，蛇蝉所解皮也。"《广雅》载："蝮蛸蜕也"。《尔雅》载："即蛇皮脱也"。《证类本草》载："一名龙子衣，一名蛇符，一名龙子皮，一名龙子单衣，一名弓皮。生荆州川谷及田野"。《名医别录》载："一名龙子皮，生荆州，五月五日、十五日取之良"。《本草经集注》载："草中不甚见虺蝮（hui fu）蜕，惟有长者，多是赤练、黄颔辈，其皮不可复识，今往往得尔，皆须完全。石上者弥佳，烧之甚疗诸恶疮也"。《雷公炮炙论》载："勿用青、黄、苍色者，药用白如银色者"。根据《本草经集注》所言，古代所用蛇蜕，非单指某一种蛇而言。"惟有长者，多是赤练、黄颔辈"，可知为游蛇科蛇类之蜕皮；石上者，多为蝮蛇之蜕皮。现今药用蛇蜕多为游蛇科数种动物之蜕皮。

【原动物】

1. 黑眉锦蛇　全长可达200cm左右。头体背黄绿色或棕灰色，体背前中段具黑色梯状或蝶状纹，至后段逐渐不显；从体中段开始，两侧有明显的4条黑色纵带达尾端；腹面灰黄色或浅灰色，两侧黑色；上下唇鳞及下颌淡黄色，眼后具1条明显的眉状黑纹延至颈部。（图1-49-1）

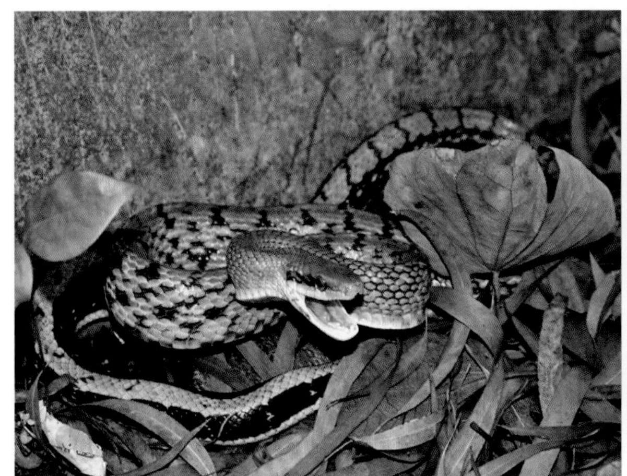
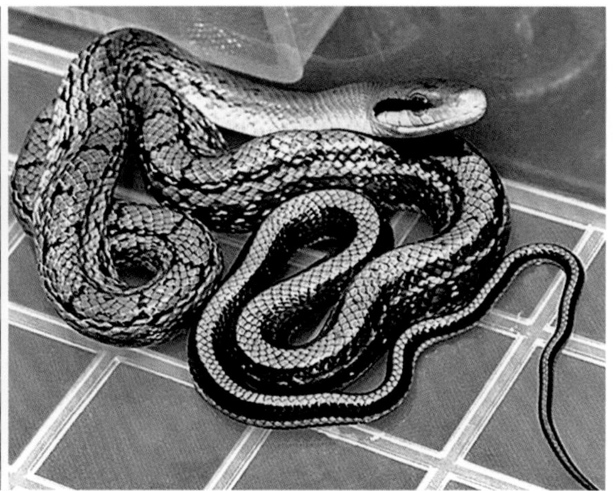

图1-49-1　黑眉锦蛇

2. 乌梢蛇　雄蛇全长约222cm，雌蛇约175cm。背部绿褐色，或黑棕色；次成体黑色侧纵纹纵贯全身，成年个体黑纵纹在体前段明显；前段背鳞鳞缘黑色，形成网状斑纹。前段腹鳞多呈黄色或土黄色，后段由浅灰黑色变为浅棕黑色。（图1-49-2）

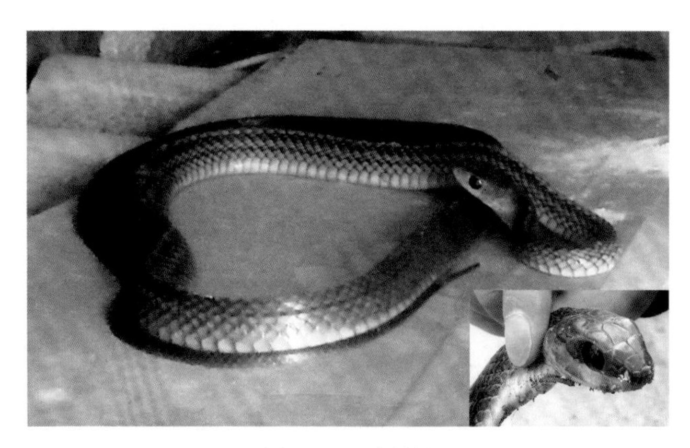

图1-49-2　乌梢蛇

【主产地】主产于陕西、甘肃、江苏、安徽、浙江、江西、福建、台湾、河南、湖北、湖南、广东、广西、四川、贵州等。

【采收与加工】四季均可拾取，拾得后，抖净泥沙，晾干备用。

【药材鉴别】呈圆筒形，多压扁而皱缩，完整者形似蛇，长可达1m以上。背部银灰色或淡灰棕色，有光泽，鳞迹菱形或椭圆形，衔接处呈白色，略抽皱或凹下；腹部乳白色或略显黄色，鳞迹长方形，呈覆瓦状排列。体轻，质微韧，手捏有润滑感和弹性，轻轻搓揉，沙沙作响。气微腥，味淡或微咸。（图1-49-3）

【质量评价】以色白、皮细、条长、粗大、整齐不碎、无泥沙杂质者为佳。酸不溶性灰分不得过3.0%。

【化学成分】骨胶原以及甘氨酸、苏氨酸、丝氨酸、谷氨酸、丙氨酸等多种氨基酸和Na、Zn、Ni、Cu、P等多种无机元素。无机元素中宏量元素Ca、P、K以及Na含量较高，微量元素Zn、Mn及Cu的含量也较高[1]。

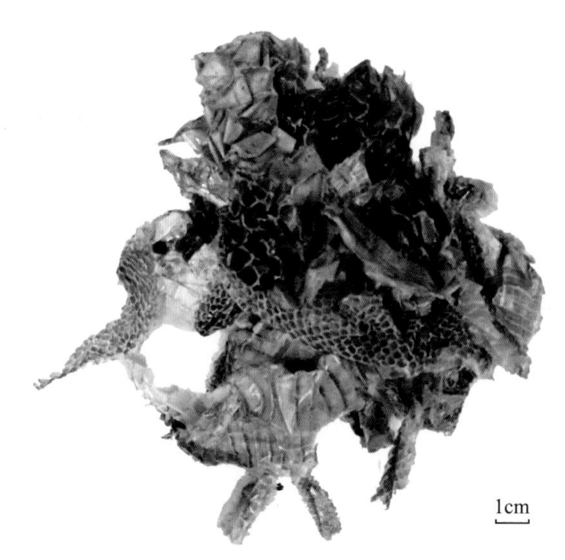

图1-49-3　蛇蜕药材图

【性味归经】咸、甘，平。归肝经。

【功能主治】祛风，定惊，退翳，解毒。用于小儿惊风，抽搐痉挛，翳障，喉痹，疔肿，皮肤瘙痒。

【药理作用】

1. 抗菌抗炎作用　蜕烧成末或煎服可治疗扁桃腺炎、乳腺脓肿和舌炎等。研究证明其有抗菌的作用。蓝巧帅等[2]采用LPS脂多糖致小鼠炎症模型，通过对血清中炎症因子水平的检测，发现蛇蜕提取物具有良好的抗炎活性和抗菌活性，而且确定它的主要成分分别位于醇溶性部位和水溶性部位。孙萍等[3]通过给二甲苯涂抹、甲醛注射、冰醋酸注射等实验方法，模拟了机体早期炎症反应模型，并灌胃蛇蜕水提液，证实蛇蜕对多种相应动物早期炎症均具有抗炎作用。

2. 抗带状疱疹作用　中医认为带状疱疹是因肝胆火盛及脾湿郁久，外感毒邪而发，而蛇蜕有清热解毒、搜风通络、活血散淤之功效。崔思芳等[4]使用阿昔洛韦和适量蛇蜕粉末治疗带状疱疹患者，结果发现蛇蜕可以治疗带状疱疹，并缩短病程，加速疱疹愈合。

3. 抗脑囊虫病作用　蛇蜕还有治疗脑囊虫病的作用。有研究表明，蛇蜕配伍大戟汤、槟榔、大戟、木瓜等中药来治疗脑囊虫病患者，结果发现用药后多在3～4个月内症状减轻，结节减少或消失；疗效与用药时间成正比，坚持服药两年以上的有更加满意的效果。

4. 用于子宫肌瘤　蛇蜕归肝经，其代谢产物能活血化瘀，影响胞宫，使胞宫之积聚逐渐消失。闫德祺等[5]将蛇蜕放入鸡蛋烘烤熟后食用，结果发现其可以逐渐使子宫肌瘤消失。其原理可能是蛇蜕含有某种物质，与鸡蛋中的物质化合后，在肝脏中生成的某种细胞毒性物质，进入血液循环后与肿瘤细胞受体结合，通过被载体蛋白介导而进入肿瘤细胞，从而造成肿瘤细胞死亡。

5. 用于痄腮　《本草纲目》记载蛇蜕具疗诸恶疮，治小儿重膀、紧口。陈寿永等[6]通过酒制蛇蜕塞耳治疗，效果良好，三易其药，热退肿消，张口自如。

6. 其他作用　离体实验证明，蛇蜕提取液可抑制53℃、5分钟的红细胞的溶血作用。

主要参考文献

[1] 党君. 4种蛇中微量元素的主成分分析[J]. 微量元素与健康研究，2008，25(2)：28.

[2] 蓝巧帅，高丽娜，蒋宇飞，等. 王锦蛇蛇蜕提取物抗菌、抗炎活性分析[J]. 食品安全导刊，2017，(03)：79-80.

[3] 孙萍，刘艳菲，邸大琳，等. 蛇蜕对小鼠早期炎症反应影响的初步研究[J]. 中国西部科技，2009，(17)：51-52.

[4] 崔思芳，张宏，余金明. 蛇蜕治疗带状疱疹的初步临床观察[J]. 中国中医药现代远程教育，2010，(20)：35.

[5] 闫德祺，闫英选，孙朝阳，等. 蛇蜕鸡蛋饮食疗法治疗子宫肌瘤15例[J]. 中国民间疗法，2013，(11)：90.

[6] 陈寿永，江文桂，钱时来. 酒制蛇蜕塞耳治痄腮[J]. 浙江中医杂志，1996，(03)：134.

（南昌大学资源环境与化工学院　蒋以号）

50. 铜石龙子

Tongshilongzi

SPHENOMORPHUS

【别名】铜蜓蜥、蝘蜓、石锡、山龙子、铜楔蜥等。

【来源】为石龙子科动物石龙子*Eumeces chinensis*（Gray）的干燥体。

【本草考证】本品始载于《神农本草经》，陶弘景："石龙子，其类有四种，一大形纯黄色为蛇医母，亦名蛇舅母，不入药。次似蛇医，小形长尾，见人不动，名龙子。次有小形而五色，尾青碧可爱，名断蜴，并不螫人。一种喜缘篱壁，名蜓，形小而黑，乃言螫人必死，而未尝闻中人。"《本草纲目》载："诸说不定，大抵是水旱二种，有山石、草泽、屋壁三者之异，《本经》惟用石龙，后人但称蜥蜴，实一物也。且生山石间，正与石龙、山龙之名相合。"根据上述形态、大小、颜色与生境描述，可知古今一致。

【原动物】身体长圆形，长约90mm。尾为体长的1.5倍左右。全身被覆圆鳞，栉次排列，犹似瓦状，光滑透亮，缺乏棱嵴。头部钝圆；吻鳞大；鼻孔位于鼻鳞和鼻前鳞之间。耳孔卵圆形，小于眼径。下眼睑有鳞，半透明。上、下唇均有鳞7枚。肛前鳞4片，中间1对甚大。尾的后部侧扁，具自残和再生能力。背部深褐色，中央有一黑色脊纹，脊纹两侧有黑点缀连成行。自眼前起沿体侧延伸到尾两侧有宽阔黑色纵纹，纹上方色浅，下方略带棕红色而杂以小黑点。腹面黄白色。（图1-50-1）

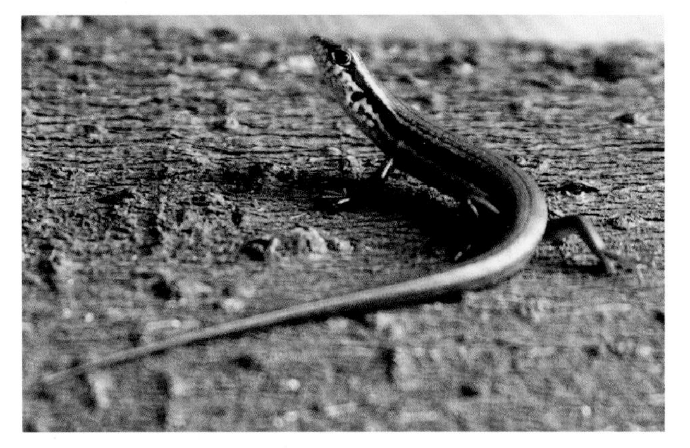

图1-50-1　石龙子

【主产地】主产于长江流域以南地区。

【采收与加工】夏秋于山坡杂草间捕捉，实施安死术后，剖除内脏，洗净，置通风处干燥。

【药材鉴别】

（一）性状特征

似蛇有足，头扁尾长，形细。长20～32cm，有细鳞，金碧色，其五色全备者为雄体（图1-50-2）。入药为胜；色不全者多为雌性，稍次[1]。

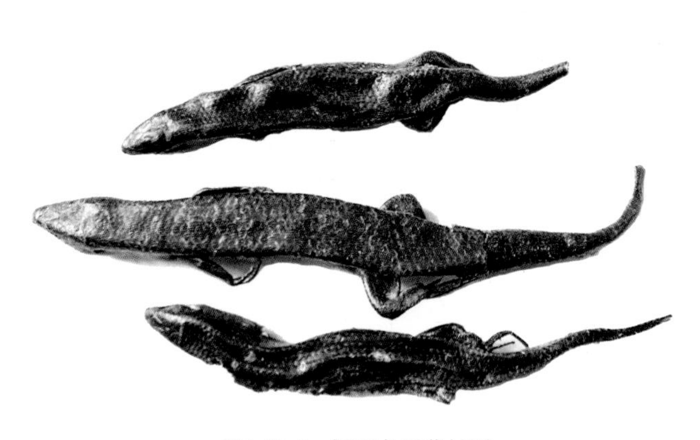

图1-50-2　铜石龙子药材图

（二）显微鉴别

粉末特征　粉末不规则。皮肤带有黑色网状条纹。背部鳞片呈不规则块状，黄黑色不透明。腹部鳞片较透明，不规则，大小不等。骨骼偶成白色，偶夹黄色，多成块状以及尖棒状。肌肉淡黄色，肌肉层明显。（图1-50-3）

【质量评价】以气微腥，味淡。以条大、肥壮者佳。

【化学成分】主要含蛋白质、肽类、氨酸、脂肪。甘油酯中不饱和脂肪酸占总脂肪酸的80%，而油酸占40%。

【性味归经】咸，寒。有毒。归肾、脾经。

【功能主治】解毒、祛风、止痒。用于肿痈、淋巴结结核、风湿性关节炎、痒疹、疮毒等。

【分子生药】铜石龙子等59个药用动物样品[2]，提取DNA时，选取动物肝脏组织，使用 EZUP柱式基因组 DNA抽提

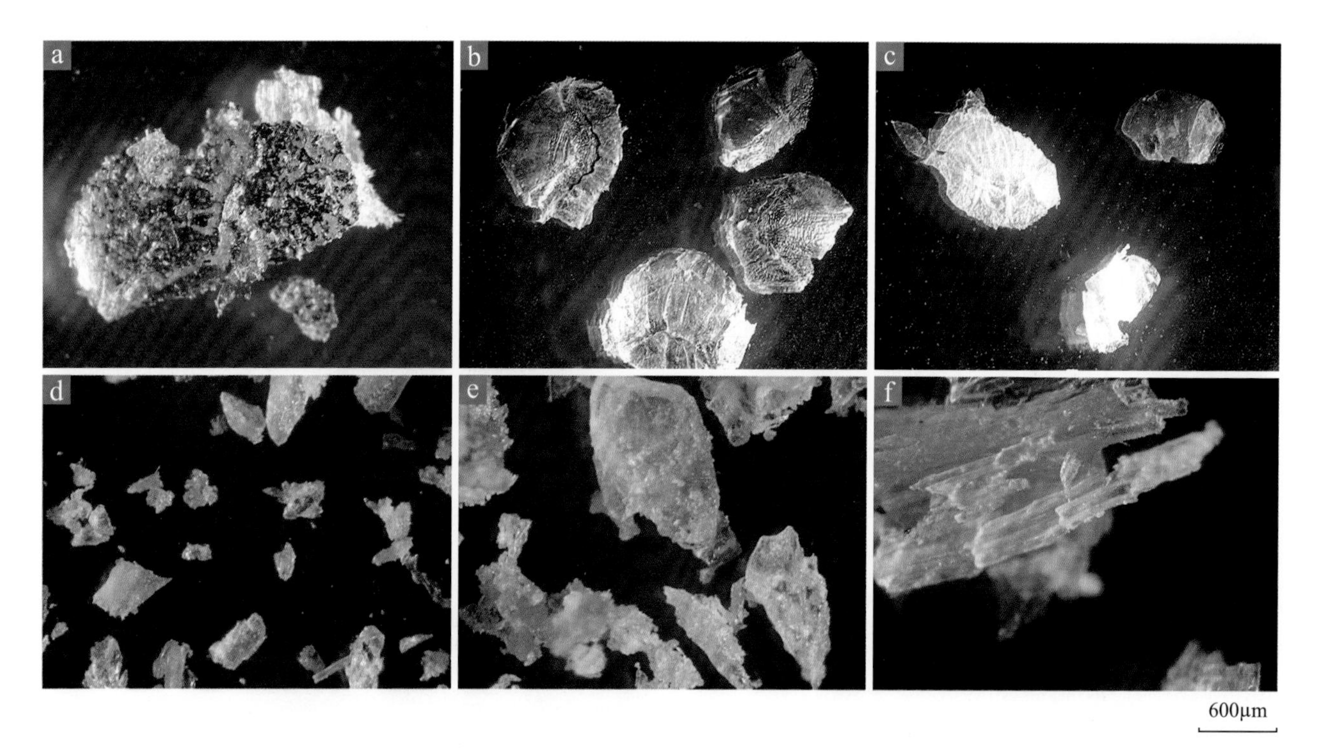

图1-50-3　铜石龙子粉末图

a. 皮　b. 背鳞　c. 腹鳞　d、e. 骨骼　f. 肌肉

试剂盒，经电泳检测，提取的总DNA效果良好，扩增时采用COI通用引物序列：LCO1490（5′-GGTCAACAAATCATA-AAGATATTGG-3′）和HC02198（5′-TAAACT-TCAGGGTGACCAAAAAATCA-3′），PCR采取50L反应体系：含DNA模板1L（约240ng），10×PCR buffer（含$MgCl_2$）5L，dNTP（2.5mmol/L）4L，正反引物（10mmol/L）各1L，rTaq DNA聚合酶（5U/L）0.25L，双蒸水37.75L。PCR反应参数为：94℃变性5分钟；94℃变性30秒，52℃退火30秒，72℃延伸1分钟，共35个循环；72℃最后延伸8分钟。经通用PCR反应程序进行扩增反应后进行双向测序。通过邻接（NJ）法对序列构建系统聚类树，结果表明，COI序列条形码可准确鉴别铜石龙子和其他物种。

【附注】铜石龙子作为冷背药材其来源与应用均较少。相关研究比较薄弱，应针对药理学研究、临床学研究、养殖学研究等方面逐步深入，寻求发展。

主要参考文献

[1] 李经纬. 中医大词典[M]. 第2版. 北京：人民卫生出版社，2004：438.

[2] 李晓玲，张月云，徐永莉，等. 数种蜥蜴亚目药用动物DNA条形码分类探讨[J]. 中国中药杂志，2013，38(7)：136-137.

（重庆市中药研究院　游华建）

51. 猪胆汁

Zhudanzhi

SUIS FEL

【别名】猪胆、豕胆、豨胆汁、豚胆汁、彘胆汁等。

【来源】为猪科动物猪*Sus scrofa domestica* Brisson的胆囊或胆汁。

【本草考证】本品始载于《名医别录》。原动物豚始载于《神农本草经》中品："豚卵味甘，温。主惊癫痫疾，鬼疰蛊毒，除寒热，贲豚，五癃邪气，挛缩，一名豚颠，悬蹄主五痔，伏热在肠，肠痈内蚀。"《论证本草》列入卷18，兽部下品。《本草纲目》列入卷50，兽部畜类，以"豕"起题。时珍曰："猪，天下畜之，而各有不同。生青、兖、徐、淮者耳大，生燕冀者皮厚，生梁雍者足短，生辽东者头白，生豫州者味短，生江南者耳小，生岭南者白而极肥。猪孕四月而生。"《千金方》《本草拾遗》《图经本草》《本草纲目》均有记载。猪为家畜，古今一致，各地饲养品种不同，在体色、形态方面有些许变化。考历代"本草"所记，古今一致。

【原动物】中型家畜。头大颈粗，吻部向前突出，眼小。躯体肥胖，肋骨拱圆，腹部膨大。耳形状变异大，有的小而直立，有的大而下垂，有的甚至遮盖整个脸面。后躯发达，背腰长而宽平，背线平直，有的凹背。四肢较短，生有4趾，位于中央的2趾大，侧趾小。尾短小，末端有毛丛。体有稀疏的硬粗毛，项背疏生鬃毛，毛色为纯黑、纯白或黑白混杂。（图1-51-1）

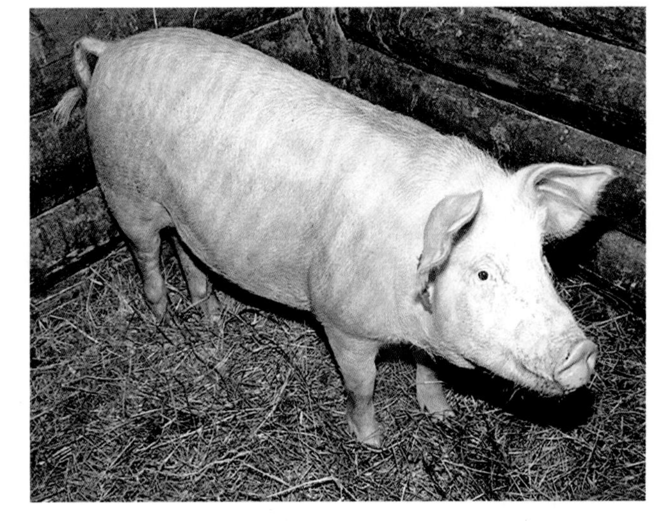

图1-51-1　猪

【主产地】全国各地均产。

【采收与加工】成年健康猪实施安死术后，剖腹，将胆管用绳扎紧，将胆和胆管割下，或抽取胆汁，通风处晾干。

【药材鉴别】

（一）性状特征

本品新鲜时为紫红、棕黄或黄绿色的黏性液体，气腥臭，味苦。放置后变为黄色、绿色，此时胆汁中胆红素基本氧化为胆绿素。pH在7.2～7.8。相对密度应为1.011～1.038。（图1-51-2）

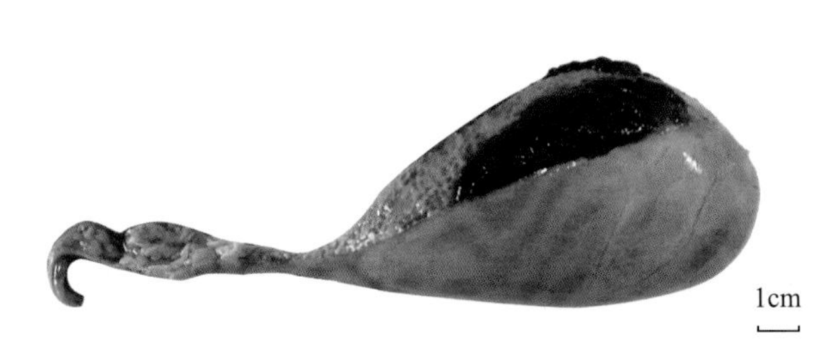

图1-51-2　新鲜猪胆药材图

（二）理化鉴别

以猪去氧胆酸对照品对照，供试品色谱中，在与对照品色谱相应的位置上，显相同颜色的斑点或荧光斑点。

【质量评价】新鲜胆汁以紫红色或棕黄色、略有黏性者为佳。

水分　不得过10.0%。

含量测定　照高效液相色谱法测定，含牛黄猪去氧胆酸（$C_{26}H_{45}O_6NS$）不得少于2.0%。

【化学成分】主要含胆汁酸类、胆色素、黏蛋白、脂类及无机物等成分。胆汁酸中有鹅脱氧胆酸、3α-羟基-6-氧-5α

胆烷酸和胆石酸。另含猪胆酸和猪去氧胆酸等。

【性味归经】苦，寒。归肝、胆、肺、大肠经。

【功能主治】清热，燥湿，解毒。用于热病燥渴，大便秘结，哮喘，目翳，目赤，黄疸，泻痢，湿疹，头癣。

【药理作用】

1. 利胆和溶胆石作用　口服胆酸钠能增加胆汁分泌量，乳化不溶于水的脂肪，以利于胰脂酶对脂肪的作用，促进脂肪消化物和脂溶性维生素的吸收[1]；在鼠食饵中加入0.1%的猪去氧胆酸，可防止胆固醇结石的形成。

2. 对心血管系统作用　猪胆汁对离体蛙心有抑制作用，使振幅变小，使张力上升，高浓度时使心脏停止于收缩期。

3. 降血脂作用　对喂高脂饲料而致高胆固醇的小鼠、大鼠、鸡、家兔，口服猪去氧胆酸（HDCA）后发现，0.3%的HDCA可使小鼠血胆固醇含量明显降低；0.5%的HDCA能明显抑制大鼠血胆固醇水平的升高；但HDCA对鸡和家兔的高血胆固醇并无明显影响，对鸡的胸主动脉斑块的形成亦无抑制作用，表明HDCA对血脂的作用有种属差异。

主要参考文献

[1] 吴葆杰. 动物生化药物药理学[M]. 北京：中国商业出版社，1993：335.

（南昌大学资源环境与化工学院　蒋以号）

52. 猪胆粉

Zhudanfen

SUIS FELLIS PULVIS

【别名】猪胆。

【来源】为猪科动物猪*Sus scrofa domestica* Brisson胆汁的干燥品。

【本草考证】【原动物】参见“猪胆汁”。

【主产地】全国各地均产。

【采收与加工】全年可采收，实施安死术后，剖腹，将胆管用绳扎紧，把胆和胆管割下，挂在通风处晾干，或将鲜胆汁烘干后加入等量淀粉、葡萄糖或乳糖制成胆粉。

【药材鉴别】

（一）性状特征

本品为黄色或灰黄色粉末。气微腥，味苦，易吸潮。（图1-52-1）

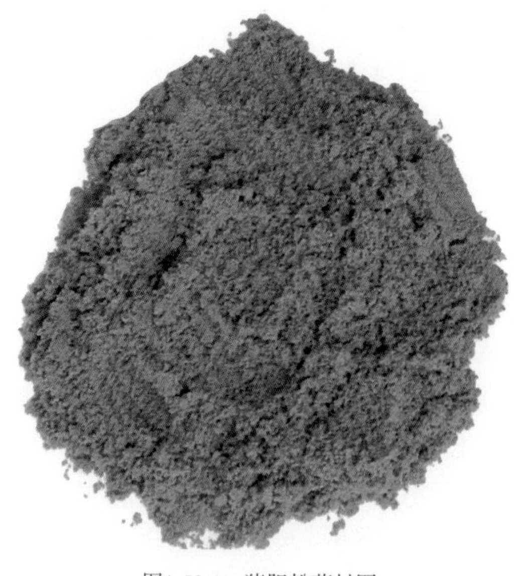

图1-52-1　猪胆粉药材图

（二）显微鉴别

粉末特征　粉末呈现亮蜡白色、混有棕黄色和亮黄色颗粒状。碎块方块状、椭圆形或不规则状。（图1-52-2）

（三）理化鉴别

研究建立了猪胆粉HPLC指纹特征图谱，方法简便易行，结果可靠，可作为猪胆粉质量评价的依据之一[1]。

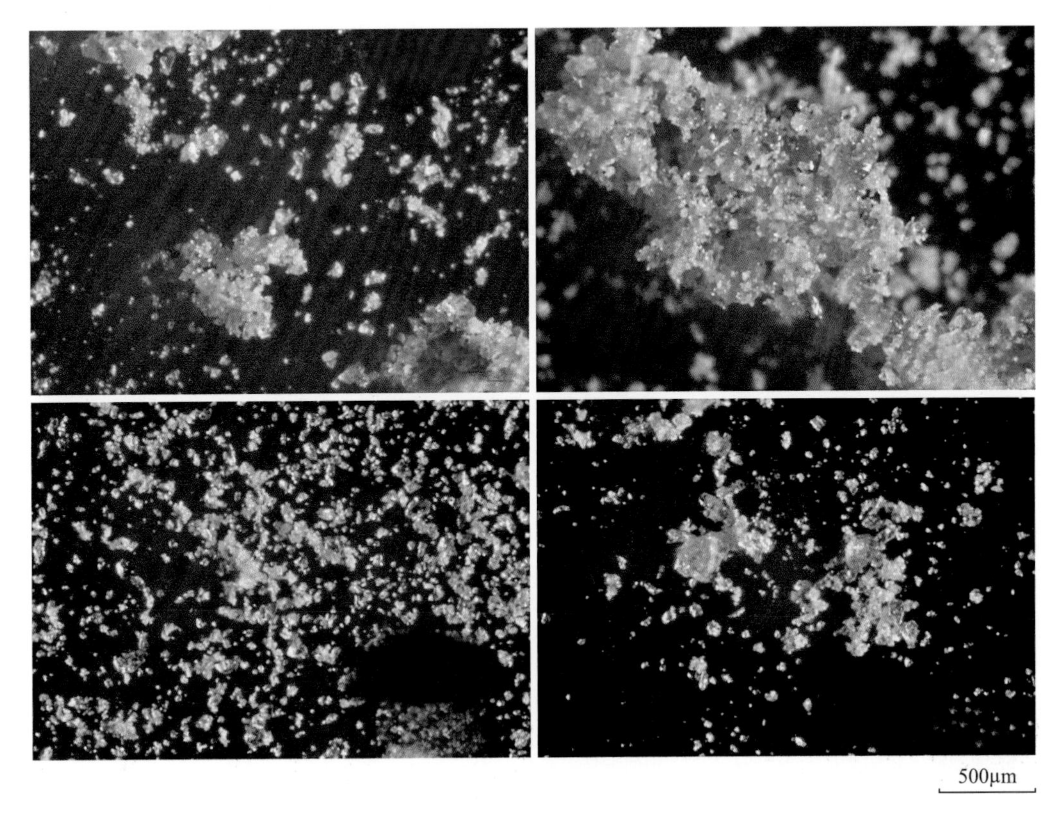

图1-52-2　猪胆粉显微图

【质量评价】以颜色棕黄色、无杂质、均匀度较好者为佳。

水分　不得过10.0%。

含量测定　牛黄猪去氧胆酸不得少于2.0%。

【化学成分】主要含胆汁酸、胆色素、蛋白、脂类和无机物等成分[2-4]。其中胆汁酸类成分是其主要成分，主要有猪胆酸、猪去氧胆酸、鹅去氧胆酸、牛黄猪去氧胆酸（taurohyodeoxycholic acid，THDCA）、牛黄鹅去氧胆酸、甘氨猪去氧胆酸和甘氨鹅去氧胆酸。胆汁酸类成分不仅是猪胆粉中的主要成分，也是其主要的活性成分。

【性味归经】苦，寒。归肝、胆、肺、大肠经。

【功能主治】清热润燥，止咳平喘，解毒。用于顿咳，哮喘，热病燥渴，目赤，喉痹，黄疸，泄泻，痢疾，便秘，痈疮肿毒。

【药理作用】

1. 对中枢神经系统的作用　小鼠口服猪胆粉有明显镇静作用。能明显延长硫喷妥钠诱导的睡眠时间，并能抑制印防己毒毒素所致惊厥；给家兔静脉注射能兴奋呼吸中枢。猪胆酸及其盐类有明显抗戊四氮惊厥作用。小鼠口服能显著抑制可卡因所致惊厥，其机制可能与抑制中枢神经系统及阻断神经肌肉接头有关。猪胆酸及其盐类和胆红素均有一定解热作用。在人工牛黄的成分中，猪脱氧胆酸的抗惊厥作用和解热作用较强[5]。

2. 对心血管系统的作用　猪去氧胆酸0.5ml（7.5mg/ml）加入3ml酶反应管中，对心肌细胞膜ATP酶有明显抑制作用，此作用可能与其强心作用相关。猪胆汁粉（PBP）静脉注射，对兔有降血压作用。胆红素对离体蛙心、豚鼠心和兔心均有强心作用，并有降压作用[6-7]。

3. 对消化系统的作用　猪胆粉能促进胃肠运动，并有轻泻作用。如家兔静脉注射猪胆粉（PBP）能促进胃肠运行，并能增加肝血流。猪去氧胆酸尚能对抗鹅去氧胆酸所致肝损害，防止鹅去氧胆酸所致丙氨酸转氨酶（ALT）、天冬氨酸转氨酶（AST）和碱性磷酸脂酶的上升，对肝有一定的保护作用[8]。

4. 对呼吸系统的作用　猪去氧胆酸钠有明显镇咳作用。猪胆粉0.5～1.0g/kg灌胃或胆酸钠20mg/kg静脉注射，对电刺激麻醉猫喉上神经所致咳嗽有抑制作用。猪去氧胆酸钠的祛痰作用更强[9-11]。

【用药警戒或禁忌】猪胆汁粉对小鼠和大鼠的急、慢性毒性均较低，在行为、尿分析、血液学、生化学和组织病理学检查等方面未见明显异常。猪胆汁酸盐（粗提物）2.0～8.0g/kg给小鼠一次灌胃，均不致死；50mg/（kg·d）或100mg/（kg·d）灌胃，连续18天，可见大鼠体重略有增加。猪胆汁酸钠对小鼠的LD_{50}，灌胃为1g/kg，腹腔注射为462mg/kg。猪去氧胆酸钠（HDCA-Na）小鼠灌胃的LD_{50}为1.991g/kg。猪去氧胆酸（HDCA）100mg/（kg·d）给猴口服，或在大鼠饲料中加入0.1%或0.3%，连续两个月，动物的一般状态，各种化验及重要器官的组织学检查均未见明显异常，仅对大鼠体重增长有抑制作用。此外，胆汁或胆盐有溶血作用，大剂量抑制心脏及神经，对神经、肌肉有直接毒性作用。HDCA也有较强的溶血作用。刺激试验，将猪胆汁提取物所制避孕药膜放入成年雌性大鼠阴道深部，每次4mg。短期组，每日1次，共10天；长期组，每周两次，共43周。经组织学和组织化学检查，对大鼠阴道及宫颈黏膜无刺激性，也未见癌变或其他病理变化。

主要参考文献

[1] 邹纯才，鄢海燕. 猪胆粉HPLC指纹特征研究[J]. 皖南医学院学报，2012，31(5)：13-15.

[2] 袁帅，赵文静，旺建伟. 猪胆的药理作用和临床应用研究进展[J]. 中医药学报，2014(3)：166-168.

[3] 李先端，钟银燕，游修琪，等. HPLC测定中药炮制辅料猪胆汁中猪去氧胆酸含量[J]. 中国中药杂志，2008，12：1492-1494.

[4] 莫少红，陈晓军，谭洪盛，等. 猪胆汁质量标准研究[J]. 时珍国医国药，2004，03：146-147.

[5] 斯琴. 牛磺酸鹅去氧胆酸的提取及其药理作用研究[D]. 呼和浩特：内蒙古农业大学，2002.

[6] 马丽杰，张述禹，苟雅书，等. 清开灵注射液中胆酸和猪去氧胆酸的药动学研究[J]. 内蒙古医科大学学报，2004，26(3)：175-178.

[7] 何姣. 猪胆粉中结合型胆甾酸的化学成分及生物活性研究[D]. 西安：西北大学，2012.

[8] 陈百泉，杜钢军，许启泰，等. 猪胆汁乙醇提取物对消化系统的影响[J]. 中药材，2002，18(9)：655-656.

[9] 刘涛，耿健. 猪胆汁的药理与临床应用[J]. 南京中医学院学报，1992，03：188-190.

[10] 李泽浩. 猪胆汁酸的药理作用研究(Ⅱ)——猪胆汁酸镇咳作用的初步观察[J]. 杭州师范学院学报，1992，06：64-67.

[11] 蔡顺彬. 胆汁酸的镇咳机制及药理研究[J]. 中国药物经济学，2013(1)：37-38.

（重庆市中药研究院　游华建）

53. 猪蹄甲

Zhutijia

SUIS UNGUICULA

【别名】豚甲、豕甲、悬蹄甲、猪悬蹄、猪悬蹄甲等。

【来源】为猪科动物猪*Sus scrofa domestica* Brisson的蹄爪甲壳，取甲后，漂洗，干燥。

【本草考证】本品始载于《神农本草经》，为六畜毛蹄甲之一，列为下品。《新修本草》载：猪悬蹄，主五痔，浮热在肠。《本草纲目》记载为“悬蹄甲”，“气味咸平无毒主治五痔伏热在腹中，肠痈内蚀。用赤木烧烟熏，辟一切恶疮”。《本草从新》载：“悬蹄甲，治寒热痰喘，痘疮入目，五痔肠痈”。古代本草所载均为猪*Sus scrofa domestica* Brisson单一品种来源。

【原动物】【主产地】参见“猪胆汁”。

【采收与加工】成年健康猪实施安死术后，剁下蹄甲，经2～3次自来水初步清洗，再剪掉甲底角质球及甲后缘的皮肤及软组织，剔除甲尖内的猪粪、猪毛等。修毕后再用自来水清洗2～3次，干燥。冬至和立春之间采收为佳[1]。

【药材鉴别】呈三角锥形的鞋头状，有时两个相连，长4～10cm，高3～4cm。外表面黄白色或黑褐色，蹄壁厚薄不一，蹄尖部厚3～4mm，蹄后部厚约2mm，蹄缘处最薄，呈薄膜状。平滑或粗糙，有光泽，蹄甲尖部上侧具角质轮纹和细密纵线纹，老者角质轮纹呈开裂状；后端具细密纵条线纹，周边蹄缘外翻或内卷，可见毛孔及残留猪毛。蹄底部呈圆三角形，前端为三角形的角质底，较平坦，蹄底边缘宽1～4mm，由蹄壁及蹄白线两部分构成，其上可见密集突起的角小叶条纹；后端为半椭圆形的角质球，具皱纹及密集凸起小点。内表面上部前端及两侧壁具密集纵向排列的角小叶，角小叶宽1～2mm；蹄底部具密集圆点状凹陷及条状血丝斑纹。角质，半透明或微透明状，质坚韧，不易折断，折断面不整齐，断面显角质样光泽或纤维性。气腥，味咸。（图1-53-1）

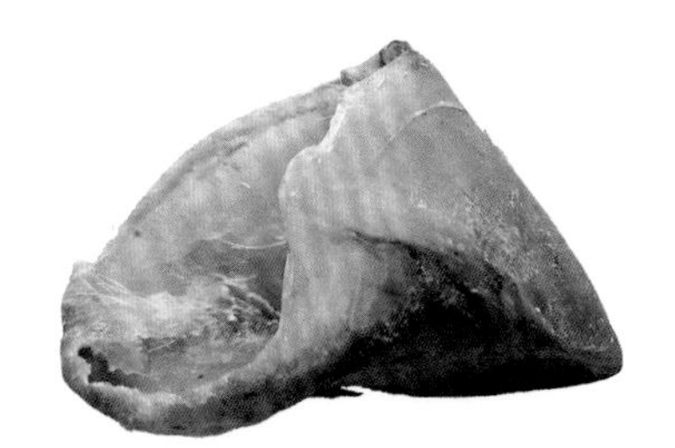
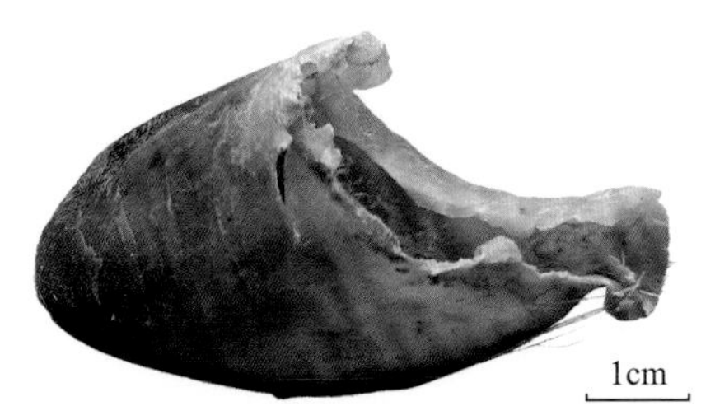

图1-53-1　猪蹄甲药材图

【质量评价】以杂质少、无，甲底裂痕、变形者为佳。

含量测定　照氮测定法，含氮量不得低于13.0%[2]。

【化学成分】主要含胆固醇、角蛋白、蹄甲多肽、氨基酸类、酯类、糖类、甾体化合物及无机盐等化学成分物质[3-4]。

【性味归经】咸，微寒。归胃、大肠经。

【功能主治】化痰定喘，解毒生肌。用于咳嗽喘息，肠痈，痔漏，疝气偏坠，白秃疮，冻疮。

【药理作用】

1. 催乳作用　猪蹄甲可促进肝郁气滞者下乳[5]。能保护NaF中毒大鼠的乳腺组织，具有促进实验性产后缺乳大鼠泌乳的作用[6]。能降低血清中的E_2水平，升高PRL水平，改善实验大鼠乳腺增生病理组织形态[7]。

2. 消痈排脓作用　猪蹄甲有较明显的抗炎作用，能使肠痈脓肿缩小、局限，具有抗炎或促使炎症修复作用[8]，还能提高血清SOD活性、降低MDA含量、消除自由基，增强白细胞吞噬功能[9]。

3. 血液系统作用　猪蹄甲能降低大白鼠血液黏度。延长大、小白鼠的凝血时间[10]，猪蹄甲能减轻脓肿大鼠全血高、低切黏度、RBC比容，血沉减慢[11]。还能够改善小鼠微循环障碍。猪蹄甲制成的妇血宁对子宫功能性出血有较好的疗效，猪蹄甲制剂氨肽素对原发性血小板减少性紫癜、过敏性紫癜、白细胞减少等血液系统疾病具有确切的疗效[3]。

主要参考文献

[1] 瞿佐发. 猪蹄甲的解剖、收集与处理[J]. 陕西中医，2003，24(6)：49-51.

[2] 湖北省食品药品监督管理局. 湖北省中药材标准[S]. 武汉：湖北科学技术出版社，2009：130.

[3] 朱希强，王凤山，张天民. 猪蹄甲的药用概况[J]. 氨基酸和生物资源，2000，22(2)：43-46.

[4] 张天民，高尔，张翊，等. 蹄甲多肽的研究概况与展望[J]. 中国生化药物杂志，2005(06)：369-371.

[5] 边振考，胡光春，吕晓顺. 猪蹄甲用于催乳的研究[J]. 中国药学杂志，1991(11)：663-665，698.

[6] 侯士良，赵晶，董秀华，等. 比较猪蹄甲、穿山甲泌乳作用实验研究[J]. 中国中药杂志，2000(01)：46-48.

[7] 王辉，崔瑛，侯士良. 猪蹄甲和穿山甲抑制乳腺增生作用的比较研究[J]. 中国实验方剂学杂志，2007(07)：51-53.

[8] 李寅超，赵宜红，陈秀英，等. 猪蹄甲与穿山甲消痈排脓作用比较的实验研究[J]. 时珍国医国药，2008(06)：1430-1432.

[9] 刘红春. 猪蹄甲和穿山甲消痈作用比较[J]. 郑州大学学报（医学版），2005(02)：359-361.

[10] 高英，吕振兰，李卫民，等. 穿山甲片与猪蹄甲的成分研究[J]. 中药材，1989(02)：36-39.

[11] 张东伟，付敏，彭贤文，等. 猪蹄甲与穿山甲抗小鼠骨髓微循环障碍作用的实验研究[J]. 中草药，2005(09)：88-91.

（苏州卫生职业技术学院　刘逊）

54. 鹿血

Luxue

CERVI SANGUIS

【别名】鹿血粉。

【来源】为鹿科动物梅花鹿*Cervus nippon* Temminck或马鹿*Cervus elaphus* Linnaeus血的干燥品。

【本草考证】本品始载于《千金翼方·食治》："生血，治痈肿"。《本草纲目》载："鹿，处处山林中有之，马身羊尾，头侧而长，高脚而行速。牡者有角，夏至则解。大小如马，黄质白斑……大补虚损，益精血，解痘毒、药毒"。《本草新编》载："鹿血，调血脉，止腰疼"。

【原动物】

1. 梅花鹿　头体长105～170cm，尾长8～18cm，眼大而圆，眶下腺呈裂缝状，泪窝明显，耳长且直立，颈部长，四肢细长，主蹄狭而尖，侧蹄小，尾较短。毛色随季节的改变而改变，夏季体毛为棕黄色或栗红色，无绒毛，在背脊两旁和体侧下缘镶嵌有许多排列有序的白色斑点，状似梅花，因而得名。冬季体毛呈烟褐色，白斑不明显，与枯茅草的颜色类似。下颌白色，颈部和耳背呈灰棕色，一条黑色的背中线从耳尖贯穿到尾的基部，腹部为白色，臀部有白色斑块，其周围有黑色毛圈。尾下白色。雄性梅花鹿头上具有一对实角，通常3～4个叉，眉叉和主干成一个钝角，在近基部向前伸出，次杈和眉杈距离较大，位置较高，主干在其末端再次分成两个小枝。主干一般向两侧弯曲，略呈半弧形，眉叉向前上方横抱，角尖稍向内弯曲，非常锐利。（图1-54-1）

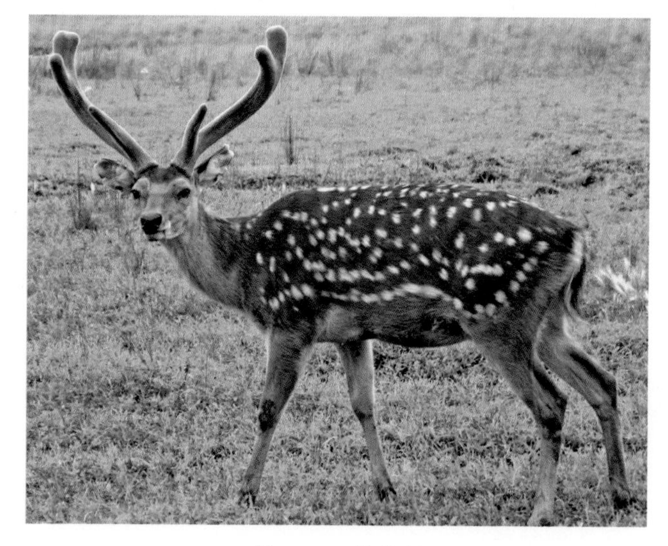

图1-54-1　梅花鹿

2. 马鹿　头体型较大，体长165～265cm，肩高100～150cm，体重75～240kg，雌兽比雄兽要小一些。头与面部较长，有眶下腺，耳大，呈圆锥形。鼻端裸露，其两侧和唇部为纯褐色。额部和头顶为深褐色，颊部为浅褐色。颈部较长，四肢也长。蹄子很大，尾巴较短。仅有雄兽有大型角，而且体重越大的个体，角也越大。雌兽仅在相应部位有隆起的嵴突。角一般分为6或8个叉，个别可达9～10个叉。在基部即生出眉叉，斜向前伸，与主干几乎成直角；主干较长，向后倾斜，第2个叉紧靠眉叉，因为距离极短，称为"对门叉"。第3个叉与第2个叉的间距较大，以后主干再分出2～3个叉。各分叉的基部较扁，主干表面有密布的小突起和少数浅槽纹。夏毛短，没有绒毛，通体呈赤褐色；

背面较深，腹面较浅，故有“赤鹿”之称；冬毛厚密，有绒毛，毛色灰棕。臀斑较大，呈褐色、黄赭色或白色。（图1-54-2）

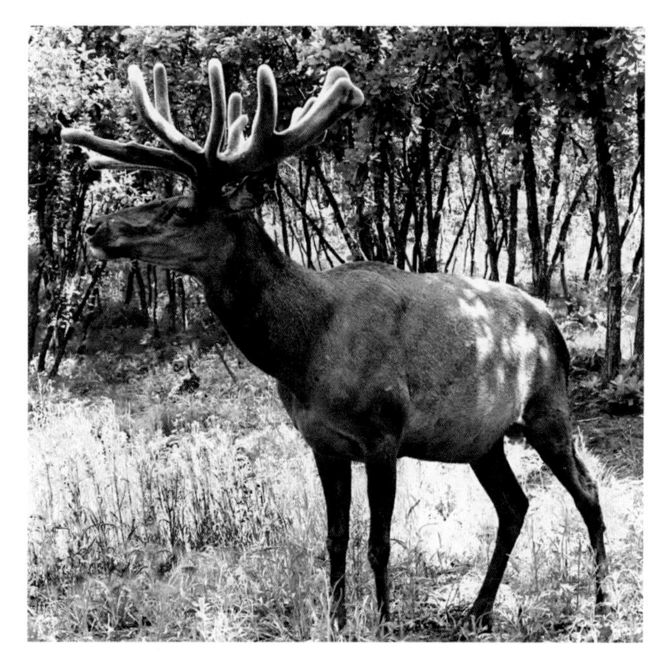
图1-54-2　马鹿

梅花鹿喜栖于树林或深林下茂密的下层植被中，马鹿栖息于山地针叶林和开阔高山草甸相结合的山区[1]。

【主产地】梅花鹿主产于黑龙江、辽宁、吉林，马鹿主产于新疆、青海、四川、甘肃、西藏、黑龙江、内蒙古。目前全国各地多有人工饲养。

【养殖要点】

1. 生物学特性　鹿为草食性动物，食性广，采食各种植物和乔灌木的嫩枝叶，行动敏捷，善跑跳。听觉、视觉和嗅觉十分灵敏。怕热耐寒，怕大风，适宜温度8～25℃。温度升高时，即躲在鹿舍或树荫下，气温下降到-5～-10℃时，仍能自由活动，并不影响其采食。喜雨雪，爱清洁。喜过群居生活。仔鹿成活率高，生长发育迅速。公鹿每年3～7月长鹿茸时，则变得温顺，行动小心。鹿的嗅觉、听觉发达，易受外界刺激而兴奋，遇突然声响及意外情况常出现“炸群”。我国东北地区养殖鹿耐粗饲，适应性、生活力、抗病力均强，茸高产质优，繁殖力高。

性成熟早，公母鹿1.5岁即可配种。在配种季节，公鹿间常互相角斗，会造成死亡。每年9～10月开始发情，发情时间较长，可延续到次年2月中旬。马鹿孕期约8个月，梅花鹿约7.5个月。一般次年5～6月下崽，每胎产1仔，产仔年限为13年左右，正常寿命为17～20年。

2. 养殖技术　饲养员必须按技术要求和规定，采用定时、定量、定点，先精后粗投料方式。饲料搭配合理，提高饲料利用率。每天应供应充足饮水，特别在夏季。每2天刷一次水槽，保持饮水的清洁卫生。搞好防疫工作，每天打扫一次圈舍。投料前预先打扫好食槽，不喂酸败或冰冻的饲料。

防止串圈或跑鹿。经常检查鹿舍，发现问题及时维修，并做好鹿群的观察记录工作。供给高能高蛋白质的精饲料和鲜嫩的树枝叶，尽量使饲料多样化，以防矿物质及维生素等营养物质的缺乏。

3. 病虫害　春、秋两季驱虫大消毒，消毒用10%～20%生石灰溶液或10%的漂白粉液。春、秋两季免疫接种，主要疫苗有：口蹄疫O型及魏氏梭菌疫苗。保持圈舍、饮水池、饲料槽的干净卫生。保证鹿的饲料、饲草、饮水的干净卫生。

【采收与加工】成年健康鹿，实施安死术后，收集新鲜血液，烘干或晾干。

【药材鉴别】为不规则片状或块粒状，外表紫棕色，微有光泽，质地疏松，断面略呈蜂窝状，气微腥，味甘、微咸。（图1-54-3）

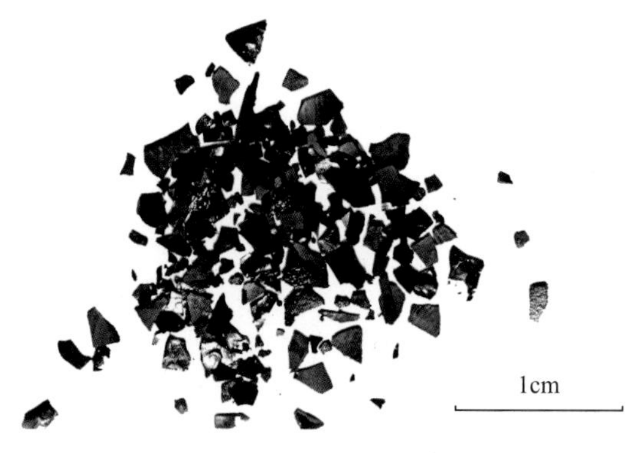

图1-54-3　鹿血药材图

【质量评价】以色紫棕，片状，无土沙者为佳。

水分　不得过12.0%。

总灰分　不得过6.0%。

醇溶性浸出物　不得少于5.0%，照醇溶性浸出物测定法项下热浸法测定，用稀乙醇作溶剂[1]。

【化学成分】主要含白蛋白及球蛋白，γ-球蛋白等蛋白胰岛素样生长因子-Ⅰ等多肽及小肽[2-3]、Δ4,14-雄烯-2醇-28,30环戊二烯庚酸酯-3酮、Δ4,14-雄烯-2,19醇-28,30环戊二烯庚酸酯-3酮、Δ4,14-雄烯-2醇-27,29环戊二烯已醚-3酮[4]、血清睾丸酮、雌二醇、孕酮、皮质醇等激素类成分[4]，以及氨基酸、无机元素、酶类、维生素、磷脂类、脂肪酸等物质[5]。

【性味归经】甘、咸，温。归心、肝、肾经。

【功能主治】补气养血。用于气虚不摄咯血，呕血，肠风下血，崩漏带下，虚损腰痛，心悸失眠，跌打损伤，筋骨疼痛。

【药理作用】

1. 补气血及免疫调节作用　鹿血能显著增加离体心脏的心肌收缩力[6]，还能提高小鼠血清IgG含量，脾脏与胸腺指数，具有延缓衰老、抗疲劳及提高免疫活性[7]，鹿血对肠道菌群具有调整作用，还对小鼠免疫功能有明显的增强作用[8]，鹿血晶通过调节Th1/Th2型细胞因子的比例放疗，对荷瘤小鼠的免疫功能具有一定的保护作用[9]。

2. 抗缺氧，抗疲劳作用　鹿血具有延缓衰老、抗疲劳及提高免疫活性[7]作用，马鹿血制备的多肽，能够明显延长小鼠游泳时间，增强运动耐力，具有显著的抗疲劳作用[10]。

3. 增强性功能作用　鹿血晶能够提高大鼠睾丸、附睾组织质量及血浆睾酮含量，具有增强性功能的作用。

【用药警戒或禁忌】鹿血临床偶有不良反应报道，会导致毛发脱落，甚则全身光秃无毛，伴有心烦、遗精等现象[11]。

【分子生药】取药材样品，用DNA提取试剂盒提取总DNA，利用Mse Ⅰ切割梅花鹿与马鹿cytb片段，191bp的片段作为梅花鹿血的特征片段，126bp的片段作为马鹿血的特征片段。可区分鉴定梅花鹿源的鹿血或马鹿源的鹿血[12]。

主要参考文献

[1] Smith A，解焱. 中国兽类野外手册[M]. 长沙：湖南教育出版社，2009：472.

[2] 黄开华，高新华，陈伟，等. 鹿血抗氧化活性肽分子量测定及其氨基酸组成分析[J]. 应用技术学报，2017，17(01)：37-40.

[3] 陈凡波，尹建元，刘竞研，等. 鹿茸、鹿心和鹿血中胰岛素样生长因子-Ⅰ的制备及含量检测[J]. 中药材，2014，37(12)：2155-2158.

[4] 袁媛，徐德平，吴盼盼. 鹿血中甾体化合物的分离与结构鉴定[J]. 食品与生物技术学报，2014，33(06)：667-671.

[5] 张志颉，孙佳明，牛晓晖，等. 鹿血化学成分及其药理作用研究[J]. 吉林中医药，2013，33(01)：61-63.

[6] 王博. 不同鹿血对离体牛蛙心脏功能的影响[D]. 长春：吉林农业大学，2013.

[7] 袁媛. 鹿血功效成分的分离与结构鉴定[D]. 无锡：江南大学，2014.

[8] 李鹰，张晓莉，董艳，等. 鹿血对小鼠肠道菌群及免疫功能的影响[J]. 中国微生态学杂志，1997(06)：10-12.

[9] 张昕，刘宗文，秦名扬，等. 鹿血晶辅助放疗对荷S180肉瘤小鼠免疫功能的影响[J]. 郑州大学学报（医学版），2018，53(04)：469-473.

[10] 尹晓平，姜红，高晓黎，等. 酶解天山马鹿血分离制备抗疲劳肽的研究[J]. 天然产物研究与开发，2009，21(03)：391-394.

[11] 严可斌. 鲜鹿血致毛发脱落验案[J]. 上海中医药杂志，1994(04)：27.

[12] 王凤霞，陈媛媛，任贵奇，等. 鹿血的PCR-RFLP鉴定研究[J]. 中草药，2018，49(08)：1914-1918.

（苏州卫生职业技术学院　刘逊）

55. 鹿角

Lujiao

CERVI CORNU

【别名】 斑龙角、马鹿角、花鹿角、鹿角粉。

【来源】 为鹿科动物梅花鹿*Cervus nippon* Temminck或马鹿*Cervus elaphus* Linnaeus已骨化的角或锯茸后翌年春季脱落的角基[1]。

【本草考证】 本品始载于《雷公炮炙论》："鹿角，使之胜如麋角。其角要黄色、紧重，尖好者。缘此鹿食灵草，所以异其众鹿。其麋角顶根上有黄色毛若金线，兼旁生小尖也。色苍白者上。"《图经本草》载："鹿年岁久者，其角坚好，煮以为胶，入药弥佳。"《别录》载："七月采。"《肘后方》载："锯截截屑。"《千金要方》载："去上皮取白者。"《圣惠方》载："镑细。"《圣济总录》载："洗净。"《普济方》载："汤浸去皮。"《景岳全书》载："锯长二寸许，用米泔浸一宿，刷洗净。"《本草便读》载："截成寸断，洗刷尽净。"现行，取原药材，用温水浸泡，除去血水，蒸热镑片，干燥。饮片性状：鹿角为卷曲状或平坦薄片，表面棕黄色或灰褐色，中部有细蜂窝状小孔，周边白色或灰白色，质细密，柔韧，气微腥，味微咸。

【原动物】【主产地】【养殖要点】 参见"鹿血"。

【采收与加工】 冬季或早春将角连脑骨一起砍下，或自基部锯下，洗净，风干，称"砍角"；或在春末拾取自然脱落者，称"退角"[2]。

【药材鉴别】

（一）性状特征

1. 马鹿角　呈分枝状，通常分成4～6枝，全长50～120cm。主枝弯曲，直径3～6cm。基部盘状，上具不规则瘤状突起，习称"珍珠盘"，周边常有稀疏细小的孔洞。侧枝多向一面伸展，第一枝与珍珠盘相距较近，与主干几成直角或钝角伸出，第二枝靠近第一枝伸出，习称"坐地分枝"；第二枝与第三枝相距较远。表面灰褐色或灰黄色，有光泽，角尖平滑，中、下部常具疣状突起，习称"骨钉"，并具长短不等的断续纵棱，习称"苦瓜棱"。质坚硬，断面外圈骨质，灰白色或微带淡褐色，中部多呈灰褐色或青灰色，具蜂窝状孔。气微，味微咸。（图1-55-1）

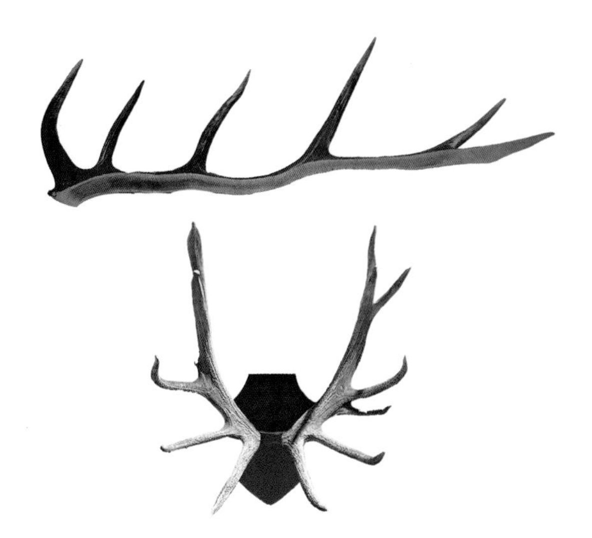

图1-55-1　马鹿角药材图

2. 梅花鹿角　通常分成3～4枝，全长30～60cm，直径2.5～5cm。侧枝多向两旁伸展，第一枝与珍珠盘相距较近，第二枝与第一枝相距较远，主枝末端分成两小枝。表面黄棕色或灰棕色，枝端灰白色。枝端以下具明显骨钉，纵向排成"苦瓜棱"，顶部灰白色或灰黄色，有光泽。（图1-55-2）

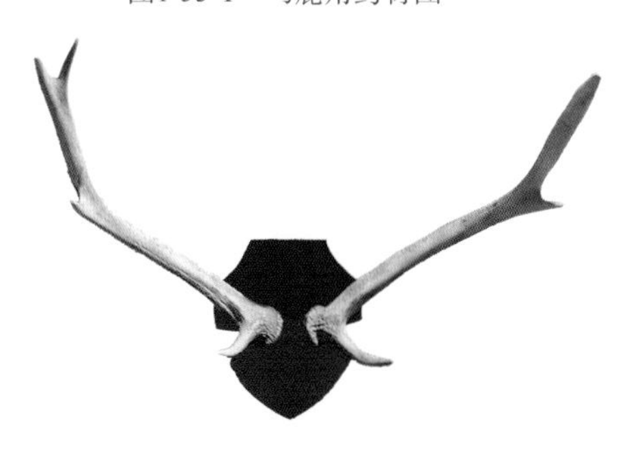

图1-55-2　梅花鹿角药材图

3. 鹿角脱盘　呈盔状或扁盔状，直径3～6cm（珍珠盘直径4.5～6.5cm），高1.5～4cm。表面灰褐色或灰黄色，有光泽。底面平，蜂窝状，多呈黄白色或黄棕色。珍珠盘周边常有稀疏细小的孔洞。上面略平或呈不规则的半球形。质坚硬，断面外圈骨质，灰白色或类白色[3]。

（二）荧光鉴别

取马鹿角和梅花鹿角新鲜横断面，在紫光灯下（365nm）观察：马鹿角骨密质显淡蓝色，骨疏质显蓝褐色荧光。梅花鹿角骨密质显亮白色，骨疏质显灰白色荧光。

【质量评价】以野生之角，粗壮坚实、无枯朽者为佳。

水溶性浸出物　不得少于17.0%，照水溶性浸出物测定法项下的热浸法测定。

【化学成分】主要含胶质23%，磷酸钙50%～60%，碳酸钙及氮化物。另含氨基酸，内有天冬氨酸、苏氨酸、丝氨酸、谷氨酸、脯氨酸、甘氨酸、丙氨酸、缬氨酸、亮氨酸、异亮氨酸、苯丙氨酸、赖氨酸、组氨酸、精氨酸。

【性味归经】咸，温，归肾、肝经。

【功能主治】温肾阳，强筋骨，行血消肿。用于肾阳不足，阳痿遗精，腰脊冷痛，阴疽疮疡，乳痈初起，淤血肿痛。

【药理作用】

1. 对心血管的作用　鹿角提取物40mg/kg给麻醉犬静注，能明显增加心脏搏出量，但对心排血量、心率、平均动脉压、中心静脉压和外周总阻力无明显改变。

2. 对乳腺增生的影响　给小鼠腹腔注射鹿花盘6g（生药）/kg或鹿花盘多肽20mg/kg，对腹腔注射雌二醇18Smg/kg引起的小鼠乳腺增生有明显的抑制作用。

3. 对免疫功能的影响　给小鼠腹腔注射鹿花盘提取物6g（生药）/kg和17g（生药）/kg，可增强小鼠巨噬细胞吞噬能力和促进T细胞增殖能力。给小鼠腹腔注射鹿花盘提取物30g（生药）/kg和86g（生药）/kg对小鼠乳腺癌生长有抑制作用。

4. 对实验性关节炎的影响　给大鼠按7.5g/kg腹腔注射鹿盘制剂对蛋清、甲醛和右旋糖苷引起的足肿胀皆无明显影响。

【用药警戒或禁忌】阴虚火旺者忌服。

【附注】野生梅花鹿、马鹿等已被列为国家重点保护动物，严禁猎捕。随着人工养殖技术不断发展，鹿角产量已基本满足用药需求。

主要参考文献

[1] 上官贤. 建昌帮中药炮制全书[M]. 南昌：江西教育出版社，2013：354-355.

[2] 高学敏. 中药学[M]. 北京：中国中医药出版社，2017：439-440.

[3] 国家中医药管理局. 中华本草维吾尔药卷[M]. 上海：上海科学技术出版社，2005：448-449.

（南昌大学资源环境与化工学院　蒋以号）

56. 鹿角胶

Lujiaojiao

CERVI CORNUS COLLA

【别名】鹿胶、白胶。

【来源】为鹿角经水煎煮、浓缩制成的固体胶[1]。

【本草考证】本品始载于《神农本草经》。《名医别录》载："生云中，煮鹿角作之。"《说文》载："胶，昵也，作之以皮。"《考工记》载："鹿胶青白，牛胶火赤。"《圣惠方》载："捣碎。"现行，取原药材，除去杂质，用时捣碎。

【原动物】【主产地】【养殖要点】参见"鹿血"。

【采收与加工】多在11月至翌年3月进行熬制。先将鹿角锯成小段，置水中浸漂，每日搅动并换水，1～2次，漂至水清，取出，置容器中熬取胶液，至角质酥融易碎时为止。将胶液过滤，用文火浓缩，取出，冷凝后，切成小块，即成。或用"热压熬胶法"，将鹿角锯段或劈碎洗净，置0.72kPa高压灭菌锅内加水煮18小时取出，复于普通锅内煎煮提取，每3～4小时换1次水（48小时后即可提尽胶质），合并提取液，趁热过滤，文火浓缩收水胶，置胶槽中让其自然冷凝，取出阴干。

【药材鉴别】本品呈扁方形块或丁状。黄棕色或红棕色，半透明，有的上部有黄白色泡沫层。质脆，易碎，断面光亮。气微，味微甜。（图1-56-1）

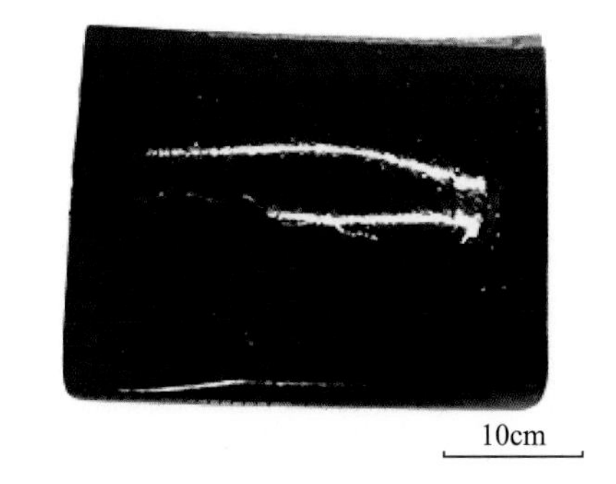

图1-56-1　鹿角胶药材图

【质量评价】以切面整齐、平滑、棕黄色、质坚而脆、断面玻璃状、半透明、无腥臭气者为佳。

水分　不得过15.0%。

总灰分　不得过3.0%。

重金属　不得过30mg/kg。

砷盐　不得过2mg/kg。

水不溶物　不得过2.0%。

【化学成分】主含胶质、磷酸钙、碳酸钙、磷酸镁、氨基酸及氮化物等[2]。

【性味归经】甘、咸，温。归肾、肝经。

【功能主治】温补肝肾，益精养血。用于肝肾不足所致的腰膝酸冷，阳痿遗精，虚劳羸瘦，崩漏下血，便血尿血，阴疽肿痛。

【药理作用】鹿角胶可促进人体淋巴母细胞的转化，能促进周围血液中的红细胞、白细胞、血小板的增加，能防治和治疗进行性肌营养障碍症，能促进钙的吸收和体内的潴留，使血钙略有增高，有消炎、消肿和抗过敏作用[2]。

【用药警戒或禁忌】阴虚火旺者忌服。

主要参考文献

[1] 上官贤. 建昌帮中药炮制全书[M]. 南昌：江西教育出版社，2013：355-356.

[2] 万德光. 药用动物学[M]. 上海：上海科学技术出版社，2009：325-327.

（南昌大学资源环境与化工学院　蒋以号）

57. 鹿角霜

Lujiaoshuang

CERVI CORNU DEGELATINATUM

【别名】鹿角白霜。

【来源】为鹿角去胶质的角块。

【本草考证】本品始载于《宝庆本草折衷》。以鹿角霜命名最早见于《圣济总录》，后见于《三因一病证方论》。《太平圣惠方》载："鹿角，以桑柴火及炭火烧捣罗为末，又以浆水和作团再烧，如此九遍成霜。"虽提到了霜，却未冠全名。以鹿角霜为名称又记载其来源，首推《本草蒙荃》载："鹿角霜：熬过角，晒复研，又名鹿角白霜，主治虽同，功力略缓。"唐、宋以来，有关鹿角霜制法分为两类：一类为鹿角霜中含胶质包括水煮法、醋煮法、煨法、炖法和炒法。水煮法：《本草便读》载："截成寸断，洗剔尽净，用烈火煮三日夜，其角自酥而膏生，去渣再煎，则成鹿角胶，如煎至角酥软尚未出膏取出，为之鹿角霜。"醋煮法：《本草纲目》载："采全角锯开，并长三寸，以物盛于急水中，浸一百日取出，刀刮去黄皮，拭净，以醋煮七日，旋旋添醋，勿令少歇。成时不用著（着）火，只从子至戌一日足，角软，如粉捣烂，每一两入无灰酒一镒，煮成胶，阴干研筛用。"李时珍曰："今人呼煮烂成粉者为鹿角霜。"煨法：《得配木草》载："将角截断，入瓦器中，泥裹入火，烧一日状如至粉，名为霜。"炖法：如《本草必用》载："一法：浸软刮去粗皮，锉屑置薄瓶内，牛乳浸一日，乳耗再加，油纸封口，用大麦水浸一日，铺锅底，安瓶，四围以麦填满，入水煮一沸后，水耗渐加，待屑软如面，取出焙研成霜用。"炒法："先将油砂炒热，再加入鹿角，炒至黄色时，筛去油砂，趁热淋自酒，至酒被吸尽，再烤干，刷去砂研细。或用微火炒至微黄色时，喷匀白酒研细即可。"另一类为鹿角霜中不含胶质。《本草述钩元》载："取解角，锯半寸长，置长流水中，浸三日，削去黑皮，入砂锅内，以清水浸至不露角，桑柴火煮从子至戌时止，旋旋添水，勿令火歇，如是煮三日，角软取出，晒干成霜，另用无灰酒入罐内、再煎成胶、阴干待用。"《本草纲目》载："按胡瑛《卫生方》云：以米潜水浸鹿角七日令软，入急流水中浸七日，去粗皮，以东流水桑柴火煮七日，旋旋添水，入醋少许，捣成霜用，其汁加无灰酒熬成胶用。"《木草蒙荃》载："用新角（鹿角）成对者，以锯寸截，流水内浸三日，刷净腥秽，汲河水入砂罐中，投角于内，每角一罐，刑褚实子、桑白皮、黄腊各一两，同煮，以桑叶塞罐口，勿令走气，炭火猛煮三日，如水耗荐添熟汤，直待角烂如熟羊，掐得酥软则止，将角取起，其汁以绵滤净，再入砂锅中慢火熬稠，碗盛风吹，冷凝成（胶）入药。鹿角霜：熬过角，晒复研，又名鹿角白霜……。"综上所述，鹿角霜制法是否去胶质的争议自古就有，《本草纲目》两种制法均有记载，而之后一些本草著作记载则以提取胶质后的鹿角残渣作鹿角霜入药渐成主流。《本经逢原》中指出"鹿角霜……古方多制应用。今人每以煎过胶者代充，其胶既去，服之何益"，质疑去胶后角渣疗效。鹿角霜功效本草表述也不尽一致，有的认为与鹿角胶功能相似，如《本草纲目》载："熟用则益肾补虚，强精活血。炼霜熬膏，则专于滋补矣。"有的认为鹿角霜与鹿角胶补虚、助阳功效完全不同，主收敛、固涩，如《药品辨义》载："其角已枯，名曰角霜，入醋少许、捣末，治滑脱。"《本草正义》也载："（鹿角）煅霜用，固摄精带。"可见鹿角霜因制法不同，功效也有所不同。

【原动物】【主产地】【养殖要点】参见"鹿血"。

【采收与加工】春、秋二季生产，将骨化角熬去胶质，取出角块，干燥。

【药材鉴别】呈长圆柱形或不规则的块状，大小不一。表面灰白色，显粉性，常具纵棱，偶见灰色或灰棕色斑点。体轻，质酥，断面外层较致密，白色或灰白色，内层有蜂窝状小孔，灰褐色或灰黄色，有吸湿性。气微，味淡，嚼之有黏牙感。（图1-57-1）

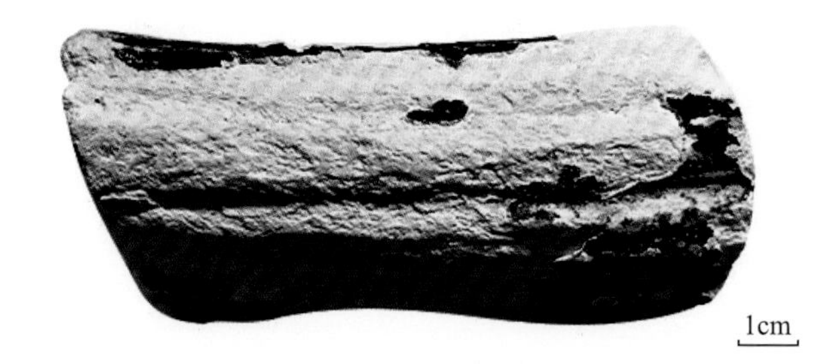

图1-57-1 鹿角霜药材图

【质量评价】以块整齐，色灰白色，不糟朽者为佳。

水分 不得超过8.0%。

【化学成分】主要含磷酸钙、碳酸钙、氮化物及胶质等。还含天冬氨酸（aspartic acid）、苏氨酸（threonine）、丝氨酸（serine）、谷氨酸（glutamic acid）、脯氨酸（proline）、甘氨酸（glycine）、丙氨酸（alanine）、缬氨酸（valine）、异亮氨酸（isoleucine）、亮氨酸（leucine）、苯丙氨酸（phenylalanine）、赖氨酸（lysine）、组氨酸（histidine）、精氨酸（arbvginine）等14种氨基酸。从鹿角正丁醇提取物中分得次嘌呤（hypoxanthine）、尿嘧啶（uracil）、尿素（urea）和肌酸酐（creatinine）。

【性味归经】咸、涩，温。归肾、肝经。

【功能主治】温肾助阳，收敛止血。用于脾肾阳虚，白带过多，遗尿尿频，崩漏下血，疮疡不敛。

【药理作用】

1. 收涩止血，活血消肿作用　用于治疗恶性肿瘤的白细胞减少症，补而不滋腻。同时，对于恶性肿瘤术后放化疗预防复发且术口存在出血倾向和对于晚期放化疗治疗且存在有癌灶出血倾向的患者，鹿角霜除了温肾补髓，亦能收敛止血[1-2]。从现代药理角度来说，鹿角霜能促进生长发育、促进红细胞生长、促进溃疡伤口愈合再生[3]。研究表明[4]，鹿角霜用于治疗晚期直肠癌，取得了良好的临床疗效，这为鹿角霜用于治疗恶性肿瘤提供了一定依据。

目前临床应用鹿角霜治疗乳头皲裂，其方法可靠，安全性强，效果显著[5]。鹿角霜能治目痒痛、胃及十二指肠溃疡。

2. 抗炎作用　复方鹿角霜浸膏可通过降低促炎细胞因子分泌、升高抗炎因子水平、减轻炎性反应及组织损伤程度来治疗类风湿关节炎[6]。用鹿角霜治疗中耳炎有良效。

3. 促进新陈代谢作用　鹿角霜性温味咸，归肝、肾经，能温肾助阳，补虚，用之可弥补患儿先天肾气不足。黄酒为米、麦、黍等和曲酿制而成，酒精度低，属辛热之品，含多种氨基酸、维生素、有机酸及各种微量元素，具有调整人体生理功能，促进新陈代谢的作用，同时黄酒和鹿角霜配伍应用，有助于鹿角霜中有效成分的溶出，从而增强鹿角霜温肾助阳之功效。二者配伍应用对下元虚寒型及脾肺气虚型小儿遗尿症治疗效果明显[7]。

4. 增加钙质作用　鹿角霜有补肾壮阳、填精益髓坚骨的功效。现代药理学研究表明其有刺激人体性腺激素分泌增加的作用，可抑制破骨细胞活性、刺激成骨细胞增殖，骨基质形成增多，所含钙质有利于骨化过程，因而可促进骨折愈合。

【用药警戒或禁忌】阴虚火旺者禁服。孕妇慎用[8]。

主要参考文献

[1] 马晓兰，陶可胜，李静. 肿瘤化疗后白细胞减少症的中西医治疗进展[J]. 中国当代医药，2015，22：16-19.

[2] 中华人民共和国卫生部. 中国常见恶性肿瘤诊治规范[S]. 第2版. 北京：北京医科大学出版社，1991：2725-2736.

[3] 陈灏珠. 实用内科学[M]. 第10版. 北京：人民卫生出版社，1989：1931.

[4] 中华人民共和国卫生部. 中药新药临床研究指导原则[S]. 北京：中国医药科技出版社，2002：70-85.

[5] 高青，高红. 鹿角霜治疗乳头皲裂38例分析[J]. 山西医药杂志，2004，33(11)：989.

[6] 罗尚文，王燕燕，张学农，等. 复方鹿角霜浸膏对佐剂性关节炎大鼠的抗炎作用[J]. 中成药，2018，40(6)：1253-1258.

[7] 朱宁生，孟祥英. 鹿角霜黄酒调服治疗小儿遗尿26例[J]. 现代中西医结合杂志，2005，14(14)：1885.

[8] 惠永正. 中药天然产物大全[M]. 上海：上海科学技术出版社，2011：8780.

（南昌大学资源环境与化工学院　蒋以号）

58. 鹿茸

Lurong

CERVI CORNU PANTOTRICHUM

【别名】斑龙珠。

【来源】为鹿科动物梅花鹿*Cervus nippon* Temminck或马鹿*Cervus elaphus* Linnaeus的雄鹿未骨化密生茸毛的幼角。前者习称“花鹿茸”，后者习称“马鹿茸”。夏、秋二季锯取鹿茸，经加工后，阴干或烘干。

【本草考证】本品始载于《神农本草经》，列为中品。宋・苏颂谓："鹿茸……今山林处皆有之。四月角欲生时，取其茸，阴干。以形如小紫茄子者为上，或云茄子茸太嫩，血气未具，不若分歧如马鞍形者有力……七月采角。"南朝刘宋・寇宗奭曰："茸，最难得不破及不出却血者。概其力在血中，猎时多有损伤故也。所以如紫茄者为上，名曰茄子茸，取其难得耳。然此太嫩，血气未具，其实少力，坚者又太老，惟长四五寸，形如分歧马鞍，茸端如玛瑙红玉，破之肌如朽木者最善。"[1]《雷公炮炙论》载："其角要黄色，紧重尖好者"。明・李时珍曰："鹿，处处山林中有之。马身羊尾，头侧而长，高脚而行速。牡者有角，夏至则解。大如小马，黄质白斑，俗称马鹿。牝者无角，小而无斑……"综上形态、颜色、大小与生境描述，古代所用鹿茸之原动物与今之一致。

【原动物】【主产地】【养殖要点】参见"鹿血"。

【采收与加工】人工养殖鹿每年夏、秋季节采收。常用采收方式为麻醉锯茸。加工方式分为排血加工和带血加工。

排血加工　加工程序包括排血、煮炸、回水、烘烤、风干等。过去单纯靠煮炸排血，现改为机械和煮炸相结合的排血方法；鹿茸中的血液排除后，锯口朝上，软毛刷蘸水反复洗刷干净茸表；一般情况下，经过数轮煮炸（100℃）、烘烤（70～75℃，40～60分钟）后，于风干室悬挂风干。

带血加工　加工程序包括封口、煮炸、回水、烘烤、风干等。锯口朝上立放，撒一层面粉（或蛋清面粉），烙铁炮烙封口；软毛刷蘸水反复洗刷干净茸表；一般情况下，经过数轮煮炸（100℃）、烘烤（70～75℃，150～180分钟）后，于风干室悬挂风干。到鹿茸八分干时视情况不定期的煮、烘烤。

鹿茸煮炸标准　茸体达到熟化程度，锯口出现粉白色血沫，发出熟蛋黄香的气味；感观上可见茸毛耸立，沟楞清晰、沥水性强，茸头有弹性。

【药材鉴别】

（一）性状特征

梅花鹿茸主要为二杠茸（图1-58-1a）和三杈茸（图1-58-1b）。主要特征是体轻，质硬而脆，气微腥，味咸。主干圆柱形，外皮呈现红棕色，多光润，表面为细而稀疏的短茸毛，皮茸紧贴，不易剥离。梅花鹿茸片的性状特征：圆形或椭圆形，直径约3cm；外皮红棕色。

马鹿茸主要为三杈茸（图1-58-2a）和四杈茸（图1-58-2b）。主要特征是体轻，质硬而脆，气微腥，味咸。主干类圆柱形，外皮呈现灰色，表面为细而致密的长茸毛，皮茸紧贴，不易剥离。马鹿茸片的性状特征：长椭圆形或长圆形，直径比梅花鹿茸片大；外皮灰色。

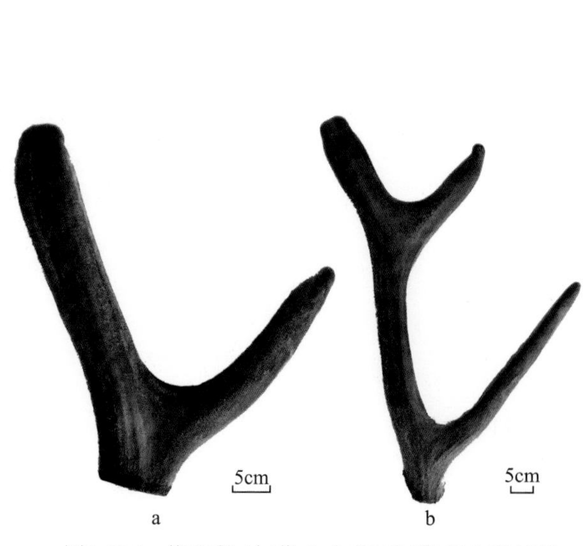

图1-58-1　梅花鹿二杠茸（a）和三杈茸（b）药材图

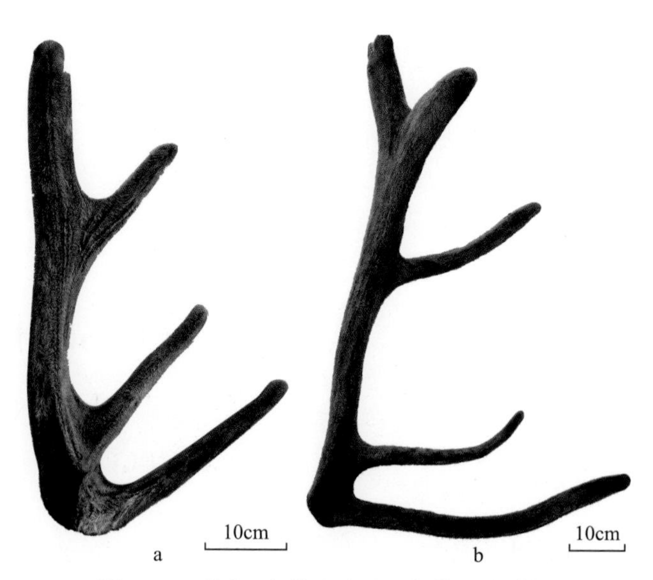

图1-58-2　马鹿三杈茸（a）和四杈茸（b）药材图

（二）显微鉴别

1. 组织特征　在40倍体视镜下，梅花鹿茸毛长1mm左右（图1-58-3a），稀疏，较细，呈半透明状，毛干周围有皮质屑；马鹿茸毛长超过2mm（图1-58-3b）密集，呈现利坚草样，比梅花鹿茸毛粗，不透明，毛干周围有皮质屑。在80倍体视镜下，梅花鹿茸片皮圈颜色浅，为棕黄色（图1-58-4a）；马鹿茸片皮圈颜色深，为黑棕色（图1-58-4b），两种鹿茸片内部无明显差别，均为大小不同的蜂窝状。

2. 粉末特征　在100倍体视镜下，梅花鹿茸粉末和马鹿茸粉末无明显差别（图1-58-5），均表现为细沙样，内含大块半透明状物质，内有碎血块，血块的量随鹿茸血量不同而有差异。

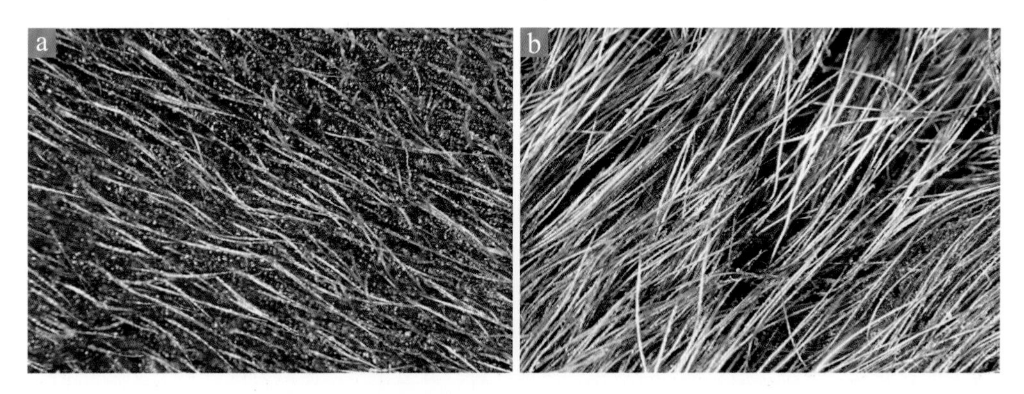

图1-58-3　梅花鹿茸毛（a）和马鹿茸毛（b）组织图

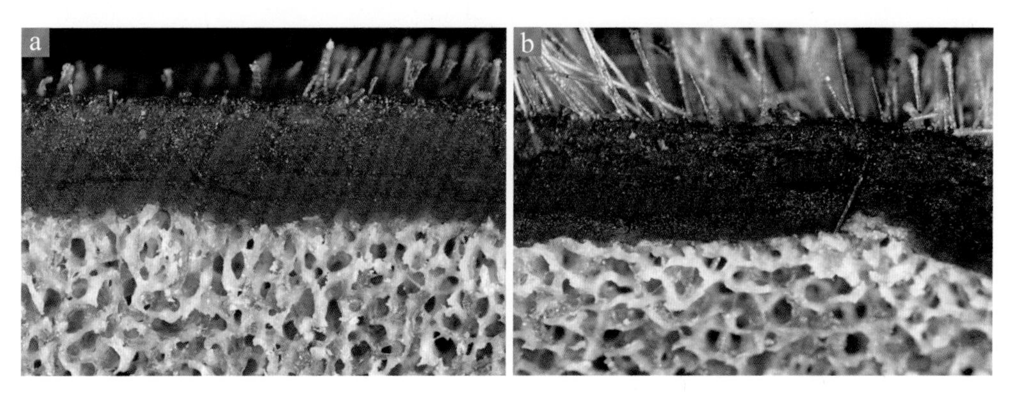

图1-58-4　梅花鹿茸片（a）和马鹿茸片（b）组织图

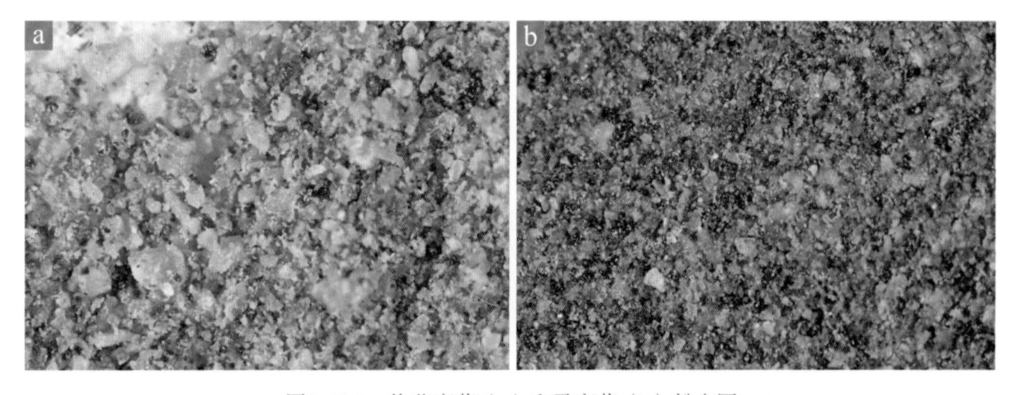

图1-58-5　梅花鹿茸（a）和马鹿茸（b）粉末图

（三）理化鉴别

高效液相色谱法　鹿茸烘干粉碎，过100目筛，精确称取1.000g，溶入10ml蒸馏水中，超声提取1小时，超声3次，滤液合并蒸干至10ml，过0.45μm滤膜后溶液用于高效液相色谱法测定；采用ZORBAX SB-Aq C18色谱柱（250mm × 4.6mm，

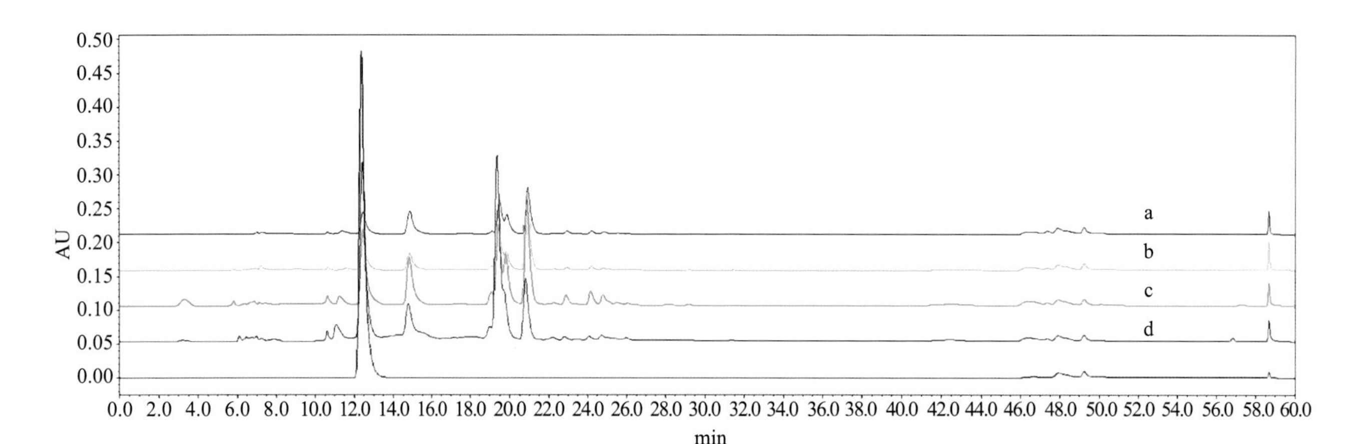

图1-58-6　不同区段鹿茸指纹图谱

a. 骨片区　b. 蜂片区　c. 粉片区　d. 蜡片区

5μm），以水溶液（A）-乙腈（B）为流动相，洗脱梯度：100%～80%A（0～80分钟）进行分析，流速为0.5ml/min，柱温为25℃，紫外监测波长为260nm。结果显示：鹿茸不同区段均能够稳定显示四个特征峰。（图1-58-6）

【质量评价】梅花鹿茸以毛细、短、稀，杏黄色，质地红黄；分枝正常，比例协调，主干及嘴头粗圆嫩状者为佳。

马鹿茸以毛细、长、密、柔软，灰白色；分枝正常，比例协调，主干及嘴头挺圆、粗壮、丰满者为佳。

水分　不得超过18.0%。

总灰分　不得超过45%

含量测定　氨基酸总量不得低于48%。

细菌总数不得超过5000cfu/g，霉菌总数不得超过500cfu/g，大肠菌群不得超过30MPN/100g。不得检出沙门氏菌、志贺菌、金黄色葡萄球菌、溶血性链球菌等致病菌。

【化学成分】鹿茸自尖部到基部（自上至下）组织类型和所含成分不同。主含9大类物质即无机类、脂质、蛋白质、多肽、生长因子、氨基酸、糖类、生物胺和不溶性物质。鹿茸的各成分在不同生长阶段以及其不同区段的含量存在差异[2]。

【性味归经】咸，温，甘。归肾、肝经。

【功能主治】壮肾阳，补精髓，强筋骨，调冲任，托疮毒。用于肾虚、头晕、耳聋、目暗、阳痿、滑精、宫冷不孕、羸瘦、神疲、畏寒、腰脊冷痛、筋骨痿软、崩漏带下、阴疽不敛及久病虚损等。

【药理作用】

1. 对生殖系统作用　使睾丸、前列腺、贮精囊重量增加，睾丸精原细胞数目、生精细胞层数增多，进而使体内睾酮含量增多；可诱发妊娠效应，具有雄雌激素样作用[3-6]。

2. 对神经系统作用　通过副交感神经系统作用于外周血管系统，作用方式同胆碱能物质类似，能增强副交感神经末梢的紧张性，促进神经系统的恢复，改善神经肌肉系统的功能[7-8]。鹿茸可以促进神经干细胞向神经元分化，提高分化细胞数量[9-10]，刺激神经纤维的生长[11-12]，从而促进神经系统再生[9, 13-15]，促进受损神经功能的恢复，改善记忆障碍[16]。

3. 对心血管系统作用　保护心肌细胞膜结构和功能完整性，扩张冠脉血管，恢复心肌功能，避免心肌缺血再灌注损伤，对心室纤颤、心律失常、心肌损伤也有预防作用[17-24]。

4. 对免疫系统作用　鹿茸可显著增强巨噬细胞的吞噬作用[25-26]，可促进T和B淋巴细胞的增生，提高IL-12的分泌[27-28]，还能显著提高脾脏淋巴细胞增殖转化率、自然杀伤细胞的杀伤活性和腹腔巨噬细胞的吞噬功能[29]，增强机体细胞免疫和体液免疫[26]，提高免疫功能[30-31]。

5. 对骨骼系统作用　促进关节软骨细胞增殖[32]，促进骨髓间充质干细胞（MSCs）向软骨表型分化[33]，间接增加软骨细胞的数量，并能逆转骨关节炎软骨细胞的氧化损伤[34]；对骨和软骨细胞分裂[35]、骨痂的形成（明显增加骨痂内羟脯氨酸和钙含量）、骨折修复和愈合作用明显[36]，对缺血性股骨头坏死具有显著的疗效[37]，具有明显的抗软骨细胞老化作用[38-39]。

6. 对组织、器官损伤作用　促进表皮细胞和成纤维细胞增殖，加速皮肤创伤愈合[40-41]。鹿茸能够加速上皮细胞增殖[42]，进而快速修复压疮[42]，加快皮肤伤口愈合速度[43]，促进肝再生作用[44]，还能抗肝脏纤维化[45]，对肝脏有保护作用[46-47]。

7. 抗衰老、抗氧化和抗疲劳作用　具有延缓衰老的作用[48]，其抗衰老作用与相关抗氧化有紧密联系[49-52]，促进造血红细胞产生[53]，提高耐缺氧和抗疲劳的能力[54]。

8. 其他作用　还有研究发现，鹿茸还具有抗肿瘤[55-56]、抗炎[57-58]、抗应激[58]、减肥降脂[59]、提高学习和记忆[60-61]等功效，但是这类功效还需要进一步的验证。

【分子生药】

1. DNA条形码　采用PCR鉴别方法，提取鹿茸样品的DNA，分别利用COI与SRY基因序列作为其父、母本的鉴别标记，对鹿茸样品的COI与SRY基因进行扩增、测序，进行同源比对[62]。

2. PDGFA基因克隆　采用RT-PCR方法获得梅花鹿PDGFA基因，并运用生物信息学软件对其序列进行了分析。梅花鹿PDGFA基因开放阅读框大小为591bp，共编码196个氨基酸，蛋白的分子质量约为22kDa，理论等电点（pI）为8.53，是亲水性蛋白，具有信号肽[63]。

3. PTHrP及其受体的表达　利用原位杂交方法检测，PTHrP mRNA在梅花鹿茸角的表皮层几乎没有表达，在真皮层有较强的表达，主要表达在真皮成纤维细胞上，而在毛囊细胞、皮脂腺细胞和血管周围细胞内均未检测到表达[64]。

4. IGF-1基因cDNA克隆、表达　根据GenBank已发表的相关序列设计梅花鹿IGF-1基因特异引物，克隆梅花鹿茸组织IGF-1基因全长编码区cDNA，该基因长465bp，编码154aa长度的多肽[65]。

5. Anxa-1、Anxa-2基因cDNA克隆、表达　Anxa-1与Anxa-2基因序列测序长度分别为1059bp和1180bp，分别编码346个氨基酸和339个氨基酸，Anxa-1和Anxa-2基因编码蛋白均为稳定蛋白；相对分子质量分别为38830.4和38612.0；理论等电点分别为6.17和6.92[66]。

【附注】鹿茸作为一个鹿科动物雄性附属器官，早在两千多年前就已经得到了东、西方学者的高度关注。东方学者（主要中国）把鹿茸作为了一种神奇的动物药材对其临床疗效加以探索、总结（《神农本草经》）；而西方学者则把鹿茸视作一个奇特的哺乳动物器官，对其生物学特性进行观察、描述（亚里士多德）。这两个方向在东、西方分别被传承下来。东方学者在鹿茸药效、配伍方面不断发扬光大，在经典中医药书籍中，可以找到几百种与其他中草药配伍治疗各种疑难杂症的鹿茸药方，使鹿茸真正成为了当之无愧的动物类中药之首。在20世纪后半期，中国、韩国和日本等学者对鹿茸的活性成分、药理作用和临床疗效进行了系统的研究，发表了大量的研究文章，使鹿茸成为了家喻户晓的名贵中药。而在西方，从整个20世纪直至今日，学者们都被神奇的鹿茸生物学特性所吸引，对鹿茸的生长、发育过程进行了比较深入的研究和描述，特别是在内分泌控制鹿茸生长发育的机制、鹿茸的组织学及寻找鹿茸发生和再生的组织细胞方面，将鹿茸建立成了难得的多重生物医学模型。鹿茸的这两个研究方向并不是相互独立的，而是相辅相成。为寻找至今尚未发现的鹿茸独特药效成分，对鹿茸生长发育的研究有可能开辟了新的途径，因为刺激鹿茸生长发育的因子很有可能就是鹿茸起独特医疗保健作用的物质，反之亦然。近年来，许多东方学者已经开始利用现代科学技术对鹿茸的生物学特性进行深入、系统研究，试图从分子水平上揭示这些特性形成的机制，其势头之猛远远的超过西方；而西方人也开始意识到了鹿茸珍贵的医疗和保健作用，开始收割、生产和食用鹿茸制品。

未来，鹿茸作为传统药材和生物医学模型的两大方向将进一步融合，鹿茸传统应用会逐渐开始“不合时宜”。这是因为：传统鹿茸应用基本上还是原材料的直接服用，食用不方便；鹿茸从尖部到基部的组织类型差异悬殊，从富含干细胞的间充质逐渐向软骨、骨过渡，不同区段组织的类型、结构和成分不同，因此决定了其功效也不完全相同。未来鹿茸应用的发展必将趋向于“精准”，向“精准入药”方向发展，根据鹿茸不同区段和（或）不同提取组分的精准功效，为人类健康服务。

主要参考文献

[1] 陈代贤，于全义，郭秋月. 鹿源系列中药材真伪质量鉴定图谱[M]. 北京：中国医药科技出版社，2003.

[2] 刘佳，赵海平，李春义. 鹿茸成分研究进展[J]. 特产研究，2016，38(4)：50-54.

[3] 董万超，辛炎，张秀连，等. 梅花鹿茸和尾对大鼠性腺的影响[J]. 特产研究，1996 (1)：10-11.

[4] 毋英杰，周杰，陈玉山，等. 诱发生长的雌鹿茸与雄鹿茸药理活性比较[J]. 特产研究，1996 (1)：11-13.

[5] 田育璋. 鹿茸对大鼠睾丸影响的形态计量[J]. 青海医学院学报，1997，18(3)：154-155.

[6] 董万超，刘春华，赵伟刚，等. 马鹿茸性激素样作用的研究[J]. 特产研究，2004 (2)：14-17.

[7] 陈雪龙. 鹿茸的药理作用及其研究进展[J]. 四川畜牧兽医，2008 (1)：29-30.

[8] 赵蒙. 微米中草药添加剂对茸鹿生产性能及免疫机能影响的研究[D]. 哈尔滨：东北林业大学，2007.

[9] 陈东，孟晓婷，刘佳梅，等. 鹿茸多肽对胎大鼠脑神经干细胞体外诱导分化的实验研究[J]. 解剖学报，2004，35(3)：240-243.

[10] 晋大鹏，胡志帅，陈书明. 鹿茸的化学成分及其生物活性研究进展[J]. 山西中医学院学报，2009，10(2)：67-68.

[11] 霍玉书，霍红. 鹿茸神经生长因子活性及促分化作用的研究[J]. 中药新药与临床药理，1997，8(2)：79-82.

[12] Huo Y, Schirf V R, Winters W D. The differential expression ofNGFS-like substance from fresh pilose antler of Cervus nippon Temminck[J]. Biomed Sci Instrum, 1997, 33: 541-553.

[13] 吴琨，常洋，何剑斌. 鹿茸药理作用的研究进展[J]. 畜禽业，2008 (12)：56-57.

[14] LU L J, Chen Lei , Meng X T, et al .Biological effect of velvetantler polypeptides on neural stem cells from embryonic rat brain[J]. Chinese Medical Journal, 2005, 118(1): 38-42.

[15] 李立军，路来金，陈雷，等. 鹿茸多肽促进大鼠坐骨神经再生的实验研究[J] . 辽宁中医杂志，2004，31(4)：343-344.

[16] 徐惠波，王本祥，张洁，等. 鹿茸神经节甙酯对小鼠学习记忆功能的影响[J]. 中国药理学通报，1991，7(5)：381-385.

[17] 屈立新，唐越，王向东，等. 鹿茸精的心肌保护作用机理[J]. 中华实验外科杂志，1999，16(1)：66-67.

[18] 谷天祥. 心肌缺血再灌注Na^{+}-K^{+} -ATPase活性变化及鹿茸精的保护作用[J]. 中国医科大学学报，1999，28(4)：282-285.

[19] 孙晓波，周重楚. 鹿茸精强壮作用的研究[J]. 中药药理与临床，1987，3(3)：11-13.

[20] 袁玲，薄锋，张永和. 鹿茸对大鼠急性心肌缺血后期心肌组织SOD、MDA含量的影响[J] . 长春中医药大学学报，2007，23(1)：21-22.

[21] 王皓，石卓. 鹿茸醇提物对心肌缺血后期心肌组织NO与CGRP含量的影响[J]. 辽宁中医杂志，2009，36(7)：1232-1234.

[22] 张永和，黄晓巍，孙靖辉. 鹿茸醇提物对心肌梗死模型大鼠心肌损伤的保护作用及对血浆内皮素含量的影响[J]. 中国中医药信息杂志，2007，14(1)：40-41.

[23] Karawita R, Park P J, Siriwardhana N, et al. Angiotensin con-verting enzyme (ACE) inhibitory activity of elk (Cervus ela-phus) velvet antler[J]. Journal of Food Science and Nutrition, 2005, 10: 239-243.

[24] 陈晓光，王岩，吴岩，等. 鹿茸多肽对大鼠心肌缺血损伤的保护作用[J]. 中国中药杂志，2009，34(15)：1971-1974.

[25] 陈书明. 鹿茸醇提物对用环磷酰胺处理的小白鼠红细胞免疫功能的影响[J]. 经济动物学报，2000，4(1)：23-25.

[26] Shin K H, Yun C, Hye S, et al. Immuno-stimulating, anti-stress and anti-thrombotic effects of unossified velvet antlers[J]. Natural Product Scienences, 1999, 5(1): 54-59.

[27] 潘风光，孙威，周玉，等. 梅花鹿鹿茸活性多肽的提取及免疫功效的初步研究[J]. 中国生物制品学杂志，2007，20(9)：669-673.

[28] 高云端，孙尚奎，李柏岩，等. 鹿茸精注射液性激素样作用的实验研究[J]. 中药药理与临床，1990 (2)：23-24.

[29] 温超. 鹿茸多肽提取分离纯化及免疫活性的初步研究[D]. 济南：山东农业大学，2008.

[30] 罗翔丹，孙威，周玉，等. 鹿茸活性多肽软胶囊对大鼠免疫功效的初步研究[J]. 食品科学，2007，28(11)：554-557.

[31] 燕飞. 鹿茸口服液制备及其对小鼠免疫作用的研究[D]. 杨凌：西北农林科技大学，2008.

[32] 修忠标，江陟郝，孙磊. 鹿茸多肽干预膝骨性关节炎软骨细胞的增殖[J]. 中国组织工程研究与临床康复，2011，15(24)：4448-4458.

[33] 修忠标，林建华，吴朝阳，等. 鹿茸多肽对兔骨髓间质干细胞体外软骨表型诱导分化的影响[J]. 中国骨伤，2007，20(1)：31-33.

[34] 李振华，赵文海，周秋丽. 鹿茸多肽对抗骨关节炎软骨细胞氧化损伤作用的实验研究[J]. 中国骨伤，2011，24(3)：245-248.

[35] 郭颖杰. 鹿茸多肽对骨、软骨细胞增殖的实验研究[J] . 中国生化药物杂志，1998，19(2)：74-76.

[36] 周秋丽. 鹿茸多肽对实验性骨折的治疗作用及机理研究[J] . 白求恩医科大学学报，1999，25(5)：586-588.

[37] Shi B, Li G, Wang P, et al. Effect of antler extract on corticos-teroid-induced avascular necrosis of the femoral head in rats[J]. Journal of Ethnopharmacology, 2010, 127: 124-129.

[38] 陈晓东，林建华. 鹿茸多肽抗鼠软骨细胞老化的机制初探[J]. 中国骨伤，2008，21(4)：617-620.

[39] 陈晓东，林建华. 鹿茸多肽对大鼠软骨细胞复制性老化的作用[J]. 中国骨伤，2008，21(7)515-518.

[40] 翁梁，周秋丽，王丽娟，等. 鹿茸多肽促进表皮和成纤维细胞增殖及皮肤创伤愈合[J]. 药学学报，2001，36(1)：817-820.

[41] 牛琼，杨欣建，刘黎军. 鹿茸多肽促进皮肤创面愈合的实验研究[J]. 现代中西医结合杂志，2012，21(16)：1732-1733.

[42] 贾晓燕，路来金，宣昭鹏. 鹿茸多肽-壳聚糖-蜂蜜混悬剂对猪皮肤褥疮的促愈合作用[J]. 中国矫形外科杂志，2010，18(6)：498-502.

[43] Mikler J R, Theoret C L, Haigh J C. Effects of topical elk velvet antler on cutaneous wound healing in streptozotoin-induced diabetic rats [J]. Journal of Alternative Complementary Medicine, 2004, 10(5): 835-840.

[44] 段冷昕，李夏，王楠娅，等. 鹿茸多肽促进肝细胞增殖及肝部分切除小鼠的肝再生[J]. 中国药学杂志，2008，43(1)：27-30.

[45] 段冷昕. 梅花鹿茸多肽的化学结构及其抗肝纤维化作用[D]. 长春：吉林大学，2007.

[46] 齐艳萍. 鹿茸对小鼠急性肝损伤的修复作用及相关机理研究[D]. 哈尔滨：东北林业大学，2008.

[47] 夏彦玲，李和平，宋伟杰. 鹿茸粉对四氯化碳急性肝损伤的保护作用[J]. 东北林业大学学报，2009，37(7)：132-133.

[48] 葛迎春，李晨燕，任慧君，等. 鹿茸提取物和人参皂甙对衰老细胞的琥珀酸脱氢酶和多糖含量的影响[J]. 特产研究，2001(2)：5-7.

[49] 奚涛. 鹿茸抗衰老作用机制初探[J]. 镇江医学院学报，1991(1)：30-33.

[50] 齐艳萍，李和平，陈雪龙. 鹿茸药理作用的研究进展[J]. 经济动物学报，2008，12(1)：53-55.

[51] 陈书明，聂向庭. 鹿茸醇提物抗氧化作用的实验研究[J]. 实验动物科学与管理，2000，17(1)：22-24.

[52] 王立军，陈晓光，朴宪. 鹿茸口服液对抗氧化酶的影响[J]. 中药药理与临床，2004，20(2)：33-34.

[53] 王洪波，房磊. 鹿茸多肽对低氧训练下小鼠红细胞的影响[J]. 吉林农业科技学院学报，2011，20(1)：8-9.

[54] 罗翔丹，潘风光，张铁华，等. 鹿茸多肽对小鼠耐缺氧和抗疲劳能力的影响[J]. 食品科学，2008，29(4)：386-388.

[55] 齐艳萍. 鹿茸对小鼠肿瘤及免疫功能的影响[J]. 黑龙江八一农垦大学学报，2012，24(1)：55-57.

[56] 胡兵，安红梅，沈克平. 促新生血管生成的抗肿瘤中药[J]. 中药材，2009，32(1)：153-156.

[57] 董万超，张秀莲，刘春华，等. 梅花鹿茸多肽新成分的提取分离及其生物效应研究[J]. 特产研究，2000，(2)：7-10.

[58] 李银清，赵雨，孙晓迪，等. 鹿茸胶原酶解物抗炎免疫抗应激作用的实验研究[J]. 中华中医药杂志，2010，25(7)：1070-1072.

[59] 梁湖梅. 鹿茸生理活性成分的减肥降脂作用研究[D]. 长春：吉林农业大学，2014.

[60] 徐惠波，王本祥，张洁，等. 鹿茸神经节甙酯对小鼠学习记忆功能的影响[J] . 中国药理学通报，1991，7(5)：385-388.

[61] 王晓丽，张大方. 鹿茸提取物对东莨菪碱及亚硝酸钠所致小鼠学习记忆障碍的影响[J] . 长春中医学院学报，2005，21(4)：

37-38.

[62] 魏艺聪，蒋超，袁媛，等. 基于COI与SRY序列建立梅花鹿、马鹿及其杂交鹿茸的分子鉴别方法[J]. 中国中药杂志：1-7（2017-10-30网络出版）.

[63] 梁运涛，卢斌山，张强，等. 梅花鹿鹿茸组织PDGFA基因cDNA克隆及序列分析[J/OL]. 东北林业大学学报，2017（2017-11-14网络出版）.

[64] 王守堂. PTHrP及其受体在梅花鹿茸角中的表达与调节[D]. 长春：吉林大学，2013.

[65] 胡薇，孟星宇，田玉华，等. 梅花鹿IGF1全长cDNA克隆及在鹿茸组织的表达[J]. 哈尔滨：东北林业大学学报，2011，39(11)：71-75.

[66] 曲昊森. 东北梅花鹿鹿茸组织Anxa-1、Anxa-2基因cDNA克隆及表达分析[D]. 哈尔滨：东北林业大学，2015.

（中国农业科学院　赵海平　　长春科技学院　李春义）

59. 羚羊角

Lingyangjiao

SAIGAE TATARICAE CORNU

【别名】泠角、白羚羊角、羚羊镑、九尾羊角。

【来源】为牛科动物赛加羚羊*Saiga tatarica* Linnaeus的角。

【本草考证】本品始载于《神农本草经》，列中品。《雷公炮炙论》载："凡用，有神羊角甚长，有二十四节，内有天生木胎"。《名医别录》载："生石城山川谷及华阴山。"《本草经集注》载："今出建平、宜都、诸蛮中及西城。多两角，一角者为胜。角甚多节，蹙蹙园绕。"又"别有山羊角，极长，惟一边有节，节亦疏大，不入药用。"《新修本草》所载羚羊角产地有"南山、商、浙"，"梁州、直州、洋州"等，其形"细如人指，长四五寸，蹙纹细者。"《图经本草》载："今秦、陇、龙、蜀、金、商州山中皆有之，戎人多铺得来货。其形似羊，青色而大。其角长一二尺，有节如人手指握痕，又最坚劲。"《本草汇言》载："羚羊角白亮如玉，长七八寸。"《本草从新》则载："羚羊角明亮而尖，不黑者良。"《本草崇原》所载羚羊角"其角长尺余，有节特起环绕，如人手指握痕，得二十四节者尤有神力。"《增订伪药条辨》载："羚羊角亦有黑白二种，近年以白者为重。故市上仅有白羚羊角，黑者多无觅"。从上述形态描述和地理分布区域分析，古代所用羚羊角并非为赛加羚羊*Saiga tatarica* Linnaeus单一品种来源；但自明代后赛加羚羊逐渐被视为羚羊角之佳品。

【原动物】体形中等，身长1～1.4m，肩高63～83cm，体重雄性37～60kg，雌性29～37kg。头大，耳廓短小，眼眶突出。鼻极度膨大，鼻中间具槽，鼻孔大呈明显的筒状、向下，能灵活伸缩和左右摇摆，整个鼻子呈肿胀鼓起，故称"高鼻羚羊"。雄性两耳间具角1对，不分叉，角自角基部长出后几乎竖直向上，至生长到整个家的1/3高时，二角略向外斜、再向上、往内侧靠近并微微向外，最终二角尖相向略向内弯；角尖端平滑，中下部具环脊（人手握舒适），角呈半透明状，黄白、蜡色。雌性无角，仅有短的突起。四肢细长，具2趾。尾短细，下垂。夏毛短而密，棕黄色或栗色，背脊中央有一条狭长的肉桂色纹理，胸、腹、四肢内侧和臀部为黄白色；冬毛粗长而厚，色较淡，为沙黄色或淡灰黄色。（图1-59-1）

栖息于荒漠及半荒漠的开阔地区，性喜干旱。以各种植物为食。一般边食边行。

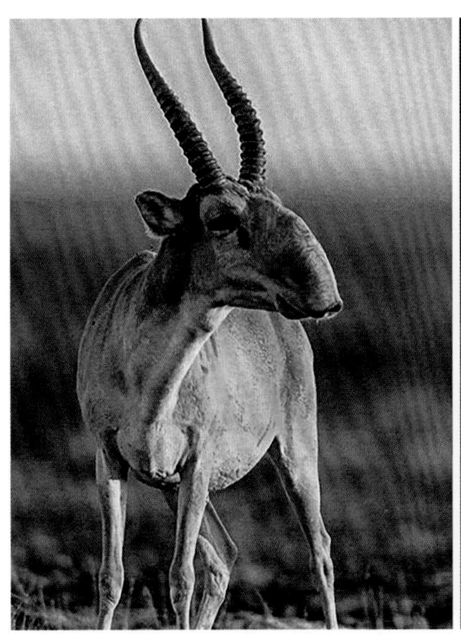
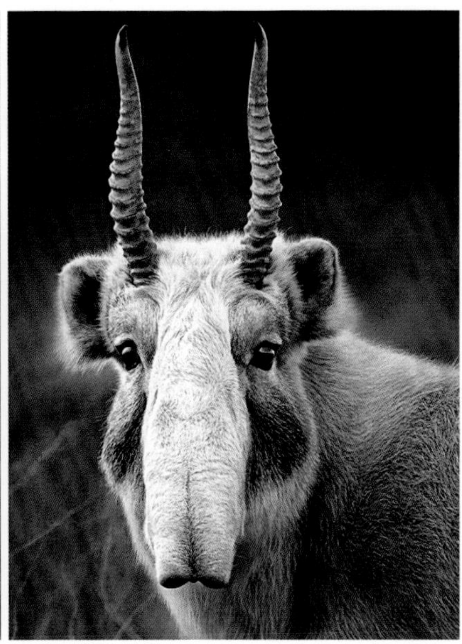

图1-59-1　赛加羚羊

【主产地】曾经分布于我国新疆北部地区。现在甘肃从国外引进并开展人工饲养。药用多为进口或存货。

【养殖要点】

1. 生物学特性　赛加羚羊喜干燥，常栖息于荒漠及半荒漠的开阔地区及草原上。冬季为了避风雪，多迁往平缓的山间坡地或平原中过冬，冬季中多为白日活动，夏季转为晟昏后活动。活动时一般30～40只一小群，也常见到100～200只以上的大群。奔跑时呈跳跃式前进。

2. 养殖技术　赛加羚羊1岁半～2岁性成熟。每年12～2月发情交配。配种比例可按雄、雌比例1∶3进行。雌性一般怀孕140天左右产仔，每胎1～2仔，羊羔出生后，要尽快用纱布擦净其鼻孔和嘴里的羊水，并用5%碘酊消毒脐带外端，最后用消毒棉线结扎。刚产下的羊羔毛色较深，2～3小时后即可自理行走。

羊羔出生后30分钟，一般即会站立，并主动去吃乳。否则，需要人工喂养，其配方可按鲜山羊奶100ml、鲜鸡蛋10ml、鱼肝油5ml、白糖10g、食盐1g配成人工乳。40～60天龄后断奶。羊羔9天龄左右可开始随母羊学吃草，20天龄左右开始吃精饲料。青饲料可以苜蓿、红豆草为主；精饲料以玉米粉为主。并设立水盆，自由饮水。羚羊角胆小，易惊恐，应防止噪音等各种惊扰。

【采收与加工】野生赛加羚羊为国家一级保护动物，严禁捕猎。药用人工养殖品。捕获后实施安死术，将角从基部锯下，洗净，晒干；或置温水中浸泡，捞出，镑片，干燥。也可取羚羊角，砸碎，粉碎成细粉。

传统羚羊角炮制（镑丝、片或粉）要去掉“骨塞”。《中国药典》自1995年版起，已不作去骨塞要求，但《全国中药炮制规范》1988年版中，明确规定羚羊角加工时镑片或羚羊角粉时要去掉骨塞；上海市（1962、2008）、天津市（2005、2012）、河南省（2005）中药饮片炮制规范中未注明去骨塞，其余省（区、市）中药饮片炮制规范中均注明要去掉骨塞方能炮制。

【商品规格】羚羊角属于进口药材，《43种进口药材质量标准》中羚羊角项下收载质量标准，未对商品规格等级进行划分。

《上海中药饮片炮制规范》（2008年版）中有羚羊角镑片、羚羊角尖粉（约为羚羊角1/3的顶端部分）和羚羊角粉三种规格。

《湖南省中药饮片炮制规范》（2010年版）中尚有羚羊角超微饮片规格。

中华中医药学会团体标准《中药材商品规格等级-羚羊角》中按照角的老嫩程度划分等级，质嫩、光润、无裂

纹者等级较高。（表1-59-1）

表1-59-1　羚羊角商品规格等级划分

<table>
<tr><th rowspan="3">等级</th><th colspan="4">性状描述</th></tr>
<tr><th rowspan="2">共同点</th><th colspan="3">区别点</th></tr>
<tr><th>质地</th><th>表面</th><th>裂纹</th></tr>
<tr><td>一等</td><td rowspan="5">长圆锥形，略呈弓形弯曲：类白色或黄白色。除尖端部分外，有10～16个隆起环脊，间距约2cm，用手握之，四指正好嵌入凹处。角的基部横截面圆形，直径3～4cm，内有坚硬质重的角柱，习称“骨塞”，骨塞长约占全角的1/2或1/3，表面有突起的纵棱与其外面角鞘内的凹沟紧密嵌合，从横断面观，其结合部呈锯齿状。除去“骨塞”后，角的下半段成空洞，全角呈半透明，对光透视，上半段中央有一条隐约可辨的细孔道直通角尖，习称“通天眼”。质坚硬。气微，味淡</td><td>嫩</td><td>光洁如玉，“血丝”“通天眼”可见</td><td>无裂纹</td></tr>
<tr><td>二等</td><td rowspan="2">稍老</td><td>较粗糙，无光泽，“血斑”“血丝”“通天眼”可见</td><td>有裂纹</td></tr>
<tr><td>三等</td><td>粗糙，无光泽</td><td rowspan="2">裂纹较多</td></tr>
<tr><td>四等</td><td rowspan="2">老</td><td>无光泽，有灰白色斑痕，基部有青茬</td></tr>
<tr><td>五等</td><td>无光泽，不透明，骨化基部有青茬，瓣裂</td><td>深裂纹</td></tr>
</table>

高鼻羚羊即赛加羚羊是国家一类重点保护野生动物，羚羊角是赛加羚羊的角，不允许在药材市场交易。

【药材鉴别】

（一）性状特征

1. 羚羊角　呈长圆锥形，略呈弓形弯曲，长15～33cm；类白色或黄白色，基部稍呈青灰色。嫩枝对光透视有“血丝”或紫黑色斑纹，光润如玉，无裂纹，老枝则有细纵裂纹。除尖端部分外，有10～16个隆起环脊，间距约2cm，用手握之，四指正好嵌入凹处。角的基部横截面圆形，直径3～4cm，内有坚硬质重的角柱，习称“骨塞”，骨塞长约占全角的1/2或1/3，表面有突起的纵棱与其外面角鞘内的凹沟紧密嵌合，从横断面观，其结合部呈锯齿状。除去“骨塞”后，角的下半段成空洞，全角呈半透明，对光透视，上半段中央有一条隐约可辨的细孔道直通角尖，习称“通天眼”。质坚硬。气微，味淡。（图1-59-2）

2. 羚羊角饮片　为纵向极薄片，多卷曲，宽约1cm，边缘平直或呈小波状。表面类白色或黄白色，光滑，半透明，有光色。质地坚韧，断面有的具细密丝状条纹，有的具蜂窝状空洞。气微，味淡。（图1-59-3）

3. 羚羊角粉　为类白色的粉末。气微，味淡。（图1-59-4）

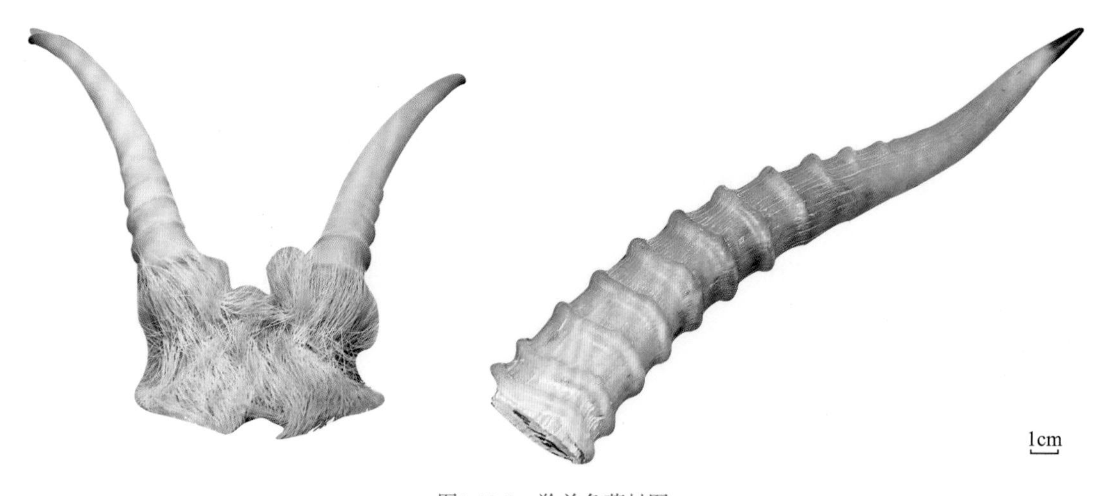

图1-59-2　羚羊角药材图

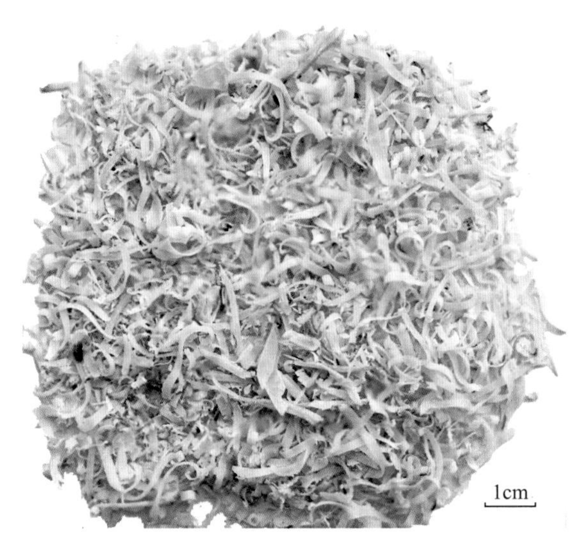

图1-59-3　羚羊角饮片图

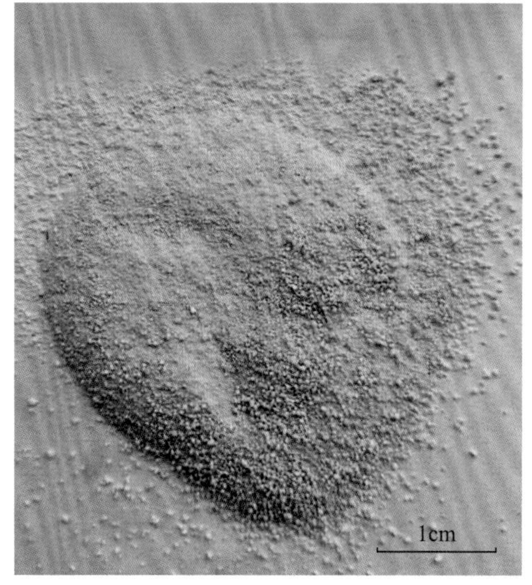

图1-59-4　羚羊角粉末图

羚羊角超微饮片：为类白色至黄白色颗粒或粉末。气微腥，味淡。

（二）显微鉴别

1. 组织特征　横切面可见组织构造多呈波浪状起伏。角顶部组织波浪起伏最为明显，在峰部往往有束存在，束多呈三角形；角中部稍呈波浪状，束多呈双凸透镜形；角基部波浪形不明显，束呈椭圆形至类圆形。髓腔的大小不一，长径10～50（80）mm，以角基部的髓腔最大。束的皮层细胞扁梭形，3～5层。束间距离较宽广，充满近等径性多边形、长菱形或狭长形的基本角质细胞。皮层细胞或基本角质细胞均显无色透明，其中不含或仅含少量细小浅灰色色素颗粒，细胞中央往往可见一个折光性强的圆粒或线状物。

2. 粉末特征　淡灰白色。为不规则角质碎块，近白色、淡黄白色、淡灰白色或黄色，微透明，均匀分布有多数长椭圆形、新月形、长条形空隙，偶见空隙周围显细密放射状纹理；有的碎块隐约可见长梭形纹理。（图1-59-5a）

此外，不去骨塞粉碎的羚羊角粉中，尚有骨碎片结构，为不规则片状，表面有裂缝状骨陷窝。（图1-59-5b）

（三）理化鉴别

1. 薄层色谱法　以羚羊角对照药材对照，按高效液相色谱法测定，供试品色谱中，在与对照药材色谱相应的位置上，显相同颜色的斑点。

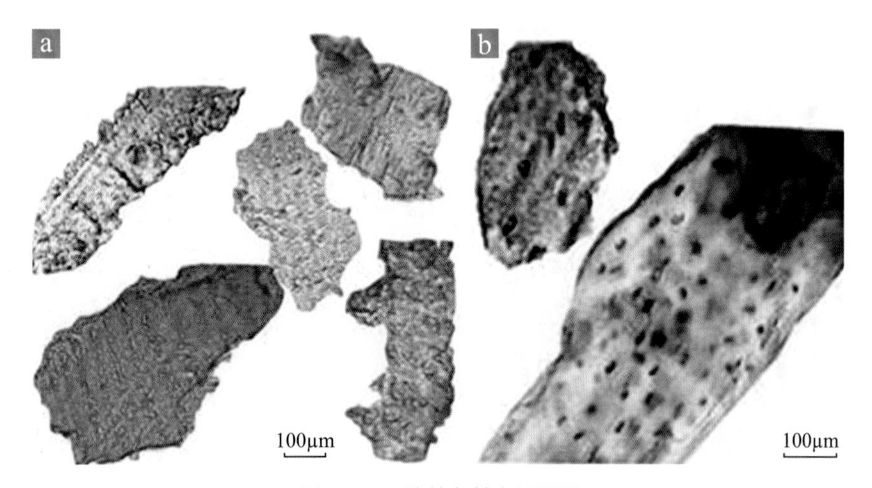

图1-59-5　羚羊角粉末显微图

a. 角质碎片　b. 骨碎片

2. 紫外光谱法　取本品粉末0.2g，加乙醇10ml，放置12小时，滤过，滤液在340～230nm扫描，在260nm ± 2nm、254nm ± 2nm、248nm ± 2nm及220nm ± 2nm波长处均有最大吸收峰。

【质量评价】以质嫩、光润、无裂纹者为佳。

水分　羚羊角超微饮片中水分不得过7.0%。

酸不溶性灰分　羚羊角中酸不溶性灰分不得过1.0%。

含量测定　取羚羊角超微饮片约0.2g，精密称定，按氮测定法测定，即得。本品含总氮（N）量不得少于10%。

指纹图谱评价　由于羚羊角粉在加工有是否去骨塞的区别，因此，为有效鉴别羚羊角粉末中是否含有骨塞，除了可采用显微鉴定的方法，通过观察粉末结构中是否具有骨碎片结构外，还可采用指纹图谱的方法进行鉴别[1]。（图1-59-6、图1-59-7）

比较图1-59-6、图1-59-7发现，羚羊角与其骨塞两者在整体指纹图谱结构上具有一定的共性，但在5、6、10、13号峰的峰面积具有明显的区别。因此，可依据5、6、10、13号峰的峰面积，判断羚羊角粉中是否具有骨塞。

【化学成分】主要含角蛋白。含有43个角蛋白（KRT）及角蛋白相关蛋白（KAP），占总蛋白质42.6%；还含有

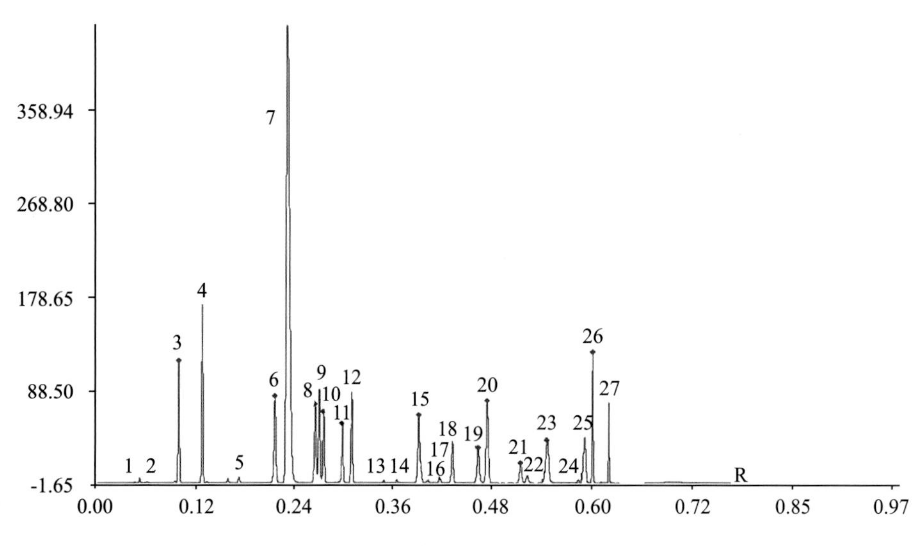

图1-59-6　羚羊角药材HPLC指纹图谱

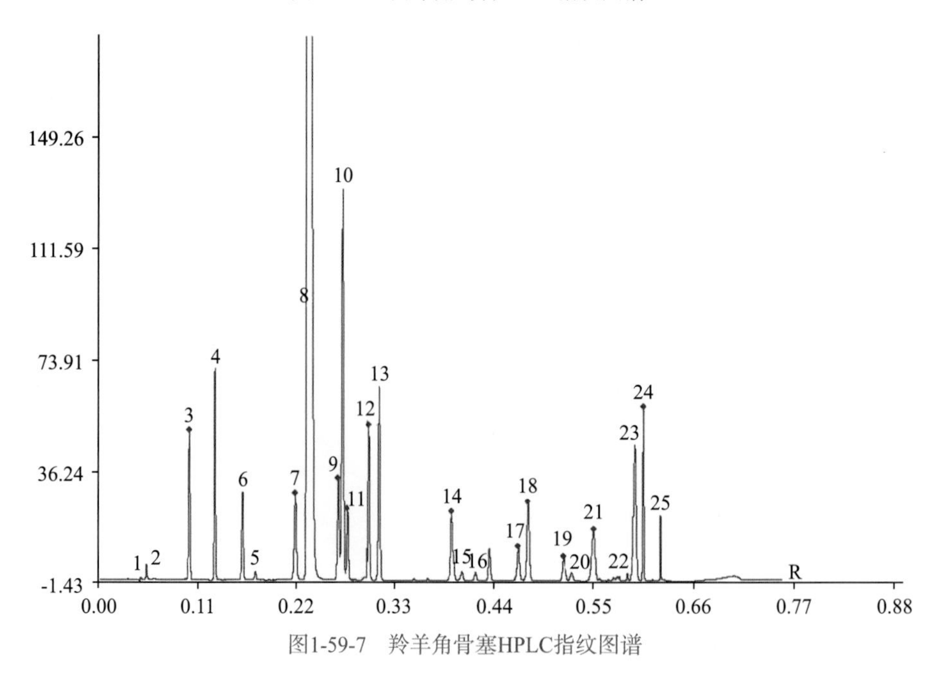

图1-59-7　羚羊角骨塞HPLC指纹图谱

JUP、DSP、核纤层蛋白（LMNA）等蛋白质，这类与细胞结构相关蛋白质数量（60个）占总蛋白质59.4%[2]。还含磷脂类（卵磷脂、脑磷脂、神经鞘磷脂、磷脂酰丝氨酸、磷脂酰肌醇等）；谷氨酸等17种氨基酸，其中人体必需氨基酸异亮氨酸等8种；胆固醇[3]；脂肪酸类（棕榈酸、硬脂酸、油酸等）[3]成分。

【性味归经】咸，寒。归肝、心经。

【功能主治】平肝息风，清肝明目，散血解毒。用于肝风内动，惊痫抽搐，妊娠子痫，高热痉厥，癫痫发狂，头痛眩晕，目赤翳障，温毒发斑，痈肿疮毒。

【药理作用】

1. 解热作用　羚羊角注射液可降低发热家兔体温，且解热作用与安乃近相似。也可降低伤寒、副伤寒甲乙菌苗致热家兔的体温。对2,4-二硝基苯酚引起的大鼠发热，有明显的降低体温作用[4]。

2. 抗惊厥及癫痫作用　研究表明羚羊角口服液抗戊四氮引起的小鼠惊厥及电惊厥作用明显。羚羊角颗粒与地西泮片联用，不但增强镇静抗惊厥的作用，且在治疗患者病因的基础上还发挥其解热、抗病毒等作用，改善患者机体的免疫力，提高自身应激反应水平保护机体[5]。

3. 抑菌及抗病毒作用　复方羚羊角具有肯定的抗病毒活性，而且在抑菌及促免疫功能等3方面，对金黄色葡萄球菌、白色葡萄球菌、大肠杆菌、枯草杆菌等都具有较好的抑制作用；复方羚羊角注射液对病毒性肺炎具有一治疗效果，且与抗菌药物病毒唑作用相似，并且在一定程度上疗效优于病毒唑，对过敏性的小儿更佳。羚羊角具有抗菌、抗病毒的作用，对瘤细胞也有抑制和灭杀的作用，羚羊角汤对小儿化脓性扁桃体炎也有奇效[5]。

【分子生药】采用DNA提取试剂盒提取样品中DNA，以引物LCO1490和HCO2198或特异性引物0703扩增线粒体COI基因片段序列，PCR产物直接双向测序，将测序结果在GenBank中进行BLAST比对，并以DNAMAN和MEGA5.2软件构建同源树和NJ树，以赛加羚羊（gb|JN632700.1）和羚羊角标准药材序列为对照，判定含有羚羊角制剂的真实性，并以Kimura-2-parameter模型计算种内、种间遗传距离。结果中药制剂中羚羊角的COI基因序列长度均为658bp，在同源树和NJ树中可与赛加羚羊和羚羊角标准药材聚成一支，并与outgroup完全分开。因此，以线粒体 COI基因作为DNA条形码检验中药制剂中羚羊角方法是可行的，但因羚羊其他器官也含有相同基因，为保证检验结果的准确性，还需配合使用其他检验方法[6-7]。

主要参考文献

[1] 李峰，张振秋. 动物类药材品质评价研究 [M]. 沈阳：辽宁科学技术出版社，2014：109、124.

[2] 刘睿，朱振华，吴佳，等. 羚羊角与山羊角蛋白质类成分比较研究[J]. 中国中药杂志，2018，43(16)：3329 -3334.

[3] 胡晓炜，徐爱仁. 羚羊角及其混伪品脂类成分气相色谱-质谱分析和聚类分析[J]. 中华中医药杂志，2013，28(11)：3441-3444.

[4] 王宁，庞剑. 羚羊角药理作用研究进程[J]. 临床合理用药，2017，10(1A)：1767-177.

[5] 张春红. 羚羊角汤治疗小儿化脓性扁桃体45例疗效观察[J]. 湖南中医杂志，2015，31(1)：71-72.

[6] 张龙霏，陈绍民，田景振，等. 利用 DNA条形码检验中药制剂中的羚羊角药材[J]. 中草药，2014，45(23)：3467-3471.

[7] 黄璐琦，李军德. 中国药用动物DNA条形码研究[M]. 福州：福建科学技术出版社，2016：

（辽宁中医药大学　李峰）

60. 斑蝥

Banmao

MYLABRIS

【别名】 花斑蝥、花壳。

【来源】 为芫青科昆虫南方大斑蝥*Mylabris phalerata* Pallas或黄黑小斑蝥*Mylabris cichorii* Linnaeus的干燥体。

【本草考证】 本品始载于《神农本草经》，原名斑猫。《本草经集注》载："豆花时取之，甲上黄黑斑色，如巴豆大者是也。"《雷公炮炙论》载："斑猫背上一画黄，一画黑，觜尖处一小点赤，在豆叶上居，食豆叶汁。亭长形黄黑；赤头身黑，额上有大红一点也"《蜀本图经》载："七月、八月，大豆叶上甲虫，长五、六分，黄斑文，乌腹者，今所在有之。"《图经本草》载："斑猫，生河东川谷，今处处有之。七月八月大豆盛时，此虫多在叶上，长五六分，甲上黄黑斑文，乌腹尖喙，如巴豆大，就叶上采之，阴干。古方书多有用此，其字或作斑蝥，亦作斑蚝，入药不可令生，生即吐泻人。"《本草纲目》载："斑言其色，蝥刺言其毒，如矛刺也。"根据背上一画黄、一画黑特点，南方大斑蝥（大斑芫菁）、黄黑小斑蝥（眼斑芫菁）都符合这一特点，故古今药用斑蝥品种一致。

【原动物】

1. 南方大斑蝥　体长圆筒形，长1.5～3.0cm，宽0.8～1.1cm，黑色。全身密生细毛，鞘翅具橙红色花斑。头略呈三角形，黑色，下口式，复眼大，略呈肾脏形。触角11节，末端数节逐渐胀大呈棒状，末节基部明显窄于前节。前胸长稍大于宽，前胸背板中央接近1/2处有一条光滑纵纹，直到后缘，后缘前面中央有一凹陷，后缘稍向上翻。翅2对，前翅为鞘质，翅基部一对橙红色斑较大，略呈方圆形；后翅膜质透明，浅棕灰色。足3对，前足和中足的跗节为5节，后足跗节仅为4节，2爪，每爪纵裂为2片。腹部黑色，可见6节，腹面和足具黑色长毛。（图1-60-1）

2. 黄黑小斑蝥　体长10～19mm，宽3.5～5mm，身体小于南方大斑蝥。触角末节的基部与第10节约等宽，翅基部的一对黄色斑不呈长方圆形，而是在翅基部自小盾片外侧沿肩胛而下至距离翅基约1/4处向内弯而达到翅缝有一弧圆形黑纹，两个翅的弧形纹在翅缝处汇合成一条横斑纹，在弧形黑纹界内包含着一个黄色小圆斑，两侧相对，形似一对眼睛，故称为眼斑芫菁[1-3]。（图1-60-2）

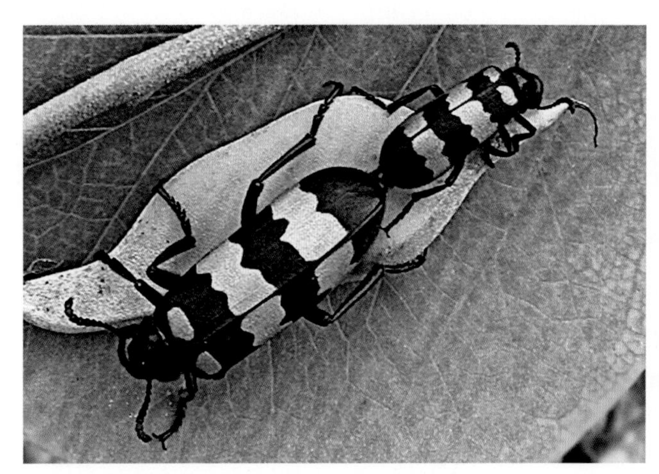

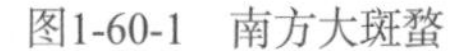

图1-60-1　南方大斑蝥

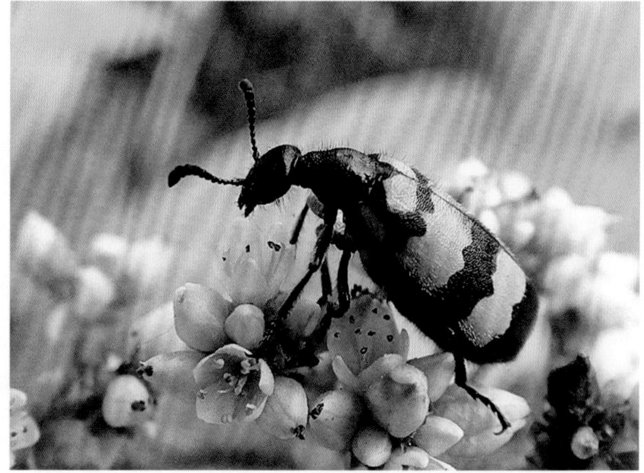

图1-60-2　黄黑小斑蝥

【主产地】 主产于河南、广西、安徽、四川、贵州、湖南、云南、江苏等。

【养殖要点】

1. 生物学特性

（1）南方大斑蝥　野外一年发生1代，6～7月成虫羽化，取食10天左右性发育成熟，交配后10～25天开始产卵。8月底～10月成虫逐渐死亡。卵于9～10月相继孵化为幼虫，幼虫有5个龄期，1龄虫衣鱼型，2龄～5龄虫体为蛴螬型。进入蛹期后，15天左右就羽化为成虫。在500～1800对/m^{3}饲养密度范围内，随着饲养密度的增加，其交配率、产卵率和孵化率均随密度的增加而降低。多在14：00～0：00时交配，最适产卵温度为26～28℃，相对湿度为60%～68%。产卵多在16：00～0：00时，大多数只产1次卵，也有产3次卵的，产卵期为25～35天，最适孵化温度为26～28℃，湿度70%～75%[1]。

（2）黄黑小斑蝥　野外一年仅发生一代，以卵越冬，幼虫期有6个发育阶段，分别为一龄衣鱼型幼虫、二三龄的蛴螬型幼虫，四五龄的坚皮幼虫及最后的蛹阶段。幼虫取食蝗虫卵[2]。成虫为植食性，可为害豆类、棉麻、薯类、瓜类、蔬菜等多种植物花、芽及嫩叶等。一般羽化后3～10天交配，交配后5～15天开始产卵，卵多产于土穴内。成虫在虫体受到刺激时，由各腿节排出毒液斑蝥素[4]。一般一蝗虫卵块（约40粒）便可满足1头芫菁幼虫对食物的需求，幼虫在取食量不足的情况下，第2次捕食的能力很弱，蝗卵入土越深，能获取食物的幼虫越少[5]。各虫态发育起点温度和有效积温常数种间差异较大[6]。种群个体死亡主要发生在幼虫期，其内禀增长率仅为rm=0.0072[7]。

2. 养殖技术　主要关键在于幼虫饲养技术。斑蝥1～4龄幼虫为取食生长期，幼虫仅以蝗虫卵为食，表现出一定的专一性。斑蝥幼虫有自相残杀行为，幼虫饲养空间要足够大，或者隔离饲养，以免自相残杀[8]。

（1）孵化期管理　用60cm高的玻璃板将产有卵的土壤紧紧围住，用透明胶带粘连并密封接缝处，以防孵化后的幼虫外逃。在自然温度下进行孵化，每日仅需向土壤内洒少许洁净水1次，保持12%～15%的土壤含水量，直至卵全部孵化。

（2）幼虫饲养管理　卵于8月陆续开始孵化，用毛笔将孵化出幼虫轻轻挑出，转移至放有蝗虫卵块的养殖容器中，养殖容器中盛8～12cm厚土壤，蝗虫卵块竖直埋于其中，微微露头，以便于幼虫找到。

（3）成虫饲养管理　采用室内笼养。笼一般0.3～0.5m^3，成虫饲养密度为1000～1500头/m^3，雌雄各半。笼底铺垫15cm厚的洁净沙质土壤，作为大斑蝥产卵场地及调节湿度用。以各种豆科植物或葫芦科植物的花类饲喂。保持土壤12%～15%湿度。经45～60天饲养，便可捕捉成虫实施安死术，晾干[9]。

【采收与加工】夏、秋二季捕捉成虫，实施安死术并晾干保存。采集时，带手套或筷子夹，不可直接接触虫体，以免起泡或中毒。

【药材鉴别】

（一）性状特征

1. 南方大斑蝥　呈长圆形，长1.5～2.5cm，宽0.5～1cm。头及口器向下垂，有较大的复眼及触角各1对，触角多已脱落。背部具革质鞘翅1对，黑色，有3条黄色或棕黄色的横纹；鞘翅下面有棕褐色薄膜状透明的内翅2片。胸腹部乌黑色，胸部有足3对。有特殊的臭气。（图1-60-3a）

2. 黄黑小斑蝥　较小，长1～1.5cm。（图1-60-3b）

（二）显微鉴别

粉末特征　粉末（南方大斑蝥）灰褐色。①刚毛黑棕色，完整者平直或呈镰刀状弯曲，先端尖锐尖，基部渐窄，色较淡，长175～500μm，直径4～30μm，表面有纵向条纹，有的条纹向一侧扭曲。②横纹肌纤维淡黄棕色或无色，侧面观明暗带呈水波纹状纹理；断面观少见。

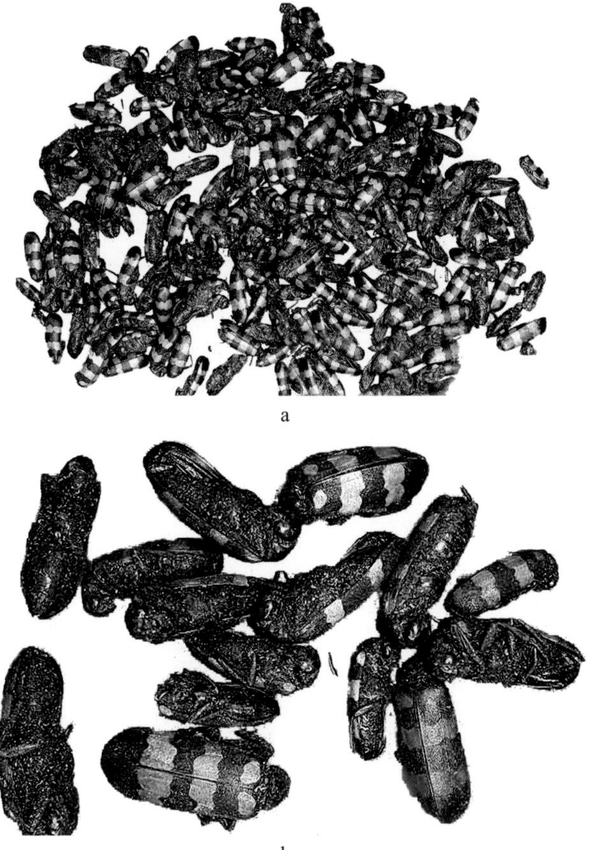

图1-60-3　斑蝥药材与饮片图

a. 南方大斑蝥　b. 黄黑大斑蝥

另有侧面观肌纤维界线不清楚，肌原纤维隐约可辨，直径约1.5μm。③体壁碎片淡黄色、黄棕色或深棕色，表面可见毛窝及刚毛，有的短刺状、钉状或乳头状突起。④复眼碎片不规则，平直或弯曲成弧状或管状；螺旋丝细。（图1-60-4）

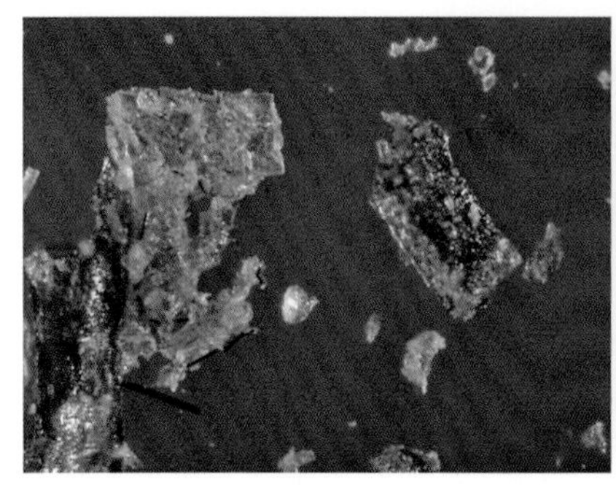
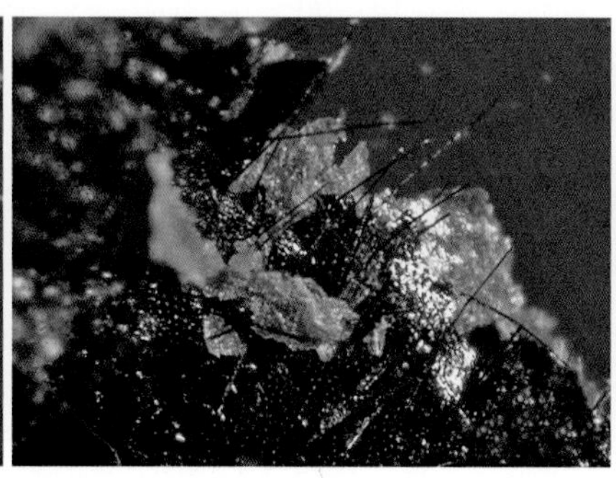
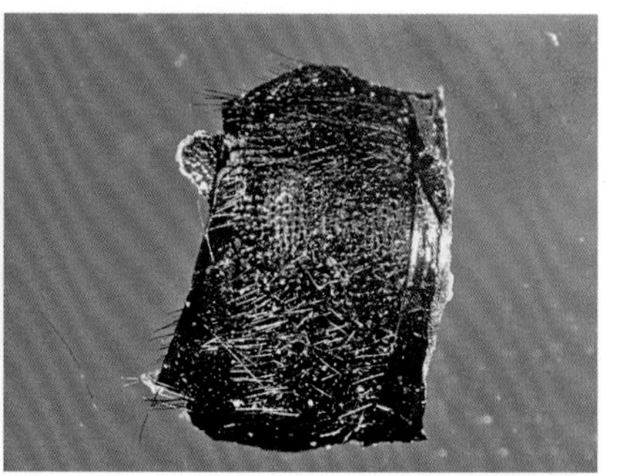

图1-60-4　斑蝥粉末图

（三）理化鉴别

以斑蝥素对照品对照，供试品色谱中，与对照品斑蝥素色谱相应的位置上，显相同颜色的斑点。

【质量评价】以个大、完整、颜色鲜明、无败油气味者为佳。

含量测定　照高效液相色谱法测定，本品含斑蝥素（$C_{10}H_{12}O_4$）不得少于0.35%。

【化学成分】主要含斑蝥素、蛋白质、氨基酸、脂肪、蜡质、蚁酸、色素和多种微量元素及结合斑蝥素。

【性味归经】辛，热。有大毒。归肝、胃、肾经。

【功能主治】破血逐瘀，散结消癥，攻毒蚀疮。用于癥瘕，经闭，顽癣，瘰疬，赘疣，痈疽不溃，恶疮死肌。

【药理作用】

1. 抗肿瘤作用　斑蝥素、去甲斑蝥素、斑蝥酸钠、去甲斑蝥酸钠均具有抗肿瘤作用。斑蝥素具有细胞周期相对特异性的药物，促进肿瘤细胞凋亡，抑制肿瘤细胞增殖；去甲斑蝥能一定程度提高腹水肝癌H细胞线粒体的呼吸抑制素（RCR）及溶酶体酶，对钙调素激活的环苷酸磷酸二酯酶具有抑制作用，对人早幼粒白血病HL-60细胞株DNA合成有明显抑制作用，干扰肿瘤细胞生长周期，诱导细胞凋亡；斑蝥酸钠直接抑制癌细胞内DNA和RNA合成及前体的渗入，杀死肿瘤细胞；去甲斑蝥酸钠对癌细胞有针对性，能提高肝癌细胞的呼吸抑制率，增加酸性磷酶和脱氧核酸酶的活性；其他斑蝥素衍生物，如羟基斑蝥胺、甲基斑蝥胺等对小鼠腹水型肝癌和网织细胞肉瘤ARS均有类似于斑蝥素的抗癌活性，羟基斑蝥胺的化疗指数较高。

2. 对免疫系统的作用　去甲斑蝥素的抑制作用是有选择地作用于激活的淋巴细胞。甲基斑蝥胺可以抑制DNCB所致的正常和腹水肝癌小鼠皮肤迟发型超敏反应。

3. 对骨髓造血系统的作用　斑蝥素可刺激骨髓产生白细胞，具有升高白细胞的作用。去甲斑蝥素对小鼠骨髓有核细胞DNA合成有一定的促进作用。

4. 抗病毒、抗菌作用　感染新城鸡瘟病毒的病鸡喂饲脂溶性斑蝥素，治活率可达90%以上，而不经治疗的病鸡死亡率达90%～100%。斑蝥1∶4水浸剂体外可抑制堇色毛癣菌等13种皮肤真菌，在体外有杀死丝虫幼虫的作用。

5. 促雌激素样作用　雌兔灌服斑蝥素，尿中雌激素与黄体酮增加，该作用与剂量成正比。

6. 局部刺激作用　斑蝥素对皮肤刺激性颇强，有中度疼痛，通常不损害皮肤深层，所形成的疱很快痊愈而不留瘢痕。

【用药警戒或禁忌】本品有大毒，内服慎用，孕妇禁用。外用对皮肤、黏膜有很强的刺激作用，能引起皮肤发红、灼热、起疱，甚至腐烂，故不宜久敷和大面积使用。小鼠灌胃给药LD_{50}，斑蝥悬液为131.8mg/kg，水煎剂为457.1mg/kg。斑蝥素毒性较大，腹腔给药的小鼠LD_{50}为1.71mg/kg，而其衍生物毒性均有所减小，如斑蝥酸钠小鼠静脉注射LD_{50}为2.67mg/kg ± 0.22mg/kg；腹腔注射为3.4mg/kg ± 0.26mg/kg；羟基斑蝥胺和甲基斑蝥胺毒性更小，静脉注射LD_{50}（小鼠）分别为1037mg/kg和375.2mg/kg。内服斑蝥中毒量为0.6g，致死量为1.5g。服用过量可引起恶心、呕吐、吐出血水样物，腹绞痛，甚至有血尿等中毒症状，严重者可致死。中毒死亡者内脏尤其肠胃和泌尿系统多处出血，黏膜坏死。本药外敷对皮肤有强烈刺激，如敷面大、时间长也可引起中毒或死亡。须在医生处方和指导下用药。

【分子生药】

1. 分子鉴定　Bologna获取了斑芫菁族24条和外群1条共25条16S rDNA序列，序列片段长度为546～558bp，同源比对相似度很高[10]。结合形态学和生物学特征的单独性和组合性，对芫菁科的系统发育进行了假说，分子数据符合芫菁的主要历史演变[11]。Alcobendas等学者对芫菁*Euzonitis haroldi*进行了形态学及分子鉴定方面的研究，得出了一些分子数据来验证和补充[12]，而国内研究表明以COI基因作为芫菁DNA条形码进行鉴定具有一定的可行性[13]，确定了ITS2基因片段可作为贵州药用芫菁DNA条形码，10种贵州药用芫菁ITS2基因片段长度为477～543bp，其保守位点为48.2%，变异位点为58.4%。ITS2基因片段属种间种内遗传距离分别为：0.6079 ± 0.0460、0.5622 ± 0.0706、0.1622 ± 0.0206，说明属种间差异较大，种内差异小[14]。

2. 丝氨酸蛋白酶基因　丝氨酸蛋白酶是眼斑芫菁消化系统内重要的消化酶，序列分析基因编码的蛋白含有丝氨酸蛋白酶的保守功能位点[15]。

【附注】斑蝥为较常用传统虫类中药，用于多种恶性肿瘤尤其是晚期癌症，并在提高免疫力和升高白细胞方面有一定效果。口服易引起消化道炎症、坏死及肾毒性，临床应用应遵古炮制，降低毒性。目前，已相继合成了多种斑蝥素衍生物及制剂，应进一步研发高效低毒衍生物和研制增效减毒新剂型。斑蝥属复变态昆虫，生活史较复杂。幼虫生活在土中，肉食性。斑蝥人工饲养较大。虽然对其人工饲养作了一些探索，可小批量养殖，但规模化生产技术尚需进一步研究。注意资源的保护，合理采集利用。

主要参考文献

[1] 张含藻，胡周强，韦波，等. 南方大斑蝥饲养密度与繁殖的关系[J]. 中药材，1995(11)：546-551.

[2] 张含藻，胡周强，薛震夷. 大斑芫菁生殖习性的初步研究[J]. 中国中药杂志，1989，14(5)：18-19.

[3] 张含藻，薛震夷，张晓波，等. 温湿度变化与两种芫菁繁殖的关系[J]. 中药材，1997(6)：277-278.

[4] 张志勇，袁锋. 斑蝥素资源及其利用的研究进展[J]. 西北农业学报，1996，5(4)：89-92.

[5] 魏永平. 药用昆虫养殖与利用技术大全[M]. 北京：中国农业出版社，2003：190-191.

[6] 周游，雷朝亮. 不同温度和土壤含水量对大斑芫菁生长发育的联合作用[J]. 生态学报，2002，22(11)：1859-1865.

[7] 胡周强，张含藻. 斑蝥幼虫与食量的关系[J]. 中药材，1994(5)：9-11.

[8] 张含藻，胡周强. 黄黑小豆象生活习性及生长发育的初步研究[J]. 中药材，1991(7)：11-12.

[9] 陈强，封孝兰，梁正杰，等. 大斑芫菁生物学特性及养殖技术研究[J]. 安徽农业科学，2016(4)：142.

[10] Bologna M A, D'Inzillo B, Cervelli M, et al. Molecular phylogenetic studies of the Mylabrini blister beetles (Coleoptera, Meloidae)[J]. Molecular Phylogenetics & Evolution, 2005, 37(1): 306-311.

[11] Bologna M A, Oliverio M, Pitzalis M, et al. Phylogeny and evolutionary history of the blister beetles (Coleoptera, Meloidae)[J]. Molecular Phylogenetics & Evolution, 2008, 48(2): 679-693.

[12] Alcobendas JL, Ruiz C, Settanni M, et al. The taxonomic status of Euzonitis haroldi (Heyden, 1870) (Coleoptera：Meloidae) inferred from morphological and molecular data[J]. Zootaxa, 2008, 1741: 59-67.

[13] 陈仕江，鲁增辉，廖玉凤，等.7种中药材斑蝥COI基因序列的分子系统学研究[J]. 西南农业学报，2013，26(5)：1809-1813.

[14] 刘洋洋. 贵州药用芫菁形态学和分子鉴定[D]. 贵阳：贵州大学，2016.

[15] 王宇，王中康，廖玉凤，等. 眼斑芫菁丝氨酸蛋白酶基因的全长cDNA克隆及序列分析[J]. 西南农业学报，2014，27(1)：112-116.

（重庆市中药研究院　张德利）

61. 蛤壳

Geqiao

MERETRICIS CONCHA CYCLINAE CONCHA

【别名】海蛤壳、蛤蜊壳。

【来源】为帘蛤科动物文蛤*Meretrix meretrix* Linnaeus或青蛤*Cyclina sinensis* Gmelin的贝壳。

【本草考证】本品始载于《神农本草经》，列为“文蛤”“海蛤”两条。《名医别录》载：“文蛤生东海，表有文，采无时”。《日华子本草》载：“有文彩为文蛤，无文彩为海蛤。”《本草纲目》载：“文蛤即今吴人所食花蛤也。其形一头小，一头大，壳有花斑的便是”。“海蛤者，海中诸蛤烂壳之总称，不专指一蛤也”。“黄白色，多，不能分别其为何蛤，故通谓之海蛤也”。据上所述，古代本草所言蛤壳，包括文蛤与多种海蛤之贝壳，与今之蛤壳药材的原动物文蛤和青蛤一致。

【原动物】

1. 文蛤　贝壳坚厚，背缘呈角形，腹缘略呈圆形，壳顶突出，位于背面稍靠前方。小月面狭长，呈矛头状，楯面宽大，卵圆形。韧带短粗，黑褐色，凸出壳面。贝壳表面膨胀，光滑，被有一层黄褐色光亮如漆的壳皮。同心生长轮脉清晰。由壳顶开始常有环形的褐色色带，花纹有变异，小型个体花纹丰富，变化较多；大型个体则变为恒定，一般为灰黄色底，被有褐色环带，近背缘部分有锯齿状或波纹状的褐色花纹。壳内面白色，前后缘有时略带紫色，无珍珠光泽。铰合部宽，右壳有3个主齿及2个前侧齿；左壳有3个主齿及1个前侧齿。外套痕明显，外套窦短，呈半圆形，后闭壳肌痕较大，呈卵圆形，前闭壳肌痕较狭，呈半圆形。（图1-61-1）

2. 青蛤　壳薄，近圆形，两侧极膨圆，没有明显的小月面，壳表面无放射肋。同心生长轮脉顶端者细密，不显著，至腹面变粗，突出壳面成细肋状。壳面淡黄或带棕红色，生活标本黑色，铰合部有3个主齿，没有侧齿。前闭壳肌痕细长，略呈半月状；后闭壳肌痕椭圆形。（图1-61-2）

文蛤生活于近河口区的潮间带下区及低潮线以下的浅海沙质海底，青蛤生活在近海泥沙质的海底。

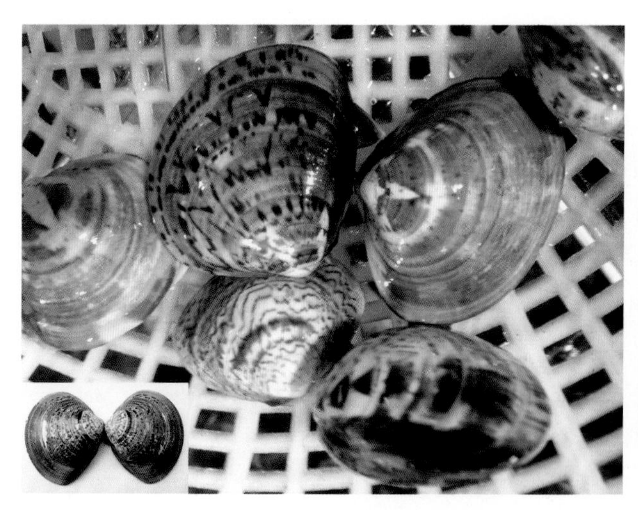

图1-61-1　文蛤

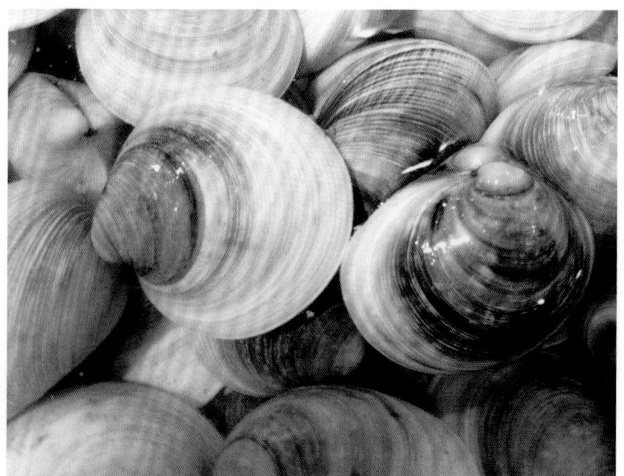

图1-61-2　青蛤

【主产地】主产于广东、广西、海南、山东、辽宁、福建等。

【养殖要点】

1. 生物学特性　文蛤喜欢生活于有淡水注入的内湾及河口附近的沙质滩涂上，一般贝苗多分布在中、高潮交界处，成贝则分布在中、低潮区。文蛤喜食扁藻、叉鞭金藻、角毛藻等食物[1-2]。

青蛤生活于近海泥沙或沙质底的潮间带中，并多在有淡水流入的河口附近，营埋栖生活，在泥沙中的形态为壳前向下、后缘向上。青蛤主要滤食底栖硅藻，以新月菱形藻、圆筛藻、羽纹藻、扁藻和舟形藻居多，还有桡足类残肢和有机碎屑等[3]。

2. 养殖技术　青蛤、文蛤受精卵适宜的培育密度均为20cell/ml。青蛤、文蛤D型幼虫的开口饵料以金藻为宜，后期使用混合饵料效果显著。温度对于青蛤、文蛤幼贝潜沙行为具有显著影响，青蛤幼贝适宜潜沙温度为17～25℃，文蛤幼贝适宜潜沙温度为13～25℃。青蛤和文蛤幼贝的适宜潜沙盐度均为23～28，盐度过高或过低都会对幼贝潜沙行为产生显著地阻碍作用。不同底质只对幼贝的潜沙率和潜沙深度具有影响，其中青蛤幼贝适宜的底播底质为含有少量沙的泥质底，文蛤幼贝适宜的底播底质为含有少量泥的沙质底[4]。

3. 病虫害　防止细菌性疾病（副溶血弧菌、弗尼斯弧菌、溶藻弧菌、哈氏弧菌和需钠弧菌等）、寄生虫性疾病以及水生敌害生物（玉螺、蟹类、虾虎鱼等）。

【采收与加工】夏、秋二季捕捞，去肉，洗净，晒干。

【药材鉴别】

（一）性状特征

1. 文蛤　扇形或类圆形，壳外面光滑，黄褐色，背部有锯齿状或波纹状褐色花纹。质坚硬，断面有层纹。无臭，味淡。

2. 青蛤　类圆形，壳外面淡黄色或棕红色，同心生长纹凸出壳面略呈环肋状。边缘常带紫色并有整齐的小齿纹，铰合部左右两壳均具主齿3个，无侧齿。（图1-61-3）

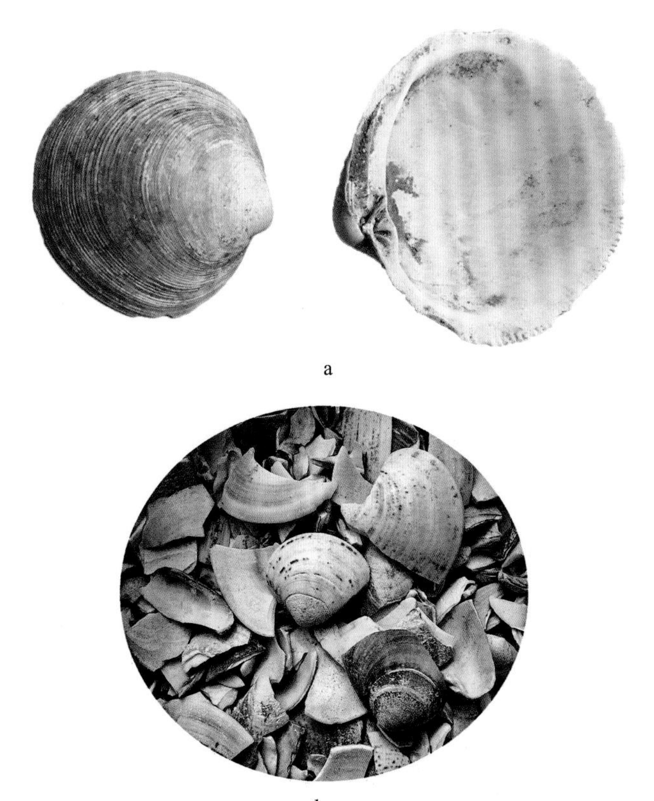

图1-61-3　蛤壳药材和饮片图

a. 药材　b. 饮片

（二）显微鉴别

粉末特征　汉白玉色，具沙石黄荧光。长条形、方块形、卵圆形等多种不规则形态。解剖镜下瓷白色细小微粒夹极少棕黄色微粒。（图1-61-4）

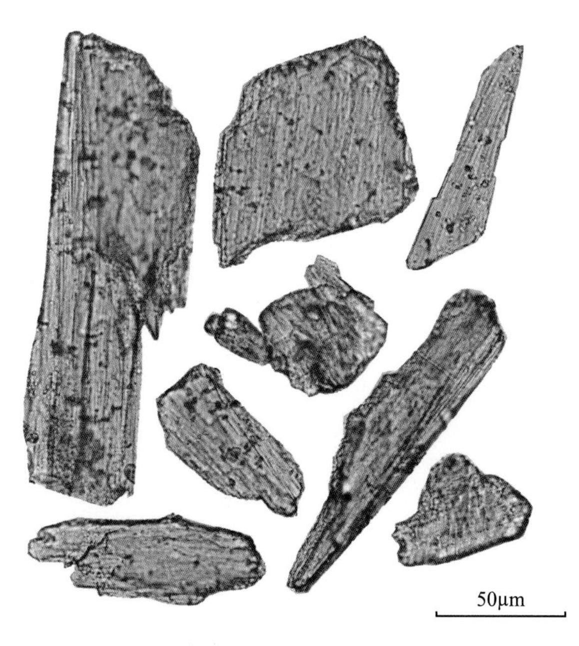

图1-61-4　蛤壳粉末图（李萍　杨华　摄）

（三）理化鉴别

薄层色谱法　照薄层色谱法试验，在与对照药材色谱相应的位置上，显相同颜色的斑点。

【质量评价】以光滑、洁净者为佳。

酸不溶性灰分　不得过7.0%。

重金属及有害元素　照铅、镉、砷、汞、铜测定法（原子吸收分光光度法或电感耦合等离子体质谱法）测定，铅不得过5mg/kg，镉不得过0.3mg/kg，砷不得过2mg/kg，汞不得过0.2mg/kg，铜不得过20mg/kg。

含量测定　含碳酸钙（$CaCO_3$）不得少于95.0%。

【化学成分】主要含碳酸钙[5]。

【性味归经】苦、咸，寒。归肺、肾、胃经。

【功能主治】清热化痰，软坚散结，制酸止痛。外用收湿敛疮。用于痰火咳嗽，胸胁疼痛，痰中带血，瘰疬瘿瘤，胃痛吞酸；外治湿疹，烫伤。

【药理作用】作生物埋置剂，将转化的蛤壳样品植入小鼠大腿骨受损部位6周，微观X线断层摄影术检测，在骨骼埋植剂周围有新的骨骼长出，且没有出现纤维组织，埋植剂也没有松弛。蛤壳油糊外用对小鼠湿疹、烫伤等模型有一定的疗效，为蛤壳外用提供了实验依据。此外，蛤壳还可用于治疗胃酸胃溃疡、咳嗽哮喘，并具有一定的抗肿瘤活性等[6-8]。

【附注】蛤壳混伪品可达20多种动物贝壳。主要以其形态特征作为鉴别依据。作为饮片时，往往被打碎成1cm左右块片，对其形态鉴别较为困难，且无法开展DNA鉴定。应研究、开发鉴别蛤壳混伪品的专一鉴别技术。

主要参考文献

[1] 张锡佳，曲于红，王广成，等. 文蛤的生物学特性-文蛤增养殖技术讲座之一[J]. 齐鲁渔业，2005(8)：54-55.

[2] 陈冲，隋锡林，陈远文. 蛤浮游幼虫期饵料的研究[J]. 水产科学，1992，11(3)：1-4.

[3] 王兴强，曹梅，阎斌伦，等. 青蛤的生物学及其繁殖[J]. 水产科学，2006，25(6)：312-316.

[4] 张嵩. 生态因子对青蛤、文蛤的潜沙及其苗种生长与存活的影响[D]. 大连：大连海洋大学，2014.

[5] 徐国钧，何宏贤，徐珞珊，等. 中国药材学[M]. 北京：中国医药科技出版社，1996.

[6] 高爽. 海洋中药蛤壳的应用研究进展[C]. 石家庄：中国药学会学术年会暨第八届中国药师周论文集，2008.

[7] 刘志新，赵莎莎，闫海强，等. 青蛤的养殖与药用价值研究进展[J]. 安徽农业科学，2014，42(14)：4365-4366.

[8] 谢辉，钟正伟，朱文仓，等. 文蛤药用价值研究进展[J]. 承德石油高等专科学校学报，2005，7(2)：9-12.

（重庆市中药研究院　鲁增辉　　中国药科大学　李萍　杨华）

62. 蛤蚧

Gejie

GECKO

【别名】蚧蛇、多格、仙蟾、德多、蛤蟹等。

【来源】为壁虎科动物蛤蚧*Gekko gecko* Linnaeus的干燥全体。

【本草考证】本品始载于《方言》，曰："桂林之中，守宫能鸣者，俗谓之蛤解，盖相似也。"晋朝郭璞（公元276—324年），注曰："似蛇医而短身，有鳞采，江东人呼为蛤蚧。"《雷公炮炙论》将之收载入药，云："雄为蛤，皮粗，口大，身小，尾粗；雌为蚧，口尖，身大，尾小。勿伤尾，效在尾也。"《北户录》载："其首如蟾蜍，背绿色，上有黄斑点，如古锦纹，长尺许，尾短，其声最大，多居木窍间，亦守宫、蜥蜴之类也。"《岭表录异》载："蛤蚧，首如虾蟆，背有细鳞如蚕子，土黄色，身短，尾长，多巢于树中。端州（广东肇庆）古墙内有，有巢于厅署城楼间者，暮则鸣，自呼蛤蚧。或云鸣一声，是一年者。"《开宝本草》载："蛤蚧生岭南山谷及城墙或大树间，身长四五寸，尾与身等，形如大守宫……最护惜其尾，或见人欲取之，多自啮断其尾，人即不取之。药力在尾，尾部全者不效。"此外，《海药本草》《大明本草》《本草衍义》《本草备要》《本草经疏》等本草专著都有关于蛤蚧记载，以《本草纲目》为详，将之列于鳞部龙类，收载了另外两个称谓：蛤蟹和仙蟾，并云："一雌一雄，常自呼其名。蛤蚧因声而名，仙蟾因形而名。岭南人呼蛙为蛤，又因其首如蛙、蟾也。以雄为蛤，以雌为蚧。……生广南水中，夜即居於榕树上，雌雄相随，投一获二"。又云："主治久咳嗽，肺痨传尸，杀鬼物邪气，下淋沥，通水道。补肺气，益精血，定喘止嗽，疗肺痈消渴，助阳道。昔人言补虚弱，人参羊肉之属。蛤蚧补肺气，定喘止咳，功同人参，益阴血，助精扶羸，功同羊肉。"[1-2]

古代本草记载虽然零星、分散、简单，但能与爬行纲中形态、个体相近的鬣蜥科种类截然分开；再据所记载栖息环境、能鸣、断尾、身长四五寸，尾与身等长的一些特征，可以判断，古代所用蛤蚧即为今之壁虎科动物蛤蚧 *Gekko gecko* Linnaeus。

【原动物】 头颈部及躯干部长9～18cm，头颈部约占1/3，腹背部宽6～11cm，尾长6～12cm。头略呈扁三角状，两眼多凹陷成窟窿，口内有细齿，生于颚的边缘，无异型大齿。吻部半圆形，吻鳞不切鼻孔，与鼻鳞相连，上鼻鳞左右各1片，上唇鳞12～14对，下唇鳞（包括颏鳞）21片。腹背部呈椭圆形，腹薄。背部呈灰黑色或银灰色，有黄白色、灰绿色或橙红色斑点散在或密集成不显著的斑纹，脊椎骨和两侧肋骨突起。四足均具5趾；趾间仅具蹼迹，足趾底有吸盘。尾细而坚实，微现骨节，与背部颜色相同，有6～7个明显的银灰色环带，有的再生尾较原生尾短，且银灰色环带不明显。全身密被圆形或多角形微有光泽的细鳞。（图1-62-1）

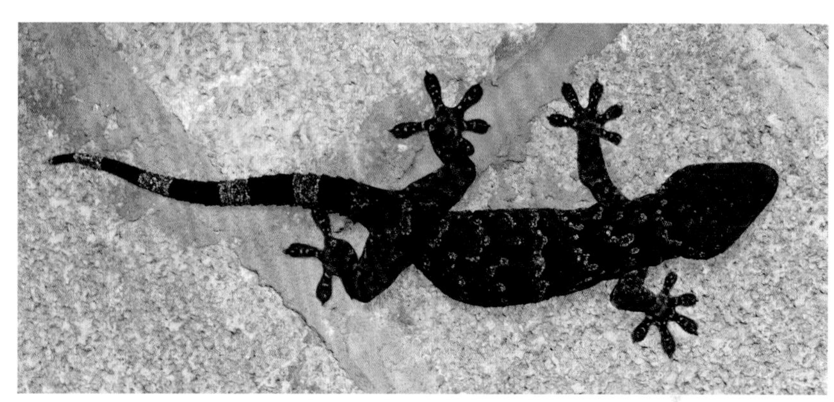

图1-62-1　蛤蚧

栖息于干燥陡峭石壁上植被遮盖的天然缝隙、洞穴，个别也栖息高大树干的缝、洞中间。

【主产地】 主产于广西、广东、海南、云南、福建等。

【养殖要点】

1. 生物学特性　昼伏夜出，喜温。以活体昆虫为食。一般选择蝗虫、土鳖虫、黄粉虫等作为饲料饲养蛤蚧。其最适温度为25～30℃，相对湿度50%～70%；气温20℃左右开始活动取食，气温降到12℃左右时停止活动，呈冬眠状态。蛤蚧冬眠期适宜温度为12～15℃。雌雄异体，异体受精、卵生。雄性体大而粗壮，头较大，颈及尾较粗壮，雌性较细小；雄性后肢部腹面有"人"字形排列股孔，内有半阴茎，雌性则无。

2. 养殖技术　选择无外伤（包括四肢、脊柱、皮肤、口腔、牙齿等），无畸形，体质健壮，活泼好动，自卫能力强，蜕皮完整的蛤蚧作为种源引种。雌雄比例一般为（2：1）～（4：1）。养殖方式有室内养殖和室外散养或野生抚育生态养殖。养殖密度一般为：每平方米以繁殖蛤蚧12条，商品蛤蚧20条，中蛤蚧（后备蛤蚧）30条，小蛤蚧50条左右为宜。由于蛤蚧有大吃小、强欺弱，成年蛤蚧吃卵的习性，所以应按大小分群饲养、规格相同的养在一起，小蛤蚧单独饲养，此外应注意放养密度，密度过小则摄食不够活跃，会影响其生长，但密度过大则常互相追逐咬斗，导致损伤而易死亡[3]。大部分雌性蛤蚧产卵后有护卵行为，护卵时间长短不同，最长的约2个小时，待蛤蚧卵硬化后自行离开。蛤蚧有吃卵现象，且蛤蚧卵不能人为强行取下，需采取预防措施，即在蛤蚧护卵行为后用铁丝网罩将蛤蚧卵固定保护好，让其自然孵化，直到卵孵化为止，效果很好。

3. 病虫害　疾病防治以预防为主，在各个饲养时期，需要定时消毒。主要防治的疾病有：口腔炎症、脚趾脓肿、眼睛脓肿、肺炎、胃肠道疾病、软骨病等，并防止天敌鼠类、蛇类、蚂蚁等对其伤害。

【采收与加工】 全年均可捕捉，除去内脏，拭净，用竹片撑开，使全体扁平顺直，低温干燥。

人工常规饲养条件下，蛤蚧长至3～4龄即可采收；如冬季控温控湿养殖，则2～3龄达到50g以上即可采收。断尾蛤蚧需待再生尾长至6.7cm以上方可采收。

【商品规格】 一般以长度作为其商品规格等级划分标准，可分为国内和出口商品规格质量要求。依据其长度制定其商品规格等级见表1-62-1和表1-62-2。

表1-62-1　蛤蚧国内商品规格等级划分

规格	等级	性状描述	
		共同点	区别点
蛤蚧（全尾）	特装	干爽，色鲜明，撑面平整，无断尾（再生尾6cm以上）。无破裂，无虫蛀	横腰执中横量8.6cm以上
	五装		横腰执中横量7.7～8.5cm
	十装		横腰执中横量7.2～7.6cm
	二十装		横腰执中横量6.8～7.1cm
	卅装		横腰执中横量6～6.7cm
蛤蚧（断尾）	再生尾不足6cm的，均作下一等级处理		

表1-62-2　蛤蚧出口商品规格等级划分

规格	等级	性状描述	
		共同点	区别点
蛤蚧（全尾）	特装	干货，色鲜明，撑面平整，无断尾，无烘焦、烂裂、虫蛀、霉变	长9.5cm
	五装		长8.5～9.49cm
	十装		长8～8.45cm
	二十装		长7.5～7.99cm
	卅装		长7～7.49cm

【药材鉴别】

（一）性状特征

呈扁片状，头颈部及躯干部长9～18cm，头颈部约占1/3，腹背部宽6～11cm，尾长6～12cm。头略呈扁三角状，两眼多凹陷成窟窿，口内有细齿，生于颚的边缘，无异型大齿。吻部半圆形，吻鳞不切鼻孔，与鼻鳞相连，上鼻鳞左右各1片，上唇鳞12～14对，下唇鳞（包括颏鳞）21片。腹背部呈椭圆形，腹薄。背部呈灰黑色或银灰色，有黄白色、灰绿色或橙红色斑点散在或密集成不显著的斑纹，脊椎骨和两侧肋骨突起。四足均具5趾；趾间仅具蹼迹，足趾底有吸盘。尾细而坚实，微现骨节，与背部颜色相同，有6～7个明显的银灰色环带，有的再生尾较原生尾短，且银灰色环带不明显。全身密被圆形或多角形微有光泽的细鳞。气腥，味微咸。（图1-62-2）

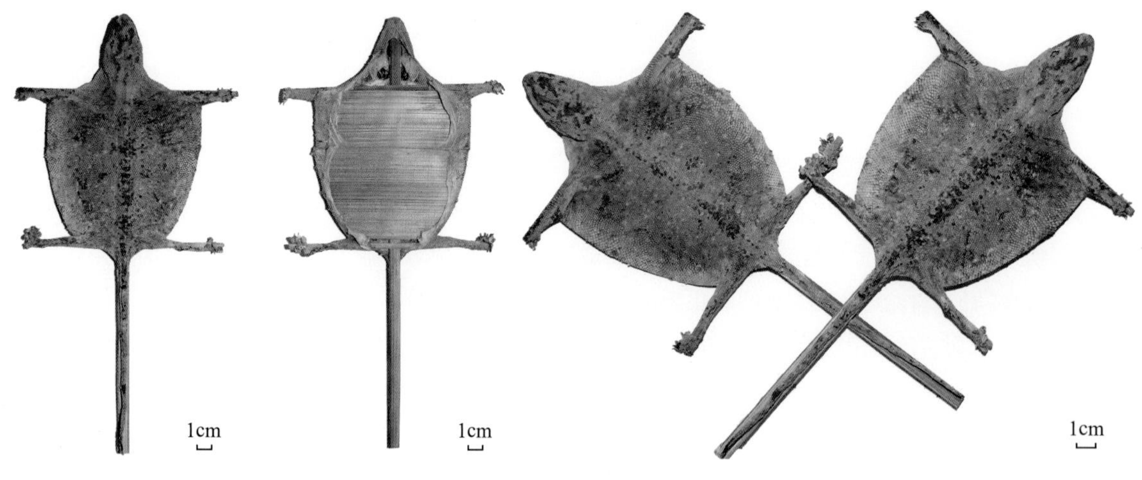

图1-62-2　蛤蚧药材图

（二）显微鉴别

粉末特征　粉末淡黄色或淡灰黄色（图1-62-3）。①横纹肌纤维侧面观有波峰状或稍平直的细密横纹（图1-62-4a）。②鳞片近无色，表面可见半圆形或类圆形的隆起，略作覆瓦状排列，布有极细小的粒状物，有的可见圆形孔洞（图1-62-4b）。③皮肤碎片表面可见棕色或棕黑色色素颗粒（图1-62-4c、d）。④骨碎片不规则碎块状，表面有细小裂缝状或针状空隙；可见裂缝状骨陷窝（图1-62-4e、f）。

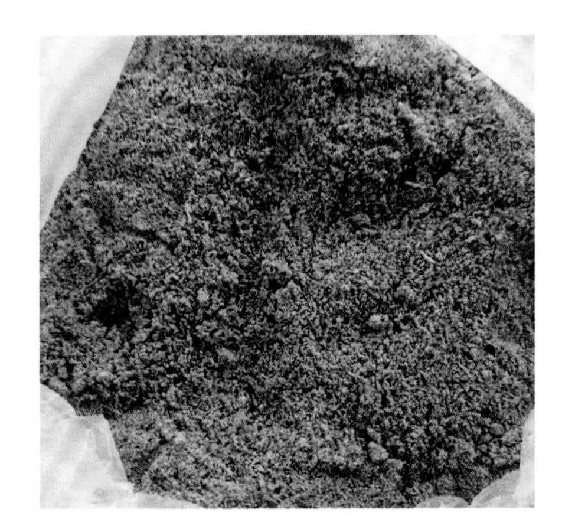

图1-62-3　蛤蚧粉末图

（三）理化鉴别

高效毛细管电泳法　分别称取50℃恒温干燥的表1-63-1中各蛤蚧样品粉末约1g（过100目筛），置具塞三角瓶中，加15ml水，超声（功率250W、

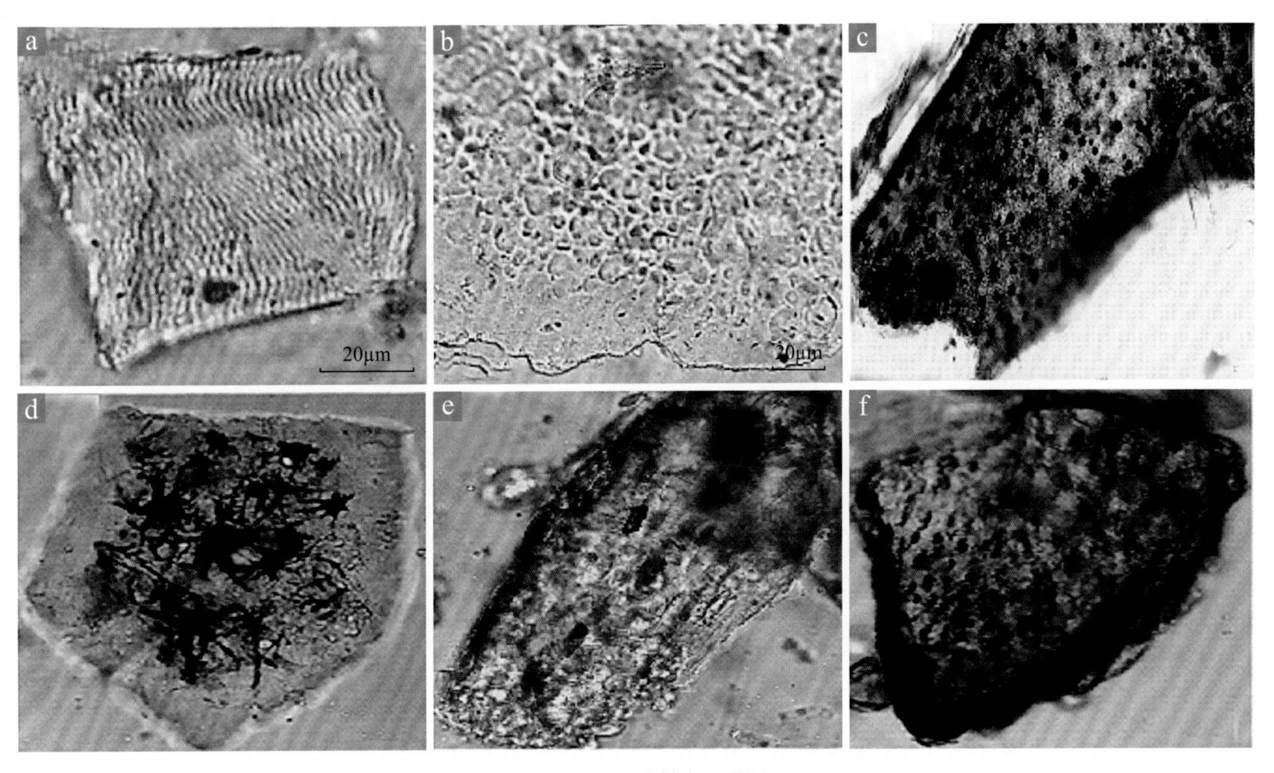

图1-62-4　蛤蚧粉末显微图

频率50kHz）30分钟，离心20分钟（3000r/min），取上清液过0.45μm微孔滤膜。条件为：毛细管柱为50cm×50μm，缓冲溶液为10mmol/L硼砂-1%乙腈、pH9.18，分离电压20kV，柱温25℃，检测波长245nm，压力进样，压力30mbar，时间3秒。进样前，毛细管分别以1mol/LNaOH、水冲洗5分钟，以运行缓冲液冲洗10分钟，静止平衡2分钟[4]。（图1-62-5）

【质量评价】以干爽、色鲜明、撑面平整、无断尾（再生尾6cm以上）、无破裂、无虫蛀者为佳。

浸出物　照醇溶性浸出物测定法项下的冷浸法测定，用稀乙醇作溶剂，不得少于8.0%。

【化学成分】主要含蛋白质（酶）、氨基酸、脂肪酸、微量元素，磷脂成分，还含有肌肽、胆碱、肉毒碱、胆甾醇、谷胱甘肽、甲基对硫酮还原型谷胱甘肽S-甲基转移酶等[5]。

【性味归经】咸，平；归肺、肾经。

【功能主治】补肺益肾，纳气定喘，助阳益精。用于肺肾不足，虚喘气促，劳嗽咯血，阳痿，遗精。

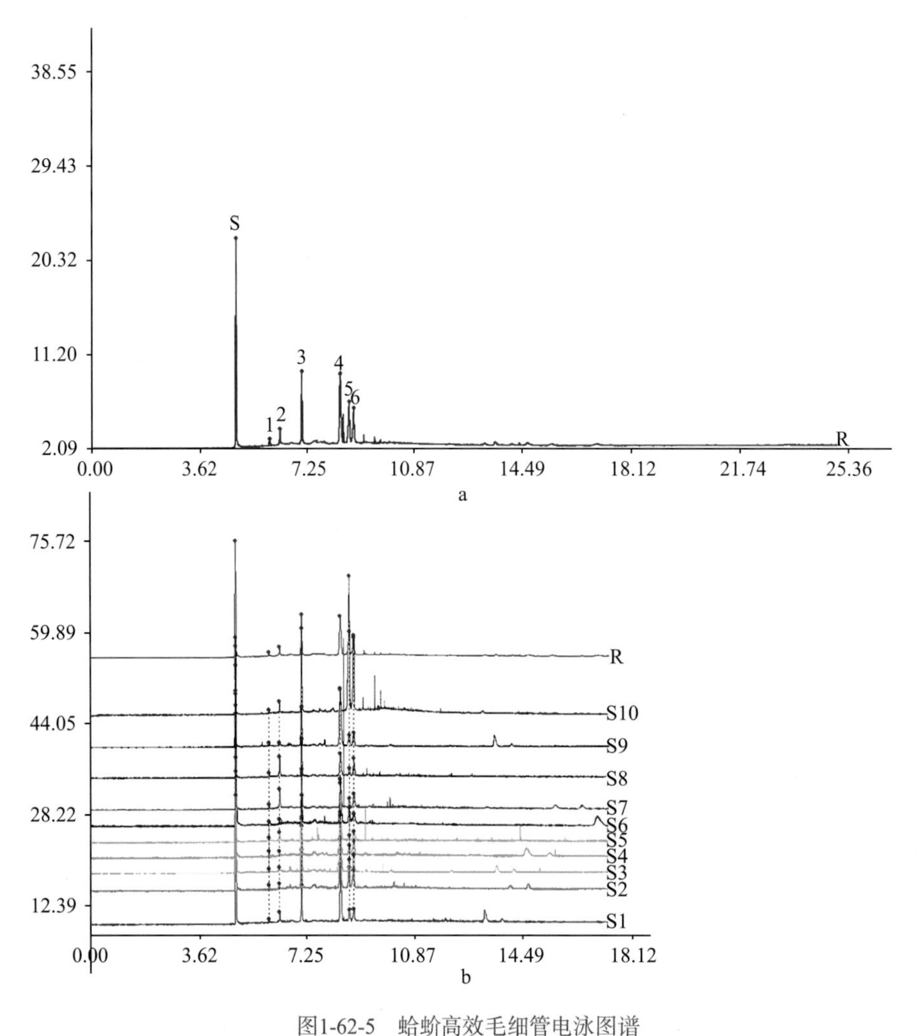

图1-62-5　蛤蚧高效毛细管电泳图谱

a. 蛤蚧药材HPCE对照指纹图谱　b. 蛤蚧药材商品HPCE指纹图谱共有模式

【药理作用】

1. 平喘作用　以卵清蛋白致敏方法建立BALB/c小鼠过敏性哮喘模型，给予蛤蚧粉干预治疗，结果发现肺组织炎症改变不明显；嗜酸性粒细胞占白细胞总数百分比以及IgE水平显著低于实验对照，这说明蛤蚧可能通过改善气道炎性反应，对哮喘具有较好的治疗作用[6]。此外，采用蛤蚧粉连续灌胃1周哮喘模型小鼠，然后摘眼取血，酶联免疫吸附法检测小鼠血清中白介素4（IL-4）、白介素5（IL-5）和干扰素γ（IFN-γ）的变化，结果蛤蚧能下调小鼠血清中的IL-4、IL-5水平，同时上调IFN-γ水平。它通过双向调节Th1/ Th2失衡，从而抑制哮喘气道炎症[7]。

2. 性激素样作用

（1）雌激素样作用　蛤蚧乙醇提取液含蛤蚧原药0.25g，能显著提高IGF-1和Inh A大鼠卵巢中的表达，从而改善大鼠卵巢功能，促进优势卵泡和黄体的发育[8]。此外，蛤蚧乙醇提取物皮下注射可使未成年雌性大鼠子宫增重，提前出现动情期，但未能使去卵巢大鼠出现动情期。增加幼年雌小鼠子宫和卵巢重量，使幼年小鼠阴道开放的时间提前，可显著减低雌性大鼠血中卵泡雌激素（FSH）浓度，显著提高大鼠血中雌二醇浓度，对下丘脑-垂体-性腺轴功能有明显改善作用[9]。

（2）雄激素样作用　蛤蚧乙醇提取物的雄性激素样作用，表现在可增加去势动物精囊腺和前列腺的重量，使正常小鼠睾丸显著增重[8]，此外还可缩短雄性果蝇交配潜伏期，延长交配时间[10]。

3. 抗肿瘤作用　蛤蚧乙醇提取物可明显延长小鼠生命，减轻瘤重，具有抑瘤和有促进S180荷肉瘤小鼠免疫系统增强的作用，且呈剂量依赖性[11]。此外，蛤蚧能升高脾脏指数、胸腺指数，并促进荷瘤鼠脾淋巴细胞增殖，说明蛤蚧具有提高机体免疫应答的能力，进而调控肿瘤免疫逃逸，抑制肿瘤生长。同时，蛤蚧对S180荷瘤小鼠Th1/Th2细胞因子免疫失衡亦有影响。可增加荷瘤动物Th1类细胞因子IFN-γ、IL-2的含量，减少Th2类细胞因子IL-4、IL-10的含量。这可在一定程度上纠正荷瘤机体的Th1/ Th2失衡，维持Th1的优势状态，促进Th2/Th1型偏移，具有免疫增强作用[12]。

4. 抗炎作用　蛤蚧具有调节脂质代谢、保肝、抗炎、抗氧化、增强免疫、提高细胞对内质网应激忍耐性等作用。蛤蚧乙醇提取物能抑制大鼠甲醛性裸关节肿胀，降低醋酸所致的小鼠腹腔毛细血管通透性增加，对抗二甲苯所致小鼠耳廓肿胀，可见蛤蚧具有抑制炎症急性期渗出水肿等作用[13]。此外，对正常或去肾上腺大鼠的蛋清性足肿胀有明显的抑制作用，说明蛤蚧具有抑制炎症前期血管通透性增加、渗出和水肿等作用[14]。

【分子生药】

1. 特异性PCR法　以线粒体Cytb、COI、12S rRNA、16S rRNA基因序列为基础，设计了四对位点特异性引物分别扩增蛤蚧及伪品，在复性温度为65℃时，四对引物都出现了理想的结果，蛤蚧正品出现了扩增条带，而伪品没有扩增条带[15]。

此外，通过对比蛤蚧及其伪品细胞色素C氧化酶Ⅰ亚基基因（COⅠ）序列，设计蛤蚧特异性PCR鉴别引物，优化特异性PCR条件，对蛤蚧及其7种常见混淆品进行扩增及荧光检测。结果：扩增产物经琼脂糖凝胶电泳和荧光检测，所有蛤蚧药材均能扩增出约400bp的特异性条带，加入SYBR Green Ⅰ染料后，在365nm下出现强烈绿色荧光，混伪品不具特异条带和绿色荧光，鉴别操作可在30分钟内完成。这种快速PCR结合荧光染料检测可快速鉴别蛤蚧及其常见伪品[15-16]。

2. DNA条形码

（1）标准DNA条形码（COI）　使用标准DNA条形码技术鉴定蛤蚧及伪品。提取蛤蚧及伪品的总DNA，采用标准DNA条形码的引物（LCO1490：5-GGTCAACAAATCATAAAGATATTG-3′，HCO2198：5′-TAAACTTCAGGGTGACCAAAAAATCA-3′）进行扩增，条件为：反应体积为25μl，每PCR反应体积所加试剂包括5U/μl Taq DNA聚合酶（TaKaRa）0.5μl，10mmol/l dNTP 1μl，10pmol/μl上下游引物各0.5μl，10×PCR buffer 2.5μl，Mg^{2+} 1.5μl，DNA模板1μl。PCR反应在PTC–200（Bio-Rad）扩增仪上进行，反应参数为：95℃ 3分钟，（94℃ 45秒，55℃ 45秒，72℃ 45秒）×39，72℃ 5分钟，4℃保存。1%琼脂糖凝胶电泳检测。经测序仪获得DNA条形码序列后，采用Clustal X软件进行比对并校正，两两序列之间的多态性用PAUP* 4beta 10软件进行分析。蛤蚧种内的序列差异为0～6.0%，平均的序列多态性为3.0%；蛤蚧同其伪品间的序列差异为6.0%～64.0%，平均序列差异为35.0%。种间的差异明显高于种内，可有效的鉴定蛤蚧及伪品[17]。

（2）微型DNA条形码（COI）　使用微型DNA条形码技术鉴定蛤蚧及伪品。提取蛤蚧及伪品的总DNA，采用微型DNA条形码引物（mini-barcode F2 5′-TCRACCAATCAYAAAGATATYGGCAC-3′，mini-barcode R2 5′-GAARATYATTACMARTGCATGAGC-3′）进行扩增，条件为：反应体积为25μl，每PCR反应体积所加试剂包括5U/μl Taq DNA聚合酶（TaKaRa）0.5μl，10mmol/L dNTP 1μl，10pmol/μl上下游引物各0.5μl，10×PCR buffer 2.5μl，Mg^{2+} 1.5μl，DNA模板1μl。PCR反应在PTC–200（Bio-Rad）扩增仪上进行，反应参数为：95℃ 3分钟，（94℃ 45秒，55℃ 45秒，72℃ 45秒）×39，72℃ 5分钟，4℃保存。1%琼脂糖凝胶电泳检测。经测序仪获得DNA条形码序列后，采用Clustal X软件进行比对并校正，两两序列之间的多态性用PAUP*4beta 10软件进行分析。蛤蚧种内的序列差异为0～8.0%，平均的序列多态性为4.0%；蛤蚧同其伪品间的序列差异为6.0%～61.0%，平均序列差异为33.5%。可见，微型条形码具有和标准条形码相似的作用鉴定蛤蚧及伪品，对于药材保存年限长，DNA降解的样本能发挥更突出的作用[18]。

【附注】蛤蚧为防治肺肾虚喘的要药。现代研究表明，蛤蚧具有平喘、抗炎、抗肿瘤、激素样等作用。但是其药效物质基础仍未明确，现代药理研究不够深入且集中于原药材或粗提物。利用现代科技深入系统地研究蛤蚧活性成分和作用机制，对指导临床用药、拓宽药用范围、保证临床疗效具有重要意义。

目前，蛤蚧人工养殖技术已获成功，应继续推动蛤蚧人工养殖基地建设与发展。蛤蚧原动物为国家二级保护动物，应加强蛤蚧新药源研发，保护其野生资源。

主要参考文献

[1] 袁经权，周小雷，王硕，等. 蛤蚧本草再考[J]. 中药材，2011，34(3)：474-477.

[2] 袁经权，李力. 黑点蛤蚧与红点蛤蚧的本草考证[J]. 中药材，2008，9(31)：1437-1439.

[3] 梁启燊，刘素婳，唐大由. 蛤蚧的室内人工饲养研究[J]. 中药材科技，1982，(3)：18-28.

[4] 朱华，林冬杰，莫小玲，等. 广西蛤蚧、泰国蛤蚧及其混伪品海蛤蚧（红瘰疣螈）的生药鉴定[J]. 广西中医学院学报，1996，2 (1)：42-44.

[5] 臧皓，张海丰，徐倩，等. 蛤蚧的化学成分及药理作用[J]. 吉林老中医，2016，36(9)：919-921.

[6] 班建东，廖成成，徐永莉，等. 黑斑蛤蚧对过敏性哮喘模型小鼠治疗的药效评价[J]. 时珍国医国药，2014，25(4)：919-921.

[7] 廖成成，臧宁，班建东，等. 黑斑蛤蚧对哮喘模型小鼠的免疫调节的影响[J]. 中成药，2014，36(10)：2037-2040.

[8] 林安平，胡丽娜，李聪. 蛤蚧乙醇提取液对大鼠卵巢颗粒细胞影响的实验研究[J]. 儿科药学杂志，2007，13(3)：13-15，21.

[9] 周小棉，邹晓. 蛤蚧对鼠脑B型单胺氧化酶及血中卵泡刺激素和雌二醇的影响[J]. 第一军医大学学报，1994，14(1)：42.

[10] 许士凯，吴国忠，叶新，等. 人参、蛤蚧及其复方对果蝇性活力的定量实验研究[J]. 中成药，1989，11(9)：30-32.

[11] 尤琪，韩世愈，黄明莉. 蛤蚧对S180荷肉瘤小鼠的抑瘤作用及对免疫系统的影响[J]. 哈尔滨医科大学学报，2005，39(5)：402-404.

[12] 周蓓，陈豪，吴丽丽，等. 蛤蚧对S180荷瘤小鼠Th1/Th2免疫细胞平衡的影响[J]. 亚太传统医药，2016，12(9)：11-13.

[13] 王筠默，陈长勋，钱基敏，等. 蛤蚧的药理作用研究[J]. 现代应用药学，1987，4(3)：4-7.

[14] 朱华，王孝勋. 蛤蚧研究进展[J]. 中药材，2002，25(4)：295-296.

[15] 顾海丰，夏云，徐永莉，等. 中药材蛤蚧的特异性PCR鉴定[J] . 四川动物，2011，1(2)：226-231.

[16] 蒋超，赵群，金艳，等. 快速PCR技术鉴别中药材蛤蚧的方法研究[J] . 中国现代中药，2017，19(1)：21-25.

[17] Gu HF, Xia Y, Penga R, et al. Authentication of Chinese crude drug gecko by DNA barcoding[J]. Natural Product Communications, 2011, 6 (1): 67-71.

[18] 李力，顾海丰，夏云，等. 蛤蚧及其伪品微型DNA条形码的引物筛选[J]. 时珍国医国药，2010，22(1)：202-205.

（广西中医药大学　黄勇　　广西壮族自治区药用植物园　张月云　　辽宁中医药大学　李峰）

63. 蛴螬

Qicao

HOLOTRICHIAE LARVA

【别名】蟦蛴、地蚕、蛪齐、土蚕、老母虫等。

【来源】为鳃金龟科东北大黑鳃金龟*Holotrichia diomphalia* Bates及同属近缘种昆虫的干燥幼虫。

【本草考证】本品始载于《神农本草经》。《神农本草经》载：“蛴螬，生河内平泽及人家积粪草中，取无时；反行者良。”《图经本草》载：“蛴螬，今处处有之。郭璞云：在粪土中者是也。而诸朽木中蠹虫，形亦相似，但洁白于粪土中者，即《尔雅》所云：蟦蛴，蝎；又云：蝎；又云：蝎，桑虫。郭璞云在木中虽通名蝎，所在异者是此也。苏恭以为入药当用木中者，乃与《本经》云生积粪草中相戾矣。有名未用中自有桑虫条，桑虫即也，与此主疗殊别。”

《名医别录》载："蛴螬生河内平泽，及人家积粪草中，取无时。"弘景谓："大者如足大趾。以背滚行，乃快于脚。杂猪蹄作羹于乳母，不能别之。"《本草纲目》载："其状如蚕而大，身短节促，足长有毛。生树根及粪土中者，外黄内黑。生旧茅屋上者，外白内黯。皆湿热之气熏蒸而化，宋齐丘所'燥湿相育，不母而生'是矣。久则羽化而去。"从上述形态描述、分布区域分析，古代本草所载蛴螬原动物与今之蛴螬原动物为鳃金龟科东北大黑鳃金龟及同属近缘种昆虫一致。

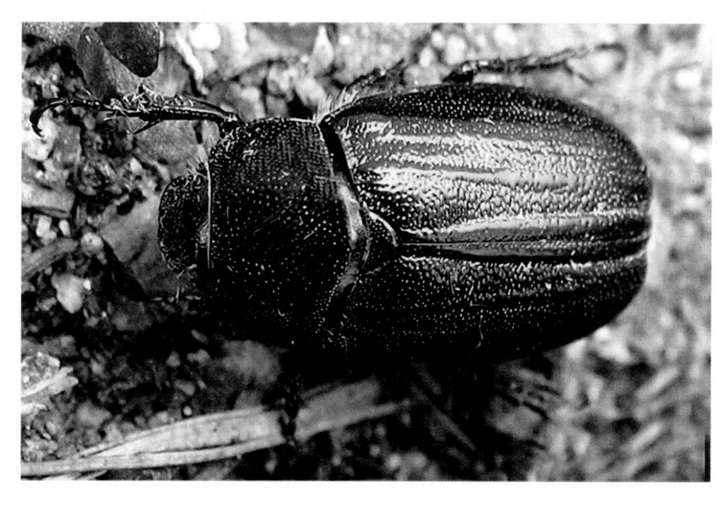

图1-63-1　东北大黑鳃金龟

【原动物】体呈长椭圆形，长16～21mm，宽8～11mm。黑褐色，有光泽，被有黄褐色的细毛。触角黄褐色，10节，呈膝状弯曲。前胸背板有刻点；翅鞘上有数条隆起的暗纹。足3对，甚长。幼虫（蛴螬）长约35mm，乳白色，体常弯曲，密生黄白色细毛，胸部3节，各有发达的胸足1对，足上密生棕褐色细毛。（图1-63-1）

【主产地】主产于河南、辽宁、安徽等。

【养殖要点】

1. 生物学特性　成虫栖于田土中，昼伏夜出。一般2年繁育1代，幼虫和成虫土中越冬，成虫即金龟子。雄虫具趋光性，雌虫趋光性较弱。雌虫交尾后10～15天产卵于松软湿润的土壤内，每头雌虫可产卵一百粒左右。幼虫即蛴螬生活于3～6cm深土内，咬食作物根部。5℃以下开始休眠，39℃以上致死。最适湿度50%～70%。

2. 养殖技术

（1）种虫采集　野外采集健康幼虫（褐头、白身驼背的小虫）或成虫作为种源。幼虫按体形大小分别放入盛有原产地土壤的水桶或玻璃缸或木箱（30cm×20cm）中饲养。成虫雌雄比例1∶1饲养于直径30cm、高20cm铺有浅土、上有纱盖的木箱中饲养，喂以精饲料、青饲料。当雌虫大部分潜入土中，即进入产卵盛期，不宜再翻动饲土。成虫产卵在5～10cm深处。

（2）饲养管理　避光方式饲养。刚孵出幼虫或刚蜕皮后幼虫，体弱皮软，尽量少翻动，经10～15天后挖开局部检查1次，大部分幼虫色泽暗淡、身体收缩、弯曲度小，尾节部位透过表皮看不到有深色粪便，少食不动，并在身体周围有压土筑室现象时，表示即将蜕皮，不宜再翻动。头大体瘦，弯曲度大，即已蜕完皮，应多投些青饲料。3龄取食量最大。早孵幼虫急需寻找食物，及时提供给丰富的饲料是提高成活率的关键。大部分食植性金龟子在一年半到两年完成一个世代，多以3龄幼虫越冬。在夏末秋初就应将饲土过筛，取出适量的药用虫体（蛴螬）。

（3）饲料配制　秸秆或麦麸+玉米面，两组同时加入菜叶、芝麻叶、甘薯叶等青饲料，撒在土表蛴螬即能钻出土面采食。一般少投多次[1]。

3. 病虫害　甲氨基菌、白僵菌、绿僵菌、金龟子芽胞杆菌、昆虫病原线虫、土蜂等。

【采收与加工】5～8月间翻土捕捉，洗净，实施安死术，晒干或烘干。

【药材鉴别】

（一）性状特征

呈长圆柱形，多弯曲成半环状，长3～4cm，宽0.6～1.2cm。黄褐色、淡黄色，略有光泽。全体有轮节，头部较小，棕褐色，胸部有足3对，短而细。体轻，体壳薄，硬而脆，易破碎，体内呈空泡状（图1-63-2）。气微臭，味微咸。以完整、条大、色黄者为佳。

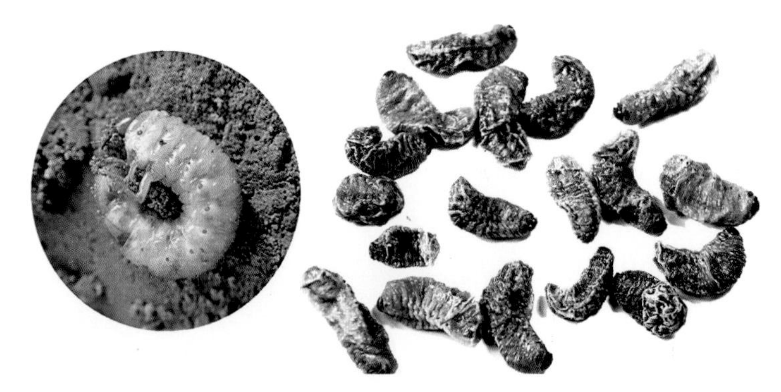

图1-63-2　蛴螬药材图

（二）显微鉴别

粉末特征　黄暗褐色，偶有白色，略有光泽。呈块状、杆状、颗粒状等。（图1-63-3）

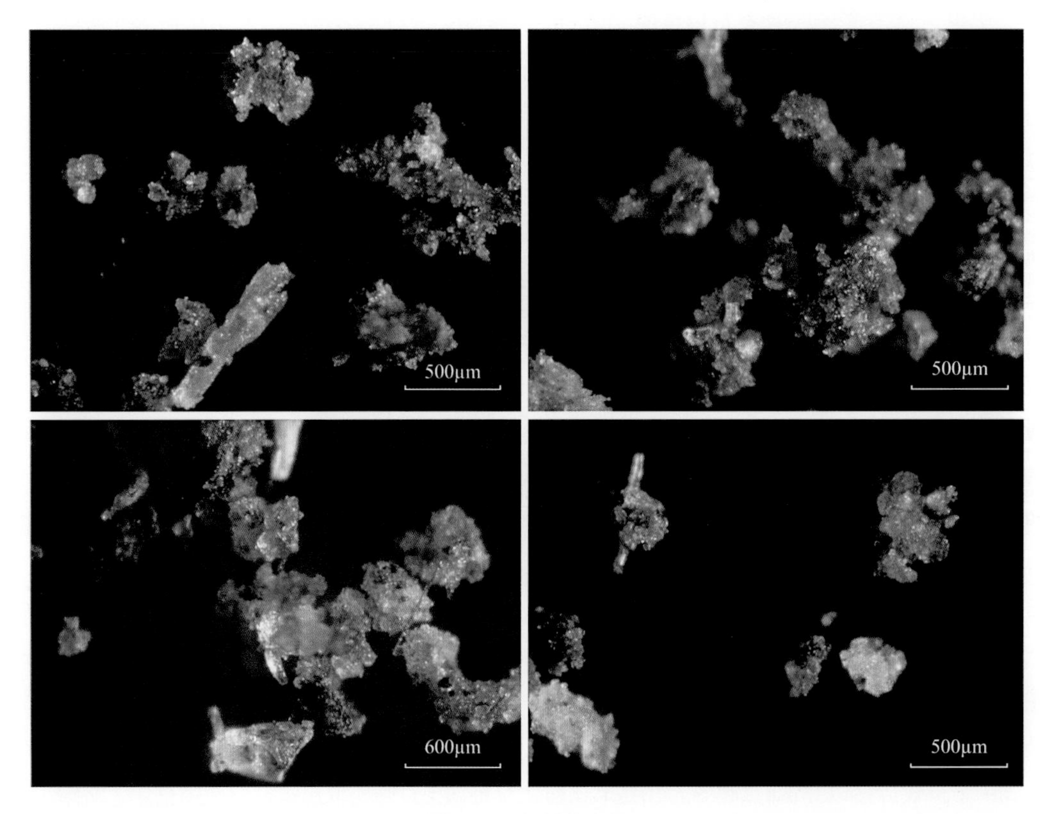

图1-63-3　蛴螬粉末图

【质量评价】以体大、无杂质者为佳。

【化学成分】主要含蛋白质、脂肪[2]和多种微量元素[3]。从蛴螬乙醇提取物中分离得到10个化合物：反-1，2-环己二醇（1），甘油醇-1-单油酸酯（2），水杨苷（3），对甲氧基苯乙酸（4），苯甲酸甘油-1-酯（5），Yangjinhualine A（6），（±）2-羟基戊二酸二甲酯（7），邻羟基苯甲醇（8），对羟基苯乙酸（9）和Oxiran-2-ylmethanol（10）[4]。

【性味归经】咸，微温。有小毒。归肝经。

【功能主治】破瘀血，消肿止痛，明目。用于丹毒，痈肿，痔漏，目翳[5]。

【药理作用】

1. 对离体动物器官作用　蛴螬水浸液1∶10000浓度对兔冠状血管、离体兔耳血管、蟾蜍肺血管皆有收缩作用；1∶1000浓度能兴奋离体心脏，浓度更高则导致舒张期停止；1∶1000以上能兴奋离体兔子宫，收缩蟾蜍内脏血管；

1：100能抑制离体兔肠管。大剂量有利尿作用，但对血压无影响（急性兔试验）。

2. 抗肿瘤作用　有研究表明蛴螬不同溶剂提取液具有一定的抗肿瘤活性。科研人员用蛴螬提取物对S180肉瘤细胞[6]、人宫颈癌HeLa细胞[7]和MGC-803胃癌细胞作了抗癌活性的研究[8]，取得了很好的实验结果。

3. 保肝作用　以水飞蓟素作阳性对照，对蛴螬作了保肝作用的研究。用蛴螬单味药作用于由三氯甲烷（200μl/kg，ip）和3D-氨基半乳糖（600mg/kg，ip）诱导的急性损伤肝细胞，降低了小鼠体内血浆中转氨酶的活性。研究者还发现肝硬化模型小鼠经过4周的蛴螬给药治疗后，同时降低了血浆中丙氨酸转氨酶、天冬氨酸转氨酶以及碱性磷酸酶的活性和肝脏中羟脯氨酸的含量，使模型小鼠肝脏切片的组织学外观得到了改善，保肝作用要强于水飞蓟素。以上结果说明，蛴螬在一定程度上可以降低肝细胞损害，提示其可以用于肝硬化和急性肝损伤的治疗[9]。

4. 抗菌作用　抗菌肽（antimicrobialpeptides, AMP）是具有抗菌活性短肽的总称。AMP具有广谱抗菌活性，对细菌有很强的杀伤作用，尤其是其对某些耐药性病原菌的杀灭作用。蛴螬体内含有多种AMP。1994年韩国学者Lee等[10]从体内注射大肠杆菌的蛴螬血淋巴中纯化得到抗菌肽holotricin 2，实验表明这种蛋白能抑制革兰阴性菌的生长。次年他们又从蛴螬体内得到了抗菌肽holotricin 1[11]和holotricin 3[12]，通过实验表明holotricin 1对革兰阳性菌有很强的抗菌活性，但对革兰阴性菌的抗菌活性不明显。2006年韩国学者Ju等[13]从蛴螬的匀质无细胞的血浆中得到了脂多糖（lipopolysaccharide，LPS）的识别蛋白（LPS recognition protein，LRP）。LRP对大肠杆菌有凝固作用，对金黄色葡萄球菌和白色念珠菌则无效。

【附注】蛴螬为冷背传统虫类药材，《中国药典》正文尚未收载该品种，上海、山东、贵州、湖南、湖北、陕西等地方中药材标准收载，应系统开展其资源、药学研究。

主要参考文献

[1] 刘伟，赵燕. 蛴螬的养殖与开发 [J]. 安徽农业科学，2009，37(27)：13109-13110 .

[2] 阳长明，侯世祥，王新春，等. 蛴螬与蛴螬滴眼液成分的研究 [J]. 中药材，2000，23(12)：769.

[3] 张庆镐，朴奎善，李基俊，等. 蛴螬矿物元素和维生素含量分析[J]. 微量元素与健康研究，2002，19(1)：30.

[4] 李林，李小年，魏署飏，等. 蛴螬化学成分研究 [J]. 大理学院学报，2012，11(9)：1-4.

[5] 谢宗万. 全国中草药汇编 (上册）[M]. 第2版. 北京：人民卫生出版社，1996：910.

[6] 李基俊，孙抒，杨万山，等. 蛴螬提取物对小鼠S肉瘤的抑制作用 [J]. 中华医学写作杂志，2003，10(15)：1356.

[7] 宋莲莲，孙抒，李香丹，等. 蛴螬石油醚提取物对人宫颈癌 HeLa细胞增殖和凋亡的影响[J]. 中草药，2006，3(6)：884.

[8] 金哲，孙抒，李基俊，等. 蛴螬提取物体外对人MGC-803胃癌细胞株凋亡相关基因作用的研究[J]. 中国中医药科技，2004，11(2)：90.

[9] Oh W Y, Pyo S, Lee KR, et al. Effect of Holotrichia diomphalia larvae on liver fibrosis and hepatotoxicity in rats[J]. Journal of Ethnopharmacology, 2003, 87(23)：175.

[10] Lee SY, Moon HJ, Kurat a S, et al Purification and molecular cloning of cDNA for an inducible antibacterial protein of larvae of a coleopteran insect, Holotrichia diomphalia[J]. J Biochem (Tokyo), 1994, 115(1): 82.

[11] Lee SY, Moon HJ, Kawabata S, et al. A sapecinhomologue of Holotrichia diomphalia: purification, sequencing and determination of disulfidepairs[J]. Biol Pharm Bull, 1995, 18(3): 457.

[12] Lee SY, Moon HJ, Kurat a S, et al. Purification and cDNA cloning of an antifungal protein from the hemolymph of Holotrichia diomphalia larvae[J]. Biol Pharm Bull, 1995, 18(8): 1049.

[13] Ju JS, Cho MH, Brade L. A novel 40kDa protein containing six repeats of an epidermal growth factorlike domain functions as a pattern recognition protein for lipopolysaccharide[J]. J Immunol, 2006, 177(3): 1838.

（重庆市中药研究院　涂永勤）

64. 鹅胆粉

Edanfen

ANSERIS FELLIS PULVIS

【别名】鹅胆汁粉、鹅胆囊。

【来源】为鸭科动物家鹅*Anser cygnoides domestica* Brisson的胆汁干燥品。

【本草考证】本品始载于《滇南本草》，载："鹅，味甘，性微寒，无毒。治五脏热，清六腑，而润皮肤，可和面脂。血，解毒。白鹅熬膏，治耳聋。胆，搽疥癞痔疮"。《本草纲目》载："鹅鸣自呼。江东谓之舒雁，似雁而舒迟也。江淮以南多畜之。有苍、白二色，及大而垂胡者。并绿眼黄喙红掌，善斗，其夜鸣应更。"可知古代所用鹅胆包括现代鸭科动物家鹅的灰鹅和白鹅品系，胆与今药材"鹅胆粉"相同。

【原动物】家鹅分中国鹅、欧洲鹅两个系统，欧洲鹅起源于灰雁*Anser anser* Linnaeus，中国鹅由鸿雁驯养而成。体躯长大而宽，体长80～100cm，公鹅体重可达5kg左右，母鹅4kg左右。头大，嘴扁阔，额骨凸，山嘴基部有一大而硬的黄色或黑褐色肉质瘤，嘴下皮肤皱褶形成1个袋状结构。体躯站立时昂然挺立。（图1-64-1）

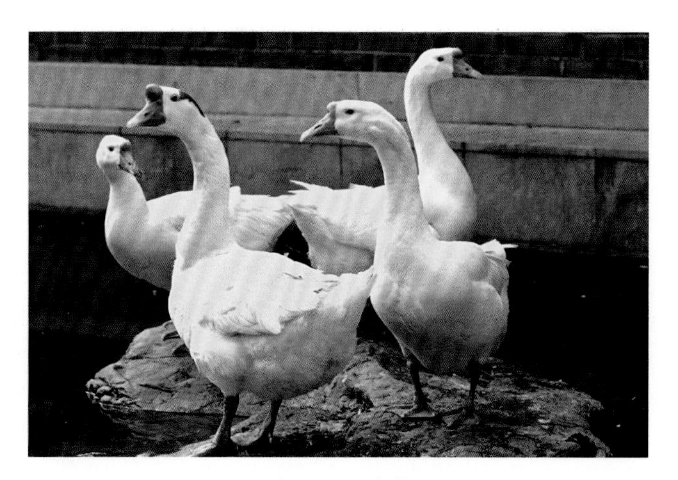

图1-64-1　家鹅

【主产地】全国各地均产。

【养殖要点】

1. 生物学特性　鹅在世界各地均有饲养，食青草，耐寒，合群性及抗病力强，生长快，寿命较其他家禽长，体重4～15kg，孵化期一个月。鹅栖息于池塘等水域附近，善于游泳，天性喜群居生活，在放牧时前呼后应，互有联络，出牧、归牧有序不乱；听觉敏锐，反应迅速，叫声响亮，特别在夜晚时，稍有响动就会全群高声鸣叫，警觉性还表现为容易受惊吓、易惊群等；具有良好的条件反射能力，每日的生活表现出较明显的节奏性[1]。

2. 养殖技术　应选绒毛黄、松、洁净，体大、头大、活泼有神、脚粗、腹部大小适中的雏鹅，做好适时饮水与开食，控制好养殖环境的温度与湿度；20日龄以后的仔鹅最适合进行放牧，一般以250～300只仔鹅作一群为宜，可进行短期育肥。做好疫病防治与驱虫工作[2-5]。

3. 病虫害　病害：禽流感，小鹅瘟，鹅大肠杆菌病，巴氏杆菌病，鹅球虫病，绦虫病等。

【采收与加工】四季均可，冬季最好；实施安死术后，拔去羽毛，剖腹取胆汁鲜用或干燥备用，或取胆囊置阴凉干燥通风处，晾干备用。

【药材鉴别】

（一）性状特征

药材为黄色、黄褐色粉末（图1-64-2）。气微腥，味苦，易吸潮。

（二）理化鉴别

采用十二烷基磺酸钠-聚丙烯酰胺凝胶电泳（SDS-PAGE）可以鉴别熊、牛、猪、鸡、鸭、兔、鱼、鹅胆等8种动物胆汁[6]。

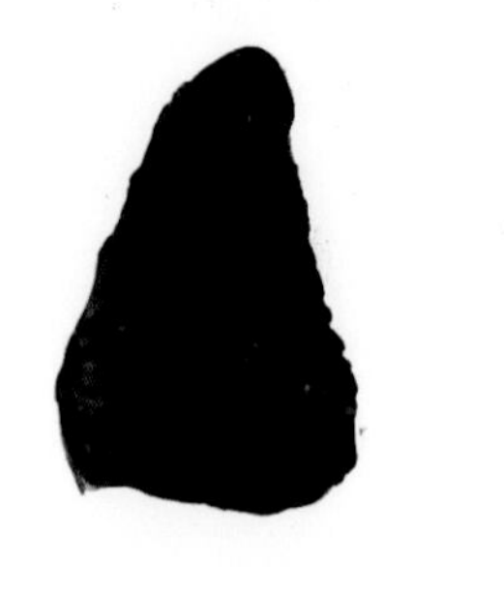

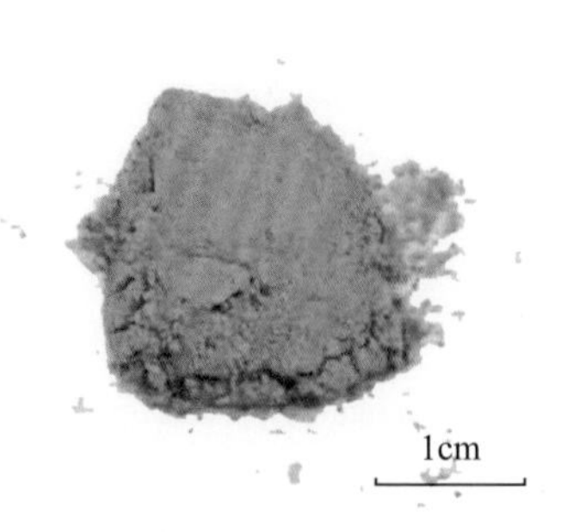

图1-64-2　鹅胆粉药材图

【质量评价】以均匀度好、无杂质者为佳。水分不得过10.0%。

【化学成分】主要含胆酸类包括鹅去氧胆酸、胆红素等，还含氨基酸类成分和18种无机元素[7]。从家鹅中可分离得到正四十二烷酸、胆甾醇、正十六烷酸、十六烷酸甘油酯、methyl-3α,7α-dihydroxy-5β-cholan-24-oate、3α,7α-二羟基-5β-胆甾烷-24-酸、烟酰胺、n-butyl-3α,7α-dihydroxy-5β-cholan-24-oate、正十八烷酸、3α,7α-dihydroxy-5β-cho-lan-oic acidN-（2-sulfoethyl）amide[8]。

【性味归经】苦，寒。归肝、胆、肺、大肠经。

【功能主治】清热解毒、润燥杀虫。用于疮疖肿毒，痔疮，疥癣，热毒证等。

【药理作用】

1. 溶解胆结石作用　鹅去氧胆酸对胆固醇型胆结石有很好的溶解作用，能影响胆固醇合成，有较强的利胆作用[9]。

2. 免疫抑制作用　鹅去氧胆酸能增强小鼠碳廓清、血清溶血素以及3HTd-R掺入，增强小鼠非特异性免疫功能[10]。

3. 镇咳、化痰作用　鹅去氧胆酸给小鼠灌胃，能够产生极显著的镇咳、化痰、平喘作用[11]。

4. 抗肿瘤作用　鹅去氧胆酸衍生物HS-1200能抑制大鼠原发性肝癌及HepG2裸鼠肝癌移植瘤[12]。

5. 减少肾损伤作用　鹅去氧胆酸可改善高果糖饮食喂养导致的大鼠高三酰甘油血症、高极低密度脂蛋白血症、高尿酸血症和尿微量白蛋白水平，可减少大鼠肾皮质三酰甘油蓄积，上调高果糖喂养大鼠肾组织FXR及SHP的基因及蛋白表达，抑制肾脏脂质合成，从而减轻肾损伤[13]。

【附注】鹅去氧胆酸是鹅胆粉主要活性物质，作为溶石药物用于临床，目前多被溶石效果更好的熊去氧胆酸代替，而鹅去氧胆酸则作为合成熊去氧胆酸的原料，胆酸类化合物的衍生物非常多样，其中可能存在效果较好的抗肿瘤、抗炎类成分，应加强对鹅胆粉衍生物的化学性质和药理作用的研究。

主要参考文献

[1] 王继文. 中国主要家鹅品种分子系统进化研究[D]. 成都：四川农业大学，2003.

[2] 董崇波，马燕丽，李世龙. 鹅的生物学特性及品种分类[J]. 水禽世界，2014(06)：44.

[3] 葛经伟，唐式校. 养殖肉鹅的关键技术[J]. 现代畜牧科技，2017(10)：22-23.

[4] 彭飚，刘崇国，刘国樑，等. 炎夏肉鹅养殖关键技术要点[J]. 湖北畜牧兽医，2017，38(09)：29，31.

[5] 张绍常. 种鹅养殖技术要点[J]. 农家之友，2015(08)：51.

[6] 李锋，张振秋，冯夏红，等. 熊胆及其他动物胆汁的电泳鉴别[J]. 中国中药杂志，1996(10)：13-14.

[7] 李菲，王伯初，祝连彩. 熊胆粉与家禽胆粉中氨基酸和微量元素的比较分析[J]. 中成药，2015，37(11)：2555-2558.

[8] 毕丹，宋月林，张梁，等. 鹅胆的化学成分研究[J]. 中草药，2009，40(10)：1543-1545.

[9] 郑兴. 熊去氧胆酸与鹅去氧胆酸的对比研究[J]. 内蒙古科技与经济，2008(02)：28-29，32.

[10] 赵红霞. 鹅去氧胆酸的提纯及其免疫、镇咳、化痰、平喘作用研究[D]. 呼和浩特：内蒙古农业大学，2002.

[11] 关红，李培锋，赵红霞. 鹅去氧胆酸的镇咳、平喘及祛痰作用研究[J]. 中药材，2004(03)：206-208.

[12] 许淼. 鹅去氧胆酸衍生物HS-1200抑制大鼠原发性肝癌及HepG2裸鼠肝癌移植瘤的研究[D]. 济南：山东大学，2017.

[13] 胡志娟，任路平，王超，等. 鹅去氧胆酸对高果糖喂养大鼠肾组织中法尼醇X受体和小异源二聚体伴侣的影响[J]. 广东医学，2013，34(03)：337-340.

（中国中医科学院　张恬　李军德）

65. 蜈蚣

Wugong

SCOLOPENDRA

【别名】天龙、雷公虫、百足虫、百脚、千足虫等。

【来源】为蜈蚣科动物少棘巨蜈蚣*Scolopendra subspinipes mutilans* L. Koch的干燥体。

【本草考证】本品始载于《神农本草经》，列为下品，原名吴公。历代本草所载蜈蚣都与之一脉相承。《名医别录》载："蜈蚣生大吴川谷及江南，头足赤者良。"《蜀本草》载蜈蚣"入家屋壁中，亦有形似马陆身扁而长，黑头赤足者良。"《本草衍义》载："蜈蚣，背光，足赤，腹下黄。"《本草纲目》曰："蜈蚣，西南处处有之，南方有极大者，而本草失载。"《本草求真》载："赤足黑头者佳，火煨用。"从上述形态描述、地理分布分析，古代本草所载药用蜈蚣并非少棘巨蜈蚣单一来源。

【原动物】全体21个体节；第3、5、8、10、12、14、16、18、20体节两侧各具气门1对；头板和第一背板为金黄色，末背板有时近黄褐色。胸板和步足均为淡黄色。背面约自第4～9体节起，有两条不显著纵沟。头板前部两侧各有4个单眼，集成左右眼群。头部的腹面有颚肢1对，颚肢内有毒腺。步足21对，足端黑色，尖端爪状；最末1对步足最长，伸向后方，呈尾状；末对附肢基侧板端有2尖棘，同肢前腿节腹面外侧有2棘，内侧1棘，背面内侧1～3棘。（图1-65-1）

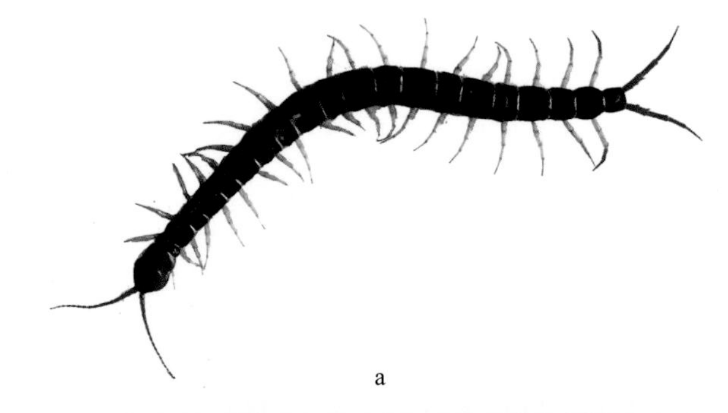

a

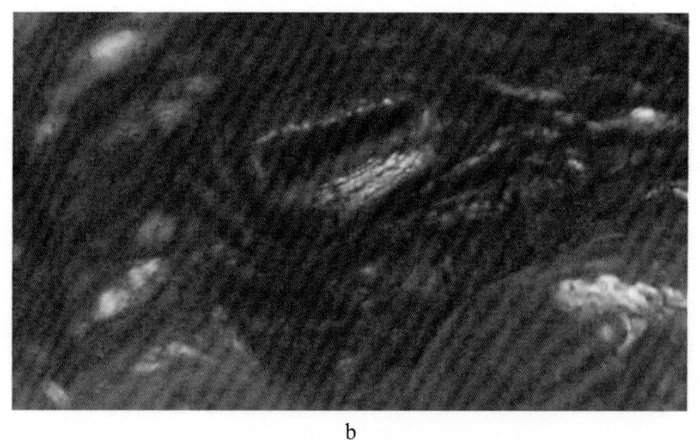

b

图1-65-1　少棘巨蜈蚣

a. 全体　b. 气门

栖息于多石少土的山坡、路旁、田野、杂草丛生等低海拔丘陵地带，或柴堆墙角及屋瓦隙间。

【主产地】主产于湖北、浙江、江苏、安徽等。

【养殖要点】

1. 生物学特性　喜居阴暗潮湿避光地方，昼伏夜出，胆小易惊；具舔舐触角、步足和卵习性，以防止病菌感染。野生蜈蚣品性凶猛，属杂食动物，但以食昆虫为主，如蟋蟀、蝗虫、金龟子、蚂蚱、蜘蛛、蝼蚁以及蝇类、蛾类等，也食西瓜、黄瓜、苹果、桃子、梨以及幼嫩青草、蔬菜等。生长发育最适温度为25～32℃，最适养土湿度为10%～25%、空气湿度为60%～70%；当温度降至10℃以下时，潜伏于离地面10～13cm松土中冬眠。雌雄异体，异体受精、卵生，有孵卵和育子习性。雌性蜈蚣体形较大，躯干部较宽，腹部肥厚，身体较软；雄性蜈蚣体形较小，躯干部稍窄，腹部紧缩较瘦。人工饲养场内，雌性蜈蚣活动较少、迟钝，雄性蜈蚣则活动频繁，动作灵活。

2. 养殖技术　选择虫体完整、无病害、体色新鲜光泽、活力强而健壮、体长10cm以上的个体作为种源引种，雌雄比例一般为3∶1。养殖方式有室内池养和室外散养或野生抚育生态养殖。养殖密度一般为：每平方米幼蜈蚣6500条左右，5cm以上3500条左右，7～10cm2000条，12～13cm1100条，14cm以上600条为宜。雌蜈蚣产卵、孵化期应单独隔离饲养。各个时期饲养管理工作要做到"三定"，即定时、定点、定量巡视，投喂饲料与饮水。

3. 病虫害　防止老鼠、蚂蚁、石龙子等对其造成伤害。绿霉病、腹胀病、麻痹病、脱壳病、流产等。

【采收与加工】春、夏二季捕捉9cm以上成年个体，实施安死术后，用长宽与蜈蚣相等，两端削尖薄竹片插入蜈蚣头尾，绷直，干燥。

【商品规格】以蜈蚣药材长度作为其商品等级划分为市场所接受，故其商品规格等级具体情况，见表1-65-1。

表1-65-1　蜈蚣商品规格等级

<table>
<tr><th rowspan="2">规格</th><th rowspan="2">等级</th><th colspan="2">性状描述</th></tr>
<tr><th>共同点</th><th>区别点</th></tr>
<tr><td rowspan="3">蜈蚣条（选货）</td><td>一等</td><td rowspan="3">以竹签串起完整虫体，呈扁平长条形，宽0.5～1cm。由头部和躯干部组成，全体共22个环节。头部暗红色或红褐色，略有光泽，有头板覆盖，头板近圆形，前端稍突出，两侧贴有颚肢一对，前端两侧有触角一对。躯干部第一背板与头板同色，其余20个背板为棕绿色或墨绿色，具光泽，自第四背板至第二十背板上常有两条纵沟线；腹部淡黄色或棕黄色，皱缩；自第二节起，每节两侧有步足一对；步足黄色或红褐色，偶有黄白色，呈弯钩形，最末一对步足尾状，故又称尾足，易脱落。质脆，断面有裂隙。气微腥，有特殊刺鼻的臭气，味辛、微咸</td><td>≥14cm</td></tr>
<tr><td>二等</td><td>12～14cm</td></tr>
<tr><td>三等</td><td>9～12cm</td></tr>
<tr><td>蜈蚣皮</td><td>统货</td><td colspan="2">无竹签，全体呈皱缩卷曲状或呈扁平长条形，头部暗红色或红褐色，躯干部为棕绿色或墨绿色，步足黄色或红褐色。气微腥，有特殊刺鼻的臭气。长度不等</td></tr>
</table>

【药材鉴别】

（一）性状特征

扁平长条形，长9～15cm，宽0.5～1cm。由头部和躯干部组成，全体共22个环节。头部暗红色或红褐色，略有光泽，有头板覆盖，头板近圆形，前端稍突出，两侧贴有颚肢1对，前端两侧有触角1对。躯干部第1背板与头板同色，其余20个背板为棕绿色或墨绿色，具光泽，自第4背板至第20背板上常有2条纵沟线；腹部淡黄色或棕黄色，皱缩；自第2节起，每节两侧有步足1对；胸板和步足均为淡黄色或红褐色，偶有黄白色，呈弯钩形，最末1对步足尾状，故又称尾足，易脱落。质脆，断面有裂隙。气微腥，有特殊刺鼻的臭气，味辛、微咸。（图1-65-2）

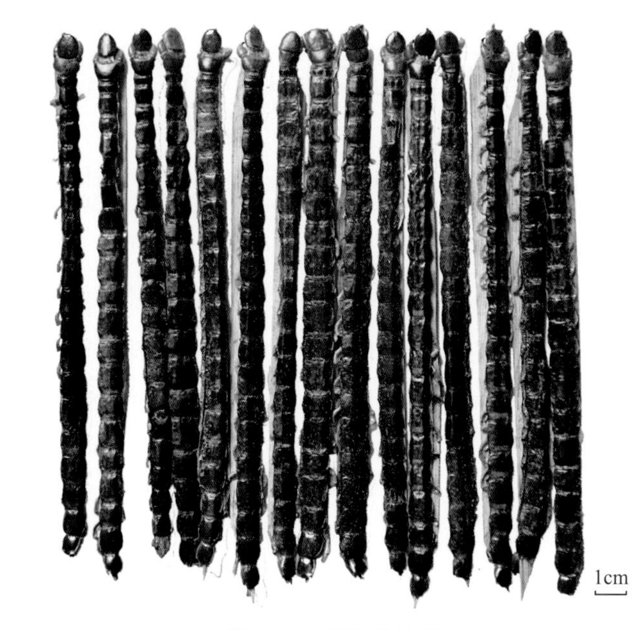

图1-65-2　蜈蚣药材图

（二）显微鉴别

粉末特征　粉末黄绿色或灰黄色，气微腥，有特殊刺鼻的臭气，味辛，微咸。

（1）体壁碎片（几丁质外骨骼）　黄棕色或淡黄棕色。

表面观：表面有多角形网格样纹理，排列整齐，散布细小圆孔，有的细小圆孔边缘微拱起，单个散布或2～4个集成群，大小不一，不规则排列。（图1-65-3a）

断面观：外表皮棕色，有光泽，有的隐约可见纵纹理，内表皮无色，可见横条纹，内外表皮均纵贯较多长短不一的微细孔道。（图1-65-3b）

（2）横纹肌纤维　无色或淡棕色，多碎断。薄片状，隐约可见明暗相间的纹理，纹理呈斜形，弧形，水波纹型，或稍平直。（图1-65-3c）

（3）气管壁碎片　较平直或略弧形，具棕色或深棕色的螺旋丝，排列成栅栏状或弧圈状，丝间有近无色或浅灰色，小斑点。（图1-65-3d、e）

（4）脂肪油滴　淡黄色散在。（图1-65-3f）

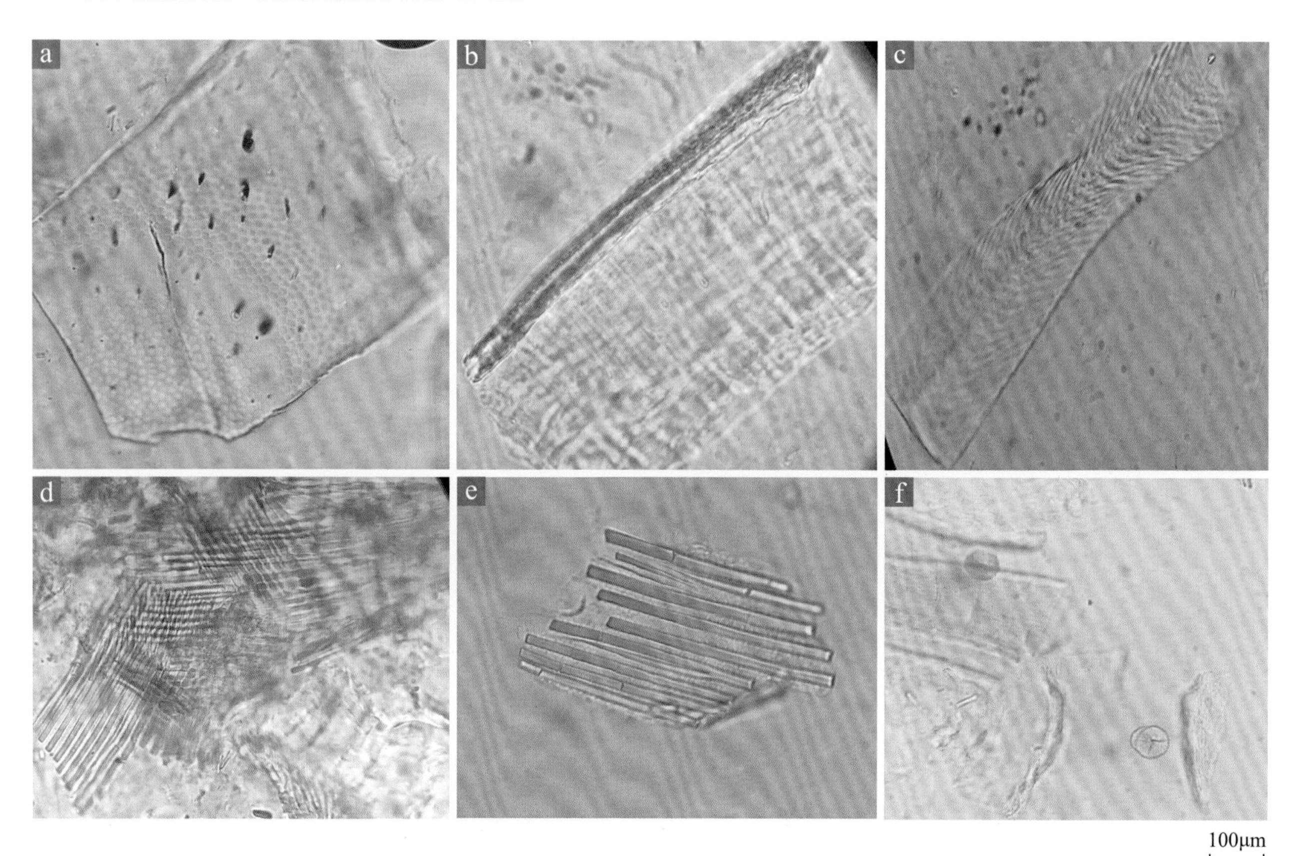

图1-65-3　蜈蚣粉末图

a. 体壁碎片表面　b. 体壁碎片断面　c. 横纹肌纤维侧面　d. 气管壁螺旋丝　e. 气管壁碎片　f. 脂肪油滴

（三）理化鉴别

高效毛细管电泳（HPCE）法　采用高效毛细管电泳法，对少棘巨蜈蚣蛋白提取物进行鉴别图谱研究。条件为：毛细管柱（50μm × 55cm）；运行缓冲溶液为40mmol/L硼砂-0.2mol/L硼酸（pH8.9）；分离电压20kV，柱温25℃，检测波长256nm，压力进样：30mbar × 3秒；进样前，毛细管分别以1mol/L NaOH、水冲洗5分钟，以运行缓冲液冲洗10分钟，静止平衡2分钟；分析时间30分钟。结果确定7个共有峰（编号为1、2、S、3、4、5、6），作为指纹图谱的特征峰[1]。（图1-65-4）

【质量评价】以身干、条长、头红、足红棕色、身黑绿色、头足完整者为佳。

水分　不得过15.0%。

总灰分　不得过5.0%。

黄曲霉毒素　照黄曲霉毒素测定法测定，本品每1000g含黄曲霉毒素B_1不得过5μg；黄曲霉毒素G_2、黄曲霉毒素G_1、黄曲霉毒素B_2和黄曲霉毒素B_1总量不得过10μg。

醇溶性浸出物　不得少于20.0%。照醇溶性浸出物测定法项下的热浸法测定，用稀乙醇作溶剂。

【化学成分】主要含蛋白质（酶）、氨基酸、脂肪酸、微量元素，还含有1-硬脂酰-甘油-3-磷酰胆碱、蜈蚣素甲、

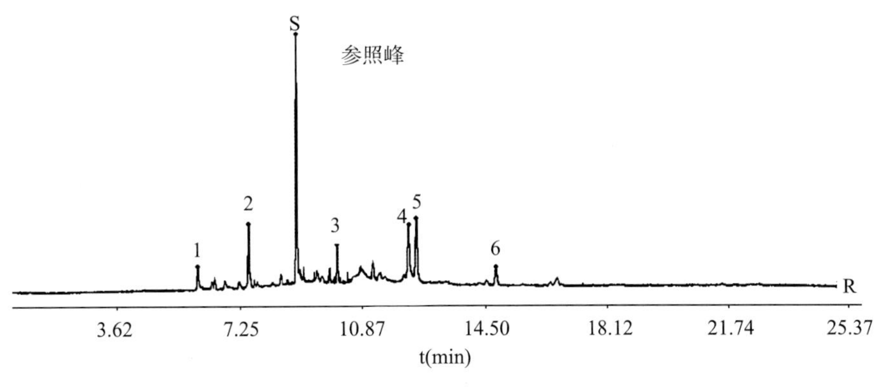

图1-65-4　蜈蚣HPCE指纹图谱

乙酰胆碱、1,2-双油酰-甘油-3-磷酰胆碱等物质[2]。

【性味归经】辛，温；有毒。归肝经。

【功能主治】息风镇痉，通络止痛，攻毒散结。用于肝风内动，痉挛抽搐，小儿惊风，中风口㖞，半身不遂，破伤风，风湿顽痹，偏正头痛，疮疡，瘰疬，蛇虫咬伤。

【药理作用】

1. 抗肿瘤作用　蜈蚣对癌细胞尤其肝癌细胞具有抑制作用。蜈蚣提取液对裸鼠Be1-7404移植瘤、肝癌细胞株Bel-7402的增殖有明显抑制和增强裸鼠免疫功能作用。蜈蚣油性提取液对肝癌细胞增殖抑制率为82.12% ± 8%，明显优于碘化油及对照组的抑制率[3-6]。此外，少棘蜈蚣活性蛋白对人舌癌细胞Tea-8113增殖显抑制作用[7]，蜈蚣提取液能抑制SD大鼠胰腺癌的发生和生长[8]，蜈蚣提取物（ECP）对人肺癌A549细胞裸鼠皮下移植瘤[9]，及蜈蚣乙醚、乙醇提取物对宫颈癌 Caski细胞的生长有明显的抑制作用[10]。

2. 对心血管作用　蜈蚣提取液能抑制血小板黏附和聚集，防止血栓形成[11]，蜈蚣酸性蛋白（CAP）对AngⅡ诱导的心肌细胞凋亡具有明显抑制作用[12]，蜈蚣提取液大剂量对心肌缺血还有明显保护作用[13]。

3. 抗炎、镇痛作用　蜈蚣水提物对热板、醋酸导致的小鼠关节疼痛均有明显缓解作用[14]，其粗提物和多肽单体对于醋酸引起的小鼠腹腔疼痛具明显抑制作用[15]。

【用药警戒或禁忌】蜈蚣毒性成分主要存在于活体中，为由蜈蚣头部颚肢所分泌的无色透明黏稠液体。经加工干燥后的药材其毒性较活体明显降低，陈久药材其毒性又较新鲜药材低[16]。目前研究认为，蜈蚣毒性成分主要为2种类似蜂毒的物种，即组织胺样物质和溶血蛋白质[17]；其高度多样化，由61个系统发育的不同的蛇毒蛋白和肽家族[18]。皮下注射法对子龄3日家蚕注射不同浓度的少棘蜈蚣毒液，发现家蚕死亡率与毒液浓度存在很高的剂量依赖性，在浓度为1.0μg/μl时，家蚕死亡率达到100%[19]。

蜈蚣药材在药典规定剂量下使用是安全的。但其虫体仍有一定量的组织胺和溶血性蛋白质等成分，临床偶有引起过敏反应报道，或对肝肾功能一定损伤可能，临床使用应引起高度重视。生殖系统毒性目前尚不清楚，当属妊娠禁忌。

【分子生药】

1. 特异性PCR法　以 WG-F 5′-CGGTCCAGCATGAGTAATATTTGA-3′和WG-R5′-AGGAAGTTTAATC GGAGATGAT-3′为引物，少棘巨蜈蚣在250～500bp处出现了一条明亮的条带[20-21]。

2. DNA条形码　扩增引物为COI序列通用引物，正向为LCO1490：5′-GGTCAACAAATCATAAAGATATTGG-3′，反向为HCO2198：5′-TAAACTTCAGGGTGACCAAAAAATCA-3′，经通用PCR反应程序进行扩增反应后进行双向测序。通过邻接（NJ）法对序列构建系统聚类树，蜈蚣药材少棘巨蜈蚣不同来源个体均聚在一起，单独聚为一支，支持率为100%，蜈蚣混伪品的COI序列也分别单独聚为一支，支持率都达到了100%。因此，COI序列条形码可准确鉴别药材蜈蚣及其混伪品[22]。

3. 蜈蚣毒素多肽基因克隆　分析湖北少棘蜈蚣毒腺转录组数据库，与已知毒素的同源性比对，筛选出一个新的毒素多肽基因NTX-Ssm97，根据多肽基因序列设计引物。以少棘蜈蚣毒腺mRNA为模板，反转录成cDNA，进行PCR反应，产物经克隆和双向测序，最后通过拼接得到NTX-Ssm97的cDNA序列，NTX-Ssm97的先导cDNA序列全长394bp，ORF编码70个氨基酸残基的前肽，NTX-Ssm97前肽中含有23个氨基酸残基构成的信号肽，紧跟其后的是由47个氨基酸残基构成的成熟肽，成熟肽通过6个半胱氨酸形成的三对二硫键维持空间结构。NTX-Ssm97与已报道的蜈蚣毒素多肽μ-SLPTX-Ssm6a具有极高的同源性，可能具有与μ-SLPTX-Ssm6a相似的选择性阻断哺乳动物Nav1.7通道电流的作用。通过构建NTX-Ssm97表达载体，导入大肠杆菌进行表达，成功分离出NTX-Ssm97成熟肽。使用相似的方法，对少棘蜈蚣毒腺多肽基因KTX-Ssm175进行了克隆，并对其成熟肽进行了纯化和鉴定[23-24]。

【附注】蜈蚣为常用传统虫类药材，疗效明确。《中国药典》规定其临床用量为3～5g，且有蜈蚣段饮片规定，但据调查产地加工一般以传统整条加工方法为主，医疗机构进饮片以条计量，加工、储存不当还易滋生黄曲霉，应加强监管，推广蜈蚣段饮片或研制新型饮片如蜈蚣粉。蜈蚣有效成分可能为蜈蚣毒，应加大蜈蚣毒多肽的药理、药效和作用机制研究，最大程度发挥其以毒攻毒之功效。

开展药用野生蜈蚣资源调查，为其资源保护与利用奠定科学基础。少棘蜈蚣野生资源逐年减少，建议在湖北等道地产区探索建立蜈蚣专题自然保护区，加快其人工养殖关键技术研发，推动药用蜈蚣人工养殖基地建设与发展。

加强蜈蚣新药源研发。我国蜈蚣目动物种类有3科5属30种，蜈蚣科蜈蚣属（*Scolopendra*）动物12种（亚种），分别为：少棘巨蜈蚣*Scolopendra subspinipes mutilans* L. Koch、多棘蜈蚣*S. subspinipes multidens* Newport、墨江蜈蚣*S. mojiangica* Zhang et Chi、黑头蜈蚣*S. negrocapitis* Zhang et Wang、哈氏蜈蚣*S. subspinipes dehaani* Brandt、模棘蜈蚣*S. subspinipes subspinipes* Leach、马氏蜈蚣*S. mazbii* Gravely、赤蜈蚣*S. morsitans* Linnaeus、日本蜈蚣*S. subspinipes japonica* L. Koch、距蜈蚣*S. calcarata* Porat、亚马蜈蚣*S. amazonica* Buecherl、吊罗蜈蚣*S. diaoluoensis* Z.S.Song，前8种分别收载于《中国药典》、中药学专业著作，且在广西、云南等地方有应用。

主要参考文献

[1] 李峰，王成芳，包永睿. 蜈蚣药材高效毛细管电脉指纹图谱研究[J]. 时珍国医国药，2011，22(12)：2835-2836.

[2] 孙琳娜. 蜈蚣中有效成分的研究[D]. 天津：天津理工大学，2015.

[3] 徐晓琳，王春梅，赓迪，等. 蜈蚣提取物对S180及H22荷瘤小鼠的影响及其毒性的实验研究[J]. 中药材，2010，33(4)：499-503.

[4] 刘国清，田秉漳，皮执民，等. 蜈蚣油性提取液对肝癌细,胞增殖的影响[J]. 中国现代医学杂志，2002，12(4)：55-56.

[5] 刘细平，钟德玠. 蜈蚣提取液对裸鼠移植肝癌抑癌作用及机制的研究[J]. 中国普通外科杂志，2010，19(2)：164-168.

[6] 刘细平，钟德玠，周伦祥，等. 蜈蚣提取液治疗肝癌Bel-7404细胞后的差异表达蛋白研究[J]. 中国现代医学杂志，2011，21(8)：938-946.

[7] 刘兵，谭竹钧，孔祥平，等. 少棘蜈蚣活性蛋白对舌癌细胞Tea-8113的抑制作用研究[J]. 时珍国医国药，2013，24(6)：3-4.

[8] 蔡文武，李清龙，苗雄鹰，等. 蜈蚣提取液对大鼠胰腺癌治疗作用的研究[J]. 中国医师杂志，2013，15(12)：1646-1649.

[9] 周智慧. 蜈蚣提取物联合顺铂对人肺癌A549细胞裸鼠移植瘤的影响[J]. 湘南学院学报（医学版），2013，15(1)：30-32.

[10] 周永芹，韩莉，刘朝奇，等. 蜈蚣提取物对小鼠宫颈肿瘤生长的影响及其作用机制的实验研究[J]. 中药材，2011，34(6)：859-864.

[11] 王丽娜，何玲，程卉，等. 蜈蚣提取液对局灶性脑缺血再灌注大鼠血浆vWF和TPO的影响[J]. 中国实验方剂学杂志，2012，18(14)：192-195.

[12] 赵志国，关胜江，张伟，等. 蜈蚣酸性蛋白对AngⅡ诱导心肌细胞凋亡的影响[J]. 北京中医药大学学报，2010，33(6)：394-397.

[13] 司秋菊，王亚利，王鑫国，等. 蜈蚣有效成分抗心肌缺血作用的研究[J]. 河北中医药学报，2001，16(2)：1-7.

[14] 汪梅姣，谢志军，谷焕鹏，等. 蜈蚣、地龙、地鳖虫镇痛作用比较的实验研究[J]. 中国中医急症，2012，21(9)：1435-1436.

[15] 邹吉利. 蜈蚣多肽的提取分离及镇痛活性研究[D]. 武汉：湖北中医药大学，2010.

[16] 邱赛红，邱敏，丁雯雯. 蜈蚣毒性的研究概况[J]. 湖南中医药大学学报，2012，32(7)：79-81.

[17] 张双全，宋大祥. 少棘蜈蚣毒液溶血肽的分离纯化[J]. 动物学报，2007，53(3)：519.

[18] Eivind A. B. Undheim, Bryan G. Fry, Glenn F. King. Centipede Venom: Recent Discoveries and Current State of Knowledge[J]. Journal List Toxins (Basel), 2015, 7(3): 679-704.

[19] 华卫键，季庐娣，徐丽萍，等. 中国少棘蜈蚣毒对家蚕的毒性研究初报[J]. 江苏蚕液，2004，4：8-10.

[20] 王晶娟，张贵君，白根本. 蜈蚣等5种动物类中药18SrRNA基因酶切鉴定的初步研究[J]. 中国药学杂志，2002(08)：24-26.

[21] 于静. 市售鹿茸片、蜈蚣的DNA条形码及蜈蚣特异性位点的研究[D]. 乌鲁木齐：新疆医科大学，2016.

[22] 张红印，陈俊，贾静，等. 中药材蜈蚣及其混伪品DNA条形码鉴别研究[J]. 中国中药杂志，2014，39(12)：2208-2211.

[23] 尹世金，陈璇，闻闫瀚，等. 少棘蜈蚣钾通道毒素多肽KTX-Ssm175的表达、纯化与鉴定[J]. 中南民族大学学报（自然科学版），2016，35(04)：43-47.

[24] 尹世金，李羽欣，陆春兰，等. 少棘蜈蚣钠通道毒素NTX-Ssm97的表达、纯化和鉴定[J]. 中南民族大学学报（自然科学版），2014，33(02)：49-53.

（湖北中医药大学　胡志刚　胡超逸）

66. 蜂房

Fengfang

VESPAE NIDUS

【别名】蜂肠、露蜂房、野蜂房、马蜂窝、蜂巢。

【来源】为胡蜂科昆虫果马蜂*Polistes olivaceous*（DeGeer）、日本长脚胡蜂*Polistes japonicus* Saussure或异腹胡蜂*Parapolybia varia* Fabricius的巢。

【本草考证】本品始载于《神农本草经》，列为中品，历代本草均有收载。原名露蜂房。历代本草所载蜂房都与之一脉相承。《名医别录》载："露蜂房生牂牁山谷，七月七日采，阴干。"《本草纲目》载："露蜂房，阳明药也。外科、齿科及他病用之者，亦皆取其以毒攻毒，兼杀虫之功焉耳。"从上述形态描述、地理分布区域分析，古代本草所载药用蜂房并非果马蜂单一品种来源。

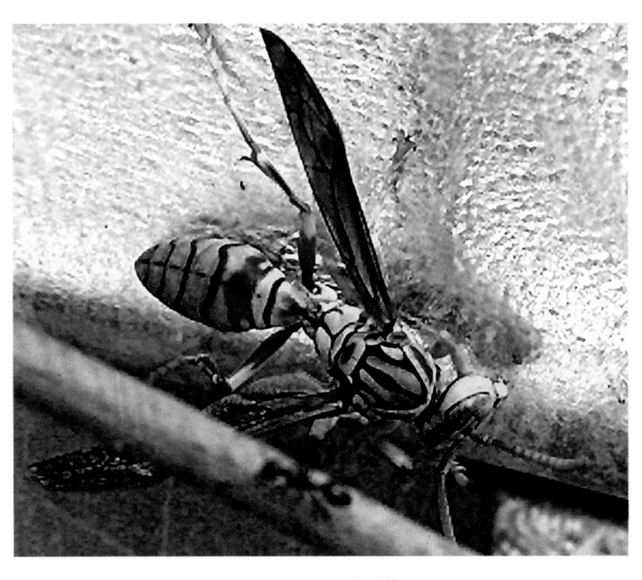

图1-66-1　果马蜂

【原动物】

1. 果马蜂　头额、颅顶及颊部、唇基均为黄色，后单眼有1弧形黑斑；中胸背板中间纵隆线黑色，两侧各有2条黄色纵带；翅棕色。雄蜂近似雌蜂。腹部7节。（图1-66-1）

2. 日本长脚胡蜂　头额上半部及颅顶密布刻点；复眼间有黑色横带；触角棕黑色；中胸背板黑色，两侧各

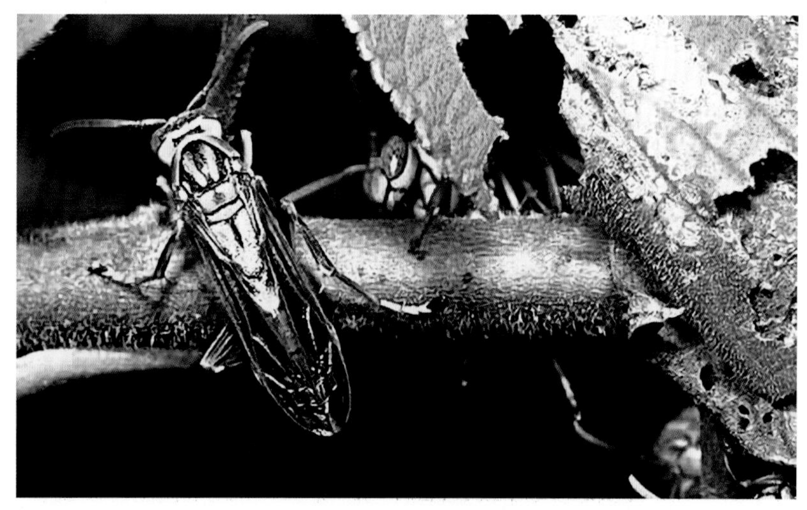
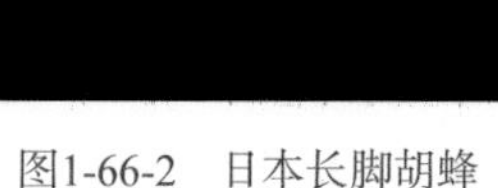

图1-66-2　日本长脚胡蜂

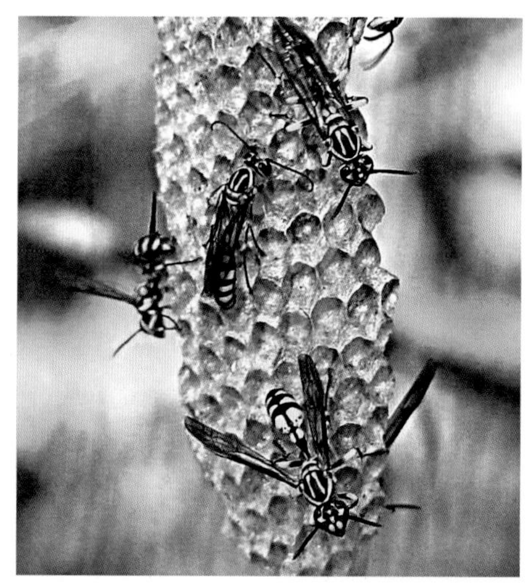

图1-66-3　异腹胡蜂

有2条长橙黄色纵带；前翅前缘色略深。（图1-66-2）

3. 异腹胡蜂　额部两触角窝之间隆起呈黄色，颊部大部黄色，均较光滑，覆有短茸毛；触角棕色；中胸背板深褐色、中央两侧各有1个长刀状黄色纵斑。（图1-66-3）

栖息于多石少土的山坡、路旁、田野、杂草丛生等低海拔丘陵地带，或柴堆墙角及屋瓦隙间。

【主产地】 主产于四川、云南、贵州、重庆、广东、广西等。

【采收与加工】 秋、冬二季采收，晒干，或略蒸，晒干。

【药材鉴别】

（一）性状特征

完整者盘状、莲蓬状或重叠宝塔状，商品多破碎呈不规则的扁块状，大小不一，表面灰白色或灰褐色。腹面有多数整齐的六角形房孔，空径3～4mm或6～8mm；背面有1个或数个黑色短柄。体轻，质韧，略有弹性。气微，味辛、淡（图1-66-4）。质酥脆或坚硬者不可供药用。

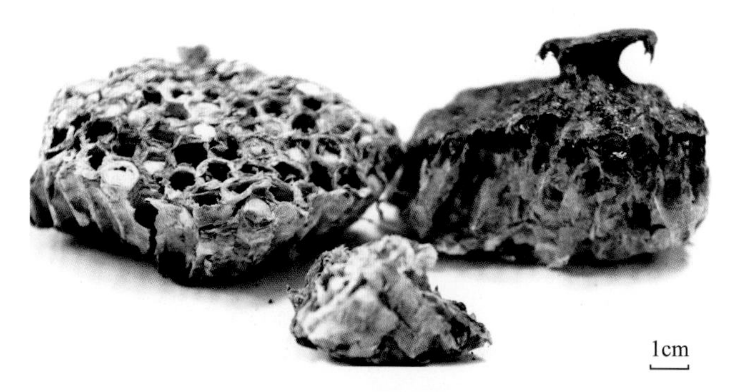

图1-66-4　蜂房药材图

（二）显微鉴别

粉末特征　灰褐色。碎片浅黄色、黄色、深棕黄色或深褐色，大小不等。有的表面具多角形网格样纹理，有的密布瘤状突起，有的则呈现鱼鳞状纹理，有的可见刚毛基痕和刚毛脱落后留下的毛窝。毛窝圆形或类圆形，大小不一，呈双圆圈状。（图1-66-5）

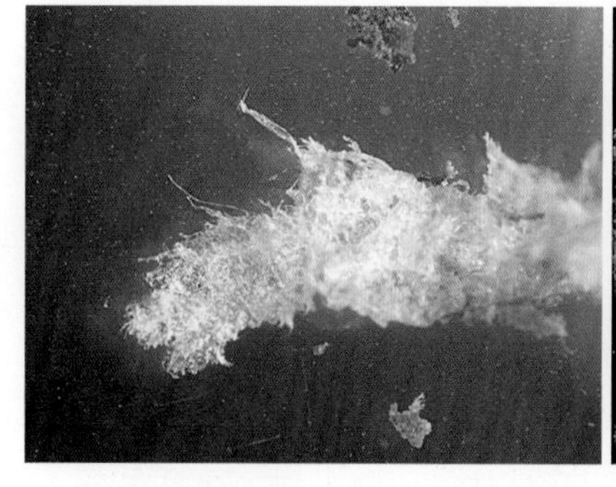
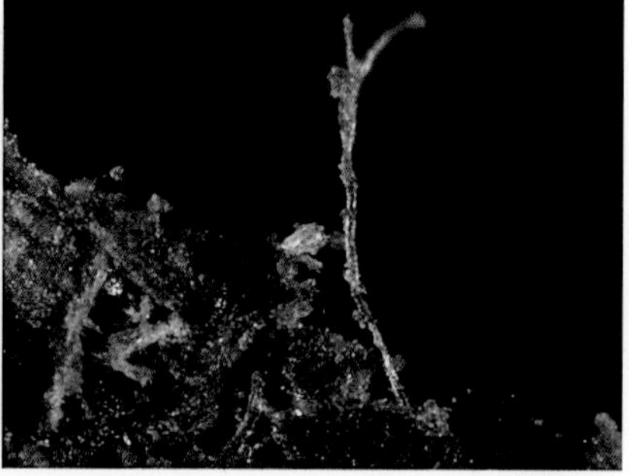

图1-66-5　蜂房粉末图

【质量评价】 以身干、整齐、无蛀、灰白色、孔小、体轻、内无死蛹者为佳。

水分　不得过12.0%。

总灰分　不得过10.0%。

酸不溶性灰分　不得过5.0%。

【化学成分】主要含酚酸类、核苷类、油脂、酶类、黄酮类、大分子蛋白质、多肽和其他小分子化合物等，另外还含有锌、硅、铜、锰、钾等微量元素[1]。

【性味归经】甘，平。归胃经。

【功能主治】攻毒杀虫，祛风止痛。用于疮疡肿毒，乳痈，瘰疬，皮肤顽癣，鹅掌风，牙痛，风湿痹痛。

【药理作用】

1. 抗肿瘤作用　蜂房中提取纯化出蛋白（NVP）有明显诱导白血病细胞凋亡、抑制白血病细胞增殖的作用[2]。

2. 抗炎与免疫调节作用　蜂房中蛋白多肽具有抗炎活性及抑制肿瘤细胞生长的作用，其中活性物质可能通过抑制各种细胞因子的表达而起到抗炎及增强机体免疫的作用[3]。

3. 抗菌作用　蜂房水提取物对细菌、真菌都有抑制作用。蜂房中甾醇类物质如α-谷甾醇和α-胡萝卜苷，对口腔龋病有抑制作用，是治疗口腔龋病的主要活性物质[4]。

主要参考文献

[1] 王亚婷. 蜂房的成分分析与质量分析方法的研究[D]. 太原：山西中医药大学，2015.

[2] 时彦，张连双，赵伟，等. 露蜂房纯化蛋白对白血病细胞形态学影响的研究[J]. 滨州医学院学报，2009，32(03)：177-179.

[3] 李冀，于雪，马育轩，等. 中药及其有效成分抗炎机制的研究进展[J]. 中医药学报，2010，38(10)：134-137.

[4] 左渝陵，谢倩，李继遥，等. 天然药物蜂房化学成分提取物对口腔细菌生长的实验研究[J]. 中国微生态学杂志，2005，17(01)：23-24.

（重庆市中药研究院　陈强）

67. 蜂胶

Fengjiao

PROPOLIS

【别名】树胶。

【来源】为蜜蜂科昆虫意大利蜜蜂*Apis mellifera* Linnaeus工蜂采集的植物树脂与其上颚腺、蜡腺等分泌物混合形成的具有黏性的固体胶状物。

【本草考证】本品历代本草未收载。江西省的《中草药学》（1971年）、《山东省中药材标准》（2002年）、《中国药典》收载入药。古希腊、古罗马和古埃及人早就认识到蜂胶的药用价值并得到广泛应用。意大利蜂于19世纪初引入我国，现为我国养蜂业中的主要蜂种。蜂胶是蜂用来填补蜂箱缝隙，缩小巢门，加固巢框的连接和粘连巢内所有大小不等的活动部分，磨光巢房，封固被蛰死巢内而未除去的敌害尸体的物质。

【原动物】体长12～14mm。体色变化大，深灰褐色至黄或黄褐色。上唇基黑色，不具黄或黄褐色三角斑；后翅中脉不分叉。（图1-67-1）

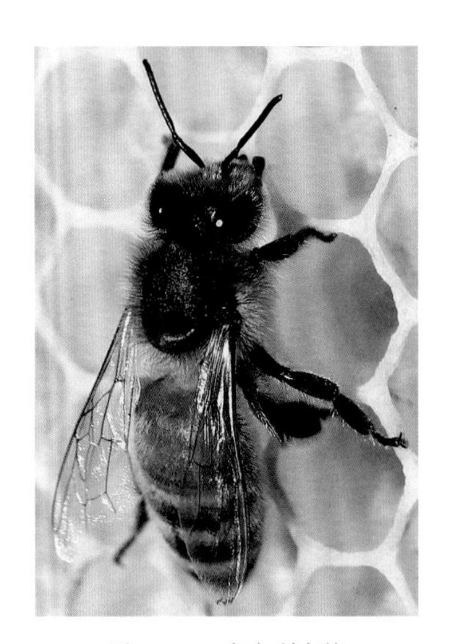

图1-67-1　意大利蜜蜂

自然状态下，常在树洞、阳坡土岩石洞穴、墓穴、谷仓、墙洞中营造蜂巢而栖息其中。

【主产地】全国各地均产。

【采收与加工】夏、秋二季将粘有蜂胶的蜂箱盖布、纱盖、格栅或者集胶器替换下来，放于冰柜中速冻，然后轻轻将蜂胶敲下，经低温粉碎、萃取后冷冻保存。

【药材鉴别】

（一）性状特征

本品为团块状或不规则碎块，呈青绿色、棕黄色、棕红色、棕褐色或深褐色，表面或断面有光泽。20℃以下逐渐变硬、脆，20～40℃逐渐变软，有黏性和可塑性。气芳香，味微苦、略涩、有微麻感和辛辣感。（图1-67-2）

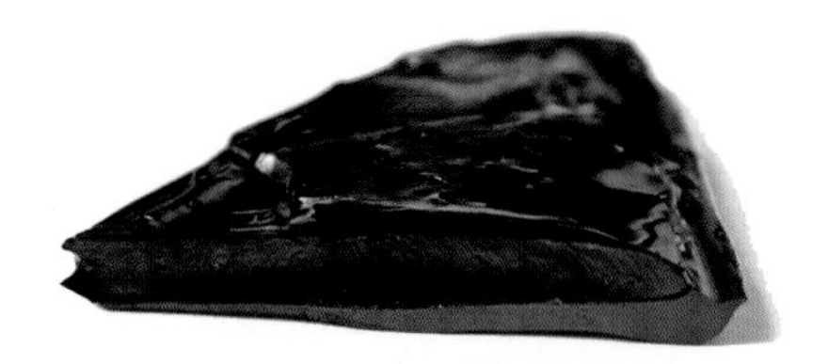

图1-67-2　蜂胶药材图

（二）显微鉴别

粉末特征　表面观呈晶珠或晶体样，褐色或黄褐色。碎片浅黄色，黄色，深棕黄色或深褐色，多散在，大小不等。有的表面观似油珠，具光泽，有的呈不规则晶状体，有的有白色晶体状物质夹杂其中。（图1-67-3）

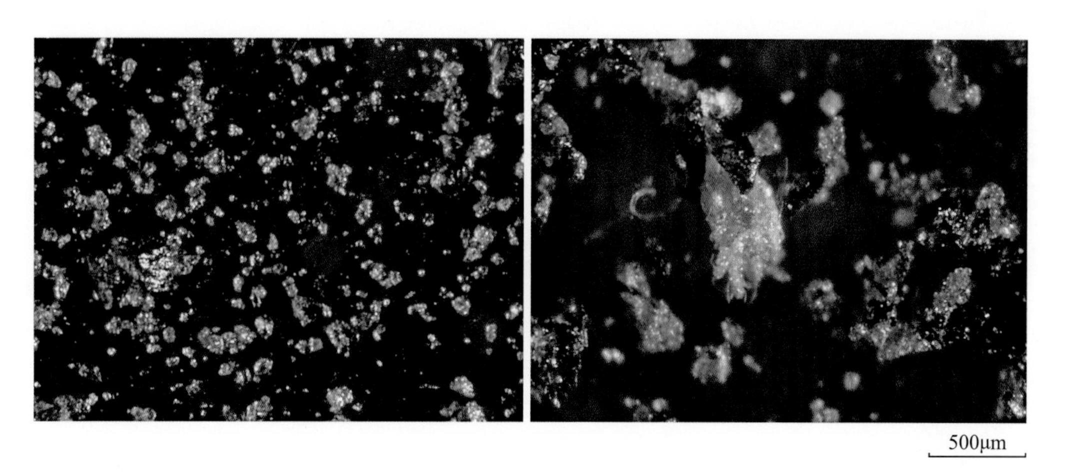

图1-67-3　蜂胶粉末图

（三）理化鉴别

1. 化学法　取本品适量，置载玻片上，用火焰加热至熔化并有青烟产生，嗅之有树脂乳香气。放冷，深色树脂状物质周围有淡黄色或黄色蜡状物产生。

2. 薄层色谱法　采用薄层色谱法，对蜂胶甲醇提取物进行鉴别图谱研究。条件为：取白杨素对照品、高良姜对照品和乔松素对照品，加甲醇制成每1ml含1mg的混合溶液，作为对照品溶液。以甲苯-乙酸乙酯-冰醋酸（10∶3∶0.5）为展开剂，喷三氯化铝乙醇试液，热风吹干，在紫外光（365nm）下检视。供试品色谱中，在与对照药材色谱和对照品色谱相应的位置上，显相同颜色的荧光斑点。

【质量评价】以芳香、深褐色或青绿色、有光泽、断面与大理石外形类似者为佳。

水分　不得过3.5%。

总灰分　不得过8.0%。

酸不溶性灰分　不得过6.0%。

重金属及有害元素　照铅、镉、砷、汞、铜测定法（原子吸收分光光度法或电感耦合等离子体质谱法）测定，铅不得过8mg/kg。氧化时间不得过22秒。

醇溶性浸出物　不得少于50.0%。照醇溶性浸出物测定法项下的冷浸法测定，用乙醇作溶剂。

含量测定　照高效液相色谱法测定，按干燥品计算，含白杨素不得少于2.0%；高良姜素不得少于1.0%；咖啡酸苯乙酯不得少于0.50%。

【化学成分】主要含黄酮类化合物、挥发油、萜类、有机酸、氨基酸、矿物元素及其他活性组分，代表性成分有槲皮素、蜂胶双萜和咖啡酸苯乙酯[1]。

【性味归经】苦、辛，寒。归脾、胃经。

【功能主治】补虚弱，化浊脂，止消渴。外用解毒消肿，收敛生肌。用于体虚早衰，高脂血症，消渴；外治皮肤皲裂，烧烫伤。

【药理作用】

1. 抗肿瘤作用　蜂胶能够在一定程度上抑制和杀害肿瘤细胞，并能够提高机体的免疫力[2]。蜂胶能够抑制人乳腺癌细胞、白血病细胞系、人胰腺癌细胞、人结肠癌细胞、人肝癌细胞、人宫颈癌细胞、人肺癌细胞以及人恶性胶质瘤细胞等多种肿瘤细胞的增殖[3]。蜂胶能够通过调节细胞内的Ca^{2+}的含量非特异性阻碍喉癌Hep-2的细胞周期全过程，抑制Hep-2细胞的增殖并诱导其凋亡[4]。

2. 抗菌、抗病毒作用　蜂胶中黄酮类、萜类及酚酸类化合物含量丰富而使其具有很好的广谱抗菌作用，在治疗伤口感染方面具有很好的疗效，被称为天然抗菌素。蜂胶对革兰阳性菌的抑制作用强于对阴性菌的抑制作用，且对金黄色葡萄球菌的功效最明显，对大肠杆菌的抑制作用强于其他阴性菌[5-7]。

蜂胶也是天然抗病毒物质，有抗禽流感病毒的功效[8]。蜂胶对HIV病毒也具有抵御作用[9]。

3. 抗炎作用　蜂胶对大鼠佐剂性关节炎具有明显的治疗功效[10]。蜂胶对酵母聚糖诱导发生的急性腹膜炎具有较好效果[11]。

主要参考文献

[1] 曾志将. 养蜂学[M]. 第2版. 北京：中国农业出版社，2009：180-181.

[2] 李雅晶，冯磊，胡福良. 蜂胶中的抗肿瘤成分及作用机理研究进展[J]. 国际中医中药杂志，2005，27(4)：199-202.

[3] 王月华. 蜂胶抗肿瘤活性及功效成分研究[D]. 聊城：聊城大学，2017.

[4] 王菊香，郑海萍，裴士庚，等. 蜂胶体外诱导喉癌细胞凋亡的实验研究[J]. 时珍国医国药，2009，20(10)：2418-2419.

[5] Drago L, Mombelli B, De Vecchi E, et al. In vitro antimicrobial activity of propolisdry extract[J]. J Chemother, 2000, 12(5): 390-395.

[6] 申慧亭，靳月琴. 蜂胶抗菌作用的实验室研究[J]. 长治医学院学报，2005，19(4)：253-254.

[7] 龚上佶，郭夏丽，罗丽萍，等. 中国不同地区蜂胶的抑菌性研究[J]. 北京工商大学学报（自然科学版），2011，29(2)：23-27.

[8] Kujumgiiev A, Tsvetkova I, Serkedjieva Y, et al. Antibacterial, antifungal and antiviral activity of propolis of different geographic origin[J]. J Ethnopharmacol, 1999, 64(3): 235-240.

[9] Harish Z, Rubinstein A, GolodnerM, et al. Suppression of HIV1replication by propolis and its immunoregulatory effect[J]. Drugs Exp Clin Res, 1997, 23(2): 89-96.

[10] 胡福良，李英华，朱威，等. 蜂胶对大鼠佐剂性关节炎的作用及其机制的研究[J]. 中国中药杂志，2005，40(15)：1146-1148.

[11] Borrelli F, Maffia P, Pinto L, et al. Phytochemical compounds involved in the anti-inflammatory effect of propolis extract[J]. Fitoterapia, 2002, 73(1): S53-S63.

（重庆市中药研究院　陈强）

68. 蜂蜡

Fengla

CERA FLAVA

【别名】黄蜡、白蜡、蜜蜡。

【来源】为蜜蜂科昆虫中华蜜蜂*Apis cerana* Fabricius或意大利蜜蜂*Apis mellifera* Linnaeus分泌的蜡。将蜂巢置水中加热，滤过，冷凝取蜡或再精制而成。

【本草考证】本品始载于《神农本草经》，列为上品，原名蜜蜡。“味甘微温。主下痢脓血，补中，续绝伤金创。益气、不饥、耐老。生山谷”。历代本草所载蜂蜡都与之一脉相承。《名医别录》载：“生武都蜜房木石间。”《本草纲目》载：“蜡乃蜜脾底也。取蜜后炼过，滤入水中，候凝取之，色黄者俗名黄蜡，煎炼极净色白者为白蜡，非新则白而久则黄也。与今时所用虫造白蜡不同。”从上述形态描述、使用情况分析，古代本草所载药用蜂蜡即中华蜜蜂*Apis cerana cerana* Fabricius单一品种来源。

【原动物】

1. 中华蜜蜂　成体长100～130mm，成年躯体分头、胸、腹3个体节；头部有一对触角，1对复眼和3只单眼；胸部着生2对翅膀和3对足，体节两侧各具气门1对；体表有大量长短不一、粗细不同、形态各异的刚毛。背板体色深灰褐色、黄色、红棕或黑色。步足均为黑色。后足具有采集花粉的花粉耙和花粉筐等特化结构。唇基中央有黄色三角斑，后翅中脉分叉。（图1-68-1）

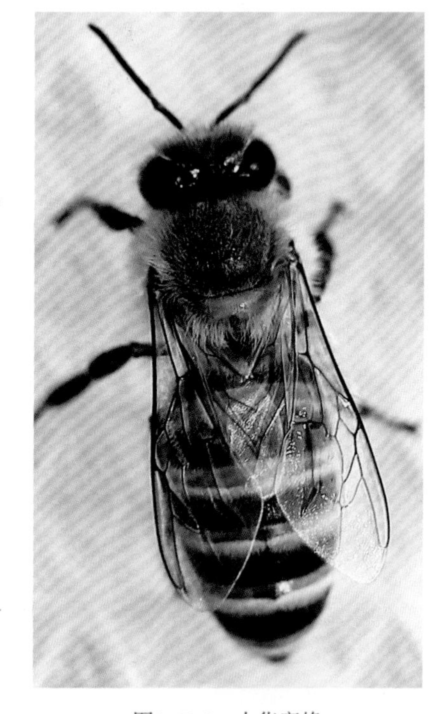

图1-68-1　中华蜜蜂

常在树洞、阳坡土岩石洞穴、墓穴、谷仓、墙洞中营造蜂巢栖息其中。

2. 意大利蜜蜂　参见“蜂胶”。

【主产地】主产于云南、贵州、四川、广西、福建、广东、湖北、安徽、湖南、江西等[1]。

【采收与加工】提炼蜂蜡原料主要为旧巢脾、取蜜时割下蜜房盖，还有赘脾、蜡瘤、雄蜂房盖、取浆时割下的台口蜡等碎蜡。旧巢脾、蜜房盖、碎蜡等混有茧衣、蜂胶等杂质，经过提炼去掉杂质后才能利用。

【药材鉴别】

（一）性状特征

为规则六边形或不规则团块，大小不一。呈黄色、淡黄棕色或黄白色，不透明或微透明，表面光滑。体较轻，蜡质，断面砂粒状，用手搓捏能软化。有蜂蜜样香气，味微甘。（图1-68-2）

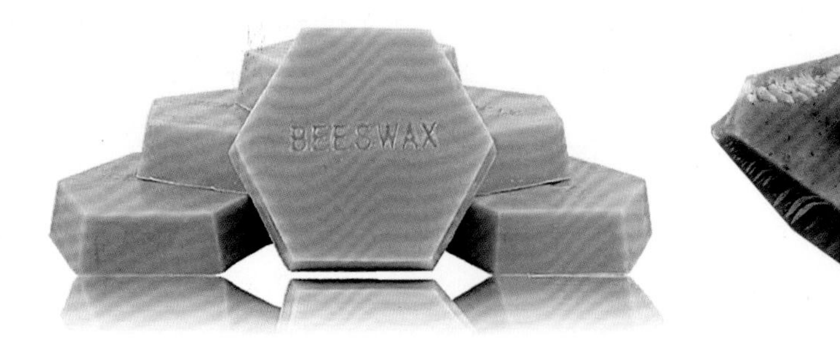

图1-68-2　蜂蜡药材图

（二）显微鉴别

1. 粉末特征　低倍镜（3×）下，表面观有不规则凹凸或折叠，有淡黄色或黄绿色斑点，表面观可见细小白斑。（图1-68-3）

2. 药材碎片特征　平面呈冰晶样，表面部分略透明，部分不透明，有棕色或黄棕色条块。（图1-68-4）

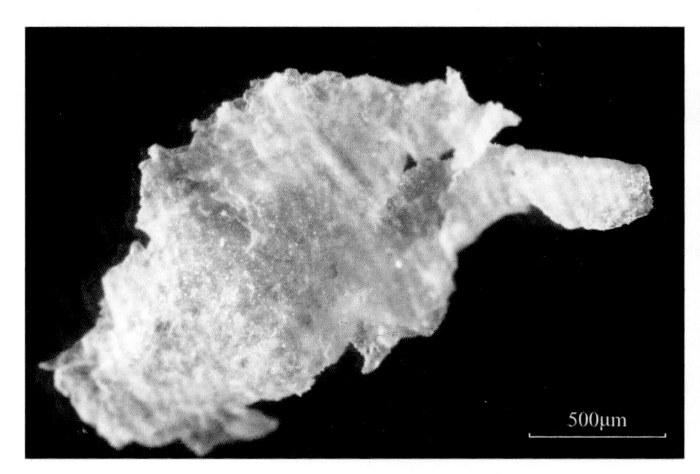

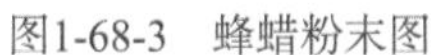
图1-68-3　蜂蜡粉末图

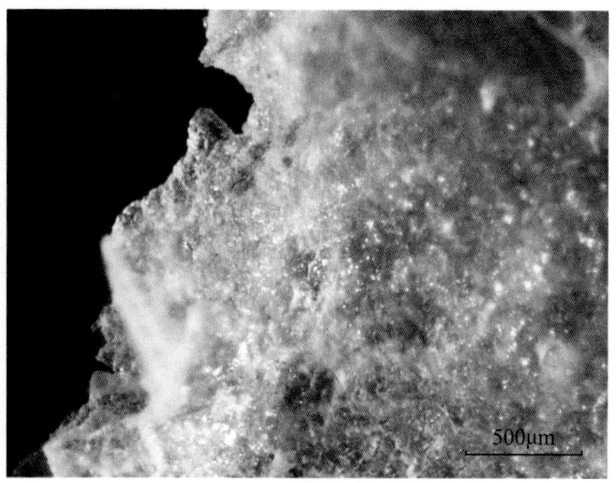

图1-68-4　蜂蜡药材碎片图

（三）理化鉴别

使用甲苯溶解过滤烘干测定杂质含量。熔点、酶值和碳氢化合物按SN/T 1107规定的方法测定。应用阿贝折光仪测定折光率。酸值使用酚酞指示剂，应用氢氧化钾溶液滴定法测定。皂化值应用盐酸滴定法测定。

【质量评价】以流蜜期生产的赘蜡、蜜盖蜡为佳。在理化指标内，又分为一级品和二级品。

杂质介于0.3～1.0为二级品，低于和等于0.3为一级品。酯值（以KOH计）（mg/g），东方蜂蜡80.0～95.0和西蜂蜡70.0～80.0为一等品；东方蜂蜡70.0～79.0和西蜂蜡60.0～69.0为二等品。

【化学成分】主要含高级脂肪酸和高级一元醇所合成的酯，还含单酯类和羟基酯类、脂肪酸、胆固醇酯、着色剂、W-肉豆蔻内酯、游离脂肪醇、游离脂肪酸和饱和脂肪酸等物质[2]。

【性味归经】甘，微温。归脾经。

【功能主治】解毒，敛疮，生肌，止痛。外用于溃疡不敛，臁疮糜烂，外伤破溃，烧烫伤。

【药理作用】

1. 抗溃疡作用　其主要活性成分为长链脂肪醇族（D-002）及长链脂肪酸族（D-003）。D-002能明显改善由卡拉胶引起的豚鼠结肠溃疡的前期症状，并对由醋酸引起的慢性溃疡病也有很好的治疗作用，有效率达65.8%[3-4]。口服D-002（25mg/kg）可增加非溃疡大鼠可溶性黏液分泌量，保持溃疡可溶性黏液量，从而达到保护胃黏膜作用，D-002抗溃疡作用机制可能是刺激机体产生内源性前列腺素[5]。

2. 抗炎镇痛作用　小鼠通过食用D-002从而降低体内的LTB_4水平，从而达到抗皮肤炎症的作用。临床上应用蜂蜡、蜂蜜和橄榄油混合物治疗尿布皮炎，与类固醇软膏混合治疗特异性皮炎和非特异性皮炎，都取得了很好的疗效[6]。加热溶化蜂蜡，应用浸泡方法，可治疗风湿性关节炎、类风湿关节炎引起的手指关节疼痛[7]。蜂蜡配伍川乌、草乌、羌活、独活、秦艽、川芎、桂枝治疗风湿性关节炎，有效率达100%[8]。

3. 降血脂、胆固醇作用　蜂蜡中的长链脂肪酸与阿司匹林联合用药，能够明显延长出血时间，抗血小板凝聚和血栓形成[9]。蜂蜡经皂化、分离和提取可得到富含三十烷醇和二十八烷醇的混合物，该混合物胶囊制剂能明显在一定范围内剂量相关地降低大鼠血清总胆固醇、甘油三酯和低密度脂蛋白胆固醇的含量[10]。

4. 其他应用　蜂蜡和香油煎化后搅拌均匀，待冷后涂抹，行暴露疗法，治疗烫伤，治愈率达100%[11]。此外，蜂蜡还应用于化妆品、蜡染工业和保鲜剂等。

主要参考文献

[1] 陈盛禄. 中国蜜蜂学[M]. 北京：中国农业出版社，2001：23.

[2] 曾志将. 养蜂学[J]. 中药材，2010，33(4)：499-503.

[3] Noa M, Mas R. Effect of D-002on the pre-ulcerative phase of carrageenan-induced colonec ulceration in the guinea-pig[J]. Journal of Pharmacy and Pharmacology, 1998, 50(5): 549-553.

[4] Molina V, Carbajal D, Arruzazabala L, et al. Therapeutic effect of D-002(abexol) on gastric ulcer induced experimentally in rats[J]. J Med Food, 2005, 8(1): 59-62.

[5] Carbajal D, Molina V, Valdés S, et al. Possible cytoprotective mechanism in rats of D-002, an anti-ulcerogenic product isolated from beeswax[J]. Journal of Pharmacy and Pharmacology, 1996, 48(8): 858-860.

[6] Al-Waili NS. Mixture of honey, beeswax and olive oil inhibits growth of staphylococcus aureus and Candida albicans[J]. Arch Med Res, 2005, 36(1): 10-13.

[7] 胡献国. 蜂蜡治疗风湿关节疼痛[J]. 蜜蜂杂志，2015，12：26.

[8] 陈建军. 药蜡疗法治疗肩周炎16例[J]. 实用中医内科杂质，2007，21(9)：97.

[9] Molina, V Arruzazabala ML, Carbajal D, et al. Synergistic effect of D-003and aspirin on experimental thromboses models[J]. Prostaglandins, Leukotrienes & Essential Fatty Acids, 2003, 64(5): 305-310.

[10] 廖芳，张小娜. 新型降胆固醇药物蜂蜡素胶囊[J]. 中国药师，2005，8(12)：1039-1040.

[11] 王会芹，刘文. 蜂蜡治疗烫伤[J]. 中国社区医师，2008，13：118.

（重庆市中药研究院　陈强）

69. 蜂蜜

Fengmi

MEL

【别名】岩蜜、石蜜、蜂糖。

【来源】为蜜蜂科昆虫中华蜜蜂*Apis cerana* Fabricius或意大利蜜蜂*Apis mellifera* Linnaus所酿的蜜，春至冬季采收，滤过。

【本草考证】本品始载于《神农本草经》，文献中将蜂蜜称为："岩蜜""石蜜""石饴""蜂糖"。并把"石蜜、蜂子、蜜蜡"列为上品。具"味甘平。主心腹邪气，安五脏诸不足，益气补中，止痛解毒，除众病，和百药，久服强志轻身，不饥不老""多服久服不伤人"之功效[1]《名医别录》载："生武都山谷、河源山谷及诸山石中，色白如膏者良。"陶弘景曰："石蜜即崖蜜也，高山岩石间作之，色青赤，味小硷，食之心烦。其蜂黑色似虻。又木蜜呼为食蜜，悬树枝作之色青白，树空及人家养作之者，亦白，而浓厚唯美。"《本草纲目》列入第39卷，虫部卵生类上，以蜂蜜起题。谓："蜜以密成，估谓之蜜。《本经》原作石蜜，盖以生岩石者为良耳，而诸家反致疑辨。今直题曰蜂蜜。正名也。"。综上，古代药用蜂蜜有2种，一为产于岩崖、山林中，另为家养蜂之蜜。石蜜即为今之大蜜蜂（排蜂、野蜜蜂）*Apis dorsata* Fabr所酿。家养者为中华蜜蜂*Apis cerana* Fabricius所酿。现代多以中华蜜蜂和意大利蜜蜂所酿，石蜜则罕见。

【原动物】

1. 中华蜜蜂　参见"蜂蜡"。

2. 意大利蜜蜂　参见“蜂胶”。

【主产地】主产于湖北、四川、辽宁、陕西、黑龙江等。

【养殖要点】

1. 生物学特性　巢筑于洞内或暴露于外，巢内腹板蜡腺分泌的蜡制成巢脾，巢脾由相背的与地面垂直的两层巢室组成，巢室六边形，一般等大。雄蜂的巢室较大，蜂王巢室称王台，住在巢脾边沿或悬于巢脾下沿。幼蜂的食物是由成年工蜂渐进式提供，幼蜂老熟后由成蜂封闭巢室。蜜蜂群体内由工蜂（worker）、雄蜂（drone）和蜂王（蜂后）组成。蜂王专司产卵，其蜂王物质起着维系群体及抑制新蜂王产生的作用。雄蜂专司交配。工蜂的数量很大，营筑巢、守卫、清洁巢室和调节室温，更重要的是采集花粉、花蜜和饲育幼蜂。

2. 养殖技术　选择具有良好水源、空气质量，周边半径3公里内有丰富蜜粉源的地点作为场址，选用适合当地环境条件和蜂场生产要求的蜂种，不从疫区引进蜂群、蜂王以及蜂蜜、蜂花粉等投入品，饲养机具要进行卫生消毒；生产蜂群中华蜜蜂要在5脾以上，意大利蜜蜂要在8脾以上，蜂脾相称；春天和秋天繁殖时如果蜂箱内食物不足要及时饲喂蜂蜜、蜂花粉或者白糖水。

3. 病虫害　防止其天敌胡蜂、老鼠等对其伤害。中蜂幼虫病、微孢子虫病、白垩病、雅氏瓦螨等。

【采收与加工】广东、广西、海南、福建、台湾可以一年四季采收蜂蜜，东北、内蒙、新疆等地区夏季和秋季采收，其余地区可以春、夏、秋季采收。在蜜源植物大流蜜之前需要取出前期饲喂的饲料蜜，加入空蜜脾；当采收蜜脾中有1/3以上蜜房封盖后，可取出用割蜜刀去除蜡盖，再用摇蜜机将蜂蜜从蜜脾中取出并过滤；传统养殖蜂箱可把蜜脾从蜂箱中割下，压榨过滤；通过加热浓缩除去蜂蜜中水分至18%以下。

【商品规格】以水分含量作为其商品等级划分为市场所接受，依其水分制定其商品规格等级，见表1-69-1。

表1-69-1　蜂蜜商品规格等级

<table>
<tr><th>项目</th><th>一级品</th><th>二级品</th></tr>
<tr><td>水分（%）
荔枝蜂蜜、龙眼蜂蜜、柑橘蜂蜜、鹅掌柴蜂蜜、乌桕峰蜜
其他</td><td>
≤23
≤30</td><td>
≤26
≤24</td></tr>
<tr><td>果糖和葡萄糖含量（%）</td><td colspan="2">≥60</td></tr>
<tr><td>蔗糖（%）
桉树蜂蜜、柑橘蜂蜜、紫花苜蓿蜂蜜、荔枝蜂蜜、野桂花蜂蜜
其他</td><td colspan="2">
≤10
≤5</td></tr>
<tr><td>酸度（1mol/L氢氧化钠）（ml/kg）</td><td colspan="2">≤40</td></tr>
<tr><td>羟甲基糠醛（mg/kg）</td><td colspan="2">≤40</td></tr>
<tr><td>淀粉酶活性（1%淀粉溶液）[ml/（g·h）]
荔枝蜂蜜、龙眼蜂蜜、柑橘蜂蜜、鹅掌柴蜂蜜
其他</td><td colspan="2">
≥2
≥4</td></tr>
<tr><td>灰分（%）</td><td colspan="2">≤0.4</td></tr>
</table>

【药材鉴别】

（一）性状特征

本品为半透明、带光泽、浓稠的液体，白色至淡黄色或橘黄色至黄褐色（不同蜂种与不同蜜源），放久或遇冷

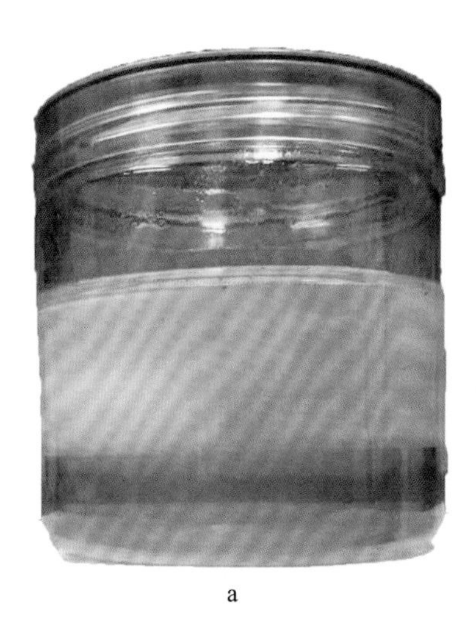
a

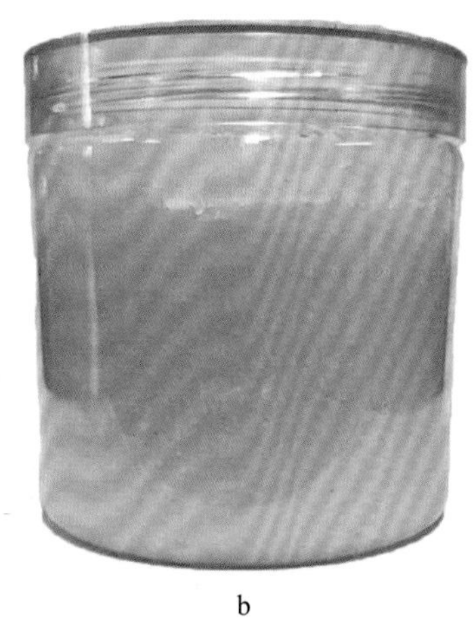
b

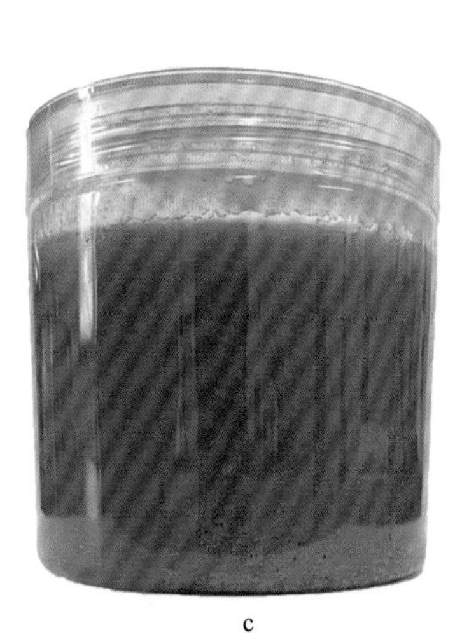
c

图1-69-1　蜂蜜药材图

a. 洋槐蜂蜜　b. 椴树蜂蜜　c. 中华蜜蜂蜂蜜

渐有白色颗粒状结晶析出（图1-69-1）。气芳香，味极甜。

（二）显微鉴别

蜂蜜品种的鉴别主要通过蜂蜜中所含的花粉粒的形态和数量进行判断，用乙酸软化蜂蜜中花粉的内含物，乙酸酐和硫酸的混合液再将软化的内含物分解，使花粉外壁及孔沟清晰，在显微镜下观察。

我国主要品种蜂蜜花粉形态：

（1）油菜蜂蜜（*Brassica, campestris* L.）（十字花科：Craciferae）花粉　扁球形或球形、近球形，具3沟，外壁表面为粗网状纹饰，花粉大小为（20.8～23.4）21.1 μm × 23.4（22.1～26.0）μm。（图1-69-2a）

（2）荔枝蜂蜜（*Litchi chnensis* Sonn.）（无患子科：Sapindeceae）花粉　长球形，具3孔沟，外壁表面为胸纹状-细网状纹饰，花粉大小为（20.4～27.5）23.0μm × 19.3（17. 6～23.1）μm。（图1-69-2b）

（3）刺槐蜂蜜（*Robinia pseudoacacia* L.）（蝶形花科：Papilionaceae）花粉　球形，具3孔沟，外壁表面为模糊细网状纹饰，花粉大小为（26.5～30.4）96.6μm × 26.6（24.7～28.5）μm。（图1-69-2c）

（4）枣树蜂蜜（*Ziziphus Jujuba* Mill.）（鼠李科：Rhamnaceae）花粉　近球形，具3孔沟，花粉大小为（20.0～23.5）22.0μm × 23.6（22.6～24.4）μm。（图1-69-2d）

（5）荆条蜂蜜［*Vitex negando Var.heterophylla*（Franch）Rehd.］（马鞭草科：Verbenaceae）花粉　扁球形或近球形，具3沟，外壁表面为模糊细网状纹饰，花粉大小为（20.0～27.5）22.5μm × 25.0（22.5～27.5）μm。（图1-69-2e）

（6）椴树蜂蜜（*Tilia amurensis* Rupr.）（椴树科：Tiliaaceae）花粉　扁球形，具3沟，或2、4、5沟，外壁表面为网状纹饰，花粉大小为（24～28）μm ×（36～52）μm[2]。（图1-69-2f）

【质量评价】以水分小、有油性、稠如凝脂、用木棒挑起时蜜汁下流如丝状不断，且盘曲如折叠状，味甜不酸、气芳香，洁净无杂质者为佳。

水分　不得过24.0%。

5-羟甲基糠醛　不得过0.004%。

蔗糖和麦芽糖　分别不得过5.0%。

果糖和葡萄糖　总量不得少于60.0%，果糖与葡萄糖含量比值不得小于1.0。

【化学成分】主要含葡萄糖、果糖、蔗糖、潘糖、帕拉金糖、淀粉酶、蔗糖酶、葡萄糖氧化酶、过氧化氢酶、赖氨酸、组氨酸、咖啡酸、柠檬酸、葡萄糖酸、微量元素，还含有酚酸和黄酮类物质[3]。

【性味归经】甘，平。归肺、脾、大肠经。

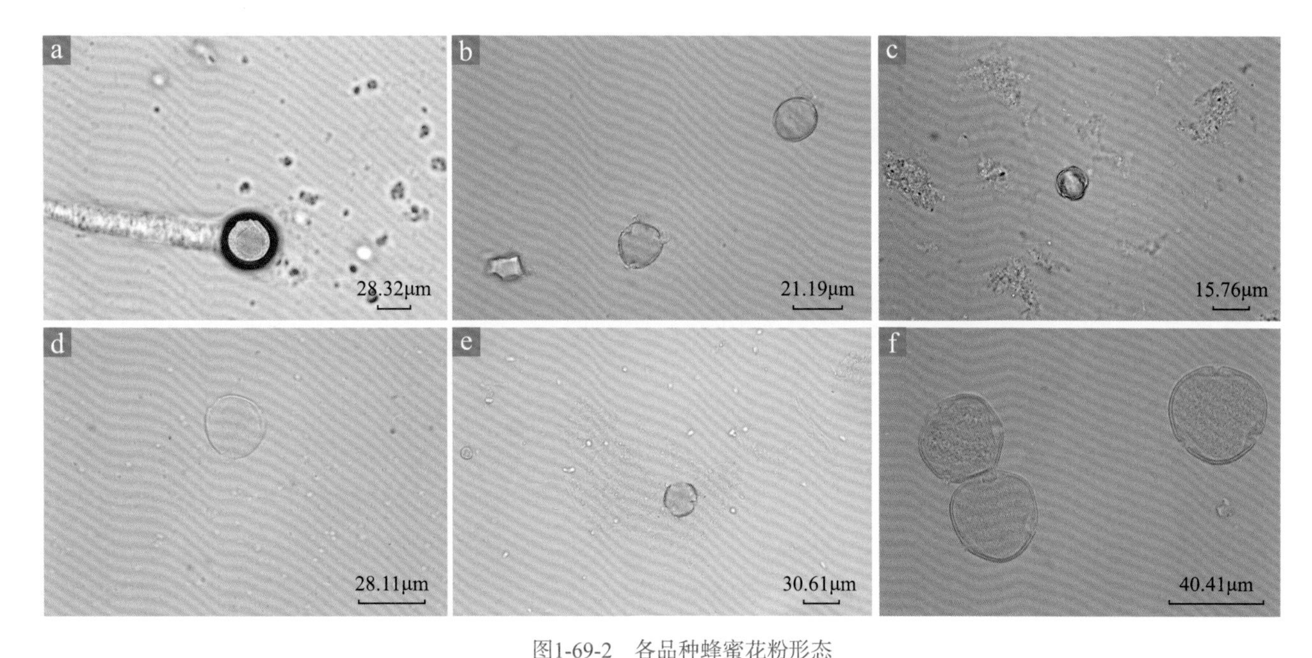

图1-69-2　各品种蜂蜜花粉形态

a. 油菜花粉　b. 荔枝花粉　c. 刺槐花粉　d. 枣树花粉　e. 荆条花粉　f. 椴树花粉

【功能主治】补中，润燥，止痛，解毒。外用生肌敛疮。用于脘腹虚痛，肺燥干咳，肠燥便秘，解乌头类药毒。外治疮疡不敛，水火烫伤。

【药理作用】

1. 抗肿瘤作用　蜂蜜可防止大鼠五种类型肿瘤的转移，并能增强氟尿嘧啶（5-Fu）和环磷酰胺等化疗药物的效果。蜂蜜抗肿瘤的原因是它含有抗肿瘤成分——咖啡酸，而咖啡酸能有效地抑制动物的结肠癌和皮肤癌。给动物喂蜂蜜，可防止动物肿瘤的发生和转移。作用特点是：蜂蜜的抗癌成分具有中度抗肿瘤和显著的抗肿瘤转移作用，可增强环磷酰胺和5-Fu的疗效，且可以减少毒性[3-4]。

2. 促进组织再生作用　蜂蜜有机酸和各种氧化酶的生物活性是蜂蜜消炎杀菌、促进组织再生、治疗创面必需的物质基础。其作用机制是蜂蜜可通过提供创面营养、控制创面感染、抗炎、清除坏死组织、调节创面愈合相关细胞因子等多条途径促进创面愈合[5]。

3. 润肠通便作用　蜂蜜由于富含果糖，蜂蜜对胃肠功能具有调节作用，可使胃酸分泌正常，使胃痛及胃烧灼感消失，增加红细胞及血红蛋白数量，能增强肠蠕动，可显著缩短排便时间，从而促进消化、润肠通便[6]。

主要参考文献

[1] 张婷婷，常萍. 蜂蜜的历史沿革与现代应用[J]. 中国中医药远程教育，2010，8(11)：264-265.

[2] 刘炳仑. 我国春夏秋冬44种主要蜜源植物的花粉形态[J]. 养蜂科技，2001(4)：4-6.

[3] 吴国泰，武玉鹏. 蜂蜜的化学、药理及应用研究概况[J]. 蜜蜂，2017(1)：3-6.

[4] 李士骧. 蜂蜜的化学构成及微量元素[J]. 中国养蜂，2000，51(6)：38-39.

[5] 朱红娟，赵品品. 蜂蜜对烫烧伤治疗的研究进展[J]. 中国蜂业，2011，62(4)：31-33.

[6] 黄文诚. 蜂蜜在现代医学中的应用[J]. 中国养蜂，2003，54(1)：38-39.

（中国农业科学院　李熠）

70. 蜣螂

Qianglang

CATHARSIUS

【别名】蛣蜣、推屎耙、铁甲将军、滚屎虫、大将军等。

【来源】为金龟子科昆虫屎壳螂*Catharsius molossus* Linnaeus的干燥全体。一般6～8月间捕捉，捉回后置沸水中烫死，烘干即得。

【本草考证】本品始载于《神农本草经》，列为下品。《神农本草经》《名医别录》均未对蜣螂形态作描述，《名医别录》指出其生于长沙池泽，南北朝时期陶弘景对其生活特征作了描述："其喜入人粪中，取屎丸而却推之，俗名为摧丸。当取大者，其类有三、四种，以鼻头扁者为真"。陶氏所谓"鼻头扁者为真"和郭璞所述"黑甲虫，啖粪土"与金龟子科昆虫蜣螂 *Catharsius molossus*（Linnaeus）十分相似。唐代以后诸家本草一致认可"胡蜣螂"为最佳药用来源，《蜀本草》载："此类多种，取鼻高目深者，名胡蜣螂，今所在皆有之"。《图经本草》载："蜣娘生长沙池泽，今处处有之，其类极多。取其大者又鼻高目深者，名胡蜣螂，用之最佳"。《本草衍义》载："蜣螂，大小二种：一种大者胡蜣螂，身黑光，腹翼下有小黄，子附母而飞行。昼不出，夜方飞出，至人家。"根据上述本草对其形态描述、生境和分布分析，可知古代本草所言蜣螂与今之药用蜣螂为鞘翅目金龟子科昆虫屎壳螂干燥全虫一致。

【原动物】全体黑色，雄性头部有1尖角突，雌性有1矮小锥凸。雄性中部有高锐横脊，两端各有1向前角突，雌性无角突。（图1-70-1）

多栖息于草原和田垦边牛、马等家畜的粪堆下，掘土成穴而居。雌虫产卵以后，雌雄屎壳螂共推粪土将虫卵包裹成丸。

【主产地】主产于江苏、浙江、河北、湖南、湖北等。

【养殖要点】

1. 生物学特性　成虫4月下旬开始出土活动，10月下旬逐渐停止，成虫昼伏夜出。成虫将粪便紧缩成团，用土、黏液做成泥球，在上端留有一产卵孔，泥球大小6.08cm × 5.49cm，卵室1.2cm × 1.5cm，平均重约153g。成虫有趋光性和假死性。雌虫产卵室内，每室1粒，平均每雌产卵7.13粒。以新鲜人粪产卵最多，猪粪次之，牛粪最差。1龄幼虫期为6天，幼虫蜕皮为乳黄色。进入2龄后幼虫有食蜕皮的习性。幼虫在土下约45cm深处生活和越冬。蛹的体色、复眼及翅鞘从化蛹第6天起开始发生变化，至第43天停止变化，在21℃恒温下蛹期37～46天。

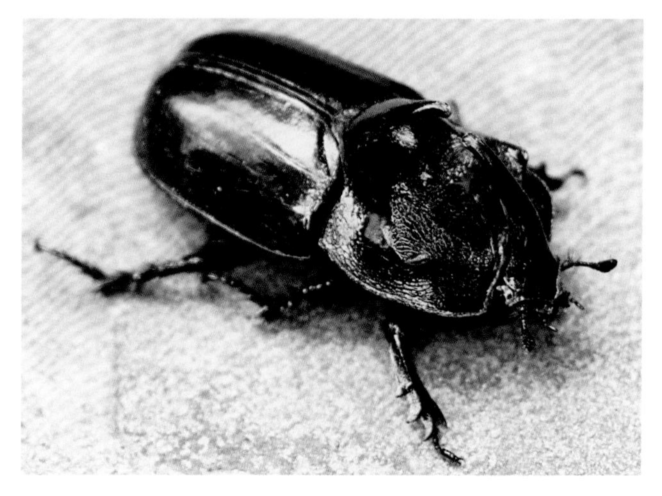

图1-70-1　屎壳螂

2. 养殖技术

（1）饲养设施　一般采用地上虫笼养殖法、下虫笼养殖法、水泥池养殖法、砖墙养殖场饲养法等。

（2）饲养管理

①选择种虫　饲养的种虫，以5～6月份最佳，因这部分成虫都为越冬成虫，一旦放养，一个月就能产卵。7月份气温太高，种虫在运输中易死亡。同时在这时期，又有大雨或暴雨，饲料易被冲走，也会造成种虫死亡（有防雨棚的除外）。放养种虫时，选择个体大、强壮、翅足完整无损的个体，按雌雄1∶1左右投放，以提高成活率和繁殖率。

②勤喂饲料　投入种虫后，及时投料。起初每天投料，以后视取食情况，随时补充。一般每2～3天一次。在食

料选择上，虽然人粪优于猪粪，猪粪优于牛粪，但根据来源与习惯，以猪粪作饲料最为方便，投放时，要注意选择新鲜粪便，生霉或晒干的都不宜饲喂。

3. 病虫害　屎壳螂在饲养中发现，蚯蚓、蝼蛄是主要敌害。常将土室钻破或钻通，导致泥球毁坏而使幼虫或蛹体死亡[1]。

【采收与加工】6～8月，用铁锹挖土法或晚上利用糖酒醋也或灯光诱捕屎壳螂成虫，沸水烫死，晒干或烘干。

【药材鉴别】

（一）性状特征

虫体呈椭圆形，长3～4cm，宽1.8～3cm，黑褐色，有光泽。雄虫较雌虫稍大，头部前方呈扇面形，易脱落，中央具角突1支，长约6mm。前胸背板呈宽关月形，顶部有横行隆脊，两侧各有角突1枚，后胸约占体长的1/2，为翅覆盖。雌虫头部中央及前胸背板横行隆脊的两侧无角状突。前翅革质，黑褐色，有7条纵向平行的纹理，后翅膜质，黄色或黄棕色。足3对，体质坚硬，有臭气。（图1-70-2）

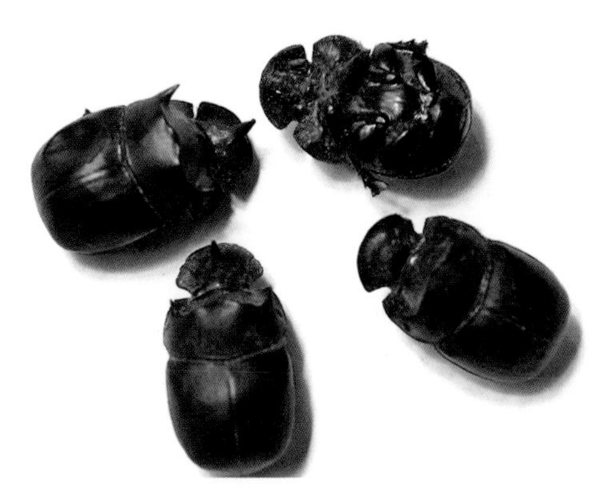

图1-70-2　蜣螂药材图

（二）显微鉴别

粉末特征　①体壁碎片浅黄色、黄色或深棕黄色，大小不等，形状不一，有的刚毛已脱落，散有毛窝，毛窝附近有星芒状的色素颗粒；有的边缘增厚，密布棘状物，有的着生三粗刚毛或少数细长刚毛。②刚毛黄色或黄棕色，细长，先端锐尖，表面具疣状突起，长60～20μm，基部直径7～15μm，壁厚1～3μm。③横纹肌纤维众多，近无色或淡黄色，半透明，多数断裂成薄片状，表同有紧密排列的曲折状或水波状的明暗带，纹理较清晰。④碳酸钙结晶众多，形状不规则，大小为2～10.5μm。（图1-70-3）

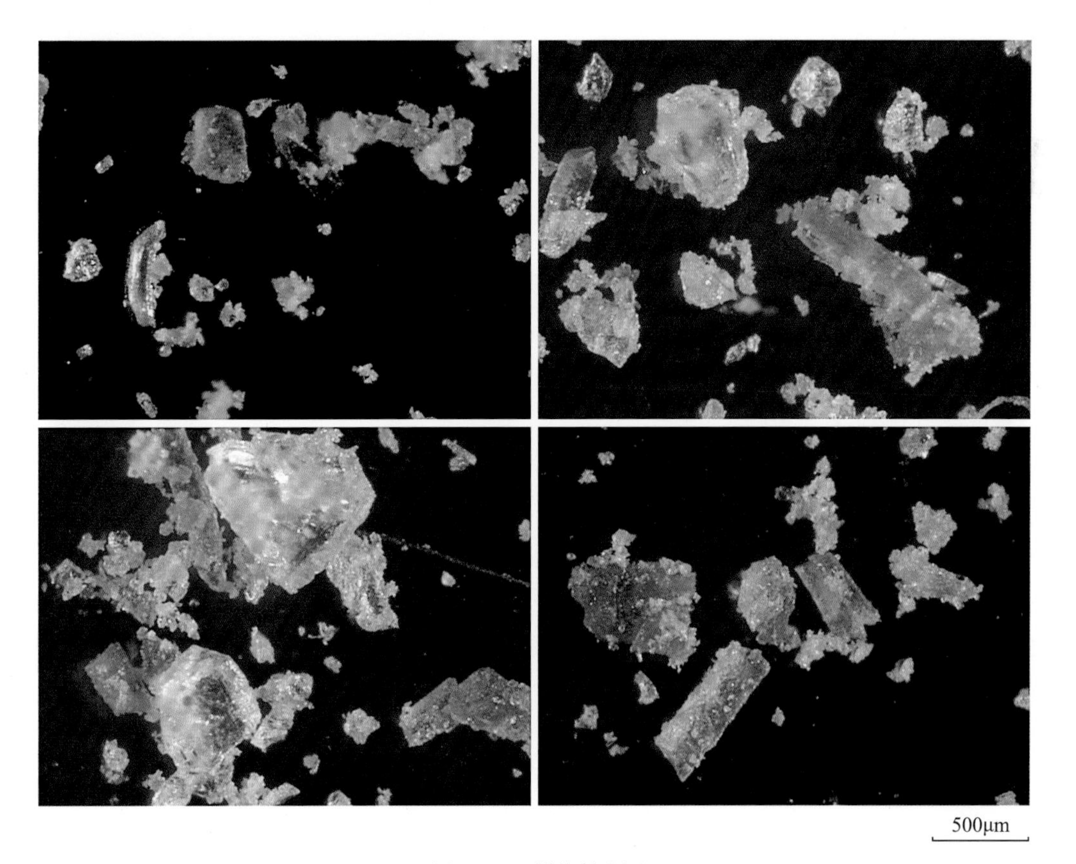

图1-70-3　蜣螂粉末图

（三）理化鉴别

（1）取本品粉末1g，加甲醇20ml冷浸过夜，过滤，溶液浓缩至5ml，将浓缩液滴在滤纸上，喷0.5%茚三酮溶液或0.2%吲哚醌丙酮溶液，然后在110℃下烘烤，可见黑色斑点。

（2）取本品乙醇提取液2ml，加入三氯化铁试剂1～2滴，溶液呈墨绿色。

【质量评价】以个大、完整、色黑者为佳。

【化学成分】

1. 蜣螂毒素 含有毒成分蜣螂毒素约1%，其溶于水、乙醇及三氯甲烷，但不溶于乙醚。100℃加热，经30分钟也不被破坏[2]。

2. 微量元素 含锌76.80mg/kg，铜15.34mg/kg，镁720.41mg/kg，锰16.16mg/kg，钼6.14mg/kg，铁537.95mg/kg，铯0.69mg/kg，钙888.64mg/kg，磷1967.47mg/kg[3]等微量元素。

3. 氨基酸 天门冬氨酸4.84mg/kg，苏氨酸1.53mg/kg，丝氨酸1.78mg/kg，谷氨酸5.48mg/kg，甘氨酸6.94mg/kg，丙氨酸3.88mg/kg，缬氨酸3.17mg/kg，蛋氨酸0.51mg/kg，异亮氨酸5.25mg/kg，亮氨酸6.07mg/kg，酪氨酸1.99mg/kg，苯丙氨酸2.30mg/kg，赖氨酸2.03mg/kg，组氨酸1.83mg/kg，精氨酸2.09mg/kg，脯氨酸3.46mg/kg，氨1.33mg/kg[4-5]。

【性味归经】咸、寒。有毒。

【功能主治】解毒，消肿，通便。用于疮疡肿毒，痔漏，便秘。

【药理作用】

1. 抗前列腺增生、抗前列腺炎作用 蜣螂对丙酸睾丸素引起的小鼠前列腺增生具有明显的抑制作用。而蜣螂三氯甲烷提取物和乙醇提取物对仅受体激动剂去甲肾上腺素所诱发的膀胱三角肌收缩具有显著的抑制作用[6]。能减轻造模大鼠前列腺质量，同时腺腔内的炎性细胞浸润程度和成纤维细胞增生程度均可明显减轻，表明蜣螂提取物对消痔灵所致的大鼠慢性前列腺炎具有良好的治疗作用[7]。

2. 抗癌作用 蜣螂是作为治疗癌症的昆虫之一，其抗癌作用的有效成分主要在腿部。最近的研究表明这种有效成分可能是一种由16个氨基酸组成的蛋白质，其对W-256肌肉型实体瘤具有较高的抑制活性作用，对P-388淋巴性白血病细胞具有边缘活性[8]。

3. 抗顽固性溃疡作用 临床实践表明蜣螂具有很好的抗皮肤顽固性溃疡作用。薛守年等采用蜣螂同当归、紫草、白芷、甘草、血竭、琥珀等治疗顽固性溃疡100例，结果溃疡全部愈合，表明蜣螂确有良好的抗顽固性溃疡作用[9-10]。

4. 其他方面药理作用 国外亦有研究报道蜣螂有效部位具有抗凝血和类纤维蛋白酶作用[11-13]，这些研究和报道都提示蜣螂可能具有很好的活血化瘀的作用。同时蜣螂中的壳聚糖还能增强动物体内巨噬细胞的功能，增强肝脏的抗毒作用，促进伤口愈合，以及抗炎、抗凝血作用等。

【用药警戒或禁忌】体虚者慎用；孕妇忌用。

蜣螂乙醇提取物，对小鼠毒性很小，经口服给药安全。蜣螂水提取部位对小鼠有明显急性毒性，可使小鼠表现为精神萎靡、呼吸异常、呆卧少动、对外界声刺激反应迟钝等，蜣螂水提取部位对小鼠半数致死量（LD_{50}）为19.01g/kg。蜣螂水提取部位中蛋白质质量分数约13%，相对分子质量为1.5×10^3～3.0×10^4，其中相对分子质量在3.0×10左右的蛋白质可能是蜣螂水提取部位毒性成分之一[14]。

【分子生药】采用DNA条形码技术，分别以药用神农洁蜣螂（*Catharsius molossus*）炮制品药材的完整和破碎个体为研究材料，对其mtDNA COI基因进行提取总DNA、扩增引物为COI序列通用引物，正向为LCO1490：5′-GGTCAACAAATCATAAAGATATTGG-3′，反向为HCO2198：5′-TAAACTTCAGGGTGACCAAAAAATCA-3′，经通用PCR反应程序进行扩增，反应后进行双向测序。通过对不同 DNA提取方法的比较，成功从炮制后干燥药材虫体内提取并扩增出mtDNA COI基因片段，mtDNA COI基因序列能够区分神农洁蜣螂和其形态近似种[15]。

【附注】现售商品中有一种独角蜣螂，又称独角仙，为独角仙科昆虫双叉犀金龟*Allomyiina dichotoma*（Linnaeus）

的干燥雄虫。全体棕色或棕褐色。头顶有崛起的角状突，长1.7～3cm，角上端2回分叉。前胸背板中央亦有一发达的二叉棘状突，长约1cm，尖端略弯向前下方，质较松脆。应注意区别。

主要参考文献

[1] 陈建军，刘立春. 两种药用蜣螂虫的人工饲养及诱捕技术[J]. 南京农专学报，2001，17(4)：44-48.

[2] 宋立人，洪恂，丁绪亮，等. 现代中药学大辞典（下册）[M]. 北京：人民卫生出版社，2001：2268-2269.

[3] 张赤兵. 家养和野生蜣螂药材的微量元素测定 [J]. 中国中医药信息杂志，1998，5(4)：23-24.

[4] 兰洲，王曙，董小萍，等. 蜣螂中氨基酸的测定 [J]. 华西药学杂志，2008，23(2)：232-233.

[5] 刘立春，陈小波，陈建军，等. 药用蜣螂的饲养及成虫微量元素和氨基酸测定[J]. 昆虫知识，1998，35(2)：99-100.

[6] 赵兴梅，朱敏，杨明，等. 蜣螂抗实验性前列腺增生作用研究[J]. 中药药理与临床，2006，22(5)：37-38.

[7] 兰洲. 蜣螂抗前列腺炎有效成分及质量标准的初步研究 [D]. 成都 ：成都中医药大学，2008.

[8] 刘纯益. 关于昆虫抗癌物质的研究概况 [J]. 昆虫知识，1979，16(4)：182.

[9] 薛守年，韩庭英. 蜣螂愈疡膏贴敷治疗顽固性溃疡 [J]. 河南中医，1998，18(1)：24.

[10] 薛守年，田运山，韩庭英. 复方蜣螂油膏治疗慢性顽固性溃疡100例[J]. 吉林中医药，1997(6)：16.

[11] Ahn MY, Ryu KS, Lee YW, et a1. Cytotoxicity and Laminoacidoxida seactivity of crude insect drugs[J]. Arch Res, 2000, 23(5): 477-481.

[12] Ahn MY, Hahn BS, Ryu KS, et a1. Effects of insect crude drug sonblood coagulation and fibrinolysis system[J]. Nat Prod Sci, 2002, 8(2): 6670.

[13] Ahn MY, Hahn BS, Ryu KS, et a1. Purification and characterization of a serine protease with fibrinolytic activity from the drug beetles[J]. Arch Pharm Res, 2005, 28(7): 816-822.

[14] 马家骅，蒋巧梅，谭承佳，等. 蜣螂急性毒性研究 [J]. 中草药，2013，44(12)：1638-1641.

[15] 王成业，冯颖，陈晓鸣. 药用昆虫神农洁蜣螂炮制品DNA条形码序列的测定与分析 [J]. 动物学研究，2012，33(6)：597-602.

（重庆市中药研究院　涂永勤）

71. 鼠妇虫

Shufuchong

ARMADILLIDIUM

【别名】潮虫、鼠妇、西瓜虫、湿生虫、地虱婆。

【来源】为卷甲虫科动物普通卷甲虫*Armadillidium vurgare* Latreille或鼠妇科动物粗糙鼠妇*Porcellio scaber* Latreille的干燥全体。

【本草考证】本品始载于《神农本草经》，列为下品并曰："主气癃，不得小便，女人月闭，血症，痫痓，寒热，利水道。生平谷"。《尔雅》载："鼠多在坎中，背粘负之，故曰鼠负"。《名医别录》载："鼠妇，生魏郡及人家地上。五月五日取"。《图经本草》载："今处处有之，多在下湿处，瓮器底及土坎中"。寇宗奭曰："湿生虫，多足，其色如蚓，背有横纹蹙起，大者长三四分。在处有之，砖翁及下湿处多。用处绝少"。李时珍谓："形似衣鱼稍大，灰色"。

鼠妇虫历代均有应用，根据对其形态、生境进行描述，可知古代所用鼠妇与现今鼠妇应为同类动物，然其种类并非一种，在颜色上有灰色和蚯蚓色，分别与今卷甲虫及粗糙鼠妇特征相符。

【原动物】

1. 普通卷甲虫　体长5～10mm，长约为宽的2倍。表面灰色或暗褐色，有时局部带黄色，并具光泽，有的体节上有多少不等的纵行浅色斑纹。全体长椭圆形，背部弓形，卷曲后近球形或半球形。头部近长方形，陷于第一胸节，前缘额盾明显，叶状突不发达，有复眼1对。触角2对，第1触角细小，3节，不易观察；第2触角较短，呈鞭状，上覆有细小鳞片，覆瓦状排列，触柄5节，触鞭2节，末节长于底节。胸节7，第1、2节后侧角较第3～7节尖锐，各节具同形足1对，长节、腕节及掌节外侧多具刚毛和硬刺。腹部和胸部背板几等长，二者侧缘连接均匀成一弧线。腹节5，第1、2节窄，侧缘被第7胸节覆盖，第3～5节的侧缘与尾节后缘连成半圆形。胸肢7对，外侧多具刚毛和硬刺，腹肢5对，前2对具伪气管，第1腹肢外肢节如腮盖状，下端弯曲呈弧形；内肢节细长，呈棒槌状，末端尖。第2腹足外肢节上端近长方形，外侧具细刺，下方外缘弯曲呈弧形，顶端尖细；内肢节细长，中央微凹，顶端向外侧弯曲。尾节呈倒梯形，末端平直，尾肢扁平，外肢节背面观呈三角形，末端与尾节嵌合齐平，内肢细小，与尾节近等长，被尾节覆盖。雌性胸部具育儿囊。（图1-71-1）

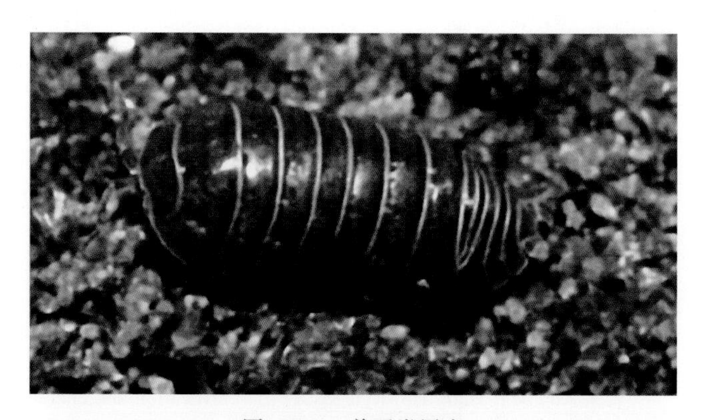

图1-71-1　普通卷甲虫

2. 粗糙鼠妇　外形与普通卷甲虫相似，呈长椭圆形，长10～15mm，宽约6mm，表面粗糙，颗粒状，散有浅黄色斑纹，两侧缘斑纹连续成一浅黄色条带，卷曲时不呈球形。头部前缘具3个波浪形突起，中叶钝三角形，侧叶圆而大，第二触角细长，可达第3胸节，触柄5节，触鞭2节，具细小毛刺，末节较近体节稍长。胸节7，各节近等长，胸肢7对，各节具同形足1对，前部外侧多具刚毛和硬刺。腹节5，第1、2节窄，侧缘被第7胸节覆盖，腹部宽度比胸部狭窄，但连接均匀。腹肢5对，第1腹肢外肢节内缘呈弧形弯曲，具小刺；内肢节呈粗锥状，中部向内凹陷。第2腹足外肢节呈狭长三角形，外缘向内凹陷；内肢节弯针形，顶端向外弯曲。尾节倒三角形，尾肢内肢节较短，较尾节稍长，外肢呈长锥形，长于尾节。（图1-71-2）

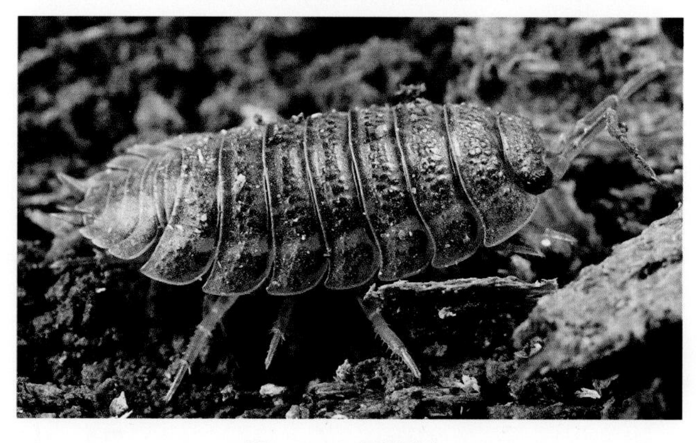

图1-71-2　粗糙鼠妇

喜阴暗潮湿，多栖息于朽木、腐叶或石块下。

【主产地】主产于江苏、浙江、山东、河北等。

【养殖要点】

1. 生物学特性　具向湿性和负趋光性，多喜欢生活在阴暗潮湿的土壤，栖息于腐朽的木头、木板下和背阴灌丛的枯败落叶下、花瓶底下，昼伏夜出。食性杂，主要以腐烂的植物为食，也摄食植物细根、嫩叶以及小型无脊椎动物的尸体。生长适宜温度为20～25℃，湿度以用手捏泥土，无水流出，松开手后稍碰即散为宜。雌雄异体，秋季为繁殖旺盛期，雌性腹部具育儿囊，受精卵通过输卵管排入育儿囊中孵育，一年可繁殖1～3次，每次产卵量为20～80枚。25℃时，大约26天就能孵化成幼体。生长过程中经历数次蜕皮[1]。

2. 养殖技术　从自然环境中采集中等大小、活动能力较强的个体作为种源引种。养殖方式室内或室外均可。选用底部具出水孔的水盆，在盆中放入疏松的富含有机质的土壤，加入约1/5的细沙，混合均匀，沙土厚度为60～80mm，土壤表面平铺新鲜苔藓，放入鼠妇后加盖。饲养密度不宜过大，以每1000ml的容器饲养25～30只为宜。饲养的日常管理工作做到定期观察生长情况，适当投喂菜叶或树叶，每天根据土壤潮湿程度向盆中喷洒适量清水或草覆虫培养液。

3. 病虫害　防止鸟类、蚂蚁、蟑螂等对其伤害。

【采收与加工】 4～9月捕捉，除去杂质，以铁锅炒干；或置开水中烫死，晒干或焙干。

【药材鉴别】

（一）性状特征

1. 普通卷甲虫　全体椭圆形而稍扁，多卷曲成近球形或半球形，体长0.5～1.2cm，长约为宽的2倍。表面灰色至暗褐色，有的具灰白色与灰黑色相间斑纹，略具光泽。头部近长方形，陷于第1胸节，前缘有复眼1对，触角两对，第1触角细小，不易观察，第2触角较长，触柄5节，触鞭2节，末节长于底节，多脱落。全体由多数近平行的环节构成，呈覆瓦状排列。背部隆起，平滑，腹部内陷。胸节7，宽广，各节具同形足1对，腹节5，腹部和胸部背板几等长，两者侧缘连成一弧线，第1、2节窄，侧缘被第7胸节覆盖。尾节呈倒梯形，末端平直，尾肢扁平，外肢节背面观呈三角形，末端与尾节嵌合齐平。第5腹节、尾节及尾肢后缘围成半圆形。质脆易碎，气腥臭，味微咸。（图1-71-3a）

2. 粗糙鼠妇　体稍大，长1～1.5cm，椭圆形，扁平，有的稍卷曲，但不呈球状。背部粗糙，颗粒状，散有浅黄色斑纹，两侧缘斑纹连续成一浅黄色条带。尾节倒三角形，尾肢内肢较短，与尾节近等长，外肢粗壮，呈锥形棒状，长于尾节。（图1-71-3b）

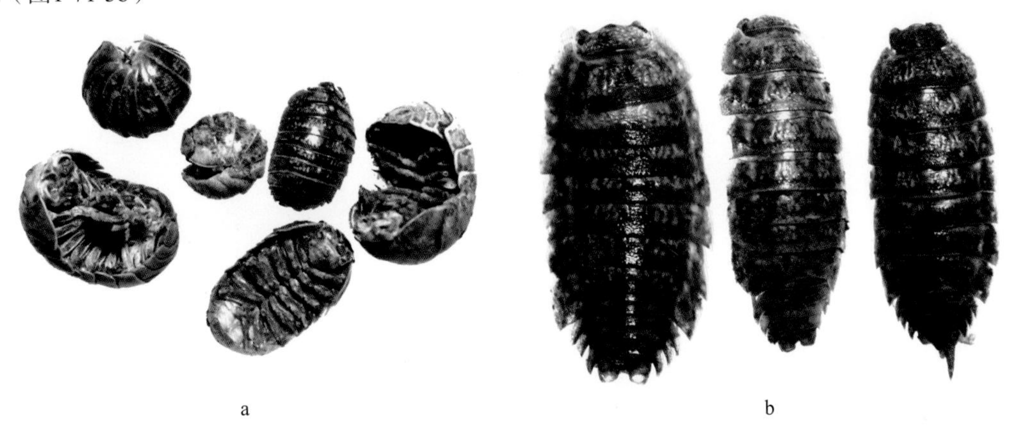

a　　　　b

图1-71-3　鼠妇虫药材图

a. 普通卷甲虫　b. 粗糙鼠妇

（二）显微鉴别

粉末特征　体壁碎片橙色或黄色，表面具不规则纹理，有的可见具点状小圆孔。部分碎片上可见多数刚毛，无色透明。肌纤维无色或淡黄色，多碎断，具波状纹理。硬刺浅黄色，多断裂，具纵直纹理。（图1-71-4）

（三）理化鉴别

薄层色谱法

（1）取本品，加无水乙醇提取，以对照药材作对照，照薄层色谱法试验，供试品色谱中，在与对照药材色谱相应的位置上，显相同颜色的主斑点。（图1-71-5）

（2）取本品，加水超声提取，以对照药材及苯丙氨酸、缬氨酸对照品作对照，照薄层色谱法试验，供试品色谱中，在与对照品色谱相应的位置上，显相同颜色的斑点。（图1-71-6）

【质量评价】 以全体完整、色灰白者为佳。

杂质　不得过3%。

水分　不得过10.0%。

总灰分　不得过8.0%。

酸不溶灰分　不得过3.0%。

醇溶性浸出物　不得少于15.0%。照醇溶性浸出物测定法项下的热浸法测定，用稀乙醇作溶剂。

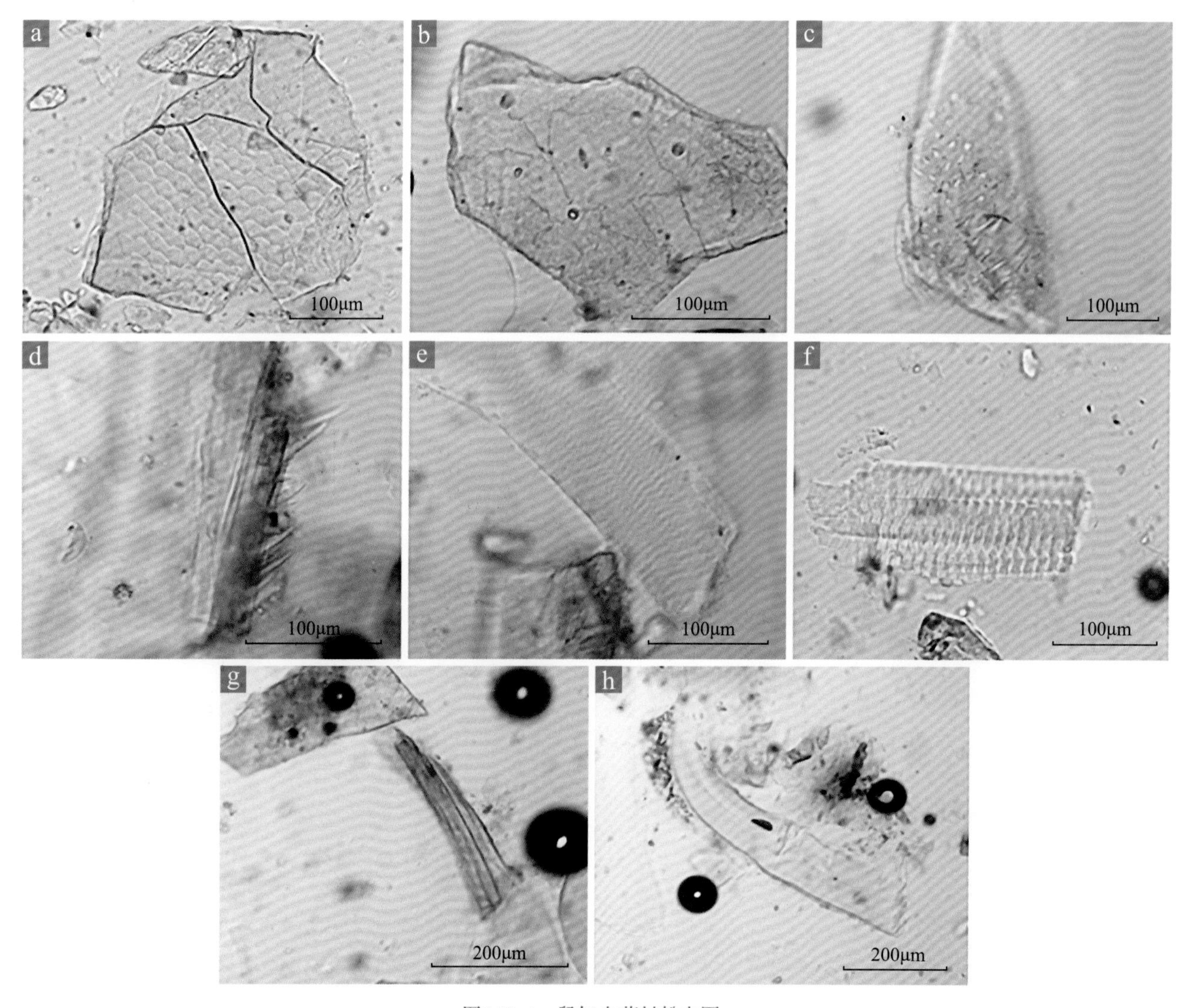

图1-71-4　鼠妇虫药材粉末图

a、b. 体壁碎片及点状小圆孔　c、d. 足部外肢节表皮碎片及刚毛　e、f. 肌纤维　g、h. 足部外肢节硬刺

【化学成分】 主要含蛋白质，尚含有酸性黏多糖类、甾醇类、有机酸及氨基酸类。肝胰腺含黏多糖，如硫酸软骨素A或C、透明质酸；酶类有透明质酸酶、神经胺酶；氨基酸类主要有丝氨酸、谷氨酸、甘氨酸、胱氨酸、缬氨酸、异亮氨酸、酪氨酸、组氨酸、精氨酸等；还含硫、磷、钠、钙等无机元素。全体还含糖及糖原、血淋巴蛋白、胆甾醇等。

【性味归经】 酸、咸，凉。归肝、肾经。

【功能主治】 破瘀消癥、通经利水、解毒止痛。用于久疟疟母、血瘀

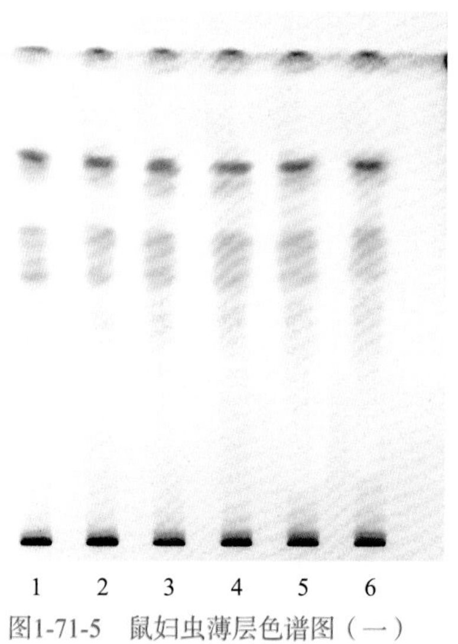

图1-71-5　鼠妇虫薄层色谱图（一）

1. 普通卷甲虫样品　2. 粗糙鼠妇样品　3. 鼠妇虫对照药材　4～6. 药材样品

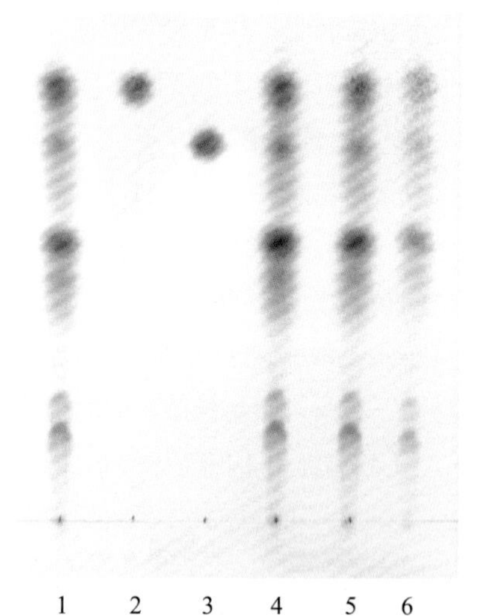

图1-71-6　鼠妇虫薄层色谱图（二）

1. 鼠妇虫对照药材　2. 苯丙氨酸对照品　3. 缬氨酸对照品　4～6. 药材样品

经闭、癥瘕、小便不通、惊风撮口、牙齿疼痛、鹅口疮等。

【药理作用】

1. 镇痛抗炎作用 具有明显的镇痛和抗炎活性，其镇痛作用可能与甾醇类或蛋白质类成分有关。鼠妇水提物对醋酸引起的小鼠扭体反应有明显的抑制作用，明显提高小鼠热板痛阈，镇痛效果随给药量的增加呈剂量依赖关系[2]。鼠妇乙醇提取物能明显延缓小鼠开始扭体反应的时间，减少小鼠的扭体次数[3]；乙醇提取物对环氧化酶-1（COX-1）、环氧化酶-2（COX-2）均有抑制作用[4]。

2. 对心血管的作用 鼠妇活性蛋白可通过激活纤溶酶原，使其转化为纤溶酶，从而溶解纤维蛋白，能明显延迟TT、APTT，具有很强的溶栓活性[5]。鼠妇水提取物对于细胞增殖起促进作用，乙酸乙酯提取物对细胞增殖起抑制作用，作用呈剂量依赖性；给予骨桥蛋白（OPN）作用后，两种提取物均发挥抑制细胞增殖作用，对动脉粥样硬化具有抑制和减缓作用[6]。

3. 抗肿瘤作用 鼠妇乙醇提取物对乳腺癌细胞（MCF-7）、肝癌细胞（BEL-7402）、人肺腺癌细胞（A549）等多种癌细胞均有抑制作用，其三氯甲烷萃取组分具有较强抗肿瘤活性[7]。以鼠妇组方的癌痛平胶囊能通过发挥中枢性镇痛作用控制癌性疼痛，并抑制瘤体生长，诱导肝癌细胞凋亡，降低肿瘤血管生成和肿瘤细胞转移[8]。以鼠妇为主药组方的化癥胶囊可诱导前列腺癌细胞PC-3细胞凋亡，其作用与药物浓度呈一定相关性[9]。

【用药警戒或禁忌】孕妇及体虚无瘀者忌用。可导致高蛋白血症，应注意本品用量。其在生长过程中易富集铅、镉等元素，应注重对其重金属含量的检测。

【附注】鼠妇在分类学上隶属于节肢动物门（Arthropoda）软甲纲（Malacostraca）等足目（Isopoda），该目现有10个亚目中，潮虫亚目（Oniscidea）种类约占等足目动物一半，通常统称为“潮虫”，卷甲虫科（Armadillidiidae）、鼠妇科（Porcellionidae）为我国陆生等足类中重要类群。卷甲虫科动物在我国仅发现1属4种动物。卷甲虫科和鼠妇科动物主要区别点为：卷甲虫科动物能卷曲成球状，尾肢后缘围成半圆形，鼠妇科动物不能卷曲成球状，尾肢棒状，长于尾节。

粗糙鼠妇原仅分布于欧洲南部，现美洲、欧洲、非洲、大洋洲及亚洲等广有分布[10-11]，在我国江苏、浙江等部分地区有分布。光滑鼠妇是原产于东亚地区的品种之一，在我国各地广为分布。

从起源上看，根据文献记载光滑鼠妇应为我国传统药用品种，该种较粗糙鼠妇更易获得。现代文献仅将粗糙鼠妇作为鼠妇虫来源之一，而未收载光滑鼠妇，究竟哪种应为鼠妇虫历史沿用种，需深入研究考证。

普通卷甲虫通常又称为平甲虫，其名称极易与昆虫纲鞘翅目甲虫相混淆，应注意区分。

主要参考文献

[1] 贲爱玲，胡小琴，潘励. 对鼠妇摄取的食物和如何饲养鼠妇的探索[J]. 生物学通报，2002，37(11)：54-55.

[2] 苏正兴，田晓乐，赵凌志，等. 鼠妇水煎物镇痛作用的实验研究[J]. 时珍国医国药，2007，18(6)：1429-1430.

[3] 郭珅珅，许良葵，王晓明，等. 鼠妇有效部位镇痛的药效学研究[J]. 中药药理与临床，2018，34(1)：36-40.

[4] 李宁，匡岩巍，陈明友，等. 鼠妇乙醇提取物镇痛抗炎作用及化学成分研究[J]. 中国实验方剂学杂志，2008，14(11)：74-76.

[5] 田周，李博，郭立玮，等. 湿法超微粉碎和水煎煮提取法对鼠妇蛋白溶栓抗凝活性的影响及机制初探[J]. 中药新药与临床药理，2015，26(2)：169-174.

[6] 段哲萍，于新江，李芳，等. 鼠妇提取物对血管平滑肌细胞增殖和迁移的影响[J]. 中国老年学杂志，2017，37(11)：5541-5543.

[7] 刘文静，杨稳，刘飞，等. 鼠妇抗肿瘤活性物质初步探究[J]. 辽宁中医药大学学报，2017，19(10)：15-18.

[8] 卢伟. 癌痛平胶囊治疗癌痛的临床研究及机制探讨[D]. 南京：南京中医药大学，2012.

[9] 王军. 化癥胶囊诱导前列腺癌细胞凋亡的实验研究[D]. 武汉：湖北中医学院，2003.

[10] 陈国孝. 中国典型地带陆生等足类的区系研究[J]. 动物学报，2000，46(3)：255-264.

[11] 石慧娟. 山西省陆生等足类分类学及地理分布研究[D]. 太原：山西师范大学，20012.

（湖北省药品监督检验研究院　康四和　　湖北中医药大学　吴和珍）

72. 塞隆骨

Sailonggu

MYOSPALACEM OS

【别名】 鼢鼠骨、瞎老鼠骨、高原鼢鼠骨、瞎狯骨、瞎瞎骨。

【来源】 为仓鼠科动物高原鼢鼠*Myospalax baileyi* Thomas去脑的干燥全架骨骼[1]。

【本草考证】 本品为藏药，历代本草未收载。藏医药用于治疗类风湿关节炎引起的四肢关节疼痛、肿胀、屈伸不利等。《新药转正标准中药部分第20册》《新药转正标准中药部分第21册》《新药转正标准中药部分第28册》《新药转正标准中药部分第66册》收载了以塞隆骨为药材组成的中成药共4种。《国家中成药标准汇编》收载了以塞隆骨为药材组成的中成药共4种。《中国药用动物志》（2013年版）记载了塞隆骨原动物高原鼢鼠的采集加工、药材性状、药理作用、临床应用、用法用量等。

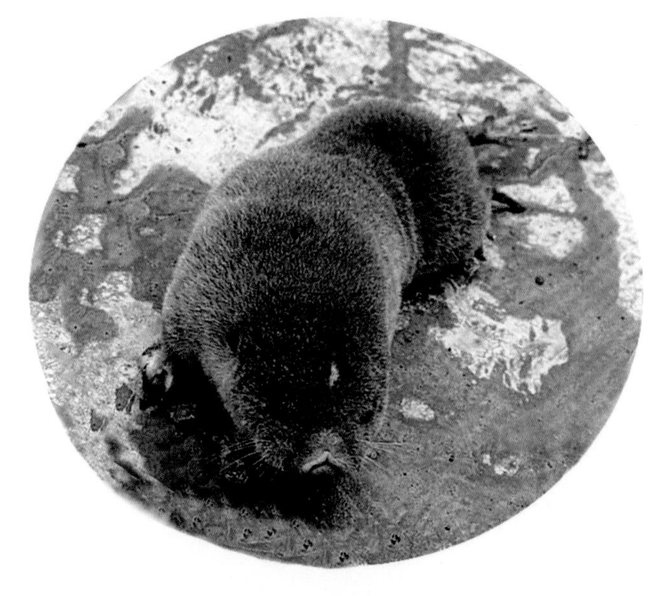

图1-72-1　高原鼢鼠

【原动物】 体形粗壮，头体长15～25cm，尾长4～7cm，后足长2.5～3.8cm，体重150～620g。头骨平阔；鼻骨后缘有缺刻；眶脊悬垂；矢状脊很发达；枕上骨从人字脊向下转，稍微向后伸展。眼及外耳廓退化。四肢短，前肢较后肢发达，前爪锐利。但前足较细弱，爪亦较短。第2、3趾上的爪接近相等。乳头8个。$2N=60$。背毛暗铁锈色；毛基灰黑色，通常看不见。腹毛灰黑色带有浅红色毛尖；前额有一块显著白斑，但耳区白斑缺乏；尾几乎裸露。（图1-72-1）

广泛栖息于华北、西北各地农田、草原、丘陵台地、河谷以及青藏高原之高山草甸、灌丛草地及针阔叶混交林区。

【主产地】 主产于四川、甘肃、青海、河北、山东、河南、安徽、湖北、山西、内蒙古、陕西、宁夏等。

【养殖要点】

1. 生物学特性　在生活范围地表，有许多由洞道中推出的土形成的大小不等的土丘。洞道复杂。洞道结构一般分两个部分：一是“常洞”即觅食道，多与地面平行，距地表8～11cm，四通八达，纵横交错。另一为“老窝”，老窝中有巢室、仓库（粮洞）等。贮粮习性。昼夜均有活动，白天在洞道内觅食，晚上到底表面活动和寻食。食性较广，主要吃各种植物根、茎和农作物如苜蓿、小麦、青稞、豆类、马铃薯、甘薯、花生、玉米、蔬菜、棉花幼苗，牧草以及桃、杏、梨、苹果等果树幼苗的根部。繁殖期较长（3～9月），年产1～3胎，每胎1～8仔，以2～4仔较为常见。

2. 养殖技术

（1）砖砌法　砌成长、宽、高为1m × 1m × 1.2m的池子，池内放土厚度一般以50cm为宜，以备高原鼢鼠掘洞。在池内一角放一些稻草或麦草，以备高原鼢鼠垫草蓄窝，另一角摆放食物和水器。每池养1对，注意盖口要封严，砖不可有缝，以防高原鼢鼠逃走。笼养法：一笼一鼠，做60cm × 40cm × 30cm的铁丝笼，笼眼要小，不可超过2cm，以防漏掉哺乳仔鼠。笼中放入1kg左右的柔软干草，供高原鼢鼠休息，笼内放食物和水器，平时用黑布盖严遮光[1-2]。

（2）饲料　高原鼢鼠是典型的草食性动物，高原鼢鼠的饲料以草类为主，约占日粮的50%。喜食蒲公英、苦荬菜、蒿草、芨芨草、地黄根等根茎叶。在其日粮配料中菜类占20%，如白菜、胡萝卜等；精料占30%，主要有玉米、麸皮、土豆、红薯等；添加食盐1～2g。

（3）科学饲喂　定时，每日喂3次，从早晨7点开始；定量。从不同日龄出发，一般成年高原鼢鼠每天喂200～250g；定水。供足清水，让其自由饮用[3]。

（4）适时出栏　出售种高原鼢鼠以30日龄为宜，商品高原鼢鼠以市场为导向，一般成鼠达400～500g时，即可出售[4]。

3. 病虫害　高原鼢鼠有感冒、肺炎、肠胃炎及寄生虫病等要及时治疗。

【采收与加工】夏、秋两季用器械猎获，实施安死术后，剥去皮、肉、去脑，剔净残留筋肉，及时阴干或低温烘干。

【药材鉴别】

（一）性状特征

本品头骨扁而宽，略呈三角形；鼻骨较长，末端呈钝锥形，两鼻骨前缘连合处凹入缺刻浅；颧骨向外扩展；成年者有发达的眶上脊与顶相连；两顶脊在前方不相会合；枕脊强壮，枕中脊不发达；门齿孔小，前颌骨下延包围门齿孔；上颌骨生有门齿一对，无犬齿，臼齿3对，第三臼齿常具有一后伸小叶，下颌骨亦有门齿一对，较上门齿大，呈凿状，无犬齿，臼齿3对，门齿外表面呈橘红色或橘黄色。

颈椎7节，第1节环椎呈扁环形，第2节枢椎形状特异，棘突发达，第3～7节颈椎呈“马鞍形”；胸椎13节，前8棘突发达向后倾斜，两侧连接肋骨13对；肋具近脊椎端有弯，以下渐扁并向内弯曲做弓背状，前8对肋骨末端与胸骨连接；腰椎7节，上棘突向前倾斜，下棘突向后倾斜；荐椎4节愈合成一块，荐椎两侧横突变宽成荐骨翼；尾椎15～16节，前4节形状与最后一节荐椎形状近似，椎弓在第3节后消失，以下渐呈圆柱形；髋骨呈长四边形，左右对称。

肩胛骨2块，呈扁平斜长的三角形，较薄，外面有一条斜向脊突起；前肢肱骨短粗，肱骨脊成一特发达的隆起；前臂骨由桡骨和尺骨组成，尺骨较桡骨长约1/3；后肢股骨粗壮，上端较宽扁，股骨头半球形，大转子比股骨头略高，大转子的内侧有一深陷转子窝，下端屈面正中有一凹槽；髌骨长椭圆形，内面呈“马鞍形”，光滑，外面隆起，上端与肌腱相连，下端钝圆，两侧略向内凹；小腿骨内侧为胫骨，较粗大，外侧为腓骨，较细小，两骨间有较宽的骨间隙，最宽处相隔4mm；前后肢各具五趾，趾端均具爪，前肢第3趾的爪较其他爪大。骨骼表面略呈棕黑或黄白色，质坚硬，气腥。（图1-72-2）

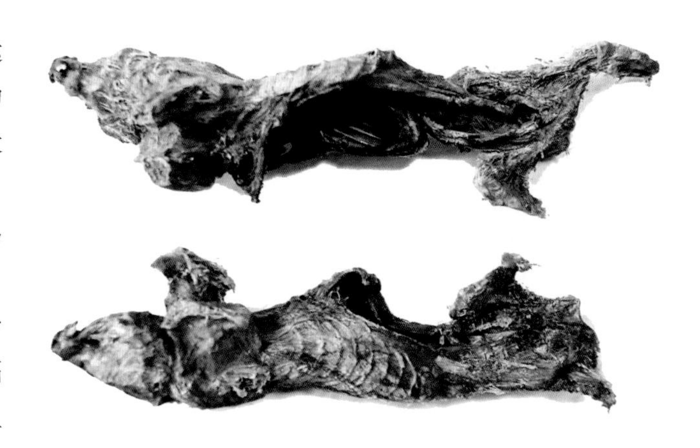

图1-72-2　塞隆骨药材图

（二）显微鉴别

粉末特征　粉末淡灰白色、淡黄色。显微形态呈不规则形碎片，骨陷窝较多，大多呈长条形、裂缝状或类圆形。（图1-72-3）

股骨骨陷窝较大，略呈凤眼状，长径15～40μm，短颈7～15μm多为同向排列，边缘凹凸不平。胫骨骨陷窝形状

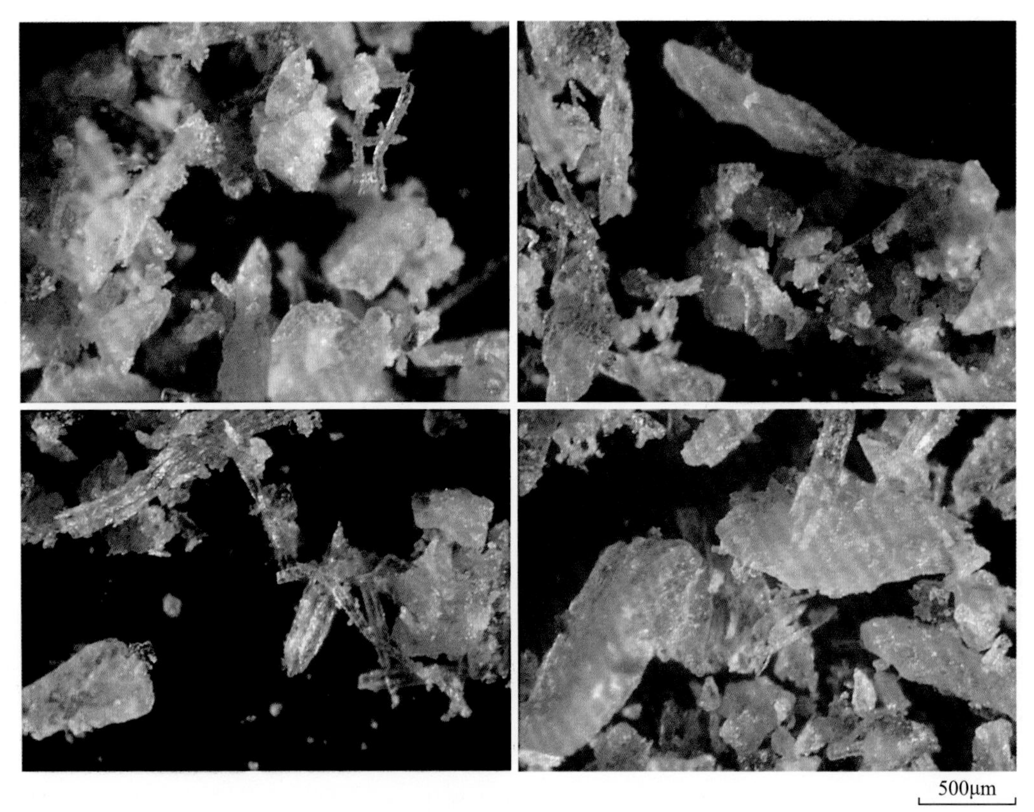

图1-72-3　塞隆骨粉末图

不规则，类方形和类三角形，多为散列。颅骨骨陷窝略呈类圆形，或表面有细密的纵向纹理，纹理凸起，呈平行状、微波状。下颌骨碎片类方形、边缘略凸起而平滑，骨陷窝为不规则孔隙或空洞状，或呈横向平行条纹，有的具纵向脊横。足骨碎片呈不规则或类圆形边缘平滑，孔隙呈长梭形空洞状，长径20～40μm，短颈10～20μm指甲碎片呈不定形碎片，近无色或淡黄色，有的呈具层状纹理，有的在偏光镜下，具偏光现象。毛多破碎，毛干中部直径40～50μm，壁厚10～15μm，表面由薄而透明的扁平细胞作覆瓦状排列，隐约可见细纵直纹，髓质断续或无，灰黑色或灰棕色，呈隔层状，毛根常与毛囊相连，基部膨大[5]。

【质量评价】以肉质剔除干净、无杂质者为佳。

遗留残渣不得过2.0%。重金属不得过百万分之十。含砷量不得过百万分之一。总磷量不得过0.15%。

【化学成分】主要含胶原蛋白、氨基酸[6]、透明质酸[7]、微量元素[8-10]，还含脂类、脂溶性等物质[11-13]。

【性味归经】咸，微温。归肝、肾经。

【功能主治】祛风散寒除湿，通络止痛，补益肝肾。用于风寒湿痹引起的肢体关节疼痛、肿胀、屈伸不利，肌肤麻木，腰膝酸软。

【药理作用】

1. 消炎镇痛作用　骨骼脂肪油对大白鼠皮肤渗透性有极显著的抑制作用；对甲醛性关节炎有显著的治疗作用；对大白鼠佐剂性关节炎继发性肢体肿胀有明显的抑制作用[14]。

骨骼提取物对由完全弗氏佐剂（FCA）所介导的大鼠佐剂性关节炎早期炎症反应和继发病变均有明显抑制作用，能明显减轻局部炎症组织的病理损害，阻止全身病变的发生[15]。

SLG-B能明显的抑制牛Ⅱ型胶原诱导关节炎的发生，能够减轻关节炎的各种症状及SLG-B能够抑制IL-2、IFN-γ、L-12p40、TNF-α细胞因子的产生。

2. 耐寒作用　骨骼提取物能显著延长小鼠在低温环境中的存活时间[16]。

3. 增强免疫作用　塞隆骨水提物及90%醇沉部分体内给药，均能够显著抑制弗氏完全佐剂诱导的巨噬细胞向腹腔的浸润，能抑制巨噬细胞在LPS及IFN-γ刺激下生成细胞因子（IL-12p40、IL-1β、IL-6、TNF-α）。塞隆骨提取物对巨噬细胞功能有一定程度的影响，能够抑制其产生炎症因子，可能是其治疗类风湿关节炎的作用机制之一[17]。

4. 成骨作用　塞隆骨脂和水提物对大鼠成骨样细胞ROS 17/2.8有显著的促进增殖作用，其作用机制可能是能够降低成骨样细胞的凋亡率，推迟凋亡的发生。

5. 活血化瘀作用　塞隆骨、尪痹冲剂均能改善大鼠肠系膜微循环，对大鼠肠系膜A-V吻合处的A-V、平行小A-V及微小A-V均有非常显著的扩张作用，使血流速度增加，从而表现出活血化瘀的作用。塞隆骨、阳性对照药尪痹冲剂均无延长凝血时间的作用。塞隆骨活血化瘀的机制主要为扩张毛细血管，增加血液流速[18]。

【用药警戒或禁忌】孕妇慎服。

【分子生药】采用PCR直接测序技术测定中华鼢鼠18S rRNA基因核苷酸序列，结果显示：高原鼢鼠的18S rRNA序列长度为1851bp。根据排序比较，中华鼢鼠与2种鼠科动物间的DNA序列同源性为72.04%～72.18%。DNA测序技术可成为塞隆骨正品基原检定的准确有效手段[19]。

【附注】塞隆骨其性微温，味咸，入肝、肾经，具有祛风散寒除湿，通络止痛，补益肝肾之功效。塞隆骨与虎骨比较研究表明：塞隆骨在抗炎、对骨质影响、镇痛等方面与虎骨药效相似，作用相当，可替代虎骨入药。应进一步加强虎骨代用品研究，加强高原鼢鼠人工养殖技术研究，推动高原鼢鼠规范化人工养殖基地建设与发展。

同属动物罗氏鼢鼠*Eospalax rothschildi* Thomas分布于我国中部湖北、陕西南部、河南、重庆、甘肃南部、四川北部，斯氏鼢鼠*Eospalax smithii* Thomas分布于我国甘肃、宁夏、四川北部、陕西西部等地，具有与中华鼢鼠相似功效。

主要参考文献

[1] 刘盛德. 中华地羊的养殖[J]. 特种经济动植物，2001(11)：8.
[2] 张堰铭，周文扬，樊乃昌，等. 高原鼢鼠种群生态学研究[J]. 中国媒介生物学及控制杂志，1993(05)：359-361.
[3] 张道川，周文扬，张堰铭. 高原鼢鼠饲养研究初报[J]. 中国媒介生物学及控制杂志，1994(05)：354-357.
[4] 张道川，周文扬，张堰铭. 人工饲养高原鼢鼠生长和发育的观察[J]. 兽类学报，1993(04)：304-306，259.
[5] 刘文啟，严华，麻思宇，等. 塞隆骨形态鉴别研究[J]. 中国中药杂志，2014，39(19)：3736-3740.
[6] 权清转，蒋志武，党蕊叶，等. 鼢鼠肉营养价值的初步研究[J]. 氨基酸和生物资源，2003(01)：15-17.
[7] 魏琳娜，汪洋，魏登邦，等. 高原鼢鼠组织中透明质酸提取工艺及分子表征[J]. 生物技术通报，2017，33(03)：151-161.
[8] 索有瑞，李天才. 高原鼢鼠和高原鼠兔骨骼中非必需微量元素的测定[J]. 兽类学报，2003(01)：89-91，38.
[9] 伊甫申，索有瑞，张宝琛. 高原鼢鼠和高原鼠兔骨骼无机化学成分的研究Ⅱ. 必需微量元素[J]. 兽类学报，1997(03)：62-67.
[10] 索有瑞，伊甫申，张宝琛. 高原鼢鼠和高原鼠兔骨骼无机化学成分的研究Ⅰ. 常量元素[J]. 兽类学报，1997(02)：67-71.
[11] 洒威，魏登邦. 高原鼢鼠油脂中油酸含量定量分析[J]. 青海大学学报（自然科学版），2005(02)：37-40.
[12] 王燕红，魏登邦. 高原鼢鼠肌肉脂肪酸分析[J]. 青海大学学报（自然科学版），2004(03)：59-61.
[13] 张晓峰，张宝琛. 高原鼢鼠脂肪中脂肪油化学成分的研究[J]. 兽类学报，1999(03)：77-79.
[14] 海平. 塞隆骨抗炎作用的实验研究[J]. 辽宁中医杂志，2000，27(11)：524-526.
[15] 徐立，方泰惠. 中华鼢鼠骨提取物对炎症反应的影响[J]. 中药新药与临床药理，2002(06)：373-376.
[16] 海平. 塞隆骨抗炎作用（Ⅱ）[J]. 高原医学杂志，2002(01)：8-10.
[17] 赵晓辉，岳会兰，梅丽娟，等. 塞隆骨提取物对CFA诱导活化的小鼠腹腔巨噬细胞功能的影响[J]. 中成药，2008(03)：330-332.
[18] 王丽娟，海平. 塞隆骨活血化瘀作用研究[J]. 青海医学院学报，2005(01)：54-56.
[19] 曹晖，张绍来，周开亚. 塞隆骨原动物高原鼢鼠核基因18SrRNA序列测定与分析[J]. 中国中药杂志，2001(02)：18-22.

（重庆市中药研究院　贺宗毅）

73. 蝉蜕

Chantui

CICADAE PERIOSTRACUM

【**别名**】蝉、蝉壳、知了壳、蝉衣。

【**来源**】为蝉科昆虫黑蚱*Cryptotympana pustulata* Fabricius的若虫羽化时脱落的皮壳。

【**本草考证**】本品始载于《神农本草经》，曰："蚱蝉，味咸。主小儿惊痫，夜啼，癫病，寒热。生杨柳上"，以成虫入药。而蝉蜕入药始载于《名医别录》，曰："蚱蝉，味甘，无毒。主治惊悸，妇人乳难，胞衣不出，又堕胎。五月采蒸干之，勿令蠹。又，壳名枯蝉、伏蛸，主小儿痫，女人生子不出，灰服之，主久痢。"，可知成虫称蚱蝉入药，其壳名枯蝉、伏蛸。《药性论》始有蝉蜕之名，后世又称为蝉退、蝉衣。《图经本草》载："蝉，《本经》不载所出州土，但云生杨柳上，今在处有之。陶隐居以为哑蝉。苏恭以为鸣蝉。……蝉类甚多……今夏中所鸣者，比众蝉最大……本草所谓蚱蝉。其实一种。蝉类虽众，而为时用者，独此一种耳。又医方多用蝉壳，亦此蝉所蜕壳也。"《图经本草》《本草纲目》《补遗雷公炮制便览》等记载的蚱蝉的文字与图（图1-73-1），以及生境"生柳树上"与分布"今在处有之"，说明蚱蝉就是今蝉科昆虫黑蚱*Cryptotympana pustulata* Fabricius，其若虫羽化时脱落的皮壳，可以推断即今药典收载的蝉蜕。

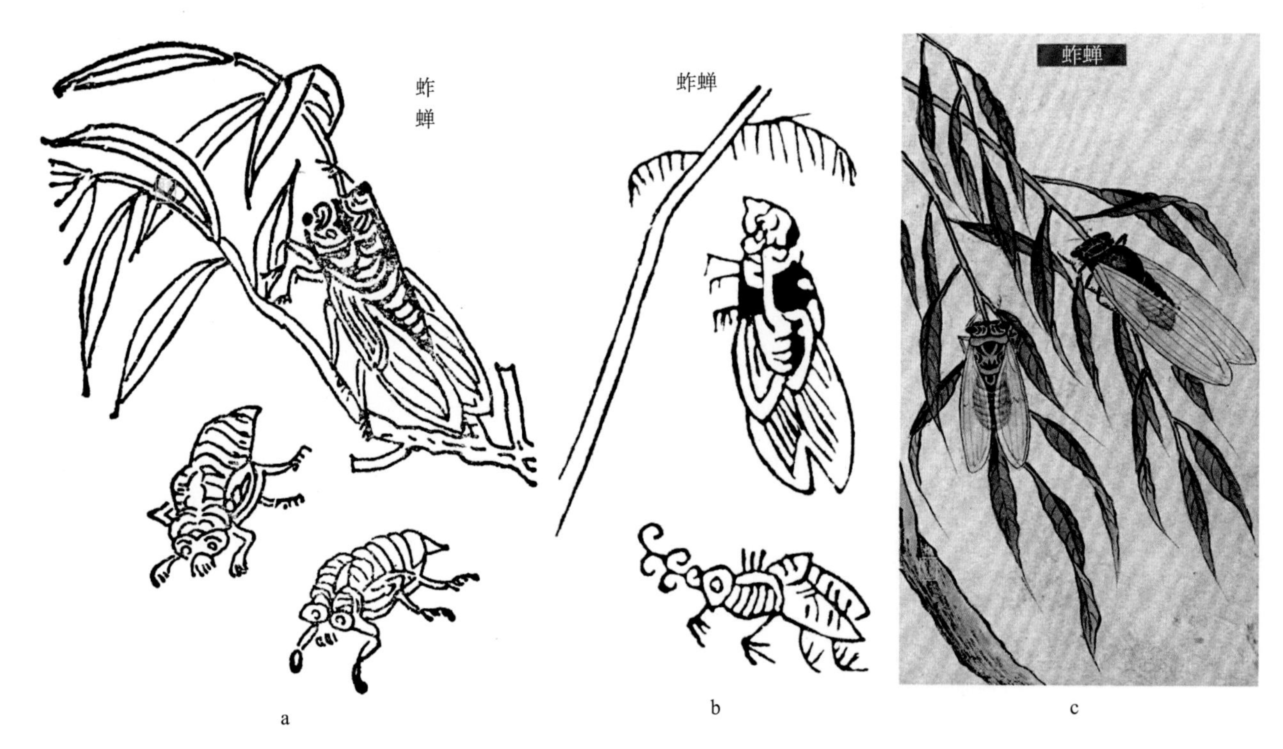

图1-73-1　本草著作所载蚱蝉

a.《图经本草》 b.《本草纲目（金陵本）》 c.《补遗雷公炮制便览》

【**原动物**】成体长4.0～4.8cm，黑色而有光泽，复眼一对，淡黄褐色；头部具触角一对，短小且细，刚毛状；刺吸式口器发达，唇基梳状，下唇延长成管状，长可达到第3对足的基部。前胸较小，中胸背板发达，中央具"W"字形的浅色斑；后胸狭小。翅2对，膜质而透明，黑褐色，前翅基部1/2处具烟褐色斑，后翅基部1/3处为烟黑色，翅脉明显。足3对，开掘式；蝉的腹部共有11节，前8腹节为正常腹节，后3节形成雄性或雌性外生殖器及其附属器，

雌虫体形与雄虫相似，但稍短，无鸣器，腹盖不发达，产卵器显著。（图1-73-2）

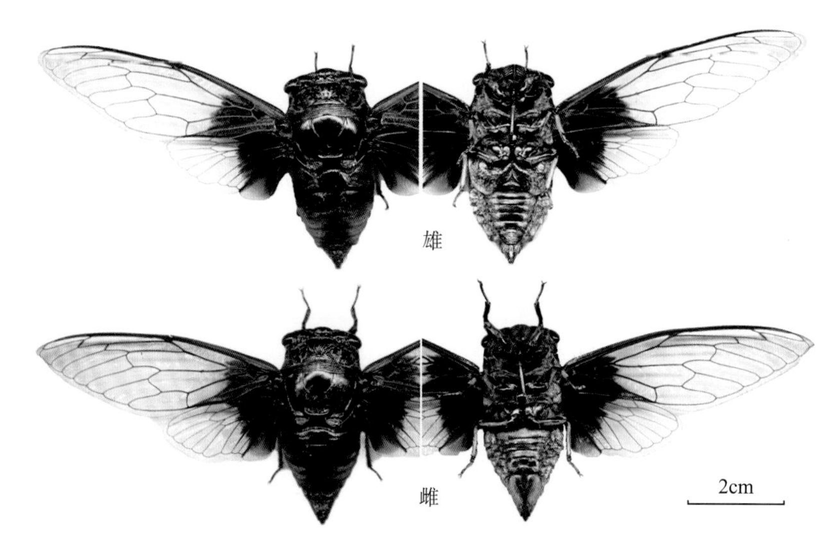

图1-73-2　黑蚱成虫

【主产地】主产于山东、河北、河南、江苏、浙江、安徽等。

【养殖要点】

1. 生物学特性　黑蚱多生于盛夏，雄者交尾后即死去，雌虫7～8月间产卵于嫩枝的木质部内，产卵6～8粒，翌年6月中旬孵化，孵化后幼虫以植物地下部分的液汁为食，蛰居于根际向阳干燥的土壤中。一般雨后幼虫出土率较高，蝉的幼虫羽化为若虫时所脱下的皮壳即为蝉蜕。以平原分布为多，常见于多种树木的树干及叶背面，通常离地一至两米处多见。如柳树、杨树、棕榈、水杉、桃、桑、梨、柑桔及灌木丛等。每年6月下旬至7月中旬多见。

2. 养殖技术　蚱蝉养殖过程主要包括获取种源、卵化、殖种。

获取种源：采卵全年都可进行，7～9月采卵全年都可进行，7～9月可以采集各个虫态；8～9月是采集若虫的最佳季节；9月是采集蝉卵树枝的最佳时间。

卵化：卵化期一般为280～300天。

殖种：选择根系发达、树叶生长茂盛、汁液较多的树种，如杨、柳、山核桃、桐树或果树均可。

【采收与加工】夏秋两季在树上、地面拾取，除去泥土，晒干。

【商品规格】蝉蜕商品不分等级，均为统货。

【药材鉴别】

（一）性状特征

形似蝉而中空，略呈椭圆形而稍弯曲，长约3.5cm，宽约2cm。表面黄棕色，半透明，有光泽。头部有丝状触角1对，多已断落；复眼突出；额部先端突出，口吻发达，上唇宽短，下唇延长成管状。胸部背面呈十字形纵横裂开，裂口向内卷曲，中胸背板中后部有一对称圆形凹陷，脊背两侧具小翅2对，前翅较长，后翅较短。腹面有足3对，被黄棕色细毛；前足股节膨大，其下侧具黑色刺突，形成开掘式足；腹面中、后足之间有1突起。腹部钝圆，共9节，环节双线、黑色与棕褐色相间。尾部呈三角状钝尖。体轻、膜质、中空易碎。无臭，味淡。（图1-73-3）

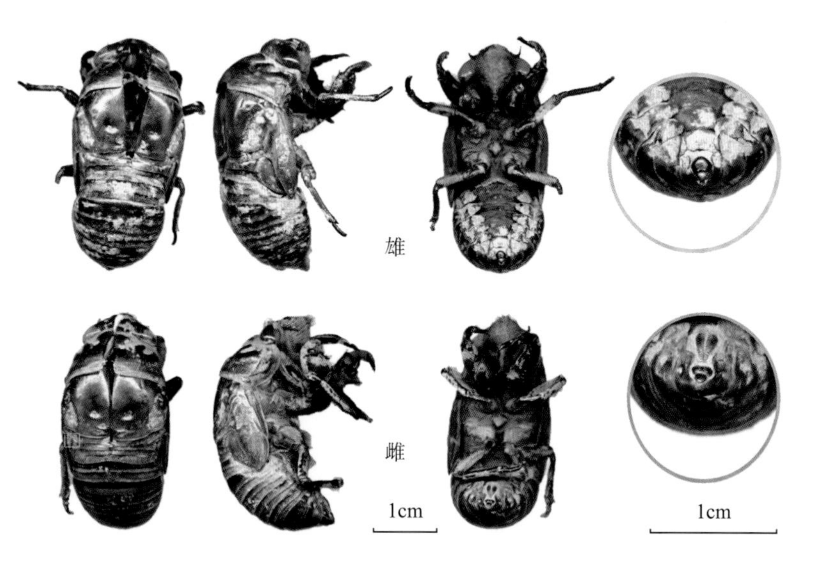

图1-73-3　蝉蜕药材图

（二）显微鉴别

粉末特征　粉末黄棕色。①体壁碎片浅黄色或黄棕色，类方形或不规则形，大小不等，略透明。②黄棕色或红棕色刚毛长短不等：细长状长刚毛长179～594μm，直径5～29μm，髓直径2～15μm；粗短状短刚毛长102～399μm，直径4～11μm，髓直径1～5μm。刚毛从基部到先端不对称收缩。有的体壁碎片上刚毛已脱落，但呈双圆圈状的毛窝明显可见，毛窝直径5～31μm。③体壁碎片上密布乳头状突起，呈锐尖头状。④气管壁碎片很少，螺旋丝排列呈弧形。（图1-73-4）

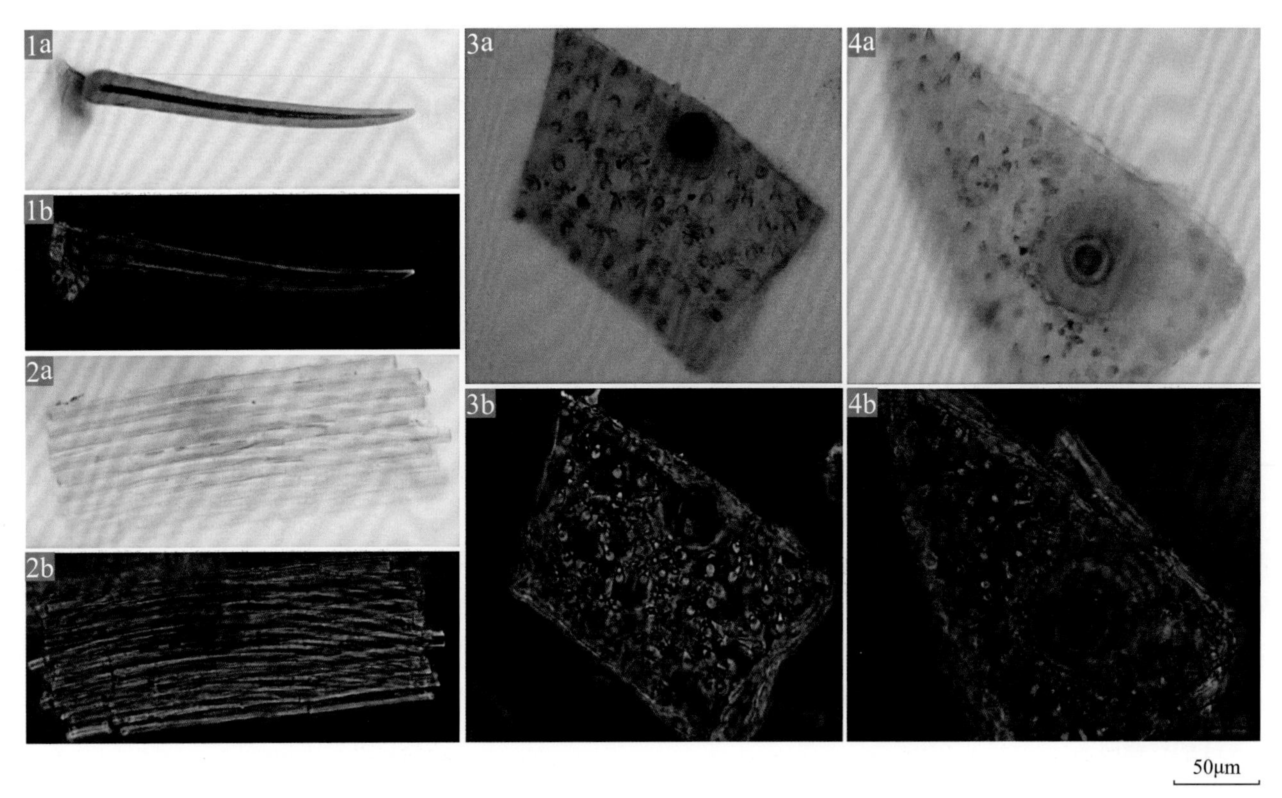

图1-73-4　蝉蜕粉末图

1a、1b. 刚毛　2a、2b. 横纹肌纤维　3a、3b. 毛窝　4a、4b. 乳突　1a～4a. 普通显微镜观察，1b～4b. 偏光显微镜观察

【质量评价】以形全、色黄亮、洁净、无破碎、无泥沙者为佳。

【化学成分】主要含甲壳质、蛋白质、DL-原亮氨酸、L-缬氨酸、γ-氨基丁酸、酪氨酸、DL-α-谷氨酸、腺苷三磷酸酶。以及含有20种微量元素，其中以Ba、Co、Cu、Fe、K、Mg、Mn、Sr等含量最高[1]。

【性味归经】甘，寒。归肺、肝经。

【功能主治】疏散风热，利咽，透疹，明目退翳，解痉。用于风热感冒，咽痛音哑，麻疹不透，风疹瘙痒，目赤翳障，惊风抽搐，破伤风。

【药理作用】

1. 镇静、抗惊厥作用　安磊[2]采用95%乙醇和水的蝉蜕提取物，对戊四唑致小鼠惊厥模型均有抗惊厥作用，其中水提物的直接抑制作用显著，且抗惊厥作用明显强于醇提物。张丽萍[3]等应用放射免疫法发现宁痫汤（由僵蚕、蝉衣、姜黄、竹茹、半夏、大黄等组成）对戊四唑诱导的实验性癫痫有阻抗作用，明显降低癫痫大鼠脑内亮-脑啡肽含量，提高惊厥阈值，对癫痫发作有良好的拮抗作用。

2. 镇咳、祛痰、平喘作用　徐树楠[4]等发现蝉蜕有明显的镇咳、祛痰作用，对组胺参与的哮喘模型具平喘作用，但对单纯ACh诱导支气管平滑肌痉挛所致的哮喘则无效。徐树楠[5]等采用离体气管环法发现蝉蜕有平喘作用，可能是通过神经-体液-免疫系统的整体调节作用实现的。王永梅[6]等发现灌服蝉蜕提取物的敏化大鼠支气管及肺组织炎性得到明显改善。王永梅[7]等以不同浓度蝉蜕提取物喷雾作用于哮喘模型大鼠，明显减少炎症细胞浸润和管腔内渗出物，缓解支气管平滑肌的痉挛。

3. 解热作用　贾珍[8]等证实黄蝉疏风清热胶囊（由黄芩、蝉蜕、金银花等组成）对小鼠实验性炎症和变态反应确有消炎、抗过敏、解热、镇痛作用，是临床治疗风热型感冒的有效药物。陆平成[9]等发现肺毒清冲剂（由柴胡、苏叶、白僵蚕、蝉衣等组成）能直接激活小鼠巨噬细胞，促进其吞噬功能和ADCC活性，治疗病毒性呼吸道感染。

4. 抗生育作用　毛小平[10]等通过观察蝉蜕可显著降低雄鼠睾丸及贮精囊指数，并能显著降低怀孕率，升高畸胎率；可增加微血管直径，缩短凝血时间，升高红细胞比容；降低脾指数、白细胞数，增加肾上腺、胸腺指数；并有显著的镇痛、抗炎作用。郑梅[11]等发现蝉蜕水煎剂对未孕大鼠离体子宫平滑肌有明显地兴奋作用，可增加其收缩波持续时间，增加收缩张力及子宫活动力，并呈量效关系。

5. 免疫抑制作用　李小波[12]等运用预防SARS中药A方（鲜芦根20g，蝉衣10g，僵蚕10g，薄荷6g，银花15g，连翘15g，生甘草5g）能抑制淋巴细胞转化，降低$CD4^+/CD8^+$，从而抑制细胞免疫功能。

6. 抗过敏作用　马世平[13]将蝉蜕水煎液按5g/kg给小鼠灌服，发现蝉蜕对小鼠耳异种被动皮肤过敏反应和2,4-二硝基氯苯所致小鼠耳迟发型超敏反应均有明显的抑制作用，显著降低颅骨骨膜肥大细胞膜颗粒的百分率，稳定肥大细胞膜，阻滞过敏介质释放抑制变态反应的作用。

7. 改善高脂血症病理状态下的血液流变学作用　刘善庭[14]等发现蝉蜕水提液对正常大鼠的血液流变学无显著影响，对高脂喂养的大鼠能显著降低其全血和血浆黏度、体外血栓形成、红细胞聚集指数、血清甘油三酯及总胆固醇水平。

【用药警戒或禁忌】对虚症、孕妇及无风热者禁用。

于龙顺[15]以蝉蜕醇提取物给小鼠腹腔注射，测得LD_{50}为809mg/kg ± 41.8mg/kg，口服量达8000mg/kg未见死亡，无过敏反应、无溶血作用。

【附注】蝉蜕为临床常用传统虫类药材，疗效明确，其临床用量为3～6g，由蝉蜕组方的中成药有73种，《中国药典》（2015年版）中收载含蝉蜕的中成药制剂有27种，如黄氏响声丸、湿毒清胶囊、障翳散、通心络胶囊、银屑灵膏等；其他常用方剂亦达300余种。如黄氏响声丸能疏风清热，化痰散结，利咽开音；用于风热外束、痰热内盛所致的急、慢性喉瘖，症见声音嘶哑、咽喉肿痛、咽干灼热、咽中有痰、或寒热头痛、或便秘尿赤、急慢性喉炎及声带小结、声带息肉初起见上述证候者。

蜕需求量却不断增加，价格飙升，一些生态环境被破坏，产量逐年减少。为保障蝉蜕资源可持续发展，建议：第一，加强全国本底资源调查，掌握同翅目蝉科昆虫种群准确生态资料及动态变化规律；第二，加强自然保护区生境保护，禁止乱垦乱伐；第三，加强对蝉科以及其他昆虫的宣传，使人们进一步提高保护生物资源的意识；第四，加大人工规模化饲养研究，将生态治理和脱贫致富相结合，调动社会参与资源保护和利用积极性。

加强蝉蜕新药源研发。我国蝉科动物种类丰富，目前药典只规定黑蚱一种用作蝉蜕入药，其余蝉科多种动物的蝉蜕常作为地区习用品使用。

主要参考文献

[1] 肖垒，袁鑫，汪华锋，等. 浙江天目山地区蝉蜕微量元素含量测定及分析[J]. 浙江中医药大学学报，2015，39(05)：378-382，390.

[2] 安磊. 蝉蜕的抗惊厥作用[J]. 中国医药导报，2008，5(15)：35-36.

[3] 张丽萍，叶庆莲，臧知明，等. 宁痫汤抗癫痫作用及对大脑亮-脑啡肽含量变化的影响[J]. 陕西中医，2003，24(11)：1048-1049.

[4] 徐树楠，张美玉，王永梅，等. 蝉蜕镇咳、祛痰、平喘作用的药理研究[J]. 中国药理学通报，2007，23(12)：1678-1679.

[5] 徐树楠，王永梅，侯仙明，等. 蝉蜕对豚鼠离体气管环的作用研究[J]. 中药药理与临床，2008，24(02)：41-42.

[6] 王永梅，徐树楠，侯仙明，等. 蝉蜕对哮喘大鼠模型支气管和肺组织形态学及血清中IL-2、5的影响[J]. 中国中医基础医学杂志，2007，13(12)：948-949.

[7] 王永梅，徐树楠，张美玉，等. 蝉蜕对哮喘大鼠模型支气管和肺组织形态学及血清中TXB2和6-Keto-PGF1α的影响[J]. 中药药理与临床，2007，23(06)：45-47.

[8] 贾珍，牛艳艳，于桂香. 黄蝉疏风清热胶囊的药理实验研究[J]. 山西职工医学院学报，1999(02)：1-2.

[9] 陆平成，杨进，马健，等. 肺毒清冲剂对小鼠腹腔巨噬细胞功能的影响[J]. 中国实验方剂学杂志，1999，5(05)：43-44.

[10] 毛小平，毛晓健，萧庆慈，等. 蝉蜕对生育影响之初探[J]. 云南中医学院学报，2002，25(02)：9-11，26.

[11] 郑梅，杨榆青，海青山，等. 蝉蜕水煎剂对未孕大鼠离体子宫平滑肌作用的研究[J]. 中华中医药学刊，2007，25(11)：1031-1032.

[12] 李小波，李娟，马廉兰，等. 预防SARS中药方对小鼠细胞免疫功能的影响[J]. 时珍国医国药，2008，19(5)：1113-1114.

[13] 马世平，瞿融，杭秉茜. 蝉蜕的免疫抑制和抗过敏作用[J]. 中国中药杂志，1989，14(08)：42.

[14] 刘善庭，李建美，王立赞，等. 蝉蜕对大鼠血液流变学影响的实验研究[J]. 中医药学报，2004，32(03)：56-58.

[15] 于龙顺，吴葆金，任世兰，等. 蝉蜕醇提物临床前药理学研究[J]. 中国医院药学杂志，1988，8(03)：8.

（浙江中医药大学　张水利）

74. 熊胆粉

Xiongdanfen

SELENARCTI FELLIS PULVIS

【别名】熊胆、熊胆汁。

【来源】为熊科动物黑熊*Selenaretos thibetanus* Cuvier或棕熊*Ursus arctos* Linnaeus经胆囊手术引流胆汁而得的干燥品。

熊胆曾收载于1985年版《中国药典》及以前各版，规定为熊科动物黑熊*Selenaretos thibetanus* Cuvier或棕熊*Ursus arctos* Linnaeus的胆囊干燥品。因熊类动物列为世界及我国规定保护动物，禁止猎捕野生熊。我国开展野熊家养和胆囊手术引流胆汁获得成功。引流而得胆汁经干燥而成“熊胆粉”代替天然熊胆药用[1]。

【本草考证】本品始载于《药性论》，曰：“熊胆恶防己、地黄。主小儿五疳、杀虫，治恶疮”。《新修本草》也载之，“熊胆味苦，寒，无毒。疗时气热盛变为黄疸，暑日久痢，疳（厂若虫），心痛，疰忤”。《图经本草》载：“胆阴干用，然亦多伪，欲试之，取粟颗许滴水中，一道若线不散者为真”。《本草蒙筌》又提出了水试分尘鉴别法，曰：“遇读者真伪难辨，研试水，优劣便知。取尘先封水皮，将末继投尘上，尘竟两边分裂，末则一线迅行，如线不散，此品极优”。《本草纲目》则进一步转引钱乙的鉴别经验：“熊胆佳者通明，每以米粒点水中，运转如飞者良，余胆也转，但缓尔。”又引周密《齐东野语》云：熊胆善辟尘，试之以净水一器，尘幕其上，投胆米许，则尘豁然而开也。《本草纲目》引刘敬叔《异苑》云：“熊性恶秽物及伤残，捕者置此物于穴，则合穴自死。或为刺所伤，出穴抓之，至骨即毙也。”《本草新编》载：“熊胆必取人熊者始佳，人熊之胆长八寸，余胆不过长五、六寸耳。”

本草记载熊胆水试法和驱尘试验，沿用至今，为鉴别熊胆真伪简捷有效的传统经典方法。对熊胆药性、药效，《本草纲目》《本草求真》等的论述尤精，确认为清心明目、除湿利胆药[1]。由上可知，古代本草描述熊胆之原动物均为黑熊，与现今人工圈养引流取胆汁原动物一致。

【原动物】

1. 黑熊　体长1.5～1.7m，尾长10～16cm，体重150kg，少数有超过200kg。身体肥大，头宽，吻部略短，耳大而圆，被长毛，颈侧毛尤长。四肢粗壮，脚掌裸露，前掌腕垫大，前足腕部肉垫和掌部肉垫相接，相接间有棕色短毛分隔。5趾均有爪，前足爪长于后足爪；后足跖部肉垫肥厚，其内侧无距毛。全身除很少部位外，身被黑毛；面部鼻、两颊被毛近于棕黄色，下颏白色。胸部有一明显的新月形白斑。（图1-74-1）

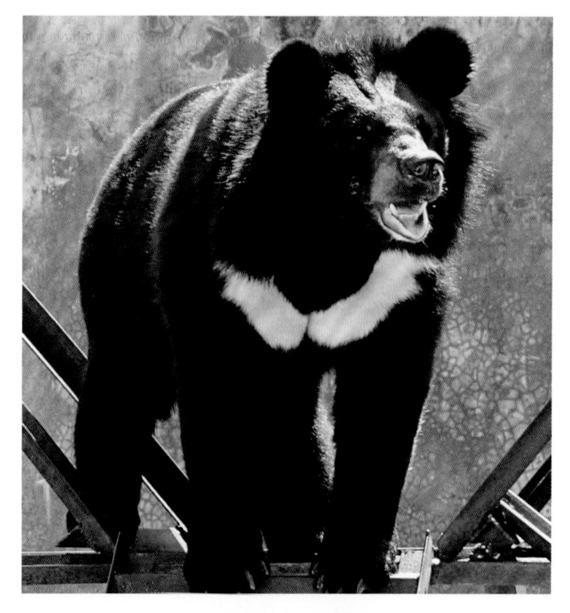

图1-74-1　黑熊

分布于我国东北地区、西北地区、西南地区以及广西、广东、湖南、湖北、安徽、浙江、江西、福建、台湾等地。

主要栖息在阔叶林和真阔混交林中，南方的热带雨林和北方的柞树都是它们理想的栖息地。

2. 棕熊　体型较大，体长约2m，肩高1m，最大可达480kg。头圆而宽，吻长，鼻宽，耳大，肩部隆起。四肢粗大，5趾；前足爪较后足爪长，前足腕部的肉垫细小，后足跖部的肉垫宽厚，并在其内侧具距毛。尾短。全身为棕黑色，头部较浅，稍带褐色；腹面毛色比背部浅暗；四肢黑色；有些幼兽有一白色的环，自胸部向上延伸至颈背。（图1-74-2）

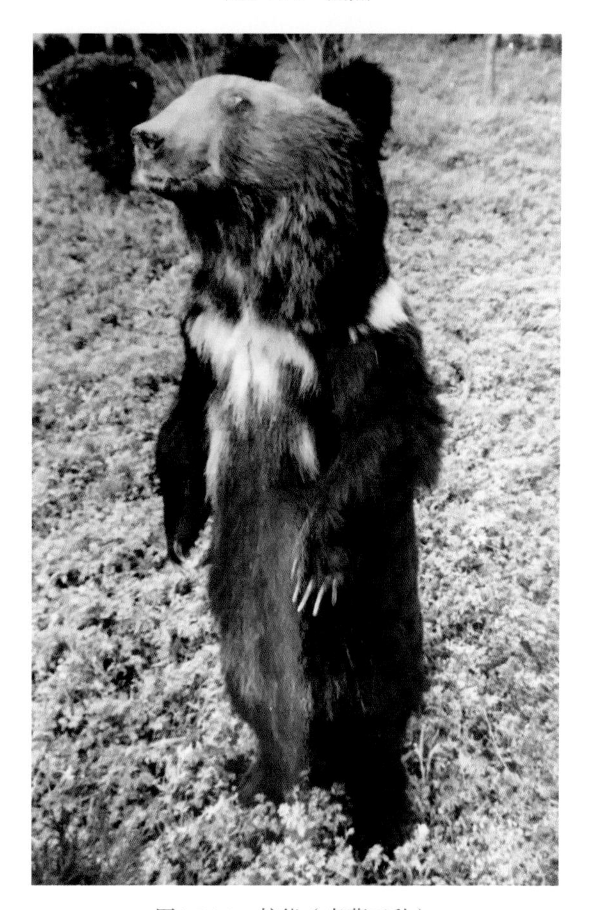

图1-74-2　棕熊（青藏亚种）

分布于我国黑龙江、吉林、内蒙古、新疆、青海、西藏、四川、贵州等地。

主要栖息于混交林或阔叶林中。一般居于山上的石洞或大树洞中。

【主产地】主产于四川、陕西、黑龙江、辽宁、云南、福建、广东、浙江等。

【养殖要点】

1. 生物学特性　熊为森林中的大型动物，性孤僻不成群，常有单独在森林中栖息和活动。昼行性，善于游泳、爬树，能直立行走，属于半冬眠动物，遇到干扰时可立即解除冬睡而外出活动。杂食性，主要以植物嫩芽、嫩草及各种野果为食，尤喜食蜂蜜。熊的视觉较差，但嗅觉和听觉发达，从体型上看，寒冷地区的熊体型大、皮脂肥厚，热带地区的熊体型小。

熊是季节性发情繁殖的动物，每年5～8月为发情交配季节，12月末至翌年2月产仔，每胎产1～3仔，多为2仔。雌熊性成熟年龄为3～3.5岁，雄熊为4岁左右。熊的妊娠有延时着床的特点。

2. 养殖技术

（1）养殖方式　目前，我国的养熊方式为笼、圈结合式养殖，或圈养。笼是人们从事生产活动便于接近熊而设置的熊的活动场所，圈是满足熊活动需要提供的环境。成年熊单养或群养，群养3～5头一群，群中只能放入一头公熊。育成熊群养，群体可达10头左右，或更大群体合养，但弱小的单独饲养。

（2）繁殖方式　人工养殖熊群的繁殖方式为单公群母，或单公单母的自然交配而获得后代，人工授精技术在科研、资质资源保护、育种等方面应用。我国以观展为目的的养熊业历史悠久，对熊的驯化、繁殖技术等积累了丰富的经验，为熊胆粉生产的发展奠定基础。

（3）饲养饲料　人工养殖的饲料通常分为精料和多汁饲料，精料由蛋白饲料、能量饲料、少量粗纤维饲料、微矿物质、维生素等组成，常用品中：玉米、大米、麸皮、小麦、黄豆、豆粕、花生饼、肉粉、骨肉粉、鱼粉、食盐、微量元素合剂、维生素合剂等。多汁饲料，以水果、块根类蔬菜为主，还有苹果、西瓜、梨、南瓜、黄瓜、胡萝卜、莴笋等。

3. 饲养管理

（1）日常管理　喂食：一天投食两次，上下午各一次，每次均投入熟制的精料（配合饲料）、多汁饲料和保证充足饮水。观察与记录：对熊的精神状态、采食、粪便、活动、笼舍及圈舍安全情况的观察与记录。卫生：一天清洁圈舍2次，保证圈舍、食具、环境的整洁卫生。

（2）不同生理时期的管理　分为幼熊期、育成期、成年期、配种期、妊娠期、产子哺乳期、引流取胆期、老年期等的管理。不同生理时期的管理，根据不同生理时期的需要进行针对性管理。

4. 病害防治　常见疾病为感冒、皮肤病、胃肠炎、胆囊炎、蛔虫病、皮下感染等疾病。以对症治疗为主，保证清洁卫生和定期消毒，控制外来人员、车辆和做好消杀工作，保证充足饮水和钙元素的供给。

【采收与加工】选择人工养殖3周岁以上，健康、无疾病、无残疾、非妊娠、哺乳期的黑熊，经胆囊腹壁吻合造瘘术愈合后，在其自由采食及保持俯卧体位时，用消毒后的硅胶导尿管经瘘道伸入胆囊，引流出胆囊胆汁。胆汁经加工干燥而得的产品为熊胆粉。

熊胆粉是我国中药一类新药。有的获得的是原料药生产许可，有的获得的是中药材生产许可。引流胆汁加工成熊胆粉，必须在GMP条件下进行。其工艺流程为：引流胆汁—过滤（400目）—加热（80℃，10分钟）—冷却（至室温）—离心（3000转，15分钟）—上清液—盛入烘胆盘—烘箱（80℃，约10小时）—冷却、剥离熊胆、包装。

【商品规格】其规格由生产企业向国家药品监督管理部门申报的包装规格来确定。通常有1克、2克、5克和其他规格的包装。

【药材鉴别】

（一）性状特征

为不规则碎片、细颗粒或粉末，黄色至深棕色，有的呈深绿色或淡红色。半透明，有玻璃样光泽。质脆，易吸潮。气清香微腥，味极苦微回甜，有清凉感。（图1-74-3）

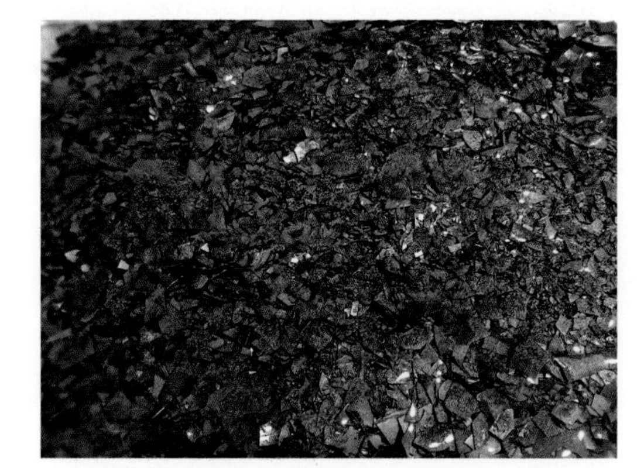

图1-74-3　熊胆粉药材图

（二）显微鉴别

粉末特征　取熊胆细粉，用乙二醇装片镜检，呈类圆形、类椭圆形或不规则形的网络结构，表面为不规则菱形和类似大脑沟回状。（图1-74-4）

（三）理化鉴别

1. 薄层色谱法　分别以熊去氧胆酸、鹅去氧胆酸对照品对照，按2015年版《中国药典》四部通则0502法，供试品色谱中，在与熊去氧胆酸、鹅去氧胆酸对照品色谱相应位置上，显相同颜色的荧光斑点。

2. 高效液相色谱法　供试品与对照品主峰的保留时间一致[2]。

【质量评价】本品执行“中华人民共和国卫生部部颁标准”WS_3-09（B-09）-96（Z）的规定，不得检出猪、牛、羊胆，不得检出糖、异性有机物、金黄色葡萄球菌、铜绿假单胞杆菌、沙门菌，水分含量不得超过9.0%。

含量测定　本品按干燥品计算，含牛黄熊去氧胆酸（$C_{26}H_{45}NO_8S$）不得少于23.0%。

【化学成分】主要含胆汁酸类、氨基酸、胆色素、微量元素等。胆汁酸是主效成分，含量为58%～79%，其有效成分为牛黄熊去氧胆酸（$C_{26}H_{45}NO_8S$，见图1-74-5），也是检验熊胆质量的标记成分。

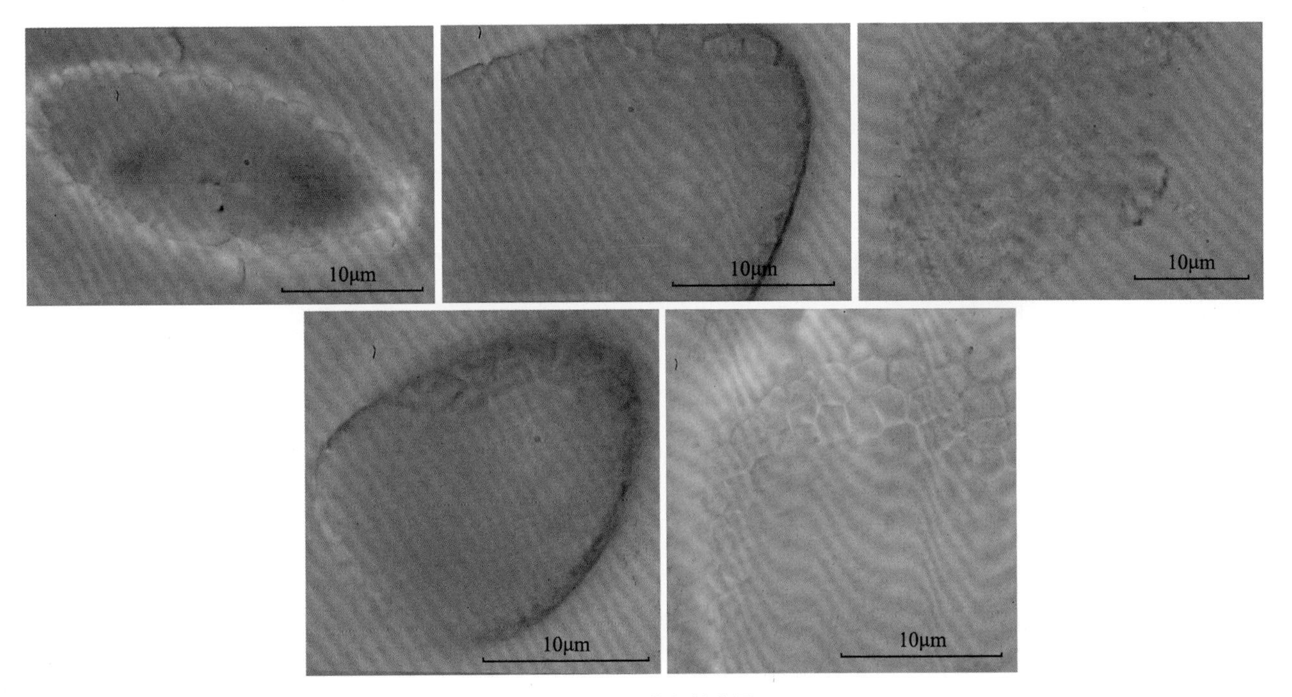

图1-74-4　熊胆粉末图

【性味归经】苦，寒。归肝、胆、心、胃经。

【功能主治】清热解毒，息风止痉，清肝明目。用于高热惊风，癫痫、子痫抽搐，痈疮肿毒，肝热目赤肿痛。

【药理作用】

1. 保肝利胆溶石作用　熊胆有稳定细胞、增加肝血流量、增加免疫功能、增加胆汁分泌、改善胆汁脂质构成等作用。有保护肝、促进肝组织恢复作用。适用于急慢性肝炎、肝硬化、肝肿胀、黄疸、胆道及胆囊疾病、肝功能低下所致的诸症。还能溶解胆固醇类胆结石，有不手术治愈的报告[3-4]。

2. 抗动脉硬化、抗脂肪肝作用　熊胆促使胆固醇转化为胆酸，胆固醇在血管壁的沉积，促进脂肪和脂肪酸的分解，改善肝功能。适用于预防和治疗动脉硬化和脂肪肝[5]。

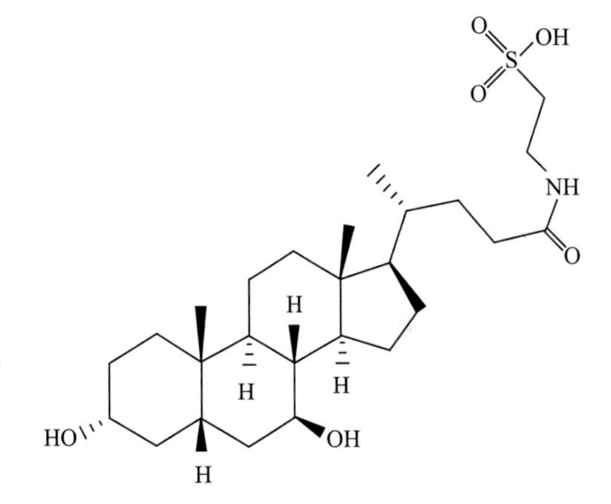

图1-74-5　牛黄熊去氧胆酸结构式

3. 镇痛镇静消炎作用　熊胆有较强的止痛镇静作用[6]，对革兰阳性菌有较强的抑制作用。适合于跌打损伤郁火实热的各种痛症，治疗小儿凉风、结膜炎、疔痔恶疮等。

4. 活血化瘀作用　熊胆有抑制血栓形成，降低血液黏度的作用。对脑梗死时血小板的活化具有明显的抑制作用，抑制脑血栓的形成[7]。

【用药警戒或禁忌】孕妇忌用，忌烟、酒、辛辣刺激性食物。

【分子生药】DNA条形码：扩增引物为COI序列通用引物，正向为LCO1490：5′-GGTCAACAAATCATAAAGATATTGG-3′，反向为HCO2198：5′-TAAACTTCAGGGTGACCAAAAAATCA-3′，经通用PCR反应程序进行扩增反应后进行双向测序。通过邻接（NJ）法对序列构建系统聚类树，黑熊、棕熊各聚一支，与黑熊与棕熊明显区分开[8]。

【附注】熊胆粉作为国家卫生部批准的一类新药，具有清热、平肝、明目等功效。临床多用于治疗肝胆和眼科疾病，研究表明熊胆粉对其他疾病也具有良好疗效。人工养熊活体取胆技术的成熟，熊胆粉已实现产业化生产，基本满足临床与生产需求，为以熊胆粉为原料或主方的新产品、新制剂的开发创造了有利条件。

主要参考文献

[1] 徐国钧，徐璐珊，王铮涛. 常用中药材品种整理与质量研究[M]. 福州. 福建科学技术出版社，1997：855-856.

[2] 石岩，邹秦文，魏锋，等. 熊胆粉药材研究进展[J]. 中国药事，2014，28(1)：82-85.

[3] 苏云明，佟欣，赵法政，等. 熊胆胶囊防治食饵性胆固醇类胆结石作用研究[J]. 中医药学报，2005，33(5)：39-40.

[4] 孙永宁，董志超. 金熊胆胶囊溶石利胆作用的实验研究[J]. 黑龙江中医药，2002(6)：46-48.

[5] 李晔，曾建伟，欧余航，等. 熊胆粉和猪胆粉干预脂肪肝大鼠的实验研究[J]. 实用中西医结合临床，2017(4)：157-159.

[6] 白云，苏云明，白海玉，等. 熊胆胶囊解热镇痛作用研究[J]. 中医药学报，2005，33(6)：26-27.

[7] 丁涛，温富春，周继胡，等. 精制熊胆粉活血化瘀作用研究[J]. 中国天然药物，2005，3(3)：184-186.

[8] 许亚春，熊超，姜春丽，等. DNA条形码技术在动物类药材熊胆粉及其混伪品鉴定中的应用[J]. 中国中药杂志，2018，43(4)：645-650.

（四川养麝研究所　郑程莉　陈凤　王建明）

75. 蕲蛇

Qishe

AGKISTRODON

【别名】大白花蛇、白花蛇、祁蛇、百步蛇等。

【来源】为蝰科动物五步蛇*Agkistrodon acutus*（Güenther）的干燥体。

【本草考证】本品始载于《雷公炮炙论》。记载了蕲蛇的功效和炮制。《图经本草》载："其文作方胜花，喜螫人足"。《政和本草》载："一名褰鼻蛇"，"褰"有"撩起"之意。《本草衍义》载："诸蛇鼻向下独此蛇鼻向上，背有方胜花纹"。《本草蒙筌》载：白花蛇"头长小角锋，尾生佛指甲。项绕真珠白点，背缠方胜纹。因而得名，观之犹异"。《本草纲目》载："花蛇，湖、蜀皆有，今惟以蕲蛇擅名。然蕲地亦不多得，市肆所货、官司所取者，皆自江南兴国州诸山中来。其蛇龙头虎口、黑质白花，胁有二十四个方胜纹，腹有念珠斑，口有四长牙，尾上有一佛指甲，长一二分，肠形如连珠"。综上所述，与今之药用五步蛇一致。

【原动物】体长120～150cm。头大呈三角形，有管牙。吻端由鼻间鳞与吻鳞尖出形成一上翘的突起；鼻孔与眼之闻有一椭圆形颊窝，它是热测位器。背鳞具强棱21（23）-21（23）-17（19）行，腹鳞157～171，尾下鳞52～60，前段约20枚定为单行或杂以个别成对的，尾后段为双行，末端鳞片角质化程度较高，形成一尖状硬物，称"佛指甲"。生活时背面棕黑色，头侧土黄色，二色截然分明，体背棕褐色或稍带绿色，其上具灰白色大方形斑块17～19个，尾部3～5个，此斑由左右两侧大三角斑在背正中合拢形成，偶尔也有交错摆列的，斑块边缘色深，腹面乳白色，咽喉部有排列不规则的小黑点，腹部中央和两侧有大黑斑。（图1-75-1）

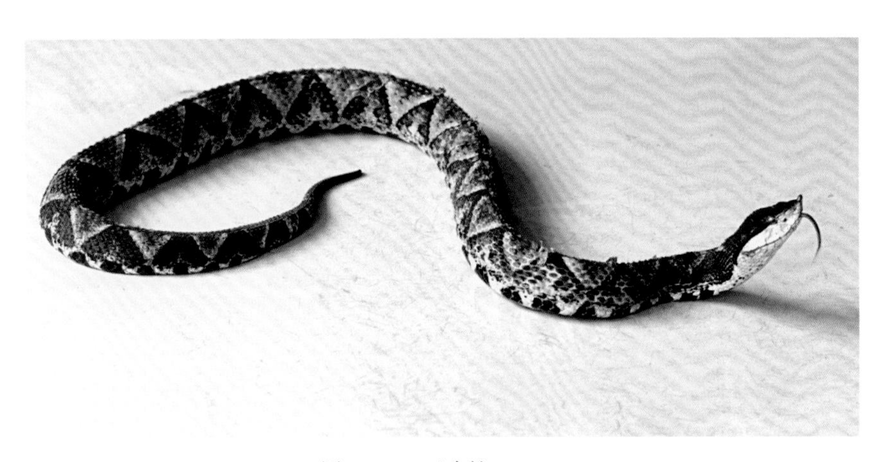

图1-75-1　五步蛇

【主产地】主产于安徽、浙江、福建、江西、湖南、湖北、四川、重庆、贵州、广东、广西、台湾等。

【采收与加工】夏、秋二季采收，实施安死术后，剖开蛇腹，除去内脏，洗净，用竹片撑开腹部，或用竹签固定，盘成圆盘状，干燥后拆除竹片等。

【药材鉴别】

（一）性状特征

卷呈圆盘状，盘径17～34cm，成蛇体长1～2m。头在中间稍向上，呈三角形而扁平，吻端向上，习称"翘鼻头"。上腭有管状毒牙，中空尖锐。背部两侧各有黑褐色与浅棕色组成的大"V"形斑纹17～25个，形成一个方块，其"V"形的两上端在背中线上相接，习称"方胜纹"，有的左右不相接，呈交错排列。腹部撑开或不撑开，灰白色，鳞片较大，有黑色类圆形的斑点，习称"念珠斑"；腹内壁黄白色，脊椎骨的棘突较高，呈刀片状上突，前后椎体下突基本同形，多为弯刀状，向后倾斜，尖端明显超过椎体后隆面。尾部骤细，末端有三角形深灰色的角质鳞片1枚。气腥，味微咸[1]。（图1-75-2）

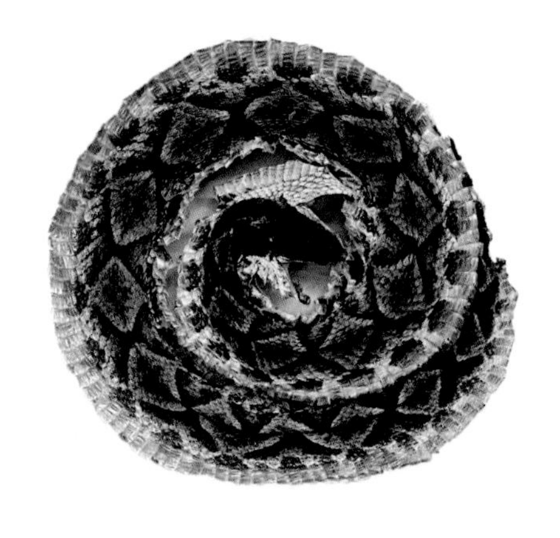
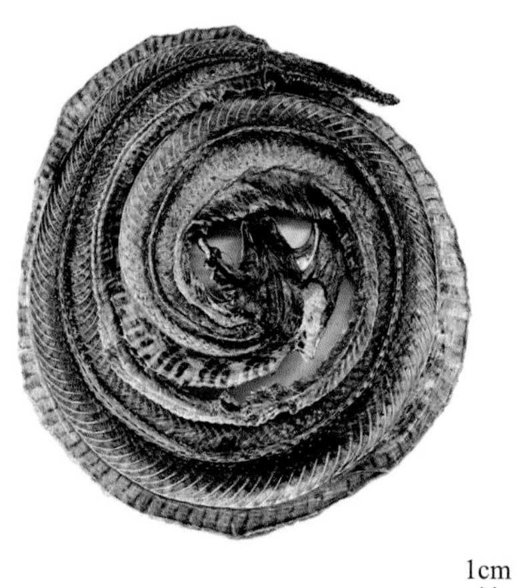

图1-75-2 蕲蛇药材图

（二）显微鉴别

粉末特征 呈淡黄棕色或黄白色粉末。显微镜下观察可见，肌纤维碎片，极多见，散在或成束存在。无色，长条形。表面具有明暗相间的纹理，纹理多波状或脊状，少平行状（图1-75-3a）；骨碎片，较多见。不规则形，灰褐色。表面有条形的梭形、菱形、椭圆形的骨陷窝，边缘可见放射状、细小裂隙或裂缝（图1-75-3b）；皮肤碎片，较少见。多为不规则形，黄色、淡黄色至无色。细胞近方形、椭圆形或多边形，边缘多光滑，表面具有黄色颗粒状物（图1-75-3c）；色素颗粒，少见，棕褐色连珠状、条状，并不规则形扭曲（图1-75-3d）；鳞片碎片：极少见。黄色至黄棕色，表面可见半圆形、类圆形或乳突状突起，略作覆瓦状排列，表面布满黄色颗粒状物；侧面可见层状纹理（图1-75-3e）。

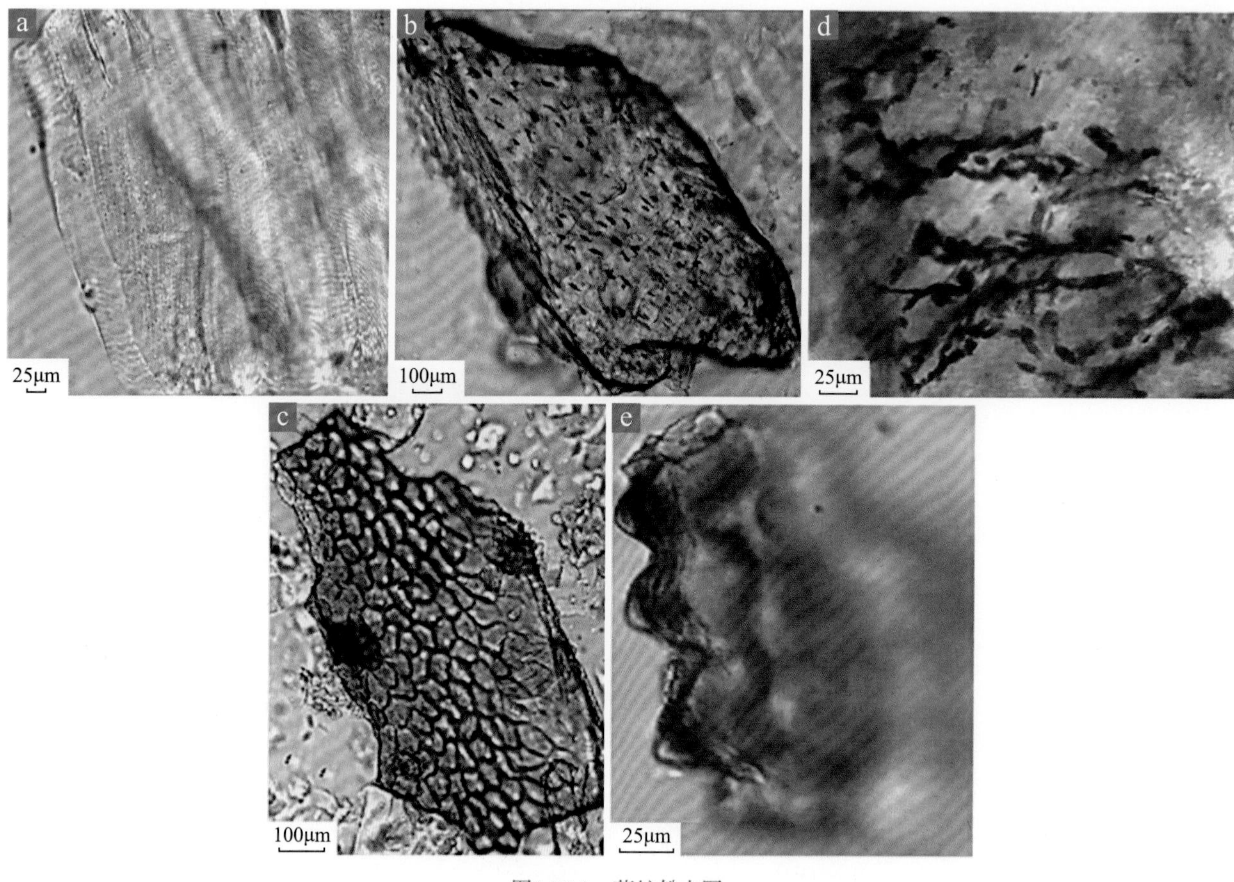

图1-75-3 蕲蛇粉末图

（三）理化鉴别

1. 薄层色谱法 蕲蛇（白花蛇）对照和伪品（乌梢蛇、蝮蛇）的脂溶性成分和水溶性成分存在差别。（图1-75-4）

2. 紫外光谱法　将蕲蛇（白花蛇）药材粉碎，粉末分别用石油醚和无水乙醇浸泡约36小时，过滤，将滤液稀释成一定浓度，在紫外分光光度计上测定，根据紫外光谱的差异进行鉴别[1]。

3. 红外光谱法　蕲蛇在波数2922cm^{-1}和2850cm^{-1}附近处有强吸收，在1710cm^{-1}和1640cm^{-1}有强吸收，在1400cm^{-1}和1225cm^{-1}附近存在弱吸收。（图1-75-5）

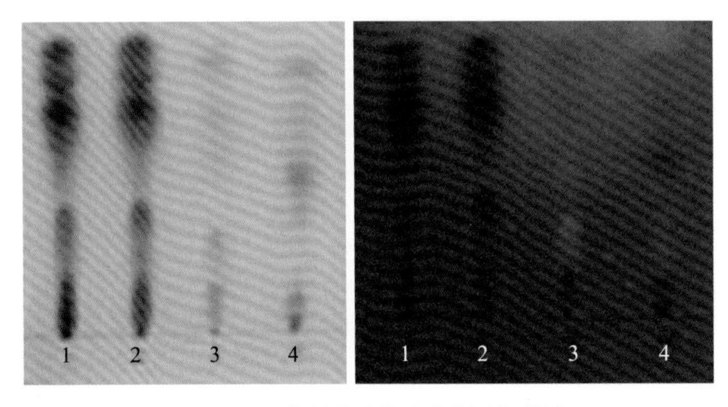

图1-75-4　蕲蛇水溶性成分薄层色谱图

1. 蕲蛇对照　2. 蕲蛇样品　3. 伪品（乌梢蛇）　4. 伪品（蝮蛇）

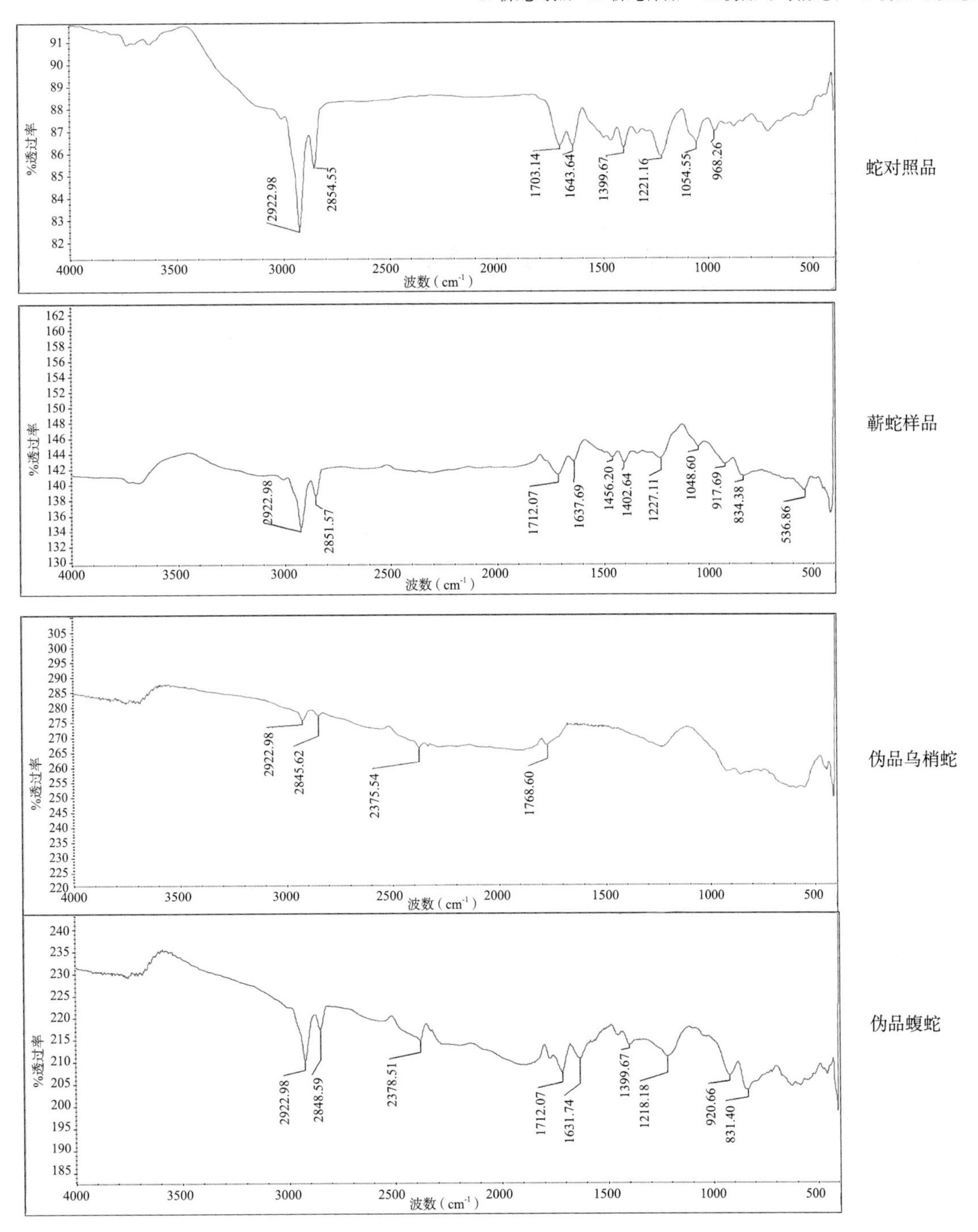

图1-75-5　蕲蛇红外色谱图

4. 高效毛细管电泳指纹图谱法　以20mmol/L硼砂-0.12mol/L硼酸（pH8.4）作为背景电解质缓冲液，柱温25℃，运行电压19kV，245nm波长处检测，25分钟内完全分离。构建特征峰，各供试品的相对保留时间和相对峰面积构成了其指纹特征，根据峰形进行鉴别。

【质量评价】以头尾齐全、条大、花纹明显、内壁洁净者为佳。

醇溶性浸出物　不得少于10.0%。照醇溶性浸出物测定法项下的热浸法测定，用稀乙醇作溶剂。

【化学成分】主要含蛋白质、氨基酸、磷脂类、核苷类成分以及甾体、多肽、矿物质等。

1. 蛋白质与氨基酸　柴士伟[2]等应用柱前衍生化反向高效液相色谱法对蕲蛇中的4种主要氨基酸进行检测，认为可能为药效基础物质。

2. 磷脂　林秀玉[3]采用Folch试剂超声提取，钼蓝试剂显色，分光光度法对蕲蛇的总磷脂进行测定，证明蕲蛇中磷脂类成分存在。

3. 核苷　丁兴红[4]应用高效液相色谱法对蕲蛇中尿嘧啶、黄嘌呤、次黄嘌呤和尿苷的含量进行测定，指出核苷类成分可能为蕲蛇药效基础成分。

4. 甾体　平忠明[5]用薄层层析法鉴别分析了蕲蛇等蛇类药材，证明含有甾体类化学成分。

5. 多肽　林晨[6]等采用蛋白质组学方法分析蕲蛇乙醇提取物多肽类成分，醇提液中总蛋白含量为1.36g，计算肽类成分融出率为5.48%。

6. 矿物质　含S、Si、Al、P、Cl、Ca、Cr、Cu、K、Mn、Na、Mg、Fe、Zn、Ni、Ti等无机元素[7]。

【性味归经】甘、咸，温。有毒。归肝经。

【功能主治】祛风，通络，止痉。用于风湿顽痹，麻木拘挛，中风口眼㖞斜，半身不遂，抽搐痉挛，破伤风，麻风，疥癣。

【药理作用】

1. 扩张血管作用　用尖吻蝮（蕲蛇）制成的注射液对麻醉犬可产生显著的降压作用，其降压作用机制主要为直接扩张血管[8]。

2. 抗凝作用　蕲蛇蛇毒生理盐水溶液，可使家兔全血凝固时间延长，甚至完全不凝固。血中纤维蛋白含量明显减少，鱼精蛋白副凝试验多数呈阳性以及血小板数目明显减少[9]。

3. 抗炎镇痛作用　其水提液对大鼠佐剂性关节炎有一定治疗作用，能降低细胞因子TNF-α、IL-1β、IL-6水平[10]。蕲蛇粉80%乙醇回流提取物醇溶性和水溶性部位对小鼠热板及冰醋酸致痛反应有明显镇痛作用[11]。

4. 抗肿瘤作用　现代研究发现，蕲蛇提取物及其蛇毒具有抗肿瘤活性。蕲蛇30%乙醇提取物对胶质细胞具有细胞毒作用[12]，对胃癌细胞株具有一定抑制作用[9]。随着蛇毒分离、纯化技术的不断提高，目前已从皖南蕲（祁）蛇毒中分离出有效活性成分，对胃腺癌、口腔鳞癌等肿瘤细胞均有较显著的抑制作用，并诱导肿瘤细胞凋亡，有效剂量内疗效与剂量呈正相关。张根葆[13]等研究发现，尖吻蝮蛇毒抑瘤组分Ⅰ对人肺癌A549细胞具有抑制作用。

【分子生药】以提取的蕲蛇DNA为模板，采用引物5′-GGCAATTCACTACACAGCCAACATCAACT-3′和5′-CCATAGTCAGGTGGTTAGTGATAC-3′进行PCR特异性扩增，正品蕲蛇（白花蛇）可以在微大于300bp处出现扩增片段，而伪品蕲蛇（白花蛇）则无扩增片段。这对蕲蛇（白花蛇）的鉴别提供了专属性更强的新方法[14]。

主要参考文献

[1] 谷恒存，胡金波，丁志山，等. 蕲蛇Ⅱ型胶原蛋白的提取和鉴定表征[J]. 中国中药杂志，2013(21)：3672-3675.

[2] 柴士伟，董改英，瞿晶田，等. 正交试验优选蕲蛇煎煮工艺[J]. 中国药房，2015(25)：3569-3571.

[3] 林秀玉，李可强. 商品药材蕲蛇中总磷脂含量的比较研究[J]. 辽宁中医杂志，2009(11)：1959-1961.

[4] 丁兴红. HPLC法测定蕲蛇中核苷类成分的研究[J]. 浙江中医药大学学报，2011(06)：906-912.

[5] 平忠明. 乌梢蛇、蕲蛇、金钱白花蛇的薄层鉴别[J]. 中药材，1987(01)：31-32.

[6] 林晨，温成平，范永升. 蕲蛇乙醇提取物多肽成分的蛋白组学研究[J]. 浙江中西医结合杂志，2017(05)：388-391.

[7] 孙家美，毛振伟. 六种蛇蜕中微量元素的比较[J]. 中药材，1992(08)：11-13.

[8] 金莲花. 蕲蛇的药理作用与临床应用[J]. 现代医药卫生，2007，17(21)：2620-2621.

[9] 梁良，李婷. 蕲蛇组织提取物抗肿瘤活性的初步探讨[J]. 大连民族学院学报，2005，7(1)：93-95.

[10] 张纪达，范永升，温成平，等. 蕲蛇水提取物对胶原诱导性关节炎大鼠血清TNF-α、IL-6和IL-10的影响[J]. 中华中医药杂志，2012，27(5)：1407-1409.

[11] 蒋福升，马哲龙，陈金印，等. 蕲蛇提取物抗炎镇痛药理作用的研究[J]. 蛇志，2013，25(2)：97-99.

[12] 谢欣，刘桂兰，梁良. 蕲蛇组织提取物抗肿瘤活性的初步研究[J]. 辽宁医学杂志，2007，21(4)：265.

[13] 徐平，张根葆、王斐，等. 尖吻蝮蛇毒抑瘤组分Ⅰ对人肺癌A549细胞增殖抑制作用[J]. 中国临床药理与治疗学，2014，19(5)：493-496.

[14] 陈康，蒋超，袁媛，等. 快速PCR方法在蛇类药材真伪鉴别中的应用[J]. 中国中药杂志，2014，19：3673-3677.

（安徽省祁门蛇伤研究所　汪胜松）

76. 僵蚕

Jiangcan

BOMBYX BATRYTICATUS

【别名】白僵蚕、天虫、僵虫。

【来源】为蚕蛾科昆虫家蚕*Bombyx mori* Linnaeus 4～5龄的幼虫感染（或人工接种）白僵菌*Beauveria bassiana*（Bals.）Vuillant而致死的干燥体。

【本草考证】本品始载于《神农本草经》："主小儿惊痫夜啼，去三虫，灭黑䵟，男子阴疡病。"《本草经集注》载："人家养蚕时，有合箔皆僵者，即暴燥都不坏，今见小白色，似有盐度者为好。"《药性粗评》载："色白者入药，三月时采。"《神农本经会通》载："用自僵死，白色而条直者，为佳。四月取自死者，勿令中湿，湿有毒，不可用。"《本草纂要》载："其体重实，身直而大，内如沥青，外似蝶粉，黑白可爱，此真僵也。"《昆虫草木略》载："蚕之类多。"李时珍曰："蚕种类甚多，有大小、白乌、斑色之异……凡蚕类入药，具用食桑者。"同时指出"蚕病风死，其色自白，故曰白僵"。《本草述》亦载："凡蚕类入药，俱用食桑者。"综上所述，与现今药用僵蚕一致。

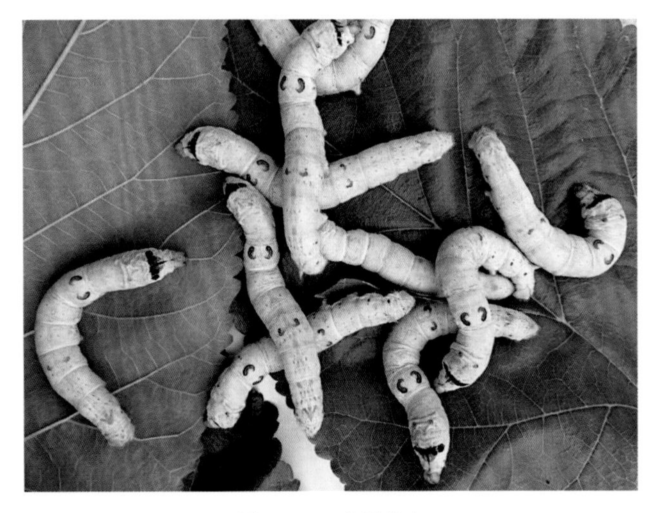

图1-76-1　家蚕幼虫

【原动物】家蚕又称桑蚕，简称蚕，为以桑叶为食料并吐丝结茧的经济昆虫之一。桑蚕起源于中国，由古代栖息于桑树原始蚕驯化而来。雄翅长16～19mm，体长13～16mm；雌翅长19～21mm，体长18～21mm。体翅白色至灰白色，雄、雌触角均双栉状，32～36节，背面白色，腹面灰白色，栉上纤毛灰褐色，腹部背中央有成丛的长毛；胸足短，粗壮有毛丛。一年发生三代（家养），以卵过冬（图1-76-1）。蜕皮前，幼虫停止食桑，吐丝于蚕座上，用腹足和尾足固定蚕体，静止不动，称眠。眠是分龄的界限，每眠一次增加1龄。桑蚕的眠性有三眠、四眠、五眠等。比较著名的品种有：四川产区较多使用871×872、锦苑×凌州、川山×蜀水，广西产区主要为两广二号、7532×932，江浙一带主要为菁松×皓月、秋丰×白玉。

【主产地】主产于四川、广西等，川产僵蚕因其质量佳、性状好广受好评。

【养殖要点】用白僵病菌孢子接种在家蚕皮肤上，在适宜的温度、湿度下，使孢子发芽，侵入蚕体，因而发病致死形成僵蚕。

（1）准备工作　接种前4～6天，将蚕房、蚕具清洁消毒，用2%浓度的福尔马林，加温至24℃以上，按每平方尺喷15ml，密闭24小时；亦可用0.2%赛力散、0.5%或1%石灰浆的混合剂，每平方尺喷洒25ml。

（2）接种　当蚕大眠（四眠）后，五龄响食前，取僵蚕洗液，或人工培养的白僵菌，调成均匀的浮悬液（天冷用温水，水温不超过32℃，天热用冷水），用单管式喷雾器，均匀地喷射到蚕体上，以蚕体见湿为度。下菌多少是生产僵蚕的一个关键。所以菌种数量应根据气候条件和饲育品种而定，广东增城地区每1mm3菌液中含8万～10万个孢子，江苏无锡地区，一般1mm3菌液中以含5万～6万个孢子为宜。

（3）管理　接种时，饲育室要保湿保温，以干燥差0～1℃为标准，室温以25℃左右为宜。接种后15～20分钟第1次给桑，以后每隔5～6小时给1次，做到良桑饱食。温度和湿度是发僵率高低的关键之一，天热要降温，湿度不足要补湿，蚕僵死后应及时拾出，另窝摊放，保持温度和湿度，让其充分发僵。

【采收与加工】多于春、秋季生产，将感染白僵菌病死的幼蟾捡出并干燥。

【药材鉴别】

（一）性状特征

药材略呈圆柱形，多弯曲皱缩。长2～5cm，直径0.5～0.7cm。表面灰黄色，被有白色粉霜状的气生菌丝和分生孢子。头部较圆，足8对，体节明显，尾部略呈二分歧状。质硬而脆，易折断，断面平坦，外层白色，中间有亮棕色或亮黑色的丝腺环4个。气微腥，味微咸。（图1-76-2）

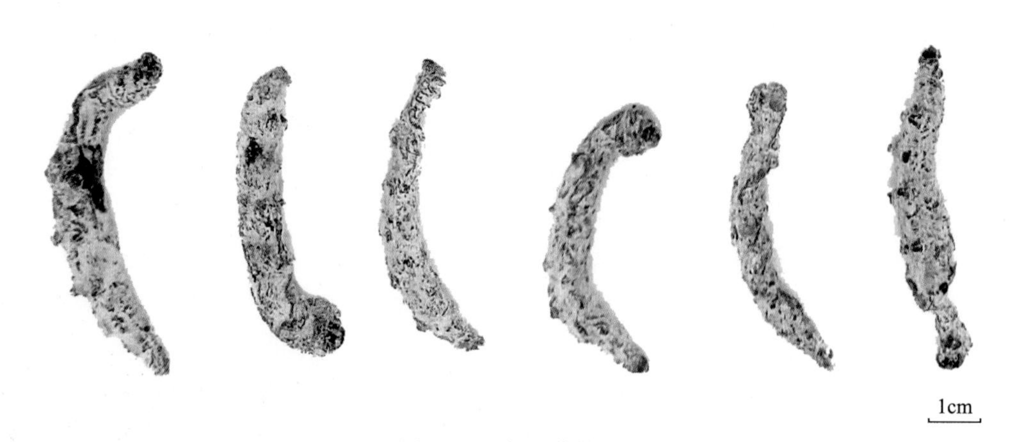

图1-76-2　僵蚕药材图

（二）显微鉴别

粉末特征　粉末灰棕色或灰褐色。菌丝体近无色，细长卷曲缠结在体壁中（图1-76-3a）。气管壁碎片略弯曲或呈弧状，具棕色或深棕色的螺旋丝（图1-76-3b）。表皮组织表面具网格样皱缩纹理以及纹理突起形成的小尖突，有圆形毛窝，边缘黄色（图1-76-3c）；刚毛黄色或黄棕色，表面光滑，壁稍厚（图1-76-3d）。未消化的桑叶组织中大多含草酸钙簇晶（图1-76-3e）或方晶（图1-76-3f）。

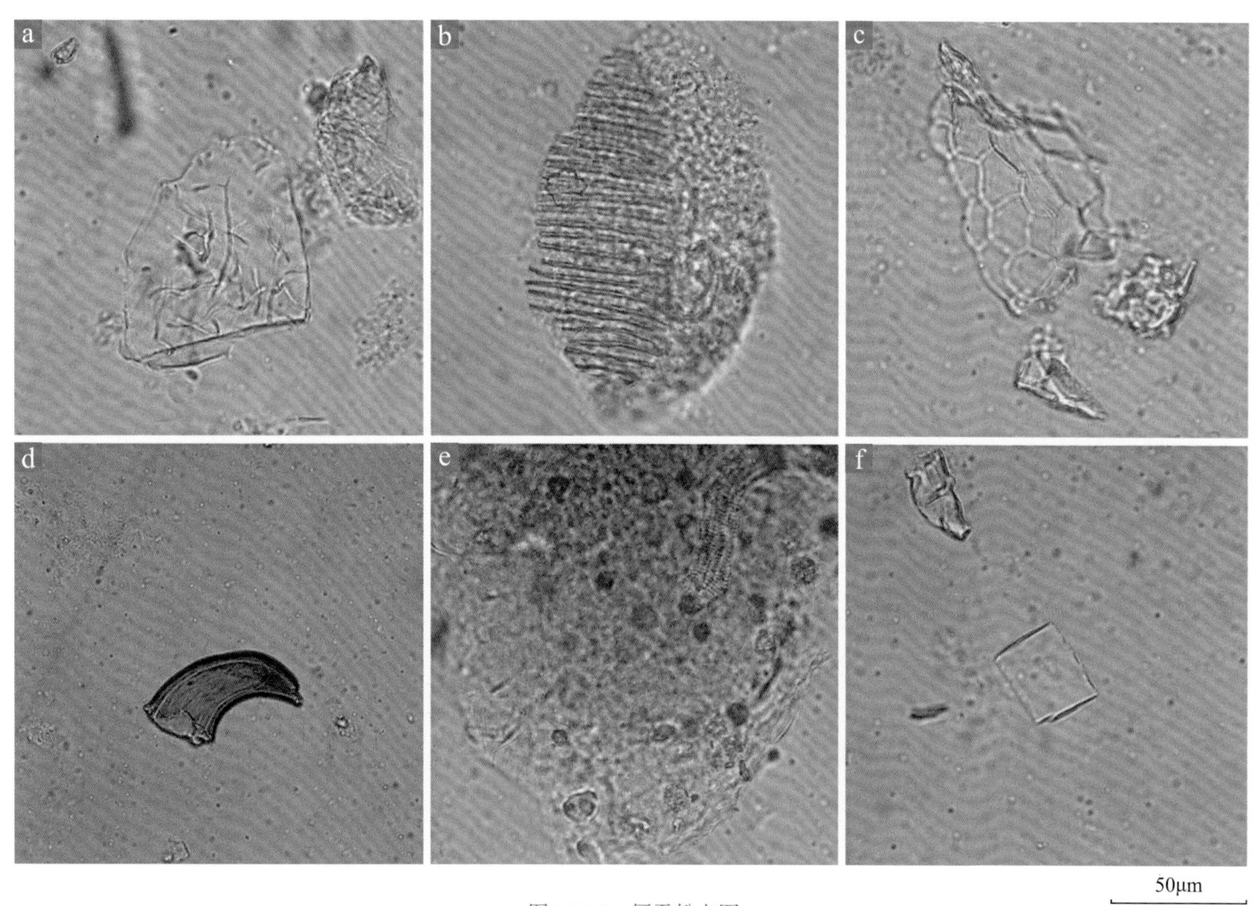

图1-76-3　僵蚕粉末图

（三）理化鉴别

薄层色谱法　在分别以甘氨酸、丙氨酸、缬氨酸和亮氨酸作为对照品，供试品的色谱中，在与对照品（甘氨酸、丙氨酸、缬氨酸和亮氨酸）的色谱相应的位置上，显相同颜色的斑点。（图1-76-4）

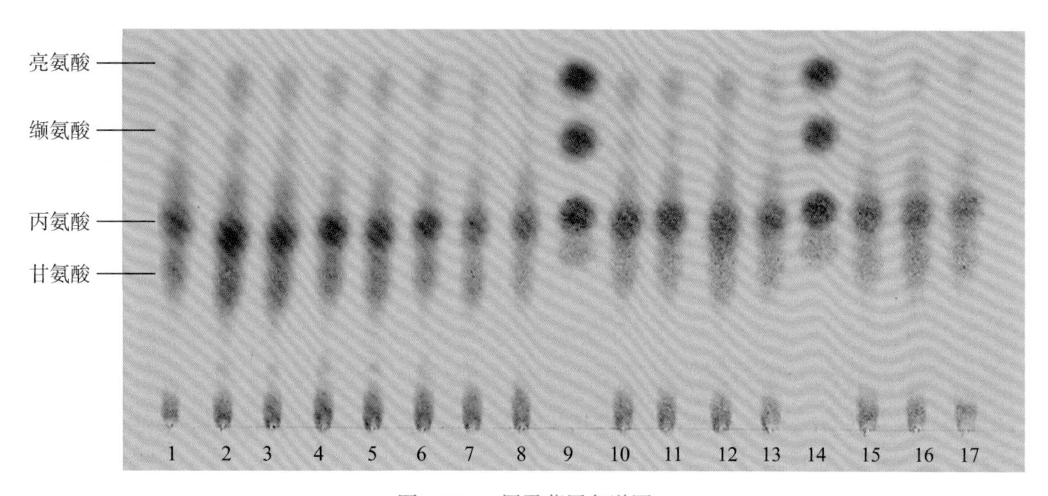

图1-76-4　僵蚕薄层色谱图

1～8、10～13、15～17. 僵蚕　9、14. 混合氨基酸对照品（从下到上依次为甘氨酸、丙氨酸、缬氨酸、亮氨酸）

【质量评价】以条粗、质硬、色白、断面光亮者为佳[1]。

杂质　不得过3%。

水分 不得过15.0%。

总灰分和酸不溶性灰分 分别不得过7.0%和2.0%。

重金属及有害元素 本品的每1000g含黄曲霉毒素B_1不得过5μg，黄曲霉毒素G_2、黄曲霉毒素G_1、黄曲霉毒素B_1和黄曲霉毒素B_2的总量不得过10μg。

醇溶性浸出物 不得少于20.0%。照醇溶性浸出物测定法项下的热浸法测定，用稀乙醇作溶剂。

【化学成分】 主要含蛋白质、多糖、脂肪酸、黄酮类、甾体类、挥发油、微量元素及少量核苷酸等。还含烟酰胺、D-甘露醇、草酸铵，以及金色酰胺醇酯、（+）-松脂醇、butyl-2-pyrrolidone-5-carboxylate isololiolide、异黑麦草内酯、（+）-杜仲树脂酚、4-羟基苯乙酸甲酯[2-3]。

【性味归经】 咸、辛，平。归肝、肺、胃经。

【功能主治】 息风止痉，祛风止痛，化痰散结。用于肝风夹痰，惊痫抽搐，小儿急惊，破伤风，中风口㖞，风热头痛，目赤咽痛，风疹瘙痒，发颐痄腮。

【药理作用】

1. 抗凝、抗血栓及对神经系统的作用 赵建国等[4]采用柱前衍生化-高效液相色谱法测定僵蚕中具有抗凝活性提取液中蛋白质的氨基酸残基种类与含量，发现僵蚕提取物中含有15种氨基酸残基。彭延古等[5]通过探索僵蚕水煎液、醇沉液和凝胶色谱馏分各部位中的抗凝活性成分，发现主要成分是多肽、氨基酸类和草酸铵。此外，文献报道僵蚕中白僵菌素和草酸铵具有明显的抗惊厥活性[5-6]，僵蚕水提醇沉提取物具有明显的镇静催眠作用[7]。

2. 抗癌、抑菌作用 僵蚕的醇提物体外对小鼠ECA实体型抑制率为36%，对小鼠肉瘤S180也有抑制作用，试验证明还可抑制人体肝癌细胞呼吸，可用于直肠瘤型息肉的治疗[8]。黄晓雪等[9]选取僵蚕石油醚层组分和升华物进行体外抑菌实验，发现僵蚕石油醚层组分中含有许多有效抑制金黄色葡萄球菌和大肠杆菌的活性成分，僵蚕升华物为僵蚕抑制大肠杆菌ATCC25923的活性物质。

3. 美容作用、减肥作用 《神农本草经》上记载，白僵蚕有"灭黑斑，令人面色好"的功效。现代研究表明僵蚕含有维生素E，能清除自由基，抗脂质氧化形成的老年斑[10]。如陈风江等[11]通过水提醇沉僵蚕制得的粗提液作用于A375与HaCat构建的共培养模型，表明僵蚕粗提物能够显著下调共培养模型中TYR、TRP-1、TRP-2mRNA的表达，僵蚕对黑素生成的抑制作用部分机制是下调TYR、TRP-1及TRP-2mRNA的表达。龚盛昭等[12]表明僵蚕70%的乙醇提取物具有较强的酪氨酸酶抑制作用。

4. 其他作用 有文献报道僵蚕提取物可减少β-淀粉样蛋白诱导的对体外培养的大鼠星形胶质细胞的毒性，且呈剂量依赖性。此外，僵蚕还可以对抗氨基酸诱导的海马神经元的神经毒性，并且对脑细胞具有保护作用，有望用于治疗老年性痴呆，其机制可能是提高超氧化物歧化酶活力[13-14]。

【分子生药】 采用DNA条形码技术，结合COI序列和ITS序列对家蚕和白僵菌进行分子鉴定，以实现僵蚕的真伪鉴别。条件：COI序列扩增、测序及数据处理依照中药材DNA条形码分子鉴定法标准操作流程（DNA barcoding SOP）完成。ITS序列PCR扩增、测序引物正向ITS5F为5′-GGAAGTAAAAGTCGTAACAAGG-3′，反向ITS4R为5′-TCCTCCGCTTATTGATATGC-3′，PCR反应体积为25μl，体系内包含ddH_2O 8.5μl、2.5μmol/L引物各1.0μl、2 × Taq PCRMix 12.5μl、模板DNA约2μl（约30ng）。扩增程序：94℃ 5分钟，35个循环，最后72℃延伸7分钟。该引物只扩增白僵菌DNA而不扩增其他动物DNA，引物具有特异性，可用于鸡内金药材的鉴定[15]。

【附注】 僵蚕为较常用传统动物药材，主含蛋白质，古代多以"粉""末"入药，现今"水煎内服"，与古代"粉末入药"，差距较大。应加强其活性物质、药效及作用机制等研究，以提高临床疗效。

主要参考文献

[1] 康廷国. 中药鉴定学[M]. 第2版. 北京：中国中医药出版社，2003：487-488.

[2] Hu MB, Yu ZJ. Wang JL, et al. Traditional uses, origins, chemistry and pharmacology of Bombyx batryticatus：a review[J].

Molecules, 2017, 22(10): 1779.

[3] 陈辉，何金晓，刘佳灵，等. 一种安全快速测定僵蚕中白僵菌素含量的高效液相方法研究[J]. 时珍国医国药，2018，29(04)：823-825.

[4] 赵建国，曲伟红，彭新君. 僵蚕抗凝活性提取液的氨基酸分析[J]. 中国医院药学杂志，2008，28(23)：1999-2001.

[5] 彭延古，许光明，赵建国，等. 僵蚕抗凝活性部位中化学成分的初步研究[J]. 中国中医药信息杂志，2008(05)：41-43.

[6] 郭晓恒，严铸云，刘涛，等. 僵蚕单体化合物抗惊厥活性[J]. 中国实验方剂学杂志，2013，19(17)：248-250.

[7] 胡鹏飞，王敬平，范荣培，等. 僵蚕提取物对小鼠自主活动的影响[J]. 时珍国医国药，2005，16(11)：1113-1114.

[8] 李军德. 我国抗癌药概述[J]. 中成药，1992，14(2)：40.

[9] 黄晓雪. 僵蚕的生药学及药理活性研究[D]. 长春：吉林农业大学，2008.

[10] 武汗青. 白僵蚕化学成分及应用研究进展[J]. 河南农业，2015(03)：27.

[11] 陈凤江，郭云辉，王兴岩. 白僵蚕粗提物对黑素瘤细胞与角质形成细胞共培养模型TYR及其相关蛋白TRP-1、TRP-2mRNA表达的影响[J]. 中国中医药科技，2013，20(06)：579.

[12] 龚盛昭，杨卓如，刘念平. 微波辅助提取白僵蚕中的酪氨酸酶抑制剂[J]. 化学研究与应用，2006(01)：101-103.

[13] Kim HJ, Lee WH, Yoon CH, et al. Bombycis corpus extract prevents amyloid-beta-induced cytotoxicity and protects superoxide dismutase activity in cultured rat as—trocytes [J]. Pharmacol Res, 2001, 43(1): 11-16.

[14] Koo BS, An HG, Moon SK. Bombycis corpus extract (BCE) protects hippocampal neurons against excitatory amino acid-induced neurotoxicity[J]. Immunopharmacol Immunotoxicol, 2003, 25(2): 191-201.

[15] 贾静，石林春，姚辉，等. 市售动物药材僵蚕的DNA条形码鉴定研究[J]. 药学学报，2016，51(11)：1784-1790.

（成都中医药大学　吴纯洁　彭伟）

77. 壁虎

Bihu

GOKKO SWINHOANIS

【别名】守宫、天龙、蝎虎、壁宫、爬壁虎。

【来源】为壁虎科动物无蹼壁虎*Gekko suinhonis* Güenther、多疣壁虎*Gekko japonicus* Dumeril et Bibron等的全体。

【本草考证】本品始载于《吴普本草》《本草经集注》和《新修本草》中均有记载，但一直附于石龙子下，未载功用，说明当时尚未入药。陶弘景称本品为蝘蜓。苏恭谓："蝘蜓又名蝎虎，以其常在屋壁，故名守宫，亦名壁虎"。至《本草纲目》始称守宫，别名壁虎，谓："守宫善捕蝎蝇，故得虎名。处处人家墙壁有之，状如蛇医而灰黑色，扁首长颈细鳞四足。长者六七寸，亦不闻噬人"。综述其性味功用如下："咸、寒，有小毒；主治中风瘫痪、手足不举或厉节风痛及风痉惊痛，小儿疳痢，血积成痞，厉风，疚病，疗蝎螫。守宫所治风症惊痛诸病，亦犹蜈、蝎之性能透经络也且人血分，故又治血病疮疡"，后代本草记载守宫的功效，皆源自《本草纲目》[1-4]。因栖息于墙壁，善捕蝎、蝇，故名壁虎。以上本草记载与今之药用一致。

【原动物】

1. 无蹼壁虎　全长约12cm，全身平扁，体尾几乎等长。头吻尖出呈三角形，前倾而扁；鼻孔接近吻端，无活动性眼睑，眼径较吻略短，耳孔小，鼓膜不显；上下颌有齿，舌长，顶端尖圆。前后脚都有5趾，无蹼，趾底有单行横列的褶襞皮瓣，能排除空气而吸附在光滑的平面上爬行或疾走，除第一趾外，各趾均有钩爪。背面被有颗粒状细鳞，吻、眼上和后头部有少数较大的结节；胸腹鳞排成覆瓦状，肛门横裂，雄体有肛前窝数个。身体和四肢的背面类棕色，有5～6条不明显暗纹。尾部有深棕色横纹约15条。腹面白色。尾易断，能再生。（图1-77-1）

2. 多疣壁虎　全长约10cm，身体平扁，头大，略呈三角形；吻长，约为眼径2倍；眼无活动性眼睑，瞳孔椭圆形，眼球外覆有透明薄膜；鼓膜明显；上、下颌长有细齿；舌形宽厚，顶端凹入，富有黏性，能再捕食昆虫时骤然突出黏取。四肢短，各具5趾，末端膨大，指间有微蹼，除拇指外，均有钩爪，趾底具单行褶襞皮瓣，有排除空气之功能，借此攀附于光滑的平面上爬行或奔走。尾尖长，约占体长的2/3，基部圆筒状，往后则呈平扁形而逐渐尖细。头和背上覆有颗粒状细鳞，体侧和枕部杂有大型的结节；颏下鳞2对；胸腹鳞大，呈覆瓦状排列；尾鳞排成整齐的横环形，腹面中段有一条横列的长鳞。背部灰褐色而有灰斑，或5条隐晦的条纹；下唇鳞和腹面白色，散有上形黑点。尾上有黑色横纹9条[5-7]。（图1-77-2）

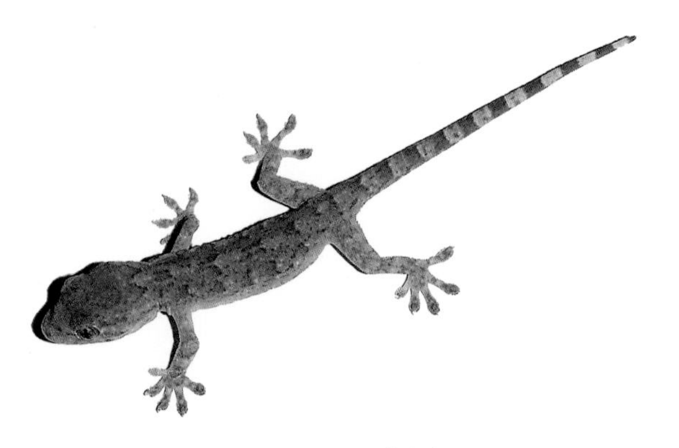

图1-77-1　无蹼壁虎

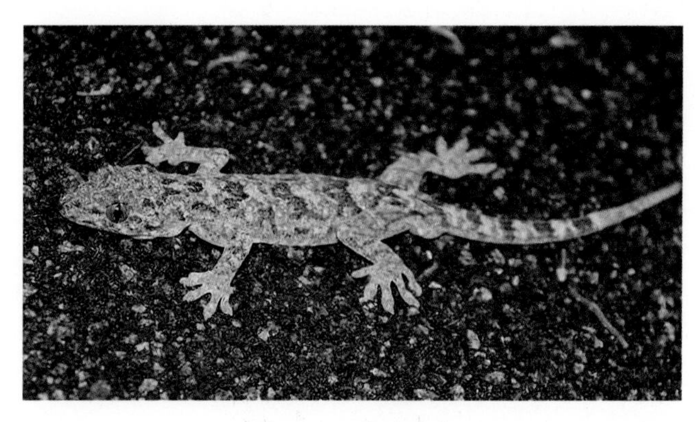

图1-77-2　多疣壁虎

【主产地】无蹼壁虎主产于华北地区，多疣壁虎主产于江苏、浙江等。

【采收与加工】夏、秋季捕捉。可于夜间用灯光诱捕。捕得实施安死术后，用竹片贯穿头腹，将尾用绳固定于竹片上，然后晒干或文火烘干。尽量不要使尾部脱落。

【药材鉴别】

（一）性状特征

1. 无蹼壁虎　呈扁平条状，全长10～12cm，头椭圆形而扁，有眼一对。头体背面黑褐色，被覆细鳞，细鳞呈圆锥状，扁圆形的疣鳞稍大于细鳞；枕及颈背无疣鳞，躯干部细鳞呈交错状；胸腹面黄白色，被覆较大的瓦状鳞。尾几与体等长，易折断，多残缺。尾基部较宽厚而有深色横纹；尾部鳞多排成环状，其两侧分别各有肛疣2～3个。指、趾间无蹼迹。气微臭，味咸。（图1-77-3）

2. 多疣壁虎　背部褐灰色而有黑斑或5条隐晦的条纹。下唇鳞和腹面白色。尾上有黑色横纹9条。头和背上具颗粒状疣鳞。尾基两侧分别各有肛疣3个。指、趾之间有微蹼。（图1-77-3）

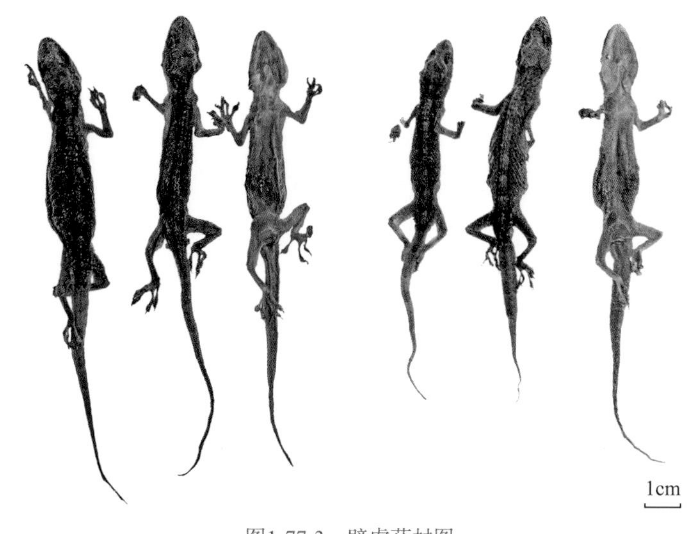

图1-77-3　壁虎药材图

（二）显微鉴别

粉末特征　粉末棕黄色或棕褐色。横纹肌纤维侧面观有波峰状或稍平直的细密横纹；横断面观三角形、类圆形或类方形（图1-77-4）。鳞片近无色或淡灰绿色，单个鳞片较大呈多角形、类六角形或类圆形，布有细小的颗粒状物，有的可见圆形孔洞（图1-77-5）。皮肤碎片表面可见棕灰色或棕黑色色素颗粒，常聚集呈星芒状（图1-77-6）。骨碎

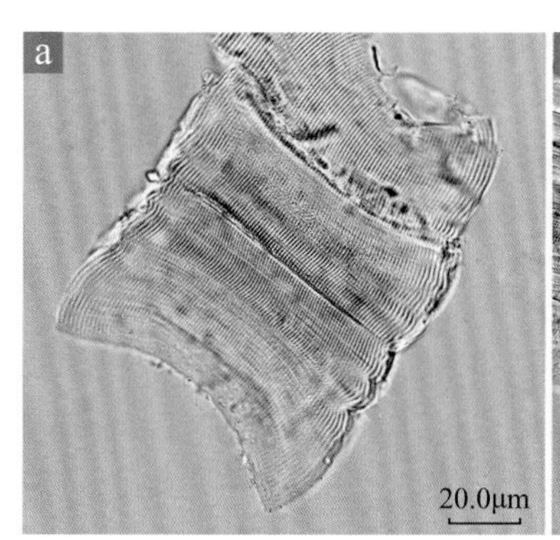

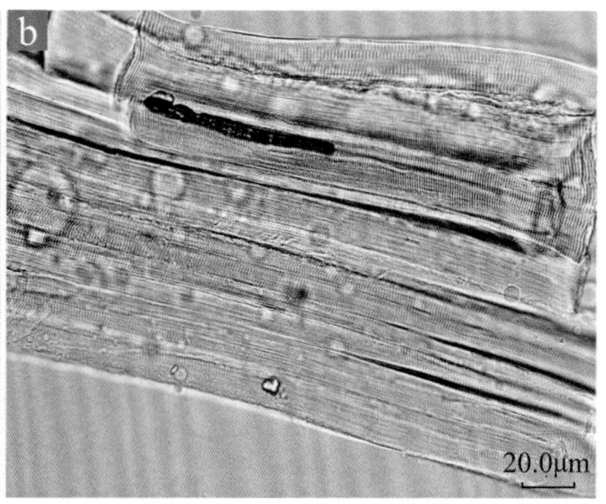

图1-77-4　壁虎粉末横纹肌图

a. 侧面观　b. 横断面

图1-77-5　壁虎粉末鳞片图

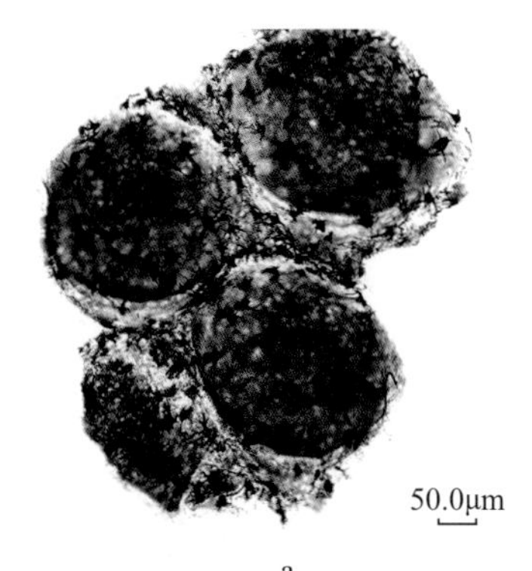

a

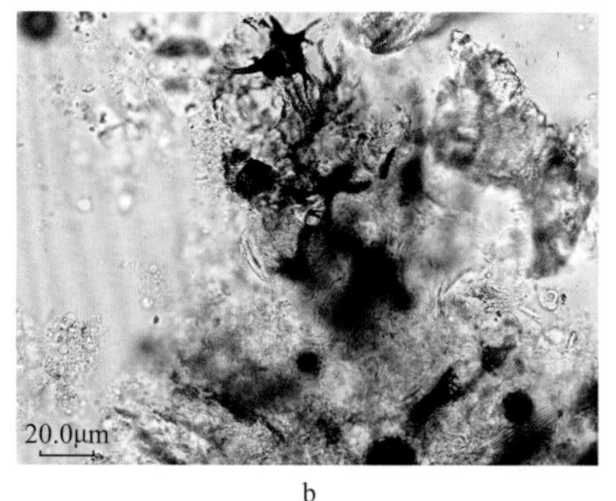

b

图1-77-6　壁虎粉末皮肤碎片图

a. 皮肤碎片　b. 星芒状色素颗粒

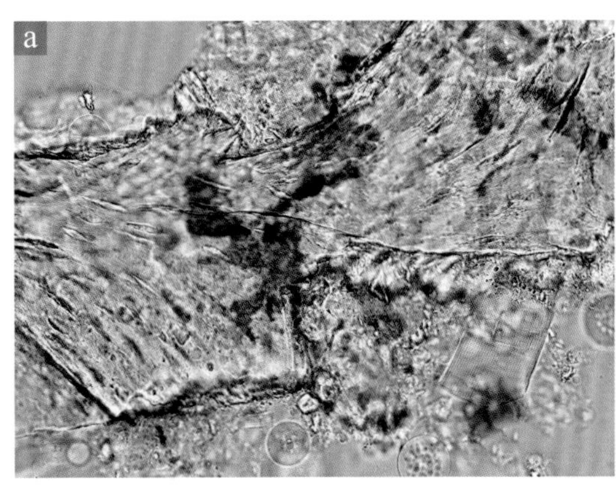

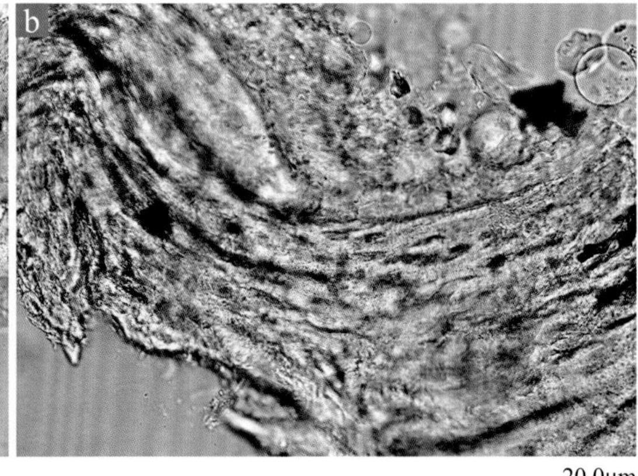

图1-77-7　壁虎粉末骨碎片图

a. 表面　b. 骨陷窝和边缘骨小管

片呈不规则碎块状，表面有细小的裂缝状或针状孔隙；可见裂缝状骨陷窝，边缘骨小管隐约可见（图1-77-7）。

【质量评价】以完整、带尾者为佳。

水分　不得过6.0%。

总灰分　不得过18.0%。

酸不溶性灰分　不得过1.0%。

醇溶性浸出物　不得少于14.0%。

【化学成分】主要含蛋白质、氨基酸、维生素C、维生素D、脂肪、粗纤维、甘油三酯、胆固醇、马蜂毒样有毒物质、组织胺类物质等[7-8]。

【性味归经】咸，寒，有小毒。归肝经。

【功能主治】祛风定惊，散结解毒。用于中风瘫痪，关节风痛，风痰惊痫，瘰疬恶疮。

【药理作用】

1. 抗肿瘤作用　目前研究显示，壁虎在抗肿瘤药理试验中，作为一种抗癌中药单品，不管精制单独用药还是复方配伍使用，抗肿瘤效果明显，并且毒性低，对肝癌、食管癌和胃癌细胞等均有抑制作用。不同浓度干、鲜壁虎冻干粉含药血清在体外能够明显抑制H22细胞的增殖，干、鲜壁虎低、中、高含药血清组的增殖抑制率为17.4%、21.0%、34.5%和16.4%、26.3%。

2. 抗骨质疏松作用　壁虎提取物预防性用药和治疗用药给予骨质疏松大鼠后均使大鼠骨骼的生物力学指标发生明显的改善，这表明壁虎提取物具有增加骨强度的作用；而且预防用药组骨密度值多项检测指标优于治疗组大鼠的趋势，表明预防用药能加强机体的代偿功能，预防骨质疏松的发生。壁虎提取物对骨质疏松大鼠有一定的预防和治疗作用，其可能机制为壁虎提取物中含有多种氨基酸和其他活性物质等，主要影响了骨代谢如骨胶原纤维的形成增加等，由此改善了骨强度和骨量。

3. 平喘作用　壁虎粉具有促进肺组织中EOS凋亡的作用。壁虎粉干预组和氨茶碱对照组肺部病理切片发现EOS浸润、纤维增生不明显，而哮喘模型组则有较明显的气道重建现象，提示壁虎粉的平喘作用可能是通过类似于纤溶酶和纤溶酶原激活剂对气道重建上皮下纤维化的潜在抑制或逆转而产生的[9-12]。

【用药警戒或禁忌】体虚者禁用。

主要参考文献

[1] 吴普. 吴普本草[M]. 北京：人民卫生出版社，1987，72.

[2] 陶弘景. 本草经集注[M]. 北京：人民卫生出版社，1994：427.

[3] 苏敬. 新修本草[M]. 合肥：安徽科学技术出版社，1981：515.

[4] 李时珍. 本草纲目[M]. 北京：人民卫生出版社，1989：2389.

[5] 山东省食品药品监督管理局. 山东省中药材标准2012年版[S]. 济南：山东科学技术出版社，2012：373-376.

[6] 江苏新医学院. 中药大辞典[M]. 上海：上海人民出版社，1977：2667-2668.

[7] 张保国，张大禄. 动物药[M]. 北京：中国医药科技出版社，2003：1000-1002.

[8] 李军德，姜凤梧. 我国抗癌动物药概述[J]. 中成药，1992，14(2)：40-42.

[9] 孙满强，胡凯文，杨新阶，等. 胡凯文运用壁虎、蜈蚣药对治疗恶性肿瘤的临床经验[J]. 中华中医药杂志，2018，33(9)：3929-3931.

[10] 孙超，孙明江. 壁虎抗肿瘤作用的研究进展[J]. 山东中医药大学学报，2011，35(6)：576-578.

[11] 蓝鸣生. 中药壁虎资源、临床及药理学研究进展[J]. 内科，2011，6(4)：331-334.

[12] 蒋桂香，王春梅，赓迪. 壁虎抗肿瘤活性物质的发现及作用机制研究进展[J]. 中华中医药杂志，2013，28(4)：1037-1040.

（安徽省食品药品检验研究院　班永生　张亚中　陶冶）

78. 蟾皮

Chanpi

BUFONIS CORIUM

【别名】蛤蚆皮、癞蟆皮、蟾蜍皮。

【来源】为蟾蜍科动物中华蟾蜍*Bufo bufo gargarizans* Cantor或黑眶蟾蜍*Bufo melanostictus* Schneider的干燥皮。

【本草考证】本品始载于唐孙思邈《孙真人千金方》，谓“肠头挺出，蟾蜍皮片，瓶内烧烟熏之，并傅之”。《活幼心书》载：“蛤蟆剥皮贴之治头上疮疖收毒即瘥”。《黄汝良行箧检秘方》载：“指头红肿生毒，用活蟾一只，生剥皮，将皮外面向患处包好，明日，其毒齐拔出”。应与今之药材“蟾皮”相同。基原动物本草考证参见“蟾酥”。

【原动物】【主产地】【养殖要点】参见“干蟾”。

【采收与加工】春至秋捕捉，实施安死术后，剥下完整的皮，洗净，挂干燥通风处阴干即得。

【商品规格】其商品规格等级统一规定为统货（表1-78-1）。

表1-78-1　蟾皮商品规格划分

规格等级	性状描述
统货	干货。呈矩圆形、扁平或皱缩拘挛状薄片。外表面粗糙而呈灰绿褐色，有大小不等的棕褐色或焦黑色疣粒。内表面灰白色，与疣粒相对应处有相同大小的黑色浅凹点。四肢伸展或扭曲，质韧而不易折断。气微腥，味咸、微麻舌

注：①当前药材市场黑眶蟾蜍来源的蟾皮数量少且极难鉴别，故不将其与中华蟾蜍来源的蟾皮做规格区分。

②当前药材市场上有将蟾皮切块销售的情况，因此类产品无法判断品质且极难判别真伪，故不收纳。

【药材鉴别】

（一）性状特征

呈矩圆形、扁平或皱缩拘挛状薄片。头部略呈钝三角形，长卵圆形耳后腺明显呈八字状排列。四肢伸展或扭曲，质韧而不易折断。外表面粗糙而呈灰绿褐色，布大小不等焦黑色疣粒；内表面灰白色，与疣粒相对应处有相同大小的黑色浅凹点。较完整者四肢展平后，前肢趾间无蹼，后肢长而粗状，趾间有蹼。气微腥，味咸、微麻舌。无其余组织（肌肉、骨骼、内脏等）附着。（图1-78-1）

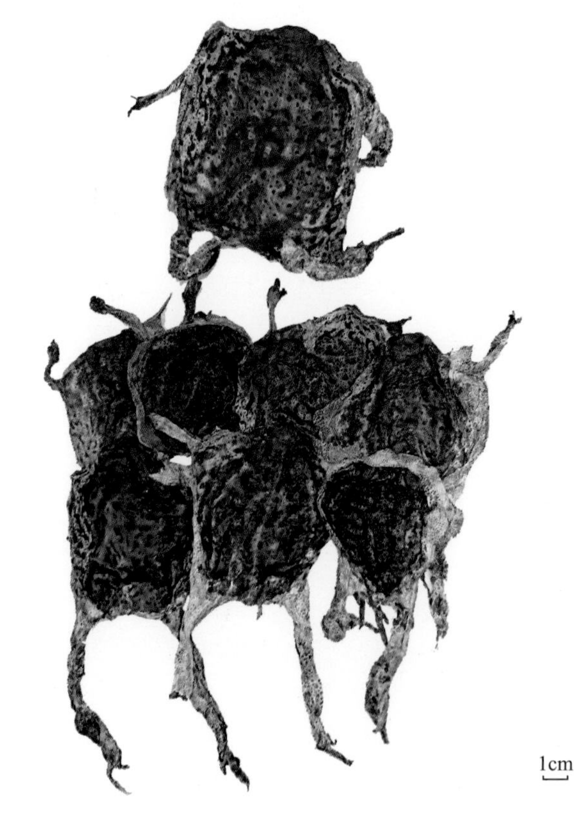

图1-78-1　蟾皮药材图

（二）理化鉴别

薄层色谱法　取蟾皮粗粉0.1g，加三氯甲烷5ml，浸泡1小时，滤过。滤液，蒸干，残渣加醋酐少量溶解，滴加硫酸初显蓝紫色，渐变蓝绿色。

取蟾皮粗粉0.1g，加甲醇5ml，浸泡1小时。滤过。取续滤液2ml，加对二甲氨基苯甲醛固体少许，滴加硫酸数滴，即显蓝紫色。

薄层色谱法可在365nm波长下显示荧光斑点。

【质量评价】以面积大、疣粒多、杂质少者为佳。

水分 不得过10.0%。

总灰分 不得过15.0%。

酸不溶性灰分 不得过5.0%。

含量测定 照高效液相色谱法测定，按干燥品计算，华蟾酥毒基和脂蟾毒配基总量不得少于0.10%。

【化学成分】 蟾皮化学成分可分为蟾蜍二烯羟酸内酯类、吲哚生物碱类、环酰胺和小分子环肽类、甾醇类及其他[1-15]。

1. 蟾蜍二烯羟酸内酯类 包含蟾蜍毒素类、蟾毒配基类等化合物。如华蟾蜍精、华蟾毒精3-丁二酰精氨酸酯、蟾蜍它灵、蟾蜍灵、远华蟾蜍精、远华蟾蜍精-3-单辛二酸酯、嚏根草苷元、去乙酰蟾蜍它灵、11β-羟基-蟾蜍灵、蟾蜍灵-3-丁二酰精氨酸酯、脂蟾毒配基3-丁二酰精氨酸酯等。

2. 吲哚生物碱类 包含脱氢蟾蜍色胺、脱氢蟾蜍噻咛、蟾蜍噻咛、去氢蟾蜍色胺氢溴酸盐等。

3. 环酰胺和小分子环肽类 包含蟾蜍环酰胺B、蟾蜍环酰胺C、蟾蜍环酰胺D、环（脯氨酸-甘氨酸）二肽、环（丙氨酸-丙氨酸）二肽、尿嘧啶、胸腺嘧啶、光色素等。

4. 甾醇类 包含胆甾醇、棕榈酸胆甾烯酯等。

5. 其他 包含钙、镁、钠、铁、锌等无机元素，辛二酸、丁二酸、棕榈酸、软脂酸-3-甘油单酯和咖啡因等。

【性味归经】 辛，凉。有小毒。归肝、脾、肺经。

【功能主治】 清热解毒、利水消肿、止咳平喘。用于痈疽，肿毒，瘰疬，肿瘤，疳积腹胀，久咳久喘。

【药理作用】

1. 抗肿瘤作用 多种蟾皮有效成分可通过诱导肿瘤细胞凋亡，增强机体免疫力，抑制肿瘤血管生成，抑制肿瘤细胞增殖和转移，阻断细胞周期进程，激活自噬介导的细胞死亡等方式抑制多种肿瘤[14-20]。

2. 抑菌作用 蟾皮提取物对金黄色葡萄球菌、大肠杆菌、枯草芽孢杆菌、黑曲霉等多种细菌具有显著抑制作用[21]。

3. 强心作用 蟾皮提取物可通过影响心肌细胞膜ATP酶活性起到强心作用[22]。

4. 协同抗狂犬病作用 蟾皮提取物与狂犬病疫苗联合应用具有明显增强机体细胞免疫的功能，能够快速产生抗病毒抗体，对主动的细胞免疫有很好的协同作用[23]。

【用药警戒或禁忌】 孕妇忌用。

【分子生药】 利用COI序列对中药材蟾皮及其混伪品进行DNA条形码鉴定研究，选取16个不同地区的蟾皮药材、基原动物及其混伪品总计6个种54份样本，提取总DNA，进行PCR扩增及双向测序，测序结果采用Codon CodeAligner V4.2进行拼接校对，运用MEGA5.0进行比对分析，计算种内及种间Kimura-2-Parame-ter（K2P）遗传距离并构建系统发育树。结果显示蟾皮两个基原物种的种内最大K2P遗传距离均远远小于其与混伪品的种间最小K2P遗传距离。NJ树图显示，蟾皮药材的两个基原物种及其混伪品分别聚为独立一支，得到了很好区分，并显示出良好的单系性。证明应用COI序列作为DNA条形码能够准确有效地鉴别中药材蟾皮及其混伪品[24]。

【附注】 近年来，蟾皮抗癌作用获得了广泛关注。但新药研发程度落后，复方产品较少，应大力推进蟾皮药性药理研究及新药研发。蟾皮药材供不应求，加强中华蟾蜍人工养殖关键技术研究，推广人工养殖技术，保护野生资源。

主要参考文献

[1] 曾洋，张爱军，文筱. 干蟾皮的研究进展[J]. 中国医药科学，2011，1(15)：29-31.

[2] 张振海，王晋艳，陈彦，等. 不同品种及产地蟾皮中抗肿瘤活性成分含量比较[J]. 中华中医药杂志，2011，26(11)：2698-2701.

[3] 代丽萍，高慧敏，王智民，等. 蟾皮化学成分的分离与结构鉴定[J]. 药学学报，2007(08)：858-861.

[4] 王晓东，严子平，张莉，等. 蟾皮提取分离方法及有效成分的研究进展[J]. 武警医学院学报，2011，20(12)：1009-1011，1016.

[5] 辛少鲲，司南，王宏洁，等. 蟾皮中亲水性成分的化学研究[J]. 中国中药杂志，2016，41(20)：3767-3772.

[6] 王毅刚，谷淑玲. RP-HPLC法测定干蟾皮药材中华蟾酥毒基的含量[J]. 药物分析杂志，2009，29(07)：1172-1174.

[7] 曹徐涛，王东，王娜，等. 蟾皮中蟾毒配基类成分的分离与鉴定[J]. 沈阳药科大学学报，2009，26(10)：778-781.

[8] 高波，周严严，赵海誉，等. 特征图谱法测定蟾皮药材中沙蟾毒精等4种活性成分的含量[J]. 中国实验方剂学杂志，2017，23(23)：57-61.

[9] 曹徐涛. 蟾皮的化学成分研究[D]. 沈阳：沈阳药科大学，2009.

[10] 徐洪锋，吴国清. 干蟾皮药材中华蟾酥毒基的测定[J]. 海峡药学，2013，25(02)：48-49.

[11] 陈伟. 干蟾皮药材中华蟾酥毒基的含量测定[J]. 中国医药导报，2013，10(17)：116-118.

[12] 曾洋. 干蟾皮提取纯化工艺及化学成分研究[D]. 成都：成都中医药大学，2012.

[13] 周谧，傅兴圣，朱琳，等. 干蟾皮药材质量标准研究[J]. 药学与临床研究，2017，25(03)：209-212.

[14] 连小赟，曹玉凤. 蟾皮、全蝎、蜂房对食管癌小鼠模型干预实验研究[J]. 陕西中医，2007(07)：920-921.

[15] 罗建江，李向林. 干蟾皮醇提物对A549和NCI-H460肺癌细胞活性的影响[J]. 上海中医药大学学报，2016，30(04)：57-60.

[16] 孙璐璐. 蟾皮提取物抗肿瘤谱效关系及其活性成分对乳腺癌细胞凋亡的初步探讨[D]. 蚌埠：蚌埠医学院，2017.

[17] 王伟. 注射用蟾皮总碱抗肿瘤有效性和安全性研究[D]. 长春：吉林大学，2008.

[18] 曹伟，刘聪燕，陈彦，等. 蟾皮活性组分的分离与体外抗肿瘤活性考察[J]. 中国实验方剂学杂志，2013，19(24)：17-20.

[19] 乔翠霞，张新峰，程旭峰，等. 干蟾皮提取物对胃癌肝转移裸鼠CXCL12-CXCR4轴的影响[J]. 辽宁中医杂志，2017，44(08)：1736-1738.

[20] 唐晓霞，贾燕丽，田港，等. 干蟾皮中酯蟾毒配基和华蟾酥毒基的纯化及其体外抗结肠癌活性的研究[J]. 中华中医药学刊，2015，33(09)：2243-2245.

[21] 王元清，严建业，罗堃，等. 蟾皮提取物抑菌活性与稳定性研究[J]. 食品与机械，2011，27(05)：120-122.

[22] 陈才法，缪进，李景辉，等. 蟾酥、蟾皮、蟾衣提取物对心肌细胞膜ATP酶的影响[J]. 四川动物，2008(03)：393-395.

[23] 付博. 狂犬病疫苗与蟾皮提取液联合应用预防狂犬病效果的研究[D]. 长春：吉林大学，2007.

[24] 樊佳佳，宋明，宋驰，等. 中药材蟾皮及其混伪品的DNA条形码鉴定研究[J]. 中国药学杂志，2015，50(15)：1292-1296.

（中国中医科学院　张恬　李军德）

79. 蟾酥

Chansu

BUFONIS VENENUM

【别名】蟾蜍眉脂、蟾蜍眉酥、癞蛤蚂浆、蛤蟆酥、蛤蟆浆。

【来源】为蟾蜍科动物中华蟾蜍*Bufo bufo gargarizans* Cantor或黑眶蟾蜍*Bufo melanostictus* Schneider耳后腺的干燥分泌物。

【本草考证】本品始载于《药性论》，原名蟾蜍眉脂。《本草衍义》始有蟾酥之名，载："眉间有白汁，谓之蟾酥。以油单（纸）裹眉裂之，酥出单（纸）上，入药用。"《本草纲目》载："取蟾酥不一：或以手捏眉棱，取白汁于油纸上及桑叶上，插背阴处，一宿即自干白，安置竹筒内盛之。"根据以上记载蟾酥的采制方法以及蟾酥之性状，与今蟾酥一致。基原动物本草考证参见"干蟾"。

【原动物】【主产地】【养殖要点】参见"干蟾"。

【采收与加工】蟾蜍为国家“三有”动物，药用人工养殖品。4～8月将蟾蜍捕捉后置于笼中，洗净泥土，凉干体表水分后即可刮浆。刮浆时大拇指放在蟾蜍的颈部，示指和中指捏住前足无名指和小指提住后脚，再用夹子（可用铜夹、铝夹、竹夹等；忌用铁器，以免蟾酥鲜浆与铁作用后变成青黑色而影响质量）钳夹其耳后腺，不要过分用力，只要夹一、二次即可将白色浆液挤出。将蟾酥鲜浆置于瓷盆或瓷碗中。约1500只可刮浆500g左右。将鲜浆放入40～80目尼龙丝或铜丝筛上，用宽约6cm的竹刮片将鲜浆刮滤下去，除去筛上的杂质，将筛下面的净浆刮在大小适中（长30cm，宽15cm）的玻璃板上，并用竹刮将鲜浆铺平使表面光滑，其厚度以2～2.5mm为宜，薄了易碎，厚了难干。然后置于阳光下晒干或用烘箱烘干，温度以40～60℃为宜。夏秋天气较热，鲜浆易变质腐败，必须当天加工制成干片即称“片蟾酥”；也可将蟾酥揉成圆团，即称“团酥”。

【商品规格】当前，药材市场蟾酥药材等不存在等级划分，以药典规定的含量项为衡量依据，含量越高，价格越高。但因药材加工方式与成型介质不同存在规格差异，依此制定其商品规格。（表1-79-1）

表1-79-1　蟾酥规格划分

<table>
<tr><th rowspan="2">规格</th><th colspan="2">性状描述</th></tr>
<tr><th>共同点</th><th>区别点</th></tr>
<tr><td>团蟾酥</td><td rowspan="2">表面棕褐色或红棕色。气微腥，味初甜后有持久的麻辣感，粉末嗅之作嚏</td><td>扁圆形团块状或圆饼状，边缘稍薄，中间略厚，一面凸或微凸，一面平或微凹，表面光滑或者粗糙；质坚，不易折断，断面棕褐色，角质状，微有光泽；直径3～7cm</td></tr>
<tr><td>片蟾酥</td><td>规则或不规则片状，表面光滑或者粗糙。质脆，易碎，断面红棕色，半透明；厚约2mm</td></tr>
</table>

注：①市售蟾酥掺伪混杂现象严重，伪品较难鉴别。经验辨别质量根据断面透明度。
②市售蟾酥按照指标性成分华蟾酥毒基和脂蟾毒配基的含量进行定价，含量越高，价格越高。

【药材鉴别】

（一）性状特征

一般呈扁圆形团块状或片状。棕褐色或红棕色。团块状者质坚，不易折断，断面棕褐色，角质状，微有光泽；片状者质脆，易碎，断面红棕色，半透明。气微腥，味初甜而后有持久的麻辣感，粉末嗅之作嚏。（图1-79-1）

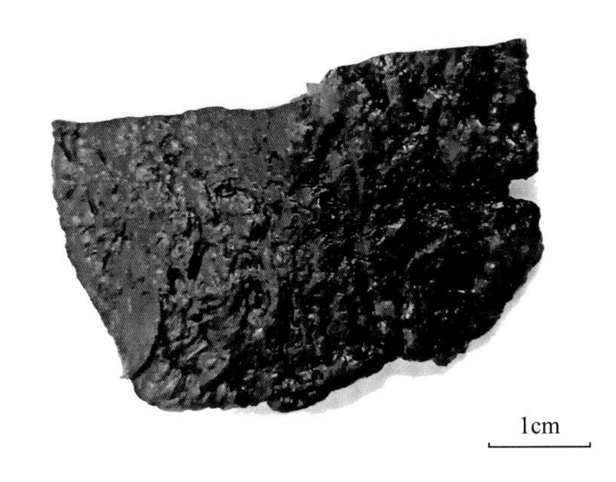

图1-79-1　蟾酥药材图

（二）理化鉴别

本品断面沾水，即呈乳白色隆起。

取本品粉末0.1g，加甲醇5ml，浸泡1小时，滤过，滤液加对二甲氨基苯甲醛固体少量，滴加硫酸数滴，即显蓝紫色。

取本品粉末0.1g，加三氯甲烷5ml，浸泡1小时，滤过，滤液蒸干，残渣加醋酐少量使溶解，滴加硫酸，初显蓝紫色，渐变为蓝绿色。

薄层色谱法供试品与对照药材在相应位置上显相同颜色的斑点。

【质量评价】以质明亮、紫红色、断面均一、沾水即泛白色者为佳。

水分　不得过13.0%。

总灰分　不得过5.0%。

酸不溶性灰分　不得过2.0%。

含量测定　照高效液相色谱法测定，按干燥品计算华蟾酥毒基和脂蟾毒配基的总量不得少于6.0%。

【化学成分】蟾酥主要成分可分为蟾蜍二烯羟酸内酯类、吲哚生物碱类、甾醇类及其他。

1. 蟾蜍二烯羟酸内酯类　包含蟾蜍毒素类、蟾毒配基类等化合物。如蟾毒配基-3-琥珀酰精氨酸酯、脂蟾毒配基-3-单辛二酸酯、脂蟾毒配基-3-硫酸铵盐、脂蟾毒配基-3-硫酸钠盐、日蟾毒它灵-3-辛二酰精氨酸酯、日蟾毒它灵-3-庚二酰精氨酸酯、日蟾毒它灵-3-己二酰精氨酸酯、日蟾毒它灵-3-琥珀酰精氨酸酯、日蟾毒它灵-3-单辛二酸酯、日蟾毒它灵-3-硫酸钠盐、蟾毒灵-3-辛二酰精氨酸酯、蟾毒灵-3-庚二酰精氨酸酯、蟾毒灵-3-己二酰精氨酸酯、蟾毒灵-3-琥珀酰精氨酸酯、蟾毒灵-3-单辛二酸酯、蟾毒灵-3-硫酸酯、华蟾毒精-3-辛二酰精氨酸酯、华蟾毒精-3-庚二酰精氨酸酯、华蟾毒精-3-己二酰精氨酸酯、华蟾毒精-3-戊二酰-L-精氨酸酯、华蟾毒精-3-琥珀酰精氨酸酯、华蟾毒精-3-单辛二酸酯、去乙酰华蟾毒精-3-单琥珀酸酯、沙蟾毒精-3-辛二酰精氨酸酯、沙蟾毒精-3-单辛二酸酯、沙蟾毒精-3-硫酸酯、华蟾毒它灵-3-辛二酰精氨酸酯、蟾毒它灵-3-辛二酰精氨酸酯、蟾毒它灵-3-辛二酰-L-1-甲基组氨酸酯、蟾毒它灵-3-辛二酰-L-3-甲基组氨酸酯、蟾毒它灵-3-辛二酰-L-组氨酸酯、蟾毒它灵-3-硫酸酯、南美蟾毒精-3-辛二酰精氨酸酯、南美蟾毒精-3-庚二酰精氨酸酯、南美蟾毒精-3-戊二酰-L-精氨酸酯、南美蟾毒精-3-琥珀酰-L-精氨酸酯、南美蟾毒精-3-辛二酰-L-谷氨酸酯、南美蟾毒精-3-硫酸胺盐、南美蟾毒精-3-硫酸钠盐、嚏根配基-3-辛二酰精氨酸酯、远华蟾毒精-3-辛二酰精氨酸酯、远华蟾毒精-3-戊二酰-L-精氨酸酯、欧蟾毒它灵-3-辛二酰-L-精氨酸酯等[1-8]。

2. 吲哚生物碱类　包含蟾毒色胺、5-羟色胺等。

3. 甾醇类　包含胆甾醇、菜油甾醇等。

4. 其他　包含氨基酸、有机酸、肾上腺素等。

【性味归经】温，辛；有毒。归心经。

【功能主治】解毒，止痛，开窍醒神。用于痈疽疔疮，咽喉肿痛，中暑神昏，痧胀腹痛吐泻。

【药理作用】

1. 抗肿瘤作用　蟾毒灵、远华蟾毒精和脂蟾毒配基是蟾酥抗肿瘤作用的主要活性成分。抗肿瘤活性主要包括抑制肿瘤细胞的增殖、诱导肿瘤细胞凋亡、促进肿瘤细胞分化以及逆转肿瘤细胞多药耐药等[6-11]。

2. 增强心肌收缩力作用　蟾蜍灵具有增强心肌收缩力，增强心输出量，降低心率的作用，强心作用机制与洋地黄相似。高浓度蟾蜍灵引起心房肌肉出现节律不齐、收缩力减弱以致心房停跳，这与蟾蜍灵在整体动物引起的心电图异常的结果一致[12]。

3. 对平滑肌的影响　华蟾蜍毒素能显著收缩离体豚鼠回肠。蟾蜍水提物能使离体大鼠及豚鼠子宫显著收缩。

4. 对呼吸的影响　脂蟾毒配基、华蟾毒精等均可引起麻醉兔的中枢性呼吸兴奋，并增加呼吸次数及深度。

5. 免疫增强作用　华蟾毒精能诱导Th1型细胞免疫应答。蟾酥注射液能够提高免疫低下小鼠脾脏指数并且提高抗体水平，一定剂量下可以缓解氟苯尼考引起的免疫抑制。

6. 镇咳作用　蟾蜍色胺皮下注射，对5-羟色胺喷雾所致豚鼠气管痉挛具有明显的拮抗作用。蟾酥制剂对小鼠二氧化硫所致的实验性咳嗽，有镇咳作用。

7. 麻醉作用　蟾酥80%乙醇提取物具有良好的表面麻醉作用，麻醉力不低于地卡因。蟾酥能够直接抑制神经纤维动作电位的形成和传导，产生神经阻滞麻醉作用，而其止痛作用也可能与升高脑内5-羟色胺含量有关。

8. 升压作用　蟾酥三氯甲烷提取物使猫血压上升。蟾毒配基类对失血性休克大鼠具有明显的升压作用，升压强度随剂量增大而增强。

9. 对神经系统的影响　有神经兴奋作用，大鼠静脉注射80μg/kg蟾蜍灵能引起强直性惊厥。

10. 抑菌抗炎作用　蟾酥对柠檬色葡萄球菌、痢疾杆菌、大肠杆菌等具有一定的抑菌作用[13-15]。

【用药警戒或禁忌】孕妇禁用。

【分子生药】采用晶芯大鼠27K全基因组表达谱芯片（双通道点制芯片）分别测定处理组高剂量蟾酥组、低剂量蟾酥组，及对照组的基因差异表达情况，对差异表达基因进行了生物信息学研究并结合实时荧光定量PCR分析。结果表明，低剂量蟾酥可以通过干扰离子稳态和肌动蛋白构建来影响心脏的收缩，同时还会导致心脏细胞的抗凋亡和脂类代谢等应激反应；高剂量蟾酥除进一步干扰离子稳态和肌动蛋白构建外，还会引发铁离子蓄积，最终可能导致细胞凋亡[16]。

【附注】蟾酥作为贵细药材目前的市场售价可达2.5万～3万元/kg，供不应求，假货时有发生，亟待出台相关标准加以约束规范市场。应大力发展蟾蜍的人工养殖，以解决药材的来源问题，并加大蟾酥鉴定方法的研究力度，进而推动蟾酥的药理药性研究及新药研发。

主要参考文献

[1] 刘冬，杜守颖，何秀峰，等. 蟾酥提取物中2种蟾蜍甾烯类成分兔体内药代动力学研究[J]. 中国实验方剂学杂志，2011，17(21)：135-138.

[2] 殷月芬，张晓理，陈军辉，等. 高效液相色谱-电喷雾飞行时间质谱分析蟾酥有效成分[J]. 中国药学杂志，2009，44(08)：623-627.

[3] 周莹，吉爱国，宋淑亮. 蟾酥的应用研究[J]. 中国生化药物杂志，2009，30(03)：203-206.

[4] 赵彦敏，左其艳，李振麟，等. 蟾酥的化学成分[J]. 中国实验方剂学杂志，2017，23(06)：65-69.

[5] 陈瀛澜，郝艳艳，郭夫江，等. 蟾酥化学成分及药理活性研究进展[J]. 中草药，2017，48(12)：2579-2588.

[6] 于垂亮，侯惠民. 蟾酥抗肿瘤有效成分的活性追踪分离及急性毒性研究[J]. 中草药，2011，42(02)：307-311.

[7] 李宗云，曲婷，王鹏飞，等. 毒性中药蟾酥质量研究现状及关键影响因素分析[J]. 中国中药杂志，2017，42(05)：863-869.

[8] 孙璐璐，张璟，刘浩，等. 华蟾酥毒基抗肿瘤作用机制研究进展[J]. 包头医学院学报，2017，33(05)：133-135.

[9] 朱大诚，肖威. 蟾酥抗肿瘤作用及其机制研究进展[J]. 时珍国医国药，2017，28(06)：1441-1444.

[10] 朱大诚，陈甜甜，陈秀珍，等. 蟾酥逆转白血病多药耐药细胞CEM/VCR的作用及其机制研究[J]. 时珍国医国药，2017，28(08)：1819-1822.

[11] 郭波红，廖灿城，许丹翘，等. 靶向叶酸受体的蟾酥提取物长循环脂质体的制备及其体外抗肿瘤活性[J]. 广东药科大学学报，2017，33(05)：569-574.

[12] 蒋洁君，周婧，马宏跃，等. 蟾酥对豚鼠心脏电生理的影响[J]. 中国药理学与毒理学杂志，2011，25(03)：307-309.

[13] 梁正敏，何家康，彭健波，等. 蟾酥醇提取物的体外抗炎作用研究[J]. 湖北农业科学，2016，55(11)：2843-2845，2848.

[14] 赵威. 蟾酥清热解毒作用研究进展[J]. 临床军医杂志，2016，44(01)：105-107.

[15] 梁正敏，韦英益，彭健波，等. 蟾酥水提取物体外抗炎作用的试验研究[J]. 黑龙江畜牧兽医，2017(05)：28-31.

[16] 杨爱文，范雪梅，李雪，等. 基因芯片研究蟾酥急性毒性及配伍减毒机制[J]. 高等学校化学学报，2011，32(05)：1058-1064.

（中国中医科学院　张恬　李军德）

80. 鳖甲

Biejia

TRIONYCIS CARAPAX

【别名】上甲、甲鱼壳、团鱼壳、团鱼盖、团鱼甲等。

【来源】为鳖科动物鳖*Trionyx sinensis* Wiegmann的背甲。

【本草考证】本品始载于《神农本草经》，列为中品，谓之“味咸，平。主心腹癥瘕；坚积寒热；去痞、息肉、阴蚀、痔、恶肉。生池泽”，历代本草所载鳖甲与之一脉相承。《新修本草》载鳖甲“疗温疟，血瘕，腰痛，小儿胁下坚。

生取甲，剔去肉为好，不用煮脱者”。《图经本草》载：“鳖生丹阳池泽，今处处有之，以岳州，沅江其甲有九肋者为胜。取无时，仍生取甲，剔去肉为好，不用煮脱者”。《本草纲目》载：“鳖，甲虫也，水居陆生，穷脊连肋，与龟同类，四缘有肉裙，故曰龟，甲里肉；鳖，肉里甲”。雷敩“凡使，要绿色、九肋、多裙、重七两者为上”。综上所述，与今之药用品种一致。

【原动物】 成体背长192.0～345.0mm，宽138.8～256.0mm。头中等大，前端瘦削。吻长，肉质吻突，鼻孔位于吻突端。眼小。吻突长于或等于眼间距，等于或略短于眼径。颈背有横行皱褶而无显著瘰粒。背盘卵圆形，后缘圆，其上无角质盾片，被覆柔软革质皮肤。正对颈项中线，骈列二枚平瘰粒。背盘中央有棱脊，脊侧略凹，呈浅沟状。盘面有小瘰粒组成纵棱，每侧7～10余条。骨质背板后的软甲部分有大而扁平的棘状疣，疣之末端尖出，游离。腹甲平坦光滑，具7块胼胝，分别在上腹板、内腹板、舌腹板与下腹板联体及剑板上。四肢较扁。第五指、趾外侧缘膜发达，向上伸展至肘、膝部，形成一侧游离的肤褶。其宽可达10mm。前臂前缘有4条横向扩大的扁长条角质肤褶，宽约10～22mm，排列呈“品”字形。胫跗后缘亦有一横向扩大的角质肤褶。指、趾均具3爪，满蹼。体背青灰色、黄橄榄色或橄榄色。腹乳白色或灰白色，有灰黑色排列规则的斑块。幼体裙边有黑色具浅色镶边的圆斑，腹部有对称的淡灰色斑点。颚与头侧有青白间杂的虫样饰纹。幼体背部隆起较高，脊棱明显。雌鳖尾较短，不能自然伸出裙边，体形较厚。雄鳖尾长，尾基粗，能自然伸出裙边，体形较薄。（图1-80-1）

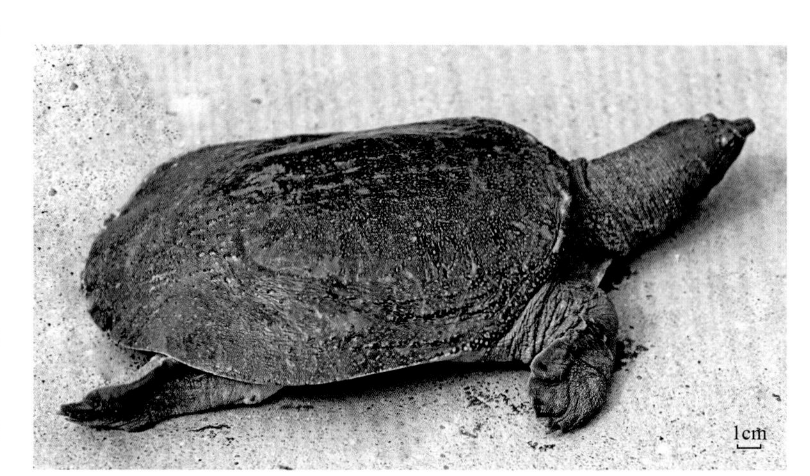

图1-80-1　鳖

【主产地】 主产于湖北、湖南、江苏、浙江等。

【养殖要点】

1. 生物学特性　体色随栖息环境而变化，呈保护色。主要用肺呼吸，营水陆两栖生活，在水中产歇浮到水表面交换空气。性胆怯，喜安静，在风和日丽的表气，常爬到岸上晒背，杂食性，但喜食动物的饵料，如鱼虾及其他动物的内脏等。水温在25～33℃时，摄食旺盛，生长迅速，水温低于15℃时停止摄食，低于12℃时，伏于水底泥中冬眠[8]。

2. 养殖技术　鳖为雌雄异体，夏季是鳖的繁殖季了，交配后每年5～8月为产卵期。雌鳖常于晚上在岸边的松软泥沙滩上掘穴产卵，然后用沙覆平，每穴7～30枚。自然孵化期50～60天。可人工采卵孵化，温度控制在26～36℃，湿度在75%～85%，则孵化期缩短为40～50天，孵化率高达90%[1-2]。

3. 饲养管理　鳖有自相残食习性，应按大小分级饲养。稚鳖期饲料要求营养丰富，易消化，以蚯蚓、熟蛋黄、动物下脚料为好。池水3～5天换1次。幼鳖、成鳖期摄食量大，5～10月每日投饵2次。亲鳖按雌雄4：1或3：1放养，加强秋后的营养，有利于提前发情、交配、产卵[3]。

4. 病虫害　防止其天敌蚂蚁、鸟类、兽类等对其伤害。红脖子病、腐皮病、赤斑病等。

【采收与加工】 全年均可捕捉，以秋、冬二季为多，捕捉后实施安死术，置沸水中烫至背甲上的硬皮能剥落时，取出，剥取背甲，除去残肉，晒干。

【商品规格】 市场上鳖甲多以统货出售，目前尚无规格等级之分，但出现统货、选货等等级划分趋势。

【药材鉴别】

（一）性状特征

本品呈椭圆形或卵圆形，背面隆起，长10～15cm，宽9～14cm。外表面黑褐色或墨绿色，略有光泽，具细网状皱纹和灰黄色或灰白色斑点，中间有一条纵棱，两侧各有左右对称的横凹纹8条，外皮脱落后，可见锯齿状嵌接缝。内表面类白色，中部有突起的脊椎骨，颈骨向内卷曲，两侧各有肋骨8条，伸出边缘（图1-80-2）。质坚硬。气微腥，味淡。

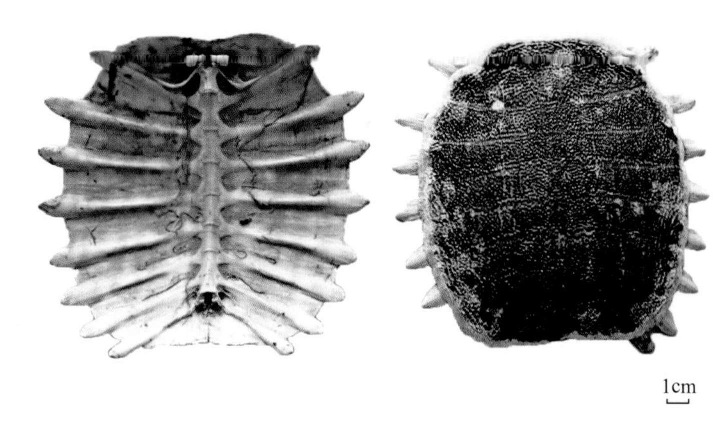

图1-80-2　鳖甲药材图

（二）显微鉴别

1. 组织特征　包括外板、中间层和内板。外板表面被覆一薄层骨膜，厚约12μm，膜下为一层厚40～72μm的疏松结缔组织。外板结构不完整，相当于哈氏系统，骨板和骨间板的部位有大小不等的空洞，其直径为4～8μm。有的空洞周围有骨细胞分布，但骨陷窝及骨小管不明显；极少数空洞周围有骨细胞围绕呈同心圆排列成骨板层，形成第一代骨单位。整个外板类似一层网状结构（即胶原纤维网），其厚为320～400μm，同时，可见散在的黑褐色钙盐沉积于空洞及疏松结缔组织之中。中间层为松质骨，其厚为500～600μm，占整个横切面的40.98%，呈立体网眼结构，由骨纤维形成的骨小梁构成。骨细胞、骨陷窝不明显，其网眼即为肉眼可见的不规则形骨髓腔。内板厚为900～1000μm，为一层透明的纤维絮层网状结构，末端似毛刷状，可能为软骨前体结构[4]。（图1-80-3）

2. 粉末特征　为不规则碎块，大多为类长方形、不规则形，显淡黄或灰黄色。表面凸凹不平，有纵或横向排列的似毛毛虫样结构，棒状块上有细长的条纹；可见淡黄色半透明样的半月牙形结构。偶见棕褐色色素颗粒，以网状或纵向柳条样结构呈现于碎块上[4]。（图1-80-4）

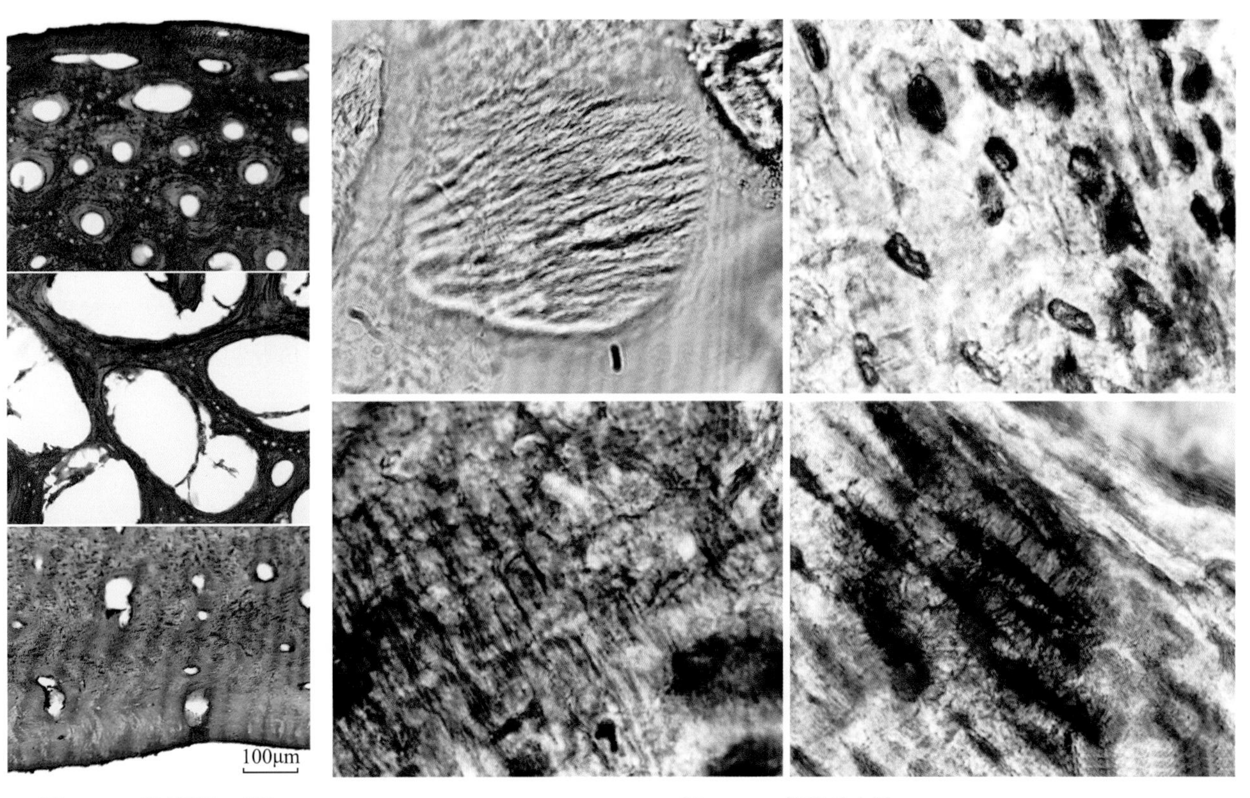

图1-80-3　鳖甲横切面图

图1-80-4　鳖甲粉末图

【质量评价】以块大、无残肉，无腥臭气者为佳。

水分　不得过12.0%。

浸出物　照醇溶性浸出物测定法项下的热浸法测定，用稀乙醇作溶剂，不得少于5.0%。

【化学成分】主要含氨基酸、多糖、微量元素，还含有动物胶、角质、蛋白、碘质、维生素D等[5]。靳士晓等从鳖甲中分离得到16种氨基酸和1个真肽，高建荣等从鳖甲中分离得到8个相对分子量小于6000的肽类成分，并认为肽类成分是鳖甲软坚散结的主要有效成分[6-7]。

【性味归经】咸，微寒。归肝、肾经。

【功能主治】滋阴潜阳，退热除蒸，软坚散结。用于阴虚发热，骨蒸劳热，阴虚阳亢，头晕目眩，虚风内动，手足瘈疭，经闭，癥瘕，久疟疟母。

【药理作用】

1. 免疫调节作用　鳖甲提取物能提高机体对负荷的适应性，显著提高小鼠细胞免疫功能[8]。

2. 抗肝纤维化作用　鳖甲煎口服液对实验性肝纤维化有一定的治疗作用，对大鼠实验性肝纤维化具有明显的保护作用，早期应用可以预防或延缓肝纤维化的形成和发展。以鳖甲为主的中药复方制剂与秋水仙碱对大鼠肝纤维化的治疗效果进行比较，治疗组在生化、肝脏形态方面优于对照组秋水仙碱，临床观察患者的腹胀、恶心、肝区疼痛等症状得到改善，血中透明质酸、层粘蛋白含量有所下降，尿中羟脯氨酸值有一定提高，结果优于秋水仙碱对照组[9-10]。

3. 抗肿瘤作用　鳖甲浸出液对肠癌细胞能起到抑制生长作用，降低了肠癌细胞的代谢活性，损伤或破坏了肠细胞线粒体结构，干扰了细胞功能，影响了细胞内ATP的合成，当增高鳖甲浓度时，进一步破坏了细胞核，影响DNA的合成，从而抑制了细胞增殖。最新研究结果表明，鳖甲煎丸化裁能明显抑制肝癌22荷瘤小鼠肿瘤的生长，其作用机制可能是增强荷瘤小鼠的体液免疫功能和细胞免疫功能[11-12]。

4. 其他作用　鳖甲提取物能提高机体对负荷的适应性。鳖甲煎丸能够明显上调肾间质纤维化大鼠肾脏ADM蛋白及mRNA的表达，对肾脏起到保护作用[13]。

【用药警戒或禁忌】脾胃虚寒，食少便溏及孕妇禁服。

【分子生药】鳖甲分子生药学研究尚处于起步阶段。程素倩等采用SDS法与柱纯化相结合，使用通用引物进行PCR扩增和测序，在获得特异性SNP位点的基础上，设计了鉴别引物Biejia-272.F/R，该引物能扩增300bp的特异鉴别DNA片段，可用于鳖甲及其加工品的种类鉴别[8, 14]。

【附注】鳖甲为常用传统药材，疗效确切。鳖虽然分布较广，但因生态环境变化和过度捕捉，导致野生资源急剧减少，市场商品以养殖为主。因主要用作食材导致市场鳖甲药材以“汤甲”为主，质量难以保证。应及时开展药用野生鳖资源调查与保护研究；在湖北等道地产区探索建立野生鳖自然保护区；加快鳖仿野生人工养殖关键技术研究，确保鳖甲资源供应和药材质量。

主要参考文献

[1] 张君，余鹏，沈保平，等. 中华鳖（墨鳖）人工养殖技术总结及形态学特征描述[J]. 水产养殖，2016，(9)：45-47.

[2] 李宏. 中华鳖大水面立体生态养殖技术研究[J]. 农业与技术，2017，137(14)：114.

[3] 张芬. 无公害中华鳖养殖规范流程[J]. 农民致富之友，2017，(16)：242.

[4] 李军德，徐海宁，赵丽云，等. 鳖甲的生药学研究[J]. 中国中药杂志，1996，21(9)：518-522.

[5] 南京中医药大学. 中药大辞典（下册）[M]. 上海：上海科学技术出版社，2006.

[6] 靳士晓，李仙义，付珊珊，等. 鳖甲抗肝纤维化药效物质基础及质量控制研究思路[J]. 环球中医药，2012，5(5)：433-435.

[7] Gao JR, Liu YW, Li CY, et al. Identification of the active material of anti-hepatic fibrosis from Amydae Carapax[J]. Chinese Journal of Hepatology, 2010, 18(5): 346-352.

[8] 张大旭，张娅婕，甘振威，等. 鳖甲提取物抗疲劳及免疫调节作用研究[J]. 中国公共卫生，2004，20(7)：834.

[9] 姚立，姚真敏，余涛. 鳖甲煎口服液对大鼠肝纤维化的影响[J]. 中药药理与临床，2002，18(6)：5-7.

[10] 王英凯，王丹，唐彤宇. 鳖甲为主的中药治疗肝纤维化的实验室和临床研究[J]. 临床肝胆病杂志，2002，18(4)：253-254.

[11] 钱丽娟，许沈华，陈旭峰，等. 鳖甲浸出液对人肠癌细胞（HR-8348）的毒性作用研究[J]. 中国肿瘤临床，1995，22(2)：146-149.

[12] 王丹. 鳖甲煎丸化裁对肝癌22荷瘤小鼠抗肿瘤作用的实验研究[J]. 中华中医药学刊，2007，25(3)：582-584.

[13] 韩琳，陈志强，范焕芳，等. 鳖甲煎丸对肾间质纤维化模型大鼠肾脏的保护作用[J]. 北京中医药大学学报，2007，30(4)：260-263.

[14] 程素倩，袁媛，刘富艳，等. 特异性PCR方法鉴别鳖甲药材和饮片[J]. 中国中药杂志，2018，43(23)：4569-4574.

（湖北中医药大学　杨艳芳　刘博　吴和珍）

81. 鳖甲胶

Biejiajiao

TRIONYCIS CARAPACIS COLLA

【别名】别甲胶。

【来源】为鳖甲经煎煮、浓缩制成的固体胶。

【本草考证】本品始载于《卫生宝鉴》鳖甲煎丸中，记载其加工方法。《中药大辞典》《中华本草》等均有记载[1]。

【原动物】参见“鳖甲”。

【主产地】主产于湖北、安徽、江苏、河南、湖南、江西等[1]。

【养殖要点】

1. 生物学特性　体色随栖息环境而变化，呈保护色。主要用肺呼吸，营水陆两栖生活，在水中间歇浮到水表面交换空气。性胆怯，喜安静，在风和日丽的天气，常爬到到岸上晒背，杂食性，但喜食动物的饵料，如鱼虾及其他动物的内脏等。水温在25～33℃时，摄食旺盛，生长迅速，水温低于15℃时停止摄食，低于12℃时，伏于水底泥中冬眠。

2. 养殖技术　雌雄异体，夏季是鳖的繁殖季节，交配后每年5～8月为产卵期。雌鳖常于晚上在岸边的松软泥沙摊上掘穴产卵，然后用沙覆平，每穴7～30枚。自然孵化期50～60天。可人工采卵孵化，温度控制在26~-36℃，湿度在75%～85%，则孵化期缩短为40～50天孵化率高达90%。

3. 饲养管理　自相残食的习性，因此按大小分级饲养，饲养密度不可过大。稚鳖期饲料要求营养丰富，易消化，以蚯蚓、熟蛋黄、动物下脚料为好。池水3～5天换1次。幼鳖、成鳖期摄食量大，5～10月每次投饵2次。亲鳖按雌雄4：1或3：1放养，加强秋后的营养，有利于提前发情、交配、产卵。

【采收与加工】取漂泡后的净鳖甲，分次水煎，滤过，合并滤液（或加入明矾细粉少许），静置滤取胶液，用文火浓缩（或加入黄酒、冰糖适量）至稠膏状，冷凝，切块，阴干。

【商品规格】每块重约4.7g。

【药材鉴别】呈扁方块状，长约3cm，宽约2cm，厚约0.5cm，表面棕褐色，具凹纹，光亮，半透明。质坚脆，易折断，断面不平坦，具光泽（图1-81-1）。气腥，味微甜[1]。对光照视近光源处呈类红太阳图形（图1-81-2）。

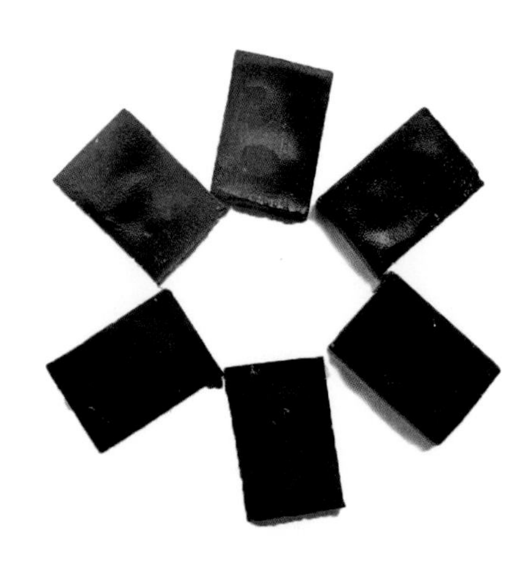

图1-81-1　鳖甲胶药材图

图1-81-2　鳖甲胶药材对光照视图

【质量评价】以质脆、断面光亮、无腥臭气者为佳。

【化学成分】主要含蛋白质、多肽和氨基酸，王龙等研究含有17种氨基酸[2]。

【性味归经】咸，微寒。归肺、肝、肾经。

【功能主治】滋阴补血，退热消瘀。用于阴虚潮热，久疟不愈，癥瘕疟母。

【药理作用】鳖甲胶具有增加小鼠血红蛋白含量、抗疲劳、升高白细胞和增加胸腺重量的作用，提示具有免疫调节和抗疲劳作用[2]。

【用药警戒或禁忌】脾虚食减便溏者及孕妇忌服。

【附注】鳖甲胶为较常见中药，常用作补益药，但具有消瘀作用，孕妇忌用；鳖甲胶等胶类药材价格较贵，容易掺伪，应注意鉴别。

主要参考文献

[1] 南京中医药大学. 中药大辞典[M]. 上海：上海科学技术出版社，2006：3848.

[2] 王龙，张晓华，吴祖道，等. 六种补胶的比较研究[J]. 中国中药杂志，1992，17(1)：48-50.

（湖北中医药大学　杨艳芳　刘博　吴和珍）

82. 麝香

Shexiang

MOSCHUS

【别名】寸香、元寸、当门子、臭子、香脐子。

【来源】为鹿科动物林麝*Moschus berezovskii* Flerov、马麝*Moschus sifanicus* Przewalski或原麝*Moschus moschiferus* Linnaeus成熟雄体香囊中的干燥分泌物。

【本草考证】本品始载于《神农本草经》上品："麝香味辛温，主辟恶气，杀鬼精物，温疟蛊毒，痫痓，去三虫。久服除邪，不梦寤魇寐。"《名医别录》载："生中台川谷及益州、雍州山中，春分取之，生者益良。"梁·陶弘景云："麝形似麞，常食柏叶及啖蛇，五月取香，往往有蛇皮、骨，故麝香疗蛇毒，今以蛇蜕皮裹麝香弥香，则是相使也。其香正在麝阴茎前皮内，别有膜裹之。今出随郡、义阳、晋熙诸蛮中者亚之。出益州者形扁，仍以皮膜裹之。一子真香，分糅（汝收切）作三、四子，刮取血膜，杂以余物，大都亦有精粗，破看一片，毛共在裹中者为胜，彼人以为志。若于诸羌夷中得者多真好，烧当门沸良久即好。今唯得活者，自看取之，必当全真尔。"《图经本草》载："麝香，出中台山谷及益州、雍州山中，今陕西、益、利、河东诸路山中皆有之，而秦州、文州诸蛮中尤多。形似獐而小，其香正在阴前皮内，别有膜裹之。春分取之，生者益良。此物极难得真。蛮人采得，以一子香，刮取皮膜，杂内余物，裹以四足膝皮，共作五子。"《本草纲目》列入卷51，兽部兽类。"麝居山，獐居泽，以此为别。麝出西北者香结实，出东南者谓之土麝可用，为力次之。"

我国原麝、马麝、林麝、黑麝和喜马拉雅麝等数种。根据上述"出西北者"应为马麝；"出东南者指原麝"。黑麝和喜马拉雅麝，仅分布于西藏或云南地区，数量较少。古代所用麝香原动物基本与现今一致。

【原动物】

1. 林麝　体长65～76cm，肩高36～47cm，体重6.5～10kg。雌雄均无角；耳长直立，端部稍圆，耳郭可随声音方向转动180°。雄麝上犬齿发达，向后下方弯曲，伸出唇外，并随年龄增长而长长；后腹部阴囊与肚脐之间有麝香囊，尾粗短，被体毛遮挡，尾脂腺发达。四肢上端较粗，下端细长，后肢长于前肢，后肢较前肢粗大。被毛长而密，不同部位长度、粗细不同，腹侧毛细、色浅，其他部位毛色深，被毛颜色分多段，基部浅端部深，呈深橄榄褐色，也随季节变化，夏季色浅，冬季色深。耳缘、耳端多为黑色或棕褐色，耳内白色。（图1-82-1）

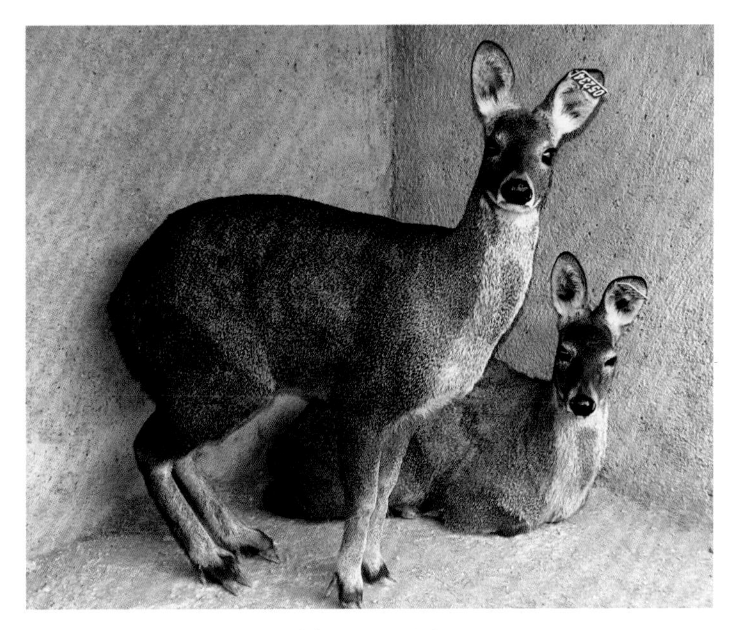

图1-82-1　林麝

2. 马麝　体长80～90cm，肩高50～60cm，体重10～13kg。大型麝。体色浅褐带沙黄色，颈背毛具明显的旋涡状，4～6个栗色斑块排成两行。年幼个体背部有白色斑点，但在成年个体中很少发现。吻长。头部毛细密而短，黑褐色。喉部可见显著白色条纹或单一的奶油色宽带，喉部毛色常为红金黄色。耳大直立，边缘褐色，内侧和基部棕黄，上部浅棕，耳内有成行的沙色长毛，具明显的橙色眼圈。四肢前面和内侧色淡，后面色深，呈暗黑色。前肢短后肢长，善跳跃奔跑。雄雌均无角，雄麝獠牙突出口外。尾短，腹下脐与生殖器之间有香腺。一只马麝年可人工活体取香15～20g。雌麝上犬齿极细小，无香腺，

乳头一对，四肢呈淡黄色，尾细短下毛深棕色。（图1-82-2）

3. 原麝　体长为80～95cm，尾长仅有3～5cm，肩高50～60cm，体重8～13kg。头上无角，无上门齿，下犬齿呈门状，并与6枚门齿连成铲状，雄兽有一对獠牙状的上犬齿，一般为5～6cm，露出唇外。被毛深褐而带有红的色调，背上有许多明显的淡黄色斑点；颈部两侧至腋部有两条明显的白色或浅棕色纵纹，从喉部一直延伸到腋下。腹部毛色较浅。毛粗而髓腔大，毛被厚密，但较易脱落。头和面部较狭长，吻部裸露，与面部都呈棕灰色。耳长，大而直立。短短的尾巴藏在毛下。四肢很细，后肢特别长，站立时臀高于肩，蹄子窄而尖，悬蹄发达，非常适合疾跑和跳跃。（图1-82-3）

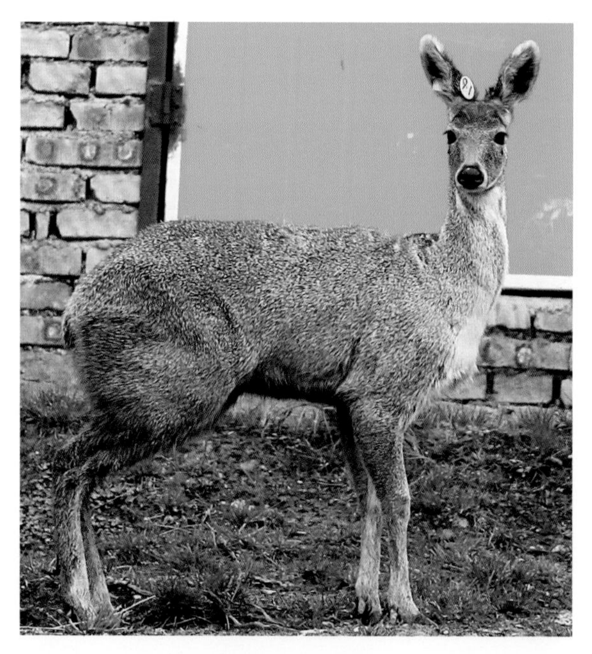

图1-82-2　马麝

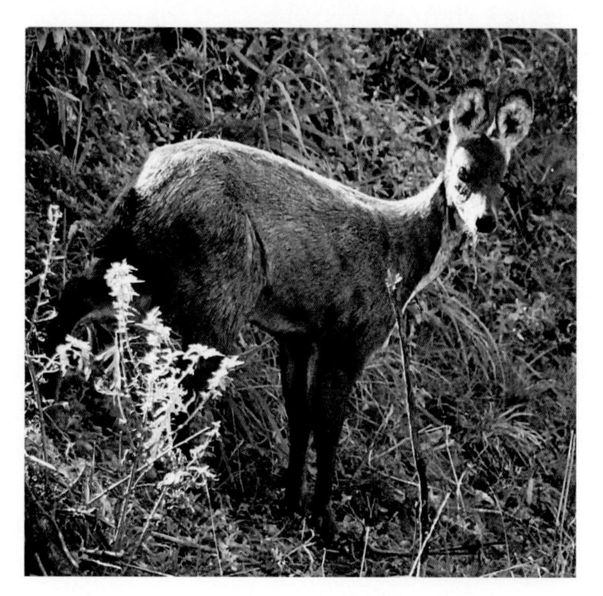

图1-82-3　原麝

【主产地】主产于陕西、四川、重庆、湖北、甘肃、黑龙江等。

【养殖要点】

1. 生物学特性　为林栖类反刍草食动物，主食木本类植物。胆怯、孤僻、独居、善蹦跳、能上树、行动循熟途。有遮盖粪便习惯。栖息环境随季节变化作垂直性迁移。将尾脂腺分泌的油脂涂抹在树桩上，既作为划定领域的标记，又作为彼此联络信息。一年泌香一次，5～7月为泌香。秋末冬初发情，母麝发情周期17～30天，发情持续时间17～36小时，未受孕母麝发情季节多次发情。公麝为持续发情，有争偶现象。麝妊娠期为180天（6个月）左右，5～7月为产子季节，产双羔居多，单胎次之，三胎较少，偶有四胎。

2. 病虫害　圈养林麝常见疾病有化脓、腹泻、肺炎、肠毒血症、毛球病、寄生虫病等。

【采收与加工】

1. 鲜麝香仁　人工活体连续取香。人工养殖麝，在采收季节（9月～次年2月），采取不手术、不麻醉、人工保定，用取香勺，自香囊口伸入香囊内刮出麝香，称为“鲜香”。每年取香一次，可连续取香15年。麝香产量、质量与遗传、年龄、营养、食物等有关，不同个体鲜香色泽不同。

2. 毛壳麝香　此为自然死亡麝之获取品。一是直接切开香囊组织，取出囊内麝香。二是将整个香囊割下，阴干而得“毛壳麝香”，又称“毛壳”“毛香”。

3. 加工　挑去鲜香中的被毛、银皮等异物后，低温负压干燥，干燥后的麝香，水分含量小于35%称为“麝香仁”“商品香”或“净香”。

4. 贮藏　将鲜麝香仁、麝香仁、毛壳麝香置于棕色玻璃瓶或铝塑复合膜袋内，密封，遮光冷藏短暂储存。长期储存，须将其置于冷冻条件下储存。

【商品规格】麝香分毛壳和净香两种规格，暂不分等级。

1. 毛壳（统货）　干货。呈球形或扁圆形，囊壳完整，剪净革质盖皮，周围的边皮和面皮为灰褐色，囊口周围有灰白色及棕褐色短毛。内囊皮膜质，无毛，棕褐色，内有饱满柔软的麝香仁和粉末，质油润。囊内间有少许细柔毛及彩色膜皮，香气特异、浓厚，味微苦辛，无杂质、霉变。

2. 净香（统货） 干货。为去净外壳的净麝香，呈颗粒状香仁和粉末状。香仁表面光滑、油润。黑褐色。断面黑红色。粉末呈棕黄、紫红或棕褐色，间有薄膜（银皮）碎片。香气浓郁，味微苦辛。无杂质、霉变。

【药材鉴别】

（一）性状特征

1. 麝香仁 分为鲜麝香仁和麝香仁。鲜麝香仁为人工养麝活体取香，或自然死亡麝剖切香囊而得的鲜品（图1-82-4）。麝香仁为鲜麝香仁的干燥品或剖切干毛壳麝香所获得。野生麝香仁质软，油润，疏松；其中不规则圆球形或颗粒状者习称“当门子”，亦称“豆瓣香”，表面多呈紫黑色，油润光亮，微有麻纹，断面深棕色或黄棕色；粉末状者多呈棕褐色或黄棕色，并有少量脱落的内层皮膜和细毛。饲养者呈颗粒状、短条形或不规则的团块；表面不平，紫黑色或深棕色，显油性，微有光泽，并有少量毛和脱落的内层皮膜，俗称“银皮”（图1-82-5）。气香浓烈而特异，味微辣、微苦带咸（图1-82-6）。

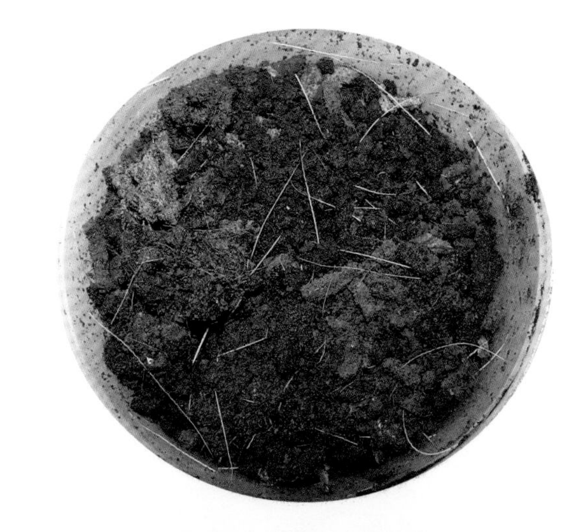

图1-82-4 鲜麝香仁药材图

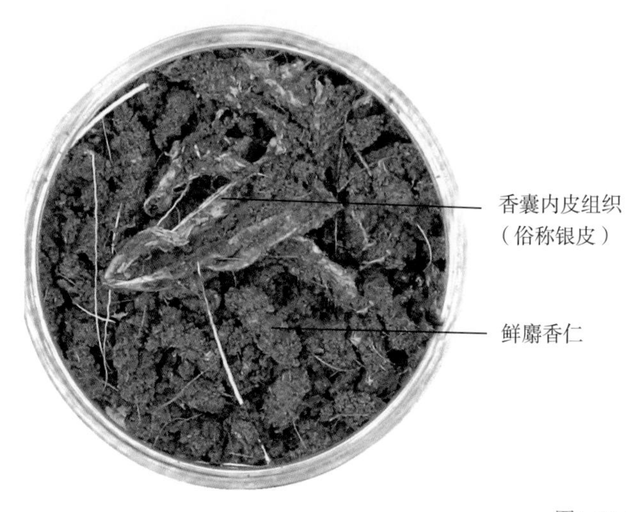

图1-82-5 银皮

2. 毛壳麝香 扁圆形或类椭圆形的囊状体，直径3～7cm，厚2～4cm。毛壳香分带毛皮组织和不带毛皮组织两种。不带毛皮组织的干毛壳香，香囊口面皮革质，棕褐色，略平，周围灰白色、灰棕色或棕色短毛，密生朝向中间小囊孔排列。另一面为棕褐色略带紫色的皮膜，微皱缩，有血管走向痕迹，偶显肌肉纤维，囊壳干硬，略有弹性，剖开后可见中层皮膜呈棕褐色或灰褐色，半透明，内层皮膜呈棕色，内含颗粒状、粉末状的麝香仁和少量细毛及脱落的内层皮膜。（图1-82-7、图1-82-8）

取毛壳麝香用特制槽针从囊孔插入，转动槽针，提取麝香仁，立即检视，槽内的麝香仁应有逐渐膨胀高出

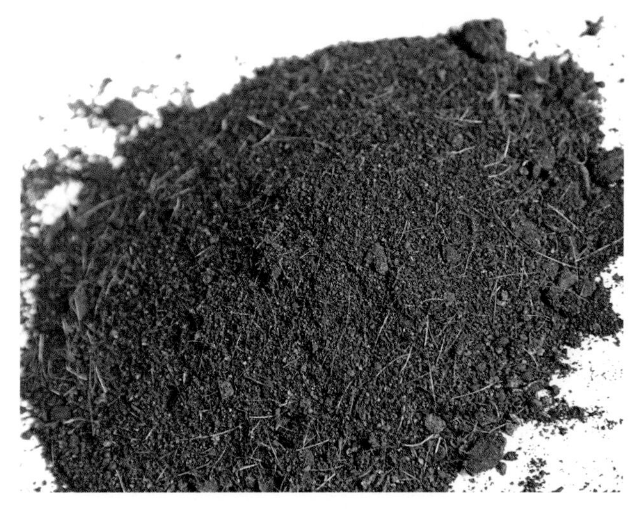

图1-82-6 麝香仁药材图

槽面的现象，习称“冒槽”。麝香仁油润，颗粒疏松，无锐角，香气浓烈。不应有纤维等异物或异常气味。

取麝香仁粉末少量，置手掌中，加水润湿，用手搓之能成团，再用手指轻揉即散，不应粘手、染手、顶指或结块。取麝香仁少量，撒于炽热的坩埚中灼烧，初则迸裂，随即融化膨胀起泡似珠，香气浓烈四溢，应无毛、肉焦臭，无火焰或火星出现。灰化后，残渣呈白色或灰白色。麝香仁粉末棕褐色或黄棕色。为无数无定形颗粒状物集成的半透明或透明团块，淡黄色或淡棕色；团块中包埋或散在有方形、柱状、八面体或不规则形的晶体；并可见圆形油滴，偶见毛和内皮层膜组织。

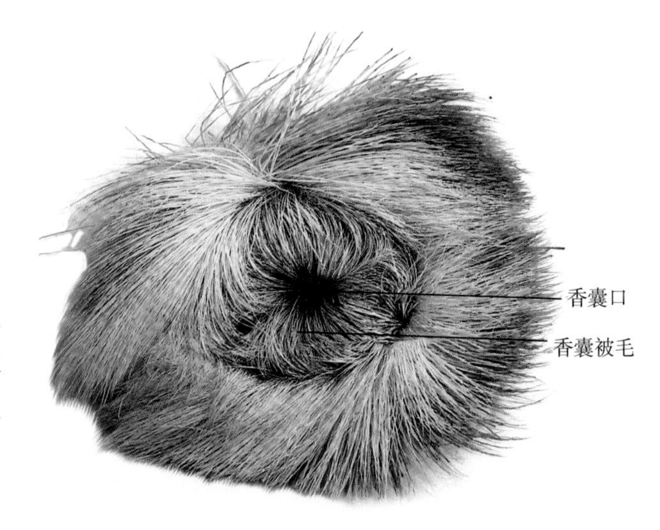

图1-82-7　毛壳麝香（林麝）药材图

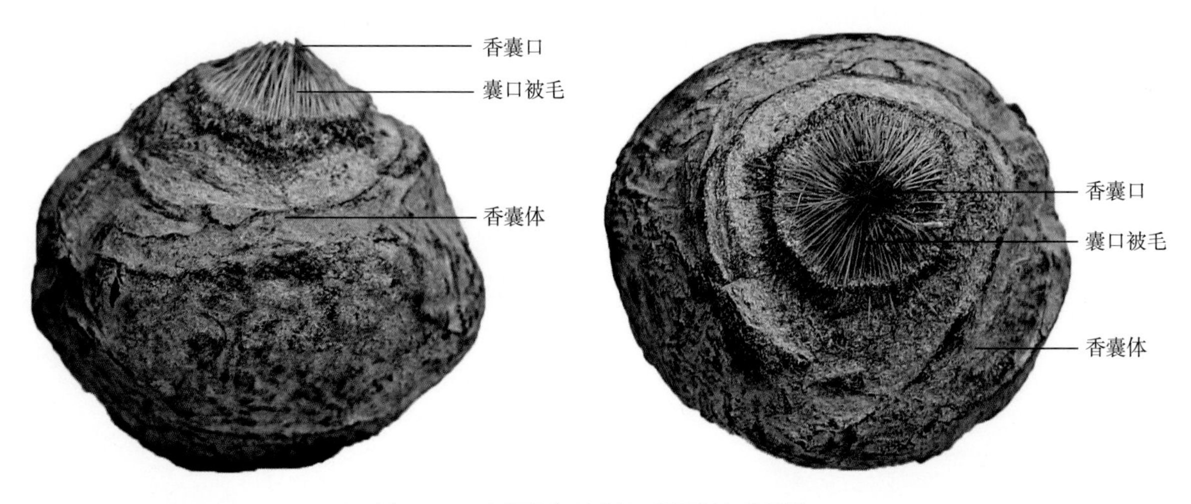

图1-82-8　毛壳麝香（原麝，俄罗斯）药材图

（二）理化鉴别

采用气相色谱法（GC），HP-1弹性石英毛细管柱（325℃，0.25mm×30m，0.25μm），进样口温度250℃，检测器温度280℃，载气N_2，流速1ml/min，分流比1∶1；程序升温（柱温80℃，保持2分钟；5℃/min升温至160℃，1℃/min升温至200℃，保持20分钟，5℃/min升温至260℃，保持20分钟）[1]。（图1-82-9）

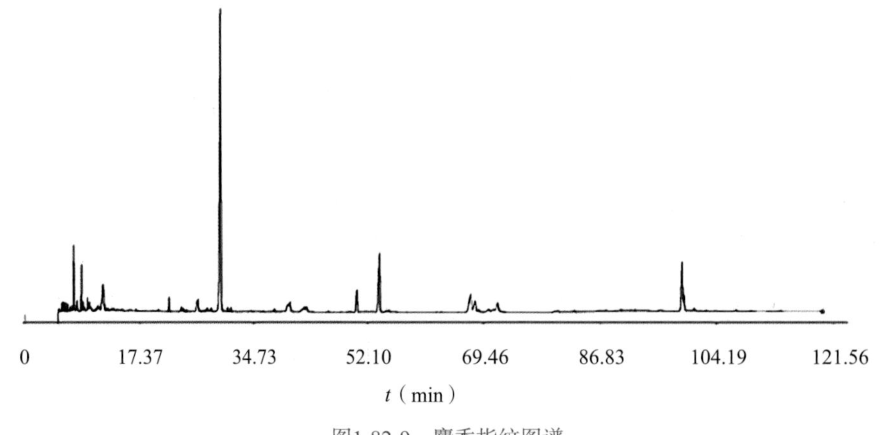

图1-82-9　麝香指纹图谱

【质量评价】以麝香仁干燥且香气浓郁者为佳。

检查　不得检出动、植物组织、矿物和其他掺伪物。不得有霉变。

减失重量　以五氧化二磷干燥至恒重，减失重量不得过35.0%。

总灰分　不得过6.5%。

含量测定　按干燥品计算，含麝香酮（$C_{16}H_{30}O$）不得少于2.0%。

【化学成分】

1. 大环酮类　如麝香酮、降麝香酮。

2. 吡啶类　如麝香吡啶、羟基麝香吡啶A、羟基麝香吡啶B等大分子环酮。

3. 甾体类　如含5α-雄甾烷-3,17-二酮（5α-androstane-3,17-dione），5β-雄甾烷-3,17-二酮（5β-androstane-3,17-dione），3α-羟基-5α-雄甾烷-17-酮（3α-hydroxy-5α-androstan-17-one），3β-羟基-雄甾-5-烯-17-酮（3β-hydroxy -androst-5-en-17-one），3α-羟基-5α-雄甾烷-17-酮（3β-hydroxy-5α-androstan -17-one），雄甾-4-烯-3,17-二酮（androst-4-en-3,17-dione），雄甾-4,6-二烯-3,17-二酮（androst-4,6-diene-3,17-dione），5β-雄甾烷-3α-17β-二醇（5β-androstane-3α-17α-diol），3α-羟基-雄甾-4-烯-17β-酮（3α-hydroxy- androstan-4-en-17β-one）等10余种雄甾熔解衍生物。

4. 脂肪酸类　如甘油二棕榈酸油酸酯、甘油棕榈二油酸酯、甘油三油酸酯，棕榈酸甲酯、油酸甲酯等，形成蜡的几乎都是支链结构有C20～C34的醇。

5. 多肽类　如相对分子质量为5000～6000多肽，其水解后检出15种氨基酸，主要有甘氨酸（glycine）、丝氨酸（serine）、谷氨酸（glutanic acid）、缬氨酸（valine）和天冬氨酸（aspartic acid）等，以及纤维素、胆酸（cholic acid）、胆甾醇（cholesterol）、胆甾醇酯等。

6. β-肾上腺素能增强物质　目前已鉴定结构的为麝香酯（musclide）A1。

【性味归经】辛，温。归心、脾经。

【功能主治】开窍醒神，活血通经，消肿止痛。用于热病神昏，中风痰厥，气郁暴厥，中恶昏迷，经闭，癥瘕，难产死胎，胸痹心痛，心腹暴痛，跌仆伤痛，痹痛麻木，痈肿瘰疬，咽喉肿痛。

【药理作用】

1. 对中枢神经系统作用

（1）麝香水剂、混悬剂静脉注射50mg/kg或侧脑室注射2.5mg/kg，能兴奋大脑皮质增强皮质电活动；麝香水剂对戊巴比妥钠麻醉兔有明显唤醒作用，侧脑室注射比静脉注射更有效，说明麝香可能通过血脑屏障直接作用于中枢神经系统。

（2）麝香混悬液200mg/kg或麝香酮5mg/kg灌胃2天（4次），可非常显著地缩短戊巴比妥钠的睡眠时间，但对水和氯醛及苯巴比妥钠引起的睡眠时间无显著影响，并非是直接兴奋中枢，而是由于它们激活肝微粒体药物转化酶作用，加速肝内戊巴比妥钠代谢失活的结果。麝香灌胃0.018～0.03mg/只，能对抗烟碱所致的小鼠惊厥，并降低急性毒性，但却增加莽草、士的宁等的急性毒性；天然麝香酮0.01～0.05mg/kg灌胃，使多数大鼠的阳性条件反射潜伏期延长或反应消失。说明香淀粉混悬液有对抗小鼠烟碱急性毒性和增强士的宁毒性作用。

（3）香酮亦有与天然麝香相似的对抗烟碱毒性作用，使小鼠死亡数降低2倍多；增强士的宁毒性，使动物死亡数增加2～7倍。麝香小剂量兴奋中枢，大剂量抑制中枢。麝香对小鼠自发活动未见明显影响，故对中枢无明显兴奋或抑制作用。

（4）能明显延长小鼠在常压环境下的缺氧存活时间，而不减少小鼠的自发活动，大鼠心电图和脑电图同步记录证明，此作用是由于中枢神经系统对缺氧状态的耐受能力提高所致。大鼠EEG和心电图同步记录证明，麝香能显著延长急性呼吸停止后EEG的存在时间，而对心电图存在时间、缺氧心电图出现时间等无显著影响，说明麝香增强中枢神经系统的耐缺氧能力可能是其芳香开窍的理论根据。

（5）腹腔注射60～200mg/kg对常压缺氧有明显对抗作用，可显著延长小鼠存活时间。另应用大鼠颈上神经节体外培养方法，发现麝香具有促进施万细胞分裂和生长作用，提示麝香具有神经胶质成熟因子样作用。

2. 对心血管系统的作用

（1）麝香1mg/kg给予麻醉猫，能使心率加快、血压下降、呼吸频率及深度也有增加；1～4mg/ml浓度能使异丙肾上腺素对猫心脏乳头状肌的收缩作用增加3.8倍，使肾上腺素的作用增加1.5倍，麝香乙醚提取物、天然麝香酮对蟾蜍在体心脏有强心作用。麝香乙醚提取物150μg/kg或300μg/kg静脉注射，均能引起麻醉狗血压下降和轻度减慢心率，但对心脏动、静脉血氧分压差和冠状静脉窦流量无明显影响，大剂量的作用更明显，并能对抗异丙肾上腺素兴奋心脏的作用。实验还表明，麝香对外周血管中的β-受体并无阻断作用。麝香0.2mg/ml浓度对培养心肌细胞的自律性有抑制作用，使搏动频率减慢，表现为对心肌α、β-受体不完全竞争性抑制作用，对氯化钙引起的搏动频率加快无影响。

（2）天然麝香0.5～2mg/ml可使离体蟾蜍心脏收缩振幅加大，收缩力加强及心输出量增加，而麝香酮0.04～1mg/ml则表现心脏抑制作用，不具有天然麝香的强心作用。合成及天然麝香酮对在体蟾蜍心脏均呈现兴奋作用。因此，麝香具有明显的强心作用，而麝香酮对心脏作用尚未获得一致结果。急性动物血压实验表明，麝香制剂静脉注射对麻醉家兔、猫，及结扎和未结扎左前降支的麻醉狗均有明显的降压作用。麝香酮对血压的影响，因不同的实验动物而异。可使猫血压升高；使狗血压下降或未见影响。

3. 抗炎作用

（1）麝香水提物不同计量、多种给药方式对大鼠琼脂性关节炎、酵母性关节炎、佐剂型多发性关节炎及棉球肉芽组织增生均有显著抑制作用；对大鼠烫伤性血管渗透性增加、羧甲基纤维素引起的腹腔白细胞游走亦有非常明显的抑制作用；静脉注射麝香多肽粉剂对巴豆油小鼠耳炎症的50%抑制剂量为0.63mg/kg，为氢化可的松作用强度的36倍。麝香水溶物静脉注射80mg/kg，可降低大鼠肾上腺素内维生素C含量，提高外周血皮质酮含量；其作用直接依赖肾上腺而不需垂体的参与，在戊巴比妥钠诱导的小鼠大脑发生深度抑制情况下，麝香仍有明显的抗炎作用，表明其作用不在中枢神经系统。麝香醇溶性成分可降低兔肾髓质环氧酶活性，使花生四烯酸代谢产物前列腺素E、F的生成量显著减少。麝香对大鼠因注射死结核菌引起的足步水肿有良好的抗炎作用，对大鼠因注入巴豆油导致的肉芽囊肿及甲醛-滤纸球肉芽囊肿均有抗炎作用，还能减少小鼠皮肤毛细血管的通透性。

（2）麝香0.2mg/ml培养液对离体心肌细胞的自主节律具有抑制作用，使搏动频率减慢，不能减慢由氯化钙引起的心肌细胞搏动频率加快，培养心肌细胞在缺氧缺糖情况下，麝香有加速心肌细胞释放乳酸脱氢酶、琥珀酸脱氢酶、酸性磷酸酶和加速受损细胞死亡等毒性作用。

（3）麝香对由于血栓引起的缺血性心脏障碍有预防和治疗作用。但麝香对左心室梗死范围无明显保护作用。

4. 对平滑肌作用　麝香能增强异丙肾上腺素等对气管平滑肌的松弛作用，能增加异丙肾上腺素等对β-肾上腺素能受体的兴奋作用。麝香醇浸出物对妊娠大鼠、兔及豚鼠的离体子宫均呈兴奋作用，表现为节率性收缩增加、紧张度上升，高浓度则引起痉挛。

5. 对疾病的预防与治疗作用　麝香2mg/kg口服对内毒素引起的血小板数减少有显著的抑制作用，并可使纤维蛋白原液的凝固时间延长，提示对血栓引起的缺血性心脏障碍有预防和治疗的作用。麝香混悬液200mg/kg连续灌胃7天，对醋酸诱发的慢性实验性胃溃疡大鼠有较好疗效。

6. 对肾上腺素β受体作用　用麝香水浸膏剂（0.1mg/ml）处理的猫乳头肌及豚鼠气管平滑肌，能增强异丙肾上腺素（ISOP）、肾上腺素（Ad）及对去甲肾上腺素（NA）对它们的舒张作用，其中ISOP最强，Ad次之，NA最弱。单用该浓度的麝香水浸膏对乳头肌及气管平滑肌则无影响，麝香水提取物同样有增加ISOP对家兔心乳头肌的收缩作用，但麝香酮无增强作用。麻醉狗预先静脉注射麝香，再静脉注射ISOP，结果表现血压明显下降，说明麝香对外周血管中的肾上腺素β受体有增强作用。实验还证明，麝香对β受体增强作用并非阻滞肾上腺素α受体的作用所致。故麝香增强ISOP的作用，可以表明对肾上腺素β受体有增强作用，但还不能认为麝香的作用有肾上腺素受体机制参与，对受体作用有待进一步研究。

7. 抗早孕作用　天然麝香对妊娠大鼠、家兔或流产后豚鼠的离体子宫有明显的兴奋作用。可促使子宫收缩力逐渐增强，节律增快，对妊娠后期家兔的子宫作用更为明显。有抗着床和抗早孕作用，且随孕期延长，抗孕作用更趋显著。麝香酮无效的孕鼠，当第10天剖腹检查时，其胚胎发育正常，这一现象进一步说明，麝香酮的抗孕作用并非动物中毒作用的结果。麝香酮阴道给药后在子宫和卵巢中的分布量比静注或口服有显著增加，并且孕鼠比未孕鼠更为明显。说明麝香酮对在位与妊娠子宫具有一定的吸收专一性，同时阴道给药为抗早孕的适宜给药途径。

8. 雄激素样作用　能增加去势大鼠前列腺和精囊腺的重量，值得注意的是麝香酮并非为甾体物质，却具有雄激素样作用。

9. 对免疫系统的作用　麝香水溶性蛋白对体液免疫和细胞免疫有增强作用。

10. 抗肿瘤作用　天然麝香或麝香酮对小鼠艾氏腹水癌，S37及S180的细胞呼吸抑制率，均高于正常小鼠抑制率。从实验结果看，麝香对离体动物癌细胞有破坏作用，对动物肿瘤组织的细胞呼吸有明显抑制作用，而动物体内抗肿瘤实验未能观察到疗效。

11. 其他作用　2%麝香酊的1：400稀释液，体外能抑制猪霍乱弧菌、大肠杆菌及金黄色葡萄球菌的生长。麝香水提物能明显提高肾上腺中维生素C及血中皮质酮、cAMP、PGE、PGF2α的含量，并有抑制血小板聚集作用。此外，还有抗蛇毒和抗组胺等作用。

【用药警戒或禁忌】孕妇忌用。

【分子生药】取麝香仁内脱落细毛若干根，用95%乙醇反复冲洗，使用动物DNA提取试剂盒提取总DNA。扩增引物为COI序列通用引物，正向为LCO1490：5′-GGTCAACAAATCATAAAGATATTGG-3′，反向为HCO2198：5′-TAAACTTCAGGGTGACCAAAAAATCA-3′，经通用PCR反应程序进行扩增反应后进行双向测序。通过邻接（NJ）法对序列构建系统聚类树，麝香正品聚在一起，且各物种又相互独立，支持率较高。COI序列条形码可准确鉴别药材蜈蚣及其混伪品[2]。

【附注】麝香作为贵细药材因涉及野生濒危动物保护，多以人工麝香作为替代品入药。但人工麝香缺乏天然麝香中全部生物活性成分，应大力发展麝香源动物的人工养殖研究或生物工程技术，以解决麝香资源紧缺问题[3-4]。

主要参考文献

[1] 于娟. 不同麝香的气相色谱指纹图谱[J]. 中国实验方剂学杂志，2019，25(6)：175-182.

[2] 杜鹤，孙佳明，崔丽娜，等. 基于COI条形码的麝香及其混伪品的DNA分子鉴定[J]. 吉林中医药，2011，31(5)：451-452，468.

[3] 吴家炎. 中国麝类. 北京：中国林业出版社，2006：11.

[4] 盛和林. 中国麝科动物. 上海：上海科学技术出版社，2007：6.

（四川养麝研究所　郑程莉　吴杰　王建明）

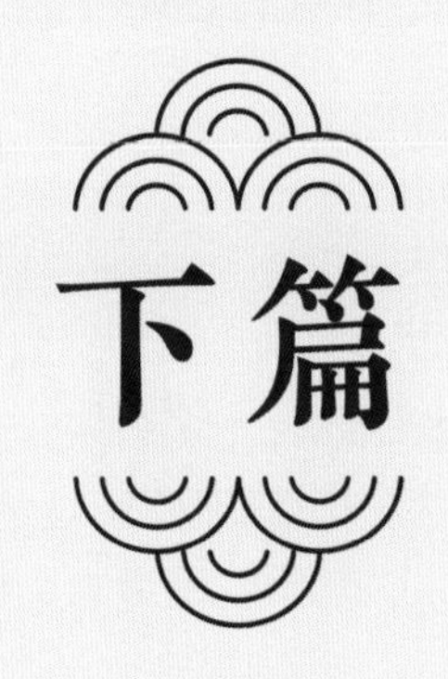

下篇

矿物·药材

1. 大青盐

Daqingyan

HALITUM

【别名】戎盐、石盐、胡盐、羌盐、青盐。

【来源】为卤化物类石盐族湖盐结晶体。

【本草考证】大青盐原名戎盐，《五十二病方》中已供药用。《神农本草经》列为下品，《神农本草经》载：“主明目、目痛，益气、坚肌骨，去毒蛊”。《名医别录》载：“戎盐，一名胡盐。生胡盐山，及西羌地，及酒泉福禄城东南角。北海青、南海赤。十月采”。《本草经集注》载：“今戎盐虏中甚有，从凉州来，芮芮河南使及北部胡客从敦煌来亦得之，自是稀少尔。其形作块片，或如鸡鸭卵，或如菱米，色紫白，味不甚咸，口尝气臭正如毈鸡子臭者言真”。本草记载与现今所用大青盐基本一致。

【原矿物】等轴晶系。晶体多为立方体，集合体成疏松或致密的晶粒状和块状，常因立方体的晶棱方向生长快而晶面下凹呈漏斗状。无色透明或呈灰色、黄色、红色、褐色或黑色等，或有蓝色斑点。条痕为白色。具玻璃光泽，因潮解光泽变暗或呈油质状。解理完全。断口贝壳状。硬度2.0～2.5。相对密度2.1～2.2。

【主产地】主产于新疆柴达木盆地、青海盐湖、内蒙古巴彦淖尔盟的澄口岩泉、西藏、四川、山西等地。

【成因及产状】多形成于干涸含盐盆地和现代盐湖中，为盐湖中化学沉积而成，还包括不同地质时代沉积层中的岩盐，且多为原生盐。因常有混入物而不同于光明盐和人工炼制的食盐。

【采收与加工】全年可采，一般多在6～8月进行，自盐湖中取出，晒干。

【药材鉴别】

（一）性状特征

单晶体呈立方体状，多棱，常连结在一起，呈不规则块状。一般粒径0.2～2.0cm。大粒者可见漏斗状生长遗迹，呈不规则凹窝形状。青白色或暗白色，半透明；脂肪样光泽，有的可见分布不均匀的蓝色斑点。质硬脆，易砸碎，断面洁净，玻璃样光泽。气微，味咸。以颗粒大、有空洞、立方体、色暗白、洁净者为佳。（图2-1-1）

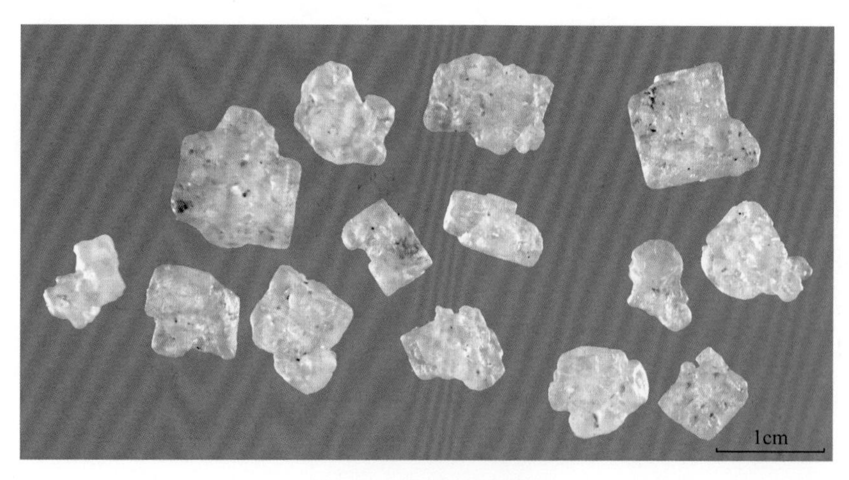

图2-1-1　大青盐药材图

（二）显微鉴别

偏光镜下，无色透明，多呈方形或不规则形；凸起和糙面几乎看不到（折射率N=1.5443，同树胶相近）。正交偏光间全消光；干涉色均质性；有时因应力影响可有微弱的干涉色。（图2-1-2）

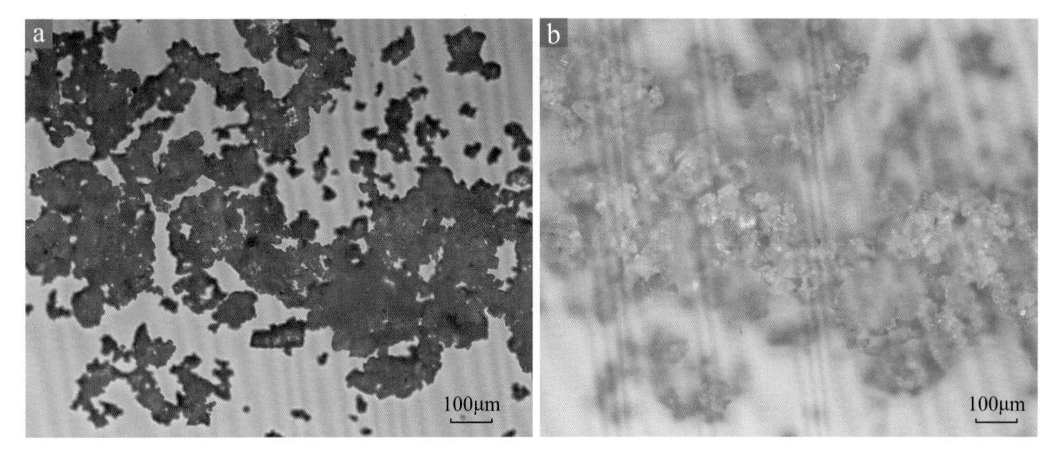

图2-1-2　大青盐显微图

a. 透射偏光　b. 反射偏光

（三）理化鉴别

1. 取本品约0.1g，加水2ml，使溶解、滤过，滤液加硝酸使呈酸性后，滴加硝酸银试液，即生成白色凝乳状沉淀。分离，沉淀加氨试液即溶解，再加硝酸，沉淀复生成。（检验氯化物）

2. 取铂丝，用盐酸湿润后，蘸取本品粉末在无色火焰中燃烧，火焰即显鲜黄色。（检查钠盐）

（四）X射线衍射分析

取本品，粉碎，过100目筛，照粉末X射线衍射法测定[1]，样品主要物相特征峰强度值分别为d（10^{-10}m）=3.25、2.81、1.99、1.70、1.62。大青盐的主要物相为NaCl。

【质量评价】以颗粒大，方形有孔洞，色暗白，洁净明亮无杂质者为佳。本品含氯化钠（NaCl）不得少于97.0%。

【化学成分】主含氯化钠（NaCl）。此外还夹杂有氯化钾（KCl）、氯化镁（$MgCl_2$）、氯化钙（$CaCl_2$）、硫酸镁（$MgSO_4$）、硫酸钙（$CaSO_4$）和铁（Fe）等。

【性味归经】咸，寒。归心、肾、膀胱经。

【功能主治】清热，凉血，明目，润燥。用于尿血，吐血，齿舌出血，目赤肿痛，风眼烂弦。

【药理作用】

1. 内服其稀溶液可促进胃液分泌，增加胃酸而助消化。

2. 能刺激肠管黏膜，加强其蠕动与分泌，而有利于大便的排出。

3. 游离的钠离子吸收入血后，由于渗透压的作用，能吸收组织中的水分，并刺激肾脏，而起到利尿的效果[2]。

4. 有凝固血液作用。

5. 外用适宜浓度，对皮肤黏膜有轻微刺激，促其分泌，并能阻止微生物发育，起清洁局部作用[3]。

【用药警戒或禁忌】不宜多服，肾脏病及水肿患者禁服。

【附注】大青盐、光明盐和人工精制的食盐主成分均为NaCl，但其性味归经、功用主治不同，注意区别使用。

主要参考文献

[1] 明晶，陈龙，陈科力，等. 白矾、硼砂等6种白色结晶矿物药鉴别[J].中国实验方剂学杂志，2016，22(20)：33-38.

[2] 高天爱. 矿物药及其应用[M]. 北京：中国中医药出版社，2012：242.

[3] 刘友樑. 矿物药与丹药[M]. 上海：上海科学技术出版社，1962：102.

（湖北中医药大学　明晶）

2. 云母

Yunmu

MUSCOVITUM

【别名】云珠、云华、云英、云液、云砂。

【来源】为硅酸盐类云母族矿物白云母矿石。

【本草考证】云母始载于《神农本草经》，载曰："主治身皮死肌，中风寒热，如在车船上，除邪气，安五脏，益子精，明目。久服轻身延年。"《本草纲目》载："按《荆南志》云：华容方台山出云母，土人候云所出之处，于下掘取，无不大获，有长五、六尺可为屏风者，但掘时忌作声也。据此，则此石乃云之根，故得云母之名，而云母之根，则阳起石也。"

《本草经集注》载："味甘，平，无毒。主治身皮死肌，中风寒热。如在车船上，除邪气，安五脏，益子精，明目，下气，坚肌，续绝，补中，疗五劳七伤，虚损少气，止痢。久服轻身，延年，悦泽不老，耐寒暑，志高神仙。"《本草经疏》载："云母，石性镇坠，能使火下，火下则水上，是既济之象也，故安五脏，益子精，明目，久服轻身延年。"《本草蒙筌》载："云母，味甘，气平，无毒。琅琊虽盛，庐山亦生。色有五般，白泽为贵。作片成层可拆，通透轻薄光明……医方所用白泽者，正磷石是尔。"《本草从新》载："云母，甘平，色白……有五色，以色白光莹者为上。"《本草求真》载："云母石，生于泰山山谷……以色白光莹者良。"本草记载与现今所用云母基本一致。

【原矿物】单斜晶系，晶体通常呈板状或块状，外观呈六方形或菱形，有时单体呈锥形柱状，柱面有明显的横条纹，也有双晶。通常呈密集的鳞片状块体产出。一般为无色，但往往带轻微的浅黄、浅绿、浅灰等色彩，条痕白色。玻璃光泽，解理面呈珍珠光泽。透明至微透明。解理平行底面极完全。硬度2～3，比重2.76～3.10。薄片具弹性及绝缘性能。有良好的电绝缘性、耐热性和机械性能，难溶于酸。形成于中酸性岩浆岩和云英岩中，也广泛见于变质岩中。

【主产地】主产于内蒙古、西藏、辽宁、吉林、云南、山东、山西、江苏、浙江、湖南、湖北、安徽、江西等地。

【成因及产状】云母是在高温高压下形成的矿物，为变质岩中主要矿物之一。如云母片岩、片麻岩和花岗岩类岩中的主要成分，一般为小鳞片，但在体晶岩中晶体较大。伴生矿物有石英、长石、绿柱石等。

【采收与加工】全年可采，挖得后洗净泥土，除去杂质。

【药材鉴别】

（一）性状特征

呈不规则的片状，大小不一，为多数薄片叠成，一般长2～6cm。无色透明或呈白色，具玻璃样光泽。质韧，不易折断，但可片片剥离，薄片表面平滑，透明如玻璃纸，有弹性，能曲折，断面不平坦。有泥土气，无味。以易剥离、片大、透明者为佳。不溶于酸类，加碳酸钾烧之能溶解。（图2-2-1）

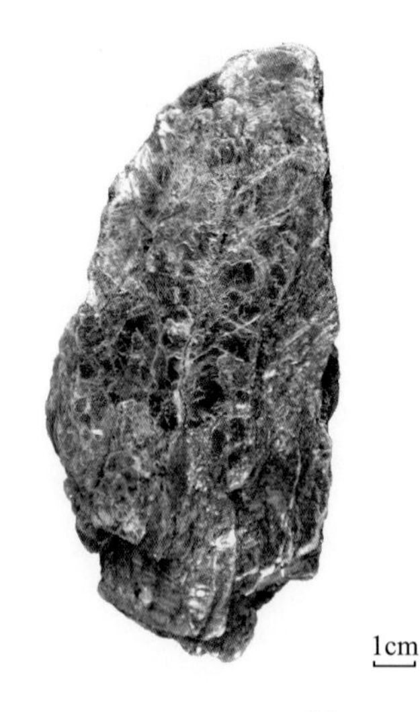

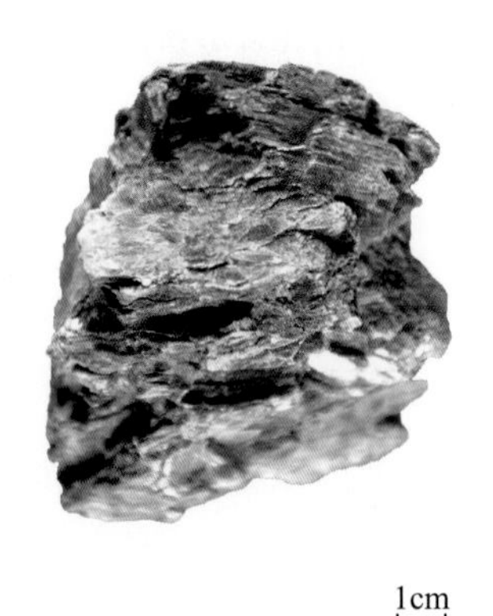

图2-2-1　云母药材图

（二）显微鉴别

透射偏光镜下：薄片中无色透明。平行底面的切面，晶体呈片状，无解理缝；低-中正突起；干涉色为Ⅰ级灰色；二轴晶；负光性。垂直低面的切面，晶体呈条状，解理极完全，可见到细而直的连续的解理缝；闪突起明显；最高干涉色可达二级顶部，十分鲜艳；近平行消光；正延长符号。（图2-2-2）

（三）理化鉴别

1. 将本品剪成0.5cm左右的碎片，煅烧后用水洗去已熔部分，残渣置于紫外光灯（365nm）下观察，有亮蓝色的点状荧光，并失去玻璃样的珍珠光泽。滴溶液于滤纸上，干后，置紫外光灯下，边缘呈淡黄色荧光。

2. 取本品1g，剪碎，加10g碳酸钾置电炉上灼烧，碳酸钾结块，待块状物红透后，冷却，加水溶解，滤过，滤液供下列检验：①取滤液1ml，加入0.1%四苯硼钠溶液3滴，即生成白色沉淀。②取滤液1ml，加盐酸使成中性，生成白色絮状沉淀，加过量氢氧化钾试液，沉淀溶解。③取滤液加盐酸使成中性，生成白色絮状沉淀，离心，取上清液1ml加氯化钡试液3～5滴，即生成白色沉淀。④取滤液1滴，置于载玻片上，加硫酸1滴，置显微镜下观察，生成针状结晶和方块状结晶。

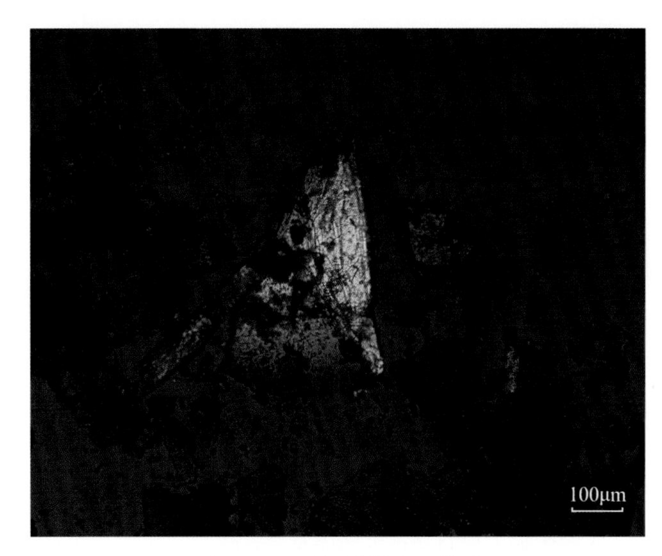

图2-2-2 云母透射偏光显微图

【质量评价】以扁平、大张、易剥离、无色透明、无杂质者为佳。

【化学成分】主含含水铝硅酸钾铝[$KAl(AlSi_3O_{10})(OH)_2$]，还含氟、钛、锰、铬、锂、钡等微量元素。

【性味归经】甘，平。归心、肝、肺、脾、膀胱经。

【功能主治】下气，补中，敛疮，止血。用于虚损气弱，眩晕；外治痈疽疮毒，金疮出血。

【药理作用】

1. 凝血作用 云母具有促进血液白细胞增殖，并增加血液凝固的作用[1]。

2. 肠黏膜保护作用 云母可以减轻大鼠溃疡结肠炎肠黏膜损害和炎症指数，降低结肠组织MPO活性，具有肠黏膜保护作用[2]。

3. 胃黏膜保护作用 云母可吸附于胃黏膜表面，促进黏液分泌、抑制和中和胃酸、减少炎细胞浸润、促进PGE_2合成、逆转肠上皮化生，从而促进组织修复再生和维持胃黏膜完整性[3]。

【用药警戒或禁忌】孕妇慎服，阴虚火旺及大便秘结者禁服。

【附注】

1. 部分地区有将蝾螺科蝾螺的掩厣（称甲香），作云母药用者。但其形性、功能主治及所含成分与云母均不相同，不宜代用。

2. 上海草药店尚有以海月科云母蛤属（*Yoldia*）窗贝的贝壳作云母用的，亦应注意鉴别。

3. 山西省少数地方曾将蛭石（*Vesmculite*）作云母使用。但蛭石应是矿物药金精石，不具弹性，灼烧时体积膨胀并弯曲。而云母则有弹性，加热后无膨胀现象，可资鉴别。

主要参考文献

[1] 杨松年. 中国矿物药图鉴[M]. 上海：上海科技文献出版社，1992：5-6

[2] 王良静，陈淑洁，姒健敏. 云母对大鼠溃疡性结肠炎的肠黏膜保护作用[J]. 中国中药杂志，2005，30(23)：1840-1844.

[3] 钱云，姒健敏，王良静，等. 云母对胃黏膜保护作用机制研究[J]. 中国中药杂志，2004，29(8)：781-785.

（湖北中医药大学 曹艳）

3. 石膏

Shigao

GYPSUM FIBROSUM

【别名】细石、软石膏、白虎、玉大石、冰石。

【来源】为硫酸盐类矿物硬石膏族石膏。

【本草考证】本品始载于《神农本草经》，列为中品。《本草纲目》载："石膏有软、硬二种。软石膏，大块生于石中，作层如压扁米糕形，每层厚数寸。有红白二色，红者不可服，白者洁净，细文短密如束针，正如凝成白蜡状，松软易碎，烧之即白烂如粉。"本草记载与现今所用石膏基本一致。

【原矿物】单斜晶系。晶体常呈板状、纤维状、叶片状和粒状；白色、灰白色或淡黄色。透明至半透明。条痕白色。片状解理，呈玻璃光泽或珍珠光泽，纤维状者呈丝绢光泽。硬度1.5～2.0，相对密度2.3。（图2-3-1）

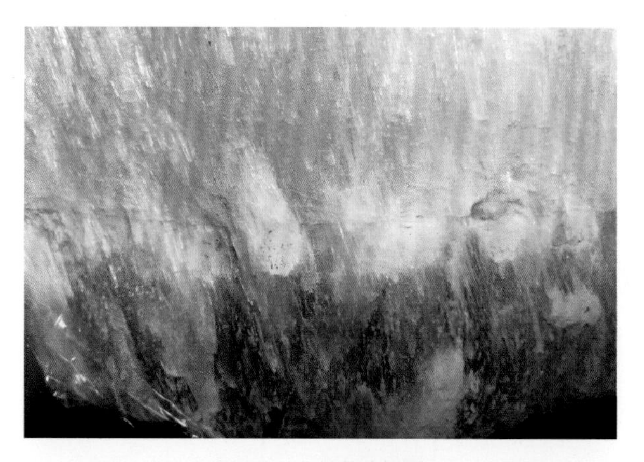

图2-3-1　石膏矿物图

【主产地】主产于我国湖北、河南、山东、四川、甘肃、安徽、山西、内蒙古、陕西、湖南等省区。

【成因与产状】主要是由化学沉积作用形成，常产于海湾盐湖和内陆湖泊中形成的沉积岩中。常与石灰岩、黏土、岩盐、硬石膏等共生。此外硬石膏在外部压力降低的情况下，受地面水作用，也可形成大量石膏。

【采收与加工】本品全年可采。采挖后，除去杂石及泥沙。

【商品规格】按色度（白度，越洁净越白）、细度（工业生产越细，生产要求越高）、含水硫酸钙含量并结合原材料等级对石膏进行分级。

优级品：湖北应城产蜡黄色纤维状生石膏加工成颗粒和粉末，过10目筛，色白并且色度均匀一致，显微镜下仍显纤维状，含含水硫酸钙（$CaSO_4 \cdot 2H_2O$）不得少于98%。

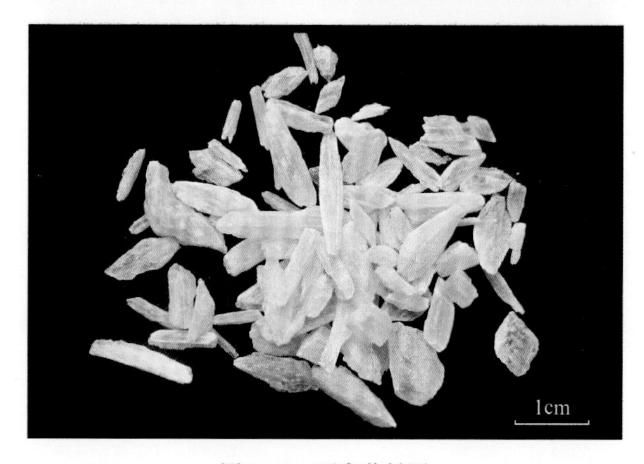

图2-3-2　石膏药材图

统货：白色纤维状生石膏加工成颗粒和粉末，色较白并且色度均匀一致，显微镜下仍显纤维状，含含水硫酸钙（$CaSO_4 \cdot 2H_2O$）不得少于95%。

【药材鉴别】

（一）性状特征

本品为纤维状的集合体，呈长块状、板块状或不规则块状。白色、灰白色或淡黄色，有的半透明。体重，质软，纵断面具绢丝样光泽。气微，味淡。（图2-3-2）

（二）显微鉴别

呈白色或微带淡青色、淡灰白色。纤维状晶体易见，排列紧密、有序，多层重叠，有立体感。（图2-3-3）

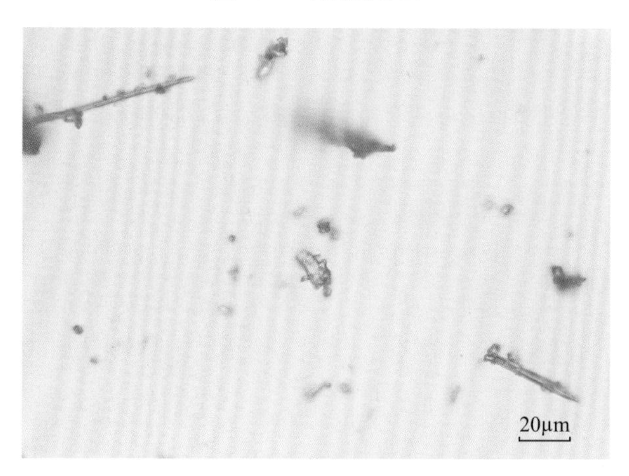

图2-3-3　石膏显微图

（三）理化鉴别

1. 称取本品一小块，约2g，置于试管内，塞上软塞，置于酒精灯上灼烧，试管壁有水生成，小块变为白色不透明状。

2. 取本品粉末0.2g，加稀盐酸10ml，加热使溶解，取溶液2ml，加入2滴甲基红试液，用氨试液中和，再滴加盐酸至恰呈酸性，加草酸铵试液，即生成白色沉淀；分离，沉淀不溶于醋酸，但可溶于稀盐酸。

3. 取本品粉末0.2g，加稀盐酸10ml，加热使溶解，取溶液2ml，滴加氯化钡试液，即生成白色沉淀；分离，沉淀在盐酸或硝酸中均不溶解。

【质量评价】

1. 以白色、块大、半透明、纵断面具丝绢样光泽者为佳。

2. 重金属含量不得超过十万分之一。

3. 砷盐含量不得超过百万分之二。

4. 石膏中二水硫酸钙（$CaSO_4 \cdot 2H_2O$）含量，不得少于95.0%。

【化学成分】主要含有含水硫酸钙（$CaSO_4 \cdot 2H_2O$）。此外，尚含有铝、硅、镁、锰、钛、铜、钠等十多种元素。

【性味归经】甘、辛，大寒。归肺、胃经。

【功能主治】清热泻火，除烦止渴。用于外感热病，高热烦渴，肺热喘咳，胃火亢盛，头痛，牙痛。

【药理作用】

1. 解热作用　单用石膏水煎液能抑制发热时过度兴奋的体温调节中枢，但石膏对正常体温没有影响[1]。对其解热机制的研究表明，下丘脑中Ca^{2+}的浓度是体温调节的生理基础[2]，石膏及其复方制剂可能通过降低体内Na/Ca比值[3-4]，发挥石膏解热作用。另外，石膏还可通过调控下丘脑中PGE_2含量，发挥对干酵母引起发热大鼠的解热作用[5]，通过抑制视前区-前下丘脑（PO/AH）区神经细胞生成cAMP，抑制细菌内毒素致家兔发热[6]。

2. 消炎敛疮作用　石膏提取液灌胃对烧伤疮面、T淋巴细胞数及功能、腹腔巨噬细胞吞噬率均有积极的影响，发挥其大鼠创伤模型的敛疮作用[7]。

3. 镇痛作用　石膏可降低小鼠毛细血管的通透性，对角叉菜胶所致的大鼠足跖肿胀以及棉球肉芽肿有明显的抑制作用，并对扭体法、热板法造成的小鼠疼痛模型有抑制作用[8-9]。

4. 抑菌作用　石膏体外对普通变形杆菌及金黄色葡萄球菌有较弱的抑制效果[10]。

【用药警戒或禁忌】脾胃虚寒及血虚、阴虚发热者忌用。石膏不宜与四环素类抗生素、异烟肼、洋地黄类、槲皮素、磷酸盐（磷酸可待因等）、硫酸盐（硫酸亚铁等）、丹参浸膏等同用[11]。

【附注】有地区以方解石作石膏使用，因它们的原矿物及化学成分均不相同，临床功效亦有差别，应注意区分，不可相互替代使用[12]。

主要参考文献

[1] Mackowiak PA, Bartlett JG, Borden EC, et al. Concepts of fever, recent advances and lingering dogma[J]. Clin Infect Dis, 1997, 25(1): 119-138.

[2] 李菁，屈洋，张穗梅，等. 内毒素、IL-Iβ对家兔下丘脑神经细胞内钙离子浓度的影响[J]. 中国病理生理杂志，1996，(6)：650.

[3] 吕培，李样，蔡宝昌. 石膏及白虎汤的清热作用与对血清Na/Ca比值影响的实验研究[J]. 世界科学技术—中医药现代化，2010，12(3)：387-389.

[4] 秦云，李样，陈建伟，等. 毛细管电泳测定单味石膏及其复方中Na、Ca元素[J]. 中国民族民间医药，2010，(9)：15-17.

[5] 周永学，李敏，唐志书，等. 中药石膏及其主要成分解热抗炎作用及机制研究[J]. 陕西中医学院学报，2012，35(5)：74-76.

[6] 孟凡会，胡景新，石成龙，等. 中药石膏对家兔内毒素性发热效应和脑脊液环核苷酸含量变化的影响[J]. 中国中西医结合杂志，1995，(S1)：326-328.

[7] 胡景新，孟凡会，吴决，等. 中药石膏对烧伤大鼠创面修复的影响及T淋巴细胞、腹腔巨噬细胞功能变化的观察[J]. 中国

病理生理杂志，1991，7(3)：260-263.

[8] 江涛，陈一岳，黄凤和，等. 石膏注射液抗炎镇痛作用研究[J]. 广东医药学院学报，1992，8(2)：26-28.

[9] 夏怡，李洋，陈建伟，等. 石膏镇痛作用的实验研究[J]. 中国医药导报，2009，6(9)：23-24.

[10] 徐擢，徐先祥，林小凤，等. 朱砂与石膏体外抑菌作用研究[J]. 中国民族民间医药，2011(23)：57-58.

[11] 高天爱. 矿物药及其应用[M]. 北京：中国中医药出版社，2012：145.

[12] 陈建伟，袁铸人，李宁，等. 石膏、透明石膏与方解石[J]. 中药材，1991，14(2)：23-24.

（武汉市中医医院　张义生　田永强）

4. 龙齿

Longchi

DENS DRACONIS

【别名】 龙牙、青龙齿、白龙齿、齿化石、盘齿。

【来源】 为古代哺乳动物如三趾马、犀类、牛类、鹿类、象类等的牙齿化石。

【本草考证】 本品始载于《神农本草经》，列为上品。《图经本草》载："龙骨、龙齿并出晋地川谷及泰山岩水岸土穴中死龙处。龙齿舐之着舌小强，尤有齿形。龙骨、龙齿，医家常用，角亦稀使。"《本草思辨录》载："龙齿，龙骨以白者为上，齿以苍者为优，生者微黑，煅之则如翡翠色可爱，较白者功用更捷。"本草记载与现今所用龙齿基本一致。

【原矿物】 依古代生物化石产出，由磷酸钙、碳酸钙以及少量氨基酸组成，常黏附少量黏土矿物。疏松集合体，灰白色，略带油脂状，土状光泽或瓷状光泽。硬度大于指甲，小于小刀。

【主产地】 主产于我国山西、河南、河北、陕西、内蒙古、四川、甘肃、青海等地。

【采收与加工】 全年均可采挖，从动物化石中拣出牙齿或敲掉牙床，除去杂质，打成碎块。

【药材鉴别】

（一）性状特征

本品呈完整的齿状或破碎成不规则的块状。龙齿分犬齿、臼齿。犬齿呈圆锥形，先端较细，或略弯曲。臼齿呈圆柱状，或方形。二者多有深浅不同的沟棱。呈中青灰色或暗棕色者，习称"青龙齿"，呈黄白色者，习称"白龙齿"，有的表面有光泽的珐琅质。表面光滑或粗糙，其断面有吸湿性，无臭无味。（图2-4-1）

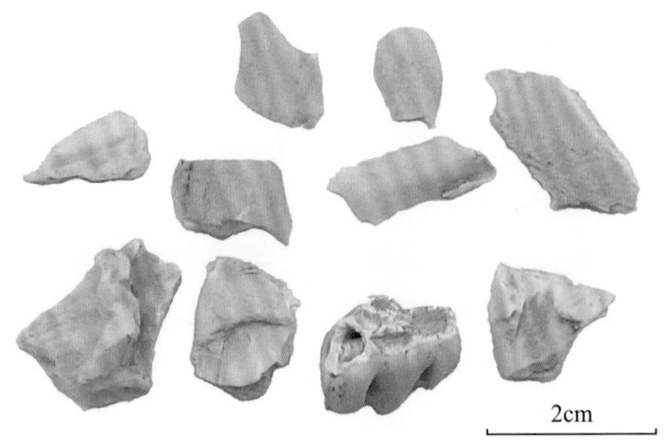

图2-4-1　龙齿药材图

（二）显微鉴别

1. 显微特征　本品粉末灰白色。主为牙本质碎块，呈方形、多边形或不规则形，浅灰色。断面观具细密平行排列的牙本质小管，平直或稍弧状弯曲，直径约2μm，间距5～10μm。表面观密布圆形的牙小管，直径2.5～4.5μm。牙釉质碎块少见，具不规则裂隙和小块片，有的含棕褐色色素颗粒。碎块具有偏光性。（图2-4-2）

2. 显微化学鉴别　取样品粉末少许，置载玻片上，

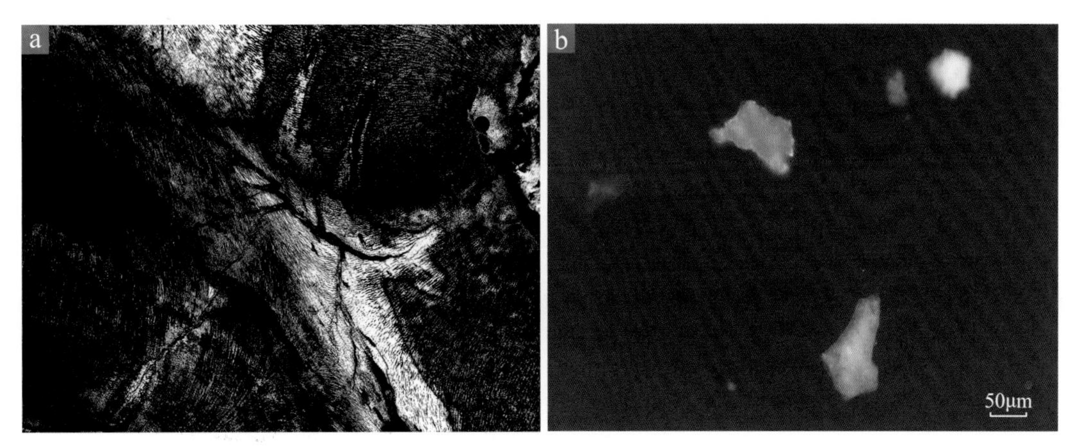

图2-4-2　龙齿偏光显微图

a. 薄片　b. 粉末

加一滴稀硫酸试液，即发生多量气泡，待产气停止后，盖上盖玻片，置显微镜下观察，可见大量簇状针晶[1]。

（三）理化鉴别

1. 蛋白质反应　茚三酮试验，正品龙齿不显色。

2. 红外及近红外光谱法　在红外吸收范围内，伪品龙齿较正品龙齿含有更多的物质信息。近红外光谱分析，得出真伪龙齿聚类分析图，龙齿真品和伪品各聚为一类[2]。

3. 光谱成像分析　应用电可控液晶滤光光谱成像装置，龙齿在650～900nm的检测波段具有相同的变化趋势，且在755nm、770nm、810nm均具有较强的波峰[3]。

4. X射线衍射分析　将X射线衍射谱图叠加后，可以看出其几何图形规律一致，表现为对照图谱在2θ角25.7°、28.7°、31.6°、32.7°、39.1°处有较强的衍射峰[4]。

【质量评价】

1. 以不带牙床，烧之无异臭、不变黑，吸湿性强者为佳。

2. 龙齿药材重金属限度标准为：Pb不得超过百万分之五，Cd不得超过百万分之三，Hg不得超过百万分之二，As不得超百万分之二[5]。

【化学成分】主要含碳酸钙（$CaCO_3$），磷酸钙[$Ca_3(PO_4)_2$]。含有少量的Fe^{3+}、Fe^{2+}、Al^{3+}、Mg^{2+}。

【性味归经】甘、涩、凉。归心、肝经。

【功能主治】镇静安神，除烦热。适用于血虚所致精神恍惚，心悸、怔忡，烦躁不安。

【药理作用】

1. 镇静作用　龙齿水煎液能减少自发活动次数，减轻戊四唑所致的惊厥反应，可使多巴胺（DA）及其代谢物3,4-二羟基苯乙酸（DOPAC）和高香草酸（HVA）含量降低，达到调节中枢神经的功能[6]。

2. 促凝血作用　龙齿具有缩短正常小鼠凝血时间的作用[7]。

【用药警戒或禁忌】

1.《雷公炮制药性解》记载：龙齿畏干漆、蜀椒、理石。《本草经集注》记载：龙齿得人参、牛黄良。龙齿畏石膏。

2. 龙齿中主含碳酸钙等成分，进入胃后，能与胃酸中和，产生一定量的二氧化碳。过量服用后，由于二氧化碳的大量产生，有引起胃扩张乃至胃穿孔的可能，同时还可以引起继发性胃酸增多。

3. 四环素、土霉素、强力霉素、二甲胺四环素、甲烯土霉素及去甲金霉素等四环素族药物与龙齿、龙骨、石膏等含钙较多的中药同服时，能与钙离子形成络合物而降低其溶解度，难以被胃肠道吸收，会降低四环素族药物的疗效[8]。

4. 与洋地黄类西药并用，因钙离子为应激性离子，能增强心肌收缩力，抑制Na^+，K^+-ATP酶活性，故可增强洋地黄类药物的作用和毒性[8]。

【附注】 龙齿与龙骨在安神、镇静方面作用相似，但龙齿没有止汗涩精作用，临床上多作安神、镇静、止惊悸应用。故两药不宜混用[9]。

主要参考文献

[1] 山西省药品检验所中药组. 山西产龙骨、龙齿的生药学鉴定[J]. 山西医药杂志，1976，(2)：76-80.

[2] 黄必胜，袁明洋，余驰，等. 红外及近红外光谱法对真伪龙齿的快速鉴别[J]. 中国现代中药，2013，15(12)：1046-1049.

[3] 秦海燕，孟庆霞，张春椿，等. 光谱成像技术快速鉴别真伪龙齿的研究[J]. 中华中医药杂志，2017，32(6)：2689-2691.

[4] 陈广云，吴启南，沈蓓，等. 中药龙齿与龙骨 X-射线衍射鉴别研究[J]. 中药材，2012，35(4)：553-557.

[5] 李肖肖，郭琼琼，李云兰，等. 不同来源龙齿药材中4种重金属含量的分析[J]. 药物分析杂志，2015，35(5): 915-919.

[6] 张家俊，陈文为. 中药酸枣仁、龙齿、石菖蒲对小鼠脑组织单胺类神经递质及其代谢物的影响[J]. 北京中医药大学学报，1995，(06)：64-66，70.

[7] 黄寅墨，刘淑花. 龙骨、龙齿、花蕊石微量元素及药理作用比较[J]. 中成药，1990，(6)：31-32.

[8] 龚丽荣，宋光志，邓谦，等. 中成药与西药的相互作用（一）[J]. 中西医结合杂志，1989，(5)：315-317.

[9] 高天爱. 矿物药及其应用[M]. 北京：中国中医药出版社，2012：279.

（中国中医科学院　张志杰　张海燕）

5. 龙骨

Longgu

OS DRACONIS

【别名】 白龙骨、粉龙骨、土龙骨、五花龙骨、龙骨头。

【来源】 为古代哺乳动物如象类、犀类、三趾马、羚羊、牛类、鹿类等的骨骼化石，或象类门齿化石。

【本草考证】 本品始载于《神农本草经》，被列为上品。《名医别录》载："生晋地川谷，及太山岩水岸土穴中死龙处。采无时。"《吴普本草》载："色青白者良。"《新修本草》载："今并出晋地，生硬者不好，五色具者良。"《本草纲目》载："生晋地川谷及太山岩水岸土穴中死龙处，采无时。"本草记载与现今所用龙骨基本一致。

【原矿物】 由磷酸钙、碳酸钙以及少量氨基酸组成，常黏附少量黏土矿物。依古代生物骨骼产出。疏松集合体中或有呈晶形小棒状的磷灰石，灰白色。略带油脂状，土状光泽或瓷状光泽。硬度大于指甲，小于小刀。

【主产地】 主产于我国山西、内蒙古、陕西、四川、甘肃、河南、河北、山东等地。

【成因及产状】 龙骨系古代哺乳动物的骨骼、门齿化石。动物死亡被泥土掩埋，在第三纪沉积岩（泥质岩、粉砂岩）及第四纪沉积物中，经地壳活动，与沙土、泥质混合堆团，结成化石。龙骨是一种不可再生资源，埋藏于地下，其资源蕴含量和区域常不确定。

【采收与加工】 全年均可采挖，但以冬、春两季采挖较多。采挖后，除净泥土，将龙骨拣出。五花龙骨见风后极易破碎，故常用毛边纸糊起，只露置一处花色较好的部分，供鉴别用。

【药材鉴别】

（一）性状特征

1. 龙骨　呈骨骼状或不规则块状。表面白色、灰白色或黄白色至淡棕色，多较光滑。有的具有纵纹裂隙或具有棕色条纹与斑点。质硬，不易破碎，断面多粗糙，色白或色黄，有的中空。关节处膨大，断面有蜂窝状小孔。吸湿力强，舐之粘舌。无臭无味。（图2-5-1）

2. 五花龙骨　呈圆筒状或不规则块状。表面淡灰白色或淡黄白色或淡黄棕色，夹有蓝灰及红棕色深浅粗细不同的花纹，偶尔有不具有花纹者。一般表面较光滑，有时外层成片剥落，不平坦，有的有小裂痕。质较酥脆，易碎，断面粗糙，可见宽窄不一的同心环纹。吸湿力强，舐之粘舌。无臭无味。

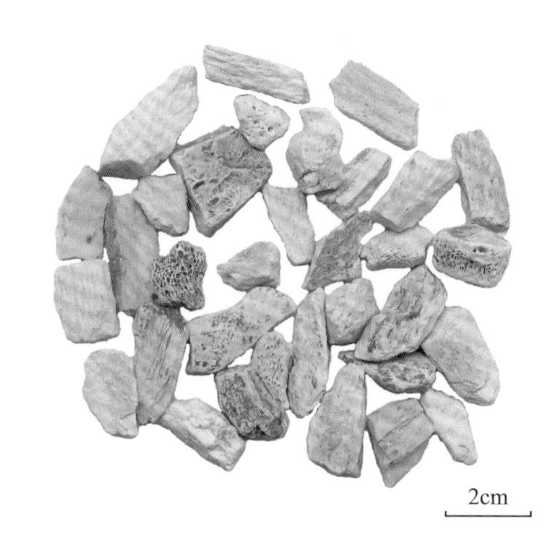

图2-5-1　龙骨药材图

（二）显微鉴别

透射偏光镜下：磷酸灰石呈纤维状或粒状个体，依生物结构呈中心有空洞的同心环状分布[1]。正中突起。一级干涉色。负延性。平行消光。一轴晶。负光性。方解石呈粒状，具明显双折射和高级白的干涉色，与雏晶磷灰石一起填充在骨骼的中空部位。含量约1%。（图2-5-2）

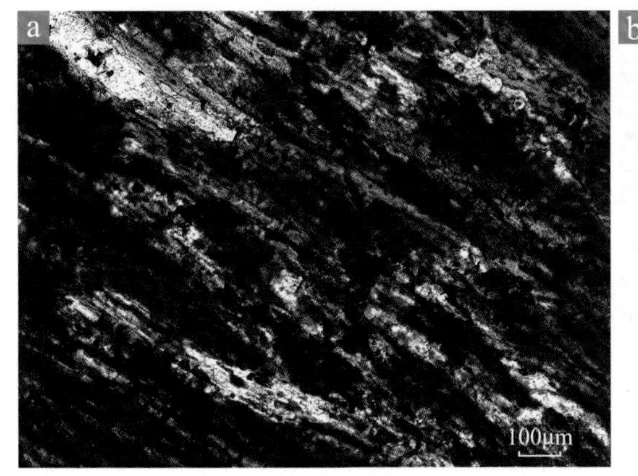

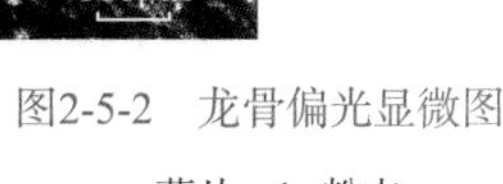

图2-5-2　龙骨偏光显微图

a. 薄片　b. 粉末

（三）理化鉴别

1. 磷酸钙的鉴别　本品不溶于水，加稀硝酸能溶，且产生气泡，可作为钙盐及磷酸盐的鉴别反应溶液。①钙盐的鉴别：取供试品溶液加甲基红指示液2滴，用氨试液中和，再滴加稀盐酸至恰呈酸性，加草酸氨试液，即生成白色沉淀，滤过。沉淀不溶于醋酸，可溶于盐酸。②磷酸盐的鉴别：取本品溶液，加钼酸铵试液与稀硝酸后，加热即发生黄色沉淀；分离，沉淀能在氨试液中溶解。

2. X射线衍射分析　取本品，粉碎，过100目筛，照粉末X射线衍射法测定[1]，在试样的X射线衍射图谱上应显示羟基磷灰石和方解石的特征峰。X射线衍射分析曲线：磷灰石3.45（3），2.80（8），2.23（3）；方解石3.84（1），3.33（3），3.02（10）。

【质量评价】以色白、有各色花纹、松透易碎，舐之粘舌者为佳。

【化学成分】主要为羟基磷酸钙，尚含少量碳酸钙及铁、钾、钠、氯、硫酸根等[2-4]。

【性味归经】甘，涩，平。归心、肝、肾、大肠经。

【功能主治】镇心安神，平肝潜阳，固涩，收敛。主治心悸怔忡，失眠健忘，惊痫癫狂，头晕目眩，自汗盗汗，遗精遗尿，崩漏带下，久泻久痢，溃疡久不收口及湿疮。

【药理作用】

1. 增强免疫和促进损伤组织修复作用　龙骨水煎液可明显增加小鼠胸腺和脾脏的相对重量，增强小鼠单核巨噬细胞对血清碳粒的吞噬能力，减少小鼠坐骨神经损伤后爬网的漏脚率[5-6]。

2. 镇静作用　龙骨混悬液给小鼠灌胃，具有一定的镇静作用[7-8]。

【用药警戒或禁忌】湿热积滞者慎服。

【附注】

1. 五花龙骨的传统经验鉴别特征：①有青黄、赤、白、绿五色花纹，也有纯白色者；②杈子细（断面纹理细）；③有松树花纹或布纹；④体质轻；⑤粘舌力强[9]。

2. 龙骨具有安神、镇静作用外，尚兼有止汗涩精的功效。临床习惯将龙骨常作收敛、止泻、涩精、固脱用[10]。

主要参考文献

[1] 于艳，郭明武. 赤石脂、龙骨、铅丹的显微鉴别研究[J]. 中成药，2008，30(3)：466-467.

[2] 董敏，宋翔，张佳丽，等. 龙骨药材质量评价的研究[J]. 中国医药指南，2016，14(14)：53-54.

[3] 陈玉枝，林舒. 牡蛎壳与龙骨成分的分析[J]. 福建医科大学学报，1999，33(4)：432-434.

[4] 杨连菊，胡世林，李先端. 不同产地龙骨中无机元素的含量测定[J]. 中国中药杂志，1991，16(9)：522-523.

[5] 李光华，周旭，贺弋，等. 龙骨免疫作用的实验研究[J]. 江苏中医药，2003，24(4)：54-55.

[6] 张志军. 龙骨与牡蛎的药理作用[J]. 国外医学（中医中药分册），1999，(4)：5-8.

[7] 李光华，周旭，贺弋. 龙骨、磁石对小鼠镇静催眠作用的研究[J]. 宁夏医学院学报，2001，23(2)：82-83，87.

[8] 张晗，张磊，刘洋. 龙骨、牡蛎化学成分、药理作用比较研究[J]. 中国中药杂志，2011，36(13)：1839-1840.

[9] 高天爱. 矿物药及其应用[M]. 北京：中国中医药出版社，2012：277.

[10] 杨松年. 中国矿物药图鉴[M]. 上海：上海科学技术文献出版社，1990：29.

（中国中医科学院　张志杰　张海燕）

6. 白矾

Baifan

ALUMEN

【别名】石涅、明矾、矾石、生矾、雪矾。

【来源】为硫酸盐类矿物明矾石经加工提炼制成的结晶。

【本草考证】本品始载于《神农本草经》，列为上品，《神农本草经》载："矾石气味酸，寒，无毒。主寒热泄痢，白沃，阴蚀恶疮，目痛，坚骨齿。炼而服之，轻身不老恒年"。《新修本草》载："矾石有五种，青矾、白矾、黄矾、黑矾、绛矾。然白矾多入药用，青、黑二矾疗疳及诸疮，黄矾亦疗疮生肉，兼染皮用之，其绛矾本来绿色，新出窟未见风者，正如瑠璃，陶及今人谓之石胆，烧之赤色，故名绛矾矣。出瓜州"。《图经本草》曰："矾石初生皆石也，采得碎之煎炼，乃成矾。今医家用治痰壅及心肺烦热，甚佳"。《本草纲目》曰："白矾，方士谓之白君，出晋地（今山西省）者上，青州（山东省）、吴中（今江苏省）者次之。洁白者为雪矾；光明者为明矾，亦名云母矾；文如束针，状如粉扑者，为波斯白矾，并入药为良……吐下痰涎饮澼，燥湿解毒追涎，止血镇痛，蚀恶肉，生好肉，治痈疽疔肿恶疮，癫痫，疸疾，通大小便，口齿眼目诸病，虎犬蛇蝎百虫伤”。本草记载与现今所用白矾基本一致。

【原矿物】三方晶系。晶形通常为致密块状、细粒状、土状等，或呈细小的菱面体或板状。一般为无色或白色，常夹带浅黄及粉红等色，条痕白色。呈玻璃样光泽，块状者光泽暗淡或微带蜡状光泽，透明至半透明。解理平行不完全，断口不平坦，晶体者呈贝状，块体者呈多片状、参差状。硬度3.5～4.0。相对密度2.6～2.8。性脆易碎，不溶于酒精，易溶于水，尤易溶于热水。（图2-6-1）

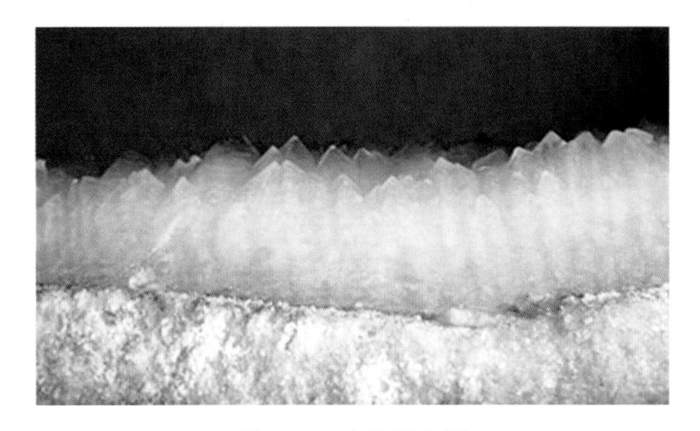

图2-6-1　白矾矿物图

【主产地】主产于我国浙江、安徽、福建、甘肃、山西、河北、湖北、黑龙江等地。

【成因及产状】天然明矾石主要产于已变化的火山岩中，由含硫的溶液或蒸气与含K和Al的岩石（尤其是酸性火山岩）起化学变化等生成。有些多金属矿石中也有产出。

【采收与加工】全年均可采挖，将采得的原矿物，打碎，加水溶解，过滤，滤液加热蒸发浓缩，放冷后析出结晶体。

【药材鉴别】

（一）性状特征

呈不规则的块状或粒状。无色或淡黄白色，透明或半透明。表面略平滑或凹凸不平，具细密纵棱，有玻璃样光泽。质硬而脆。气微，味酸、微甘而极涩。（图2-6-2）

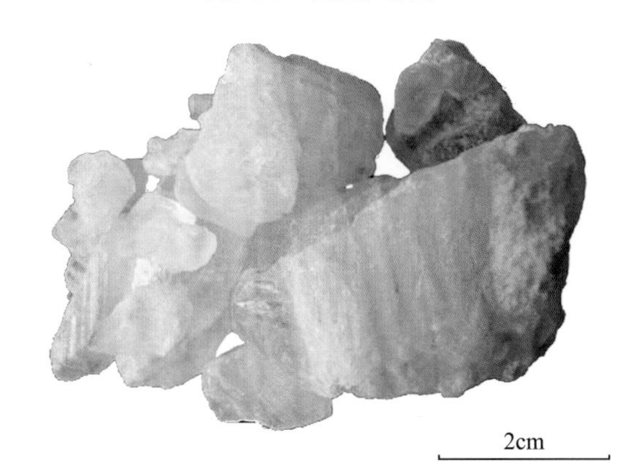

图2-6-2　白矾药材图

（二）显微鉴别

透射偏光显微镜下无色透明。负突起；折射率N=1.4564。均质体。（图2-6-3）

反射偏光显微镜下为白色团块状。（图2-6-4）

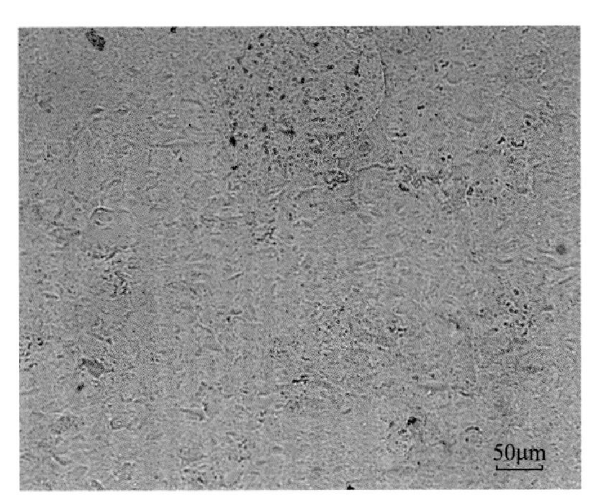

图2-6-3　白矾薄片偏光显微图

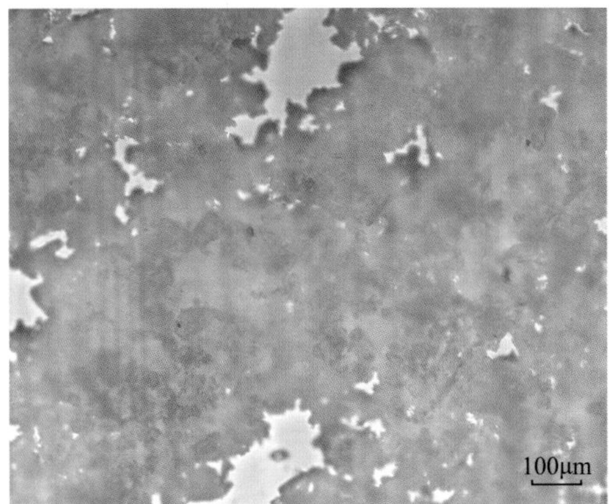

图2-6-4　白矾粉末反射偏光显微图

（三）理化鉴别

1. 取本品约1g，加水10ml，使其溶解，滤过，滤液照下述方法试验：①取滤液1ml，加氢氧化钠试液，即生成白色胶状沉淀；分离，沉淀能在过量的氢氧化钠中溶解（检查铝盐）；②取滤液1ml，加氨试液至生成白色胶状沉淀，滴加茜素磺酸钠指示液数滴，沉淀即显樱红色（检查铝盐）；③取滤液1ml，滴加氯化钡试液，即生成白色沉淀；分离，沉淀在盐酸或硝酸中不溶解（检查硫酸盐）；④取滤液1ml，滴加醋酸铅试液，即生成白色沉淀；分离，沉淀在醋酸铵试液或氢氧化钠试液中溶解（检查硫酸盐）；⑤取滤液1ml，加盐酸，不生成白色沉淀（与硫代硫酸盐区别）。

2. ①取铂丝，用盐酸湿润后，蘸取本品粉末，在无色火焰中燃烧，火焰即显紫色（隔蓝色玻璃透视，检查钾盐）；②取样品，加热炽灼除去可能杂有的铵盐，放冷后，加水溶解，在加0.1%四苯硼酸钠与醋酸，即生成白色沉淀。

【质量评价】 以无色透明、有玻璃样、无杂质者为佳。扫描电镜下观察，白矾与铵明矾有明显的差异[1]，白矾呈不规则的碎片或碎块，边缘棱角清晰，表面较平滑，散有不规则块小颗粒，偶见孔洞和纵棱；铵明矾呈不规则团块状，边缘较钝圆，棱角不明显。表面多凹凸不平，散有较小、呈类圆形的小颗粒。由X射线衍射分析可知明矾的主要物相为$KAl(SO_4)_2 \cdot 12H_2O$，衍射峰2θ角度特征值共23个；铵明矾的主要物相为$NH_4Al(SO_4)_2 \cdot 12H_2O$，衍射峰$2\theta$角度特征值共22个。建立了白矾6个特征峰的指纹图谱（共有峰6个：920cm^{-1}、1101cm^{-1}、1448cm^{-1}、1645cm^{-1}、2478cm^{-1}、3367cm^{-1}）[2]。采用EDTA滴定法测定含水硫酸铝钾的含量不得少于99.0%。

重金属检查：含重金属不得过20mg/kg。

【化学成分】 主要含十二水合硫酸铝钾[$KAl(SO_4)_2 \cdot 12H_2O$]，此外尚含有钙、镁、锶、铁、钛、铜、钠、硅等元素。

【性味归经】 酸、涩，寒。归肺、肝、脾、胃、大肠经。

【功能主治】 外用解毒杀虫，燥湿止痒；内服止血止泻，祛除风痰。外治用于湿疹，疥癣，脱肛，痔疮，聤耳流脓；内服用于久泻不止，便血，崩漏，癫痫发狂。

【药理作用】

1. 收敛消炎作用 白矾可从细胞中吸收水分，使细胞发生脱水收缩，减少腺体分泌，减少炎症渗出物；又可与血清蛋白结合成难溶于水的蛋白化合物而沉淀，使组织或创面呈现干燥，因而有收敛燥湿的作用，并有助于消炎[3]。

2. 抑菌作用 1%白矾及枯矾溶液对大肠杆菌、痢疾杆菌、白色葡萄球菌、金黄色葡萄球菌、变形杆菌、炭疽杆菌、甲副伤寒沙门菌、伤寒杆菌均有明显的抑菌作用[4]；另有报道，白矾有抗阴道滴虫作用[5]；复方明矾散对多种常见病原菌有一定的抑菌作用，对念珠菌有很强的抑菌作用，特别适合于女性外阴阴道念珠菌病的治疗[6]；用明矾液（10%的明矾水溶液）作需氧菌与厌氧菌抑菌试验，结果表明对口腔需氧菌及厌氧菌都高度敏感，对组织的固定及防腐作用与福尔马林相似[7]。

3. 抗癌作用 体外实验显示，对子宫颈癌（JTC-26）的抑制率为90%以上[8]；以白矾为主，配伍五倍子等中药组方提取有效成分为FA867，将FA867在人体直肠癌的组织周围注射，0.5～1个月后手术切除肿块。病理切片发现，本药可促使纤维结缔组织大量增生，并分割包围癌组织，使其周围组织纤维化，血管壁增厚，内膜增生，血栓形成，并可产生明显的无菌性炎症，有大量的中性粒细胞、单核细胞、吞噬细胞及淋巴细胞聚集，癌组织呈灶状、片状坏死，从而起到抑制癌细胞的生长和转移的作用，抗癌活性可达70%～90%[9]。

4. 其他作用 尚有止泻、止血、涌吐祛痰等药理作用[4]。白矾可抑制小肠黏膜分泌而起止泻作用。可使局部小血管收缩，并可使血液凝固，因而有局部止血的作用。内服后能刺激胃黏膜，发生反射性呕吐，促进痰液排出。

【用药警戒或禁忌】 肾功能差者，不能长期或大剂量服用。胃虚者慎用，孕妇忌用。

主要参考文献

[1] 刘圣金，乔婷婷，马瑜璐，等. 矿物药白矾、枯矾及其伪品的SEM、XRD鉴别分析研[J]. 中国实验方剂学杂志，2019，25(5)：8-13.

[2] 尤淑霞，刘圣金，吴德康，等. 白矾和枯矾的FTIR指纹图谱比较研究[J]. 药物分析杂志，2011，31(6)：1054-1058.

[3] 崔树德. 中药大全[M]. 哈尔滨：黑龙江科学技术出版社，1989：726.

[4] 严梅桢. 白矾对小白鼠肠道菌群的影响[J]. 中国中药杂志，1998，239(12)：743.

[5] 侯士良. 中药八百种详解[M]. 郑州：河南科学技术出版社，1999：1053.

[6] 朱家馨，麦海燕，黄静，等. 复方明矾散对妇科阴道炎病原菌的抑菌作用研究[J]. 中国微生态学杂志，2005，17(4)：272-273.

[7] 杨光中，朱如荣，唐海源，等. 中药干髓剂的研究及临床应用[J]. 实用口腔医学杂志，1992，8(1)：49-50.

[8] 夏光成，李德华. 抗癌动、植、矿物彩色图鉴及其应用[M]. 天津：天津科技翻译出版公司，2000：246.

[9] 严梅桢，叶文华，宋红月，等. 白矾对小鼠肠道微生态平衡的影响[J]. 中国中西医结合杂志，1999，19(9)：541-543.

（南京中医药大学　刘圣金　朱星宇）

7. 玄明粉

Xuanmingfen

NATRII SULFAS EXSICCATUS

【别名】白龙粉、风化硝、元明粉、广元明粉。

【来源】为芒硝经风化干燥制得。

【本草考证】本品始载于《药性论》。《证类本草》引《仙经》载："以朴消制伏为玄明粉。"《本草蒙筌》载："萝卜十斤，冬瓜五斤，豆腐三斤，俱切厚片，同硝水入锅内煮沸七八次，捞去萝卜等物，又掠去油腻，将细布好纸再滤过，务令渣滓去净，然后放入瓦盆，置诸星月下，自然生出硝牙片子，取出放于桌面上，任其风干。将原水又煎沸一次，入瓦盆内，令其再生，如是者数次，以水内无硝片为度。将前风干硝芽，用泥裹罐子装盛，按实碎炭，周围不走火气，如法煎炼，候水干尽，仍听罐内硝汁不响，复如法固封罐口，再加猛顶火煅炼一昼夜，玄明粉成矣。"《得配本草》载："朴硝以长流水煎化，同莱菔煮，再同甘草煮，入瓦罐火煅，去其咸寒之性，收用。"《本草便读》载："以芒硝再经煎炼，在上者为之元明粉，悬风处化成粉者为之风化硝。"本草记载与现今所用玄明粉基本一致。

【原矿物】【主产地】【成因及产状】参见"芒硝"。

【采收与加工】芒硝放于平底盆内或用纸包裹，露置在通风干燥处，待其风化，失去结晶水成为白色粉末即得。或溶于水中，加萝卜（5%～20%）同煮过滤，放冷结晶，再将结晶风化制得。

【药材鉴别】

（一）性状特征

本品为白色粉末。质地疏松，轻泡，易分散。气微，味咸。有引湿性。（图2-7-1）

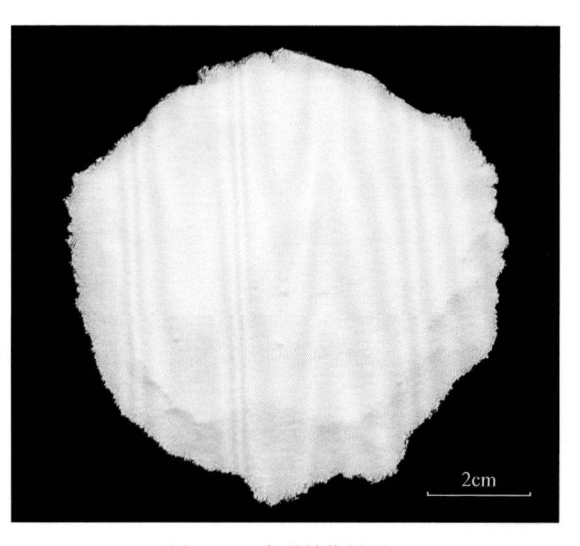

图2-7-1　玄明粉药材图

（二）显微鉴别

在单偏光下无色，锥光下为二轴晶，正光性，光轴角85°。（图2-7-2）

（三）理化鉴别

1. 钠盐的鉴别

（1）取铂丝，用盐酸湿润后，蘸取供试品，在无色火焰中燃烧，火焰即显鲜黄色。

（2）取供试品约100mg，置10ml试管中，加水2ml溶解，加15%碳酸钾溶液2ml，加热至沸，应不得有沉淀生成；加焦锑酸钾试液4ml，加热至沸；置冰水中冷却，必要时，用玻棒摩擦试管内壁，应有致密的沉淀生成。

2. 硫酸盐的鉴别

（1）取供试品溶液，滴加氯化钡试液，即生成白色沉淀；分离，沉淀在盐酸或硝酸中均不溶解。

（2）取供试品溶液，滴加醋酸铅试液，即生成白色沉淀；分离，沉淀在醋酸铵试液或氢氧化钠试液中溶解。

（3）取供试品溶液，加盐酸，不生成白色沉淀（与硫代硫酸盐区别）。

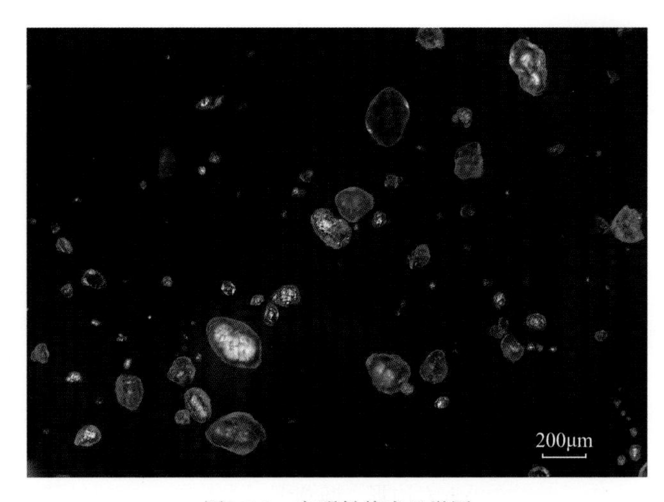

图2-7-2　玄明粉偏光显微图

3. X射线衍射分析　取本品，粉碎，过200目筛，微粒直径0.75μm即得，照粉末X射线衍射（XRD）法测定，玄明粉指纹图谱中应有9个共有峰，共有峰序号（晶格间距/平均峰高）：1（19.078/2173.112）；2（28.066/514.151）；3（32.150/1305.790）；4（33.867/1867.450）；5（38.632/804.885）；6（48.773/331.868）；7（54.558/144.386）；8（55.181/239.398）；9（59.438/398.304）。

【质量评价】以粉细、色白、体质轻泡、干燥者为佳。重量法测定本品按干燥品计算含硫酸钠（Na_2SO_4）不得少于99.0%。

【化学成分】主要含硫酸钠（Na_2SO_4），尚含少量硫酸铁[$Fe_2(SO_4)_3$]、硫酸镁（$MgSO_4$）、硫酸钙（$CaSO_4$）、硫酸钾（K_2SO_4）和锌盐等。

【性味归经】咸、苦，寒。归胃、大肠经。

【功能主治】泻下通便，润燥软坚，清火消肿。用于实热积滞，大便燥结，腹满胀痛；外治咽喉肿痛，口舌生疮，牙龈肿痛，目赤，痈肿，丹毒。

【药理作用】

1. 治疗肛肠科疾病　玄明粉水煎外敷或熏洗治疗肛缘水肿92例，3天后显效64例，总有效率97.8%[1]。

2. 治疗放射科疾病　玄明粉在小肠对比造影中的应用价值中发现，玄明粉组可明显缩短造影时间，小肠清洁率优于对照组（常规口服法小肠双对比造影），病变显示率（92.5%）明显高于对照组（47.5%），同时，也提高了小肠疾病的检出率[2]。

3. 治疗妇科疾病　玄明粉外敷联合普林格尔多功能治疗仪能有效治疗产后乳汁淤积108例，服药6小时内硬块全部消失，乳汁分泌通畅，有效率为100%，且未见不良反应[3]。

【用药警戒或禁忌】孕妇慎用，凡虚极血枯精涸者勿用；不宜与硫黄、三棱同用。

主要参考文献

[1] 徐睿，李维明. 玄明粉治疗肛缘水肿[J]. 中国民间疗法，2001，9(2)：50-51.

[2] 谭江根，谭振宇. 中药玄明粉在小肠双对比造影中的应用价值[J]. 临床放射学杂志，2009，28(11)：1553-1555.

[3] 郭继红，姬中平. 玄明粉外敷联合多功能治疗仪治疗产后乳汁淤积[J]. 现代中西医结合杂志，2007，16(12)：1632.

（中国中医科学院　张志杰　张海燕）

8. 玄精石

Xuanjingshi

SELENITUM

【来源】为硫酸盐类石膏族矿物石膏的晶体。

【本草考证】本品始载于《开宝本草》，曰："其色青白，龟背者良，出解县"。《图经本草》载："太阴玄精出解县（在今山西省），今解池及通、泰州（在今江苏省）积盐仓中亦有之。其色青白龟背者佳，采无时"。《本草纲目》载："玄精是咸卤津液流渗入土，年久结成石片，片状如龟背之形。蒲、解（山西省）出者，其色青白通彻。蜀中赤盐之液所结者，色稍红光"。本草记载与现今所用玄精石基本一致。

【原矿物】呈近六边形、椭圆形、菱形或不规则的薄片状。边薄中厚，大小不一，长0.3～3.5cm，宽0.25～1.5cm。青白色、灰白色、灰绿色或略带浅灰棕色，中间多显黑色，形似龟背，半透明。质硬而脆，砸之易纵裂成不整齐的棱形的条片状或柱状小块，具玻璃样光泽。气微（微带土腥气），味淡（微咸）。硬度1.5～2.0，相对密度2.3～2.4。

【主产地】主产于我国陕西、甘肃、青海、内蒙古、四川、云南等地。

【成因及产状】为我国盐池地带之卤水经年久化学沉积所结成的小形片状石膏。

【采收与加工】全年均可采挖，去净泥土、杂石。

【药材鉴别】

（一）性状特征

呈六边状椭圆形或长椭圆形，边薄中厚，即习称"龟背状"。长0.3～3.5cm，宽0.25～1.5cm。灰白色、灰绿色或淡黄白色。对光观察半透明，通常中间包裹着青黑色或土黄色砂粒。光泽暗淡，质较硬而脆，易纵裂开，呈条状，裂开面具玻璃样光泽。气微，味微咸。火中烧之能解体，层层剥落为片状，呈瓷白色，有的杂有黑白小点。（图2-8-1）

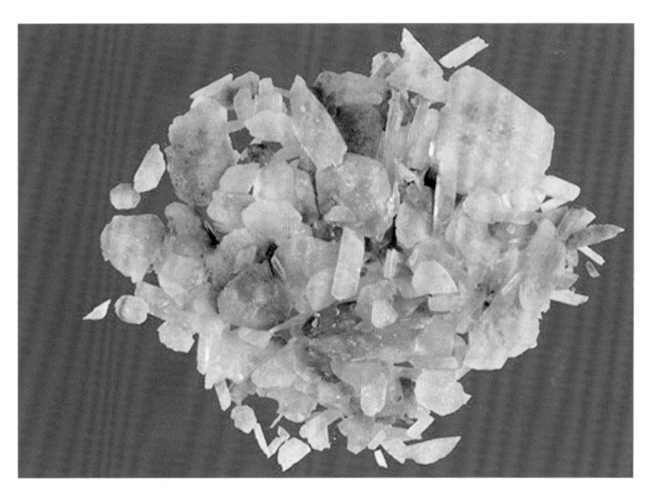

图2-8-1　玄精石药材图

（二）显微鉴别

1. 为不定形微黄色透明薄片，有顺直纹理，层纹明显似多层重叠的透明薄片。

2. 透射偏光镜下：薄片无色透明；折射率N_p=1.521；N_m=1.528；N_g=1.530；低负突起；常见到一组解理。干涉色为Ⅰ级灰至黄白色；负延长符号；二轴晶；正光性；光轴角58°。有的含砂粒，成分主要是石英、长石、岩屑等，粒径一般为0.05～0.1mm；呈稀疏状散布在其中。（图2-8-2）

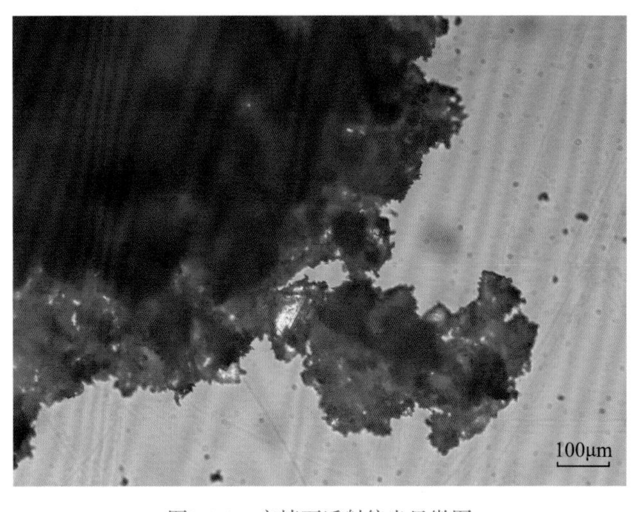

图2-8-2　玄精石透射偏光显微图

（三）理化鉴别

1. 检查硫酸盐　取本品粉末约0.2g，加稀盐酸10ml，加热使溶解。取溶液约2ml，加甲基红指示液2滴，用氨试液中和，再滴加盐酸至恰呈酸性，加草酸铵试液，即生成白色沉淀；分离，沉淀不溶于醋酸但可溶于盐酸（检查钙盐）。取溶液约2ml，加氯化钡试液，即生成白色沉淀；分离，沉淀在盐酸或硝酸中均不溶解。

2. X射线衍射分析　石膏晶面间距d=7.59，4.28，3.80，3.06，2.87，2.6，1.90（10^{-10}m）[1]。

3. 差热分析　吸热178℃（小～中），215℃（小），120℃起始失重至250℃中止[2]。

【质量评价】

1. 以块整齐、色青白、片如龟背、片薄者为佳。

2. 铁盐：含铁量不得过0.15%。

3. 重金属：含重金属不得过百万分之二十。

4. 砷盐：含砷量不得过百万分之五。

5. 采用乙二胺四醋酸二钠容量法测定玄精石中硫酸钙（$CaSO_4 \cdot 2H_2O$）不得少于90.0%。

【化学成分】主要含含水硫酸钙（$CaSO_4 \cdot 2H_2O$）。尚含硅、镁、铝、铁、锶、钛、钡、钠等元素。

【性味归经】咸，寒。归肾、脾、胃经。

【功能主治】滋阴，降火，软坚，消痰。用于阳盛阴虚，壮热烦渴，头风脑痛，目赤障翳，重舌，木舌，咽喉肿痛，头疮。外用治水火烫伤。

【药理作用】内服至肠能使黏液分泌增加，有缓下作用[3]。

【用药警戒或禁忌】脾胃虚寒及无邪热者忌用。

主要参考文献

[1] 吕芳，万丽，董芳，等. 矿物药玄精石的X射线衍射鉴定研究[J]. 中药与临床，2010，1(2)：27-28.

[2] 袁明洋，陈科力，黄必胜. 矿物药鉴别方法研究进展[J]. 中国药师，2014，17(7)：1220-1224.

[3] 毕焕春. 矿物中药与临床[M]. 北京：中国医药科技出版社. 1992：32.

（湖北中医药大学　曹艳）

9. 芒硝

Mangxiao

NATRII SULFAS

【别名】芒消、朴硝、皮硝、土硝、盆消。

【来源】为硫酸盐类矿物芒硝族芒硝，经加工精制而成的结晶体。

【本草考证】本品始载于《名医别录》，载："芒消生于朴消。"《本草经集注》载："按《神农本草经》无芒消，只有消石名芒消尔。后《名医》别载此说，其治与消石正同，疑此即是消石。旧出宁州（今云南、贵州大部及广西小部分），黄白，粒大，味极辛苦。顷来宁州道断都绝，今医家多用煮炼作者。色全白，粒细而味不甚烈。此云生于朴消，则作者亦好……炼之以朴消作芒消者，但以暖汤淋朴消，取汁清澄，煮之减半，出，著木盆中，经宿即成；状如白石英，皆六道也。"《新修本草》载："今炼粗恶朴消，淋取汁煎炼作芒消，即是消石。"《本草纲目》载："煎炼入盆，凝结在下，粗朴者为朴消，在上有芒者为芒消；有牙者为马牙消。"本草记载与现今所用芒硝基本一致。

【原矿物】单斜晶系，呈短柱状，通常集合体呈针状、粒装、纤维状或粉末状、皮壳状等。无色或白色；条痕白色。玻璃光泽。硬度1.5～2.0。性脆。解理完全，解理平行柱状延长方向，其他方向具贝壳状断口。相对密度1.48，失水者密度增大。

【主产地】主产于我国山东、江苏、安徽等省盐碱地带，以及四川、内蒙古、新疆等内陆盐湖岩盐等地。其中以河北省产量最大。

【成因及产状】在海边碱土地区、矿泉、盐场附近较潮湿的山洞中，饱和卤水在冬季或温度较低条件下析出结晶，沉积而成。有固相矿和晶间卤水矿两种。

【采收与加工】全年均可采制，以秋冬季为佳。冬季取天然产的不纯芒硝（土硝），加水溶解，过滤，滤液浓缩，放冷析出结晶，如结晶不纯，可重复处理，得到纯净的芒硝结晶。也有将天然土硝溶于水中，加萝卜片（每50kg加萝卜5kg）共煮约1小时，过滤，滤液静置冷却析出结晶即得芒硝。

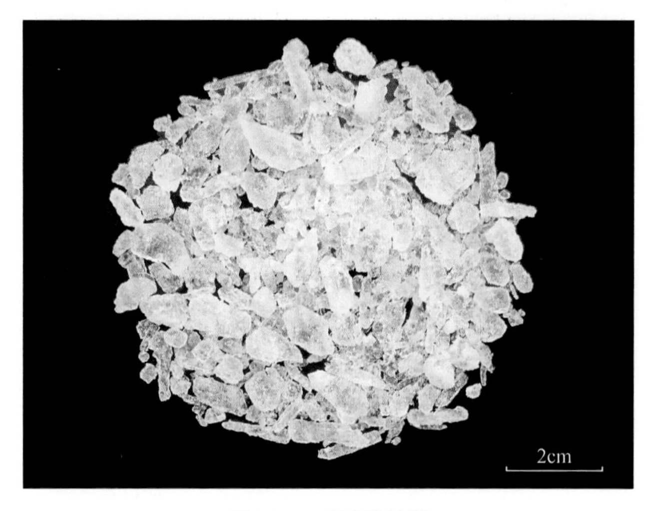

图2-9-1　芒硝药材图

【药材鉴别】

（一）性状特征

本品为针状、粒状集合体，呈棱柱状、长方形或不规则块状及粒状，大小不一。无色或类白色半透明。质脆，易碎；棱柱状者断面偏斜或方形。贮藏较久或置空气中较长，表面渐变成白色粉末；温度高达32℃时可自行熔化成液体。气无，味咸带苦及凉感。（图2-9-1）

（二）显微鉴别

显微镜下：薄片无色透明。呈板状或板条状；突起很低。一般解理完全。最高干涉色为一级黄。斜消光，消光角为31°。二轴晶。负光性。（图2-9-2）

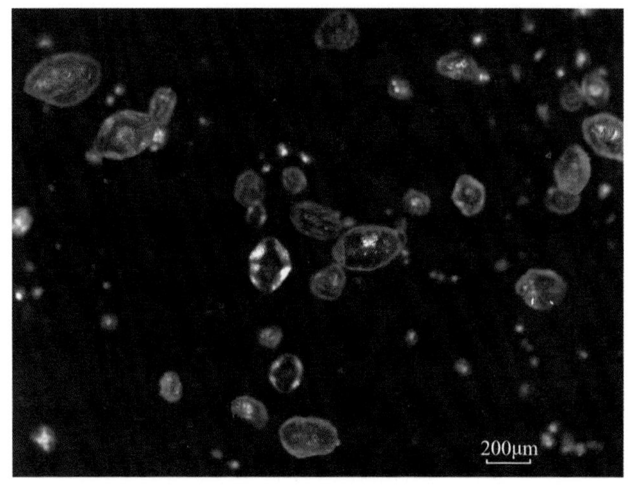

图2-9-2　芒硝偏光显微图

（三）理化鉴别

1. 钠盐的鉴别

（1）取铂丝，用盐酸湿润后，蘸取供试品，在无色火焰中燃烧，火焰即显鲜黄色。

（2）取供试品约100mg，置10ml试管中，加水2ml溶解，加15%碳酸钾溶液2ml，加热至沸，应不得有沉淀生成；加焦锑酸钾试液4ml，加热至沸；置冰水中冷却，必要时，用玻棒摩擦试管内壁，应有致密的沉淀生成。

2. 硫酸盐的鉴别

（1）取供试品溶液，滴加氯化钡试液，即生成白色沉淀；分离，沉淀在盐酸或硝酸中均不溶解。

（2）取供试品溶液，滴加醋酸铅试液，即生成白色沉淀；分离，沉淀在醋酸铵试液或氢氧化钠试液中溶解。

（3）取供试品溶液，加盐酸，不生成白色沉淀（与硫代硫酸盐区别）。

3. 热分析　曲线特征为：芒硝的主要成分为$Na_2SO_4 \cdot 10H_2O$，（41±1）℃的特征峰是药材中失去部分结晶水，（111±4）℃的特征峰为失去全部结晶水的吸热峰，（255±1）℃的特征峰则可能是芒硝转变成六方形结晶所致[1]。

4. X射线衍射分析　取本品，粉碎，过100目筛，照粉末X射线衍射法测定，芒硝样品测得的主要物相特征峰强度值分别为（*d*值，mm）：5.4015，4.8288，4.6006，3.8111，3.1796，3.0617，2.7567，2.6221，2.3141，1.8555。十水硫酸钠与主要特征峰基本吻合，但也有部分无水硫酸钠的特征峰出现，说明芒硝在出售前已出现部分风化现象。由图谱可得：芒硝的主要物相为芒硝（十水硫酸钠）和硫酸钠的混合物[2]。

【质量评价】以结晶体呈冰条状、无色、透明、无杂质者为佳。重量法测定本品按干燥品计算，含硫酸钠（Na_2SO_4）不得少于99.0%。

【化学成分】主要含水硫酸钠$Na_2SO_4 \cdot 10H_2O$，除钠元素外，镁、钾、钙、铁等元素的含量亦较高。另外，重金属及有害元素铅、镉、铜、砷亦有检出[3]。

【性味归经】咸、苦，寒。归胃、大肠经。

【功能主治】泻下通便，润燥软坚，清火消肿。用于实热积滞，腹满胀痛，大便燥结，肠痈肿痛；外治乳痈，痔疮肿痛。

【药理作用】

1. 泻下及消肿作用　芒硝（1.68g/kg）可明显增加便秘小鼠的肠推进率[4]。芒硝呈高渗状态，其晶体渗透压明显高于人体组织渗透压，可使组织水分渗出体外，从而减轻肿胀，改善局部血液循环，利于水肿消退。

2. 吸湿蓄冷作用　芒硝外敷时可促使组织水分向体外渗出，从而大量摄取组织内渗出，可局部物理降温[5]。

3. 抑菌消炎作用　芒硝（1.68g/kg）可降低实验性乙酸性结肠炎豚鼠血清白细胞数和PGE_2含量[4]。与大黄配伍还具有清除肠道内氧自由基、炎症因子等有害物质，以及促进肠道蠕动、增加肠黏膜血流量、防止肠内致病菌过度增殖和黏附、松弛Oddi括约肌等作用[6]。

4. 软坚散结作用　芒硝具有良好的抗菌利尿、增加肠蠕动作用，口服可以使尿液碱化，具有化石溶石作用。芒硝之咸寒可降低肌肤的温度，使体温正常，使乳腺管通畅，促进乳汁排出，避免发展成急性乳腺炎。

【用药警戒或禁忌】脾胃虚寒者及孕妇禁服。不宜与硫黄、三棱同用。

【附注】

1. 芒硝宜在30℃以下密闭贮藏，防止风化[7]。

2. 有将芒硝的别名称作朴硝、土硝、皮硝。实际朴硝、土硝为较不纯的含水硫酸钠结晶，为精制芒硝用的原料；皮硝则是极不纯的含水硫酸钠，不可入药[7]。

主要参考文献

[1] 沈紧治，王政，苏玉纯. 差示扫描量热法对5种硫酸盐类矿物药的分析鉴别研究[J]. 中国医院用药评价与分析，2019，19(6)：717-720.

[2] 朱晓静，李峰，王集会，等. 芒硝和玄明粉的X射线粉末衍射鉴别比较[J]. 山东中医杂志，2013，32(4)：280.
[3] 李沁，吴春敏，邹义栩，等. 矿物药芒硝中无机元素的ICP-MS分析[J]. 药物分析杂志，2013，33(11)：1887-1892.
[4] 李敏，王斌，唐志书. 芒硝及其主成分抗炎镇痛泻下效应差异研究[J]. 中药药理与临床，2012，(5)：55-57.
[5] 柏亚妹，张曦，吴兴彪. 芒硝冰袋冷敷减轻创伤肿痛的研究[J]. 中华护理杂志，2006，41(9)：773-776.
[6] 项文坤，熊锋宝. 大黄及芒硝对重症急性胰腺炎患者胃肠功能衰竭的防治作用[J]. 现代中西医结合杂志，2009，18(5)：477-479.
[7] 高天爱. 矿物药及其应用[M]. 北京：中国中医药出版社，2012：239.

（中国中医科学院　张志杰　张海燕）

10. 朱砂

Zhusha

CINNABARIS

【别名】丹砂、真朱、汞砂、光明砂、辰砂。

【来源】为硫化物类矿物辰砂族辰砂。

【本草考证】本品始载于《神农本草经》，列为上品第一药，曰："气味甘，微寒，无毒。主治身体五脏百病，养精神，安魂魄，益气，明目，杀精魅邪恶鬼。久服，通神明，不老。"历代本草均有记载。《本草经集注》载："按，此化为汞及名真朱者，即是今朱砂也。俗医皆别取武都、仇池朱砂夹雌黄者名为丹砂，方家亦往往俱用，此为谬矣。"《本草纲目》载："丹砂以辰（辰水，在今湖南省西部）、锦（锦江，在今贵州省东部）者为最。麻阳（今湖南省西部、沅江支流辰水流域）即古锦州地。佳者为箭铁砂，结不实者为肺砂，细者为朱砂。色紫不染纸者为旧坑砂，为上品；色鲜染纸者为新坑砂，次之。"《新修本草》在论述水银时曰："水银出于朱砂，皆因热气，未闻朱砂腹中自出之者。火烧飞取，人皆解法。南人又蒸取得水银，少于火烧，而是朱砂不损，但色少变黑耳"。本草记载与现今所用朱砂一致。

【原矿物】三方晶系。晶体呈菱面形、柱面形、厚板形等，通常呈次棱角至半浑圆粒状。纯净的为朱红色，不纯的为棕红色；条痕深红色。微透明～不透明。硬度2.0～2.5，比重8.1。（图2-10-1）

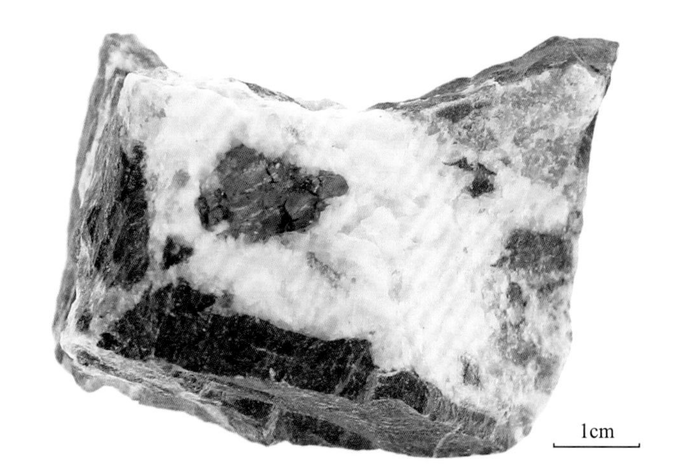

图2-10-1　朱砂矿物图

【主产地】四川、广西、湖南、陕西、甘肃、湖南、贵州、湖北、云南等地均有产出。贵州万山和湖南新晃、凤凰为道地产区。

【成因及产状】朱砂较常产于石灰岩、板岩、砂岩中。成因以热液矿物为主，同时与沉积有密切关系。含矿地层及岩性分别有石英砂岩、石灰岩、白云岩、泥灰岩等，其中石灰岩和白云岩较常见。从辰汞矿的成因可知，原矿物与石英、方解石、白云石、萤石等共生，其次还有黑辰砂、磁铁矿、方铅矿、磷灰石、沥青质、雄黄、雌黄等，不同产地伴生的矿床和金属元素不同，可能造成朱砂内在质量差异。

【采收与加工】采挖后，选取纯净者，用水淘去杂石和泥沙，用磁铁吸净含铁的杂质。

【药材鉴别】

（一）性状特征

本品为粒状或块状集合体，呈颗粒状或块片状。鲜红色或暗红色，条痕红色至褐红色，具光泽。体重，质脆，片状者易破碎，粉末状者有闪烁的光泽。气微，味淡。（图2-10-2）

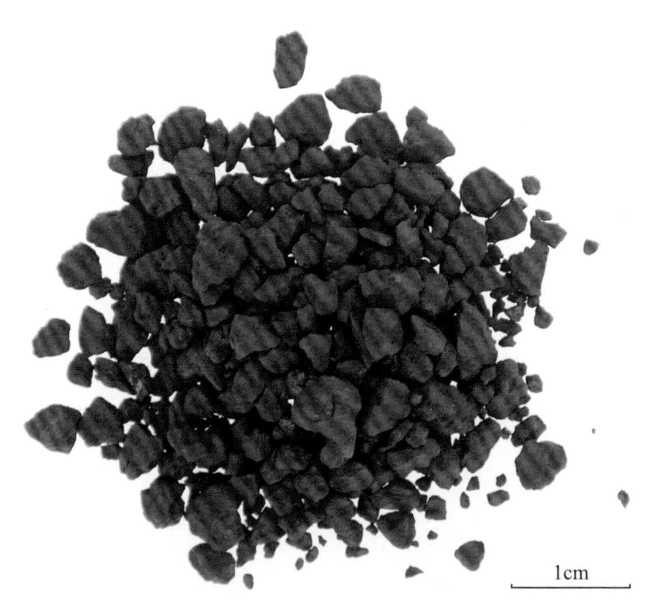

图2-10-2　朱砂药材图

（二）显微鉴别

朱砂粉末暗棕红色或红色，有光泽，具偏光性，边缘暗黑色。（图2-10-3）

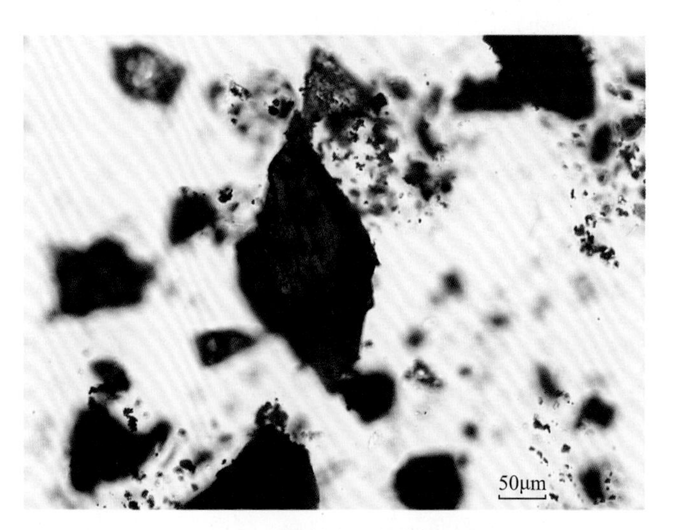

图2-10-3　朱砂粉末透射偏光显微图

（三）理化鉴别

1. 取本品粉末，用盐酸湿润后，在光洁的铜片上摩擦，铜片表面显银白色光泽，加热烘烤后，银白色即消失。

2. 取本品粉末2g，加盐酸–硝酸（3∶1）的混合溶液2ml使溶解，蒸干，加水2ml使溶解，滤过，滤液显汞盐与硫酸盐的鉴别反应。

【质量评价】朱砂为硫化物类矿物辰砂族辰砂，主含硫化汞（HgS）。现行版《中国药典》采用容量法测定朱砂药材中硫化汞，规定其不得少于96.0%。此外还有原子吸收法、原子荧光法、电感耦合等离子体原子发射光谱法等。方法均以测定其中汞的含量，折算到硫化汞的含量。随着产地、伴生矿不同，质地也不同，民间有片砂、豆砂、颗砂、菜子砂、汞砂、朱宝砂之分。

杂质铁检查：与标准铁溶液4ml制成的对照液比较，不得更深（0.1%）。

【化学成分】朱砂的主要成分为硫化汞（HgS），还含有少量游离汞和可溶性汞盐，亦常含有氧化铁、黏土或沥青之类的杂质。

【性味归经】甘，微寒；有毒。归心经。

【功能主治】清心镇惊，安神，明目，解毒。用于心悸易惊，失眠多梦，癫痫发狂，小儿惊风，视物昏花，口疮，喉痹，疮疡肿毒。

【药理作用】

1. 镇静、催眠、抗惊厥作用　丁敬华等对大鼠朱砂灌胃给药14天后测定大鼠脑组织中谷氨酸、天门冬氨酸、甘氨酸、γ-氨基丁酸和牛黄酸的含量，并计算兴奋毒性指数的变化。发现与对照组相比，脑组织中氨基酸类神经递质含量均呈下降趋势，朱砂对氨基酸类神经递质具有一定的抑制作用[1]。对注射苯丙胺后处于兴奋状态的小鼠有一定对抗的趋势，具有明显促进水合氯醛催眠作用及对抗戊四氮所致惊厥的作用[2]。朱砂安神丸水煎剂对失眠大鼠的睡眠有明显改善作用[3]。

2. 抗心律失常作用　朱砂具有对抗三氯甲烷-肾上腺素和草乌注射液所致心律失常的作用[4]。

3. 其他作用　抑菌实验中，革兰阳性和阴性细菌均对朱砂浸出液高度敏感，朱砂外用对口疮、喉痹、疮疡肿毒疗效明显[5]。

【用药警戒或禁忌】不宜大量服用，也不宜少量久服；孕妇及肝肾功能不全者禁用。入药忌用火煅。此外，朱砂不宜用铝制器皿研磨，可形成毒性很强的汞铝齐，引起汞铝齐中毒[6]。

朱砂急性中毒主要为急性胃肠炎和肾脏损伤的症状，包括腹痛、恶心、呕吐、腹泻，严重者出现脓血便、少尿、无尿、尿毒症、昏迷、死亡等。慢性中毒者表现有黏膜损伤（口腔金属味、口腔黏膜溃疡、牙龈炎）、胃肠炎（腹痛、腹泻、呕吐血样物）、神经损害（视物模糊、精神紊乱）、肾功能损害（少尿、无尿，甚至肾衰竭）等[7-11]。研究朱砂对大小鼠染色体的损伤作用时发现，朱砂短期内大剂量灌胃给药或长期小剂量给药可能引起染色体损伤[12]。

【附注】

1. 朱砂以湖南省产的辰砂质量为优。目前商品药材有的为人工合成的赤色硫化汞，称"灵砂""银朱"等名。据认为因原料和炼制时间不同，灵砂较银朱纯净，因此后者多外用于治疗疥癣恶疮、杀灭虫虱等。

2. 朱砂的主要化学成分为硫化汞，现代研究认为硫化汞难于被人体吸收，在胃肠道内能溶解或能增溶的其他汞化合物才是朱砂产生药理和毒理作用的活性成分。自然界的汞主要以金属汞、无机汞（Hg^{2+}，Hg^{+}）和有机汞（甲基汞、乙基汞）形式存在，其毒性大小为甲基汞＞乙基汞＞Hg^{2+}＞Hg^{+}。朱砂的毒性与药效作用机制研究必须要考虑汞在药物中存在的形式、在肠胃内的溶出与吸收、在体内形态价态的转化、蓄积、排泄，这些过程不能简单的用汞总量表示，需要考虑其形态与价态[13]。

主要参考文献

[1] 丁敬华，吴辉，张颖花，等. 大鼠服用朱砂后脑内氨基酸类递质含量的变化[J]. 化学研究，2010，21(5)：82-87.
[2] 康永，李先荣，程霞，等. 朱砂对中枢神经系统某些药理作用的研究及其毒性观察[J]. 时珍国医国药，1998，9(6)：532-533.
[3] 金阳，王广伟，李廷利. 朱砂安神丸水煎剂对失眠大鼠睡眠时相的影响[J]. 上海中医药杂志，2008，42(12)：74.
[4] 李钟文，董桂共，蒋传富，等. 朱砂及朱砂安神丸镇心安神功效的研究[J]. 中国中药杂志，1993，18(7)：436-437.
[5] 高元庆. 毒性中药朱砂的安全性分析[J]. 临床合理用药，2014，7(2A)：78-79.
[6] 赵桂馨. 不要在铝器中研磨朱砂[J]. 中国中药杂志，1991，16(10)：601.
[7] 王陶陶，董宇，常生. 朱砂毒性的研究进展[J]. 沈阳药科大学学报，2018，35(10)：897-901.
[8] 周超凡，林育华. 传统中药朱砂应用概况及其安全性[J]. 药物不良反应杂志，2008，10(3)：184-189.
[9] 张月，佟海英. 关于朱砂神经毒性的分析及对策[J]. 中国中医药信息杂志，2016，23(7)：1-4.
[10] 梁爱华，李春英，刘婷，等. 朱砂的胚胎毒性研究[J]. 中国中药杂志，2009，34(21)：2794.
[11] 王晓烨，林瑞超，董世芬，等. 含汞矿物药的毒性研究进展[J]. 中国中药杂志，2017，42(7)：1258-1264.
[12] 张超超，吴文斌，汤家铭. 微核试验和彗星试验检测朱砂的遗传毒性[J]. 中国实验方剂学杂志，2011，17(17)：228-233.
[13] 聂黎行，戴忠，马双成. 朱砂及其制剂中汞的分析方法研究进展[J]. 药物评价研究，2016，39(6)：1075-1080.

（上海市食品药品检验所　程益清　曹帅）

11. 自然铜

Zirantong

PYRITUM

【别名】石髓铅、方块铜、黄铁矿、接骨丹、川然铜。

【来源】为硫化物类矿物黄铁矿族黄铁矿。

【本草考证】本品始载于《开宝本草》。《开宝本草》载："自然铜，聚生邕州山岩中出铜处，于坑中及石间采得，方圆不定，其色青黄如铜，不从矿炼，故号自然铜。"《图经本草》载："火山军者，颗块如铜，而坚重如石，医家谓之鍮石，用之力薄。"据考证，鍮石即为黄铁矿。《重广补注神农本草并图经》载："辰州川泽中出一种形如蛇含，大者如胡桃，小者如栗，外青皮黑色光润，破之与鍮石无别，但比鍮石不作臭气尔，入药有殊验"。本草记载与现今所用自然铜基本一致。

【原矿物】等轴晶系。晶体呈立方体、八面体及五角十二面体。在立方体或五角十二面体晶体面上有条纹，相邻两个晶面的条纹互相垂直。集合体常呈致密块状、浸染状和球状结核体。药用者多为立方体，浅黄铜色，表面常带黄褐色锖色。条痕绿黑色。不透明，金属光泽。硬度6.0～6.5，质较脆。相对密度4.9～5.2。无解理，断口参差状，有时为贝壳状。（图2-11-1）

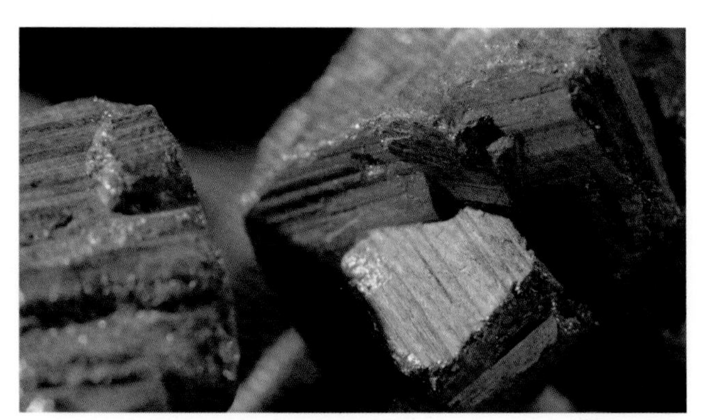

图2-11-1　自然铜矿物图

【主产地】我国四川、辽宁、云南、河北、江苏、安徽、湖北、湖南、广东、云南等省均有产出。

【成因及产状】黄铁矿是地壳分布最广的硫化物，形成于多种不同地质条件下。

1. 在岩浆岩中，黄铁矿呈细小浸染状，为岩浆期后溶液活动的结果。

2. 在各种接触交代矿床中，黄铁矿常与其他硫化物共生，形成于后期热液阶段。

3. 在热液矿床中，黄铁矿与各种硫化物、氧化物、自然元素矿物共生，可形成黄铁矿的巨大堆积。此时，黄铁矿呈致密块状，与黄铜矿等硫化物和石英共生。

4. 外生成因的黄铁矿见于沉积岩、沉积矿床和煤层中，往往成结核状和团块状。

5. 在变质岩中黄铁矿是变质作用的新生成物。

6. 在地表氧化条件下，黄铁矿不稳定，易于分解而形成各种铁的硫酸盐和氢氧化物。

【采收与加工】全年可采。采挖后除去杂石、沙土及黑锈后，敲成小块。

【药材鉴别】

（一）性状特征

本品晶形多为立方体，集合体呈致密块状。表面亮淡黄色，有金属光泽；有的黄棕色或棕褐色，无金属光泽。体重，质坚硬或稍脆，易砸碎，断面黄白色，有金属光泽；或断面棕褐色，可见银白色亮星。无嗅无味。（图2-11-2）

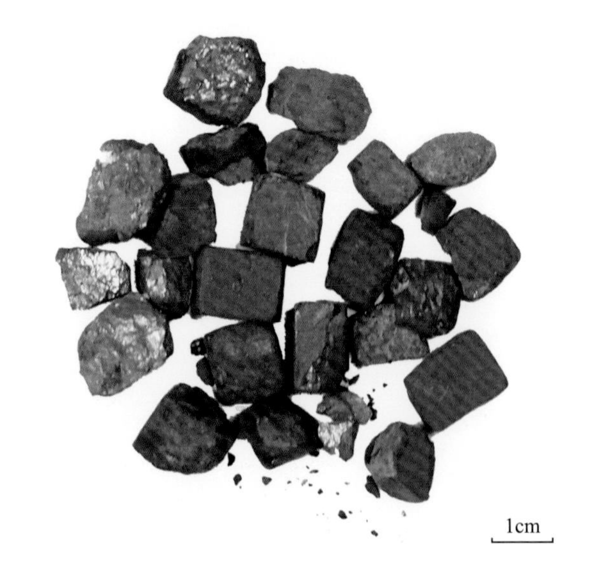

图2-11-2　自然铜药材图

（二）显微鉴别

磨片特征：自然铜为FeS_2的立方体晶体，在正交偏光显微镜下检查，反射光下，显金属光泽，呈浅黄色至黄色；质地均匀、致密，色散效应不明显；无解理。自然铜放置过久，外表被氧化，氧化层在反射光下呈棕色，有色散。（图2-11-3a）

粉末特征：自然铜药材粉末（过六号筛）在正交偏光显微镜下检查，FeS_2颗粒呈亮黄色，具明亮的金

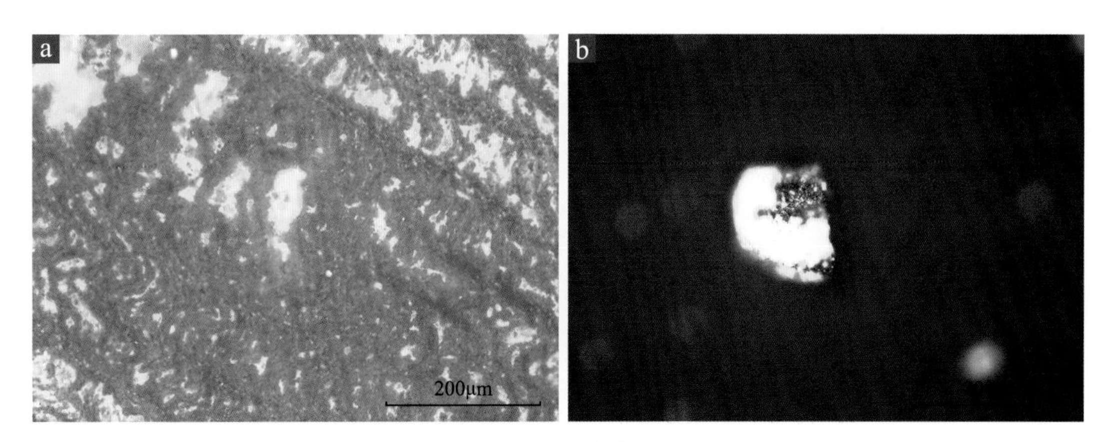

图2-11-3 自然铜反射偏光显微图

a. 磨片 b. 粉末

属光泽，大部分颗粒边缘钝圆，表面可有氧化痕迹。可见少数杂质颗粒及氧化颗粒。（图2-11-3b）

（三）理化鉴别

1. 取本品粉末1g，加稀盐酸4ml，振摇，使其溶解，在试管口盖上一片醋酸铅试纸，静置，试纸逐渐变为棕色（检查硫化物）。

2. 取上述反应后的溶液，滤过。①取滤液，加1%邻二氮菲的乙醇溶液数滴，即显深红色（检查亚铁盐）；②取滤液加亚铁氰化钾试液，即生成深蓝色沉淀；分离，沉淀在稀盐酸中不溶，但加氢氧化钠试液，即分解成棕色沉淀（检查铁盐）。

【质量评价】以块整齐，质重、表面光滑、色黄而光亮，断面有金属光泽者为佳。

自然铜主含二硫化铁，Fe^{2+}和全铁含量是评价自然铜质量优劣的重要指标。王洪斌等[1]以密度为指标对6个产地的自然铜进行质量评价，认为自然铜密度在4.2g/cm^{3}以上质量较好。

【化学成分】自然铜主要成分是二硫化铁（FeS_2），还含有镁、锰、铜、锌、铅、砷等元素。

【性味归经】辛，平。归肝经。

【功能主治】散瘀止痛，续筋接骨。用于跌打损伤，筋骨折伤，瘀肿疼痛。

【药理作用】

1. 促进骨折愈合作用　自然铜通过促进家兔成骨细胞合成、分泌碱性磷酸酶（ALP），促进骨胶原纤维合成；增加血磷含量，促进钙盐沉积，提高生物力学强度；增加铁、锌、锰等元素的吸收，增强骨密度，从而促进骨折的愈合[2-5]。

2. 抗真菌作用　自然铜对多种病原性真菌均有不同程度的抗真菌作用，尤其对石膏样毛癣菌、土曲霉菌等丝状真菌作用较强[6]。

3. 对肺癌骨转移的抑制作用　自然铜能缩小裸鼠肺癌骨转移肿瘤体积，增加肿瘤细胞凋亡率，抑制裸鼠肺癌骨转移肿瘤的生长，而且副作用较帕米磷酸二钠小[7]。

【用药警戒或禁忌】阴虚火旺，血虚无瘀者禁服；产后血虚者忌服；“中病即止，过服恐泄真气”。

【晶体结构】等轴晶系；T_h^6-Pa3；a_0=0.542nm；Z=4。黄铁矿是NaCl型结构的衍生结构（图2-11-4），晶体结构

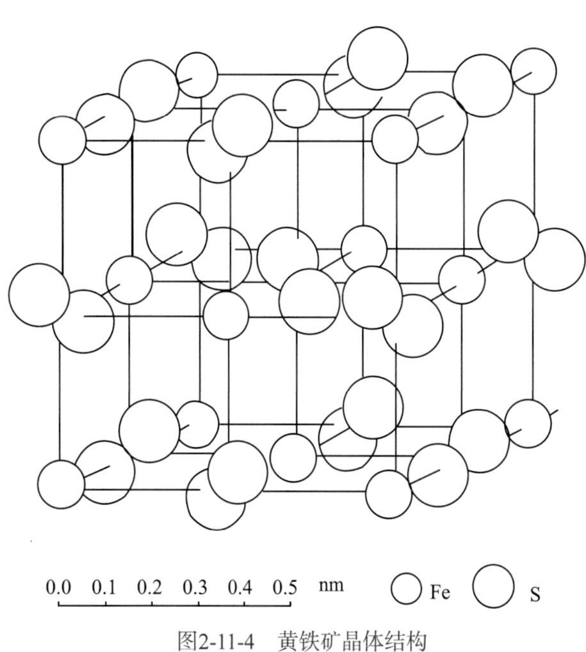

图2-11-4 黄铁矿晶体结构

与方铅矿相似，即哑铃状对硫离子$[S_2]^{2-}$代替了方铅矿结构中简单硫离子的位置，Fe^{2+}代替了Pb^{2+}的位置。但由于哑铃状对硫离子的伸长方向在结构中交错配置，使各方向键力相近，因而黄铁矿解理极不完全，而且硬度显著增大。

【附注】

1. 自然铜应是黄铁矿还应是黄铜矿，历代一直在争论。但从目前市售来看，自古至今均以黄铁矿类自然铜为主流。现行版《中国药典》也以黄铁矿作为自然铜的矿物来源。

2. 广东、云南等地的自然铜，表面黄褐色、棕褐色，系黄铁矿经风化而成的褐铁矿，主含$Fe_2O_3 \cdot nH_2O$，习称土自然铜。

3. 自然铜中有害元素含量差异很大。因此，制订严格的有害元素限度控制标准，对保证自然铜的用药安全、规范中药材市场十分重要。

主要参考文献

[1] 王洪斌，肖杰明，蔡皓，等. 密度评价自然铜生品质量的研究[J]. 中国中药杂志，2010，35(2)：162-165.

[2] 王智兴，蔡亚. 自然铜对家兔骨折后骨痂中胶原钙磷等的影响[J]. 上海第二医学院学报，1985，16(4)：262-264.

[3] 陆炳全，黄素碧，贺景国，等. 自然铜促进骨折愈合实验研究[J]. 临床研究，2006，3(9)：46-47.

[4] 吕德成，吴汝舟，姜长明，等. 微量元素对家兔骨折愈合影响的实验研究[J]. 中华骨科杂志，1992，12(4)：282-286.

[5] 赵根华，翁泽斌，高倩倩，等. 自然铜炮制前后促进骨折愈合作用及机制研究[J]. 中药新药与临床药理，2015，26(4)：481-485.

[6] 关洪全，常云，李建春，等. 自然铜抗真菌活性的实验研究[J]. 中药药理与临床，1994，6(9)：20-21.

[7] 袁拯忠，曹照文，林思思，等. 自然铜、鹿衔草对裸鼠肺癌骨转移的抑制作用[J]. 中华中医药学刊，2012，30(12)：2723-2725.

（南京中医药大学　李伟东）

12. 红粉

Hongfen

HYDRARGYRI QXYDUM RUBRUM

【别名】灵药、三白丹、升丹、红升、升药。

【来源】为人工炼制而成的红氧化汞。

【本草考证】本品以升药之名始载于《外科正宗》。《医门补要》载："三仙丹，新者性燥，用于提脓散内，则有痛蚀肌之虞；用于长肉方中则无毒尽肌生之效。须得陈去三十年者，燥性转平，始堪入药。"《疡科纲要》载："俗谓陈久不痛，新炼者则痛，殊不尽然。颐尝以新炼之丹试用，亦未作痛，但研必极细，用时止用新棉花蘸此药末，轻轻弹上薄贴，止见薄薄深黄色已足，如多用之则痛矣。门外人见之，必谓吝惜药末，不肯重用，而不知此丹力量甚厚，必不可多乎。"本品记载与现今所用红粉基本一致。

【原矿物】人工合成的红氧化汞（HgO），红氧化汞亦有天然产出的矿石，称橙红石，广西有产，但产量少且未见有药用报道。

【主产地】主产于我国天津、河北、江苏、湖北、湖南等地。本品为人工合成品，其他地区亦可生产。

【采收与加工】红粉主要有传统法和合成法两种制法。

1. 传统法　原料为水银、硝石、白矾各60g。先将硝石、白矾研细拌匀，置铁锅中，用文火加热至完全熔化，放冷，使凝结。然后将水银洒于表面，用瓷碗覆盖锅上，碗与锅交接处用桑皮纸条封固，四周用黄泥密封至近碗底，碗底上放白米数粒。重新用火加热，先用文火，后用武火，至白米变成黄色时，再用文火继续炼至米变焦色。去火，放冷，除去封泥，将碗取下。碗内周围的红色升华物即为红粉。

2. 合成法　原料为水银500g，硝酸650～700g。先将硝酸倒入耐酸容器内，再加水银，静置。待其反应至无棕红色烟雾出后，倒入不锈钢盘内。砂浴加热（温度控制在100℃以下，使其分解），1～2小时即得红氧化汞。

【药材鉴别】

（一）性状特征

为橙红色片状或粉状结晶，片状的一面光滑略具光泽，另一面较粗糙。粉末橙色。质硬，性脆；遇光颜色逐渐变深。气微。（图2-12-1）

（二）显微鉴别

透射偏光镜下：呈短柱状、正方形、六方板状，具有明显偏光性，多数呈亮绿色、亮黄色，亮红色。（图2-12-2）

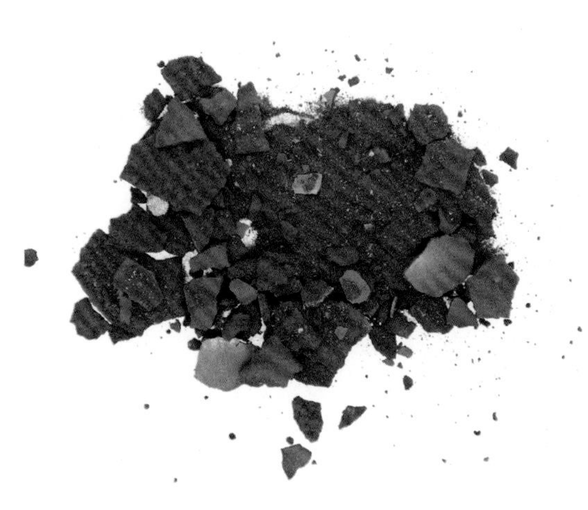

图2-12-1　红粉药材图

图2-12-2　红粉粉末偏光显微图

（三）理化鉴别

取本品0.5g，加水10ml，搅匀，缓缓滴加适量的盐酸溶解，溶液显汞盐的鉴别反应。

【质量评价】以色红、片状、有光泽者为佳。药用红粉中氧化汞（HgO）的含量不得少于99.0%。红粉中主要成分为HgO，合成过程中会产生少量的氯化物或亚汞化合物杂质，《中国药典》一部规定了亚汞化合物及氯化物的检查。

【性味归经】辛，热；有大毒。归肺、脾经。

【功能主治】拔毒，除脓，去腐，生肌。用于痈疽疔疮，梅毒下疳，一切恶疮，肉暗紫黑，腐肉不去，窦道瘘管，脓水淋漓，久不收口。

【药理作用】

1. 抗菌作用　红粉中的游离微量汞离子能和病原菌呼吸酶的硫氢基结合而发挥抑菌作用。复方红分散具有消炎杀菌、收敛止汗的功效，能有效地抑制人体大汗腺的分泌及汗腺内微生物的繁殖，是理想的治疗腋臭的制剂[1]。

2. 促进创口愈合，增强免疫功能　生肌红粉膏在激活小鼠腹腔巨噬细胞及促进巨噬细胞吞噬功能和消化功能等方面均明显优于生肌玉红膏，提示红粉本身具有良好的调节巨噬细胞免疫功能的作用，是一种有效的免疫增强剂[2]。

【用药警戒或禁忌】本品有大毒，应遵照《医疗用毒性药品管理办法》的规定管理、使用。本品不可内服；外用亦不宜久用；孕妇禁用。口眼附近及乳头脐中等部位不宜用。疮面过大时亦不宜用，以防中毒、撒于疮面，须薄匀，否则引起疼痛。

【附注】

1. 红粉与红升丹为两种不同的含汞药物，商品市场或临床应用偶见混淆的情况，应注意区分。红升丹又名大红升、大升丹，与红粉（小红升、小升丹）的炼制原料不同，红升丹为由水银、火硝、白矾、朱砂、雄黄、皂矾炼制而成的红氧化汞。

2. 本品属毒性药材，宜保存在干燥、阴凉，密闭遮光的专用容器内，严禁接触高热或强光照射，防止分解变质为剧毒品。

3. 本品药用时应水飞成极细粉，用量宜少。红粉对破损皮肤大鼠的肾脏有早期损伤，以肾小管损伤为主，表现为肾小管上皮细胞肿胀、脱落，小管扩张，伴有肾间质不同程度地出血，随剂量的增加和蓄积，损伤加重，因此，本品在使用中应控制好用量，不宜过多且久用[3]。

4. 红粉混悬液给小鼠灌胃，LD_{50}为120.98mg/kg ± 1.71mg/kg，属中等毒性药物。另有报告小鼠灌服氧化汞的LD_{50}为22mg/kg，大鼠为18mg/kg，粗制氧化汞对人的致死量为1～1.5g，氧化汞对人致死量为0.1～0.7g[4]。

主要参考文献

[1] 洪剑平，丁家寿. 复方红粉散的制备及临床疗效观察[J]. 中药材，1998，21(9)：484-484.

[2] 颖华，袁亮，李国栋. 生肌红粉膏对小鼠腹腔巨噬细胞吞噬功能的影响[J]. 中国中医药信息杂志，2011，18(5)：42-44.

[3] 贺蓉. 含汞成分矿物药红粉对破损皮肤大鼠皮肤和肾脏早期损伤的组织形态学研究[C]. 中国毒理学会中药与天然药物毒理专业委员会. 中国毒理学会中药与天然药物毒理专业委员会第一次（2016年）学术交流大会论文集. 中国毒理学会中药与天然药物毒理专业委员会：中国毒理学会，2016.

[4] 南京中医药大学. 中药大辞典[M]. 上海：上海科学技术出版社，2014：1197-1198.

（上海市食品药品检验所　程益清　曹帅）

13. 赤石脂

Chishizhi

HALLOYSITUM RUBRUM

【别名】赤符、石脂、陶土、红高岭土、红土。

【来源】为硅酸盐类矿物多水高岭石族多水高岭石。

【本草考证】本品始载于《神农本草经》，列为上品。载："气味甘平无毒，主治……，五色石脂，各随五色，补五脏。"《本草经集注》载："今俗惟用赤石、白石二脂，……三色石脂无正用。"《本草衍义》载："（赤石脂）今四方皆有，以舌试之，粘着者为佳。"本草记载与现今所用赤石脂基本一致。

【原矿物】单斜晶系。常呈胶凝体状的块体，干燥后压碎，可呈棱角形碎块。表面平坦或呈贝壳状断口。白色，因含杂质而染成浅黄、浅红、浅绿、浅蓝、浅棕等色。外壳往往因吸附了铁的氧化物，而显铁锈色（药用主要为浅红色至红色，或红白相间）。硬度1～2。新鲜断面具蜡样光泽，疏松多孔的具土状光泽。相对密度2.0～2.2，随水分子含量而有变化，完全脱水后，可增至2.6。遇硫酸（H_2SO_4）较易溶解。多水高岭石产于硫化物矿床氧化带中，亦产于石灰岩区域的喀斯特盆地中。

【主产地】主产于我国山西、河南、江苏、陕西、湖北、福建等地。

【成因及产状】多水高岭石的成因可分为3个类型：中酸性火成岩风化分解而成、高岭石转化和沉积。多水高岭石成因为高岭石转化和沉积成因共同形成[1]。王祖福等[2]推测多水高岭石可能是在石炭系早期沉积的页岩或高岭土的基础上，经过漫长的地质作用，使原始沉积的高岭土更加富集纯化，最后在有利的物理，化学，生物等诸因素的影响下，使高岭石向埃洛石转化。转化后的埃洛石经历漫长的地质时期，进而使原始晶形不好，结晶程度差向结晶程度高的方向转化。

【采收与加工】全年可采挖。选取红色滑腻如脂的块状物，除去杂石、泥土。

【药材鉴别】

（一）性状特征

本品为块状集合体，呈不规则的块状。表面局部平坦，全体凹凸不平。粉红色、红色至紫红色，或有红白相间的花纹。土状光泽或蜡样光泽；不透明。体较轻，质软，用指甲刻划成痕；易碎，断面平坦，具蜡样光泽。吸水性强，舔之黏牙。具黏土气，味淡，嚼之无沙粒感。（图2-13-1）

（二）显微鉴别

本品于偏光镜下：薄片中无色透明，微带黄褐色。结晶极细，一般偏光显微镜的放大倍数不能分辨其晶粒界限；低负突起或低正突起，不明显。干涉色很低，几乎为均质体。（图2-13-2）

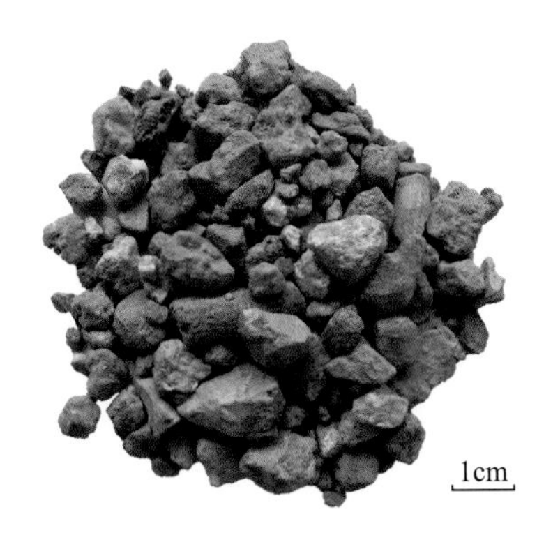

图2-13-1　赤石脂药材图

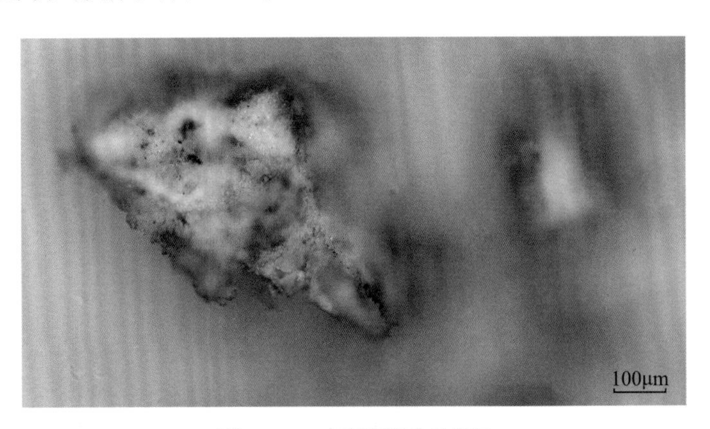

图2-13-2　赤石脂偏光显微图

（三）理化鉴别

1. X射线衍射法　用此法鉴定本品较为理想，由于赤石脂实际是几种矿物的天然混合物，故在核对标准值时注意可能与之伴生的矿物，综合已有的报道，可能与多水高岭石组合成赤石脂的矿物有：高岭石、水云母（又称伊利石）、白云母、蛇纹石、蒙脱石、石英、明矾石、赤铁矿、褐铁矿、长石等。另有人用透射电子显微镜，红外光谱法和差热、热重分析法作鉴定[3]。

2. 结晶水的鉴别　取本品1小块（约1g），置具有小孔软木塞的试管内，灼烧，管壁有较多水生成，小块颜色变深。

3. 铁盐的鉴别　取本品粉末约1g，置瓷蒸发皿中，加水10ml与硫酸5ml，加热至产生白烟，冷却，缓缓加水20ml，煮沸2～3分钟，滤过，滤渣为淡紫棕色，滤液显铝盐的各种反应。取滤液1ml，加亚铁氰化钾试液，即发生深蓝色沉淀。

【质量评价】以肉红色、里外一样、光滑细腻、无杂石者为佳。

【化学成分】主含含水硅酸铝$Al_4Si_4O_{10}(OH)_8 \cdot 4H_2O$；与其他矿物如高岭石$Al_4Si_4O_{10}(OH)_8$、水云母$KAl_2[(OH)_2(SiAl)_4O_{10}]$等共生；其组合情况各产区也不同。尚含少量铁（Ⅲ）氧化物（或氢氧化物）和铁（Ⅱ）、钙、镁、钠、钾、碳、磷等元素。

【性味归经】甘、酸、涩，温。归大肠、胃经。

【功能主治】涩肠，止血，生肌敛疮。用于久泻久痢，大便出血，崩漏带下；外治疮疡久溃不敛，湿疮脓水浸淫。

【药理作用】

1. 对血液系统的作用　赤石脂既有止血作用，又有抗血栓形成作用，禹志领[4]发现，赤石脂能显著缩短凝血时间和血浆复钙时间；体外、体内均能显著抑制ADP诱导的血小板聚集；对ADP引起的体内血小板血栓形成也有显著对抗作用，对全血黏度影响不明显。说明赤石脂既能止血，又能祛瘀，属祛瘀止血药。赤石脂合剂对兔胃溃疡面出血有良好的止血作用，对小白鼠有良好的凝血止血作用[5]。

2. 抗炎作用　赤石脂研末外用有吸湿作用，能使创面皮肤干燥，防止细菌生成，减轻炎症，促进溃疡愈合[6]。

3. 止泻作用　赤石脂经肠道后，能形成硅酸盐和水合氧化铝的胶体溶液，吸附胃肠中的污染食物，清洁肠道而达到止泻作用[6]。

4. 保护消化道黏膜作用　赤石脂内服可以吸附消化道内的毒物，减少异物刺激；可吸附炎性渗出物，使炎性得以缓解，对发炎的胃黏膜有保护作用，同时对胃肠出血也有止血作用。

5. 其他作用　家兔应用80%黄磷1ml，烧伤面积7cm × 12cm，烧伤30秒后，立即用2%硫酸铜湿纱布灭火，此模型造成家兔的急性死亡率为50%，伴血磷升高和肝肾损害。创面应用赤石脂吸附磷，全身应用绿豆汤治疗，可降低血磷，促进尿磷排泄，预防磷中毒，降低磷烧伤家兔的急性死亡率[7]。

【用药警戒或禁忌】习惯性便秘者忌用，有湿热积滞者禁服，孕妇慎用。本品不宜与肉桂、黄芩、大黄、芫花、松脂等同用。

【附注】市场上某些赤石脂药材系矿山附近的泥土，掺水捏成团块，呈不规则块状，大小不一，表面粉红色，质粗糙手捻易成粉，有吸水性，但质量差[8]。

主要参考文献

[1] 赵飞，张志玺，王宁祖，等. 贵州省黔西县枫香地区上二叠统龙潭组埃洛石矿物学特征及成因分析[J]. 甘肃地质，2019，28(1-2)：41-47.

[2] 王祖福，刘兆莹，龚夏生. 四川北川老林包的埃洛石[J]. 成都地质学院学报，1987，(1)：24-33.

[3] 王明芳，孟祥龙，何美菁，等. 赤石脂和禹余粮作为灶心土替代品的分析[J]. 中国实验方剂学杂志，2017，23(6)：23-27.

[4] 禹志领，窦昌贵，刘保林，等. 赤石脂对凝血系统作用的初步探究[J]. 中药药理与临床，1992，8(4)：23-247.

[5] 张福康，韩乃皓，杨鸣，等. 赤石脂合剂凝血止血作用的药理研究[J]. 中国中药杂志，1992，17(9)：562.

[6] 梅全喜. 现代中药药理与临床应用手册[M]. 北京：中国中医药出版社，2008：993-994.

[7] 王韦，王新兰，张巍，等. 赤石脂和绿豆汤治疗家兔磷烧伤疗效初步观察[J]. 第二军医大学学报，1989，10(5)：454.
[8] 高天爱. 矿物药及其应用[M]. 北京：中国中医药出版社，2012：229.

（中国中医科学院 张志杰 张海燕）

14. 花蕊石

Huaruishi

OPHICALCITUM

【别名】花乳石、白云石。

【来源】为变质岩类岩石蛇纹大理岩。

【本草考证】本品始载于《嘉祐本草》。《本草蒙筌》载："极大坚重，出自陕州。颜色仿佛硫黄，黄中间有白点。因名花蕊，最难求真。得之煅研粉霜，治诸血证神效。"《本草纲目》载："花蕊石旧无气味，今尝试之，其气平，其味涩而酸，盖厥阴经血分药也，其功专于止血，能使血化为水，酸以收之也。而又能下死胎，落胞衣，去恶血，恶血化则胎与胞无阻滞之患矣。东垣所谓胎衣不出，涩剂可以下之，故赤石脂亦能下胞胎，与此同义。"《本草求真》载："花蕊石原属劫药，下后止后，须以独参汤救补，则得之矣。若使过服，则于肌血有损，不可不谨。"本草记载与现今所用花蕊石基本一致。

【原矿物】为变质岩类岩石蛇纹大理岩，主要由方解石颗粒组成，并含有蛇纹石，为较常见的一种大理石。方解石为六方晶系，有完全的菱面体解理；蛇纹石为硅酸盐类蛇纹石族矿物，晶体结构属单斜晶系，呈片状或长纤维状。常呈板状、鳞片状或为显微粒状集合体。以纤维状纹理或斑点状团块分散于方解石晶粒中。一般呈绿色，深浅不等，也有呈白色、浅黄色、灰色、蓝绿色或褐黑色者，作为药用者以黄色为准。透明至半透明。油脂状或蜡状光泽，纤维状或鳞片状者呈丝绢光泽。硬度2.5～3.5，相对密度2.5～3.6。

【主产地】主产于我国河北、山西、陕西、江苏、浙江、河南、湖南、四川、辽宁等地。

【成因及产状】为变质岩类岩石含蛇纹石大理岩的石块。内生热液矿脉及沉积的碳酸盐类岩石的重要组成部分。产于沉积岩和变质岩中，金属矿脉中也多有存在，而且晶体较好。

【采收与加工】全年可采。采挖后，除去杂石和泥土，选取有淡黄色或黄绿色彩纹的小石块。

【药材鉴别】

（一）性状特征

本品为粒状和致密块状集合体，呈不规则块状，具棱角，而不锋利。白色或浅灰白色，其中夹有点状或条状的蛇纹石，呈浅绿色或淡黄色，习称"彩晕"，对光照之具闪星样光泽。体重，质硬，不易破摔。气微，味淡。（图2-14-1）

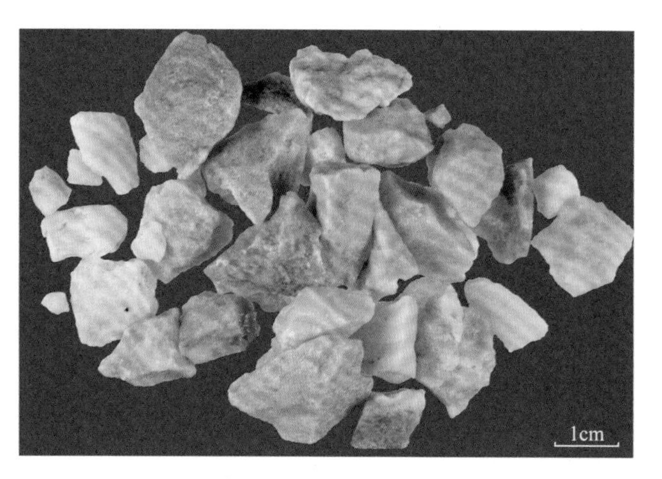

图2-14-1 花蕊石药材图

（二）显微鉴别

花蕊石为变质岩类岩石蛇纹大理石，蛇纹石大理岩主要由矿物方解石形成的大理岩与蛇纹石组成，透

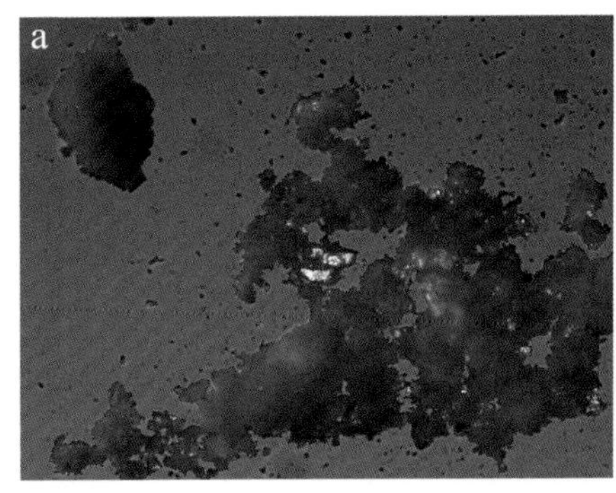

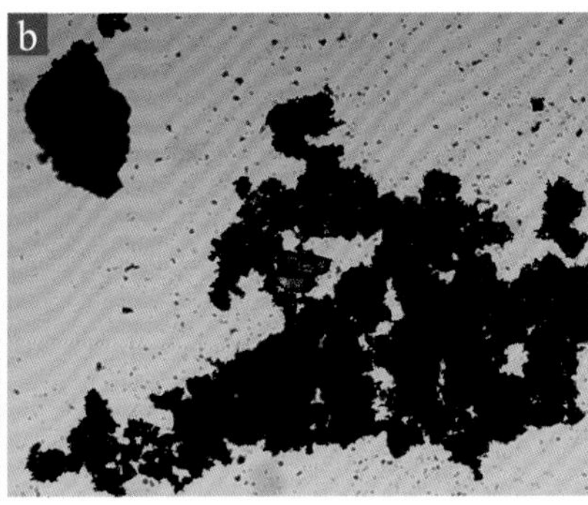

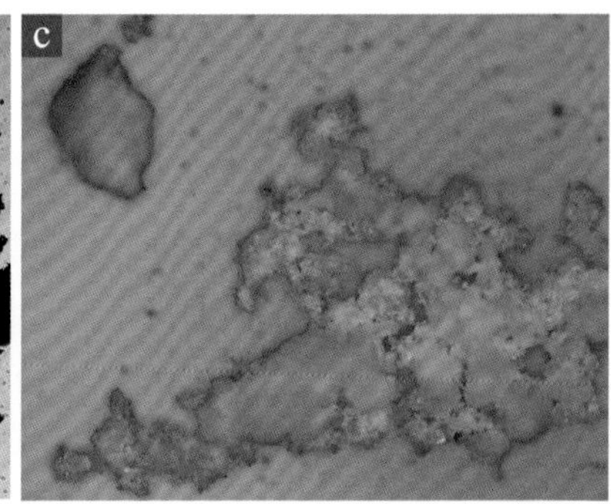

图2-14-2 花蕊石偏光显微图

a. 正交偏光 b. 单偏光 c. 反射偏光

过显微特征也可以鉴别花蕊石。（图2-14-2）

1. 方解石 透射偏光镜下薄片中无色透明，有菱形解理及显著的闪突起，白干涉色，一轴负晶。

2. 蛇纹石 透射偏光镜下薄片中无色，呈片状或长纤维状。低正突起。片状者干涉色为Ⅰ级灰色，波浪状消光；长纤维者，干涉色可达到Ⅰ级黄色，近于平行消光，正延长符号。二轴晶，负光性。

（三）理化鉴别

1. 取本品粗粉1g，加稀盐酸10ml，即泡沸，产生二氧化碳气体，导入氢氧化钙试液中，即生成白色沉淀。

2. 取本品细粉0.2g，置锥形瓶中，加稀盐酸5ml，取上层澄清液1滴，置载玻片上，加硫酸溶液（1→4）1滴，静置片刻，显微镜下可以观察到针状结晶。

3. 取本品粉末0.2g，加稀盐酸5ml，滴加氢氧化钠试液，即生成白色沉淀。分离，沉淀分成两份，一份中加过量的氢氧化钠试液，沉淀不溶解，另一份中加碘试液，沉淀变为红棕色。（检查镁盐）

4. 运用红外光谱技术，对不同产地生花蕊石及煅花蕊石进行分析，结果红外光谱技术可以对花蕊石进行直接、快速、有效鉴别[2]。

5. 应用X射线衍射法对10批花蕊石药材进行定性分析，并用Origin6.0软件比较X射线衍射指纹图谱共有峰的夹角余弦和相关系数的相似度，结果发现，不同来源花蕊石样品X射线衍射图共有峰相似度均达到95%以上，与其他矿物药区别明显[3]。所以，花蕊石的X射线衍射分析方法专属性强、准确可行，可作为与其他矿物药进行区分鉴别的手段。

【质量评价】

1. 以块整齐、纯净、体重、质坚硬、白色夹有黄绿色斑纹、无杂石者为佳。花蕊石中碳酸钙含量不得少于40.0%。

2. 研究16个不同来源花蕊石中重金属，发现铜的含量为13.97～1750.0mg/kg，汞未检出，镉的含量0～0.78mg/kg，砷的含量0.53～7.25mg/kg，最高为12.04mg/kg，铅的含量起伏较大，6.18～82.24mg/kg，最高为144.20mg/kg[1]。

【化学成分】主含碳酸钙（$CaCO_3$），另含镁的碳酸盐，混有少量铁盐、铝盐，及锌、铜、钴、镍、铬、镉、铅等元素以及少量的酸不溶物。

【性味归经】酸、涩，平。归肝经。

【功能主治】化瘀止血。用于咯血，吐血，外伤出血，跌仆伤痛。

【药理作用】

1. 对血液系统作用 花蕊石具有止血作用，能缩短凝血时间和出血时间，减少出血量，并能显著增加外周血小板数目。花蕊石具有增加血中Ca^{2+}浓度，有防止血浆渗出和促进血液凝固的作用[4]。

2. 抗惊厥作用 花蕊石有抗惊厥作用，具体表现为减少回苏灵所致的小鼠抽搐次数、延长抽搐潜伏期时间、减少强直惊厥次数与死亡概率[5]。

【用药警戒或禁忌】凡脾胃虚弱无瘀者及孕妇忌服。

【附注】常有白云石、大理石、石灰岩、石英岩、橄榄石大理岩、透辉石、透闪石岩等外形相似的矿物或岩石混作花蕊石。与混淆品的鉴别：可根据其外形、颜色、硬度、光学特性等进行区分[6]。

主要参考文献

[1] 常琳. 花蕊石质量标准及金属含量检测技术的研究[D]. 北京：中国中医科学院中药研究所，2011.

[2] 高锦飚，李祥，陈建伟. 花蕊石炮制前后红外光谱分析[J]. 时珍国医国药，2007，18(4)：901-902.

[3] 何立巍，李祥，高锦飚，等. 中药花蕊石的X射线指纹图谱研究[J]. 现代中药研究与实践，2008，22(6)：25-27.

[4] 彭智聪，张少文，康重阳，等. 花蕊石炮制前后止血作用的比较[J]. 中国中药杂志，1995，20(9)：538.

[5] 黄寅墨，刘淑花. 龙骨、龙齿、花蕊石微量元素及药理作用比较[J]. 中成药，1990，12(6)：31-32.

[6] 高天爱. 矿物药及其应用[M]. 北京：中国中医药出版社，2012：161.

（湖北中医药大学　明晶）

15. 皂矾

Zaofan

MELANTERITUM

【别名】青矾、黑矾、绿矾、皂荚矾。

【来源】为硫酸盐类矿物水绿矾矿石。

【本草考证】本品始载于《图经本草》。《本草纲目》载：“绿矾可以染皂色，故谓之皂矾。……绿矾……状如焰消。其中拣出深青莹净者，即为青矾；煅过变赤，则为绛矾。”本草记载与现今所用的皂矾基本一致。

【原矿物】单斜晶系。晶体呈短柱状、厚板状、细粒状或纤维状，集合体呈粒块状、纤维放射状块体或皮壳、被膜。呈各种色调的绿色。条痕为白色。玻璃光泽，透明或半透明，解离完全，断面呈贝壳状。性脆。硬度2。比重1.8～1.9。相对密度1.89。易溶于水，不溶于酒精。置空气中易氧化，表面生成黄棕色碱式硫酸铁，红灼则分解，放出无水亚硫酸及无水硫酸气体而残留氧化铁。

【主产地】主产于我国山东、河南、浙江、安徽、陕西、湖南、甘肃、新疆、四川等地。

【成因及产状】在氧化不足的情况下，由硫酸过饱和溶液中结晶而成，故多形成于氧化带以下富含黄铁矿半分解矿石的裂隙中。

【采收与加工】四季皆可采集，将挖出的矿石打碎，加水加热溶化，继续加热蒸发部分水分，放冷待自然结晶，取出结晶块即得。

【药材鉴别】

（一）性状特征

本品为棱柱状结晶组成的不规则团块，部分呈颗粒状。直径2～4cm，淡绿色，其中杂有部分褐色斑点。表面粗糙，具有颗粒状隆起物，半透明，遇空气则生成淡黄色粉末。内部晶体多排成柱形，具玻璃样光泽，并显各种不同的绿色。体重，质硬，易碎。无臭，味涩而甜。条痕白色。断口呈贝壳状。以色泽光亮、绿色、无杂质者为佳。（图2-15-1）

（二）显微鉴别

透绿色绿矾：偏光显微镜下无色至灰色，颗粒细至0.001mm粒级，N_g<1.50，干涉色为一级灰黄，斜消光N_g^C65°，二轴晶（+），2V中等到大。大部分表面因褐铁矿化呈灰至褐色，而不消光。（图2-15-2）

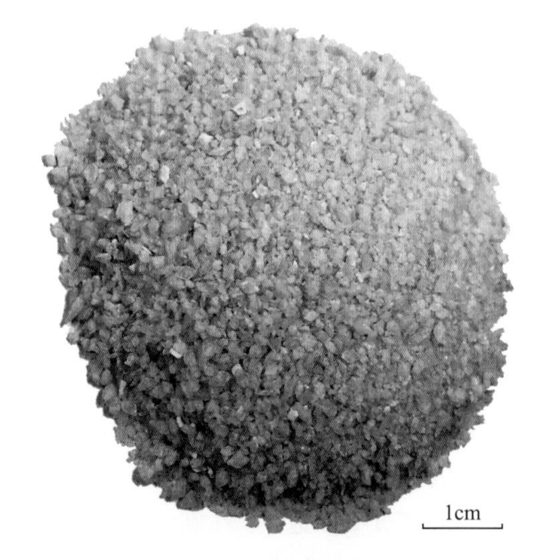

图2-15-1 皂矾药材图

（三）理化鉴别

1. 取本品少量（约2g）置闭口管中加热，可析出水分并可闻到二氧化硫的臭气。

2. 取本品粉末约0.5g，加水5ml使溶解，溶液显亚铁盐及硫酸盐的鉴别反应。

【质量评价】以色泽光亮、绿色、无杂质者为佳。采用硫酸铈滴定法测定皂矾含含水硫酸亚铁（$FeSO_4 \cdot 7H_2O$）不得少于85.0%。

【化学成分】主成分为硫酸亚铁（$FeSO_4 \cdot 7H_2O$），尚含有少量铜、铅、镁、锰、钙、铝、锌等杂质。

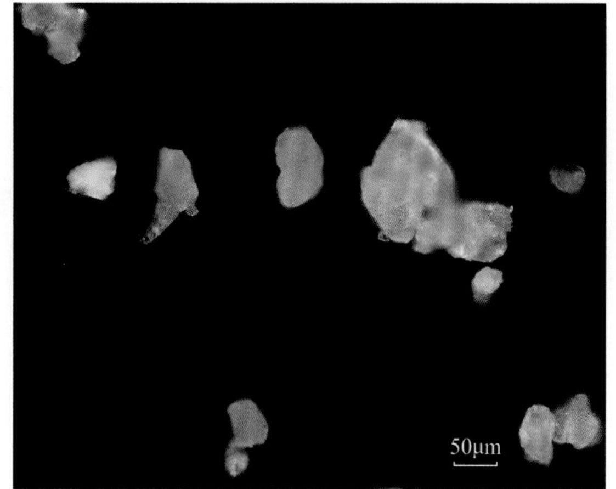

图2-15-2 皂矾偏光显微图

【性味归经】酸、凉。归肝、脾经。

【功能主治】解毒燥湿，杀虫补血。用于黄肿胀满，疳积久痢，肠风便血，血虚萎黄，湿疮疥癣，喉痹口疮。

【药理作用】

1. 抗菌作用　体外对铜绿假单胞菌有较强的抗菌作用。

2. 退翳作用　外用与蛋白质结合，生成不溶性蛋白化合物而沉淀，故其浓溶液对局部黏膜具有腐蚀作用。

3. 催吐作用　内服，能刺激胃壁知觉神经，经反射至延髓呕吐中枢，则会引起反射性呕吐。

4. 造血作用　可促进骨髓造血细胞的增生，加速造血细胞的生成、分化、成熟，使萎缩的骨髓组织重建、再生[1-3]。

【用药警戒或禁忌】本品多用能引起呕吐、腹痛、腹泻、头晕等不良反应，脾胃虚弱及妊娠期妇女慎用。成人口服最小致死量15g，有人服10g致死。小鼠静脉注射LD_{50}为50～60mg/kg，家兔静脉注射LD_{50}为5mg/kg，犬静脉注射LD_{50}为27mg/kg。

【附注】

1. 市场上常将皂矾误作矾石药用，因皂矾主成分为硫酸亚铁，无利胆作用。故不能混用。

2. 皂矾易失去结晶水、氧化，应密闭保存，并置阴凉干燥处。

主要参考文献

[1]“复方皂矾丸”临床应用组. 复方皂矾丸治疗再生障碍性贫血100例疗效分析[J]. 中华血液学杂志，2000，21(3)：157.

[2] 杨方方，王康玮，向琪，等. 复方皂矾丸对慢性再生障碍性贫血骨髓MVD、VEGF的影响[J]. 中国实验血液学杂志，2015，23(2)：477-480.

[3] 陈如泉. 皂矾的功效及临床应用初探[J]. 湖北中医杂志，1994，16(3)：9-12.

（中国中医科学院　张志杰　张海燕）

16. 青金石

Qingjinshi

LAPISLAZULI

【别名】天青石、谬琳、金精、瑾瑜、青黛。

【来源】为硅酸盐类矿物青石。

【本草考证】本品始载于《新唐书》。《认药白晶鉴》称："生于岩石，色蓝、金光灿灿，属矿石类的青金石为上品；无斑点的其他石金石为下品。"《无误蒙药鉴》谓："生山地岩的矿石，杂有金点者质佳。蓝黑色，无斑点者称石金石，质中等"，并附有矿物形态图1幅[1]。蒙医沿用青金石形态特征基本符合本草描述，故历代蒙医药文献所载的木门即硇民（青金石）。《白色宫殿》载："青金石，是一种众所周知的矿石，也是一种染料用石；多产于'拜代合尚'和'胡拉桑'等地，以透明、偏蓝、无石纹者为佳品。"《药物之园》载："青金石，是一种矿石；以透明、质硬、偏蓝、紫色光泽、表面有金黄色斑点、石纹无土者为佳品。"根据上述维吾尔医本草所述药物特征和实物对照，与现代维吾尔医所用青金石一致[2]。

【原矿物】又名：黝方石，青金石是方钠石的蓝色变种，其属架状结构硅酸盐中的方钠石族矿物，属等轴晶系。晶体形态呈菱形十二面体，集合体呈致密块状、粒状结构。如果含较多的方解石时呈条纹状白色，含黄铁矿时就在蓝底上呈现黄色星点，带有闪光，青金石的名字的"金"由此得名。青金石呈玻璃光泽和蜡状光泽，条痕浅蓝色，半透明至不透明。均质体，折光率1.5，双折射率0.010，硬度5～6，比重是2.7～2.9，纯青金石密度2.38～2.45g/cm^3，一般青金石玉料2.7～2.9g/cm^3。解理不发育，断口参差状。在长波紫外光照射下发橙色点光，在短波紫外线照射下发白色荧光。滤色镜下呈淡红色，所含方解石遇盐酸缓慢溶解[3]。

【主产地】主产于美国、阿富汗、蒙古、缅甸、智利、加拿大、巴基斯坦、印度和安哥拉等国。我国尚未发现青金石的产地[4]。

【成因及产状】是由接触交代变质作用形成的，主要赋存于矽卡岩型矿床中。

【采收与加工】采挖后，除去泥沙及杂石。

【药材鉴别】

（一）性状特征

本品为不规则块状体，表面深蓝色带有金黄色点状物。体重，质脆，易砸碎，断面颗粒状，玻璃光泽，色深不透明，气味均无。（图2-16-1）

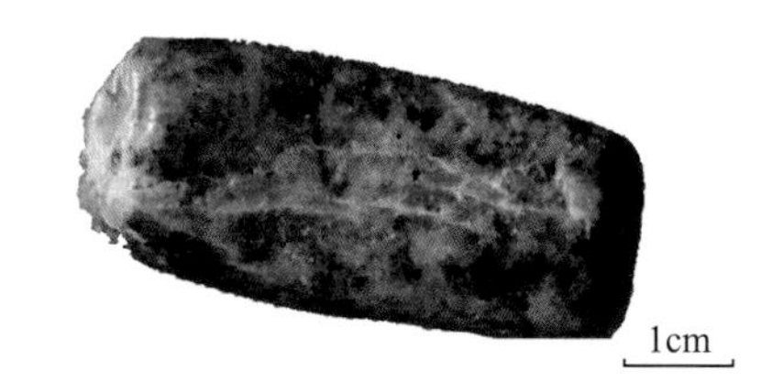

图2-16-1　青金石药材图

（二）显微鉴别

粉末为浅蓝色。镜下观察：有的为较整齐的淡蓝色斜方块状，顺直纹理似纤维状；也有的为无色透明不规则块状、书页状、贝壳状纹理；也有的为鲜黄色透明块状物，具贝壳状纹理，立体感明显，有金属光泽；偶见颗粒状物集合体[1]。（图2-16-2）

【质量评价】青金石玉石的质量评价可以依据颜色、质地、裂纹等方面进行。

1. 颜色　青金石玉石的颜色是由所含青金石矿物含量的多少所决定的，所含青金石矿物含量多，则颜色好，反之则颜色差，由于青金石矿物呈蓝色，因此青金石玉石一般也呈蓝色，其中又以蓝色调浓艳纯正、均匀为最佳。如果颜色中交织有白石线或白疵就会降低颜色的浓度、纯正度和均匀度，因此质量降低。

2. 质地　质地也是评价青金石玉石质量的一个重要因素。质地致密，坚韧、细腻，含青金石矿物多、含其他杂质矿物少（如方解石、辉石、云母等，但可含有少量星点状均匀分布的黄铁矿），这样的青金石为上品。如果黄铁矿局部成片分布，则将影响青金石玉石的质地，进而也将影响青金石玉石的质量。对于含有杂质矿物的青金石，

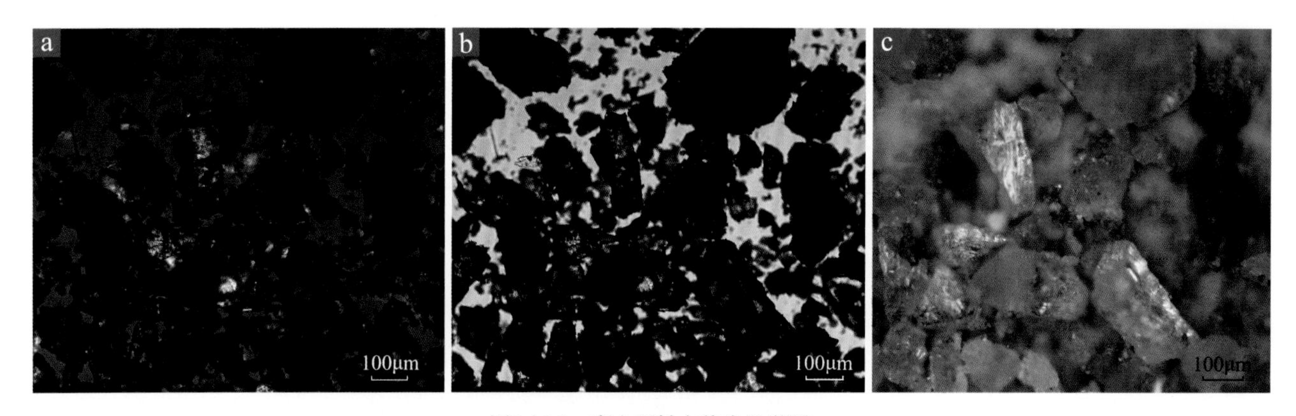

图2-16-2　青金石粉末偏光显微图

a. 正交偏光　b. 单偏光　c. 反射偏光

杂质矿物分布的均匀程度也将是评价其质地的一个标准，一般认为杂质矿物分布均匀者比分布不均匀者质量等级要高，反之则质量等级越低。

3. 裂纹　裂纹的存在将明显地影响青金石玉石的质量，没有裂纹最好，微小裂纹次之。裂纹越明显则质量等级越低[3]。

用于珠宝加工的青金石还根据切工与做工和体积（块度）等评价质量。

【化学成分】 主含钠、铝和硫的硅酸盐[$(Na,Ca)_8(AlSiO_4)_6(SO_4,S,Cl)_2$]。

【性味归经】 苦，凉。归心、肺、肾经。

【功能主治】 解毒，疥癣，刀伤，食物中毒，浊热。清除异常黑胆质，除烦解郁，爽心悦志，养心定喘，利尿通经，软坚除疣，热肤生色，收敛止血[1]。主治黑胆质性疾病，如抑郁症，恐慌不安，心悸气喘，闭尿闭经，扁平疣，白癜风，出血不止等[2]。

【药理作用】 预防和治疗肾、膀胱结石作用。Faridi P等[5]发现60例肾结石病患者口服犹太青金石胶囊后，肾结石大小显著减小。

【用药警戒或禁忌】 内服过量对胃有害，并可引起恶心，导致抑郁，矫正药为洋乳香、西黄芪蜂胶、蜂蜜[2]。

主要参考文献

[1] 刘玉琴. 矿物药[M]. 呼和浩特：内蒙古人民出版社，1989：118.

[2]《中国医学百科全书》编辑委员会. 中国医学百科全书：维吾尔医学[M]. 上海：上海科学技术出版社，2005：206.

[3] 王昶，申柯娅. 青金石玉石鉴赏与质量评价[J]. 珠宝科技，1999，(3)：51-52.

[4] 伏修锋，干福熹，马波，等. 青金石产地探源[J]. 自然科学史研究，2006，(3)：246-254.

[5] Pouya Faridi, Hassan Seradj, Soliman Mohammadi-Samani, et al. Randomized and double-blinded clinical trial of the safety and calcium kidney stone dissolving efficacy of Lapis judaicus[J]. Journal of Ethnopharmacology, 2014, 156: 82-87.

（湖北中医药大学　明晶）

17. 青礞石

Qingmengshi

CHLORITI LAPIS

【别名】礞石、烂石、苏礞石。

【来源】为变质岩类黑云母片岩或绿泥石化云母碳酸盐片岩。

【本草考证】本品始载于《嘉祐本草》，云："礞石……一名青礞石"，别称"青礞石"。《本草纲目》载："其色濛濛然，故名礞石"。《本草品汇精要》载："礞石名青礞石"。《本草纲目》载："江北（今湖北省蕲春县一带）诸山往往有之，以盱山出者为佳。有青、白二种，以青者为佳。"本草记载与现今所用青礞石基本一致。

【原矿物】黑云母片岩，单斜晶系，呈假六方板状成锥形短柱状。依云母律形成双晶。片状或鳞片集合体。黑色，深褐色，有时带浅红、绿色等。含TiO_2高者呈浅红褐色，富含Fe^{3+}为绿色。透明至不透明，玻璃光泽，解理面呈珍珠光泽润彩，{001}解理极完全，{110}和{010}解理不完全。鳞片具弹性，硬度2.5～3.0，密度3.02～3.12。主要为由黑云母及少量石英、中长石、绿帘石等矿物组成的集合体。呈不规则扁块状，无明显棱角，其中有鳞片状矿物具定向排列，彼此相连。断面可见明显的片状构造，鳞片状变晶结构。岩石呈黑色，有的带暗绿色调，珍珠光泽，质软而脆，易剥碎。

绿泥石化云母碳酸盐片岩，单斜晶系，呈假六方板状，集合体呈鳞片状、土状或球粒状。绿色，但带有黑、棕等不同色调。玻璃光泽，解理面呈珍珠光泽。{001}解理完全，薄片具挠性，硬度2～3，密度2.6～3.3。主要为由方解石、白云石、金云母（部分转变为绿泥石，即绿泥石化）、绢云母、石英等矿物组成的集合体。呈不规则块体。其中粒状矿物和鳞片状矿物定向排列为片状结构，鳞片花岗变晶结构，但不甚明显。岩石呈灰绿色，夹于其中的鳞片状矿物显珍珠光泽。质较疏松，易剥碎。（图2-17-1）

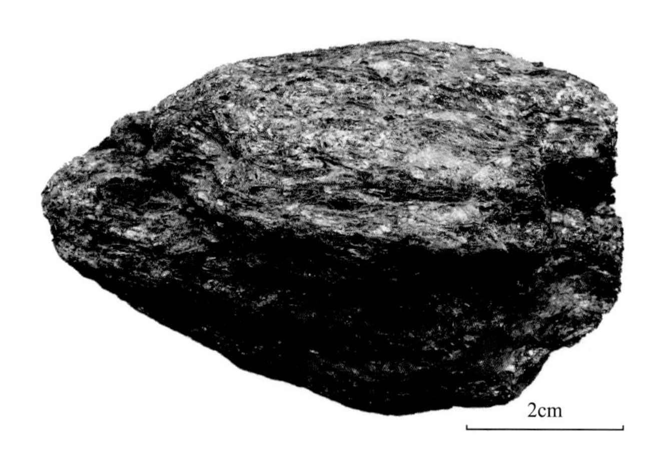

图2-17-1　青礞石矿物图

【主产地】我国河南、河北、浙江、湖北、湖南、江苏、四川、辽宁、山西等地均有产出。黑云母片岩主产区为河南省新乡，绿泥石化云母碳酸盐片岩主产于浙江省淳安。

【成因及产状】黑云母片岩，是主要造岩矿物之一。广泛分布于岩浆岩，特别是酸性或偏碱性的岩石中。在花岗伟晶岩中，常可见到较大的晶体。常由泥质岩石遭受热变质或区域变质作用时形成。

绿泥石化云母碳酸盐片岩，是低级变质带中绿片岩相的主要矿物。在火成岩中，绿泥石多为铁镁矿物如闪石、辉石、黑云母等的次生矿物。热液蚀变形成的绿泥石在中低温热液矿床中分布广泛，这种围岩蚀变叫作绿泥石化。颗粒极细的绿泥石常见于黏土中，也属于黏土矿物。

【采收与加工】全年可采，采挖后，除去杂石和泥沙。

【药材鉴别】

（一）性状特征

1. 黑云母片岩主为鳞片状或片状集合体。呈不规则扁块状或长斜块状，无明显棱角。褐黑色或绿黑色，具玻璃样光泽。质软，易碎，断面呈较明显的层片状。碎粉主为绿黑色鳞片（黑云母），有似星点样的闪光。气微，味淡。

（图2-17-2）

2. 绿泥石化云母碳酸盐片岩为鳞片状或粒状集合体。呈灰色或绿灰色，夹有银色或淡黄色鳞片，具光泽。质松，易碎，粉末为灰绿色鳞片（绿泥石化云母片）和颗粒（主为碳酸盐），片状者具星点样闪光。遇稀盐酸发生气泡，加热后泡沸激烈。气微，味淡。

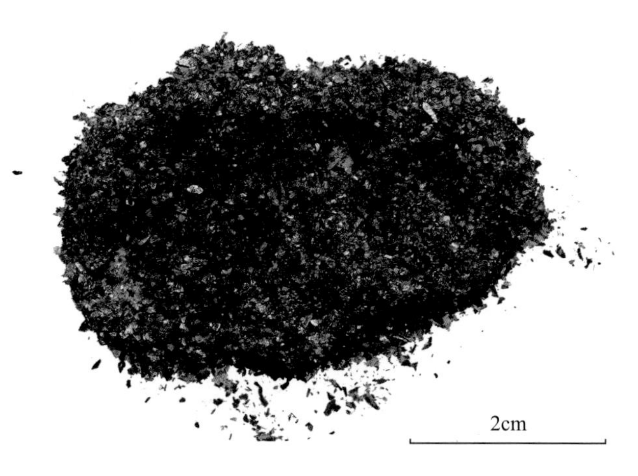

图2-17-2　青礞石药材图

（二）显微鉴别

偏光显微镜下，黑云母片岩薄片中呈黄褐色至褐色；片状依一定方向排列；正突起中度；多色性和吸收性很强，折光率N_g，N_m为深褐色，N_p为黄色；$N_g \geqslant N_m > N_p$；解理沿{001}极完全。最高干涉色为Ⅲ级红色；近于平行消光；具正延长符号。二轴晶；负光性。

1. 石英　薄片中无色透明；粒状；分布于黑云母片间；低正突起；无解理。最高干涉色为Ⅰ级黄白色；具波状消光现象。一轴晶；正光性。

2. 中长石　薄片中无色或淡灰色；分布于黑云母片间；低正突起。最高干涉色为Ⅰ级灰色；可见钠长石双晶。二轴晶；正光性。

3. 绿帘石　薄片中淡黄色；具微弱多色性；正突起高；糙面很显著。干涉色鲜艳明亮。二轴晶；负光性。

偏光显微镜下，绿泥石化云母碳酸盐片岩绿泥石为鳞片状、叶片状。正突起（低至中等）。解理清晰的切片具多色性：N_g很淡的黄色，N_m=N_g绿色。干涉色一级灰黄，或具不均匀的蓝墨水调的异常干涉色。二轴晶（+）。

4. 方解石　薄片中无色透明；呈不规则粒状；转动载物台时突起有正有负，正突起时，糙面显著，N_o>1.54，负突起时，表面较光滑，N_e<1.54。干涉色显类似珍珠晕彩的高级白色；对于解理缝呈现对称消光。一轴晶；负光性。

5. 白云石　光性特征与方解石相似；突起有正有负，假吸收显著。

金云母：薄片中呈淡褐黄色；片状，沿方解石边缘分布，具微弱多色性；解理完全；低正突起；含有黑褐色针状包裹体，呈放射状排列（转变为绿泥石者薄片中呈淡绿色，多色性较明显）。干涉色为Ⅱ级绿色（转变为绿泥石者为Ⅰ级灰色）。近于平行消光；正延长符号。二轴晶；负光性；光轴角很小。

6. 绢云母　薄片中无色，有时带有很弱的绿色；小鳞片状；低正突起。干涉色为红、黄、蓝、紫交织在一起似织锦缎，绚烂五彩。（图2-17-3）

（三）理化鉴别

1. 取本品细粉0.5g，加稀盐酸10ml水浴加热10分钟，振摇，离心。上清液显铁盐鉴别反应。（铁盐检查）

2. 取本品细粉0.5g，加稀盐酸5ml水浴加热10分钟，振摇，滴加过量的氢氧化钠试液至碱性，离心，倾去上清液，沉淀滴加氯化镁试液，超声溶解10分钟离心。取上清液加稀盐酸调至酸性，溶液显镁盐鉴别反应。（镁盐检查）

3. 取本品细粉0.5g，加稀盐酸5ml，水浴加热10分钟，振摇，滴加过量的氢氧化钠试液至碱性，离心。取上清液滴加稀盐酸至酸性，溶液显铝盐鉴别反应。（铝盐检查）

【质量评价】

1. 建立了青礞石药材的红外指纹图谱[1]，标定了8个共有峰作为青礞石指纹图谱的特征峰指纹谱，1～8号峰波数依次为：（3561 ± 3）cm^{-1}、（3432 ± 10）cm^{-1}、（2368 ± 8）cm^{-1}、（1635 ± 8）cm^{-1}、（999 ± 3）cm^{-1}、（767 ± 9）cm^{-1}、（682 ± 3）cm^{-1}、（461 ± 3）cm^{-1}。

2. 建立了包含10个特征峰8.66° ± 0.05° 、20.73° ± 0.06° 、26.44° ± 0.09° 、27.84° ± 0.10° 、34.04° ± 0.07° 、35.50° ± 0.10° 、44.78° ± 0.05° 、50.00° ± 0.07° 、54.51° ± 0.06° 、159.85° ± 0.06° 的青礞石X射线衍射（X-ray diffraction，XRD）指纹图谱[2]，晶格间距d（Å）及峰位2θ的均数相关系数、中位数相关系数、均数相似度（夹角余弦值）、中位数相似

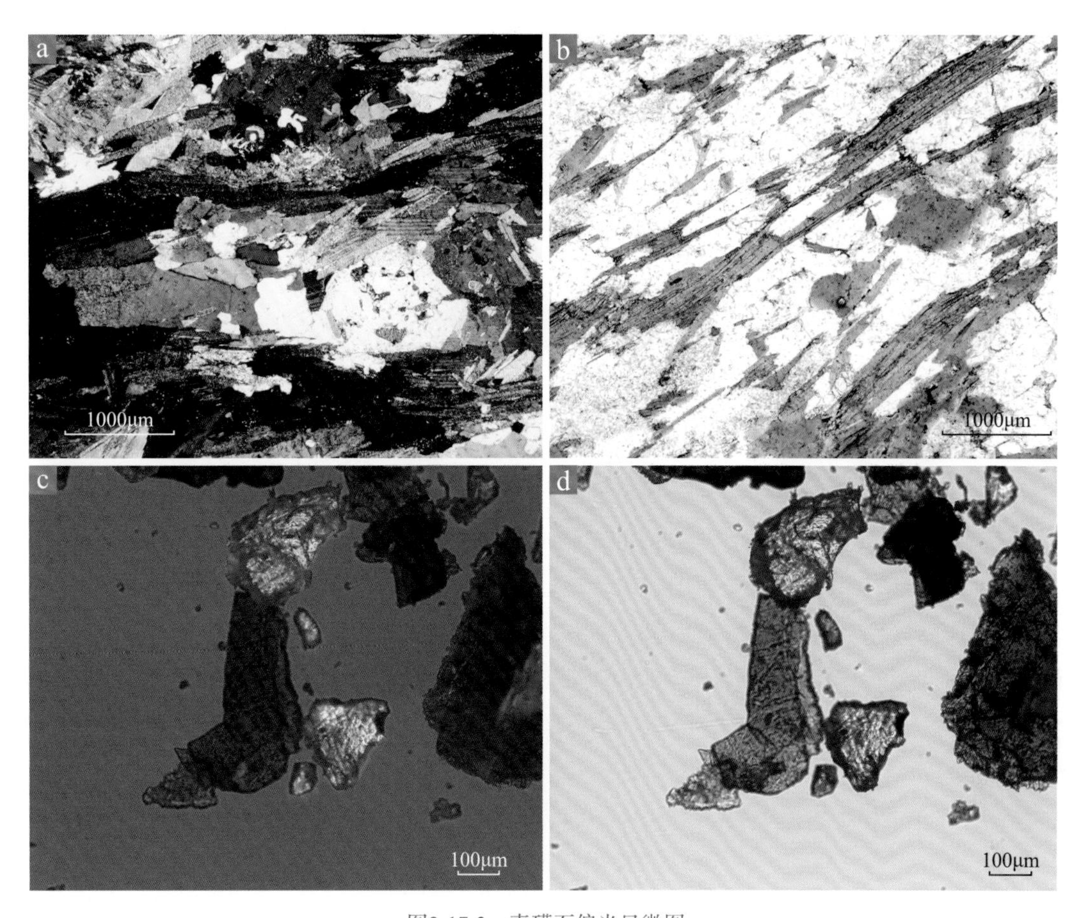

图2-17-3　青礞石偏光显微图

a. 磨片正交偏光　b. 磨片单偏光　c. 粉末正交偏光　d. 粉末单偏光

度（夹角余弦值）均在0.9999以上。

3. 建立了青礞石中25种元素的电感耦合等离子体质谱（inductively coupled plasma mass spectrometry，ICP-MS）测定方法[3]，Si、Fe、Mg、Al、Ca、K、Na等7个元素为主要成分，累积贡献率达到90.700%，并建立了含20种无机元素的特征图谱[4]。

【化学成分】主要含铁、镁、铝、钾、钠、钙的硅酸盐及钙、镁的碳酸盐。

【性味归经】甘、咸，平。归肺、心、肝经。

【功能主治】坠痰下气，平肝镇惊。用于顽痰胶结，咳逆喘急，癫痫发狂，烦躁胸闷，惊风抽搐。

【药理作用】

1. 抗心律失常作用　青礞石中［5.4g/（kg · d）］、高［10.8g/（kg · d）］剂量组能有效延迟氯化钡诱发大鼠室性期前收缩出现的时间，缩短室性期前收缩持续时间，减少每分钟室性期前收缩发生的个数[5]。

2. 抗慢性阻塞性肺疾病　青礞石能改善慢性阻塞性肺疾病（chronic obstructive pulmonary disease，COPD）大鼠模型的病理改变以及降低血清中IL（白细胞介素）-8、TNF（肿瘤坏死因子）-α、LTB（大肠杆菌不耐热性肠毒素）-4、MMP（基质金属蛋白酶）-9、TIMP（基质金属蛋白酶组织抑制因子）-1及肺组织匀浆液中IL-8、TNF-α、ICAM（细胞间黏附分子）-1、MCP（磷酸二氢钙）-1的含量[6]；减低COPD急性加重痰热证模型大鼠血清中CRP（C反应蛋白）、IL-8、TNF-α及肺组织中IL-8、TNF-α、ICAM-1、MCP-1的含量[7]；还能有效降低慢性阻塞性肺疾病急性加重（AECOPD）痰热证模型组大鼠血清中LTB-4、MMP-9、TIMP-1水平以及肺组织中NF-κB（核因子κB）的表达，从而改善症状[8]。

3. 抗癫痫作用　青礞石能改善戊四氮致癫痫大鼠模型脑组织海马区病理性改变以及升高T-SOD（抗氧化酶类超

氧化物歧化酶）活性，降低MDA（丙二醛）含量，升高Na^{+}，K^{+}-ATPase及Ca^{2+}，Mg^{2+}-ATPase的活性，降低nNOS（神经源性一氧化氮合酶）的含量，其中粉末效果明显，药渣次之，水煎液效果不明显[9]。其抗癫痫作用可能与其下调海马组织中Mbp（髓磷脂碱性蛋白）、Tspan2、Zfhx3蛋白表达有关[10]。

【用药警戒或禁忌】体虚弱非痰热实证者，不宜使用。孕妇禁服。

【附注】市售品有青礞石和金礞石两种，易混淆，二者原矿物和化学成分不尽相同，按《中国药典》规定，区别入药。

主要参考文献

[1] 刘圣金，吴德康，林瑞超，等. 青礞石FTIR指纹图谱研究[J]. 中成药，2012，34(2)：191-195.

[2] 刘圣金，吴德康，林瑞超，等. 矿物类中药青礞石的XRDFourier指纹图谱研究[J]. 中国中药杂志，2011，36(18)：2498-2502.

[3] 刘圣金，吴德康，林瑞超，等. 矿物药青礞石无机元素的ICP-MS分析[J]. 药物分析杂志，2010，30(11)：2067-2074.

[4] 刘圣金，吴德康，林瑞超，等. 青礞石药材质量标准研究[J]. 中药材，2011，34(10)：1532-1534.

[5] 张静. 青礞石栓抗大鼠室性早搏的实验研究[D]. 哈尔滨：黑龙江省中医药科学院，2015.

[6] 杨文国，王瑞，刘圣金，等. 矿物药青礞石干预COPD大鼠模型的多层数据分析[J]. 南京中医药大学学报，2016，32(5)：470-474.

[7] 王瑞，刘圣金，吴德康，等. 青礞石对AECOPD痰热证模型大鼠血清及肺组织中炎症因子的影响[J]. 中药材，2015，38(10)：2148-2151.

[8] 刘圣金，王瑞，吴德康，等. 矿物药青礞石对AECOPD痰热证大鼠肺组织NF-κB表达及血清中相关因子的干预作用[J]. 中成药，2017，39(2)：404-407.

[9] 吴露婷，刘圣金，吴德康，等. 矿物药青礞石对戊四氮点燃癫痫大鼠干预作用研究[J]. 中药材，2016，39(1)：155-159.

[10] 包敏捷，刘圣金，王宇华，等. 矿物药青礞石对PTZ点燃癫痫大鼠海马差异蛋白表达的影响[J]. 中药材，2018，41(10)：2162-2167.

（南京中医药大学　刘圣金　严宝飞）

18. 松石

Songshi

TURQUOIS

【别名】玉石、优宁、绿松石、土耳其玉。

【来源】为一种表生条件下由含铜水溶液与含氧化铝矿物及含磷矿物的岩石作用后，在裂隙中沉淀而成的矿物[1]。

【本草考证】本品始载于《四部医典》。《认药白晶鉴》载："沃优存在于岩石或沙土中，色淡绿白或色绿红，称'茹格玛日'和'茹格嘎日'。另有功效更好者称'优璋'（即指绿松石）比上述两种沃优质佳。"《无误蒙药鉴》称："老沃优中，色淡蓝白，光泽强者称'茹格嘎日'。色淡蓝红。有浅红色纹理，呈紫色者称'茹格玛日'。另有呈鲜淡蓝绿色者称绿松石，药用疗效好，比上述两种沃优质更佳。"历代蒙医药文献所载的优宁即沃优（绿松石）。蒙医沿用的绿松石形态特征基本符合本草描述，本草记载与现今所用松石基本一致。

【原矿物】三斜晶系，晶体作细小的短柱状，但十分罕见；多为隐晶质的致密块状、肾状、钟乳状、薄层状、细脉状、壳状或滚石状。没有双晶。蜡状光泽；薄片透光，块状的不透明；若含铜，多为天蓝色；如含铁，则为蓝绿或苹果绿色。条痕白色到淡绿或绿色[2]。

【主产地】主产于中国、伊朗、美国、苏联、埃及、澳大利亚、墨西哥、智利、秘鲁、巴西、苏丹、埃塞俄比亚、英国等。在我国主产于陕西、湖北、河南、青海、新疆、安徽、云南等地。

【成因及产状】干燥气候地区的次生矿物，多出现在经过风化分解的火山粗面岩当中，形成块状、瘤状、壳状或细脉状，由地面水和铝质的火成岩反应沉积而成。当中的磷酸成分可能来自岩石中的磷灰石；铝质可能来自长石的分解；铜质则可能来自岩石中少量的铜矿物。共生矿物有褐铁矿和石髓等[3-4]。

【采收与加工】随时采。采得后，小心除去外衣及杂质，挑选洁净者入药。

【药材鉴别】

（一）性状特征

本品为不规则、周围带有黑石的块状物。表面蓝绿色。体重，质硬脆，难砸碎，断面呈贝壳状，蜡样光泽，无臭，味淡。以块大、深蓝、蜡样光泽、无黑石者为佳。（图2-18-1）

（二）显微鉴别

正常光明场可见不均匀细粒结构类白色至淡黄色，常见角砾状及碎斑状结构。偏振光暗场具有明显的偏光性，具有类白色至淡蓝色偏光，有时可见细小的具有同心环纹的圆形颗粒。（图2-18-2）

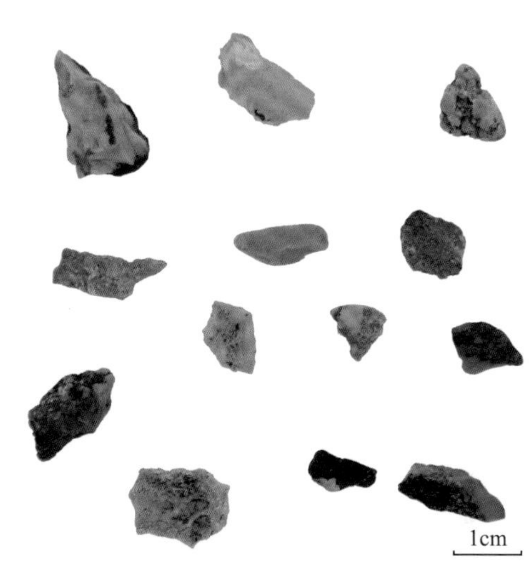

图2-18-1 松石药材图

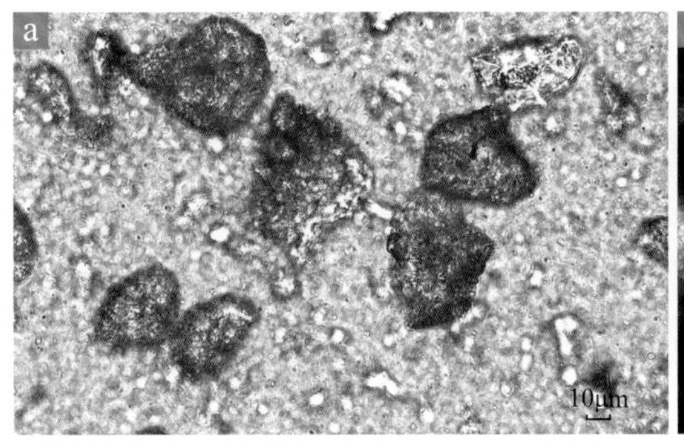

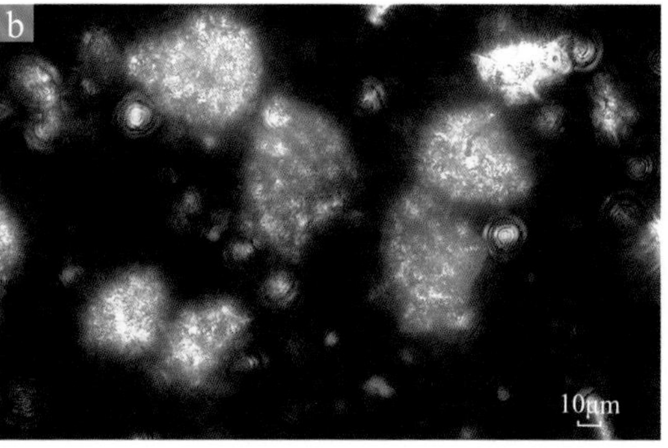

图2-18-2 松石粉末显微图（a）和透射偏光显微图（b）

（三）理化鉴别

置于密闭试管中加热，管壁有水珠凝结，而后崩解，同时变为棕黑色；灼烧后变为棕色，但不熔化，焰色反应为绿色；加盐酸打湿后，颜色反应变为蓝色（氯化铜）。经过灼烧之后，可溶于盐酸，溶液可作磷酸盐的鉴别试验。

【质量评价】以块大、深蓝、蜡样光泽、无黑石者为佳。

【化学成分】主要含$CuAl_6(PO_4)_4(OH)_8\cdot 5H_2O$。常与埃洛石“$Al_2Si_2O_5(OH)_4\cdot(1\sim2)H_2O$”、高岭石“$Al_4(Si_4O_{10})OH_8$”、石英“$SiO_2$”、云母K/Al/Mg/Fe/Li等层状结构铝硅酸盐的总称、褐铁矿“$Fe_2O_3\cdot nH_2O$”、磷铝石“$Al(H_2O)_2PO_4$”等共生。还含有硅、铝、镁、铁等元素。

【性味归经】甘，凉。归肝经。

【功能主治】清热解毒，保肝。用于肝热病，肝中毒，眼病。

【药理作用】

1. 抗菌作用 对藏药二十五味松石丸进行体外抑菌活性研究，发现二十五味松石丸对通常抗生素难抑制的耐药菌抑制效果好，尤其对表皮耐药金黄色葡萄球菌抑制效果最好[5]。

2. 抗肝硬化作用　松石对肝病具有广泛的治疗作用，七十味松石丸的作用机制可能是抑制胶原蛋白的合成，使已形成的胶原溶解和重吸收，从而有效的抑制肝纤维化。此外，七十味松石丸可能是通过抑制胶原合成，提高肝细胞功能，来发挥其抗肝硬化的作用[6]。

【附注】

1. 藏药所用的绿松石是不能人工合成或优化的，但市面上会有加工松石首饰后的边角料混入其中，这类松石人工优化的可能性非常高，因此应杜绝此类松石混入药用松石。

2. 随着现代高分子材料学的快速发展，松石的优化工艺也在不断改进，使用较多的是502胶或AB胶，用来固定铁线或保护颜色。对于此类优化过的松石，可通过以下方式区分鉴别：

（1）颜色——天然绿松石颜色变化自然，颜色往往不均匀，而合成松石、压制松石或染色松石的颜色较为单一均匀，色泽不自然。

（2）比重——压制松石或染色松石因含有黏合剂，因此一般重量较同等质量的天然松石轻。

（3）纹理——天然绿松石的纹理（习称“铁线”）有粗有细，且分布的情形也有疏密不同，具有天然的真实美感；合成松石的铁线摸起来较平滑，没有立体感，铁线粗细基本一致，较为刻板。

3. 根据优化工艺，可采用物理或化学手段进行鉴别，如可取蘸有氨水的棉球擦拭样品，染色松石会有掉色的现象；部分压制松石中因含有铜的化合物，采用盐酸溶液（浓盐酸与水比例为1：2）滴于松石表面，表面颜色很快由蓝色变成淡绿蓝色。

主要参考文献

[1] 王宝勤. 中华医学全集：国家藏药标准全书（三）[M]. 北京：中华医学电子音像出版社，2004：96-97.

[2] 梁继文. 矿物学（下）[M]. 台湾：五南图书出版公司，1984：1044-1047.

[3] 黄宣镇. 绿松石矿床的成矿特征及找矿方向[J]. 中国非金属矿工业导刊，2003(6)：50-51.

[4] 王荣，王昌燧，冯敏，等. 利用微量元素探索绿松石的产地[J]. 中原文物，2007(2)：101-106.

[5] 张春江，李红玉，贡布，等. 藏药复方二十五味松石丸体外抑菌作用研究[J]. 中成药，2007，29(10)：1534-1536.

[6] 冯海莲，王宁萍. 七十味松石丸对大鼠实验性肝硬化的影响[J]. 中成药，2005，27(6)：741-742.

（上海市食品药品检验所　程益清　曹帅）

19. 金礞石

Jinmengshi

MICAE LAPIS AUREUS

【别名】礞石。

【来源】为变质岩类蛭石片岩或水黑云母片岩。

【本草考证】清代之前本草多有“礞石”记载，而未见“金礞石”一称。“金礞石”一名首见于《目经大成》[清代眼科名著，乾隆六年（1741）草成，嘉庆二十三年（1818）问世。（[卷之三攻阵]滚痰丸十四）：“诗曰：滚痰丸，大黄芩，金礞石，海南沉”[1]。此处描述的是“礞石滚痰丸”的处方组成，描述的“金礞石”是指当时的“礞石”。这是现今发现的关于“金礞石”的最早文字记载。但作为独立的一味药材并以正名收录的始载于近代文献《药材学》[2]。两年后，1963年版《中国药典》也以金礞石为正名收载[3]。

【原矿物】蛭石片岩，单斜晶系，主要由鳞片状矿石组成，次要矿物为水黑云母，含有少量普通角闪石、石英。鳞片细小，断面可见到层状，显微镜下薄片具明显定向排列。为鳞片变晶结构；片状构造。片岩颜色较淡，呈淡棕色或棕黄色。金黄色光色泽。质较软，易碎，碎片主呈小鳞片状。结晶粗大的蛭石状如黑云母，但无弹性；焙烧时能爆裂成蛭虫状，而不同于黑云母。硬度1～1.5，{001}解理完全，薄片具挠性。密度约为2.3。加热时由于层间水分子的气化所形成的蒸气压，可以使蛭石急剧膨胀而发生层裂，形成蛭虫状。呈古铜色的膨胀体，密度迅速下降到0.6～0.9[4]。

水黑云母片岩，单斜晶系，呈假六方板状或锥形短柱状。依云母律形成双晶。主要由鳞片状矿物水黑云母组成，次要矿物为蛭石，含有小量普通角闪石、石英。为鳞片变晶结构，片状构造。片岩颜色较深，呈黄褐色或深铁黄色。金色或银白色光泽。体轻，质软，易碎，碎后如麦麸。片状或鳞片集合体。透明至不透明，玻璃光泽，解理面呈珍珠光泽，{001}解理极完全，{110}和{010}解理不完全。鳞片具弹性，硬度2.5～3.0，密度3.02～3.12[4]。（图2-19-1）

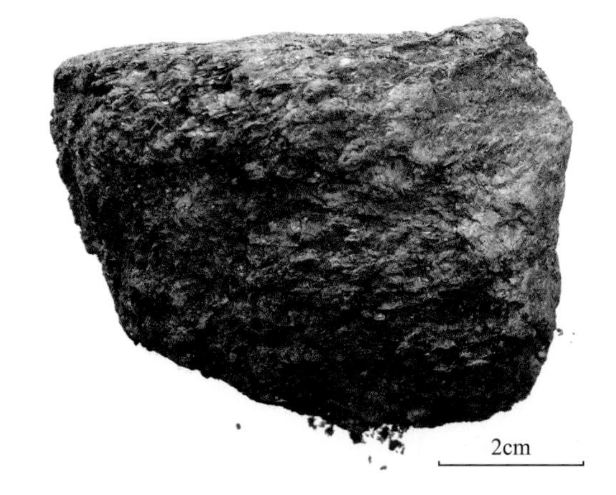

图2-19-1 金礞石矿物图

【主产地】我国河南、山西、河北、江苏等省均有产出。

【成因及产状】蛭石片岩，由黑云母经低温热液蚀变或风化作用而形成。

黑云母片岩，常由泥质岩石遭受热变质或区域变质作用时形成。

【采收与加工】全年可采，采挖后，除去杂石和泥沙。

【药材鉴别】

（一）性状鉴别

为鳞片状矿物组成的集合体。呈不规则块状或碎片，碎片直径0.1～0.8cm；块状者直径2～10cm，厚0.6～1.5cm。无明显棱角，棕黄色或黄褐色，带有金黄色或银白色光泽。质脆，用手捻之，易碎成金黄色闪光小片。具滑腻感，气微，味淡。（图2-19-2）

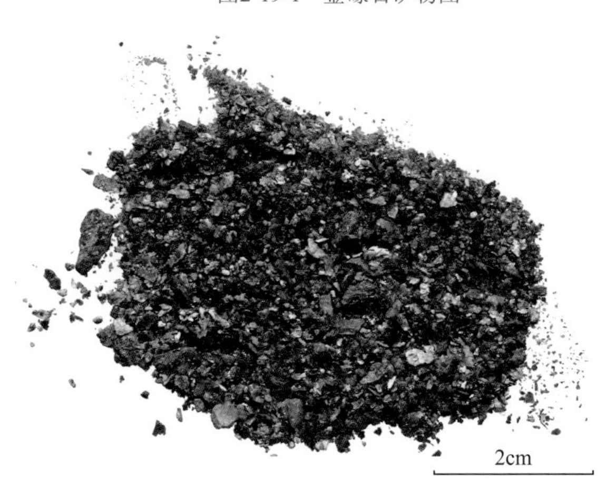

图2-19-2 金礞石药材图

（二）显微鉴别

透射偏光镜下观察：主为蛭石、水黑云母及少量普通角闪石、石英。

1. 蛭石薄片中从无色至浅褐黄色。片状，依一定方向排列。低正突起，具多色性，N_g=N_m为浅褐色，N_p无色，$N_g=N_m>N_p$；解理完全。干涉色达到Ⅲ级黄；近于平行消光；正延长符号。二轴晶；负光性。

2. 水黑云母薄片中颜色较深，浅黄褐色至黄褐色，多色性较强。

3. 普通角闪石薄片中呈绿色；局部分布；多色性较强，N_g深绿色，N_m深绿色或绿色，高正突起，糙面明显；一组解理，横切面两组解理，相交成56°与124°解理角。最高干涉色可达到Ⅱ级红；倾斜消光，消光角（$C\wedge N_g$）为12°～24°；正延长符号。二轴晶；负光性。

4. 石英薄片中无色透明，分布于蛭石与水黑云母之间。低正突起，表面光滑，无糙面现象，见不到解理，最高干涉色为Ⅰ级黄白色。波状消光。一轴晶；正光性。折光率：N_o=1.544，N_e=1.533。（图2-19-3）

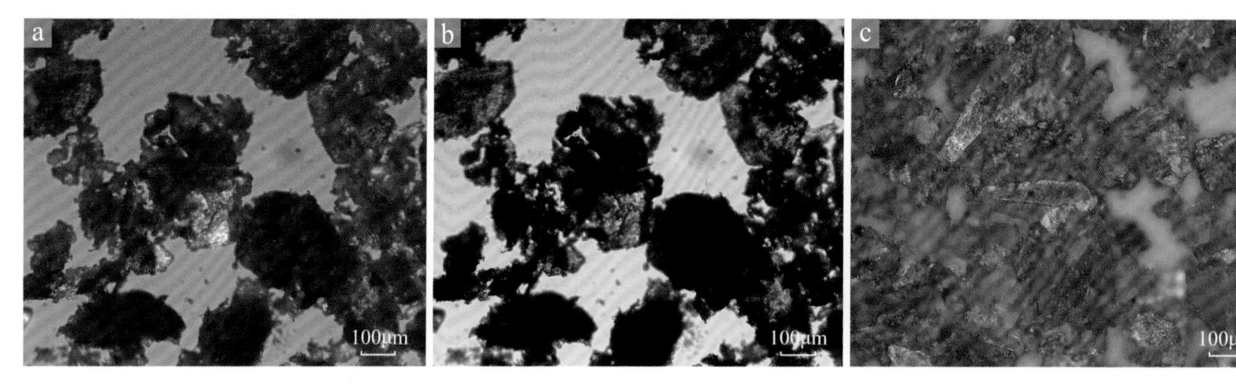

图2-19-3　金礞石粉末偏光显微图

a. 正交偏光　b. 单偏光　c. 反射偏光

（三）理化鉴别

取本品碎片少量，置铁片上加热，即层裂或散裂，膨胀2～5倍，有的鳞片变成弯曲的蛭虫状；色泽变浅，重量减轻，可浮于水面。

【质量评价】以块整、色金黄、无杂质者为佳。由于黑云母片岩（青礞石）与水黑云母片岩（金礞石）只是水化程度不同，传统鉴别难以量化区分。因此，王益群[5]等建立了化学滴定法分析其中亚铁含量，金礞石样品中的亚铁含量均较低，其范围在1%～2%，而青礞石样品的亚铁含量明显偏高，范围在4%～6%，说明金礞石黑云母的水化程度较高，给金礞石的质量评价提供参考。

王栋等[6]优选出金礞石的最佳热膨胀率与热膨胀容测定条件为：焙烧温度为800℃，焙烧时间为10min，样品粒径为40目。在此条件下，测得金礞石的热膨胀率为105.2%，热膨胀容为1.85。

金礞石的傅里叶红外光谱吸收带主要分为4个区域：3700～3000cm^{-1}区间的OH伸缩振动吸收，1620cm^{-1}左右处的H_2O弯曲振动吸收，1000cm^{-1}左右处的Si-O伸缩振动吸收和550～400cm^{-1}区间的Si-O弯曲振动吸收[7]。同时建立了中药金礞石的红外指纹图谱，为其质量控制提供参考[8]。

黄楠[9]等比较研究了金礞石炮制前后阳离子交换容量（CEC）及交换性阳离子的变化，发现金礞石炮制后CEC显著下降，蛭石层间各可交换性阳离子交换量降低，四面体及八面体阳离子交换量增加。

金礞石的人工胃液浸出率在5%以上，浸出液中主要元素为钙、镁，其次为铁、铝；样品水煎煮的浸出率及各元素的浸出量均较低，低于0.4%[10]。

【化学成分】主要含钾、镁、铝的硅酸盐，尚含钙、锰、锑等。

【性味归经】甘，咸，平。归肺、心、肝经。

【功能主治】坠痰下气，平肝镇惊。用于顽痰胶结，咳逆喘急，癫痫发狂，烦躁胸闷，惊风抽搐。

【用药警戒或禁忌】虚弱之人及妊娠期妇女禁服，气弱血虚者大忌。

主要参考文献

[1] 黄庭镜. 目经大成 [M]. 卢丙辰，张邓民，点校. 北京：中医古籍出版社，1987：284.

[2] 南京药学院药材教研组. 药材学[M]. 北京：人民卫生出版社，1960：1312.

[3] 林瑞超. 矿物药检测技术与质量控制[M]. 北京：科学出版社，2013：464.

[4] 赵明. 矿物学导论[M]. 北京：地质出版社，2016：202.

[5] 王益群，郭啸，王栋，等. 矿物药金礞石和青礞石中铁元素的价态分析[J]. 中华中医药杂志，2013，28(6)：1864-1866.

[6] 王栋，郭啸，王益群，等. 中药金礞石热膨胀率与热膨胀容测定方法的研究[J]. 药物分析杂志，2011，31(7)：1389-1392.

[7] 王栋，刘卉，王伯涛. 矿物药金礞石的红外光谱分析[J]. 分析测试学报，2011，30(5)：577-581.

[8] 王栋，王永禄，郭啸，等. 中药金礞石红外指纹图谱相似度分析[J]. 光谱学与光谱分析，2011，31(10)：2715-2718.
[9] 黄楠，郭啸，王栋，等. 金礞石炮制前后阳离子交换容量及交换性阳离子分析[J]. 中草药，2012，43(11)：2154-2157.
[10] 王栋，刘芹，王伯涛. 金礞石人工胃液和水溶性浸出物及其主要元素分析[J]. 中国实验方剂学杂志，2011，17(12)：58-61.

（南京中医药大学　刘圣金　戴仕林）

20. 炉甘石

Luganshi

CALAMINE

【别名】甘石、浮水甘石、羊肝石、炉眼石。

【来源】为碳酸盐类矿物方解石族菱锌矿Smithsonite［主含$ZnCO_3$］和含水碳酸盐类矿物水锌矿Hydrozincite［主含$Zn_5(CO_3)_2(OH)_6$］。

【本草考证】本品始载于《外丹本草》[1]。《本草品汇精要》载："炉甘石出广川、池州山谷。其形腻软，棱层作块，大小不一，有粉红色如梅花瓣者，亦有清白色而挟石者，入药而以纯白而腻者佳，余色粗砺为劣。"《本草纲目》载："炉甘石所在坑冶处皆有，川、蜀、湘东最多，而太原、泽州、阳城、高平、灵丘、融县及云南者为胜。金银之苗也。其块大小不一，状似羊脑、松如石脂，亦粘舌。产于金坑者其色微黄，为上。产于银坑者，其色白，或带青，或带绿，或粉红。"本草记载与现今所用炉甘石基本一致。

【原矿物】三方晶系，晶体常呈块状、土状、皮壳状集合体。纯者白色，常被染成灰白、淡黄、浅绿或浅褐色。透明至半透明，玻璃光泽或暗淡土状光泽，晶面上有时呈珍珠光泽。硬度4.5～5.0，性脆，断口参差状。相对密度4.5～5.0。

【主产地】主产于我国湖南、广西、四川等省区，以广西梧州为道地产区。

【成因及产状】菱锌矿与水锌矿为共生矿物，主要由闪锌矿氧化蚀变而成。闪锌矿物经氧化作用而形成的次生矿物，常见于铅锌硫化物矿床的氧化带下部及其附近。

【采收与加工】全年可采，采挖后洗净，晒干，除去杂石。

【药材鉴别】

（一）性状特征

为块状集合体，呈不规则的块状，灰白色或淡红色。表面粉性，无光泽，凹凸不平，多孔，似蜂窝状。体轻，易碎。无臭，味微涩。（图2-20-1）

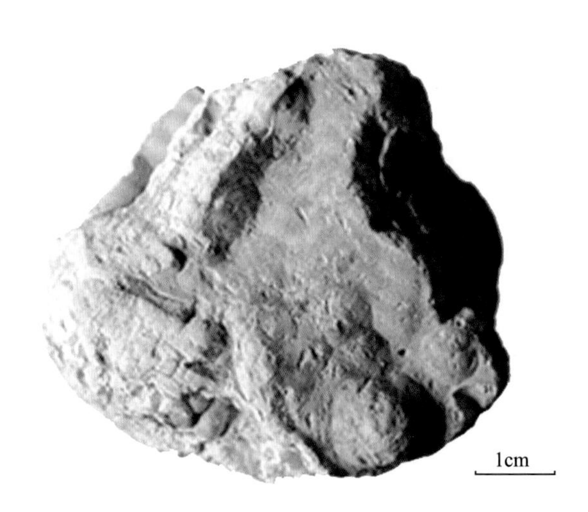

图2-20-1　炉甘石药材图

（二）显微鉴别

偏光显微镜下：往往呈环行针状或粒状。针体常沿解理裂隙分布，粒状菱面体清楚。折射率：N_p=1.640，N_m=1.736，N_g=1.750，双折射率：N_g–N_p=0.110；干涉色鲜艳（较高）；平行消光。二轴晶；正光性。（图2-20-2）

（三）理化鉴别

1. 取本品粗粉1g，加稀盐酸10ml，即泡沸。将此气体通入氢氧化钙试液中，即生成白色沉淀。

2. 取本品粗粉1g，加稀盐酸10ml使溶解，滤过，滤液加亚铁氰化钾试液，即生成白色沉淀，或杂有微量的蓝色沉淀。

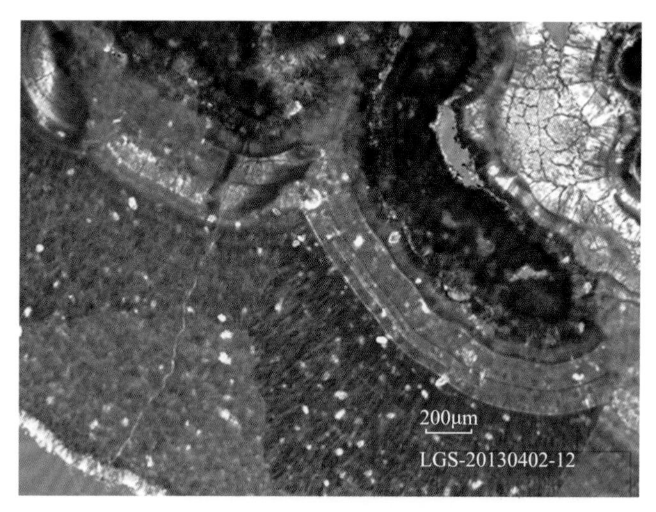

图2-20-2　炉甘石偏光显微图

【质量评价】以色白、体轻、质轻松，孔隙多，舔之粘舌者佳，能浮于水面者，称浮水甘石[2]。本品按干燥品计算，含氧化锌（ZnO）不得少于40.0%。

【化学成分】主要成分为碳酸锌（$ZnCO_3$）或碱式碳酸锌［$Zn_5(CO_3)_2(OH)_6$］，尚含少量氧化钙、氧化镁、氧化铁、氧化锰，及微量的钴、铜、镉、铅和痕量的锗与铟等元素。

【性味与归经】甘，平。归肝、脾经。

【功能主治】解毒明目退翳，收湿止痒敛疮。用于目赤肿痛，睑弦赤烂，翳膜遮睛，胬肉攀晴，溃疡不敛，脓水淋漓，湿疮瘙痒。

【药理作用】

1. 抑制细菌生长　炉甘石经炮制后转化为氧化锌（ZnO），锌离子与细菌的细胞膜及膜蛋白结合，破坏其结构，进入细胞后破坏电子传递系统的酶并与DNA反应，达到抗菌目的[3]。

2. 敛口生肌　炉甘石有助于缩小创口面积；炉甘石、煅炉甘石在高剂量时均可以促进肉芽组织中的新生毛细血管生成，增加受损创面的血供，加速创面恢复[3]。

【用药警戒或禁忌】炉甘石忌内服。炉甘石中微量元素，尤其是有害元素的含量是关系用药安全的重要因素，但临床应用是以氧化锌入药，所以应制订氧化锌中铅、镉、汞、砷、铜的限量，为临床安全用药提供依据。

【附注】

1. 目前市售炉甘石药材的主流品种为水锌矿，主含碱式碳酸锌。市场上、临床中极难得到菱锌矿基源的炉甘石。跟踪调研发现：炉甘石商品药材均为水锌矿，炉甘石的主产地广西所产也为水锌矿。

2. 菱锌矿与水锌矿的本质均为含锌碳酸盐，考察的主要指标均为氧化锌含量。炉甘石高温煅烧、水飞后，无论是水锌矿还是菱锌矿，经适当的高温煅烧后，其成分均转变成氧化锌[4]。

3. 目前药材市场上炉甘石伪品泛滥，约有50%的市售炉甘石是伪品。

主要参考文献

[1] 王孝涛. 历代中药炮制法汇典（古代部分）[M]. 南昌：江西科学技术出版社，1986：535.

[2] 冯宝麟. 古今中药炮制初探[M]. 济南：山东科学技术出版社，1984：223.

[3] 李洪超. 中国矿物药[M]. 北京：地质出版社，1988：338.

[4] 杨连菊，张志杰，李娆娆，等. 基于物相与成分分析的中药炉甘石基源研究[J]. 光谱学与光谱分析，2011，31(11)：3092-3097.

（中国中医科学院　张志杰　张海燕）

21. 枯矾

Kufan

ALUMEN

【别名】煅白矾、炙白矾、枯白矾、白矾灰、烧明矾。

【来源】为硫酸盐类矿物明矾石经煅制失去结晶水而得。

【本草考证】本品始载于《神农本草经》。《本草纲目》载："今人但煅干汁用，谓之枯矾，不煅者为生矾。"《本草汇言》载："取光明如水晶、酸咸涩味俱全者，研作细粉，以瓷瓶用六一泥固之。候泥干，入粉三升于瓶内，旋入五方草及紫背天葵，各取汁一镒。俟汁干，盖瓶口，更泥封，上下用火百觔煅之，从巳至未，去火取出，则色如银，研如轻粉用"。本草记载与现今所用枯矾基本一致。

【原矿物】【主产地】【成因及产状】参见"白矾"。

【采收与加工】全年可采，采挖明矾石后除去杂质（采得后打碎，用水溶解，收集溶液，蒸发浓缩，放冷后即析出结晶），经煅烧至松脆、失去结晶水即得。

【药材鉴别】

（一）性状特征

本品为不规则块状，大小不等，色雪白或稍黄，体极轻，泡松酥碎，内外皆有细小如针眼的空隙。易黏手，质轻松，捻之则成粉末状。质地细腻，无气味。（图2-21-1）

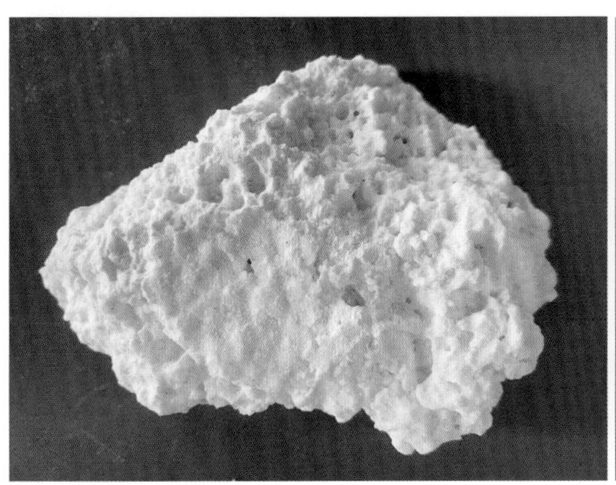
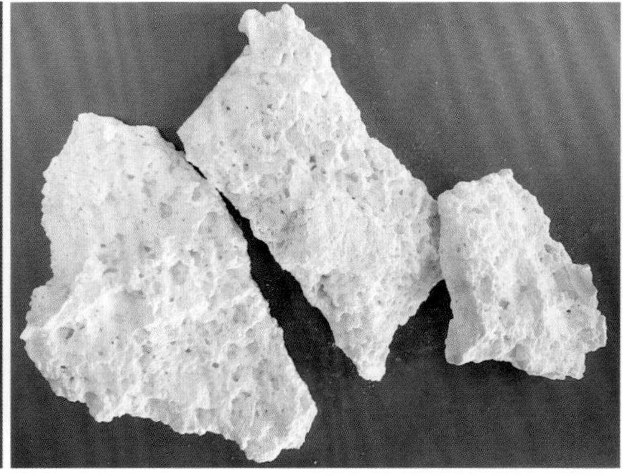

图2-21-1　枯矾药材图

（二）显微鉴别

枯矾粉末在透射偏光镜下，无色透明，负突起；折射率*N*=1.4564，均质体。（图2-21-2）

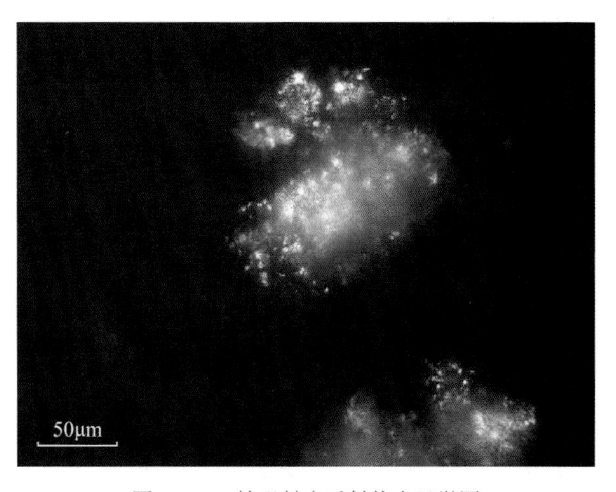

图2-21-2　枯矾粉末透射偏光显微图

（三）理化鉴别

1. 铝盐　取本品水溶液，滴加氢氧化钠试液，即生成白色胶状沉淀；分离，沉淀能在过量的氢氧化钠试液中溶解；取本品水溶液，加氨试液至生成白色胶状沉淀，滴加茜素磺酸钠指示液数滴，沉淀即显樱红色。

2. 钾盐　取铂丝，用盐酸湿润后，蘸取本品的水溶液，在无色火焰中燃烧，火焰即显紫色；但有少量的钠盐混存时，须隔蓝色玻璃透视，方能辨认；取本品水溶液，加热炽灼除去可能杂有的铵盐，放冷后，加水溶解，再加0.1%四苯硼钠溶液与醋酸，即生成白色沉淀。

3. 硫酸盐　取本品水溶液，滴加氯化钡试液，即生成白色沉淀，分离，沉淀在盐酸或硝酸中均不溶解；取本品水溶液，滴加醋酸铅试液，即生成白色沉淀，分离，沉淀在醋酸铵试液或氢氧化钠试液中均不溶解；取本品水溶液，加盐酸，不生成白色沉淀。

4. 枯矾药材的FTIR指纹图谱　显示枯矾共有峰有9个：476，608，694，1130，1430，1636，2360，3215，3343cm^{-1}[1]。

【质量评价】以色白、质硬而脆、无杂质者为佳。

铵盐检查　取本品0.1g，加无氨蒸馏水100ml使溶解，取10ml，置比色管中，加无氨水40ml与碱性碘化汞钾试液2ml，如显色，与氯化铵溶液（取氯化铵31.5mg，加无氨蒸馏水使成1000ml）1ml、碱性碘化汞钾试液2ml及无氨蒸馏水49ml的混合液比较，不得更深。

铜盐与锌盐检查　取本品1g，加水100ml与稍过量的氨试液，煮沸，滤过，滤液不得显蓝色，滤液中加醋酸使成酸性后，再加硫化氢试液，不得发生浑浊。

铁盐检查　取本品0.35g，加水20ml溶解后，加硝酸2滴，煮沸5分钟，滴加氢氧化钠试液中和至微显浑浊，加稀盐酸1ml、亚铁氰化钾试液1ml与水适量使成50ml，摇匀，1小时内不得显蓝色。

重金属检查　取本品1g，加稀醋酸2ml与水适量使溶解成25ml，依法检查，含重金属不得过20mg/kg。

【化学成分】主要成分为硫酸铝钾［$KAl(SO_4)_2$］。

【性味归经】酸、涩，寒。归肺、脾、肝、大肠经。

【功能主治】解毒杀虫，燥湿止痒；止血止泻，祛除风痰。外治用于湿疹，脱肛，疥癣，痔疮，聤耳流脓；内服用于久泻不止，便血，崩漏，癫痫发狂。枯矾收湿敛疮，止血化腐。

【药理作用】

1. 抑菌作用　枯矾对大肠杆菌、痢疾杆菌、白色葡萄球菌、金黄色葡萄球菌、变形杆菌、炭疽杆菌、甲副伤寒沙门菌、伤寒杆菌都有明显的抑菌作用[2]。

2. 收敛消炎作用　枯矾可从细胞中吸收水分，使细胞发生脱水收缩，减少线体分泌，减少炎症渗出物，又可与血清蛋白结合成难溶于水的蛋白化合物沉淀，使组织或创面呈现干燥，起到收敛消炎的作用[3]。

3. 其他作用　内服能刺激黏膜而引起反射性呕吐，肠道不能吸收，能抑制肠黏膜分泌而奏止泻之效[4]。

【用药警戒或禁忌】肾功能差者，不能长期或大剂量服用。胃虚慎用，孕妇忌用。

【附注】对$KAl(SO_4)_2$的急性毒性、蓄积毒性以及神经毒性进行了研究[4-5]，$KAl(SO_4)_2$对小鼠的急性经口毒性，雄性LD_{50}为4300mg/kg，95%可信限为2650～6980mg/kg；雌性LD_{50}为3690mg/kg，95%可信限为2710～5010mg/kg。小鼠的体重未见下降，提示可能在一定剂量下，$KAl(SO_4)_2$对昆明种小鼠并不产生蓄积毒性。曾有报道指出，铝的化学形态对不同含铝化合物的毒性大小起重要调节作用[6]，这可能就是$KAl(SO_4)_2$蓄积毒性不同于其他含铝化合物的原因，而本研究$KAl(SO_4)_2$基本无蓄积毒性，采用自身对照，随着染毒时间延长和剂量增加，染毒动物神经行为有明显变化，提示明矾可能对小鼠的神经系统有损伤作用，与其他含铝化合物一样具有一定的神经毒性。

根据世界卫生组织（WHO）的毒性分级标准表可知，$KAl(SO_4)_2$对昆明种小鼠毒性为低毒。采用定期递增剂量法测定$KAl(SO_4)_2$对昆明种小鼠经口染毒的蓄积系数，雄、雌小鼠分别为$K=9.97$、$K>12.8$。参照蓄积系数分级标准可以判断，$KAl(SO_4)_2$对昆明种小鼠为轻度蓄积或基本无蓄积性[7]。

主要参考文献

[1] 尤淑霞，刘圣金，吴德康，等. 白矾和枯矾的FTIR指纹图谱比较研究[J]. 药物分析杂志，2011，31(6)：1054-1058.

[2] 乌恩，杨丽敏，白文明. 白矾及其炮制品枯矾体外抑菌作用研究[J]. 内蒙古医学院学报，2007，29(4)：259-260.

[3] 中山医学院中药临床应用编写组. 中药临床应用[M]. 广州：广东人民出版社，1975：547.

[4] 刘锟. 枯矾治疗复发性口疮介绍[J]. 基层医刊，1981(6)：29.

[5] 龙菲，文嫱华，杨慧，等. 硫酸铝钾对小鼠急性毒性和蓄积毒性试验[J]. 毒理学研究，2014，28(4)：298-230.

[6] Lévesque L，Mizzen CA，McLachlan DR，et al. Ligand specific effects on aluminum incorporation and toxicity in neurons and astrocytes[J]. Brain Res，2000，877(2)：191-202.

[7] 王心如，周宗灿. 毒理学基础[M]. 第4版. 北京：人民卫生出版社，2005.

（马应龙药业集团股份有限公司　丁明和）

22. 轻粉

Qingfen

CALOMELAS

【别名】汞粉、水银粉、峭粉、腻粉。

【来源】为水银、食盐、皂矾用升华法炼制而成的氯化亚汞结晶。

【本草考证】本品始载于《本草拾遗》。《本草纲目》载："水银粉释名：亦名汞粉、轻粉、峭粉、腻粉……气味辛、冷、无毒"。《本草备要》载："燥，劫痰涎，外用杀虫。辛冷。杀虫治疮，劫痰消积。善入经络，瘛疭药多用之。不可过服常用。土茯苓、黄连、黑铅、铁浆、陈酱能制其毒"。本草记载与现今所用轻粉基本一致。

【原矿物】天然产出的汞膏，或名角汞矿，人工合成后称甘汞。

【主产地】主产于我国武汉、湘潭、重庆、天津、安国、昆明等地。本品为人工合成品，其他地区亦可生产。

【采收与加工】轻粉系人工炼制品，其炼制方法有多种。①将硫酸汞15份与汞10份混合，使成为硫酸亚汞，加食盐3份，混合均匀，升华即得升华物呈结晶状。②硫酸亚汞10份和硝酸1.5份与蒸馏水88.5份混合，加食盐3份的水溶液，即得氯化亚汞沉淀，倾泻上层清液，以蒸馏水洗涤沉淀物，至无氯离子反应为止，过滤，避光微温，干燥。

【药材鉴别】

（一）性状特征

本品为白色有光泽的鳞片状或雪花状结晶，或结晶性粉末；遇光颜色缓缓变暗。气微。（图2-22-1）

（二）显微鉴别

透射偏光镜下，无色透明，片状、不规则长片状、长条形，先端常呈角状。高正突起。（图2-22-2）

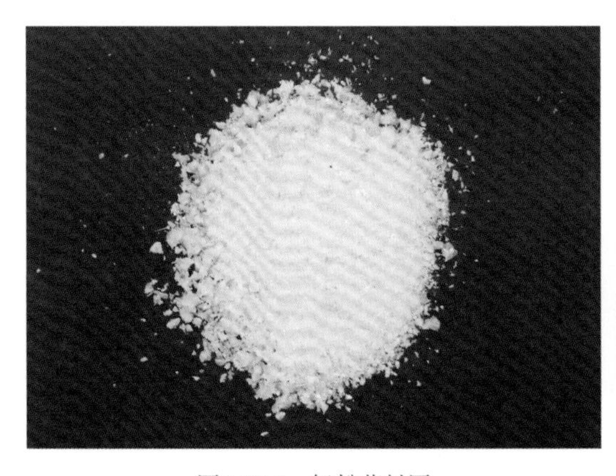

图2-22-1　轻粉药材图

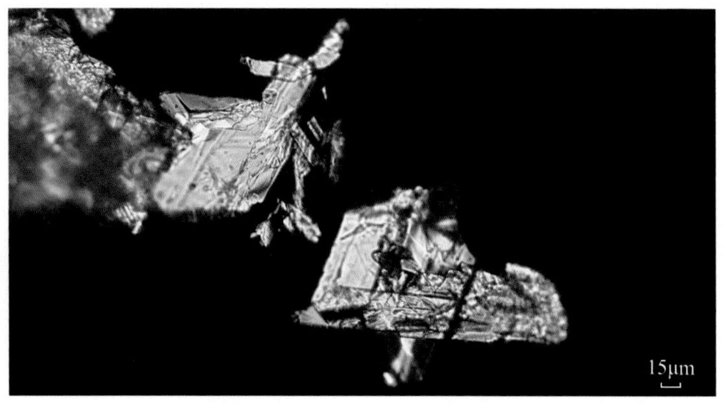

图2-22-2　轻粉粉末偏光显微图

（三）理化鉴别

1. 本品遇氢氧化钙试液、氨试液或氢氧化钠试液，即变成黑色。

2. 取本品，加等量的无水碳酸钠，混合后，置干燥试管中，加热，即分解析出金属汞，凝集在试管壁上，管中遗留的残渣加稀硝酸溶解后，滤过，滤液显氯化物的鉴别反应。

【质量评价】

1. 以洁白、片大、体轻、明亮、有鳞片状结晶、无水银珠者为佳。轻粉中氯化亚汞（Hg_2Cl_2）的含量不得少于99.0%。

2. 升汞杂质检查：取本品2g，加乙醚20m1，振摇5分钟后，滤过，滤液挥去乙醚，残渣加水10ml与稀硝酸2滴溶解后，照氯化物检查法检查，如发生浑浊，与标准氯化钠溶液7ml用同一方法制成的对照液比较，不得更浓。

3. 汞珠杂质检查：取本品约1g，平铺于白纸上，用扩大镜检视，不应有汞珠存在。

【化学成分】主要含有氯化亚汞（Hg_2Cl_2），含少量的氯化汞（$HgCl_2$）。

【性味归经】辛，寒；有毒。归大肠、小肠经。

【功能主治】外用杀虫，攻毒，敛疮；内服祛痰消积，逐水通便。外治用于疥疮，顽癣，臁疮，梅毒，疮疡，湿疹；内服用于痰涎积滞，水肿臌胀，二便不利。

【药理作用】

1. 抗菌作用　轻粉有广泛的抑菌作用。0.5%～1%轻粉混悬液在体外对大肠杆菌、变形杆菌、乙型溶血性链球菌、金黄色葡萄球菌均有明显抑制作用[1]。

2. 对皮肤及黏膜的影响　三粉冰片膏治疗皮肤溃疡98例表明，其主要用于治疗疮疡溃烂，且有很好的疗效[2]。由于轻粉可以杀虫解毒利水，不适合用于急性皮肤损害和谨慎用于黏膜皮肤破损[3]。

3. 泻下作用　甘汞口服后在肠中遇碱及胆汁，小部分变成易溶的二价汞离子，它能抑制肠壁细胞的代谢与功能活动，阻碍肠中电解质与水分的吸收而引起泻下。且可抑制肠道中细菌将胆绿素变为胆红素，又因肠内容物迅速排出，影响了胆绿素的转变，故服药后大便可成绿色。

4. 利尿作用　二价汞离子吸收后，可与肾小管细胞中含巯基酶结合，抑制酶活性，影响其再吸收功能而有利尿作用。含轻粉的“舟车丸”内服治疗心脏病所引起的四肢水肿、腹水及大便秘结者，有一定利尿通便作用。

【用药警戒或禁忌】本品有毒，不可过量；内服慎用；孕妇禁服。

【附注】

1. 轻粉毒性较小，但与水共煮，则分解而产生氯化汞及金属汞，后两者均有剧毒。贮存不善，置于空气中或遇光，轻粉颜色渐渐变深，亦起同样变化，而具剧毒。因此轻粉不宜用水煎服，贮藏时应置干燥处，遮光，密闭保存。

2. 黑纱系制造轻粉的副产物，为炼制轻粉所用器具积累而生成一层锅巴状或水锈样物质。震动结巴，用铲铲下即为黑纱。其成分亦为氯化亚汞。本品呈不规则的片块状，大小厚薄不一，表面呈灰色，断面呈棕灰色，略显粗糙，如砂粒状集结，断面有星点状光泽，砸碎常有极细微之水银珠析出。气无，味淡。性味同轻粉，多外用。用于治疗外伤，能防治伤口感染发炎[4]。

3. 轻粉及含轻粉中药局部皮肤外用后，通过皮肤吸收入血可以在体内多个脏器蓄积，并引起全身系统的毒性效应[5]。汞进入体内，转化为二价汞离子，主要干扰与巯基有关的多种酶和细胞膜结构，产生毒性作用[6]。

主要参考文献

[1] 王超仁，左金明. 轻粉抑菌效果的实验研究[J]. 安徽医科大学学报，1997(4)：395.

[2] 杨宏民. 三粉冰片膏治疗皮肤溃疡98例[J]. 陕西中医，1997，18(7)：336.

[3] 白学让. 红粉和轻粉的矿物学研究[J]. 中国药学杂志，1994，29(2)：86-88.

[4] 高天爱. 矿物药及其应用[M]. 北京：中国中医药出版社，2012：65-71.

[5] 邱恒，王旗. 中药轻粉临床外用的风险评估[J]. 中国中药杂志，2015，40(14)：2706-2710.

[6] 李安，孙利梅，王涤新. 含轻粉中药丸导致急性汞中毒[J]. 药物不良反应杂志，2010，12(2)：120-121.

（上海市食品药品检验所　程益清　曹帅）

23. 钟乳石

Zhongrushi

STALACTITUM

【别名】石钟乳、留公乳、虚中、钟乳、鹅管石。

【来源】为碳酸盐类矿物方解石族方解石。

【本草考证】本品始载于《神农本草经》，被列为上品。《吴普本草》载：“生太山山谷阴处，岸下聚溜汁所成，如乳汁，黄白色，空中相通，二月三月采，阴干。”《本草经集注》载：“第一出始兴（在广东），而江陵及东境名山石洞，亦皆有。惟通中轻薄如鹅翎管，碎之如爪甲，中无雁齿，光明者为善。长挺乃有一二尺者，色黄，以苦酒洗刷则白。”《本草纲目》载：“石之津气，钟聚成乳，滴溜成石，故名石钟乳。”本草记载与现今所用钟乳石基本一致。

【原矿物】三方晶系，呈扁圆锥形、圆锥形及圆柱形。表面粗糙，凹凸不平。类白色，有的因含杂质而染成灰白色或浅棕黄白色等。玻璃光泽或暗淡。硬度3，解理{1011}完全，性脆。断面较平整，可见同心层状构造或放射状构造，中心有的有空心。相对密度2.6～2.8。遇冷稀盐酸剧烈起泡。（图2-23-1）

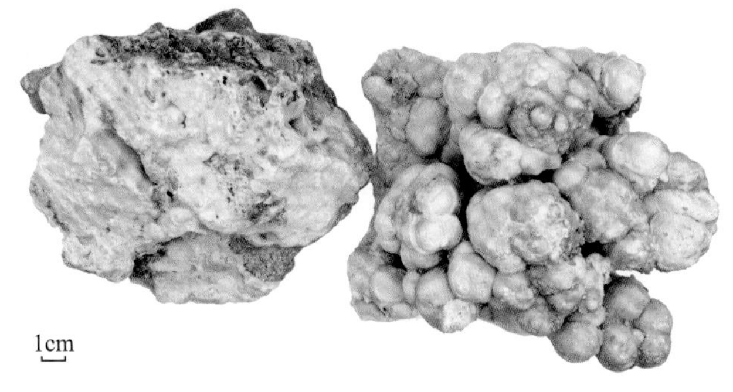

图2-23-1　钟乳石矿物图

【主产地】主产于广西、湖北、四川、山西等地。

【成因及产状】钟乳石系含碳酸钙的水溶液，经石灰岩裂隙，从溶洞顶滴下，因水分蒸发，二氧化碳散逸，使析出的碳酸钙沉积而成，且自上向下逐渐增长，倒垂于洞顶。本矿物钟乳状集合体附着于石上的粗大根盘为殷孽、细管状集合体为鹅管石。

【采收与加工】石灰岩山洞中采集，除去杂石，洗净，晒干。入药时多以水飞细用。

【药材鉴别】

（一）性状特征

本品为钟乳状集合体，略呈圆锥形或圆柱形。表面白色、灰白色或棕黄色，粗糙，凹凸不平。体重，质硬，断面较平整，白色至浅灰白色，对光观察具闪星状的亮光，近中心常有一圆孔，圆孔周围有多数浅橙黄色同心环层。气微，味微咸。（图2-23-2）

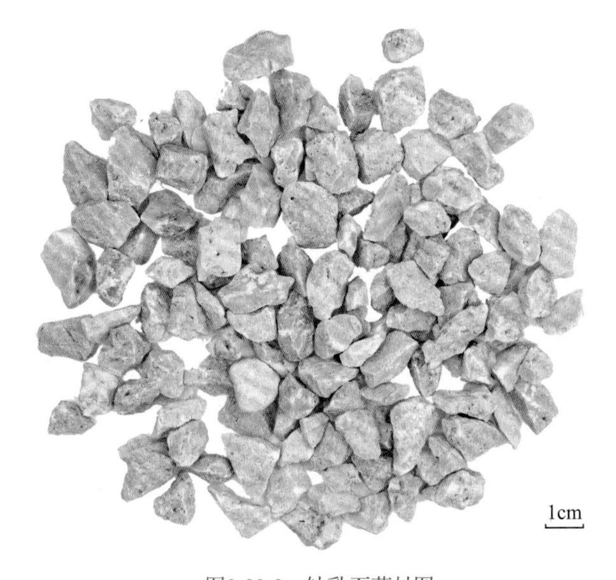

图2-23-2　钟乳石药材图

（二）显微鉴别

透射偏光镜下：薄片无色透明。方解石呈结晶状，其分布呈同心圆，晶体延长方向垂直中心，似环带状结构，环带接触处往往有褐铁矿，中心为孔洞。方解石闪突起明显。干涉色高级彩白。折射率：N_o=1.658，N_e=1.486；双折射率：N_o-N_e=0.172。（图2-23-3）

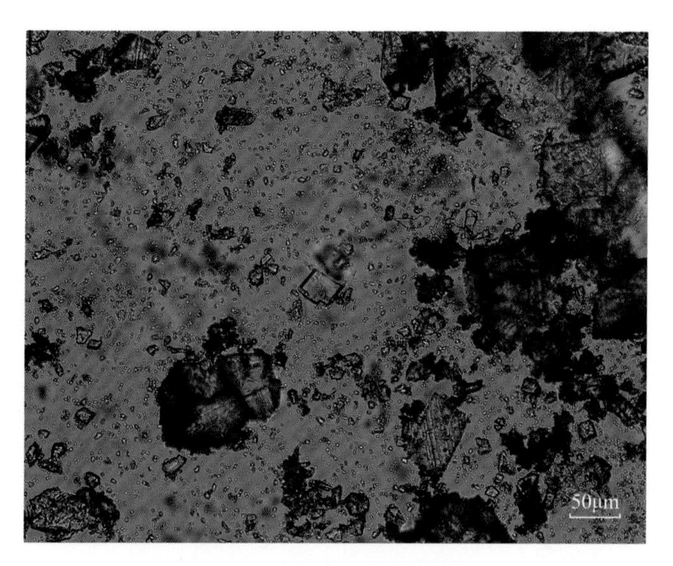

图2-23-3　钟乳石偏光显微图

（三）理化鉴别

1. 碳酸盐的鉴别　取本品粉末约0.2g，加稀盐酸5ml，即泡沸，并产生大量气体，将此气体通入氢氧化钙试液中，即产生白色沉淀。

2. 钙盐的鉴别

（1）取铂丝，用盐酸湿润后，蘸取粉末少许，在无色火焰中燃烧，火焰即显砖红色。

（2）取“碳酸盐的鉴别”项下反应后的溶液，滤过，滤液加甲基红指示液2滴，用氨试液中和，再滴加盐酸至恰呈酸性，加草酸铵试液，即生成白色沉淀；分离，沉淀不溶于醋酸，但可溶于盐酸。

（3）取“碳酸盐的鉴别”项下反应后的溶液，滤过，取出溶液1滴，置载玻片上，加1：3硫酸1滴，静置片刻，置显微镜下观察，可见针状结晶。

3. 热分析　曲线特征为：吸热913℃（中），由700℃后始失重，是碳酸钙晶格破坏、CO_2逸出所致。

4. X射线衍射分析　取本品，粉碎，过100目筛，照粉末X射线衍射法测定[1]，钟乳石指纹图谱中应有9个共有峰，以晶面间距3.03Å的峰为参照峰，计算相对峰强度值，共有峰序号（晶面间距/峰强度）：1（1.52/2.02）；2（1.87/5.52）；3（1.91/6.73）；4（2.09/5.66）；5（2.28/6.07）；6（2.49/3.79）；7（3.03/100.00）；8（3.35/2.98）；9（3.85/3.44）。

【质量评价】以圆锥形、色白或灰白、断面有亮光者为佳。钟乳石药材含碳酸钙（$CaCO_3$）不得少于95.0%。

【化学成分】主要含碳酸钙（$CaCO_3$），尚含有少量硅、铁、铝、镁和微量的砷、锰、钛、铜、锶、钠等十几种元素。

【性味归经】甘，温。归肺、肾、胃经。

【功能主治】温肺，助阳，平喘，制酸，通乳。用于寒痰咳喘，阳虚冷喘，腰膝冷痛，胃痛泛酸，乳汁不通。

【药理作用】

1. 制酸、止血作用　钟乳石中的碳酸钙在胃中能中和过多的胃酸，至肠吸收后能增加血中的钙离子，并能兴奋交感神经[2]。

2. 抗肿瘤作用　以钟乳石为主药的凋瘤方剂通过体液免疫抑制肿瘤生长，对荷瘤小鼠的抑瘤率达54.20%[3]。

【用药警戒或禁忌】钟乳石不可久服；阴虚火旺、肺热咳嗽者忌服，有溃疡病出血者忌用[4]。钟乳石进入胃后，能与胃酸中和，同时产生少量的二氧化碳。当过量服用时，由于二氧化碳产生过多，有引起胃扩张以致胃穿孔的可能，且二氧化碳对胃黏膜的刺激，可引起继发性的胃酸增多。在小肠中，中和产物氯化钙与磷酸盐相遇，变成磷酸钙，易沉积于肠道中，引起肠黏膜的敏感性降低，因此有便秘的缺点。过量服用钟乳石还可使血清钙浓度升高，大剂量可能诱发肾结石。

与西药的配伍禁忌：不宜与四环素族抗生素、异烟肼合用，可与钟乳石所含钙离子形成难溶性络合物，影响吸收，降低疗效；不宜与洋地黄、硝苯地平（心痛定）、普尼拉明（心可定）等药物合用，可引起心律失常和传导阻滞[5-6]。

主要参考文献

[1] 房方，李祥，刘圣金，等. 矿物中药钟乳石X-衍射Fourier指纹图谱[J]. 光谱实验室，2013，30(5)：2586-2590.

[2] 高锦飚，李祥. 花蕊石止血作用物质基础的研究[J]. 吉林中医药，2007，27(3)：47-48.

[3] 周凡，林树良，武一曼，等. 凋瘤方剂对荷瘤小鼠影响的实验研究[J]. 福建中医学院学报，2000，10(4)：28-30.

[4] 丁涛. 中草药不良反应及防治[M]. 北京：中国中医药出版社，1992：328.

[5] 马兴民，杨继民. 含钙类中药与西药联合应用的相互作用[J]. 陕西中医，1989，10(6)：275-276.

[6] 牟秀珍，姜新生. 中药与抗生素在胃肠道中的相互作用[J]. 中国药师，1999，2(3)：159.

（南京中医药大学　房方）

24. 禹余粮

Yuyuliang

LIMONITUM

【别名】太一余粮、石脑、禹哀、石中黄子、白禹粮。

【来源】为氢氧化物类矿物褐铁矿。

【本草考证】本品始载于《神农本草经》，列为上品。《吴普本草》载“太一禹余粮……生太山。上有甲，甲中有白，白中有黄，如鸡子黄色。九月采，或无时。”《本草经集注》在“太一余粮”条下载：“今人惟总呼为太一禹余粮，自专是禹余粮尔，无复识太一者。然疗体亦相似。”在“禹余粮”条下载：“今多出东阳。形如鹅鸭卵，外有壳重叠，中有黄细末如蒲黄，无砂者为佳。”《新修本草》于太一（禹）余粮、禹余粮外，又增一“石中黄子”，载：“太一余粮及禹余粮，一物而以精、粗为名尔。其壳如瓷，方圆不定。初在壳中未凝结者犹是黄水，名石中黄子；久凝乃有数色，或青、或白、或赤、或黄，年多变赤、因赤渐紫，自赤及紫，俱名太一。其诸色通谓余粮。今太山不见采得者。”《本草图经》列三者为玉石上品，有禹余粮（太一余粮同禹余粮）图，石中黄子图。禹余粮图上者全是山石之形，都不作卵状，与旧说小异。采无时。石中黄子图上者石形如面剂，紫黑色，石皮内黄色者，谓之中黄。本草记载与现今所用禹余粮基本一致。

【原矿物】为纤铁矿、水针铁矿和水纤铁矿等胶体矿物和硅的氧化物以及泥质物质等的集合体。常呈结核状（中空或坚实）、钟乳状、土状块体。各种色调的褐色，有时具环带状壳层，含水赤铁矿多的部位呈红褐、褐红色，含水纤铁矿多的为黄、黄褐色，纤铁矿为主处呈褐红、红黑色。条痕稍浅或等于颜色。半金属光泽或土状光泽。断口平坦到不平坦。硬度3～5。密度3.3～4.3，夹杂石英多的集合体硬度增大而密度降低。粗糙而无滑腻感。无吸水膨胀或可塑性，局部吸水脱色变浅。（图2-24-1）

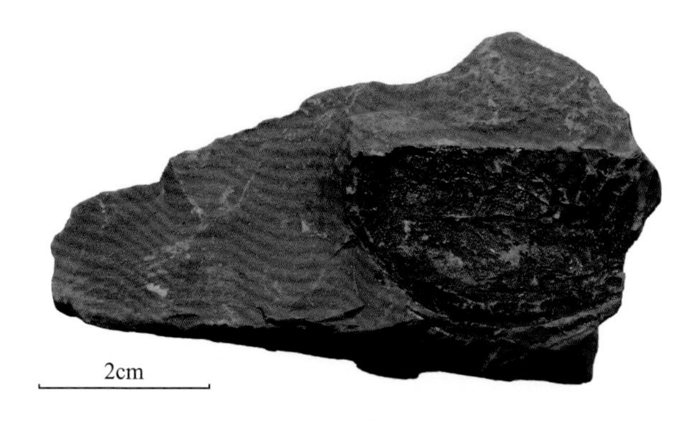

图2-24-1　禹余粮矿物图

【主产地】主产于我国河南、江苏、山东、浙江、广东、四川、福建等地。河南禹州为道地产区。

【成因及产状】主要形成于地表风化，是含铁矿物经过氧化和分解而成。按形成分类，常见的褐铁矿类型有淋滤浸染型（原发型结核禹余粮）、热液蚀变岩型、沉积型和风化型[1-3]。

【采收与加工】全年可采挖，挖出后去净杂石、泥土。

【药材鉴别】

（一）性状特征

本品为块状集合体，呈不规则的斜方块状，长5～10cm，厚1～3cm。表面红棕色、灰棕色或浅棕色，多凹凸不平或附有黄色粉末。断面多显深棕色与浅棕色或浅黄色相间的层纹，各层硬度不同，质松部分指甲可划动。体重，质硬。气微，味淡，嚼之无砂粒感。（图2-24-2）

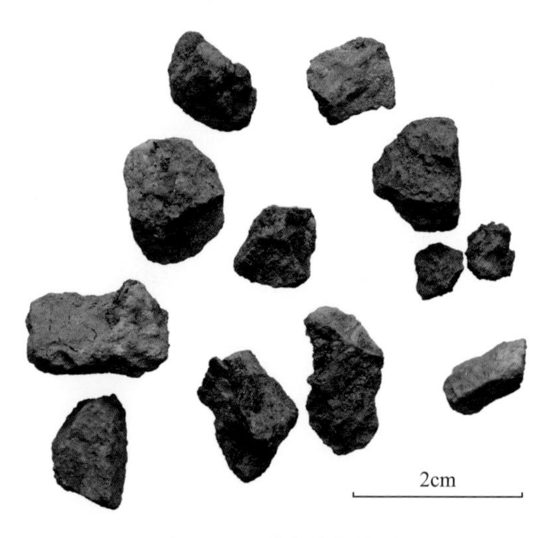

图2-24-2　禹余粮药材图

（二）显微鉴别

偏光镜下，可见矿物组分由水针铁矿、石英、长石、岩屑等碎屑组成。外壳褐铁矿含量较中心部少。

水针铁矿：反射光下呈胶状结构，蜂窝状构造；反射色为灰白色；略见非晶质，反射率17%；粒径约为0.01mm，集合体则为0.1mm；蜂窝空缺部分为黏土质和石英充填。

碎屑粒径一般为0.05～0.1mm，呈棱角状，半接触式的胶结。胶结物主要是黏土质、碳酸盐和铁质等。（图2-24-3）

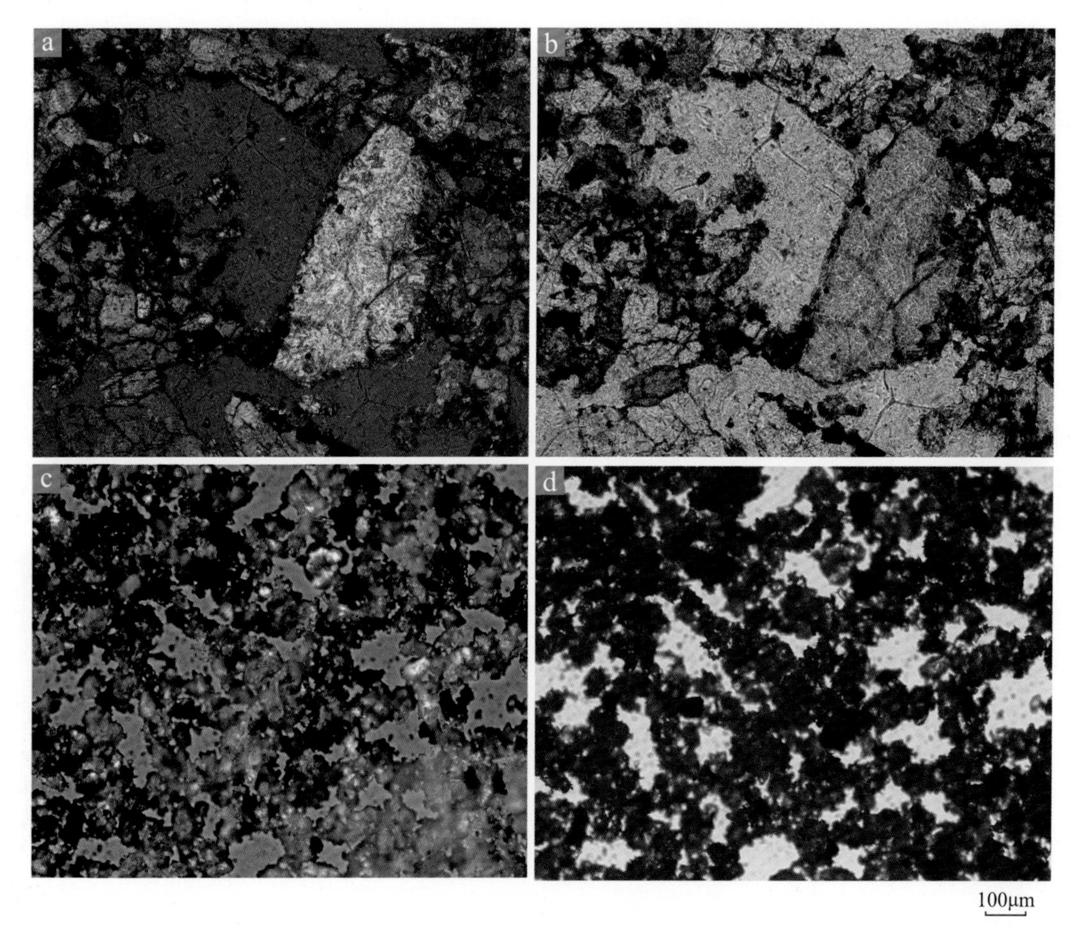

图2-24-3　禹余粮偏光显微图

a. 磨片正交偏光　b. 磨片单偏光　c. 粉末正交偏光　d. 粉末单偏光

（三）理化鉴别

取本品粉末0.1g，加盐酸2ml，振摇，滤过，滤液显铁盐的鉴别反应。

【质量评价】

1. 经验鉴别认为表面红棕色、断面多显深棕色者为佳。含铁量为目前禹余粮质量评价的主要指标。对26份不同产地的样品用NH_4SCN比色法测定Fe的含量，并用X射线衍射法和差热分析法对部分样品进行了比较分析，结果正品禹余粮含铁量为10.73%～44.97%[4]。张秀桥[5]采用重铬酸钾容量法测得禹余粮含铁量应大于15%，混淆品含铁量小于5%。

2. 筛选全国各地各种成因类型的褐铁矿，以Fe_2O_3、Al_2O_3标定褐铁矿的含量，以铝（Pb）、砷（As）代表有害元素，初步筛选产于岩石风化淋滤带的结核状褐铁矿可作为质量好的禹余粮矿石源。

3. 采用电感耦合等离子体发射光谱法对17个不同产地及批次禹余粮样品，测定其中铅（Pb）、镉（Cd）和铜（Cu）的含量，用原子荧光分光光度法测定砷（As）和汞（Hg）的含量。从重金属及有害元素的含量角度分析，江苏泗洪产禹余粮相对质优；广西产禹余粮样品中Cu、Pb、As含量均较高，分别达到254.4mg/kg、58.6mg/kg、21.2mg/kg，其矿产资源不适宜于作为药用禹余粮的来源[6-7]。

4. 通过FTIR、XRD、TG-DSC对不同产地和批次的禹余粮样品进行分析。FTIR分析建立矿物药禹余粮FTIR指纹图谱，禹余粮样品的FTIR指纹图谱相似度、相关系数均大于0.90；禹余粮生品、炮制品、伪品红外图谱存在较大差异。采用粉末XRD技术对禹余粮样品进行指纹图谱分析，结果显示禹余粮样品主要成分为针铁矿和石英，且大多数样品含有高岭土，建立了以13个共有峰为特征指纹信息的15批禹余粮的XRD Fourier指纹图谱分析方法；所分析样品XRD Fourier指纹图谱的相对峰强（I/I_0）的相似度均在0.9771～0.9995之间。热重-差示扫描量热（TG-DSC）分析，多数禹余粮样品在30～1000℃之间存在3个失重台阶，309℃左右针铁矿的脱水失重过程明显，第二失重台阶的失重率和药材含铁量存在显著正相关。生品及其明煅品和伪品三者的TG-DSC热分析曲线有明显差异[6-7]。

5. 通过偏光显微镜及X射线衍射技术对不同矿物成因禹余粮的成分组成及含量进行分析，淋滤浸染型禹余粮主要由褐铁矿、石英、伊利石、云母高岭石组成，沉积型禹余粮主要由褐铁矿、石英、钠长石组成，蚀变残留型禹余粮主要由褐铁矿、石英、透辉石、阳起石组成。江西产沉积型禹余粮针铁矿含量最高（46.4%），其次为江苏产淋滤浸染型（17.9%），山东产淋滤浸染型含量最低（0.5%）。沉积型针铁矿含量均高于12.0%，淋滤浸染型针铁矿含量为0.5%～18.0%，含量差异较大，蚀变残留型针铁矿含量在3.0%以下[6]。

【化学成分】主要成分为碱式氧化铁［FeO（OH）］。

【性味归经】甘、涩，微寒。归胃、大肠经。

【功能主治】涩肠止泻，收敛止血。用于久泻久痢，大便出血，崩漏带下。

【药理作用】

1. 对胃肠道作用　用100%禹粮石的生品、煅品、醋淬品水煎液能抑制肠蠕动。淋滤浸染型和沉积型两种矿物成因的禹余粮对由蓖麻油引起的小鼠腹泻有治疗作用，淋滤浸染型禹余粮的止泻效果比沉积型禹余粮的止泻效果更好[8]。

2. 对凝血作用的影响　禹余粮生品水煎液能明显缩短小鼠凝血、出血时间的作用[9]。

3. 抑制肿瘤生长作用　禹余粮体内和体外均有明显的抑制肿瘤生长作用，可显著抑制S_{180}肿瘤细胞生长；体外0.5mg/ml和1.0mg/ml组可抑制S_{180}肿瘤细胞生长，提高MΦ活性，促进NK细胞杀伤。禹余粮富含多种机体必需的微量元素如铁、锰、硒、锌等，可能是其具有抗肿瘤作用的原因[10]。

4. 毒性　小鼠静脉注射禹粮石煎剂的LD_{50}为8.25g/kg，中毒症状有拒食、肺肿大[11]。

【用药警戒或禁忌】妊娠期妇女慎用，实证忌服，髓虚血燥之病勿用。

主要参考文献

[1] 尚志钧. 中国矿物药集纂[M]. 上海：上海中医药大学出版社，2010：90-96.

[2] 李文达. 长江中下游硫化物矿床氧化带及铁帽评价研究[M]. 北京：地质出版社，1980：27-57.

[3] 刘圣金，杨欢，吴德康，等. 矿物药禹余粮的本草考证与研究进展[J]. 中国现代中药，2014，16(10)：788-792.

[4] 刘训红，潘扬，任仁安. 禹余粮及其混淆品的比较分析[J]. 南京中医药大学学报（自然科学版），2000，16(5)：297-299.

[5] 张秀桥，黄鹤. 禹余粮及其混淆品的比较鉴别[J]. 中国药师，2002，5(4)：245-246.

[6] 刘圣金，杨欢，徐春祥，等. 矿物药禹余粮重金属及有害元素含量的矿产资源产地评价研究[J]. 时珍国医国药，2016，27(4)：948-950.

[7] 刘圣金，吴超颖，马瑜璐，等. 不同矿物成因禹余粮质量评价及优质矿产资源筛选[J]. 中国实验方剂学杂志，2019，25(5)：14-20.

[8] 马瑜璐，刘圣金，房方，等. 不同矿物成因禹余粮的止泻作用[J]. 中国实验方剂学杂志，2019，25(5)：21-28.

[9] 吴德康，陆平成，王春根，等. 禹粮石不同炮制品的抑菌、止血实验研究[J]. 中药材，1991(4)：27-28.

[10] 侯琦，陈维宁，张薇，等. 禹余粮抗肿瘤作用的实验研究[J]. 肿瘤，1997，17(5)：39-40.

[11] 岳旺，刘文虎，王兰芬，等. 中国矿物药的急性毒性LD_{50}测定[J]. 中国中药杂志，1989，14(2)：42-45.

（南京中医药大学　刘圣金　马瑜璐）

25. 海浮石

Haifushi

OS COSTAZIAE

【别名】海石、浮石、浮海石、石花、水泡石。

【来源】

1. 浮石　为火山喷发出的岩浆凝固形成的多孔状的石块。

2. 石花　为脊突苔虫*Costazia aculeata* Canu et Bassler、瘤苔虫 *C. costazii* Audouim等的干燥骨骼。

【本草考证】本品始载于《日华本草》。因其质轻能浮于水面，故名。为水生苔藓动物胞孔科脊突苔虫和瘤苔虫的骨骼；或火山喷出的岩浆形成的多孔状石块。前者习称“石花”；后者习称“浮石”。《本草纲目》载：“浮石，乃江海间细沙水沫凝聚，日久结成者，状如水沫及钟乳石，有细孔如蛀窠，白色体虚而轻……海中者味咸，入药更良”。《本草备要》载：“入肺清其上源，止渴止嗽，通淋软坚，除上焦痰热，消瘿瘤结核”[1-2]。本草记载与现今所用海浮石基本一致。

【原矿物】

1. 浮石　原矿物为火山喷发出的岩石，由玻璃质构成，偶含少量结晶质矿物。一般为白色、浅灰色，偶而呈浅红色。具有标准的多孔构造，形似蛀窠，有时具管状构造。表面暗淡或具丝绢光泽。性脆。比重小，在水中可以浮起。本品矿物组分90%以上为非晶质火山玻璃，或含少量晶质矿物，晶质主要是长石，其次有石英、辉石及其变化产物角闪石；另外填充在矿物颗粒间或空隙中的，尚有沸石等次生矿物。非晶质玻璃构成多孔骨架。晶质矿物长石呈条柱状、板柱状的白至灰白色小晶体或碎粒嵌生在玻璃质中。石英则呈白至灰白色粒状嵌生在玻璃质中。辉石，多数已变成角闪石，未脱铁时为黑褐色，已脱铁时为灰白色或绿白色，浮石中的沸石都是长石沸石化的产物，为白色粉末状、纤维状微粒，或为填充在孔洞中的白色纤维状集合体。

2. 石花　为脊突苔虫、瘤苔虫等的干燥骨骼，主要矿物成分为方解石。脊突苔虫又名：消脊突苔虫、海石花。营固着生活的海生群体动物，雌雄同体。个虫很小，为囊状，前有口，口缘有马蹄状的突起，其上生有多数触手。消化管屈曲成“U”形，连接口与肛门，肛门亦在体的前端。

【主产地】浮石主产于我国辽宁、山东、福建、广东等地。石花主产于我国福建、浙江、江苏、广东等沿海地区。

【采收与加工】浮石多附着在海岸边，7～10月用镐刨下，清水泡去盐质及泥沙，晒干。石花于7～10月自海中捞出，用清水漂洗，除去盐质及泥沙，晒干。

【药材鉴别】

（一）性状特征

1. 浮石　呈稀松似海绵状的卵形不规则块体，大小不等，直径2～7cm，或更大。表面灰白色或灰黄色，偶尔呈浅红色。具多数细孔，形似蛀窠，有时呈管状。体轻，质硬而脆，易碎，断面疏松，具小孔，常有玻璃或绢丝样光泽。投入水中浮而不沉。气微弱，味微咸。（图2-25-1）

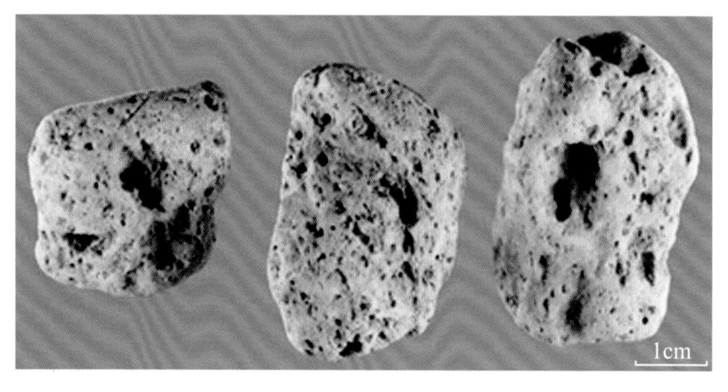

图2-25-1　浮石药材图

2. 石花　呈珊瑚样的不规则块状或略呈扁圆形或长圆形，直径2～5cm。灰白色或灰黄色。上部表面多突起，呈叉状分枝，中部交织如网状；叉状小枝长2～5mm，直径约2mm，先端多折断，少数完整者呈现钝圆形。体轻，质硬而脆。表面与断面均有多数细小孔道。

气微腥，味微咸。入水中浮而不沉。（图2-25-2）

（二）显微鉴别

1. 浮石　显微镜下观察组成浮石的矿物有长石、石英、方解石等。显微镜下成格子状双晶，塑性浆屑，铁化脱玻化、浅色矿物呈条带状定向分布。板条和丝状体（褐色），岩石硅化、方解石化作用明显，为碳酸盐化流纹岩，具斑状结构，斑晶为长石和石英[1]。

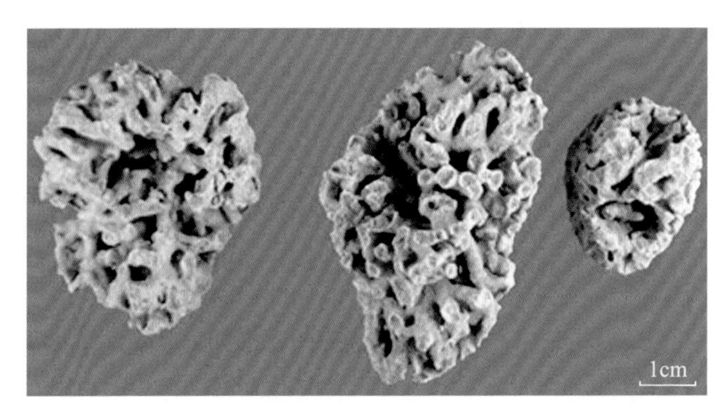

图2-25-2　石花药材图

扫描电子显微镜观察浮石表面剥离的颗粒，具空洞的非晶火山玻璃构成主体骨架，空洞互相交错，大小不一，空洞开口处隆起，空洞口间形成凹窝。空洞四周及空洞内部附着较多大小和形状均不同的碎屑，部分碎屑互相粘连。（图2-25-3）

2. 石花　扫描电子显微镜观察浮石表面剥离的颗粒，呈蜂窝状结构，具有从中心向外放射状的空洞，放大空洞口处，可见一圈隆起，隆起部位有小空洞排列成环。少量碎屑附着在空洞内及外表面。（图2-25-4）

【质量评价】浮石以体轻、色灰白者为佳。石花以个整、色灰白、体轻、分枝细如球状者为佳。

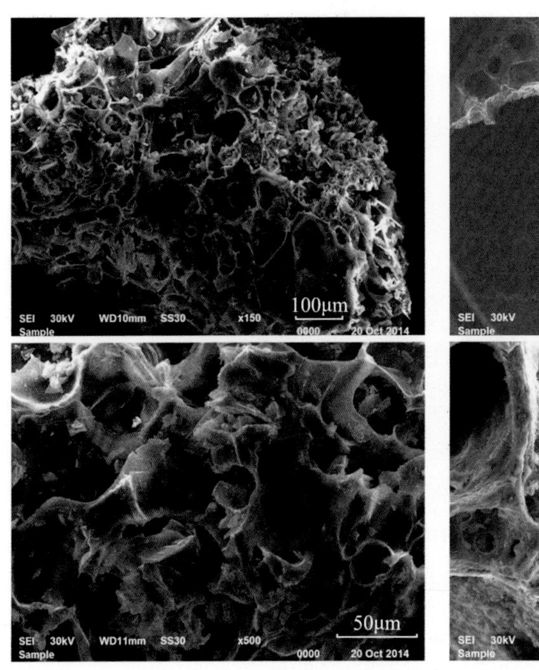

图2-25-3　浮石扫描电子显微镜图（伪色图）

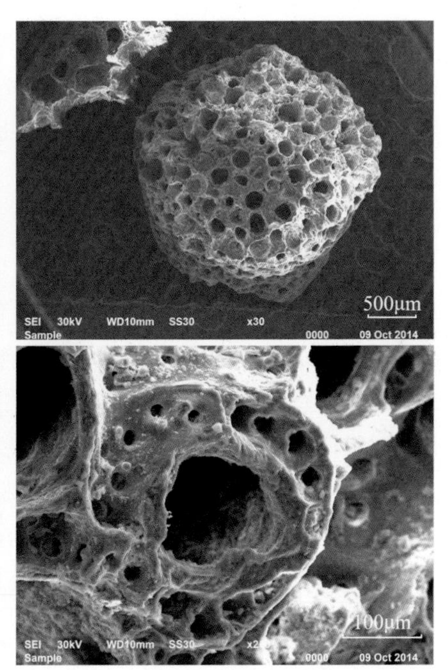

图2-25-4　石花扫描电子显微镜图（伪色图）

【化学成分】

1. 浮石　主要含二氧化硅，还含钙、钠、铁、镁、锌、钛等元素。

2. 石花　主要含碳酸钙。尚含少量的镁、铁、锌、铝等元素 。

【性味归经】咸，寒。归肺、肾经。

【功能主治】清肺化痰，利水通淋，软坚散结。用于痰热壅肺，咳喘痰稠，小便淋沥，瘿瘤瘰疬。

【药理作用】具促进尿液分泌及祛除气管黏液的作用[2]。

【用药警戒或禁忌】虚寒咳嗽患者禁服；血虚患者不宜久服；治疗寒症瘰疬患者不宜单服，需配伍温性药使用。

主要参考文献

[1] 徐贵钰，吴启勋. 不同成因药用浮石中微量元素的综合评价[J]. 西南民族大学学报（自然科学版），2009，35(2)：286-289.

[2] 刘友樑. 矿物药与丹药[M]. 上海：上海科学技术出版社，1962：142.

（湖北中医药大学　曹艳）

26. 硇砂

Naosha

SAL AMMONIACI

【别名】白硇砂、紫硇砂、戎硇、气硇、猪肝硇。

【来源】为氯化物矿物硇砂的晶体。前者称“白硇砂”，后者称“紫硇砂”。

【本草考证】本品始载于《新修本草》。《新修本草》载：“硇沙，味咸、苦辛，温有毒。不宜多服。主积聚，破结血烂胎，止痛，下气，疗咳嗽宿冷，去恶肉，生好肌。柔金银，可为焊药。出西戎，形如朴消，光净者良。”

《证类本草》引《本草拾遗》载：“别本注云胡人谓为浓砂，其性大热，今云温，恐有误也，唐本先附。”《证类本草》引《四声本草》载：“硇砂，使生不宜多服，光净者良，今生北庭为上。”北庭，唐代镇名，位于今新疆吐鲁番地区。《证类本草》引《图经本草》载：“硇砂出西戎，今西凉、夏国及河东陕西近边州郡亦有之，然西戎来者颗快光明，大者有如拳，重三五两，小者如指面，入药最紧。边界出者杂碎如麻豆粉，又夹砂石，用之须飞……彼人谓之气砂，此药近出唐世。而方书著古人单服一味伏火作丸子，亦有兼硫黄，马牙消辈合饵者，不知方出何时?殊非古法。此本攻积聚之物，热而有毒，多食腐坏人肠胃，生用又能化人心为血，固非平居可饵者。而西土人用淹肉炙，以当盐食之无害……”

《本草纲目》载：“……硇砂亦消石之类，乃卤液所结，出于青海……状如盐块，以白净者良。其性至透，用黝罐盛悬火上则常干……若近冷及得湿，即化为水或渗失也……硇砂大热有毒之物，噎膈反胃积块内癥之病，用之则有神功……其性善烂金银铜锡……亦甚言不可多服尔。”本草记载与现今所用硇砂品种基本一致。

【原矿物】为等轴晶系。其中白硇砂晶体呈粒状、不规则块状或纤维状集合体。多数呈皮壳状、被膜状产出。无色、白色、淡灰色、黄白色或灰褐色。透明玻璃光泽或半透明乳状光泽。解理不完全。断口贝壳状。硬度1.5～2.0，相对密度1.53。露置于空气中易潮解。紫硇砂，为紫色盐晶体。多为致密的块状集合体，有棱角或凹凸不平。暗紫色或紫红色。解理面显油脂光泽。硬度2.0～2.5，性脆，断口贝壳状。相对密度2.73。具吸湿性，以手摸有凉感。(图2-26-1)

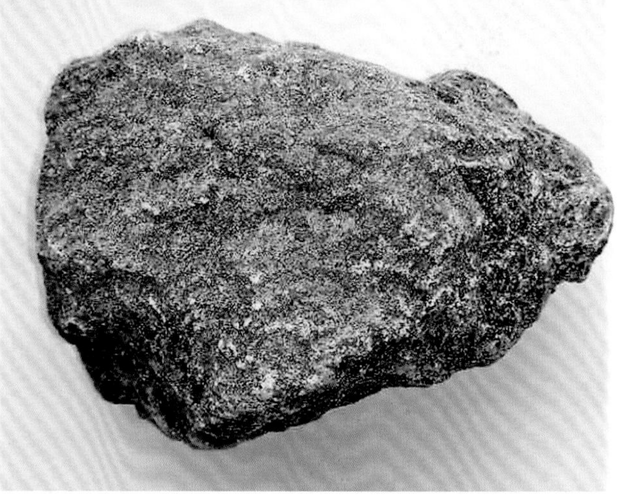

图2-26-1　硇砂矿物图

【主产地】主产于甘肃、青海、新疆等地。青海为道地产区。

【成因及产状】白硇砂为等轴晶系天然矿物氯化氨矿石。多产于火山熔岩的岩穴内，有时与石炭、石盐伴生，当石炭燃烧时也可产生，成壳皮状覆于岩石表面。为火山喷气附近的升华物。亦为燃烧的煤层中的升华产物。

紫硇砂为等轴晶系天然矿物含有少量的硫和锂元素的大青盐，系自然界苍海桑田之变，退海和内陆含盐湖泊久经蒸发干涸所形成，常与其他盐矿、石膏以及砂岩、黏土等共生。

【采收与加工】全年可采，采收后除去杂质。

【商品规格】药材市场硇砂一般分白硇砂和紫硇砂两种商品规格。

【药材鉴别】

（一）性状特征

1. 白硇砂　本品白色结晶体，不规则的块状或粒状，大小不一。表面白色或稍带淡黄色。质脆，易碎，用指甲即可刮下白色粉末，断面呈束状纹理，有光泽。气微臭，味咸，苦而刺舌。（图2-26-2a）

2. 紫硇砂　本品为块状结晶体，多数呈立方体，大小不等，有棱角或凹凸不平，有的显不规则小孔，表面暗紫色或紫红色，稍有光泽。质重，坚而脆，易砸碎，新断面紫红色，呈砂粒样结晶，闪烁发光，手摸之有凉感。气臭，味咸。（图2-26-2b）

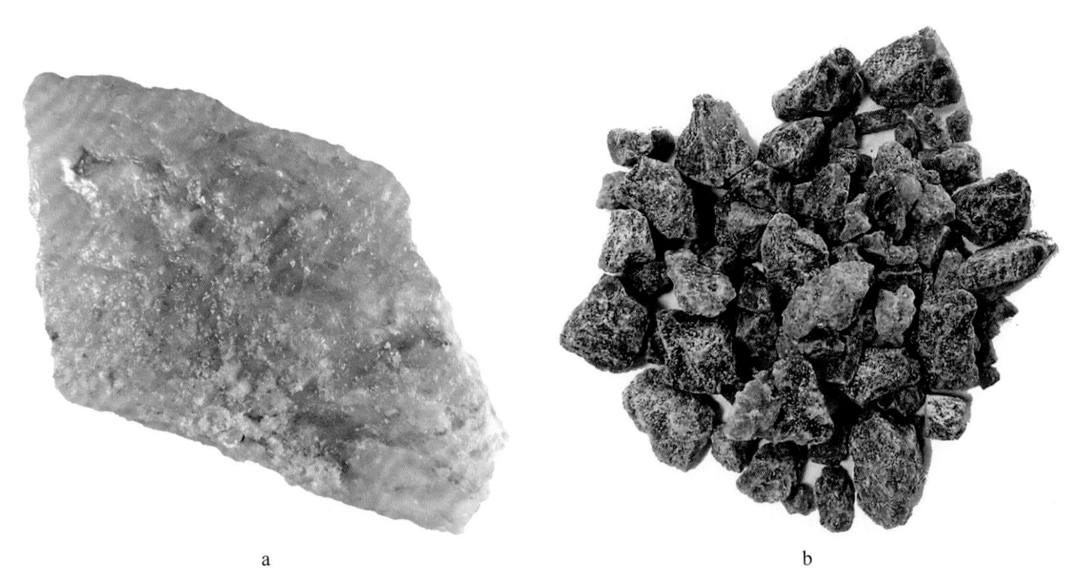

图2-26-2　硇砂药材图

a. 白硇砂　b. 紫硇砂

（二）显微鉴别

1. 白硇砂　粉末灰黄色。镜下观察，不规则浅黄或棕黄色透明片。无棱角。有不规则的网纹，也有呈重叠片状者，但少见。透射偏光镜下：呈等方粒状，无色透明。折光率N=1.638，中正突起。正交偏光间全黑，为均质体。（图2-26-3a）

2. 紫硇砂　偏光镜下，灰白色，正低突起的均质体即石盐。中等正突起，干涉色达Ⅱ级蓝绿色者即为紫硇砂中硅酸盐矿物杂质。（图2-26-3b）

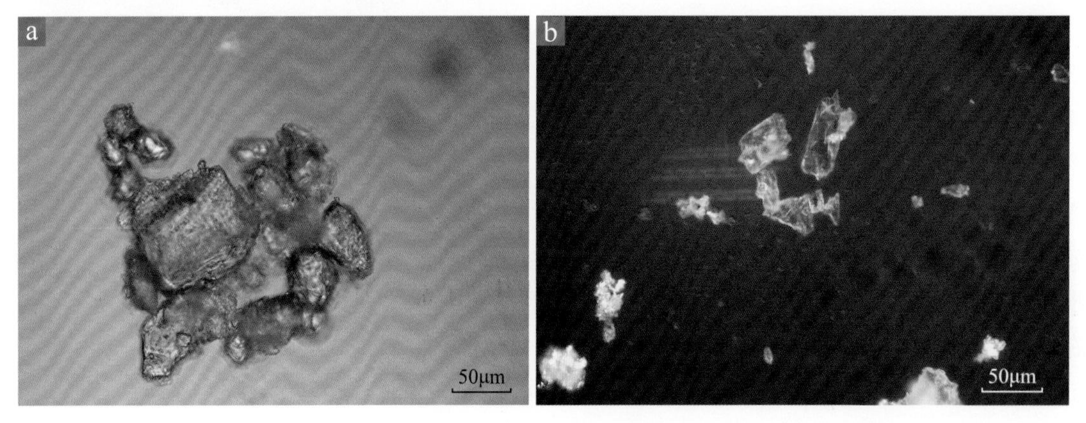

图2-26-3　硇砂偏光显微图

a. 白硇砂　b. 紫硇砂

（三）理化鉴别

1. 白硇砂

（1）取本品，加过量的氢氧化钠试液后，加热，即分解，发出氨臭；遇润湿的红色石蕊试纸，能使之变蓝色，并能使硝酸亚汞试液湿润的滤纸显黑色。（铵盐反应）

（2）取本品水溶液，加碱性碘化汞钾试液1滴，即生成红棕色沉淀。（铵盐反应）

（3）取本品水溶液，加稀硝酸使成酸性后，滴加硝酸银溶液，即产生白色絮状沉淀；分离，沉淀加氨试液使即溶解，再滴加稀硝酸酸化，沉淀复生成。（氯化物反应）

（4）取供试品少量，置试管中，加等量的二氧化锰，混匀，加硫酸湿润，缓缓加热，即产生氯气，能使湿润的碘化钾淀粉试纸显蓝色。（氯化物反应）

2. 紫硇砂　取本品粉末约0.5g，加水10ml使溶解，滤过，滤液供下列鉴别试验用。

（1）取铂丝，用盐酸湿润后，蘸取供应品，在无色火焰中燃烧，火焰即显鲜黄色。（钠盐反应）

（2）取供试品溶液，加稀硝酸使成酸性后，滴加硝酸银溶液，即产生白色絮状沉淀；分离，沉淀加氨试液即溶解，再滴加稀硝酸酸化，沉淀复生成。（氯化物反应）

【化学成分】白硇砂主含氯化铵（NH_4Cl），含少量的Fe^{3+}、Ca^{2+}、Mg^{2+}、SO_2^{4-}等；紫硇砂主含氯化钠（NaCl），含少量S^{2-}、S、S_x^{2-}等及其他金属元素。

【性味归经】咸、辛、苦、温。归肝、脾、胃经。

【功能主治】消积软坚、破瘀散结。用于癥瘕痃癖，噎膈反胃，痰饮喉痹，积痢经闭；外用于目翳，息肉，疣赘，疔疮，瘰疬，痈肿，恶疮。

【药理作用】

1. 抗肿瘤作用

（1）抗肝癌作用　硇砂提取液能有效杀伤大鼠肝癌细胞系CBRH-7919，且治疗效果随剂量增加而增加[1]。体内对小鼠肝癌H22肿瘤进行瘤内注射硇砂提取液，发现硇砂提取液有良好的肿瘤抑制效果，且对肝功能的损害小[2]。硇砂提取液可降低在肝癌发展过程中两个重要的代谢酶（乳酸脱氢酶和琥珀酸脱氢酶）的表达水平，直接抑制肝癌细胞的生长[3]。但该文献中并未指出所用硇砂为白硇砂还是紫硇砂。

（2）抗肺癌作用　对Lewis肺癌细胞给予不同浓度的硇砂提取液，数据提示硇砂提取物可抑制Lewis肺癌细胞的增殖，且随着剂量增加细胞存活率降低，并使细胞周期停止于S期[4]。体内对接种Lewis肺癌细胞的C57BL／6小鼠分别瘤内注射硇砂提取物水溶液Ⅰ和灌胃硇砂提取物水溶液Ⅱ。结果表明，硇砂提取物瘤内注射对小鼠Lewis肺癌有明显抑制作用，可减慢肿瘤生长速度，减小肿瘤大小，但其口服给药无效[4]。硇砂提取物有良好的抑制肺癌作用，但需要特定的给药方式。

2. 抗炎作用　紫硇砂对二甲苯所致小鼠耳廓肿胀的抑制率为27.3%，对小鼠棉球肉芽肿组织增生的抑制率为20.0%，紫硇砂具有一定抑制炎症作用。

3. 毒性作用　灌胃白硇砂、紫硇砂后，均出现异常反应，表现为行动缓慢，静卧不动，呼吸浅慢，蜷缩，继而惊跳，四肢抽搐和四肢强直后死亡。白硇砂、紫硇砂组均出现随着给药剂量降低，死亡时间延长的现象。死亡动物立即尸检，肉眼观察，可见胃部胀大，其余各主要脏器未见明显变化。存活小鼠中毒症状减轻，出现蜷缩，行动迟缓，静卧不动，6～12小时恢复。白硇砂LD_{50}为2.94g/kg，紫硇砂LD_{50}为4.82g/kg，说明白硇砂的毒性比紫硇砂大。

【用药警戒或禁忌】长期服用有毒性累积效应，不宜久服；内服不宜过量；妊娠期妇女及溃疡病、肝肾功能不全患者禁服。

【附注】

1. 历代本草对硇砂的来源未区分白、紫硇砂，邓水蓉等[5]通过本草考证认为古本草记载的硇砂来源、性状、产地、功效与《中药大辞典》所载硇砂相符，为白硇砂。紫硇砂为近代才出现的药名，首见于《中药志》里大青盐项下记载[6]，谓“石盐因有少量硫和锂元素，而现黯红色，即紫硇砂”。在现代运用中有白硇砂和紫硇砂两种，全国各省使用的硇砂品种有所区别，如河北、内蒙古、辽宁、上海、江苏、北京等地中药饮片炮制规范中品名有白硇砂和紫硇砂区分；吉林、黑龙江、安徽、山东、湖北、重庆、四川、青海等地中药饮片炮制规范收载的为紫硇砂；浙江、福建、河南等地中药饮片炮制规范中硇砂来源包含了白硇砂和紫硇砂。现硇砂入药多用紫硇砂而少用白硇砂，大多省份中药饮片炮制规范中描述处方中写硇砂，紫硇砂一般付紫硇砂。

2. 现代研究分析结果表明，白硇砂以氯化铵为主，含有少量钾盐和钙芒硝；紫硇砂主要为氯化钠，并夹杂其他矿物杂质。白硇砂、紫硇砂均易溶于水。白硇砂溶出成分除氯化铵外，尚有三氧化铝、三氧化二铁、二氧化钛、五氧化二磷、氧化锰、氧化钙、钾、钠、铜、砷、氯。紫硇砂的溶出成分不同于大青盐、光明盐，其中Fe^{3+}为紫硇砂的一个特征，共存的微量成分也较复杂。

3. 生品紫硇砂含有有毒元素钡、铅、砷、汞，但含量极微，不是其毒性的主要来源，而且这些元素炮制后也不易除去；同时发现紫硇砂中存在S^{2-}、S、S_x^{2-}（S_x^{2-}为多硫化物，x=2…6）和SO_4^{2-}等[7]，而多硫化物和硫化物可能是紫硇砂的有毒物质。多硫化物在胃中溶解后有强烈的腐蚀作用，硫化物和多硫化物在胃酸的作用下均会产生硫化氢，硫化氢经消化道或呼吸道很快被吸收，当游离的硫化氢在血液中来不及氧化时，则易引起全身性中毒[8]反应。紫硇砂炮制后，多硫化物和硫化物减少或除净，发挥炮制减毒作用[9]。白硇砂的毒性为紫硇砂的4倍多[10]。至于白硇砂的毒性来源研究未见报道。

主要参考文献

[1] 朱争艳，杜智，方淑昌，等. 矿物中药硇砂提取液抑制肝癌的实验研究[J]. 临床肝胆病杂志，2006，22(3)：204-206.

[2] 朱争艳，杜智，方淑昌，等. 硇砂提取液局部注射治疗小鼠肝癌的实验研究[J]. 中西医结合肝病杂志，2007，17(6)：354-355.

[3] 孙铭，朱争艳，方淑昌，等. 中药硇砂提取液裸小鼠肿瘤内注射治疗肝癌的实验研究[J]. 肿瘤防治研究，2002，29(5)：365-366，372.

[4] 韩小芬，杜钢军，林海红，等. 硇砂提取物治疗小鼠Lewis肺癌的效果初步评价[J]. 中药材，2008，31(2)：245-248.

[5] 邓水蓉，刘能俊，李发英，等. 硇砂的本草考证[J]. 中国中药杂志，1997，22(5)：259-261.

[6] 中国医学科学院药物研究所. 中药志（第四册）[M]. 北京：人民卫生出版社，1961：266.

[7] 李轩贞，吴玢. 紫硇砂炮制除毒探讨[J]. 中国中药杂志，1989，14(10)：18-19，62.

[8] 周军. 急性职业性硫化氢中毒防治对策的探讨[J]. 中国职业医学，2011，11(6)：45-46.

[9] 邓水蓉，吴志辉，李发英，等. 紫硇砂合理炮制法探讨[J]. 中药材，1997，20(2)：77-78.

[10] 卢长庆，杨凡，潘雪，等. 紫硇砂的炮制研究[J]. 中草药，1982，13(10)：23-25.

（马应龙药业集团股份有限公司　李启雄）

27. 琥珀

Hupo

SUCCINUM

【别名】育沛、虎珀、虎魄、江珠、琥魄。

【来源】为古代松科松属植物的树脂，埋藏于地下经年久转化而成的化石样物质。

【本草考证】本品始载于《名医别录》，列为上品。《名医别录》载："旧说松脂沦入地千年所化，今烧之亦作松气。”《雷公炮炙论》载：“琥珀如血色，安于布上拭，吸得芥子者真也。”《蜀本草》载：“琥珀之为物，乃是木脂入地千年者所化也，但余木不及枫、松有脂而多经年岁，故不自其下掘得也。”本草记载与现今所用琥珀一致。

【原矿物】 呈不规则的粒状、块状、钟乳状及散粒状，大小不一。血红色、黄棕色或暗棕色，透明至不透明。硬度2.0～2.5，比重1.05～1.09，质松脆，断面平滑，具玻璃样光泽。

【主产地】 主产于我国云南、广西、福建、贵州、辽宁等地。

【成因及产状】 是中生代白垩纪至新生代第三纪松柏科植物所分泌的树脂，经地质作用掩埋于地下并经过漫长的地质时期后形成的有机混合物。

【采收与加工】 全年可采，从地层或煤层中挖出后，除去砂石、泥土等杂质。

【商品规格】 药材市场琥珀规格主要以产地进行划分。

1. 云珀　质坚脆，透明，色深红，手捏之成碎末，无黏性。分两等：一等血珀，橙红至赤褐色；二等柳青，色淡而带黄绿色，大块者可作器皿。

2. 广西珀　质松脆，含泥，甚透明，色红而带黄，燃之略有松香气，质次于云珀。

3. 河南珀　质轻松，色黄微红，捏之易碎，略带黏性，烧之亦有松香气。

4. 湖南珀　体重，质硬，色发黄，不发酥，用手捏不碎。

5. 抚顺珀　体重，质坚硬，色发黑，烧之发黑烟并有煤气。

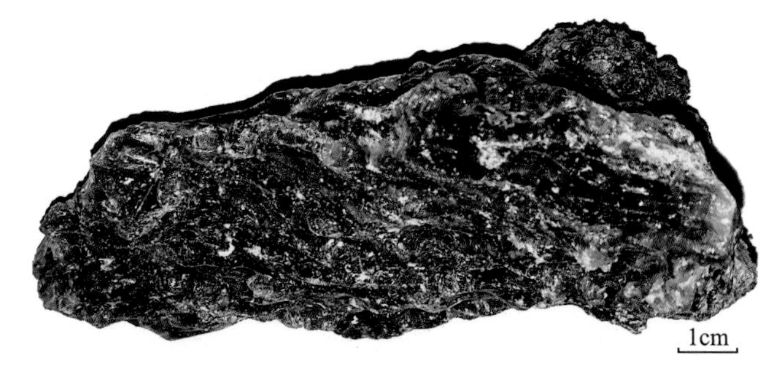

图2-27-1　琥珀药材图

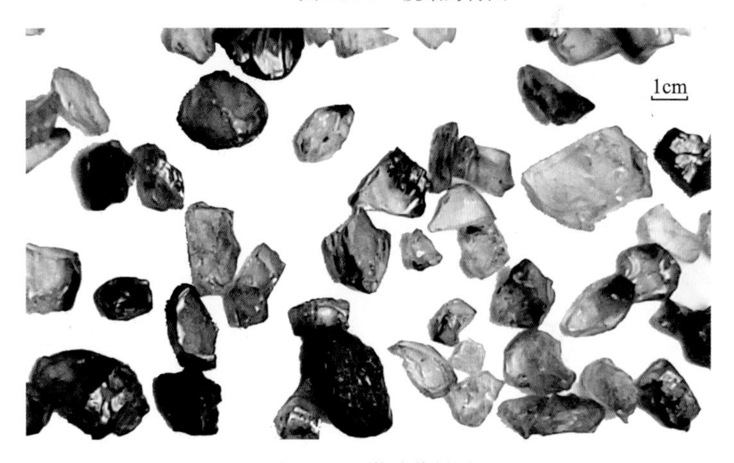

图2-27-2　煤珀药材图

【药材鉴别】

（一）性状特征

琥珀：呈不规则块状、颗粒状或多角形。表面黄棕色、血红色及黑褐色，有的具光泽。质硬而脆，断面光亮，有的颜色不一。手捻有涩感。无臭，味淡，嚼之无沙感。（图2-27-1）

煤珀：呈多角形不规则块状、颗粒状，少数滴乳状，大小不一。表面淡黄色、黄棕色、红褐色及黑褐色，有光泽。质硬，断面有玻璃光泽。嚼之无沙感。（图2-27-2）

（二）显微鉴别

透射偏光镜下：琥珀浅黄色；折射率N=1.535，几乎见不到糙面；风化后，折光率降低，N=1.510或1.490。煤珀蜡黄色，质地较杂；折射率N=1.540。两者于正交偏光间全黑，为非晶质均质体。（图2-27-3）

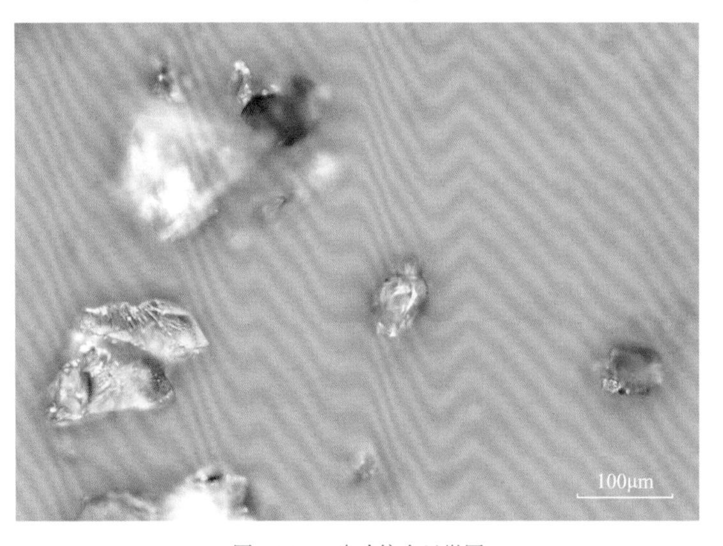

图2-27-3　琥珀偏光显微图

（三）理化鉴别

1. 取本品少量，置于火上点燃，稍冒黑烟，刚熄灭时冒白烟，微有松香气。

2. 取本品粉末1g，加石油醚10ml振摇滤过，取滤液5ml，加醋酸铜试液10ml振摇，石油醚层不得显蓝色（检查松香）。

3. 取本品粉末0.1g置试管中，加10ml醋酐和1滴浓硫酸，由棕黄色渐变为棕褐色。

【质量评价】以色红、黄棕明亮、质松脆、易碎、断面有玻璃光泽者为佳。

【化学成分】主含树脂、挥发油、二松香醇酸（diabietinolic acid）、琥珀银松酸（succinosilvic acid）、琥珀树脂醇（succinoresinol）、琥珀松香醇（succinoabietol）、琥珀酸（succinic acid）、龙脑（borneol）、琥珀氧松香酸（succoxyabietic acid）、琥珀松香醇酸（succinoabietinolic acid），还含有钠、锶、硅、铁、钨、镁、铝、钴、镓等元素。

【性味归经】甘，平。归心、肝、膀胱经。

【功能主治】安神镇惊，活血利尿。用于心悸失眠，惊风抽搐，癫痫，小便不利，尿血，尿痛。

【药理作用】

1. 催眠作用　琥珀酸对中枢神经有抑制作用，能明显减少小鼠的自主活动，并能延长戊巴比妥钠引起的小鼠睡眠时间[1]。

2. 抗惊厥作用　琥珀酸能对抗大鼠听源性惊厥、小鼠电惊厥以及士的宁等药源性惊厥的作用。因琥珀酸的结构与中枢神经内的主要抑制性递质γ-氨基丁酸（GABA）相似，而GABA在体内又可代谢生成琥珀酸。当惊厥或癫痫发作时，脑内的GABA水平降低，睡眠时GABA量增加[1-2]。

3. 降温作用　琥珀中的琥珀酸可使正常小鼠的体温降低[3]。

【用药警戒或禁忌】阴虚内热及无瘀滞者忌服。琥珀不宜入煎剂，宜研粉吞服或冲服。

【附注】

1. 现代研究表明，琥珀中有机元素的种类及其质量分数与其产地、成因、形成年代和相伴的地质活动等有关联。不同产地、地质年代的琥珀，其物理和化学性质存在一定的差异。目前，对琥珀的鉴别和研究多侧重于采用红外光谱和拉曼光谱分析[4]。煤珀和琥珀在化学成分和物质结构上存在一定差异，以煤珀的矿物化程度更高。

2. 20世纪60年代初曾发现从云南思茅、西双版纳等地调出的琥珀，外形、颜色、光泽、透明度、质地均较差，性状与琥珀有异，经调查是橄榄属植物的树脂，应注意鉴别。

主要参考文献

[1] 金园，张士善. 琥珀酸的中枢抑制作用[J]. 药学学报，1980，15(12)：761-4763.

[2] 丛红群. 琥珀酸在大鼠海马CA1区对GABA能和Glu能神经递质系统的调制作用[D]. 青岛：青岛大学，2009.

[3] 金园，岳旺. 琥珀酸的药理研究进展[J]. 中国药学杂志，1983，18(2)：36-38.

[4] 杨剑芳，董小萍，郭力，等. 琥珀的化学研究进展[J]. 北京中医杂志，2002，21(4)：245-248.

（马应龙药业集团股份有限公司　白玉）

28. 硝石

Xiaoshi

NITRUM

【别名】焰硝、钾硝石、火硝、朴硝、牙硝。

【来源】为斜方晶系矿物硝石经加工炼制而成的结晶体[1]。

【本草考证】本品始载于《神农本草经》，列为上品，原名消石。《开宝本草》载："此即地霜也，所在山泽，冬月地上有霜扫取，以水淋汁，后乃煎炼而成。盖能消化诸石，故名消石。非与朴消、芒消同类而有消名也……与芒硝全别"。《本草纲目》载："消石，丹炉家用制五金八石，银工家用化金银，兵家用作烽燧火药，得火即焰起故有诸名。"本草记载与现今所用硝石基本一致。

【原矿物】为斜方晶系，常呈针状或毛发状集合体。无色、白色或灰色。条痕为白色。光泽玻璃状或绢丝状，微透明。断口贝壳状或参差状。硬度2。比重2.1～2.2。质脆。多产于污秽之地，亦常覆于地面、墙角或岩石的表面。在石灰岩，盐沼地带及沙漠区域亦多见。（图2-28-1）

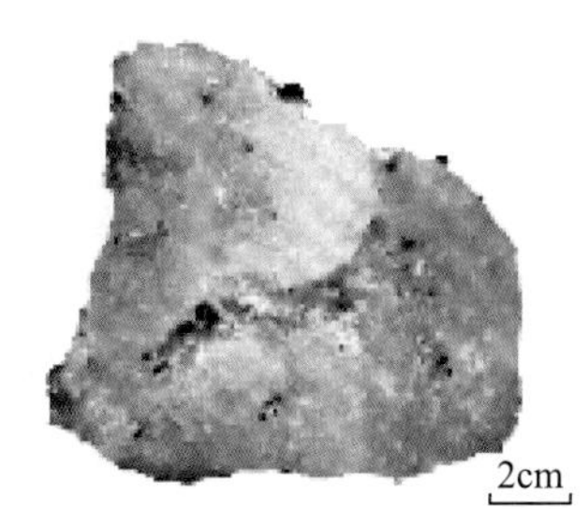

图2-28-1　硝石矿物图

【主产地】主产于我国山东、江苏、湖南、湖北、四川、贵州等地。

【成因及产状】硝石为表生地质作用下，含氮有机物分解出硝酸之后与土壤中钾化合而成。多分布在干燥地区土壤、岩石的表面及洞穴中，或在地表沉积物中[1]。

【采收与加工】全年均可开采和炼制，取含硝石的土块，砸碎后，用水浸泡调匀，经多次滤过，取澄清滤液，置锅内蒸去水分，取出，冷却收集结晶。

【药材鉴别】

（一）性状特征

为不规则的柱状晶体或晶状粉末，白色或类白色，较透明，质脆，碎断面具玻璃样光泽。气无，味苦而凉。易溶于水，微溶于酒精，水溶液呈中性反应。易熔融。烧时有爆炸性。（图2-28-2）

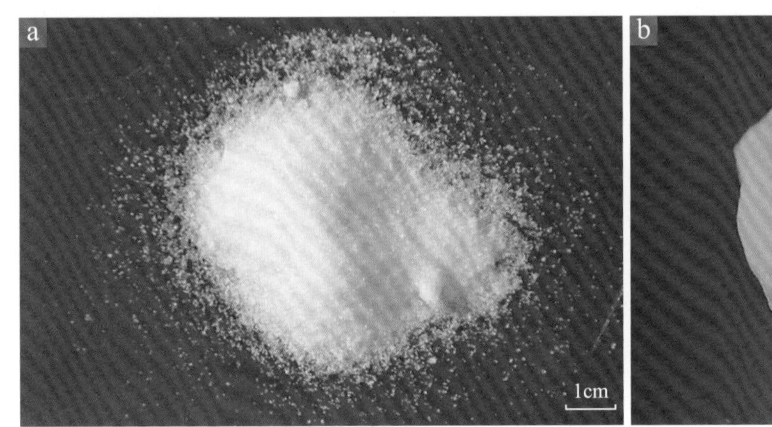

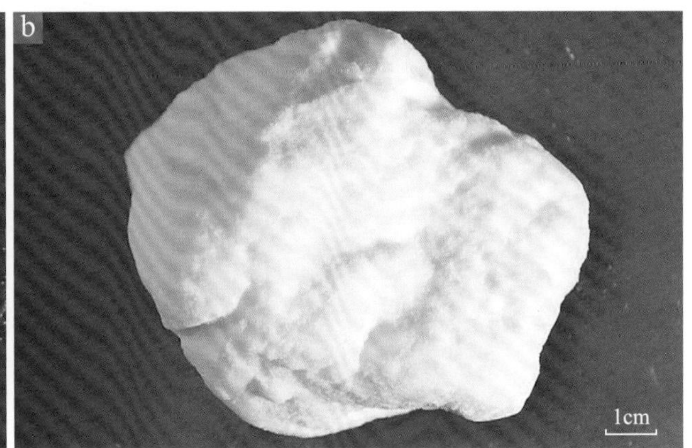

图2-28-2　硝石药材图

a. 硝石粉末　b. 块状硝石

（二）显微鉴别

透射偏光镜下：长条状、不规则颗粒状，无色透明；负低突起；垂直板面两组解理清晰；斜消光，消光角$N_g \wedge C$为23°～30°；干涉色为高级灰白。正延长符号；假一轴晶负光性；折光率：N_p=1.332，N_m=1.504，N_g=1.504。（图2-28-3）

（三）理化鉴别

1. 火焰反应　在无色火焰中燃烧，火焰显紫色。

2. 钾盐反应　可生成白色沉淀。四苯硼钠与醋酸、钾离子生成白色醋酸硼沉淀。

3. 硝酸盐反应　硝酸根将亚铁离子氧化成三价铁显棕色。两液接界面显棕色。硝酸根被铜还原为红棕色二氧化氮。

【质量评价】

1. 以色白、透明块状、结晶体大、牙口起棱、干燥无杂质者为佳。硝酸钾含量应不得低于90%[2]。

2. 采用电感耦合等离子体发射质谱法对重金属元素进行了检测。结果硝石中主要化学成分为硝酸钾，含量达

80%以上，其检测结果还表明，砷是硝石中的主要重金属元素，另有少量铜元素。样品中均未检测到铅、镉、汞等重金属。根据重金属检查结果，硝石中各类重金属含量均低于百万分之二[3]。

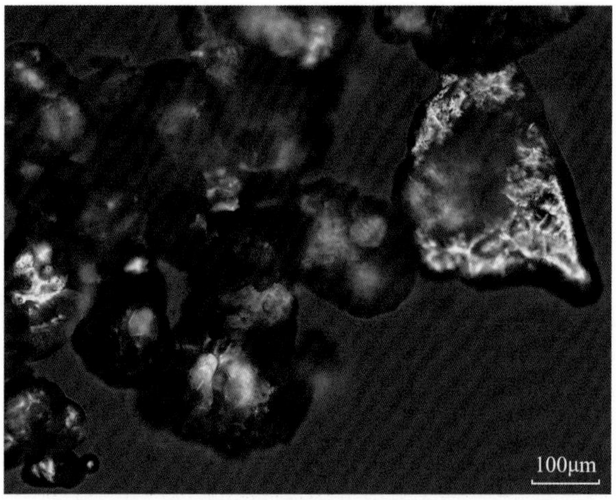

图2-28-3　硝石偏光显微图

【化学成分】主要成分为硝酸钾（KNO_3）。此外还夹杂有硝酸钠、氯化钠、氯化钾等杂质。

【性味归经】苦，寒。归心、脾经。

【功能主治】攻坚破积，利尿泻下，解毒消肿。用于中暑伤冷，痧胀吐泻，心腹疼痛，黄疸，淋病，便秘，目赤，喉痹，疔毒，痈肿。

【药理作用】

1. 泻下利尿作用　能刺激肠黏膜使其分泌液增加，内服吸收到血液中，由于钾离子、钠离子的渗透作用，能与组织中水分结合，发生所谓水血状态，至肾脏带出大量水分通过肾小球，并不被肾小管重吸收，发挥利尿作用[4]。

2. 对泌尿系统的影响　硝酸钾中所含的硝酸根离子（NO_3^-）能与结石中的主要成分钙盐结合成易溶于水的硝酸钙渐使结石变得疏松易碎，并减轻结石结合部位的粘连而易于排出。硝石（KNO_3）口服后能影响K^+-Na^+交换与H^+-Na^+交换，使尿K^+与H^+交互升高，消除尿素，减轻尿路损伤，抑制结合基质形成，产生盐效应和利尿效应等[5]。

【用药警戒或禁忌】体弱者及妊娠期妇女均忌服。畏硫黄。

【附注】贮藏于阴凉干燥处，防潮防火，以防遇火爆炸。

主要参考文献

[1] 山东省药品监督管理局. 山东省中药材标准（2002年版）[M]. 济南：山东友谊出版社，2002：231.

[2] 朱照祥. 硝石饮片质量标准的研究[J]. 中国中药杂志，1995，21(4)：217-218.

[3] 邵江娟，吕翔，路长珍，等. 硝石化学成分研究[J]. 南京中医药大学学报，2010，26(4)：306-307.

[4] 郭晓庄. 有毒中草药大辞典[M]. 天津：天津科技翻译出版公司，1992：457.

[5] 袁振山，盛钦业. 中药火硝治疗结石的机理探讨[J]. 时珍国医国药，2002，13(9)：523.

（湖北中医药大学　曹艳）

29. 硫黄

Liuhuang

SULFUR

【别名】石流黄、白硫黄、舶硫、倭硫、黄硇石等。

藏药名：索拉克、质见等[1, 2]。

蒙药名：古呼日、莫贼等[1, 3]。

维药名：供贵尔特等[4]。

【来源】本品为自然元素类矿物硫族自然硫，采挖后，加热熔化，除去杂质；或用含硫矿物经加工制得。

【本草考证】本品始载于《神农本草经》，列为中品。为少常用中药。原名“石硫黄”，始载于《神农本草经》，列为中品。《魏书》：“悦般有火山，山旁石皆焦熔，流地数十里乃凝坚，即石硫黄也。”李时珍《本草纲目》：“凡产石流黄之处，必有温泉，作流黄气。”《广州记》云：“生昆仑日脚下，颗块莹净，无夹石者良……蜀中雅州（今雅安等县）亦出，光腻甚好，功力不及舶上来者。”《吴普本草》《别录》《本草经集注》《海药本草》《丹房鉴源》等历代本草均有记载。[1, 5-6]

【原矿物】自然硫或含硫矿物：采收和储藏：采挖得自然硫后，加热熔化，除去杂质，或用含硫矿经加工制得。（图2-29-1）

自然硫为单质硫，有α硫、β硫和γ硫三种同质多复相体，自然条件下α硫最为稳定，主要形成于火山喷气作用，我国天然硫黄矿很少，且几乎没有开采。

含硫矿物在自然界中分布非常广泛，种类也很多，主要有黄铁矿、白铁矿、磁黄铁矿等，我国主要是含硫量达53.4%的黄铁矿（即硫铁矿），且分布最为广泛。

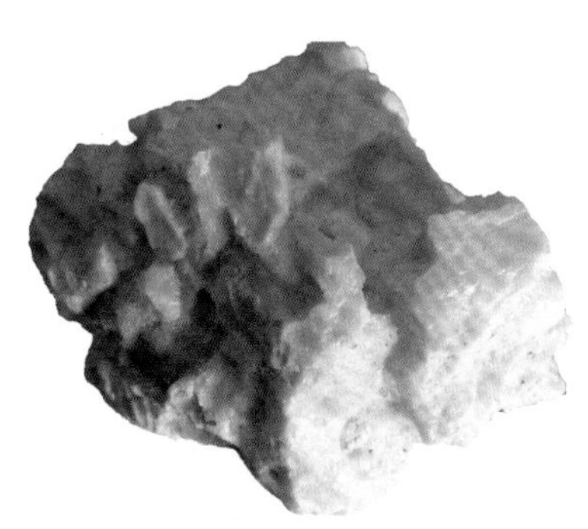

a

b

图2-29-1　硫黄矿物图

a. 自然硫　b. 含硫矿加工品

【主产地】台湾省的自然硫及山西、新疆、山东、江苏、湖南、四川、贵州、甘肃、青海、内蒙古、陕西、河南、湖北、安徽、广西、广东、西藏等省区都有制品硫产销。

【采收与加工】将泥块状的硫黄及矿石，在坑内用素烧罐加热熔化，取其上层之硫黄溶液，倒入模型中，冷却后取出[3]。

【药材鉴别】

（一）性状特征

本品呈不规则块状。黄色或略呈黄绿色。表面不平坦，呈脂肪光泽，常有多数小孔。用手握紧置于耳旁，可闻轻微的爆裂声。体轻，质松，易碎，断面常呈针状结晶形，有特异臭气，味淡。（图2-29-2）

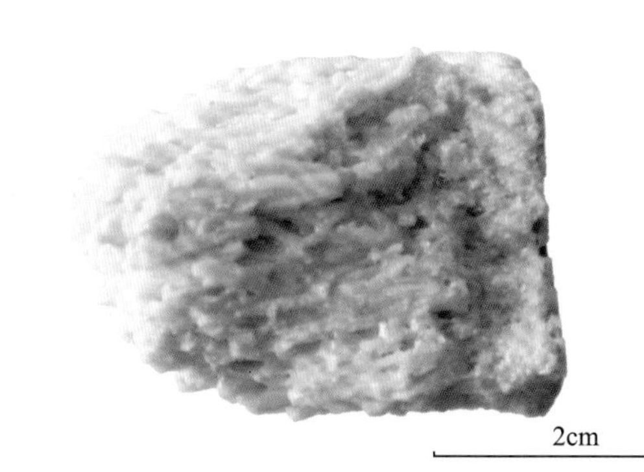

图2-29-2　硫黄药材图

（二）显微鉴别

透射偏光镜下：无色透明，微带黄色。高突起，暗边明显。折射率：N_p=1.9579，N_m=2.0371，N_g=2.245。干涉色极高，斜消光。2V=69°；双折射率：0.2571。（图2-29-3）

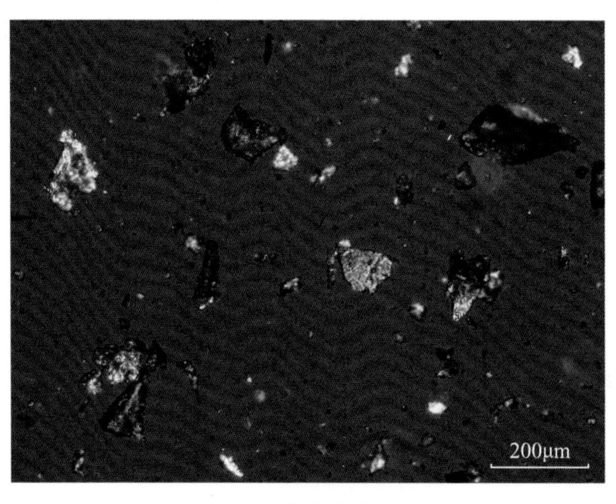

图2-29-3　硫黄偏光显微图

（三）理化鉴别

本品燃烧时易熔融，火焰为蓝色，并有二氧化硫的刺激性臭气。

（四）含量测定

照高效液相色谱法测定。

（1）色谱条件与系统适用性试验　以十八烷基硅烷键合硅胶为填充剂；以甲醇为流动相；检测波长为240nm。理论板数按硫黄峰计算应不低于3000。

（2）对照品溶液的制备　精密称取硫黄对照品20mg，精密称定，置50ml容量瓶中，加乙酸乙酯45ml，超声处理5分钟使完全溶解，放冷，加乙酸乙酯至刻度，摇匀，用微孔滤膜（0.45μm）滤过，取续滤液，作为对照品溶液。

（3）供试品溶液的制备　取本品细粉20mg，精密称定，置50ml容量瓶中，加乙酸乙酯45ml，超声处理5分钟使完全溶解，放冷，加乙酸乙酯至刻度，摇匀，用微孔滤膜（0.45μm）滤过，取续滤液，作为供试品溶液 。

（4）测定法　分别精密吸取对照品溶液与供试品溶液各5μl，注入液相色谱仪，测定，即得。

本品含硫（S）不得少于98.5%。

【质量评价】以色黄、光亮、质松脆、无杂物者为佳。

【化学成分】主含单质硫（S），并含微量的碲和硒。因矿物含杂质较多，故多提纯用。

【性味归经】酸，温；有毒。归肾、大肠经[7]。

【功能主治】外用解毒杀虫疗疮；内服补火助阳通便。外治用于疥癣，秃疮，阴疽恶疮；内服用于阳痿足冷，虚喘冷哮，虚寒便秘[7]。

【药理作用】

1. 杀菌、杀虫作用　硫黄与皮肤接触经氧化而生成五硫酸和硫化氢，从而具有杀菌、杀真菌及疥虫作用[4]。

2. 镇咳、祛痰作用　对二氧化硫法引起的小鼠、大鼠及氨水引起的小鼠咳嗽有明显的镇咳作用。能使大鼠实验性支气管炎症细胞浸润减轻，并使支气管黏膜杯状细胞数有不同程度减少，还能促进支气管分泌增加[4]。

3. 抗炎作用　硫黄对大鼠甲醛性关节炎有明显抑制作用。升华硫还能降低因注射蛋清而产生的大鼠毛细血管渗透性增高[4]。

4. 缓泻作用　硫黄口服经胃肠道变为氢，能刺激胃肠黏膜，增加肠蠕动而起泻下作用[4]。

【用药警戒或禁忌】

1. 妊娠期妇女慎服。不宜与芒硝、玄明粉同用[7]。

2. 测定收集的多批硫黄中砷含量，测定值分布在0～35mg/kg之间，有的样品中砷含量较高，内服或长期外用应防止砷蓄积中毒。

【附注】　经文献查询、实地调研了解，我国目前硫铁矿生产因能耗大、重污染，近十年绝大部分均已关停，即使有少量企业生产也仅用于硫酸生产。现在国内市场上所见硫黄，其中约70%为中国石油化工股份有限公司和中石油天然气股份有限公司下属的炼油和天然气开采企业开采石油、天然气和煤层气回收的硫黄，大型企业有茂名石化、镇海炼化、齐鲁石化、金陵石化、川西南油气田、川西北油气田等；约30%为进口，主要用于制造磷肥。仅有较少企业生产或经营食品、医药用级硫黄，基本也是使用升华硫或石油天然气开采中回收硫为原料进行精加工生产。而且因生产工艺的改变，性状发生很大改变，市场上基本以粉末、颗粒和片状为主（图2-29-4）。

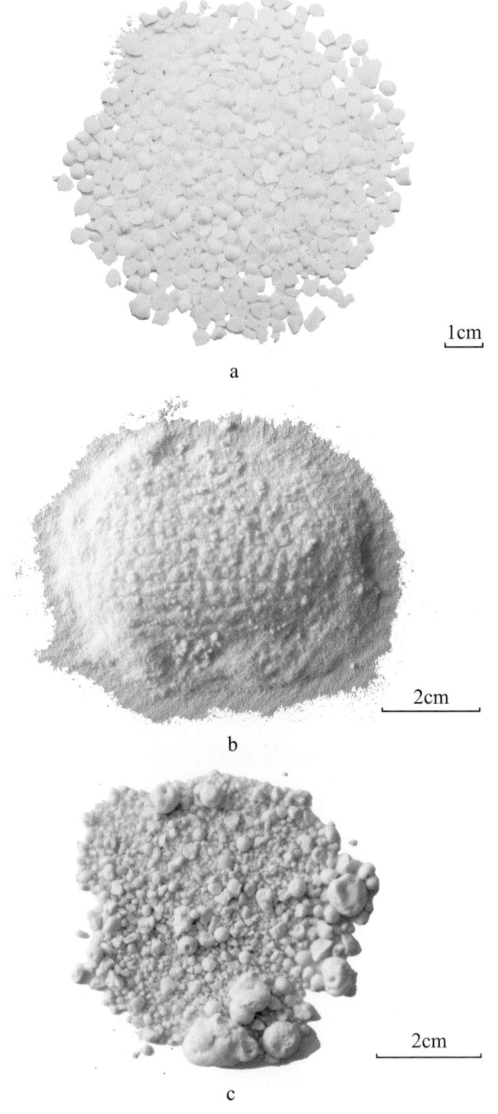

图2-29-4　当前市场硫黄性状图

a. 片状　b. 粉末　c. 颗粒

主要参考文献

[1] 高天爱. 矿物药真伪图鉴及应用[M]. 太原：山西科学技术出版社，2014：417.

[2] 顾永寿，顾永福译. 维吾尔医常用药材[M]. 乌鲁木齐：新疆科技卫生出版社，1992：413.

[3] 陈贵廷. 本草纲目通释[M]. 北京：学苑出版社，1992：3441.

[4] 杨仓良. 毒药本草[M]. 北京：中国中医药出版社，1993：1004.

[5] 中国医学科学院药物研究所. 中药志[M]. 北京：人民卫生出版社，1998：374.

[6] 苗明三. 中药炮制新释及应用[M]. 西安：世界图书出版社，1998：422.

[7] 内蒙古自治区卫生局. 内蒙古中草药[M]. 呼和浩特：内蒙古自治区人民出版社，1972：760.

（山西省食品药品检验所　史宪海　连云岚　郭景文）

30. 雄黄

Xionghuang

REALGAR

【别名】石黄、黄金石、天阳石、鸡冠石、明雄。

【来源】为硫化物类矿物雄黄族雄黄。

【本草考证】本品始载于《神农本草经》，列为中品。《本草经集注》载："好者作鸡冠色，不臭而坚实，若黯黑而虚软者不好也。"《新修本草》载："宕昌、武都者为佳，块方数寸，明澈如冠，或以为枕，服之辟恶。"《图经本草》载："今阶州山中有之。形块如丹砂，明澈不夹石，其色如鸡冠者为真。"《本草纲目》载："武都水窟雄黄，北人以充丹砂，但研细色带黄尔。"本草记载与现今所用雄黄基本一致。

【原矿物】单斜晶系矿物，橘红色，通常以致密块状或土状块体或皮壳状集合体产出。条痕淡橘红色。单晶体通常细小，呈柱状、短柱状或针状，柱面上有纵的细纹，晶面上具金刚光泽，断面具树脂光泽，透明至半透明。解理平行{010}完全。硬度1.5～2.0。相对密度3.6。质脆。长期受光作用，可转化为淡橘红色粉末。（图2-30-1）

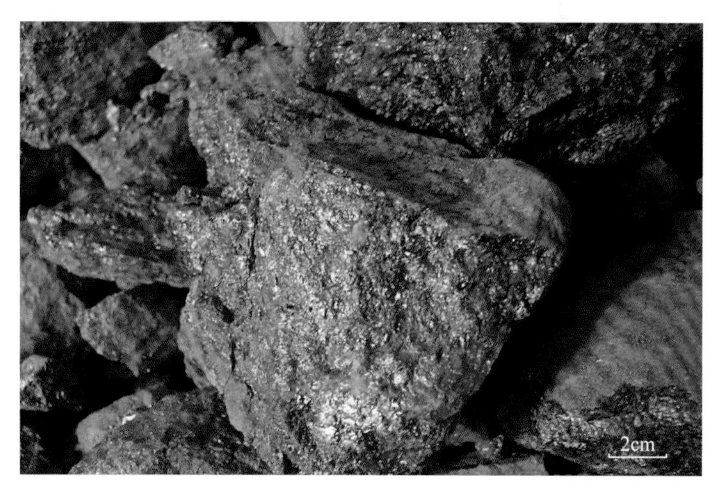

图2-30-1　雄黄矿物图

【主产地】主产于我国湖南、云南、贵州、四川、甘肃等省，以湖南石门为道地产区。

【成因及产状】见于低温热液矿床中，为标型矿物。常与雌黄共生。

【采收与加工】雄黄全年可采，采挖后除去杂质、泥土。

【商品规格】当前药材市场有以产地进行划分。

【药材鉴别】

（一）性状特征

呈不规则块状，橙黄色至橙红色，条痕淡橘红色，晶面具金刚光泽，断面具树脂样光泽。质脆，易碎，微有特异的臭气，味淡。雄黄粉为橙黄色至橘红色细粉。（图2-30-2）

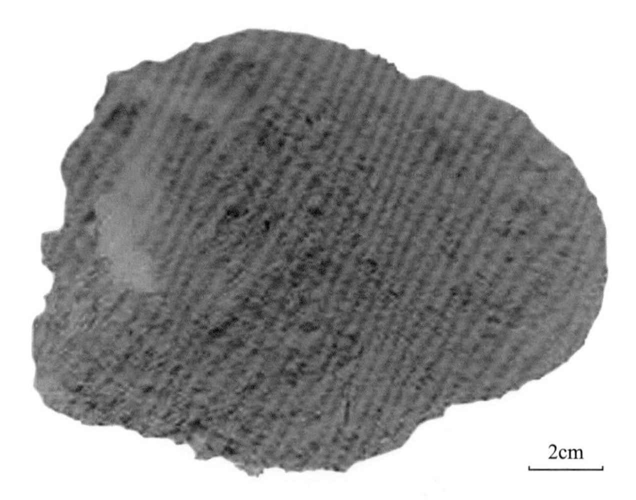

图2-30-2　雄黄药材图

（二）显微鉴别

雄黄粉在正交偏光下结晶形态完好，完全解理，橙红色，透明。（图2-30-3a）

在单偏光下为橙黄色到橙红色，呈正高突起，半透明至透明，颗粒边缘清晰，周围有明显的贝克线；雄黄粉末在透射单偏光下呈明显的多色性，多色角为90°。（图2-30-3b、c）

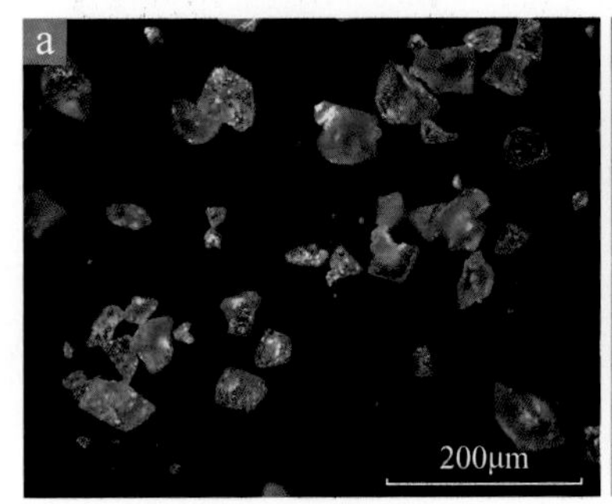

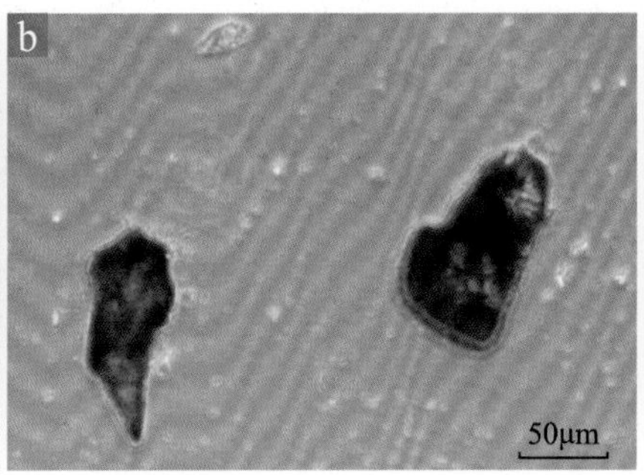

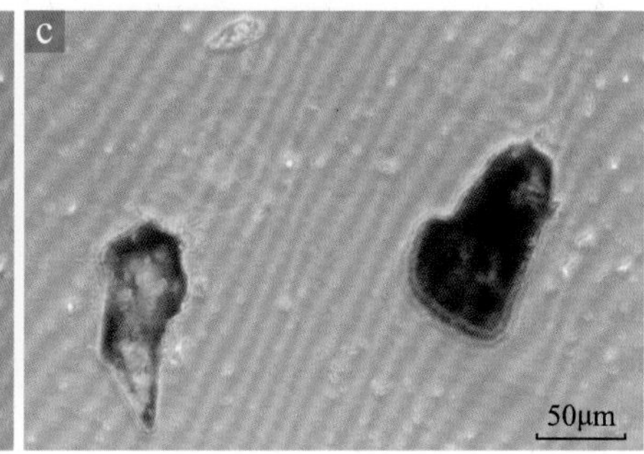

图2-30-3　雄黄粉末偏光显微图

a. 反射正交偏光　b、c. 单偏光（多色性）

（三）理化鉴别

1. 取本品粉末10mg，加水润湿后，加氯酸钾饱和的硝酸溶液2ml溶解后，加氯化钡试液，生成大量白色沉淀。放置后，倾出上层酸液，再加水2ml，振摇，沉淀不溶解。

2. 取本品粉末0.2g，置坩埚内，加热熔融，产生白色或黄白色火焰，伴有白色浓烟。取玻片覆盖后，有白色冷凝物，刮取少量，置试管内加水煮沸使溶解，必要时滤过，溶液加硫化氢试液数滴，即显黄色，加稀盐酸后生成黄色絮状沉淀，再加碳酸铵试液，沉淀复溶解。

【质量评价】雄黄来源于天然矿物，矿物矿床的品质是影响药品质量的重要因素。我国雄黄雌黄矿共分为3大岩类，5个矿床类型，即矽卡岩型、海相碳酸盐岩型、海相碎屑岩型、陆相杂色岩型和变质岩型雄黄雌黄矿床，矿石类型以单一雄黄型、单一雌黄型，雄黄-雌黄共生型为主，也有其他较多共生型矿石，如辰砂-雄黄型、雄黄-自然金型等。不同矿床的矿石品位差异巨大，如举世闻名的湖南石门雄黄矿，矿床为海相碳酸盐岩型，总体品位达到75%（AsS含量75%），而贵州、陕西等地的雄黄矿品位只达到5%～6%[1]。除了共生矿物外，脉石矿物，如白云石、方解石等杂质也常混于其中。

现行版《中国药典》规定雄黄入药时其主成分含量不得少于90.0%。

照砷盐检查法检查，所显砷斑颜色不得深于标准砷斑。

【化学成分】主要含有四硫化四砷（As_4S_4）[1]，同时还有微量砷的氧化物（As_2O_3）及硅（Si）、铅（Pb）、铁（Fe）、

钙（Ca）、镁（Mg）等其他矿物杂质。（图2-30-4）

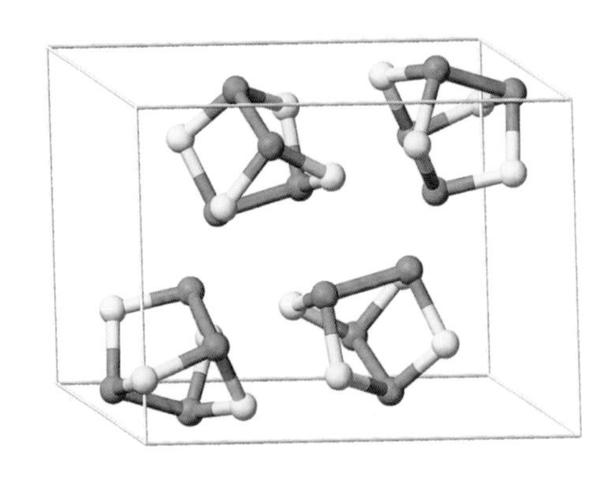

图2-30-4　雄黄的晶体结构示意图

【性味归经】辛，温；有毒。归肝、大肠经。

【功能主治】解毒杀虫，燥湿祛痰，截疟。用于痈肿疔疮，蛇虫咬伤，虫积腹痛，惊痫，疟疾。

【药理作用】

1. 抗菌作用　雄黄水浸剂（1：2）在试管内对多种皮肤真菌有不同程度的抑制作用。其1/100的浓度于黄豆固体培养基上试验，对人型、牛型结核杆菌及耻垢杆菌有抑制生长的作用。

2. 对急性早幼粒性白血病的作用　雄黄对于急性早幼粒性白血病的治疗，主要作用于两种细胞系，即NB4细胞和HL-60细胞。雄黄对于NB4细胞的影响，表现为诱导NB4细胞凋亡和促进分化；雄黄可以诱导HL-60D凋亡，并使大量的肿瘤细胞进入“静止”期[2]。

【用药警戒或禁忌】内服宜慎，不可久用。妊娠期妇女禁用。

1988年国务院颁布实施《毒性药品管理办法》，规定了28种有毒中药，其中含有雄黄。有关雄黄毒性反应时有报道。雄黄对人体的神经系统、消化系统、泌尿系统、心血管系统、造血系统、皮肤、新陈代谢造成不同程度的损害。雄黄可引起中枢神经系统缺氧，造成功能障碍，然后出现头痛、头晕、四肢疼痛、乏力，严重的抽搐、昏迷甚至死亡；雄黄对胃肠系统有一定的刺激作用，可引起恶心、腹痛、腹泻；在肾小管和肾小球雄黄有直接的影响，可导致急性肾功能衰竭；同时砷能够影响骨髓系统，大剂量的砷能够使得红细胞发生形态改变，同时抑制白细胞生成；长期应用雄黄，会引起皮肤过度角化；中毒剂量的砷，可使大部分器官组织变性坏死。

【附注】砷的毒性与其溶解度有关，雄黄中主要成分为As_4S_4，As_4S_4不溶于水，微溶于稀酸，难以被人体吸收，一般认为毒性很小[3]。As_4S_4经光照射后会逐渐转化为剧毒的As_2O_3。As_2O_3和As_2O_5均可溶于水，是雄黄产生毒性或发挥治疗作用的主要成分。

雄黄的毒性，使得古人对于雄黄的炮制非常重视。上至秦汉，下至清末的医药文献中都保存了大量和雄黄炮制有关的资料。古代受限于落后的科学技术，所以对于雄黄毒性的认知有限，但随着中医药的发展，至清朝时，人们已意识到这一点。是故在《本草便读》中，雄黄的炮制方法已注明“忌火煅”。而唐代发展起来的水飞法，可以有效降低雄黄中可溶性的氧化砷，对于雄黄的安全使用起到了重要作用。

主要参考文献

[1] 张志杰，周群，尉京志，等. 我国药用雄黄的晶体结构鉴定[J]. 光谱学与光谱分析，2011，31(2)：291-296.

[2] 向阳，王晓波，孙淑君，等. 复方黄黛片诱导治疗193例急性早幼粒细胞白血病的临床研究[J]. 中华血液学杂志，2009，30(7)：440-442.

[3] 周超凡，林育华. 传统中药朱砂应用概况及其安全性[J]. 药物不良反应杂志，2008，10(3)：104-109.

（中国中医科学院　张志杰　张海燕）

31. 紫石英

Zishiying

FLUORITUM

【别名】氟石、荧石、莹石、赤石英、银花。

【来源】为氟化物类矿物萤石族萤石。

【本草考证】本品始载于《神农本草经》，列为上品。《吴普本草》载："紫石英生太山（今山东泰山）或会稽（今浙江绍兴）。采无时。欲令如削，紫色达头，如樗蒲者。"《本草经集注》载："今第一用太山石，色重澈，下有根。次出雹零山，亦好。又有南城石，无根。又有青绵石头，色亦黑重，不明澈。又有林邑石，腹里必有一物如眼。吴兴石四面才有紫色，无光泽。会稽诸暨石，形色如石榴子。先时并杂用。"《本草纲目》载："按《太平御览》云：自大岘（在山东临朐县东南）至太山，皆有紫石英……永嘉（在浙江省）固陶村小山所出，芒角甚好，但小薄尔。"本草记载与现今所用紫石英基本一致。

【原矿物】等轴晶系，晶体呈立方体、八面体，少有菱形十二面体的单形及其聚形。在立方体晶面上有时出现镶嵌式花纹，尚可见由两个立方体相互穿插而成的双晶，集合体呈致密粒状或块状。常呈绿色、蓝色、紫色或无色，几乎所有颜色都可能出现，加热可褪色，受X线照射后又恢复原色。条痕白色，半透明至透明，有玻璃光泽，硬度4，解理{111}完全，性脆，相对密度3.18，在阴极射线下发荧光。溶于硫酸放出氟化氢，与硝酸及盐酸作用极弱。加热易崩解，并发出美丽的天蓝色、浅紫色光。（图2-31-1）

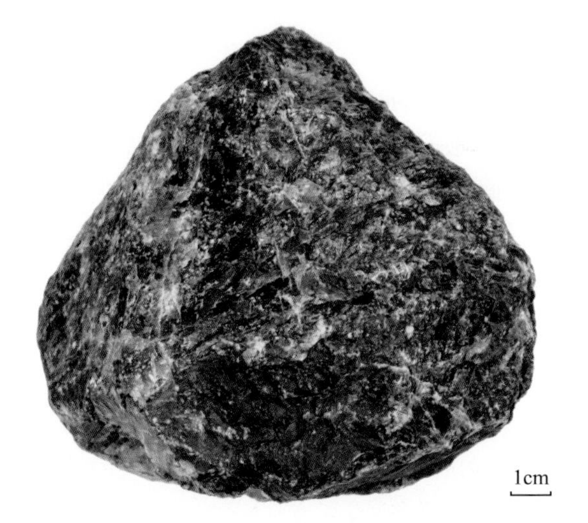

图2-31-1　紫石英矿物图

【主产地】主产于我国浙江、山东、甘肃、江苏、湖北等地。

【成因及产状】萤石是一种多成因的矿物，不同成因的萤石在成分、颜色上均有所不同。主要成因是热液作用形成，与中低温的金属硫化物和碳酸盐共生。热液型萤石矿床有两类：一类见于石英岩中的萤石脉，其杂质成分主要是$CaCO_3$和少量SiO_2；另一类见于流纹岩、花岗岩、片岩中产出的萤石脉，杂质中以SiO_2为主和少量$CaCO_3$。

【采收与加工】全年可采，采挖后洗净外附的砂砾及黏土。

【商品规格】当前药材市场紫石英规格按透明度进行划分，其中半透明至透明部分萤石（氟化钙CaF_2）含量高，质量较好，半透明至不透明颗粒，质量较差。因此市场根据半透明或透明部分比例进行等级的划分，即含半透明或透明部分越高等级越高。市场有一类伪品，即全为深紫色或灰色不透明颗粒。这类商品杂质含量高，不宜药用。

【药材鉴别】

（一）性状特征

本品为块状或粒状集合体。呈不规则块状，具棱角。紫色或绿色，深浅不匀，条痕白色。半透明至透明，有玻璃样光泽。表面常有裂纹。质坚脆，易击碎。气微，味淡。（图2-31-2）

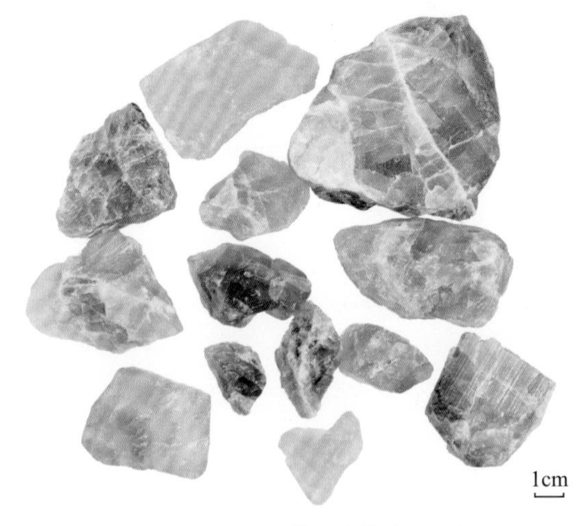

图2-31-2　紫石英药材图

（二）显微鉴别

透射偏光镜下：薄片中无色透明。高负突起，糙面很显著。可见到两组解理裂缝。干涉色均质性，正交偏光间全黑。折光率N=1.434。（图2-31-3）

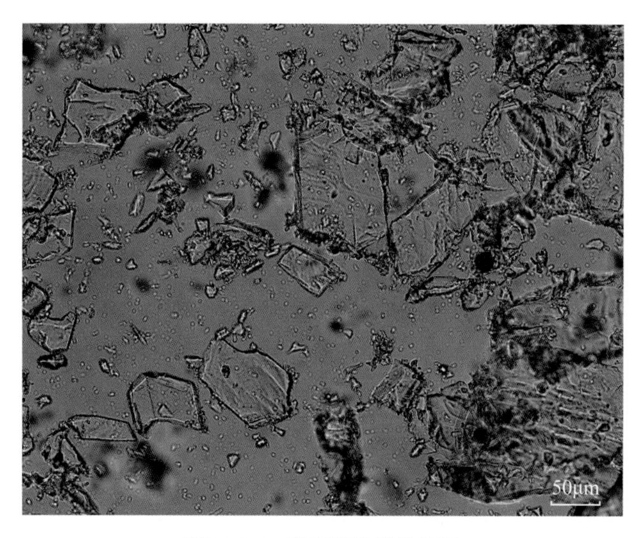

图2-31-3　紫石英偏光显微图

（三）理化鉴别

1. 与硫酸反应　本品不溶于水，溶于浓硫酸并放出氟化氢（HF），与盐酸和硝酸的作用甚弱。

2. 钙的鉴别　取本品细粉0.1g，置烧杯中，加盐酸2ml与4%硼酸溶液5ml，加热微沸使溶解。取溶液1滴，置载玻片上，加硫酸溶液（1→4）1滴，静置片刻，置显微镜下观察，可见针状结晶。

3. 荧光鉴别　取本品，置紫外光灯（365nm）下观察，显亮紫色、紫色至青紫色荧光。

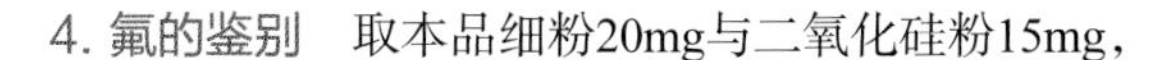

4. 氟的鉴别　取本品细粉20mg与二氧化硅粉15mg，混匀，置具外包锡纸的橡皮塞的干燥试管中，加硫酸10滴。另取细玻璃管穿过橡皮塞，玻璃管下端沾水一滴，塞置距试管底部约3.5cm处，小心加热（在石棉板上）试管底部，见水滴上下移动时，停止加热约1分钟，再继续加热，至有浓厚的白烟放出为止。放置2～3分钟，取下塞与玻璃管，用2～3滴水冲洗玻璃管下端使流入坩埚内，加钼酸铵溶液[取钼酸铵3g，加水60ml溶解后，再加入硝酸溶液（1→2）20ml，摇匀]1滴，稍加热，溶液显淡黄色，放置1～2分钟后，加联苯胺溶液（取联苯胺1g，加入10%醋酸使溶解成100ml）1滴和饱和醋酸钠溶液1～2滴，即显蓝色或生成蓝色沉淀。

5. X射线衍射分析　取本品，粉碎，过100目筛，照粉末X射线衍射法测定[1]，紫石英指纹图谱中应有6个共有峰，以晶面间距3.15Å的峰为参照峰，计算相对峰强度值，共有峰序号（晶面间距/峰强度）：1（1.25/1.68）；2（1.65/3.81）；3（1.93/17.24）；4（3.15/100.00）；5（3.24/0.74）；6（3.34/2.52）。

【质量评价】

1. 以色紫、透明者为佳。含氟化钙（CaF_2）不得少于85.0%。

2. 紫石英X-衍射Fourier指纹图谱具有很好的专属性，与紫石英混淆品、同种化学试剂CaF_2的X-衍射Fourier图谱区别显著，可作为紫石英药材质量检测与鉴别的手段[1]。

3. 拉曼光谱鉴别紫石英药材也具有很好的专属性，能准确、快速地区分紫石英及其掺伪品、伪品、混淆品和CaF_2[2]。

【化学成分】主含氟化钙（CaF_2），纯品含钙51.2%、氟48.8%；常含有杂质Fe_2O_3和稀土元素，尚含少量的硅、铝、镁及微量的铜、镍、锌、钛等元素。

【性味归经】甘，温。归肾、心、肺经。

【功能主治】温肾暖宫，镇心安神，温肺平喘。用于肾阳亏虚，宫寒不孕，惊悸不安，失眠多梦，虚寒咳喘。

【药理作用】

1. 促进卵巢分泌功能　紫石英用于排卵功能低下的妇女，经阴道细胞涂片查卵巢功能，发现雌激素水平升高，用于无排卵性月经的妇女，可使原基础体温的单相型变为双相型（说明排卵）。紫石英有兴奋卵巢的功能、提高性欲的作用[3]。紫石英通过对排卵障碍大鼠卵巢局部卵泡刺激素受体、黄体生成素受体表达的影响而促进卵泡的发育。

2. 抑制神经应激能力　紫石英中钙能抑制神经应激能力，具有镇静、解痉作用。

【用药警戒或禁忌】紫石英主含氟化钙，人体摄入氟过多，会对牙齿、骨骼、神经系统、肾脏、心血管及甲状腺有损害作用，只可暂用，不宜久服。阴虚火旺及血分有热者慎服。萤石矿石也多有放射性，须慎用。

【附注】

1.《中国药典》规定紫石英颜色为“紫色或绿色，深浅不匀，条痕白色”。通过对氟化物类矿物萤石族萤石的相关研究文献进行查阅、分析，总结了萤石的颜色及其呈色机制，建议修改为“紫色、绿色、白色或无色，深浅不匀，条痕白色”[4]。

2. 通过对13批市售紫石英饮片进行外观质量和内在质量的研究，建议《中国药典》在矿物药项下增加更为详实的外观性状描述，明确规定砸碎的程度，即确定矿物药的粉碎粒度范围，进而有效保证矿物药临床疗效的可靠性和稳定性。粉碎成一定粒度的矿物药还能够保持原有药材的鉴别特征，可有效避免掺假的问题，亦便于调剂。同时也有利于矿物药的最大程度利用，从一定程度上讲也进一步保护了矿物药资源[5]。

3. 萤石矿床分为单一型萤石矿床和伴生型萤石矿床，根据药典规定，中药紫石英的原矿物应为单一型萤石矿床矿石，是以萤石、石英为主，并有少量方解石、重晶石、高岭石、白云石等矿物的混合物。张贞丽等[6]通过对中药紫石英主成分氟化钙含量测定方法的研究，认为现行版《中国药典》采用硼酸、盐酸提取-EDTA容量法测定的是样品中的总钙量，测定结果用“本品含氟化钙（CaF_2）不得少于85.0%”来表述不够准确。因为该课题组对其中两个样品的三氯化铝提取-EDTA容量法及X衍射法的测定结果表明，氟化钙的含量均低于85.0%，而“药典法”对这两个样品的测定结果却符合规定，造成劣质药材漏检，混入合格药材中使用。据此，建议在药典含量测定项下同时增加热重法（1000℃）分析，规定其失重质量百分数不得大于7.0%［因与紫石英共存的矿物杂质主成分为$CaCO_3$，减失重量主要为CO_2，若规定CaF_2不得少于85.0%，则$CaCO_3$不高于15.0%，15.0%×M（CO_2）/M（$CaCO_3$）=6.6%，考虑到尚有其他微量杂质如$MgCO_3$等共存，所以将限度适当放宽至7.0%］，再加上现行版《中国药典》中容量法测定结果规定“本品含氟化钙（CaF_2）不得少于85.0%”，可克服少量方解石、白云石等对测定结果的影响[7]。

4. 紫石英矿物成分萤石中多含有砷、镉、铜、汞、铅等矿物质元素，这些重金属元素在生物体内很难发生降解反应而产生富集，当人体摄入过量重金属后，体内的蛋白质、酶等大分子物质便会与重金属发生配位反应，从而改变正常的生理功能，破坏人体的生理功能。尤其中药紫石英为妇科常用药，服用者多为备孕患者，这些重金属元素不仅影响紫石英的临床疗效，对胎儿亦有影响[8]。采用微波消解-ICP-OES法测定紫石英样品中矿物质元素砷、镉、铜、铅的含量，该方法准确、快速、简单，为紫石英的质量标准提供科学依据，建议《中国药典》增加紫石英重金属及砷盐的含量限度检测[9]。

主要参考文献

[1] 房方，李祥，陈建伟，等. 中药紫石英X-衍射Fourier指纹图谱鉴别研究[J]. 药物分析杂志，2011，31(8)：1589-1592.

[2] 陈龙，雷咪，黄必胜，等. 紫石英的X射线衍射与拉曼光谱鉴别[J]. 中国实验方剂学杂志，2015，21(19)：42-47.

[3] 王丽君. 紫石英对排卵障碍大鼠模型卵巢局部FSH、LH影响的机制研究[D]. 长沙：湖南中医药大学，2010.

[4] 韩婷，贾哲，张慧，等. 基于萤石呈色机制探讨《中国药典》对紫石英的色泽规定[J]. 中国中药杂志，2016，41(23)：4469-4473.

[5] 石典花，张军，孙立立. 市售赭石、紫石英饮片质量考察及矿物药相关问题的探讨[J]. 中国中药杂志，2015，40(15)：2979-2981.

[6] 张贞丽，袁敏，高燕，等. 中药紫石英主成分氟化钙含量测定方法的研究[J]. 药物分析杂志，2010，30(3)：495-498.

[7] 房方，陈军，李祥，等. 紫石英药材热分析法研究[J]. 中国医院药学杂志，2014，34(5)：346-349.

[8] 袁宏佳. 紫石英中有害元素的研究[D]. 长沙：湖南中医药大学，2010.

[9] 韩婷，张颖，高岩，等. 基于微波消解-ICP-OES法测定紫石英中矿物质元素含量[J]. 中华中医药杂志，2018，33(9)：4085-4088.

（南京中医药大学　房方）

32. 寒水石

Hanshuishi

CALCITUM

【别名】凝水石、白水石、凌水石、盐精、水石。

【来源】北寒水石为硫酸盐类矿物硬石膏族红石膏。南寒水石为碳酸盐类矿物方解石族方解石。

【本草考证】本品始载于《神农本草经》。《新修本草》载："……谨按此石有两种，有纵理横理，以横理色清明者为佳。或云纵理为寒水，横理为凝水。今出同州韩城，色青黄，理如云母为良，证城者，针理文色白为劣也。"说明在唐代已经将寒水石、凝水石分开。《本草纲目》记载寒水石为石膏别名，其云：石膏因"其性大寒如水，故名寒水石，与凝水石同名异物……气味辛、寒、无毒。拆片投水中，与水同色，其水凝动，又可夏月研末煮汤入瓶，倒悬井底，即成凌冰，故有凝水、白水、寒水、凌水诸名"。《本草经集注》载："常山即恒山，属并州。中水县属河间郡。邯郸即是赵郡，并属冀州城。此处地皆咸卤，故云盐精，而碎之亦似朴硝也。此石末置水中，夏月能为冰者佳。"本草记载与现今所用寒水石基本一致。

【原矿物】北寒水石为纤维状集合体、呈扁平块状或厚板状，大小不一，厚0.5～3.5cm，侧面呈纵细纹理。南寒水石为菱面体，也有呈柱状或板状，常以钟乳状或致密粒状集合体产出，斜方柱状，西藏产南寒水石主为粗粒状集合体，呈不规则块状，有棱角，主要物相为三方晶系的$CaCO_3$。（图2-32-1）

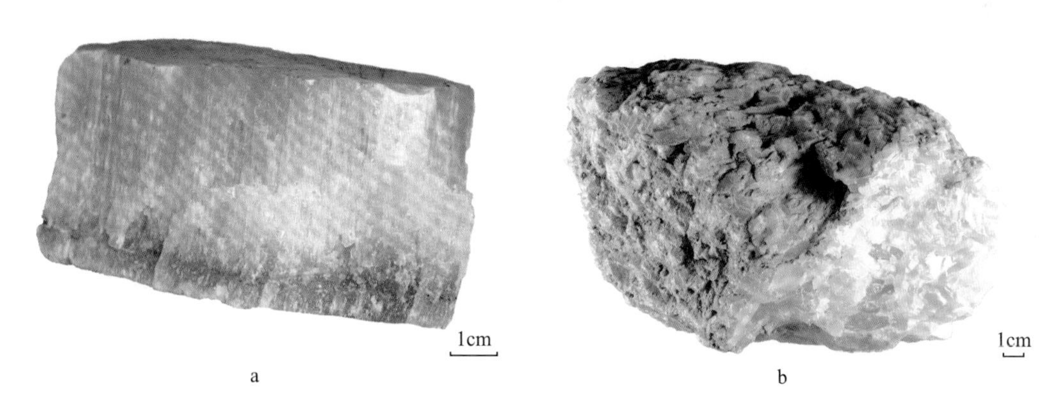

图2-32-1　寒水石矿物图

a. 北寒水石　b. 南寒水石

【主产地】北寒水石主产于山东、湖北、内蒙古、河北、四川、江苏、湖南、安徽等地。南寒水石主产于山东、山西、湖北、河南、浙江、广东、广西、西藏、甘肃、新疆等地。

【成因及产状】北寒水石广泛形成于沉积作用，分布于蒸发作用所形成的湖相沉积物中，为天然产出的硫酸盐矿物硬石膏族红石膏或纤维石膏，常与石灰岩、红色页岩、泥灰岩等成层出现。南寒水石产于石灰岩附近及花岗岩中，为碳酸盐类矿物方解石族方解石。

【采收与加工】全年可采。采挖后，去净泥沙、杂石。

【药材鉴别】

（一）性状特征

1. 北寒水石　本品呈不规则的扁平板状或纤维块状，大小不等。粉红色、浅粉红色、淡黄色。扁平板状者，微有光泽，表面凹凸不平，质硬而脆，断面具纵纹理，状如纤维。纤维块状者呈现绢丝光泽。气微，味淡。（图2-32-2a）

2. 南寒水石　本品呈斜方块状、斜方板或不规则块状，大小不等。白色、黄白色或灰色、半透明或不透明，表面平滑，具玻璃样光泽。质坚硬，敲之多碎成斜方体小块，断面平坦，有的断面可见棱柱状或板状不规则交互排列

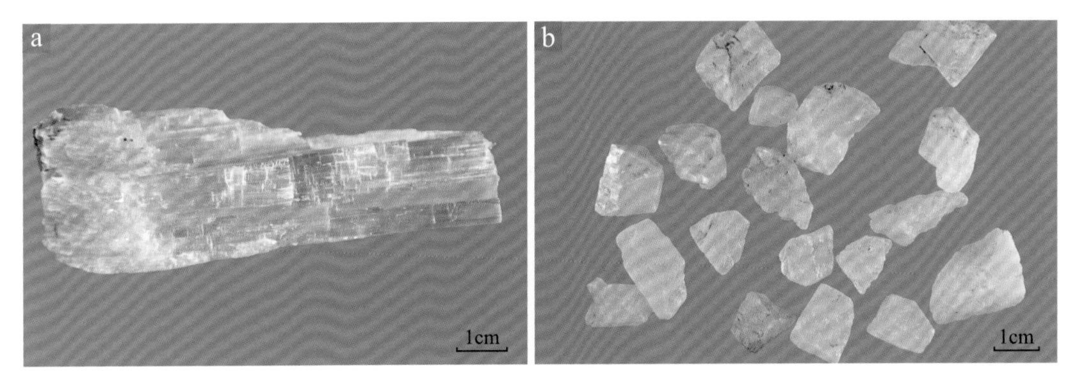

图2-32-2 寒水石药材图

a. 北寒水石 b. 南寒水石

组成的层纹。用小刀可以刻划、无臭，无味。（图2-32-2b）

（二）显微鉴别

1. 北寒水石 透射偏光镜下：薄片中无色透明，晶型为纤维状或柱状；低负突起，具不显著的糙面；一组解理完全或清楚。干涉色为白色至黄白色；多为斜消光，有时为平行消光，二轴晶；正光性；光轴角58°，折光率：N_p=1.521，N_m=1.523，N_g=1.530。（图2-32-3）

2. 南寒水石 透射偏光镜下：薄片中无色透明，它形；具假吸收，突起有正有负，正突起糙面显著；负突起表面光滑。干涉色常呈类似珍珠晕彩的高级白。

解理缝呈对称消光；聚片双晶常见。一轴晶，负光性。（图2-32-4）

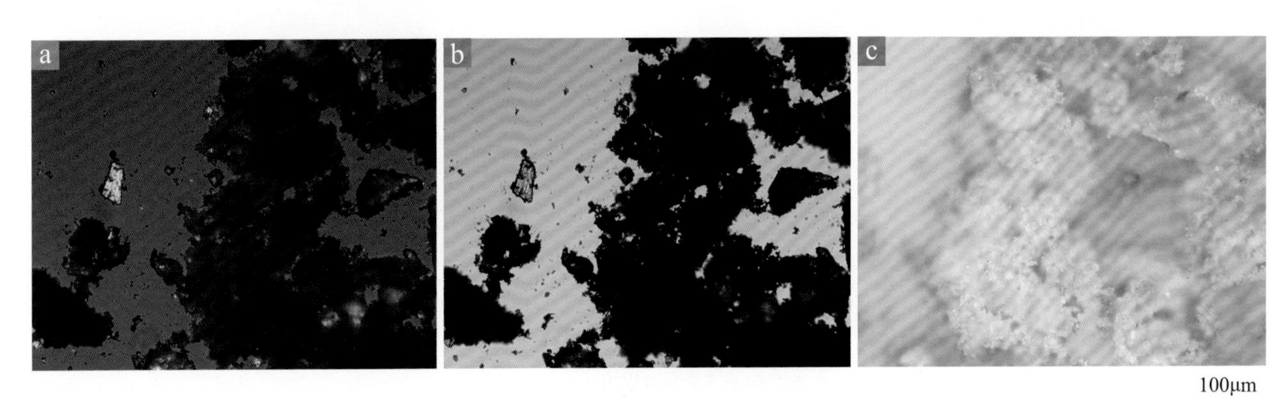

图2-32-3 北寒水石粉末偏光显微图

a. 正交偏光 b. 单偏光 c. 反射偏光

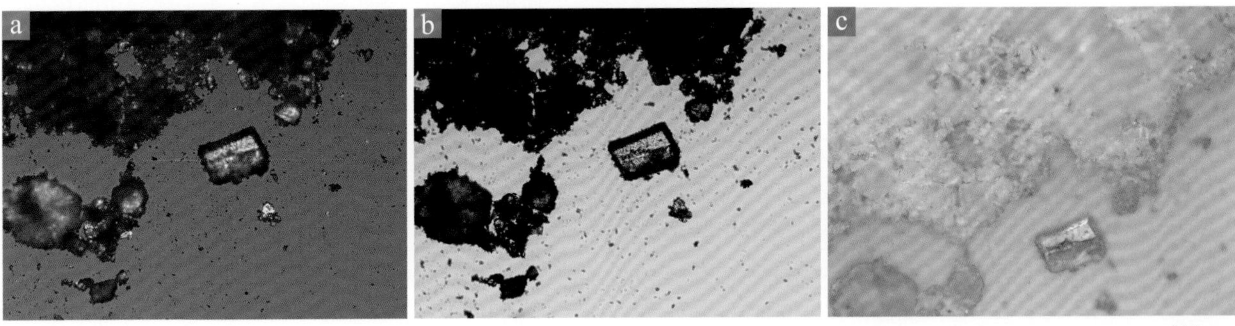

图2-32-4 南寒水石粉末偏光显微图

a. 正交偏光 b. 单偏光 c. 反射偏光

（三）理化鉴别

1. 北寒水石

（1）取本品一小块约2g，置具有小孔软木塞的试管内，灼烧，管壁有水生成，本品变为不透明体。

（2）取本品粉末约0.2g，加稀盐酸10ml，加热使溶解，溶液显钙盐与硫酸盐的鉴别反应。①取铂丝，用盐酸湿润后，蘸取供试品，在无色火焰中燃烧，火焰即显砖红色（钙盐鉴别）；②取供试品溶液，滴加氯化钡试液，即生成白色沉淀；分离，沉淀在盐酸或硝酸中均不溶解（硫酸盐鉴别）。

2. 南寒水石

（1）取本品粗粉1g，滴加稀盐酸10ml，即发生大量气泡，将此气体通入氢氧化钙试液中，即生成白色沉淀。

（2）取本品粉末1g，加稀盐酸10ml，加热使溶解，溶液显钙盐的鉴别反应。

【质量评价】北寒水石：以纯净、片状、肉红色、有细纹、具光泽者为佳。南寒水石：以色白透明，有光泽，击碎后呈斜方形，具棱角者为佳。

【化学成分】北寒水石主要成分为含水硫酸钙（$CaSO_4 \cdot 2H_2O$），尚含有硅、铁、镁、铝等元素。南寒水石主要成分为碳酸钙（$CaCO_3$），还含有少量硅、镁、铁、铝、钠、钾、锌、锰、铅、砷、汞等元素。

【性味归经】辛、咸，寒。归心、肺、胃、肾经。

【功能主治】清热降火，利窍消肿，除烦止渴。用于时行热病，壮热烦渴，咽喉肿痛，口舌生疮，水肿，尿闭，痈疽，丹毒，烫伤。

【药理作用】

1. 北寒水石

（1）泻热润燥、软坚消肿作用。

（2）抑制胃液分泌作用[1]。

2. 南寒水石

（1）平喘、化痰、下乳作用。

（2）经煅烧研末的粉末，具有杀菌、消毒、收敛等作用[2]。

（3）抑制胃液分泌作用[3]。

【用药警戒或禁忌】妊娠期妇女、脾胃虚寒及无实热者忌用。

主要参考文献

[1] 高甜，陈朝军，陆景坤，等. 北寒水石对大鼠胃液分泌的影响[J]. 畜牧与饲料科学，2013，34(1)：29-30.

[2] 王保荣，胡多朝. 寒水石的鉴定及药理效应[J]. 基层中药杂志，1996，10(4)：11-12.

[3] 陈朝军，陆景坤，高甜，等. 南寒水石炮制工艺及药效学初探[J]. 中国实验方剂学杂志，2013，19(1)：191-194.

（湖北中医药大学　明晶）

33. 滑石

Huashi

TALCUM

【别名】西滑石、画石、活石、硬滑石、软滑石。

【来源】为硅酸盐类矿物滑石族滑石。

【本草考证】本品始载于《神农本草经》，列为上品。《证类本草》引《图经本草》曰："……而今医家所用，多是白色者，乃自南方来。……或云沂州出一种白滑石，甚佳，……"。《本草纲目》载滑石项下"时珍曰：……山东蓬莱县桂府村所出者亦佳，故医方有桂府滑石，与桂林者同称也，今人亦以刻图书，不甚坚牢，滑石之根为不灰木，滑石中有光明黄子为石脑芝"。本草记载与现今所用滑石基本一致。

【原矿物】块状集合体。呈不规则的块状，白色、黄白色或淡蓝灰色，有蜡样光泽。质软，细腻，手摸有滑润感，无吸湿性，置水中不崩散。气微，味淡。（图2-33-1）

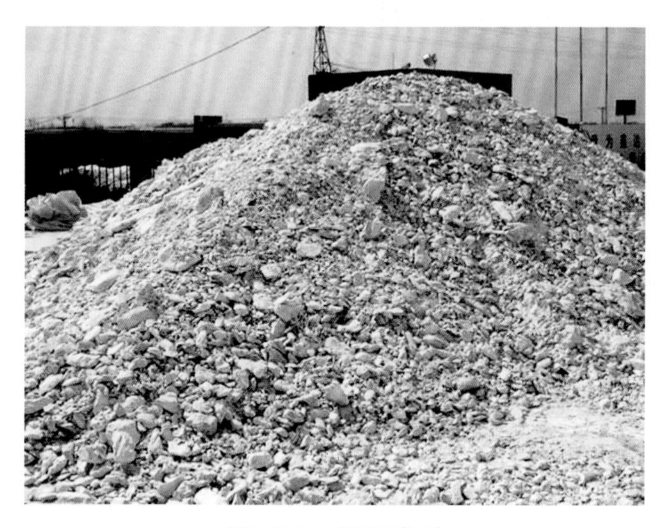

图2-33-1 滑石矿物图

【主产地】主产于我国辽宁、广西、山西、山东、江西等省。

【采收与加工】全年可挖。挖采后，去净泥土及杂质。

【商品规格】根据工业用途，滑石划分为化妆品块滑石和工业滑石两类。各类滑石按其理化性能指标划分为优等品、一等品、合格品；小粒滑石划分为1号、2号、3号三个质量等级[1]。

工业滑石按其自然块度长、宽、厚的任何一个最大尺寸，划分以下三种规格：

大块滑石：最大边的尺寸应大于200mm。

中块滑石：最大边的尺寸应为20～200mm。

小粒滑石：最大粒径小于20mm。

【药材鉴别】

（一）性状特征

呈扁平形、斜方形不规则的块状、叶片状、放射状、纤维状集合体。白色、黄白色或淡蓝灰色，半透明或不透明，有蜡样光泽。质软，细腻，体较重易砸碎。手摸有滑润感，用指甲可刻划，可刮下白粉。无吸湿性，置水中不崩散。无臭，无味。（图2-33-2）

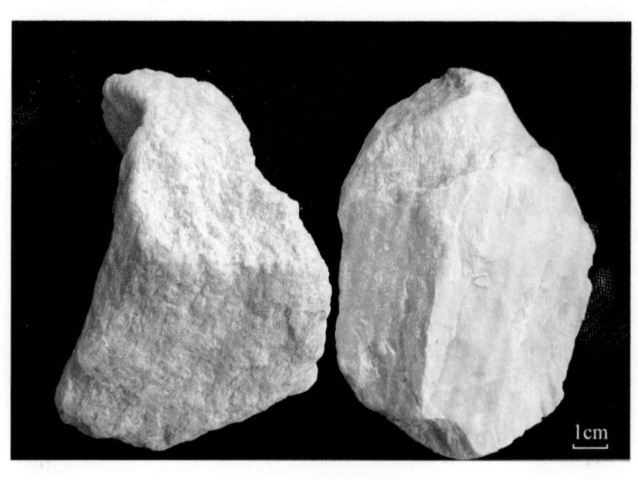

图2-33-2 滑石药材图

（二）显微鉴别

滑石的晶体结构属于单斜晶系，通常由两层硅氧四面体和一层八面体构成单位层，单位层之间靠微弱的分子键连接，属于层状结构硅酸盐。滑石微细晶体呈六方或菱形板状，但很少见。通常呈致密块状、叶

片或鳞片状集合体。（图2-33-3）

（三）理化鉴别

1. 硅的鉴别——水珠试法　取本品粉末0.2g，置铂坩埚中，加等量氟化钙或氟化钠粉末，搅拌，加硫酸5ml，微热，立即将悬有1滴水的铂坩埚盖盖上，稍等片刻，取下铂坩埚盖，水滴出现白色浑浊。

2. 镁的鉴别——颜色反应　取本品粉末0.5g，置烧杯中，加入盐酸溶液（4→10）10ml，盖上表面皿，加热至微沸，不时摇动烧杯，并保持微沸40分钟，取下，用快速滤纸滤过，用水洗涤残渣4～5次。取残渣约0.1g，置铂坩埚中，加入硫酸（1→2）10滴和氢氟酸5ml，加热至冒二氧化硫白烟时，取下冷却后，加水10ml使溶解，取溶液2滴。加镁试剂（取对硝基偶氮间苯二酚0.01g溶于4%氢氧化钠溶液1000ml中）1滴，滴加氢氧化钠溶液（4→10）使成碱性，生成天蓝色沉淀。

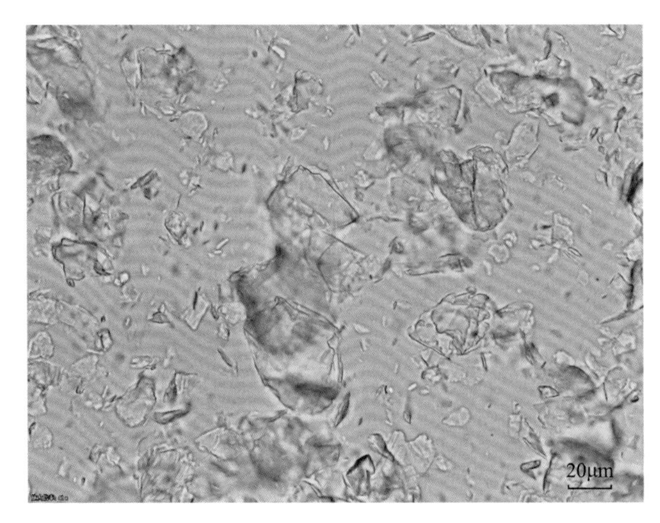

图2-33-3　滑石粉末显微图

【质量评价】以整洁、色白、细腻润滑、无杂石者为佳。滑石中硅酸镁含量不得少于88.0%。滑石的质量，除了主成分的含量控制外，更重要的是对其所含致癌成分及杂质的有效控制。目前已有国标标准检测石棉类成分的定性和定量等方法[2-3]，通常采用X射线衍射和扫描电镜联合分析法检测相关样品中的石棉成分[4-5]。滑石是典型的热液矿物，是富镁质超基性岩，在其形成过程中常共生或伴生有其他矿物，纯净的滑石较少。这些矿物以杂质形式，或以伴生或共生形式存在于滑石中，对于这些杂质，现行版《中国药典》均在【检查】项中给予控制，包括酸碱度、水中可溶物、酸中可溶物、铁盐、炽灼失重、重金属及砷盐检查，能够较全面地评价滑石的质量。对滑石粉中元素构成分析表明，除主成分含水硅酸镁外，还含有少量的Ca、Fe、Al和有害元素As，且As元素超标严重，应引起高度重视[6]。

【化学成分】主要含有含水硅酸镁[$Mg_3(Si_4O_{10})(OH)_2$]，其中MgO 31.72%，SiO_2 63.52%，H_2O 4.76%。还含有FeO、CaO、Al_2O_3等。

【性味归经】甘、淡，寒。归膀胱、肺、胃经。

【功能主治】利尿通淋，清热解暑；外用祛湿敛疮。用于热淋，石淋，尿热涩痛，暑湿烦渴，湿热水泻；外治湿疹，湿疮，痱子。

【药理作用】

1. 抗菌作用　将10%的滑石粉加入培养基内，可见到滑石粉对伤寒杆菌、副伤寒杆菌有抑制作用。用纸片法，则仅对脑膜炎双球菌有轻度的抑菌作用[7]。

2. 消肿利尿作用　采用血清分离测定血清蛋白，测量关节水肿容积RA-test的变化，结果表明滑石粉的水提取液可明显减轻关节水肿[8]。六一散和滑石对小鼠有明显的利尿作用，利尿高峰均在服药后1小时，以后逐渐下降[9]。

3. 对皮肤、黏膜的保护作用　滑石粉外用，撒布于发炎或破损组织的表面，即可减少局部摩擦，防止外来刺激，亦能吸收大量化学刺激物或毒物，并有吸收分泌液，促进干燥、结痂作用。内服时可以保护胃肠黏膜而发挥镇吐、止泻作用，尚可阻止毒物在胃肠道的吸收[10]。

4. 毒性作用　滑石在腹部、直肠和阴道等可引起肉芽肿[10]。

【用药警戒或禁忌】阴虚而无湿热及脾虚泄泻者忌用，热病津伤、滑精者应慎用。孕妇慎用。不可过量或长期服用。

【附注】

1. 作为药用的滑石粉质量等级应该是最高的，即杂质含量低、无石棉成分检出、主要成分含量较高。目前药材市场上出现的滑石粉质量参差不齐，价格差异较大，注意质量较次的滑石粉入药使用。

2. 石棉作为致癌物质在药用滑石粉中应不得检出。在实际检测中，若发现药用滑石粉质量较差或来源有问题，应该启动石棉成分的国标检测方法，以保障滑石粉的用药安全。

主要参考文献

[1] 中华人民共和国国家标准GB15341-94，滑石[S]. 北京：科学出版社，1994.

[2] 冯惠敏，杨怡华. 化妆品种石棉含量检测方法[J]. 中国非金属矿工业导刊，2009(3)：26-30.

[3] 中华人民共和国国家标准GB/T 23263-2009，制品中石棉含量测定方法[S]. 北京：科学出版社，2009.

[4] 张萍，肖新月，石上梅，等. 滑石粉与石棉的微形态及元素构成的SEM/EDS微区分析[J]. 药物分析杂志，2012，32(3)：488-493.

[5] 农以宁，曾令民. X射线衍射法测定药用滑石粉中石棉的研究[J]. 中国中药杂志，2002，27(7)：524-527.

[6] 张萍，肖新月，魏锋，等. 应用ICP-AES法分析不同产地滑石粉中元素构成的差异[J]. 药物分析杂志，2013，33(3)：418-434.

[7] 张稳存，曹宇，张彩虹. 中药熏洗外扑治疗肛门湿疹108例[J]. 陕西中医，2005，26(6)：512.

[8] 徐富一，郑国永. 滑石对关节炎效能的研究[J]. 河南中医学院学报，2003，18(3)：21-22.

[9] 贡岳松. 六一散利尿作用的实验观察[J]. 南京中医学院学报，1985（特刊）：169.

[10] 吴淑芳，刘辉，李炜. 中药滑石在临床中的运用[J]. 按摩与康复医学，2012，3(12)：371.

（中国食品药品检定研究院　张萍）

34. 硼砂

Pengsha

BORAX

【别名】月石、黄月砂、蓬砂、鹏砂、盆砂。

【来源】为天然产硼酸盐类硼砂族矿物硼砂，经加工精制而成的结晶体。

【本草考证】本品始载于《日华子本草》，列于玉石部下品。名硼砂。《图经本草》载："今医家用硼砂治咽喉，最为要切。"《本草纲目》载："硼砂生西南番，有黄白二种。西者白如明矾，南者黄如桃胶，皆是炼结成，如硇砂之类。"本草记载与现今所用硼砂基本一致。

【原矿物】单斜晶系。呈无色半透明短柱状晶体，性脆易碎。硬度2.0～2.5。比重1.69～1.72。一般为白色，微带浅灰、淡黄、浅蓝、浅绿色。玻璃光泽，油脂光泽。条痕为白色。日久则风化成白色粉末，不透明。无臭，味咸苦。（图2-34-1）

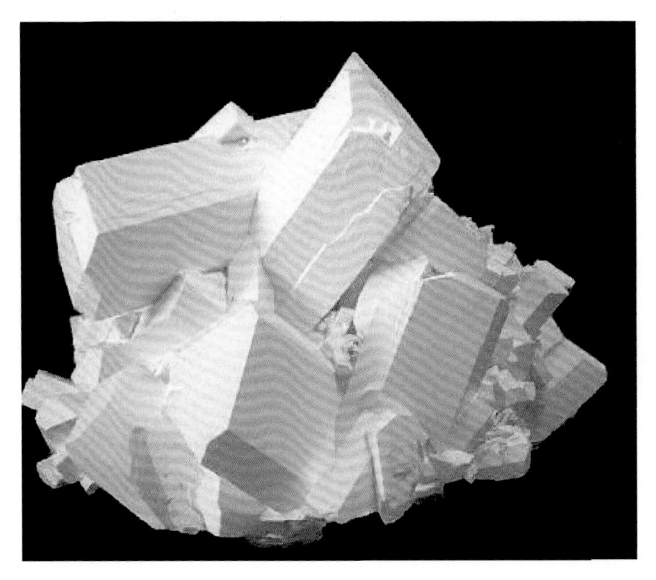

图2-34-1　硼砂矿物图

【主产地】主产于辽宁、吉林、青海、西藏、陕西等地。

【成因及产状】硼砂形成于干涸的含硼盐湖中。将硼砂矿石溶化于沸水中后，用以下方法处理：①倒入缸内，然后缸上放几条横棍，棍上系几条麻绳，下坠铁钉，垂入缸内，待溶液放冷后，即在绳上或缸底有成串的大块结晶析出，在绳上者称月石坠，生在缸底者称月石块。②倒入盆中，将溶液向四周摆动，冷却后可得盆状结晶体，称盆砂。

【商品规格】硼砂商品规格主要包括硼砂块和硼砂坠两类。流通商品中以硼砂块较为多见。

【药材鉴别】

（一）性状特征

硼砂块和硼砂坠均具有分层现象，其内层（先结晶者）主含五水硼砂，外层（后结晶者）主含十水硼砂。由于内层五水硼砂与外层十水硼砂的折散光程度不同，从而引起外观上的分层现象。观察硼砂块外层为原附于容器壁上的一层，与其他部分相比，颜色有差异。外层的断面表面有较多风化形成的白色粉末，而其余部分粉末不多，其新鲜断面结晶与外层相比，透明度较低，因此颜色也有差异。内层透明度较高，其表面可见柱状或粒状结晶的集合，有玻璃样光泽。

硼砂坠通常为棒状或锥状，表面可见柱状或粒状结晶的集合，其横断面也可见分层现象，横断面中心和其余部分相比，有明显分层现象，颜色类似硼砂块外层的新鲜断面，硼砂坠的表面和断面均可见玻璃样光泽。

硼砂药材性状分类描述如下：

硼砂块　呈不规则块状或扁块状，有的可见一面稍凸起，另一面稍凹下。大小不一，厚2～5cm。白色，半透明。一面较光滑，另一面具颗粒状或短柱状突起，边缘不整齐，常因风化而附有疏松白色粉末。体轻质脆易碎，断面稍平坦，略具纵向解理，玻璃光泽。隐约或明显可见横向分层现象。无臭，味咸微甜，稍有凉感。（图2-34-2a）

硼砂坠　呈不规则棒状或圆锥状，长10～25cm，直径5～10cm。表面具颗粒状或短柱状突起。断面稍平坦，略具径向解理，外层与内层比较，隐约或明显可见比例不等的环状分层现象。中心有一细麻绳或棉绳贯穿。（图2-34-2b）

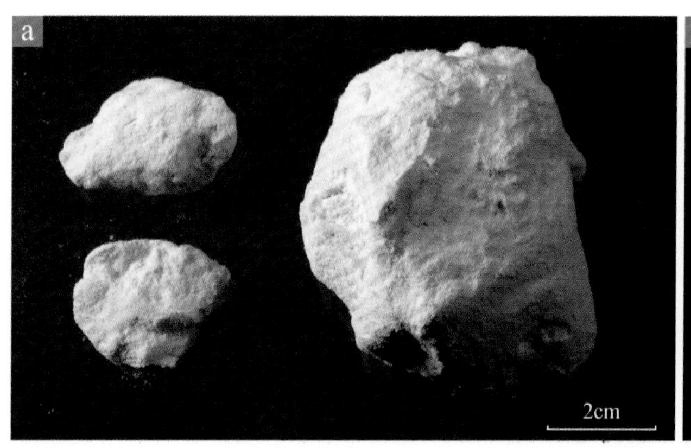

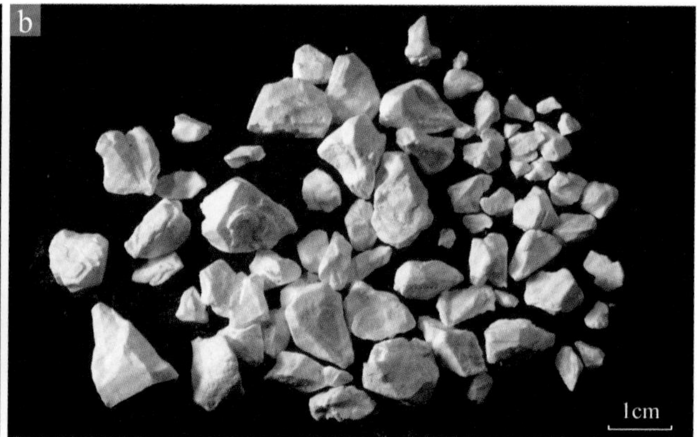

图2-34-2　硼砂药材图

a. 硼砂块　b. 硼砂坠

（二）显微鉴别

双目镜下个体大致0.05～0.25mm，假四方柱状晶体，压碎后一组完全解理清晰，集合体不规则，局部可见平行连晶。（图2-34-3）

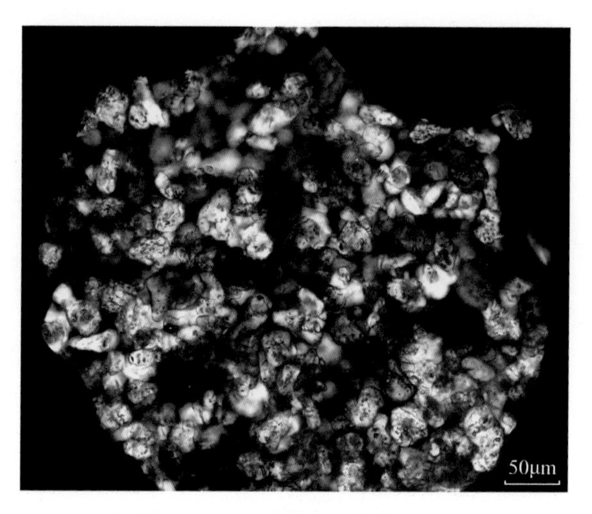

图2-34-3　硼砂偏光显微图

（三）理化鉴别

1. 本品可溶于水，在乙醇中不溶，易溶于沸水或甘油，水溶液显碱性。

2. 本品水溶液呈钠盐和硼酸盐的鉴别反应。

3. 燃之易熔融，初则体积膨胀酥松如絮状，同时产生强烈的黄色光，继者熔化成透明的玻璃球状。

4. 取本品少量，加入硫酸，混合后，加甲醇适量，点火燃烧则可发生边缘带绿色的火焰。

【质量评价】 以无色透明、白色半透明、纯净、体轻、质脆者为佳。以四硼酸钠（$Na_2B_4O_7$）计应不低于54.0%。硼砂药材的质量，除了主要成分的含量控制外，还含有一些微量元素，如Li、Mg、Cr、Fe、Zr等，及重金属元素，故检测溶液的澄清度和重金属限量，以保证硼砂药材的纯度和质量。

【化学成分】 主含四硼酸钠（$Na_2B_4O_7 \cdot 10H_2O$）。此外尚含有微量硅、锶、钙、镁、铁、铝、钴、镓等元素。硼砂药材为十水硼砂和五水硼砂的混合物，其中十水硼砂（$Na_2B_4O_7 \cdot 10H_2O$）所占比例较大，其分子式应为$Na_2B_4O_5(OH)_4 \cdot 8H_2O$，四硼酸根离子通过氢氧键与［$Na(H_2O)_6$］八面体共棱形成的柱相连。（图2-34-4、图2-34-5）

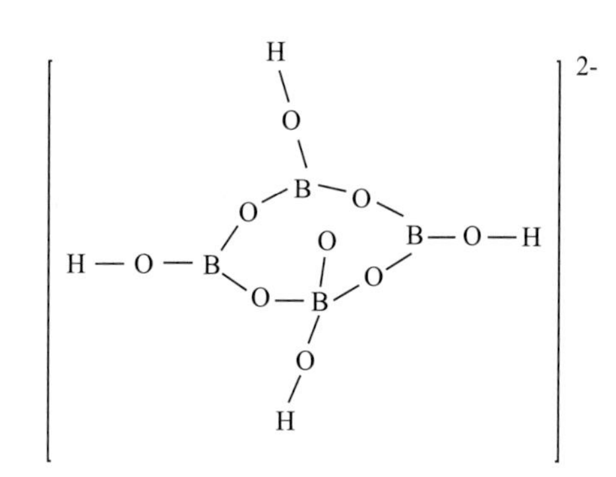

图2-34-4　$[B_4O_5(OH)_4]^{2-}$阴离子结构示意图

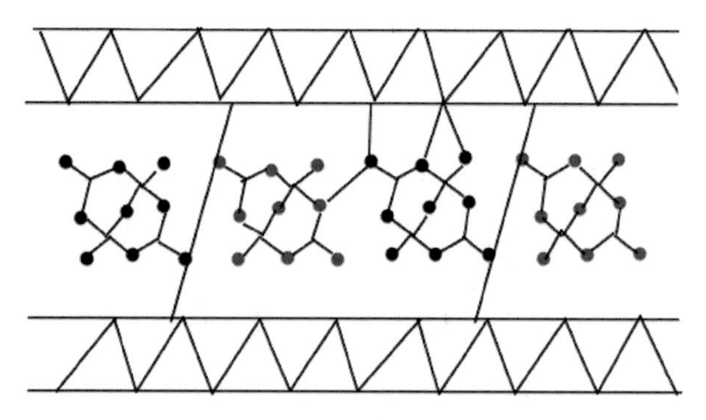

图2-34-5　硼砂晶体结构示意图

【性味归经】甘、咸，凉。归肺、胃经。

【功能主治】清热，消炎，解毒防腐。用于急性扁桃体炎，咽喉炎，口腔炎，牙龈炎，中耳炎，目赤肿痛，汗斑，食管癌梗阻。

【药理作用】

1. **消毒防腐** 硼砂的消毒防腐作用极微，但无刺激性[1-2]。

2. **抗菌和抗真菌** 硼砂在试管中具有较强的抗菌和抗真菌作用[3-4]。

3. **对皮肤黏膜的作用** 外用硼砂对皮肤黏膜均具有收敛、庇护的作用[5]。

4. **抗癌作用** 硼砂配以熊胆等药物制成的梅花点舌丹，外涂可使舌癌肿结消除，癌疡修复[6]。

【用药警戒或禁忌】内服慎用，不宜久服。硼砂与氨基糖苷类抗生素药物如链霉素、卡那霉素、庆大霉素、新霉素、妥布霉素同用，均能使毒副作用增加，甚至危及生命。硼砂经口进入人体内，在胃酸作用下转变为硼酸，能抑制消化酶，引起食欲减退、消化不良，急性中毒引起呕吐、腹泻、红斑、循环系统障碍、休克、昏迷等所谓硼酸症，同时产生的硼酸能与肾上腺素、儿茶酚胺结合，使其丧失活性，故一般不作内服。

【附注】

1. 中国《食品卫生法》和《食品添加剂卫生管理办法》，明令禁止硼砂作为食品添加剂使用。长期过量摄入硼，对人体生殖、发育和内分泌系统有毒性影响。短时间摄入大剂量硼，可能导致急性中毒，轻者引起头晕、头痛、食欲不振、消化不良、体重减轻等症状；严重者出现呕吐、腹泻、休克、昏迷等中毒表现。不法生产者和商贩在食品中添加硼砂，仅仅是为了增加食品的韧性、脆度口感，或延长保存期限，其代价是损害了消费者的健康权益。因此，硼砂决不能作为食品添加剂使用[7]。

2. 随着我国经济的发展，硼砂的需求量在不断增长，硼砂资源日渐枯竭，可持续发展受到威胁。对低品位硼铁矿的综合利用，不但能为我国硼化学工业提供新的资源，还能缓解当前硼砂需求紧张的局面。我国硼行业在发展过程中存在很多的问题，应该重视新工艺的研究，在保护环境的基础上，在硼及其化合物的利用方面进行深加工。

主要参考文献

[1] 胡孝敏，易秀英，邓鹏. 复方硼砂溶液作为氧化湿化液的研究[J]. 中华护理杂志，1999，34(2)：77-79.

[2] Balakrishnan B, Mohanty M, Umashankar PR, et al. Evaluation of anin situforming hydrogel wound dressing based on oxidized algi nate and gelatin [J]. Biomaterials, 2005，26：6335-6342.

[3] 肖璜，王似锦，周发友，等. 硼类化合物在滴眼剂中抑菌效力的探讨[J]. 微生物学杂志，2016，36(4)：58-61.

[4] 王燕，侯秀红. 制霉菌素联合冰硼散阴道上药治疗单纯性假丝酵母菌性阴道炎的临床观察[J]. 基层医学论坛，2006，10(12)：1079-1080.

[5] 赵飞虎，王彦莉，韩兰英，等. 锡类散与冰硼散治疗复发性阿弗他溃疡的疗效比较[J]. 医学信息，2016，29(14)：46-47.

[6] 尹龙，徐亮，胡格，等. 抗肿瘤中药及其有效成分的作用研究现状[J]. 动物医学进展，2006，(1)：43-47.

[7] 李升和，顾有方，王珏，等. 硼中毒对固始鸡生长性能及胸腺发育的影响[J]. 南京农业大学学报，2005，28(1)：135-138.

（中国食品药品检定研究院　张萍）

35. 碱花

Jianhua

TRONAE

【别名】浦多、浩吉日、宝德萨、布勒道格。

【来源】为硫酸盐类苏打石水碱族矿物天然碱。

【本草考证】为常用藏药和较常用蒙药。本品始载于《月王药诊》《四部医典》。《认药白晶鉴》也有记载："胡吉尔状如石灰华且味苦，在海边、咸水湖边形成的，形似雪花。"《无误蒙药鉴》载："扫取味苦、状如石灰华的白色碱土，溶解过滤，制成似砖茶的方块状。"并附有矿物形态特征及附图。本草记载与现今所用碱花基本一致。

【原矿物】为单斜晶系中的柱状或纤维状晶体，常呈白色或灰白色，有时微带黄色，具玻璃光泽，相对密度2.14，硬度2.5～3。天然碱产于各种盐湖矿床中，在西北干旱地区也会出现于土壤表面，呈粉末状。常与苏打、水碱、石盐、钙芒硝、芒硝、无水芒硝、石膏等共生。

【主产地】主产于我国内蒙古、四川、云南、西藏等地。

【采收与加工】采挖后，除去杂质，干燥。

【药材鉴别】

（一）性状特征

本品为结晶性粉末，白色或淡黄白色，体较轻，无臭，味咸苦微甘。（图2-35-1）

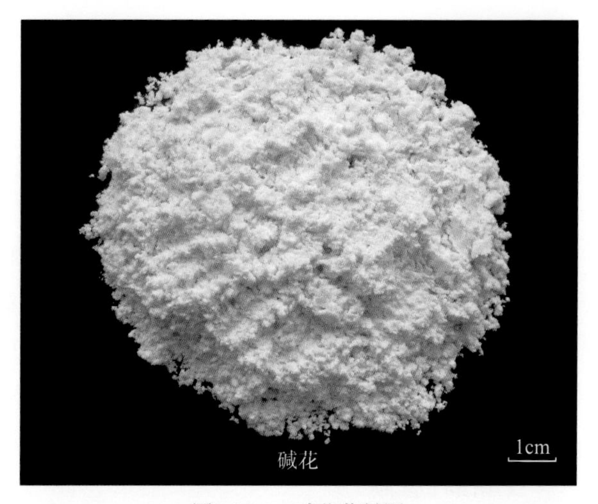

图2-35-1　碱花药材图

（二）显微鉴别

显微镜下呈无色细小柱状晶体，其折光率γ1.540、β1.492、α1.412，二轴晶呈负光性，光轴角约76°。除晶体外也有不定形碎片。（图2-35-2）

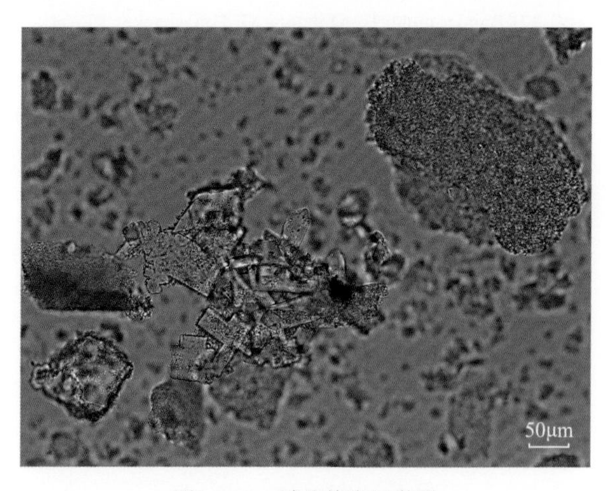

图2-35-2　碱花偏光显微图

（三）理化鉴别

本品的水溶液显钠盐、硫酸盐、碳酸盐、碳酸氢盐的鉴别反应。

【质量评价】以色白、体轻者为佳。

【化学成分】主含碳酸盐。碳酸钠23.25%～32.74%，其次是硫氰酸钠18.79%～20.72%，水分15.29%～17.61%，氯化物1.24%～1.91%，碳酸低铁0.27%～1.63%，还有微量的碳酸钙和碳酸镁。

【性味归经】甘、咸，平；小毒。归胃、大肠经。

【功能主治】消积，祛瘀，除虫，润肠。用于消化不良，胃酸过多，胃寒，胃胀，胎盘滞留，闭经，疮伤溃烂，虫病；藏医：消滞，用于胃寒，消化不良。

【药理作用】碱花制酸和胃，可降低胃内酸度，起到保护胃肠道黏膜的作用[1-2]。

【用药警戒或禁忌】腹泻病人慎用。

【附注】云南中甸碱花：粉末浅灰白色，显微特征与西藏碱花类同。四川省阿坝州碱花：粉末浅灰白色，显微特征为不定形的晶体或小柱晶，成堆或散在，特征不明显，针晶少，长24～47μm，亦有较少的方晶[3]。

主要参考文献

[1] 王磊，毕蓉蓉. 六味安消联合西药治疗萎缩性慢性胃炎伴原发性胆汁反流的临床研究[J]. 世界中西医结合杂志，2018，13(9)：1203-1206.

[2] 吕玉涛，王绍华. 六味安消胶囊的药理作用及临床应用[J]. 中国药房，1999，(5)：219-220.

[3] 高天爱. 矿物药及其应用[M]. 北京：中国中医药出版社，2012：252.

（中国中医科学院　张志杰　张海燕）

36. 磁石

Cishi

MAGNETITUM

【别名】玄石、慈石、磁君、处石、吸铁石。

【来源】为氧化物类矿物尖晶石族磁铁矿。

【本草考证】本品始载于《神农本草经》，列为中品。《名医别录》载："生太山川谷及慈山山阴有铁处"。《本草经集注》载："今南方亦有好者，能悬吸针、虚连三四为佳"。《图经本草》载："今磁州、徐州及南海傍山中皆有之。慈州者岁贡最佳，能吸铁虚连数十针或一二斤刀器，回转不落者尤真……其石中有孔，孔中黄赤色，其上有细毛……功用更胜"。《本草衍义》载："色轻紫，石上皲涩，可吸连针铁，俗谓之熁铁石"，"其玄石，即磁石之黑色者也。多滑净"，"其治体大同小异，不可分而为二也"。《本草蒙筌》载："味苦、咸。无毒。一云平、甘，温、涩。小毒。乃铁之母，惟有铁处则生"，"虽多海南，仅磁州（属河南）者进贡。能吸铁针铁物，若母见子相连。"本草记载与现今所用磁石基本一致。

【原矿物】等轴晶系。晶体为八面体、菱形十二面体等，或为粗至细粒的粒块状集合体。铁黑色，表面或氧化、水化为红黑、褐黑色调；风化严重者，附有水赤铁矿、褐铁矿被膜。条痕黑色，不透明。无解理，断口不平坦。硬度5.5～6。性脆，相对密度4.9～5.2。具强磁性，碎块可被磁铁吸着，或块体，本身可吸引铁针等铁器。

【主产地】主产于辽宁、河北、山东、江苏、安徽、福建、河南、湖北、广东、广西、四川、云南等地。

【成因及产状】形成于内生作用和变质作用过程，见于岩浆成因铁矿床，接触交代铁矿床，气化高温含稀土铁矿床，沉积变质铁矿床，以及一系列与火山作用有关的铁矿床的铁矿石中。

【采收与加工】全年均可采挖，除去杂质石块、泥土。常用铁屑或泥土包埋之，以保持其磁性。

【药材鉴别】

（一）性状特征

块状集合体，呈不规则块状，或略带方形，多具棱角，大小不一。灰黑色或棕褐色，条痕黑色，具金属光泽。体重，质坚硬，断面不整齐。具磁性。有土腥气，味淡。（图2-36-1）

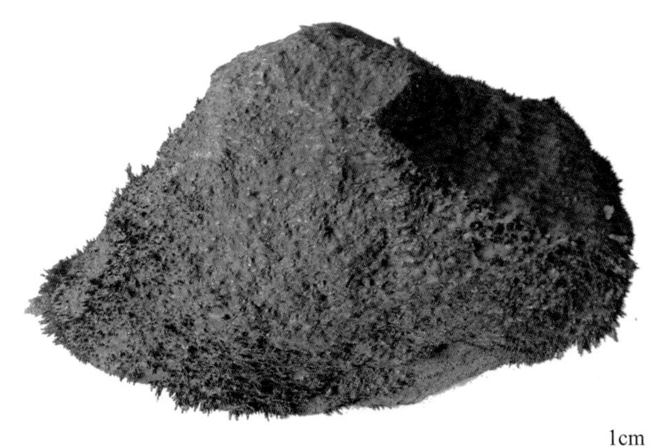

图2-36-1　磁石药材图

（二）显微鉴别

反射偏光镜下，反射色为灰色，并微带棕色。近等轴粒状，沿粒间往往被赤铁矿交代；赤铁矿呈亮灰色，纤维状，非均质明显。正交偏光镜下为均质性；反射率20%（伏黄）。（图2-36-2）

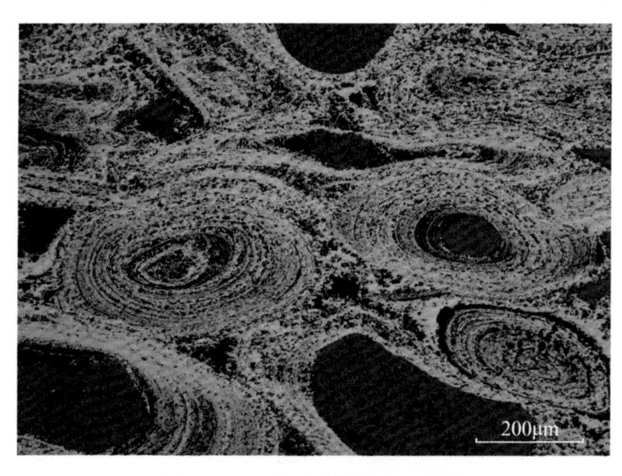

图2-36-2　磁石反射偏光显微图

（三）理化鉴别

1. 取本品粉末约0.5g，加盐酸10ml溶解后，摇匀，静置。

（1）取上清液1ml，加铁氰化钾试液，产生蓝色沉淀，分离，沉淀在稀盐酸中不溶解，但加氢氧化钠试液，即产生棕色沉淀。（铁盐反应）

（2）取上清液1ml，加硫氰酸铵试液，即显血红色。（铁盐反应）

（3）取上清液1ml，加1%邻二氮菲的乙醇溶液数滴，即显深红色。（亚铁盐反应）

2. 采用粉末X射线衍射（XRD）Fourier指纹图谱分析方法对矿物药磁石进行分析[1]，测定其XRD Fourier指纹图谱，并做模糊聚类法分析和相似度评价，建立了以11个共有峰为特征指纹信息的12批磁石的XRD Fourier指纹图谱分析方法。磁石的对照XRD-Fourier指纹图谱，在磁石XRD谱图分析过程中，通过与由粉末衍射标准联合委员会（Joint Committee on Powder Diffraction Standards，JCPDS）编纂的《粉末衍射卡片集》（PDF）进行匹配，磁石XRD指纹谱中7号共有峰数据与PDF19-0629（Fe_3O_4）相符合，4号共有峰数据与PDF46-1045（SiO_2）相符合。说明磁石药材中，主要物相为Fe_3O_4和SiO_2。

【质量评价】以黑色、有金属光泽、磁性强者为佳。采用重铬酸钾滴定法测定，本品含铁（Fe）不得少于50.0%。

【化学成分】磁石主要成分为四氧化三铁（Fe_3O_4），还含有硅、铅、铝、锰、钙、钡、锶、镁、磷、砷等元素。

【性味归经】咸，寒。归肝、心、肾经。

【功能主治】镇惊安神，平肝潜阳，聪耳明目，纳气平喘。用于惊悸失眠，头晕目眩，视物昏花，耳鸣耳聋，肾虚气喘。

【药理作用】

1. 抗炎镇痛作用　磁石能明显降低角叉菜胶引起小鼠足肿胀度，抑制醋酸诱发小鼠扭体反应。

2. 对中枢神经系统的作用　磁石能明显降低戊巴比妥钠的阈剂量，缩短入睡时间，拮抗戊四氮致惊厥作用，延长回苏灵致惊厥潜伏期时间[2-3]。

3. 止血作用　磁石能明显缩短小鼠凝血时间和出血时间[2]。

【用药警戒或禁忌】多用伤气，不可久服多服。脾胃虚弱者慎用。

【附注】

1. 古代本草所述磁石为具有一定吸铁能力的活磁石，是矿物学所谓极磁铁矿（lodestone）或磁畴方向均一的磁铁矿块状集合体。至于玄石，或属未表现吸铁特性的磁铁矿死磁石；或为其他黑色岩石。现市售磁石药材，主要为能吸针、连铁的活磁石。

2. 磁石入药应去除杂石、呆磁石及伪品，存放中应注意保存其磁性，并符合原料质量标准，可考虑存放在具有磁性的特制容器内，以利于长期保存其磁性。如已失去磁性，则可与有磁性的磁石放在一起可逐渐恢复磁性。

3. 针对磁石的研究现状，结合商品药材的质量状况，有必要借鉴矿物学研究方法，采用AAS、ICP-MS、XRD、电子探针等现代分析技术，开展金属含量检测技术、质量分析、安全性评价等深化研究，建立金属元素或主量元素定量定性检测方法，建立铅、镉、砷、汞、铜等重金属或有害元素残留检测方法，通过形态、全元素、物相分析，综合评价药材品质，建立科学、可行的药材质量标准，以确保临床用药安全、有效，质量可控。

主要参考文献

[1] 傅兴圣，刘训红，林瑞超，等. 磁石的 X射线衍射Fourier指纹图谱研究[J]. 中成药，2011，33(10)：1652-1657.

[2] 王汝娟，黄寅墨，朱武成，等. 磁石的药理作用研究[J]. 中国中药杂志，1997，22(5)：305-307.

[3] 李光华，周旭，贺弋，等. 龙骨磁石对小鼠镇静催眠作用的研究[J]. 宁夏医学院学报，2001，23(2)：82-87.

（南京中医药大学　李伟东）

37. 赭石

Zheshi

HAEMATITUM

【别名】代赭、须丸、代赭石、血师、钉头赭石。

【来源】为氧化物类矿物刚玉族赤铁矿。

【本草考证】本品始载于《神农本草经》，列为下品。《新修本草》载："代赭：味苦，寒，无毒。主鬼疰，贼风，蛊毒，杀精物恶鬼，腹中毒邪气，女子赤沃漏下，带下百病，产难胞衣不出，堕胎，养血气，除五脏血脉中热、血痹、血瘀，大人小儿惊气入腹及阴痿不起。一名须丸。出姑幕者名须丸，出代郡者名代赭，一名血师。生齐国山谷，赤红青色，如鸡冠有泽，染爪甲不渝者良，采无时。畏天雄。旧说云是代郡城门下土。江东久绝，顷魏国所献，犹是彼间赤土耳，非复真物，此于世用乃疏，而为丹方之要，并与戎盐、卤咸皆是急须。"《图经本草》载："代赭，生齐国山谷，今河东京东山中亦有之。今医家所用，多择取大块，其上纹头有如浮沤丁者为胜，谓之丁头代赭。采无时。"《本草衍义》载："代赭……丁头光泽、坚实、赤紫色者佳。"本草记载与现今所用赭石基本一致。

【原矿物】三方晶系。晶体呈薄板状、菱面体状，一般以致密隐晶块状、鳞片状、鲕状、豆状、肾状及粉末状、土状集合体最为常见。其中由球形、椭圆形球状、颗粒状赤铁矿胶结成的致密赤铁矿集合体为鲕状赤铁矿，其鲕粒内部常有同心层状构造；鲕粒直径大于2mm的赤铁矿集合体称豆状赤铁矿；若呈半球状并彼此黏结的致密赤铁矿集合体为肾状赤铁矿，其肾状内部亦常有同心层状或放射状构造。此三者为供药用较优质的代赭石。结晶质赤铁矿呈钢灰色至铁黑色，常带浅蓝锖色。隐晶质的鲕状、豆状、肾状赤铁矿集合体则呈暗红色至鲜红色。条痕樱红色。金属光泽至半金属光泽或暗淡无光泽。硬度5.5～6.0。性脆，无解理。相对密度5.0～5.3。（图2-37-1）

【主产地】主产于山西、河北、河南、山东、四川、湖南、四川等地。

【成因及产状】赤铁矿形成于各种地质作用中，以热液作用、沉积作用或区域变质作用为主。作为药用的鲕状、豆状、肾状集合体赤铁矿系沉积作用的产物。

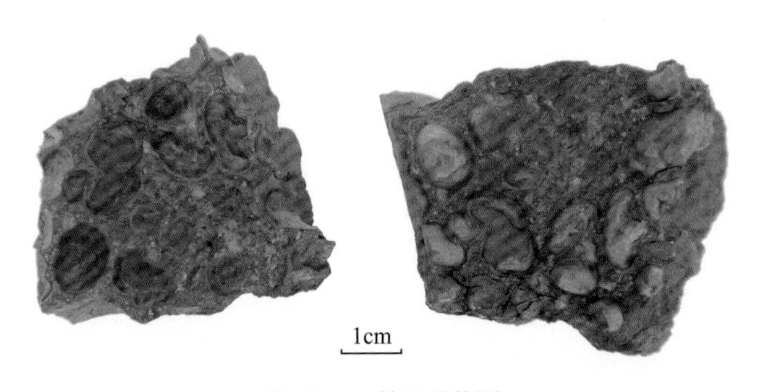

图2-37-1　赭石矿物图

【采收与加工】全年均可采挖。采挖后，除去杂石等杂质。

【药材鉴别】

（一）性状特征

本品为鲕状、豆状、肾状集合体，多呈不规则的扁平块状。暗棕红色或灰黑色，条痕樱红色或红棕色，有的有金属光泽。一面多有圆形的突起，习称"钉头"；另一面与突起相对应处有同样大小的凹窝。体重，质硬，砸碎后断面显层叠状。气微，味淡。（图2-37-2）

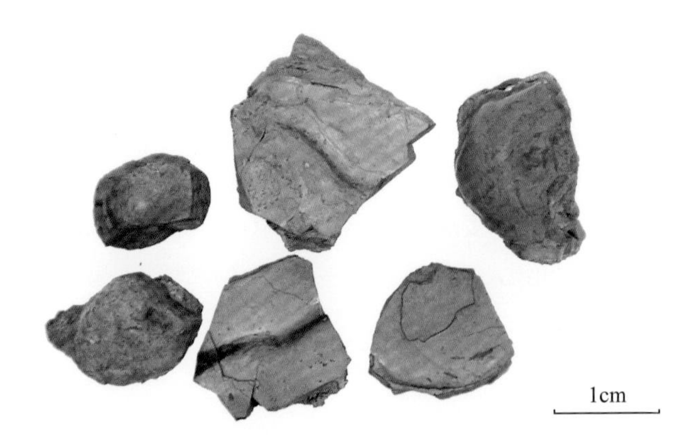

图2-37-2　赭石药材图

（二）显微鉴别

透射偏光镜下，薄片或边缘可见到血红色或橙红色，具微弱多色性。（图2-37-3）

（三）理化鉴别

取本品粉末0.1g，加盐酸2ml，振摇，滤过，取滤液2滴，加硫氰酸铵试液2滴，溶液即显血红色；另取滤液2滴，加亚铁氰化钾试液1～2滴，即生成蓝色沉淀；

再加25%氢氧化钠溶液5～6滴，沉淀变成棕色。

【质量评价】以色棕红、断面显层叠状、每层均有钉头者为佳。采用重铬酸钾滴定法测定，赭石含铁（Fe）不得少于45.0%。运用电感耦合等离子体原子发射光谱法（ICP-OES）同时测定赭石中有效成分铁元素和杂质成分铝元素，并对其所含有害元素进行检测，全面提高赭石的质量标准[1]。采用火焰原子吸收光谱法测定赭石和红矿中微量元素钙、铜、锌、锰、镍、铬、铅的含量，根据微量元素含量的不同鉴定赭石和红矿[2]。应用X射线衍射指纹图谱可以实现鲕状、豆状、肾状不同性状的赭石的定性鉴定[3]。

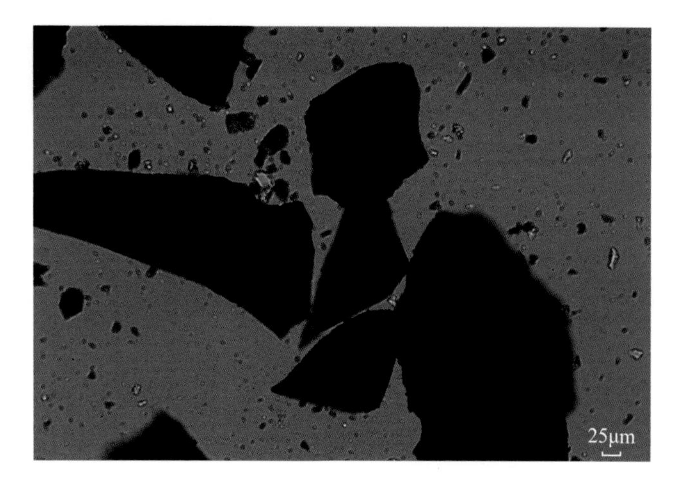

图2-37-3　赭石粉末透射偏光显微图

【化学成分】主要含三氧化二铁（Fe_2O_3），含中等量硅酸及铝化物。还含钛、镁、铝、硅、锰、钙等。

【性味归经】苦，寒。归心、肝、肺、胃经。

【功能主治】平肝潜阳，重镇降逆，凉血止血。用于眩晕耳鸣，呕吐，噫气，呃逆，喘息，吐血，衄血，崩漏下血。

【药理作用】

1. 具有镇静中枢神经的作用　赭石能缩短小鼠入睡潜伏期时间、降低戊巴比妥钠阈剂量，对小鼠神经中枢具有明显的镇静催眠作用。此外，赭石还具有拮抗尼可刹米、回苏灵及戊四氮致惊厥作用，延长抽搐潜伏期时间[4-5]。

2. 抗炎作用　赭石能显著降低二甲苯及角叉菜胶引发的足肿胀度[4-5]。

3. 止血作用　赭石能有效地缩短动物出血时间和凝血时间[4-5]。

4. 促进肠道平滑肌蠕动　赭石具有兴奋肠道、增强肠蠕动，同时含有镁盐，Mg^{2+}可在肠内形成渗透压，保持肠内水分，促进排便，有“通燥结”的作用，同时能够收敛胃肠壁，保护黏膜面。

【用药警戒或禁忌】虚寒证及妊娠期妇女慎服。

【附注】

1. 20世纪50年代曾在江苏省南京地区调进使用的赭石，习称“老赭石”，主要化学成分为碳酸盐类，含铁量低，多为片状集合体，棕色或灰棕色，金属光泽不明显，一面可见稀疏的微突起的“钉头”，另一面相应的凹窝不甚明显。体较轻，质较硬，有的可见层叠状，有的夹有白色或灰白色细脉。系伪品，不能作赭石药用。

2. 赭石中含有十万分之一的砷盐，长期服用有慢性砷中毒的可能。赭石煅制后能降低砷元素的含量。李大经等研究赭石炮制前后含砷量的变化，发现煅赭石中砷含量大大减少，且煅后质地松脆，易于有效成分的溶出。

主要参考文献

[1] 陈虹，夏晶，杨新华，等. 赭石质量标准研究[J]. 中药新药与临床药理，2016，27(6)：851-855.

[2] 康莲薇，李记太，熊南燕. 原子吸收光谱法鉴别矿物药代赭石及其伪品中微量元素含量得研究[J]. 河北中医，2008，30(12)：1321-1323.

[3] 熊南燕，姜燕，王永艳，等. 三种性状矿物药赭石指纹图谱研究[J]. 中药材，2008，31(1)：36-38.

[4] 熊南燕，王永艳，姜燕. 3种不同性状赭石的药理作用研究[J]. 时珍国医国药，2010，21(5)：1133-1134.

[5] 刘淑花，毕俊英. 生或煅赭石微量元素含量及药理作用比较[J]. 微量元素与健康研究，2003，20(1)：6-7.

（上海市食品药品检验所　程益清　曹帅）

主要参考书目

（一）本草文献

神农本草经[M]．北京：人民卫生出版社，1984年

唐・苏敬．新修本草[M]．上海：上海古籍出版社，1985年

唐・陈藏器．本草拾遗[M]．合肥：安徽科学技术出版社，2004年

宋・苏颂．图经本草[M]．福州：福建科学技术出版社，1988年

宋・唐慎微．大观本草[M]．北京：中国书店出版社，2015年

宋・卢多逊等．开宝本草[M]．合肥：安徽科学技术出版社，1998年

宋・唐慎微．证类本草[M]．北京：华夏出版社，1993年

明・李时珍．本草纲目[M]．北京：人民卫生出版社，1975年

明・倪朱谟．本草汇言[M]．北京：中医古籍出版社，2005年

明・陈嘉谟．本草蒙筌[M]．北京：中医古籍出版社，2009年

明・刘文泰．本草品汇精要[M]．北京：中国中医药出版社，2013年

明・兰茂．滇南本草[M]．昆明：云南科学技术出版社，2004年

清・吴其濬．植物名实图考[M]．上海：中华书局，1963年

清・赵学敏．本草纲目拾遗[M]．北京：中国中医药出版社，1998年

清・赵其光．本草求原[M]．北京：中国中医药出版社，2016年

清・吴仪洛．本草从新[M]．北京：中国中医药出版社，2013年

清・何谏．生草药性备要[M]．北京：中国中医药出版社，2015年

清・汪昂．本草备要[M]．北京：人民卫生出版社，1963年

（二）现代著作及标准

国家药典委员会．中华人民共和国药典：一部[M]．北京：中国医药科技出版社，2020年

王国强．全国中草药汇编[M]．第2版．北京：人民卫生出版社，2014年

国家中医药管理局《中华本草》编委会．中华本草[M]．上海：上海科学技术出版社，1999年

南京中医药大学．中药大辞典[M]．上海：上海科学技术出版社，2006年

黄璐琦，李军德．中国药用动物DNA条形码研究[M]．福州：福建科学技术出版社，2016年

李军德，黄璐琦，曲晓波．中国药用动物志[M]．第2版．福州：福建科学技术出版社，2013年

李军德，黄璐琦，李春义．中国药用动物原色图典[M]．福州：福建科学技术出版社，2014年

李建生，高益民，卢颖．中国动物药现代研究[M]．北京：人民卫生出版社，2010年

徐国钧，何宏贤，徐珞珊，等．中国药材学[M]．北京：中国医药科技出版社，1996年

李胜荣．结晶学与矿物学[M]．北京：地质出版社，2008年

王德滋，谢磊．光性矿物学[M]．北京：科学出版社，2008年

本卷中文名索引

Q

R

S

T

本卷拉丁学名索引

A

B

C

E

F

G

H

中文名总索引

C

D

E

F

G

H

J

K

L

M

N

O

P

Q

R

S

T

W

X

Y

拉丁学名总索引

A

B

C

D

E

H

I

J

K

L

O

P

Q

R

S

T

U

V

W

X

Z